心律失常诊断与治疗

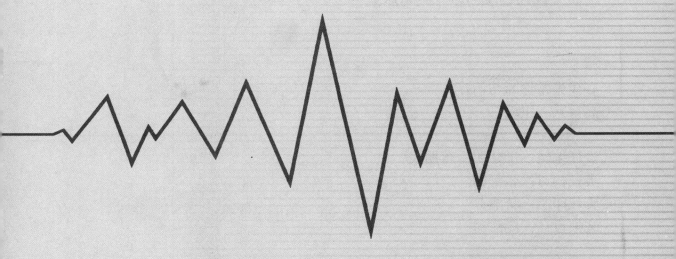

高兵兵　主　编

云南出版集团公司
云南科技出版社

图书在版编目（ＣＩＰ）数据

心律失常诊断与治疗 / 高兵兵主编. -- 昆明 ： 云
南科技出版社，2018.3
ISBN 978-7-5587-1243-2

Ⅰ．①心… Ⅱ．①高… Ⅲ．①心律失常－诊疗 Ⅳ.
①R541.7

中国版本图书馆CIP数据核字(2018)第061887号

心律失常诊断与治疗
高兵兵　主编

责任编辑：王建明　　蒋朋美
责任校对：张舒园
责任印制：蒋丽芬
装帧设计：庞甜甜

书　　号：978-7-5587-1243-2
印　　刷：廊坊市海涛印刷有限公司
开　　本：787mm×1092mm　　　1/16
印　　张：35.5
字　　数：846千字
版　　次：2020年6月第1版　　2020年6月第1次印刷
定　　价：180.00元

出版发行：云南出版集团公司云南科技出版社
地　址：昆明市环城西路609号
网　址：http://www.ynkjph.com/
电　话：0871-64190889

前　言

　　心律失常是临床常见病证，多在原发性心脏病的基础上发生，也可无任何病因而独立出现。现代生活节奏较快，心情不畅、压力激增、长期熬夜、暴饮暴食、伏案久卧等均可导致心律失常发生。心律失常每每多发，轻者可没有任何症状，重者则可见心悸、气短、头晕、恶心、发绀、晕厥等，甚至发生心源性猝死，其潜在危害不容忽视。因此特编写《心律失常诊断与治疗》这本书，方便大家了解心律失常相关的生理和病理知识，掌握临床常用诊疗方法和基本急救技能，以减少心律失常的发生，降低心律失常的危害，改善预后，提高生活质量。

　　本书内容涵盖了心律失常的基本理论，常见疾病的诊断与治疗，以及心律失常相关疾病的治疗等。本书内容翔实丰富，可读性较强，且注重临床实用性，并重点突出，简明实用。

　　本书编者长期工作在繁忙的临床一线，在编写过程中付出了大量的时间与心血，但由于编者水平有限，编写时间仓促，疏漏之处恐在所难免，恳请广大读者和同行们批评指正，以期再版时予以改进、提高，使之逐步完善。

目　　录

第一章　心律失常的概况

一、心律失常的定义

心律失常是指心脏冲动的频率、节律、起源部位、传导速度或激动次序的异常。正常成人的心率频率为 60～100 次/分，心律失常时常有心脏搏动频率异常，在心脏搏动之前，先有异位冲动的产生与传导，或心脏内的激动传导不正常，引起整个或部分心脏的活动变得过快、过慢或不规则，或者各部分的激动顺序发生紊乱，引起心脏跳动的速率或节律发生改变。

二、心律失常的病因

心律失常的病因可分为三类：

1.心脏本身的因素　如风湿性心脏病、冠心病、高血压性心脏病、心肌炎、心肌病等，这些器质性心脏病均可引起心律失常。

2.全身性因素　如电解质紊乱(高血钾症、低血钾症)、各种感染、中毒、酸碱平衡紊乱以及药物影响。

3.其他器官障碍的因素　心脏以外的其他器官，在发生功能性或器质性改变时也可诱发心律失常，如甲状腺功能亢进、贫血、发热等。

临床上最常见的心律失常有过早搏动、阵发性心动过速、心房纤颤和传导阻滞等。正常人在体力活动、情绪激动、吸咽、饮酒、喝茶、过食等情况下，可出现心动过速，在按压颈动脉窦、恶心、呕吐等兴奋迷走神经时可引起心动过缓，这些都属于生理现象。

三、心律失常发生的机制

心律失常发生的机制可分为冲动形成异常、冲动传导异常或两者兼有。

1.冲动形成异常　冲动形成异常可分为自律性机制和触发活动。

(1)自律性机制：自律性是指心肌细胞自发产生动作电位的能力。其电生理基础是四期自发性去极化活动。通常在较负的静息电位水平(-80～-90mV)开始自发去极化。窦房结、心房传导束、房室交界区和希氏、浦氏系统细胞均具有高度的自律性。在正常的情况下,心脏窦房结的自律性最高,控制着整个心脏跳动的节律,其他部位为潜在起搏点,均被抑制,并不能发挥起搏作用。当窦房结细胞的频率降低或者潜在起搏点兴奋性增高时,窦房结对其他起搏点的抑制作用被解除,潜在起搏点发挥起搏功能,产生异位心律。正常的心肌细胞在舒张期不具有自动除极的功能,但是,当心肌细胞的静息电位由原来的$-90mV$升高到$-65mV$时,开始出现四期自发性去极化并反复发生激动,称为异常自律性。在心脏存在器质性病变或在外来因素的影响下,可导致心肌膜电位降低引起异常自律性。当窦房结的频率降低到病变心肌细胞的自律性以下时,异常自律性就以异常节律的方式表现出来。

冲动起源异常如发生在窦房结,可产生窦性心律失常,发生于窦房结以外的节律点,则产生异位节律。当窦房结的自律性降低、冲动产生过缓或传导遇到障碍时,房室交界区或其他部位节律点便取代了窦房结的起搏功能,其发出的冲动完全或部分地控制心脏的活动,形成了被动性异位搏动(称为逸搏)或异位心律(又称为逸搏心律)。当异位节律点的自律性超过窦房结时,便可控制整个心脏的搏动,形成主动性异位节律。若异位节律只有一个或两个,则称为过早搏动;若连续出现一系列自发性异位搏动,则称为异位快速心律失常。

(2)触发活动:触发活动是指心脏的局部出现儿茶酚胺浓度增高、低血钾、高血钙与洋地黄中毒时,心房、心室与希氏束、浦氏组织在动作电位后产生除极活动,称为后除极。若后除极的振幅增高并达阈值,便可引起反复激动。其可分为早期后除极和延迟后除极。

早期后除极发生于动作电位复极过程中,通常产生较高的膜电位水平,发生于期前基础动作电位频率缓慢时,系"慢频率依赖性"后去极化活动。早期后除极引起的第二次超射可产生与前一激动联律间期相对固定的早搏及阵发性心动过速。

延迟后除极是在动作电位复极完成后发生的短暂、振荡性除极活动。洋地黄中毒、儿茶酚胺、高血钙等均能使延迟后除极增强,从而诱发快速心律失常。

2.冲动传导异常   冲动传导异常可分为传导障碍和折返激动。

(1)传导障碍:心脏传导系统本身的病变或外来因素的影响,例如某些药物、神经、体液、电解质等均可引起传导障碍。其中包括传导减慢、传导阻滞、递减性传导、单向阻滞、单向传导和不均匀传导。

冲动传导异常在临床上常表现为各种传导阻滞,分为窦房结性、房性、房室性及室内性阻滞。其中以房室和室内阻滞较为多见。传导减慢是指局部的心肌轻度抑制,使窦房结的冲动在下传过程中传导速度减慢,但激动仍能下传。最常见的类型有心动过缓。当冲动传至处于生理不应期的传导组织或心肌时,表现为应激性差和传导障碍(传导延缓或传导中断),形成生理传导阻滞或干扰现象。生理性传导阻滞主要发生在房室交界区和心室内,常为暂时性,有时能对心脏起到保护作用,使心室免于过度频繁无效的收缩。当传导组织或心肌固有的不应期异常延长或传导途径损害甚至中断时,传导能力降低或丧失,激动下传受阻,为病理性传导阻滞。另外动作电位的幅度降低、除极速度减慢或频率减低,可引起传导延缓和阻滞。递减性传导是指在激动的传导过程中,动作电位不断减小,传导速度不断减慢,直至小到不能引起附近细胞除极而使传导中断。在正常情况下,仅见于房室交界区;但在病理情况下,可发生于心脏的任何部位。在正常生理情况下,心肌可呈双向传导,但在病理情况下,激动只能沿一个方向传导,相反方向的激动不能通过,称为单向传导或阻滞。

(2)折返激动:折返激动是所有的快速性心律失常最常见的发生机制。正常心脏,一次窦性激动经心房、房室结和心室传导后消失。当心脏在解剖或功能上存在双重的传导途径时,激动可沿一条途径下传,又从另一途径返回,使在心脏内传导的激动持续存在,并在心脏组织不应期结束后再次兴奋心房或心室,这种现象称为折返激动。单向阻滞和传导减慢是折返形成的必要条件。一般认为,环形运动和纵向分离是折返形成的方式。

根据环形运动发生的部位可表现为各种阵发性心动过速、扑动及颤动。另外,心脏的传导还有一些特殊的现象,如干扰现象与干扰性脱节、隐匿性传导、超常传导和韦登斯基现象,室内差异性传导等。

四、心律失常的诊断

1.病史　详细询问病史对明确心律失常的诊断有很大的帮助,心律失常患者常有心悸、胸闷、头晕、心烦等不适,自触脉搏常有间歇或脉搏跳动不规律。医生应从如下几个方面进行询问:

(1)既往史:是否有心律失常存在、既往心律失常的类型。

(2)是否有心律失常的诱因如:吸烟、酗酒、咖啡、运动及精神刺激等。

(3)心律失常发作的频繁程度、起止方式:是突然发作、突然停止,还是逐渐发作、逐渐停止,阵发性室上性心动过速、室性心动过速、阵发房颤发作的特点常为突然发作、突然停止。窦性心动过速的特点常为逐渐发作、逐渐停止。

(4)心律失常对患者造成的影响:患者脉搏偶有间歇常提示房性早搏或室性早搏,伴有血流动力学障碍常提示室速、室颤等恶性心律失常。

(5)心律失常对药物和非药物方法如体位、呼吸、活动等的反应。

2.体格检查

(1)注意第一心音强度的变化:当有房室分离存在,第一心音的强度不等。正常情况下,在P波与QRS波存在相关关系的心律失常中,每一次心跳的第一心音强度保持不变。

(2)心房音:若能闻及心房音,表示有完全性房室传导阻滞存在的可能。

(3)收缩压的变化:在心动过速发生时,收缩压峰值变化大于10mmHg,提示起源于心室。原因是心房和心室的收缩分离。在室性心动过速时,当心房收缩恰在心室收缩前,这次心动的心排血量增加,收缩压也相应上升。

(4)心音分裂:左、右心室收缩的不同步,常见于:室性心动过速、室上性心动过速伴有束支传导阻滞或室内差异传导。长时间的心音分裂可排除室内传导正常的室上性心动过速。

(5)颈静脉搏动:不规则的"大炮样a波",常有房室分离,在快速的心动过速时,高度提示室性心动过速。在缓慢型心律失常中,颈静脉搏动的 a、c 和 V 波的分离,颈动脉脉搏缓慢,可能是完全性心脏内传导阻滞。

(6)房室分离:体格检查发现有心动过速存在,如有条件或患者状态允许,应查常规 12 导联心电图。

(7)房室阻滞:在二度房室阻滞的患者中,颈静脉检查可发现阻滞的特点,但这一体征常过于微小,以致不能被识别。在二度 I 型房室阻滞的患者中,颈静脉脉搏,可以发现在 P 波脱落前,PR 间期逐渐延长,心室率逐渐增加,第一心音的强度逐渐降低。在二度 II 型房室阻滞的患者中,在 P 波脱落前,PR 间期仍保持不变。若发现有房室分离,通常是有完全性房室阻滞存在。

(8)颈动脉窦按摩:体格检查时,按摩颈动脉窦,以调节自主神经的张力,可有助于发现患者是否存在颈动脉窦反射增强。在下颌骨角下方,触及颈动脉搏动,首先应仔细听诊双侧颈动脉,以肯定无血管杂音存在,轻触颈动脉以肯定存在正常颈动脉脉搏,然后用手指向颈椎横突方向轻压和摩擦颈动脉窦。注意不可两侧同时加压,一次加压时间不得超过 15 秒,加压过程中同时听诊或记录心电图。轻按摩大约 5 秒或更短的时间,足以使可疑的患者产生窦性静止或房室阻滞。对颈动脉窦按摩或其他刺激迷走神经方法的反应,有助于区别不同的心动过速。最为肯定的是,颈动脉窦按摩可使房室折返性心动过速、房室结折返性心动过速和窦房结内折返性心动过速突然终止;逐渐降低窦性心动过速的频率,不能使窦性心动过速突然终止;能降低房性心动过速、心房扑动和心房颤动的心室率,但不能使房性心动过速、心房扑动和心房颤动终止;暂时性终止持续性交界性反复性心动过速,但按摩停止后,反复性心动过速将重新发生;对室性心动过速和交界性心动过速无作用。

3.心律失常的实验室检查　　心律失常的心电学检查分为有创性和无创性两类,无创性的检查方法包括 12 导联心电图、长时间心电记录、运动试验、信号平均心电图;有创性检查主要是指心电生理检查。

(1)12 导联常规心电图:是心律失常诊断最重要的检查方法。必须选择 P 波清楚的导联,记录一长条心电图。通常借助分规系统地分析心电图,可得到明确的诊断。全面地阅读心电图,可以初步判断患者的基本心律是正常的窦性心律,还是某种类型的心律失常。假如有心律失常存在,必须判断其发生的频度,是偶然发生、频繁发生或是呈持续性。若有可能还应判断心律失常的复杂性和临床意义。从心电图上,应明确患者的主导心律。通常,最为常见的主导心律是窦性心律,其次是心房颤动心律,再后是心房扑动心律。偶尔在同一心电图上可见两种主导心律交替存在。在某些时候,尤其是存在复杂的心律失常时,很难确认主导心律,此时,即使偶尔可见窦性心律,作为常规,应首先分析窦性心律,这将有助于明确是否有窦性心律存在。

心电图分析的两项"金标准"是:①寻找 P 波:判定 P 波的形态是否正常,以及 P 波与 QRS 波的关系。②观察 QRS 波的形态:QRS 波形态正常,表明心室激动循生理的传导径路。QRS波增宽,提示束支阻滞或室内传导障碍,可以存在心律失常发生前,或是心律失常伴室内差异传导。QRS 波的宽度变化不等,提示心律失常的起源在希氏束以下。若在患者发生心律失常时记录心电图,心电图对心律失常的诊断有极高的敏感性。然而与任何实验室检查相同,心电图反映的是心房肌和心室肌所产生的电压,而心律失常通常是在特殊的传导组织内,由于冲动形成的异常或传导的异常,或二者兼有异常的结果。由于体表心电图不能记录特殊组织的电活动,特殊组织的功能是由心肌所产生电压波幅的时间性来推断,不一定能得到简明或正确的诊断,即使每个 P 波和 QRS 波是相等的,心电图也可有数种诊断。在记录心电图过程中,按摩颈动脉窦是有价值的床边诊断心律失常的方法,由颈动脉窦信号激动的反射弧,结果使心脏的迷走神经张力增加,主要是用于分析快速的、规则的、P 波不清的心动过速。不同的心律失常对颈动脉窦按摩的反应不同。为了可靠地分析心律,必须确定所有的波,用特定的导联,如 Lewis 导联、食管导联或心腔内导联,可以发现 P 波。

(2)长时间心电记录:包括长时间连续心电记录、片段式心电记录和心电监护。频发的心律失常与偶发的心律失常,前者较后者容易被证实。对于心律失常并不危及生命的患者,门诊接受长时间的心电图记录,是首选的诊断方法之一。对于心律失常危及生命的患者,有必要住院接受长时间的心电监护。长时间心电图记录是一种提供最为直接的、分析心律失常的实验室检查,是解释心律失常的首选的无创性检查。

五、心律失常的治疗

20 世纪 80 年代以来,快速心律失常的非药物治疗取得了重大进展。射频导管消融可根治房室结折返性心动过速、房室旁路相关的快速心律失常、心房扑动和心脏正常的室性心动过速。埋藏式自动心脏复律除颤器(ICD)可明显改善恶性室性心律失常患者的预后,优于抗心律失常药物胺碘酮。

循证医学的模式引入抗心律失常药物的临床研究和临床应用。心律失常抑制试验(CAST)在临床上引起了巨大震动。其结果表明,用Ⅰ类抗心律失常药物治疗心肌梗死后患者的室性早搏和非持续性室速,非但不能改善患者的预后,反而显著增加了患者猝死和病死率。

1.从 CAST 试验获取最大启示

(1)减少室性早搏或非持续性室速的Ⅰ类抗心律失常药物并改善患者的预后,反而使患者预后恶化。

(2)室性早搏或非持续性室速对预后不是独立的预测指标。

(3)对心肌梗死或心力衰竭合并有室性早搏和非持续性室速的患者,治疗应针对预防基础心脏病的进展,保护和改善心室功能,而不是单纯治疗室性早搏或非持续性室速。

器质性心脏病合并的室性早搏和非持续性室速,不可用Ⅰ类抗心律失常药物,而应针对基础心脏病进行治疗:①对于急性心力衰竭患者出现的室性早搏或非持续性室速应尽快控制心力衰竭,注意查找和纠正低钾、低镁、洋地黄中毒等可致室性心律失常的原因。②对急性心肌梗死(AMI)患者应尽快实施再灌注治疗(溶栓、直接 PTCA 或支架),起病 24 小时左右如有左心功能不全或衰竭而无低血压的患者,应从小剂量开始使用血管紧张素转换酶抑制剂(ACEI)。③慢性充血性心力衰竭的患者合并有室性早搏或非持续性室速应提倡使用 ACEI、利尿剂、洋地黄类药物和 β 受体阻断剂。④陈旧性心肌梗死合并的室性早搏或非持续性室速的治疗主要用阿司匹林、β 受体阻断剂,用"他汀"类药物降低胆固醇,有左室功能不全或衰竭者用 ACEI。⑤对于左室射血分数明显降低,或严重心力衰竭的频发非持续性室速患者也可考虑使用胺碘酮。⑥AMI 早期预防性使用利多卡因可增加总病死率。溶栓和直接经皮冠状动咏血管成形术(PTCA)使梗死相关血管再通时出现的室性早搏或加速性室性自主心律大多为一过性,不导致血流动力学障碍,一般不必使用抗心律失常药物。利多卡因仅用于 AMI 早期(起病 48 小时以内),导致血流动力学稳定的频发室性早搏或非持续性室速。⑦持续性室速和室颤应及时电击复律,如反复发作,应静脉使用胺碘酮。⑧器质性心脏病(冠心病、心肌病、心力衰竭等)患者平时不一定有室性早搏或非持续性室速,即使存在这些心律失常,恶性室性心律失常并不与之直接相关。部分室颤可由持续性室速恶化而来。⑨心脏骤停,常规对比胺碘酮评价(CASCADE)研究的结果表明恶性室性心律失常的二级预防,经验性使用胺碘酮优于用创伤电生理或Ⅰ类抗心律失常药物。

抗心律失常药物(ICD)对比试验(AVID)、汉堡心脏骤停研究(CASH)和加拿大埋藏式除颤器研究(CIDS),三个临床试验充分证明,ICD 对于恶性室性心律失常的二级预防作用优于胺碘酮或 Sotalol。恶性室性心律失常应首选 ICD,必要时联合应用胺碘酮或索他洛尔。大多数恶性室性心律失常患者因费用问题无条件接受 ICD 治疗应考虑以胺碘酮为主线、以 Sotalol 为辅助的选择药物原则,对心功能差的老年患者应首选胺碘酮,对于心功能较好的年轻患者可选用 Sotalol。先天性长 Q-T 间期综合征患者的尖端扭转性室速或室颤应使用患者可耐受的足够剂量的 β 受体阻断剂,如仍无效用 ICD。Brugada 综合征的室颤无可靠的药物可用,应用 ICD 治疗。Q-T 间期正常,由极短联律间期的室性早搏起始的多形性室速,大多见于结构正常的心脏,可静脉给维拉帕米终止。终止左室特发性室速首选静脉给维拉帕米,也可用静脉给普罗帕酮。终止右室流出道室速可酌情选用 ATP、普罗帕酮、维拉帕米或 β 受体阻断剂。大量临床试验证据表明,Ⅰ类抗心律失常药物不改善心律失常患者的预后,可显著增加器质性心脏病的室性心律失常患者死亡的风险,Ⅳ类抗心律失常药物(维拉帕米和地尔硫草)不改善患者预后,Ⅱ类抗心律失常药物,即 β 受体阻断剂显著降低心肌梗死后和慢性心力衰竭患者的猝死和总病死率,应为这些患者恶性室性心律失常一级预防的首选药物。Ⅲ类抗心律失常药物中的胺碘酮和 Sotalol 可能作为无条件接受 ICD 的恶性室性心律失常二级预防的药物或与 ICD 联合使用,但这两个药物都具有 β 阻断作用。单纯延长复极的 D-sotalol 丢失 β 阻断作用后,在口服 D-sotalol 存活率(SWORD)试验中期评估时已发现明显增加猝死和病死率。

房颤的治疗可按"3P"方案分类,即阵发性房颤、持续性房颤和永久性房颤。

2.用于房颤的抗心律失常药物有两类

(1)转复房颤、恢复室性心律和预防复发的药物:包括Ⅰ_a类(如奎尼丁)、Ⅰ_c类(如普罗帕酮、莫雷西嗪等)和Ⅲ类药物(胺碘酮,Sotalol 等)。这些药物主要作用于心房,延长心房不应期或减慢心房内传导。

（2）减慢心室率的药物：包括β受体阻断剂，非双氢吡啶类钙拮抗剂（维拉帕米和地尔硫䓬）和洋地黄类药物。他们作用于房室结，延长其不应期，增加隐匿性传导，禁用于预激综合征合并房室旁路前传的房颤。阵发性房颤的症状主要来源于房颤的复发，在房颤发作时，既可选用减慢心室率的药物，也可选用复律的药物。而对于发作频繁患者在发作的间歇期应选作用于心房的复律药物；选用减慢心室率的药物无效。孤立性房颤，首选普罗帕酮或莫雷西嗪，如无效，选 Sotalol，最后选胺碘酮。高血压或左室肥厚的非冠心病房颤选药原则同上。冠心病的阵发性房颤，不用Ⅰ类药物，如患者年轻、心功能较好，可选用 Sotalol，年龄大、心功能不良的患者应首选胺碘酮。慢性心力衰竭患者选用胺碘酮。

3.对持续性房颤有两种治疗对策

（1）复律和长期应用抗心律失常药物预防复发。

（2）减慢心室率和抗凝，预防血栓栓塞并发症。二者中谁更好，尚无临床试验证据。如选择第一种对策，应选用作用于心房的复律药物，选药原则同阵发性房颤，如选择治疗第二种对策，应选减慢心室率的药物。永久性房颤是不可能复律的房颤。治疗选用减慢心室率的药物和抗凝。洋地黄类药物优点是同时有正性变力作用，适用于心力衰竭的房颤，其局限性是通过兴奋迷走神经起作用，可能较好控制患者静息或睡眠中的心室率，而往往不能满意控制运动时或交感代偿兴奋的重症患者的心室率。孤立性房颤患者可选用β受体阻断剂或钙拮抗剂。冠心病房颤应选β受体阻断剂。心功能不良的房颤患者可联合使用地高辛和β受体阻断剂。肺心病合并房颤可联合使用地高辛和钙拮抗剂。导致急性严重血流动力学后果，如肺水肿的快速心室率房颤，单用西地兰往往效果不满意，可联合使用静脉给地尔硫䓬或作用快的β受体阻断剂。

第二章　心律失常基础知识

第一节　解剖基础

一、心脏大体解剖

正常人体心脏是一个中空的肌性器官,它的功能是为全身的血液循环提供动力,因此,心脏具有"泵"的功能,维持血液在心血管系统中的循环流动(图 2-1)。

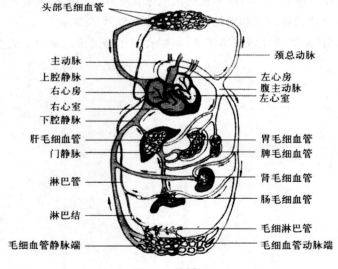

图 2-1　体循环

心脏有四个腔,分别是右心房、右心室、左心房和左心室,心房之间由房间隔分隔,心室之间由室间隔分隔,心房与心室之间由房室瓣(二尖瓣、三尖瓣)分隔。右心房与上、下腔静脉相连,右心室与右心房、肺动脉相连,左心房与左右肺静脉相连,左心室与左心房、主动脉相连。右心房室和左心房室之间各有一组房室瓣,分别称为三尖瓣和二尖瓣。正常情况下他们单向开放,允许血液由心房流向心室,并防止血液由心室流回心房。右心室与肺动脉、左心室与主动脉之间也各有一组瓣膜，分别为肺动脉瓣和主动脉瓣。正常情况下他们也是单向开放，允许血液由心室流向动脉，并防止血液由动脉流回心室。各瓣膜的单向开放特性，使心脏在泵血时推动血液沿着一个方向流动，而不会出现反流，即血液流动方向为上、下腔静脉→右心房→右心室→肺动脉→肺循环→左、右肺静脉→左心房→左心室→主动脉→体循环→上、下腔静脉。

　　另外，心脏有自己的血液循环系统，称冠脉循环，包括冠状动脉系统和冠状静脉系统。具体内容将在后续部分详细描述。

（一）心脏位置

　　心脏位于人体胸腔中纵隔，膈肌上方、两肺之间，约 1/3 在身体正中线右侧、2/3 在正中线左侧。心脏前方正对向胸骨体和第 2~6 肋软骨，后方平对第 5~8 胸椎，并由心包包被，整体向左下方倾斜。胸骨体、肋骨、胸椎和心包对心脏具有保护和支持的作用（图 2-2）。

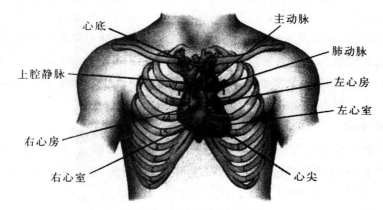

图 2-2　正常心脏体表投影

　　心脏的上方连有出入心的大血管，包括腔静脉、肺动脉、肺静脉及主动脉等；下端游离，与膈以心包相隔；两侧与左、右肺相邻；前方大部分被肺和胸膜覆盖，只有少部分与胸骨下缘和左侧第 3~6 肋软骨相邻；后方有左主支气管、食管、胸主动脉等结构（表 2-1）。

表 2-1　正常成年人心脏相对浊音界

右界（cm）	肋间	左界
2~3	II	2~3
2~3	III	3.5~4.5
3~4	IV	5~6
	V	7~9

（左锁骨中线距胸骨中线为 8~10cm）

（二）心脏形态

　　心的外形近似桃子，尖端称为心尖，指向左前下，底朝右后上方。因此，心的长轴倾斜，与正中矢状面约成 45°。心底（朝向心脏右后上方）是大血管出入的地方，固定不动，而心尖（朝向左前下方）可自由活动。心脏约占人体重量的 0.5%，大小与本人的拳头相当。

　　心脏可分一尖、一底、两面、三缘和四沟。

1.一尖指心尖　朝向左前下方,由左心室构成,与左胸前壁贴近。在左侧第 5 肋间隙、锁骨中线内侧 1～2cm 处,可触到心尖搏动。心脏有时因胚胎发育异常,可以反位,成为右位心,此时心尖指向右下方,表现为正常心脏的镜像。

2.一底指心底　朝向右后上方,大部分由左心房、小部分由右心房构成,与出入心脏的大血管相连。

3.两面指膈面和胸肋面　心的下面因与膈肌相贴,又称膈面,隔心包与膈相邻,由左、右心室构成。前面因与胸骨及肋软骨相邻,称胸肋面,大部分由右心房和右心室构成,小部分由左心室构成。

4.三缘指左缘、右缘和下缘　左缘圆钝向左下倾斜,主要由左心耳和左心室构成;右缘垂直,主要由右心房构成;下缘近水平位,由右心室和心尖构成。

5.四沟指冠状沟、前室间沟、后室间沟和后房间沟　冠状沟是靠近心底处的环行沟,呈冠状位,是心房与心室在心脏表面的分界标志;前室间沟为胸肋面自冠状沟向心尖延伸的浅沟;后室间沟为膈面自冠状沟向心尖延伸的浅沟。前、后室间沟是左、右心室在心表面的分界标志。右心房与右上、下肺静脉交界处的浅沟称后房间沟,与房间隔后缘一致,是左、右心房在心脏表面的分界。上述沟内均有血管走行并被脂肪组织覆盖。

(三)心腔结构

心脏是中空的肌性器官,正常成年人心脏被房间隔和室间隔分为互不相通的左、右两半,分别称为左心和右心,各半又以房室瓣分为心房和心室。因此,心腔可分为右心房、右心室、左心房和左心室 4 个部分,血液按上述方向在心腔中流动(图 2-3)。

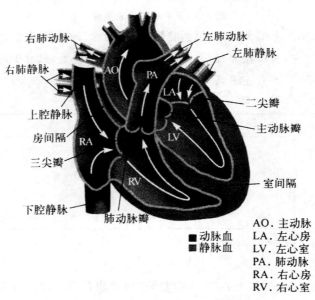

图 2-3　心腔结构及心内血流方向

1.右心房　位于心脏的右上部,心壁较薄,其左前方突出,称右心耳。心壁内面有许多并行排列的隆起肌束,称梳状肌。右心房后内侧壁的房间隔下部有一卵圆形浅窝称卵圆窝,此处较薄,为胎儿时期卵圆孔的遗迹。

根据血流方向,右心房有3个入口,1个出口。3个入口分别是上、下腔静脉口和冠状窦口。上、下腔静脉分别导入上半身、下半身静脉血,冠状窦口则为心脏冠脉系统静脉血回心的主要入口。右心房出口即右房室口,血液由右心房经此处流入右心室。右房室口附有三片叶状瓣膜,称右房室瓣,又称三尖瓣,分别称前瓣、后瓣、隔瓣。三尖瓣瓣膜垂向右心室腔,保证血液循环由右心房向右心室方向流动:右心室舒张时三尖瓣打开,血液由右心房流入右心室;右心室收缩时三尖瓣关闭,血液不能够反流入右心房。

2.右心室 位于右心房的前下方,构成心胸肋面的大部分,是心腔最靠前方的部分,靠近胸骨和左侧第4、5肋软骨的后面。右心室与左心室之间有室间隔,该隔中部凸向右心室,右心室借室间隔与左心室分开。

右心室有1个入口和1个出口,分别是右房室口和肺动脉口。右房室口周围的纤维环附有控制血流方向的三尖瓣,该瓣的游离缘通过腱索与心室壁上的乳头肌相连。乳头肌收缩时,可以通过腱索牵拉瓣膜,使各瓣膜不致翻向心房,防止血液逆流入心房,保证血液的单向流动。右房室口周围的纤维环、三尖瓣、腱索和乳头肌在功能上是一个整体,因此常合称为三尖瓣复合体。右心室的出口为肺动脉口,通向肺动脉干。肺动脉口周围的纤维环上附有3个袋口向上的半月形瓣膜,称肺动脉瓣。此瓣的作用也是控制血流的方向,使血流由右心室流入肺动脉干而不逆流:右心室收缩时,血液冲开肺动脉瓣流入肺动脉干;心室舒张时,肺动脉干内血液回流的压力使瓣膜相互贴紧而封闭肺动脉口,阻止血液逆流入右心室。

血液流入肺动脉后,进入肺循环,进行气体交换。此时,肺泡中的氧气分子进入血液,而静脉血中的二氧化碳进入肺泡,含氧低的静脉血转变成含氧高的动脉血,后者经肺静脉进入左心房、左心室,继而进入体循环。

3.左心房 位于右心房的左后方,以房间隔与右心房分隔,左心房构成心底的大部分。左心房右前方突出,称左心耳,内有与右心耳内面相似的梳状肌。

左心房有4个入口,1个出口。左心房后壁的两侧,各有一对肺静脉口,分别为左侧肺上、下静脉的入口和右侧肺上、下静脉的入口;左心房前下的左房室口为其出口,血液由此流入左心室。左房室口周缘附有左房室瓣,又称二尖瓣,分别为前瓣、后瓣。二尖瓣的作用是使血液由左心房流入左心室而不逆流:在左心室舒张时打开,血液由左心房流入左心室;左心室收缩时二尖瓣关闭,阻止血液逆向流入左心房。

4.左心室 左心室组成心脏的胸肋面的小部分、心脏膈面的大部分及心尖的全部。左心室与右心室以室间隔分隔,与右心室相比,左心室更长、更厚,更像圆锥。左心室承担体循环中血液输送的功能,所以其肌层较右心室肌层发达,约为右心室壁厚的3倍,左心室有1个入口和1个出口。入口即左房室口,此处的二尖瓣维持血液由左心房到左心室的定向流动。二尖瓣瓣膜尖朝向左心室腔,其游离缘借腱索与心室壁上的乳头肌相连。与三尖瓣复合体相似,纤维环、二尖瓣、腱索和乳头肌在功能上是一个整体,常合称二尖瓣复合体。左心室出口为主动脉口,通向主动脉。主动脉口周围的纤维环上也有三个袋口向上的半月形瓣膜,称主动脉瓣。

主动脉瓣的每个瓣膜与主动脉壁之间形成窦腔,称主动脉窦,在左、右主动脉窦的动脉壁上分别有左、右冠状动脉的开口。主动脉瓣在左心室收缩时开放,血液由左心室流入主动脉;在左心室舒张时关闭,防止血液由主动脉逆流入左心室,从而保证血液由左心室到主动脉的定向流动。左心室舒张时,主动脉瓣关闭,血流流向体循环的同时,也通过左、右冠状动脉口分别流入左、右冠状动脉,因此,心室收缩期是心脏心肌供血的重要时段。

(四)心壁结构

心壁从外到内分为心外膜、心肌层和心内膜3层。

1.心外膜　为心壁最外侧的一层光滑浆膜(即浆膜性心包的脏层),由单层鳞状上皮(间皮)及其下方的结缔组织和脂肪细胞所组成,心外膜内有血管和淋巴管走行。心外膜与浆膜性心包的壁层在出入心脏的大血管根部相互移行连续,两层之间形成密闭的腔隙,称为心包腔,其中含有少量的浆液,使两层之间保持湿润光滑,以减少心脏所受的摩擦。

2.心肌膜　主要由心肌构成,由多层排列的心肌细胞(又称心肌纤维)组成,相当于血管中膜,是心壁最厚的一层。心房肌较薄,心室肌较厚,以左心室肌最厚。心房肌可分为两层:浅层为左、右心房的共同环绕纤维,深层则分别包绕左心房和右心房。心室肌可分为3层,其走行方向为外层斜行、中层环行、内层纵行。心肌细胞互相连接成网状,一个心肌细胞兴奋可直接传导至与其相连接的心肌细胞,最后相连的心肌细胞全部兴奋。然而心房肌和心室肌不相连续,因此,正常情况下,心房肌的兴奋不能直接传给心室肌,只能经特殊的传导系统传导。

3.心内膜　心内膜是心壁的最内层,可分为3层:最接近心腔的是内皮层,内皮层与心脏大血管的内皮相连续,表面光滑利于血液的流动;内皮外是内皮下层,是薄层结缔组织,在室间隔处可见少量的平滑肌纤维;内皮下层与心肌膜之间为心内膜下层,由结缔组织构成,内含小血管、淋巴管、神经和心脏的传导系统分支等。前述的心脏瓣膜(三尖瓣、肺动脉瓣、二尖瓣、主动脉瓣)是由心内膜折叠后向心腔内突出形成。

(五)心脏的血管

与心脏相关的血管主要包括供给心脏的自身冠脉血管和连接于心脏的体循环大血管。

1.冠脉循环　心脏拥有自身的血液循环系统,像身体其他器官一样,心脏有动脉和静脉两个系统。冠状动脉是心脏的营养血管,将动脉血运送到心脏各部,供给心肌营养和氧气。冠状静脉将心肌代谢后的静脉血经冠状静脉窦汇流入右心房,以排除代谢产物和二氧化碳(图2-4,图2-5)。

冠状动脉为升主动脉的最早分支,从主动脉瓣环上约1cm处发出,分为左冠状动脉和右冠状动脉。左冠状动脉主干(简称左主干)长1～2cm,分成向前的前降支和向左后旋转的回旋支动脉。前降支是心脏最重要的冠状动脉之一,是左冠状动脉主干的直接延续,沿前室间沟下行至心尖部,并绕过心尖达到心脏的后膈面1/3部位。其分支主要供应前室间沟两旁的左右心室前壁、右心室流出道部位、心尖部、心脏后膈面的下1/3区域及室间隔的前2/3部分。回旋支动脉沿左房室间沟向心脏的左后方绕行,终止于左心室壁,其分支供应左心房、左心室侧壁及左心室后壁。右冠状动脉起自主动脉右瓣环的上方,向前方走行于主肺动脉和右心耳之间,沿右房室间沟右行至心脏的膈面,其分支供应右心房、左心房后壁、右心室前壁、右心室后壁、左心室后壁及后室间隔部分。

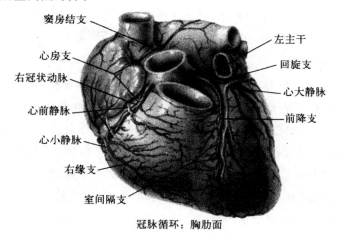

冠脉循环：胸肋面

图 2-4　冠脉循环示意图（前面）

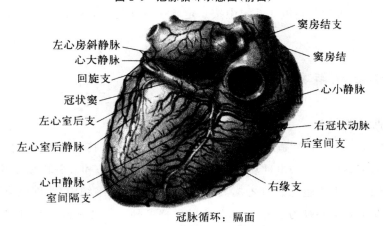

冠脉循环：膈面

图 2-5　体循环示意图（膈面）

　　冠状静脉主要有冠状窦、心前静脉和心最小静脉。冠状窦主要属支有心大静脉、心中静脉和心小静脉。左冠状动脉的血液流经毛细血管和静脉后，主要经由冠状窦回流入右心房，而右冠状动脉的血液则主要经较细的心前静脉直接回流入右心房。另外还有一小部分冠脉血液可通过心最小静脉直接流入左、右心房和心室腔内。

　　冠状动脉供应区有个体差异，依据冠状动脉的解剖学分布，可以将冠状动脉的分布分为右优势型：右冠状动脉在膈面除发出后降支外，并有分支分布于左心室膈面的部分或全部；左优势型：左冠状动脉除发出后降支外，还发出分支供应右心室膈面的一部分；均衡型：两侧心室的膈面分别由本侧的冠状动脉供血，他们的分布区域不越过房室交点和后室间沟，后降支为左或右冠状动脉末梢，或同时来自两侧冠状动脉。

　　2.与心脏相连的大血管　包括主动脉、肺动脉、腔静脉和肺静脉。动脉是输送血液离开心脏的管道，静脉是输送血液流回心脏的管道；动脉血是含氧丰富的血液，而静脉血是含氧较低的血液。腔静脉与右心房相连，将体循环中的静脉血送回心脏；肺动脉与右心室出口相连，负责将静脉血由右心室送入肺部进行气体交换;肺静脉与左心房相连,将经肺循环后形成的动脉血送回心脏;主动脉与左心室出口相连,将动脉血由左心室送往主动脉。在心脏血液定向流动的过程中,心脏瓣膜(三尖瓣、肺动脉瓣、二尖瓣、主动脉瓣)的单向开放特性发挥了重要作用。

(六)心电传导结构

心肌细胞按照功能可分为工作心肌细胞和自律心肌细胞两类。前者主要构成心房壁和心室壁,主要功能是收缩;后者是特化的心肌细胞,具有自律性、应激性和传导性,其主要功能是产生和传导心电冲动,控制心脏的节律性活动。这两种细胞分别是心脏机械活动和心脏电活动的结构基础。每一个心脏舒缩周期中,电活动的出现先于机械活动,两者有很短的时间差,约为50ms,即心肌动作电位开始后约50ms才出现心肌的机械收缩。心肌收缩与心电活动密切相关,没有电活动就没有心肌的机械活动。这种电活动引起机械活动现象称为兴奋-收缩耦联。心脏检查中使用的心电图记录的是心电活动的信息而非心肌舒缩的信息。

心传导系统由特殊心肌细胞构成,包括窦房结、结间束、房室结区、房室束,左、右束支和浦肯野纤维网等,心电激动在心传导系统中按一定顺序依次传导,并通过兴奋-收缩耦联引起心肌舒缩。

二、心脏微观解剖

(一)心肌细胞结构

1.心脏的组织分类　心脏是由细胞成分和非细胞成分组成其中前者又包括心肌细胞和非心肌细胞。心肌细胞可分为心电冲动传导细胞(特化心肌细胞)和心脏机械收缩细胞(工作肌细胞);非心肌细胞约占细胞总数的2/3,其中绝大部分是成纤维细胞,非细胞成分主要包括纤维和基质。心肌细胞是心脏的主要结构,是心脏发挥各种功能的基础。心肌细胞外基质在维持心脏正常的结构、功能及细胞生长和分化过程中有非常重要的作用(图2-6)。

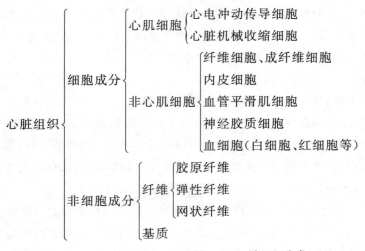

图2-6　心脏组织分类

2.心肌细胞的分类 广义的心肌细胞包括心电冲动传导细胞和心脏机械收缩细胞。前者由窦房结、结间束、房室交界部(房室结)、房室束、左束支、右束支和浦肯野纤维等特殊分化的心肌细胞组成,他们构成心脏的起搏传导系统,具有自律性、兴奋性(应激性)和传导性,是心脏自律性活动的结构基础,因所含肌原纤维极少,或根本没有,因此基本没有收缩功能;后者由一般的心房肌和心室肌工作细胞组成,具有收缩性,是心脏舒缩活动的结构基础。

心肌细胞除了根据解剖生理特点分为心电传导细胞和心脏机械收缩细胞外,还可根据心肌细胞动作电位的电生理特征分为快反应细胞和慢反应细胞:快反应细胞包括心房肌、心室肌和浦肯野细胞,其动作电位除极快、波幅大、时程长;慢反应细胞包括窦房结和房室交界区细胞,其动作电位除极慢、波幅小、时程短。

3.心肌细胞舒缩原理 工作心肌细胞的收缩具有自主性、节律性,其收缩原理与骨骼肌纤维的收缩原理相似,即肌丝滑动学说:当肌纤维收缩时,细肌丝(肌动蛋白)与粗肌丝(肌球蛋白)的长度不变,细肌丝在粗肌丝之间向 M 线方向滑动,肌节缩短;收缩完成后,细肌丝与粗肌丝分离,并退回原位,肌节复原,整个收缩与舒张过程结束。各心肌细胞的共同收缩、舒张即构成整个心脏的收缩和舒张(图 2-7)。

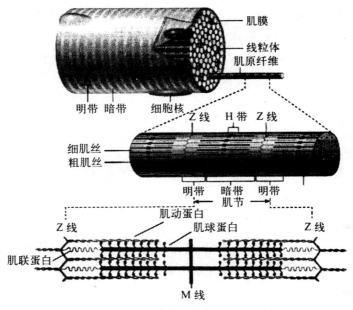

图 2-7 心肌细胞微观结构:工作肌细胞

4.心肌细胞的跨膜电位 心肌细胞跨膜电位广义上包括静息电位和动作电位,狭义上是指静息电位。当心肌细胞未受刺激处于静息状态时,心肌细胞膜内外出现显著电位差,即膜外为正膜内为负的极化状态,称为静息电位;在静息电位的基础上,膜电位降低到临界阈电位水平时,快钠离子通道开放,大量的钠离子快速地流入心肌细胞,使细胞膜内电位急剧上升,由负到零,甚至变正,引起一次快速、短暂、可重复、可扩散的电位变化,称为动作电位。

动作电位开始前,细胞膜电位为静息电位,该电位主要由存在于心肌细胞膜上的钠-钾交换泵通过泵出钠离子、泵入钾离子提供。此时,钠离子通道关闭,只有部分钾通道开放,钾离子决定了静息电位的大小,心肌细胞的静息电位一般为$-90\mathrm{mV}$。动作电位主要包括两个阶段:除极和复极。除极开始前需要一个刺激使膜电位升高到达阈值,该刺激可是心肌起搏细胞的舒张末期自动除极,也可以是直接的电流刺激或药物刺激等。膜电位达到阈电位水平后,即引发细胞除极,此时,快钠通道开放,钠离子很快进入细胞,造成细胞膜的除极,并形成了除极阶段膜电位的快速升高,甚至逆转为正值。在动作电位到达最大正值前,钠通道开始失活,钾通道开始激活。虽然两者阈值接近,但后者开放所需的时间更长,是复极过程中的主要通道。当复极至静息电位附近时,钾通道关闭,钠通道慢慢激活,依靠钠-钾泵的作用,心肌细胞维持静息电位。细胞达到静息电位后,将处于不应期:在相对不应期,提高刺激强度可以获得一个弱的动作电位;在绝对不应期,任何刺激均不能引起动作电位。动作电位的形成过程中主要的参与离子除钾离子、钠离子外,还有其他离子参与,如钙离子、氯离子等,具体内容可参见"离子通道结构"部分。

对心肌动作电位的研究较为深入,目前对其进行了更细化的分期,并逐步明确了各离子流在其中的作用。以心室肌细胞为例,可将动作电位为5期:0期时膜电位由$-90\mathrm{mV}$上升到$+20\sim+30\mathrm{mV}$,此时膜由极化状态转成反极化状态,构成动作电位的上升支,正电位部分则称为超射;1期时膜电位由$+30\mathrm{mV}$迅速下降到$0\mathrm{mV}$左右;2期时膜电位基本停滞于接近零的等电位状态,是心肌动作电位持续长时间的主要原因;3期时膜电位由$0\mathrm{mV}$迅速下降到$-90\mathrm{mV}$;3期膜复极完毕,膜电位恢复后为4期(图2-8)。

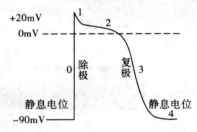

图 2-8 心肌细胞动作电位

(二)离子通道结构

离子和离子通道是心肌细胞静息电位、动作电位形成的基础,因而对心电激动的产生、心电活动的传递均有重要作用。主要的离子通道有以下几种:钾离子通道、钠离子通道、钙离子通道和氯离子通道(图2-9)。

1.钾离子通道　心肌细胞钾离子通道可分为4大类:电压依赖性钾通道、受体依赖性钾通道、钙离子敏感的钾通道和其他钾通道。电压依赖性钾通道主要包括瞬时外向通道(I_{to})、延迟整流钾通道(I_K)、内向整流钾通道(I_{k1})。其中I_{to}决定动作电位的电位幅度,并能影响动作电位的持续时间,也能调节心肌细胞兴奋与收缩耦联;IK主要包括快钾通道(I_{Kr})、慢钾通道(I_{Ks})、超快钾通道(I_{Kur})和背景钾通道(I_{Kp}),这些通道在动作电位复极过程中起重要作用;I_{K1}在膜电位复极化至负电位水平时激活,使细胞膜电位回复到静息电位水平。受体依赖性钾通道主要包括乙酰胆碱敏感钾通道(I_{KACh})、三磷腺苷敏感钾通道(I_{KATP})等,其中I_{KACh}影响心肌静息膜电位和动作电位时程;$I_{KATP\ TP}$在缺血时起保护作用,其开放时,血管张力下降。钙离子激活的钾通道($I_{K,Ca}$)与钠离子激活的钾通道($I_{K,Na}$)具有背景电流的性质,可以在任何电位下活动,具有内向整流特性,其中 $I_{K,Ca}$ 能够调整细胞兴奋性及肌肉紧张度。由此可见,钾通道几乎参与了心肌细胞动作电位的整个过程。

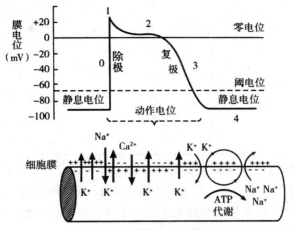

心室肌细胞动作电位和主要离子的跨膜活动

图 2-9　心肌细胞动作电位

2.钠离子通道　钠电流是心肌细胞兴奋时的第一个离子流,除极过程中有无钠电流参与是区别快反应电位与慢反应电位的主要参数,它的变化对兴奋的发生和传播有重要意义。由于对其敏感性不同,心肌细胞的钠通道可分为快钠通道和慢钠通道:快钠通道激活所需电压绝对值高,失活速度快,引起 0 期除极;慢钠通道激活所需电压绝对值低,失活速度慢,参与 2 期平台。

3.钙离子通道　心肌细胞上存在三种钙通道:L 型、T 型和 B 型,前两者属电压依赖性通道。B 型钙通道是背景钙通道,即静息钙通道;L 型钙通道是细胞兴奋过程中钙离子内流的主要通道,对动作电位平台期的形成、细胞内钙离子增高等起重要作用;T 型钙通道的功能与维持细胞自律性有关,也与低膜电位时钙的跨膜运动有关,即心肌兴奋时,细胞外钙离子通过 L 型钙通道进入胞质,引发细胞内储存的钙离子大量释放,进而引起收缩,当心肌收缩结束时,钙泵逆浓度差将胞质中的钙离子泵回肌质网储存,同时肌膜通过离子泵将钙离子排出胞外,降低胞质内钙离子浓度,心肌细胞舒张。

4.氯离子通道　已知主要有三种氯通道:环磷酸腺苷依赖性氯通道、钙离子依赖性氯通道和细胞肿胀激活的氯通道,其中环磷酸腺苷在调节心肌动作电位时程和静息电位方面起主要作用。

5.抗心律失常药物分类

(1)Vaughan Williams 分类:根据药物不同的电生理作用、药物作用的通道、受体及主要电生理作用的 Vaughan Williams 分类在临床中应用较广,该分类将抗心律失常药物分为 5 类(表 2-2)。

表 2-2　抗心律失常药物的 Vaughan Williams 分类

类型	亚类	电生理效应药物			药物
		传导速度	不应期	动作电位	
Ⅰ类:钠通道阻滞药	Ⅰ$_a$ 类	↓	↑	大多↑	奎尼丁、普鲁卡因、丙吡胺
	Ⅰ$_b$ 类	↓ 或↑	↓	↓	利多卡因、美西律、苯妥英钠
	Ⅰ$_c$ 类	↓	↑	=	氟卡尼、普罗帕酮、莫雷西嗪
Ⅱ类:β 受体阻滞药		↓	=	↑	普萘洛尔等
Ⅲ类:钾通道阻滞药		↓	=或↑	↑	胺碘酮、索他洛尔、伊布利特等
Ⅳ类:钙通道阻滞药		↓			维拉帕米、地尔硫草等
未分类					硫酸镁、腺苷、洋地黄等

(2)西西里策略分类:1990 年欧洲心脏病学会心律失常专业学会在意大利西西里岛召开会议,其成果称为西西里策略分类。该分类根据药物作用的靶点,表述了每个药物作用的通道、受体和离子泵,一些未能归类的药物也在其中找到了相应的位置。依据心律失常不同的离子流基础、形成的易损环节,便于在西西里岛分类中选用相应的药物。该分类有助于理解抗心律失常药物作用的机制,然而由于心律失常的机制非常复杂,因此难以在实际中应用,需要详细了解相关内容,可通过在线《循环》杂志免费获得。

三、心脏传导系统

(一)正常心脏传导结构

心脏传导系统由窦房结、结间束、房间束、房室结、房室束、左、右束支、左束支前支、左束支后支和浦肯野纤维构成。正常情况下'窦房结产生的冲动首先传递至心房肌,引起心房肌收缩。同时电冲动经房室结、房室束及左、右束支传递,最后由浦肯野纤维传至心室肌,引起心室肌收缩。由于在传递过程中短暂延搁,当心室肌收缩时心房肌已经收缩完毕,该特性使心房中的血液能够充分排入心室。心脏传导系统的任何部位出现病变均会引起心律失常(图 2-10)。

1.窦房结　是心脏正常冲动的起源,位于上腔静脉入口与右心室交界处心外膜的深面,呈长椭圆形,它可以自发地、有节律地产生心电冲动。心电冲动按照传导系统的顺序到达心脏的各个部位,从而引起心肌细胞的收缩和舒张。窦房结是心脏的正常起搏点,一般认为,窦房结产生的冲动可直接传递给左、右心房,并通过结间束传递给房室结,进而通过房室束、左右束支和浦肯野纤维传递至心室肌,引起心室肌的收缩。

2.结间束及房间束　是窦房结与房室结之间的传导径路,分为前、中、后三个传导束。前结间束从窦房结的头部发出,行向左前,绕过上腔静脉和右心房前壁,在此分为两束纤维:一束继续延入左心房,成为房间束,另一束弯向后下入房间隔前部,入房室结后上缘,称为前结间束。中结间束从窦房结尾部发出,下行人房间隔后部,入房室结顶部。后结间束从窦房结尾部发出后向下入房室结后下部。

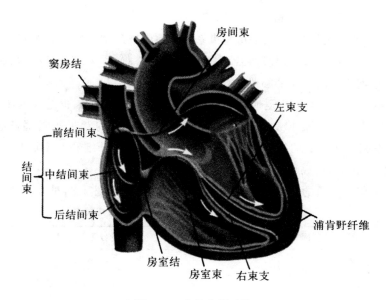

图 2-10　心脏传导系统

3.**房室结**　较窦房结稍小,位于冠状窦口的上方房中隔的肌纤维内。如前所述,房室结的后上缘和后下部有结间束的纤维进入,而前下方则连于房室束。房室结的主要功能是将窦房结传来的冲动通过房室束及其分支传向心室肌,并将此冲动适当延迟,以保持心房、心室收缩的正常顺序。

4.**房室束及其分支**　房室结向下延伸为房室束,房室结、房室结的心房扩展部(结间束的终末部)以及房室束的近侧部(穿部和未分叉部)构成房室交界区。房室束向前下伸延到室间隔膜部,分成左、右房室束支,分别位于室间隔的左、右侧内膜下。左束支在室间隔左侧起始部位又分为前上支和后下支两束纤维。两侧束支在心室内膜下分成无数浦肯野纤维。

5.**浦肯野纤维**　是左、右束支分布的最后细小分支,密布于心室的心内膜下层,与具有收缩功能的心肌纤维相连接。浦肯野纤维具有很强的传导能力,其电生理异常可导致冲动传导异常,进而引发心律失常。

(二)心脏传导结构异常

心脏传导结构异常主要指各种附加传导通路的出现。异常的传导束或传导纤维可引起心电传导的改变(时间、顺序)。这些通路可以将心房的冲动过早传导至心室肌某部,使之提前激动,因而与预激综合征有关;也可以通过附加通路使心电传导形成折返,因而与折返性快速心律失常有关。这两种心律失常在临床中有重要意义。

1.**Kent 束**　正常情况下,心房与心室之间只通过房室束相连,其他部分则被房室交界区的纤维环隔开,因而心电冲动传导只能通过房室结和房室束由心房传导至心室。少数情况下,在心房肌和心室肌之间会出现另一连接肌束,称 Kent 束(该束由 Kent 于 1893 年首先描述),又称房室旁道。

2.**James 纤维**　后结间束的大部分纤维可绕过房室结而止于房室结的下部或房室束的近

侧部,即形成 James 纤维(由 James 于 1931 年提出)。

3.Mahaim 纤维　为连接房室结-房室束系统与室间隔顶部的纤维。按照起止点不同分为两种:从房室结中、下部直接发出纤维连于室间隔顶部心肌,称为结室纤维;从希氏束-房室束支直接发出纤维连于室间隔顶部心肌,称为束室纤维。

4.折返通路　当满足有一折返通路、折返通路中存在单向阻滞、折返环内传导等条件时可形成折返激动,引发快速心律失常。有附加旁路参与构成的常见折返通路包括:心房肌、James 束和房室交界区形成的折返环,房室交界区、Mahaim 纤维和心室肌形成的折返环,心房肌、房室交界区和 Kent 束形成的折返环等。

有学者主张使用旁道的起止点命名附加旁道,该命名与前述命名对应关系见表2-3。

表 2-3　旁道的起止点命名与旧命名的对应关系

建议采用的新名词	往日习用的旧名词
房室旁道	Kent 束
房束旁道	心房-希氏束纤维
房室结内旁道	James 纤维
结室旁道	Mahaim 纤维
束室旁道	Mahaim 纤维

第二节　生理基础

一、心脏的神经支配

心脏受交感神经和副交感神经(迷走神经)的共同作用,使心脏能为不同状态下的机体提供适合的工作效率。支配心脏的传出神经为心交感神经和心迷走神经,多数情况下,支配心脏的迷走神经所起的作用比交感神经强。刺激交感神经可以将心脏泵血功能提高 1 倍;刺激迷走神经则能够降低心脏泵血功能,严重时可使心脏泵血功能消失(图 2-11)。

(一)心脏的交感神经支配

心脏交感神经的节前神经元位于脊髓胸段 1～5 节,可释放乙酰胆碱激活节后神经元。节后神经元为肾上腺素能神经元,其释放的去甲肾上腺素和心肌细胞膜上的 β 肾上腺素能受体相结合,可导致心率加快,房室交界传导加快,心房肌和心室肌的收缩能力加强。这些效应分别称为正性变时作用、正性变传导作用和正性变力作用。

高强度的交感神经刺激可以使正常青年人的心率由 70 次/min 升至 190 次/min 左右,个别可达 250 次/min。此外,交感神经兴奋可使心肌的收缩力增强 2 倍。因此,刺激交感神经可以使心脏泵血增加,具有强心作用,可以提高体循环的血液压力和血流速度。抑制交感神经则可以降低高达约 30％的心脏泵血。

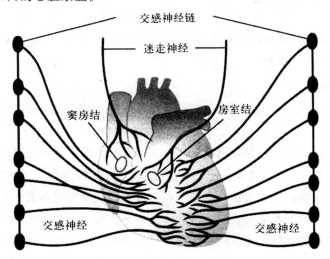

图 2-11　心脏的神经支配

交感神经分布于整个心脏,支配心脏各个部分,包括窦房结、房室交界、房室束、心房肌和心室肌。其在心室分布的密度与在心脏其他部位的分布密度相同。支配窦房结的交感纤维主要来自右侧心交感神经,支配房室交界的交感主要来自左侧心交感神经。右侧心交感神经兴奋时以引起心率加快为主,而左侧心交感神经兴奋则以加强心肌收缩力为主。

(二)心脏的副交感神经支配

心脏的副交感神经调节是通过心迷走神经实现的。在胸腔内,心脏迷走神经纤维和心脏交感神经组成心脏神经丛,相互伴行进入心脏,与心内神经节细胞发生突触联系。迷走神经节前、节后神经元都是胆碱能神经元,对迷走神经的刺激引起乙酰胆碱递质的释放。后者作用于心肌细胞膜的 M 型胆碱能受体,对心脏有两个主要影响:降低窦房结节律;降低心房到窦房结之间心电传导纤维的兴奋性,因而降低心电向心室传导的速度。

对属于副交感神经的迷走神经使用高强度刺激能够使心搏暂停,当持续刺激时,心脏可恢复心跳,心率在 20～40 次/min,该频率是心室的自搏频率。迷走神经兴奋可以降低 20％～30％的心肌收缩力。迷走神经在窦房结、房室结分布最多,心房次之,心室又次之,因此其对心率的影响大于对心肌收缩力的影响。尽管如此,迷走神经的兴奋可以降低约 50％或更高的心脏泵血。

刺激迷走神经可导致心率减慢,心房肌收缩能力减弱,心房肌不应期缩短,房室传导速度减慢;也能降低心室肌收缩力,但其效应不如心房肌明显。心脏迷走神经功能和交感神经相互拮抗,即具有负性变时、变力、变传导作用。

二、心脏的血液供应

在前一节我们对心脏的血管分布进行了初步的描述,此处将对之进行详细解释,并对传导结构的血液供应进行特别说明。

(一)冠状动脉

1.左冠状动脉 起自主动脉左窦,在左心耳与肺动脉干根部之间穿出沿冠状沟左行,主要分支有前降支和回旋支。

(1)前降支:亦称前室间支,是左冠状动脉主干的延续。沿左室间沟内下行,绕过心下缘至膈面,于后室间沟上行 1~3cm 终止,亦可以与右冠状动脉后降支吻合。前降支支配左心室前壁、右心室前壁和室间隔前 2/3 的血液供应。前降支重要分支有对角支和左圆锥支:对角支分布于左心室前壁,常起行于左冠状动脉分为前降支和旋支的分叉处;左圆锥支于肺动脉瓣水平分出,常和右冠状动脉的动脉圆锥支吻合,形成 Vieussens 环,共同分布于动脉圆锥及右心室前壁。

(2)回旋支:多数与前降支以直角或小于直角分开,在冠状沟内向左行,从前绕向后,至左心室膈面。行进中分支分布于左心房壁、左心室外侧壁、左心室前后壁的一部分。少数人的旋支至膈面后,在冠状沟内继续向右到达房室交点,并折而向下行于后室间沟内,此时整个左心室壁和室间隔均由左冠状动脉供血。旋支的重要分支有左缘支和窦房结动脉。左缘支行于左心室最外侧缘,是冠状动脉造影辨认分支的标志之一。部分窦房结动脉发自旋支。

2.右冠状动脉 起自主动脉前窦,绕心中静脉形成“U”形弯曲。主要分支有动脉圆锥支、后降支、左心室后支、房室结动脉、右缘支及右冠状动脉干。

(1)后降支:亦称后室间支,是右冠状动脉干的直接延续,沿后室间沟向下行,至心尖终止,也可以与左冠状动脉前降支末梢吻合,其分支分布于两侧心室后壁和室间隔下 1/3。

(2)左心室后支:在冠状沟内向左行,距离不等,最远可达心脏左缘,分支分布于左心室后壁的一部分或全部。

(3)动脉圆锥支:与前降支的左圆锥支吻合,是左、右冠状动脉的一个重要的侧支循环动脉。

(4)房室结动脉:该动脉起自经过房室交界点的右冠状动脉,向深层至房室结,并分支至房室束。

(5)右缘支:沿着心下缘向心尖走行,分布于附近心壁,也是冠状动脉造影辨认分支的标志之一。

右冠状动脉的分布范围包括:右心房、右心室、室间隔下 1/3 部及部分左心室膈面、窦房结和房室结。如右冠状动脉发生阻塞,可发生后壁心肌梗死和房室传导阻滞。

(二)冠状静脉

包括 3 个系统。

1.**心最小静脉**　心壁内的小静脉,直接开口于各心腔,以右心房为主。

2.**心前静脉**　即右心室前的2~3支心前静脉,跨过冠状沟,直接开口于右心房。

3.**冠状窦**　位于冠状沟后部,左心房和左心室之间,右端开口于右心房,接收绝大部分静脉回流,主要属支包括。

(1)心大静脉:在前室间沟内与前室间支伴行,注入冠状窦左端。

(2)心中静脉:与后室间支伴行,注入冠状窦右端。

(3)心小静脉:在冠状沟内与右冠状动脉伴行,向左注入冠状窦右端。心前静脉、冠状窦的各属支之间有许多较大的吻合,当回流受阻时,可沿另一方向静脉回流。

(三)心电传导结构的血液供应

1.**窦房结的血液**　供应窦房结的动脉约2/3起于右冠状动脉;约1/3起于左冠状动脉;约1/100分别起于左、右冠状动脉,由2支动脉供血。起于右冠状动脉的窦房结动脉,是右冠状动脉第一分支,在主动脉和右心耳之间沿右心房壁向后上行至上腔静脉根部。起于左冠状动脉的窦房结动脉,在左回旋支起始段数毫米之内发起,在主动脉后方横过左心房前壁至上腔静脉根部。窦房结动脉绕上腔静脉形成一动脉环,并穿过窦房结的中央。窦房结动脉除营养窦房结外,还分支分布于心房壁,并与心房的动脉相吻合。

2.**房室结的血液供应**　主要是房室结动脉。房室结动脉约90%起源于右冠状动脉,7%起源于左冠状动脉,只有极少数的由左、右冠状动脉各发一支。此外,房间隔或室间隔及左心房壁的动脉也分支至房室结。

3.**房室束及束支的血液供应**　右束支及左束支前支由左冠状动脉前降支分支供血。左束支后支由右冠状动脉后降支及左冠状动脉前降支分支双重供血。房室束及左、右束支的起始部由房室结动脉和左冠状动脉的前降支分支供血。传导系的窦房结和房室结多数是由右冠状动脉供血。因此,如果右冠状动脉特别是在其起始段急性阻塞,则对传导功能将有严重影响。房室结、房室束和左束支后支均有多个来源的血管供血,因此,若某一血管阻塞,另一血管有一定的代偿作用。

三、心脏电生理

兴奋性、自律性、传导性和收缩性是心肌细胞的4个生理特性,其中兴奋性、自律性和传导性以肌细胞膜的电活动为基础,属电生理特性,收缩性以心肌细胞收缩蛋白的功能活动为基础,是心肌的机械特性。心肌的电活动通过兴奋-收缩耦联引起心肌收缩,完成心脏泵血功能。

(一)兴奋-收缩耦联

心肌细胞的电兴奋要经过一个中介才能与心肌收缩联系起来,这个过程被称为心肌的兴奋-收缩耦联。在心肌细胞,自律性细胞的兴奋会通过这一过程引起工作心肌细胞的收缩,从而实现心脏的泵血功能(图2-12)。兴奋-收缩耦联中的钙离子跨膜运动具有关键性作用(图2-13)。

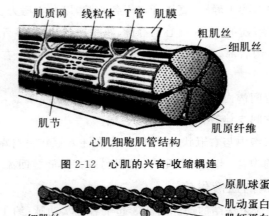

心肌细胞肌管结构

图 2-12 心肌的兴奋-收缩耦连

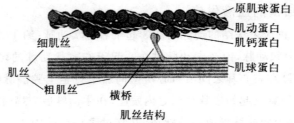

肌丝结构

图 2-13 肌丝滑行理论

1.**心电刺激引起钙离子进入细胞** 心肌细胞膜上的动作电位沿着细胞膜及其联系的横管膜扩散至终末池。同时激活横管膜和肌细胞膜上的 L 型钙通道,即二氢吡啶受体。钙离子通过二氢吡啶受体内流激活了终末池上的钙通道,促使终末池的钙离子进入胞质,这种激活方式被称为钙离子介导的钙离子释放。钙离子通过细胞膜上的钙离子通道进入胞内,通过一系列生化反应,主要起加强心肌收缩力、加快心率和加快心电传导的作用。

2.**钙离子浓度升高引起心肌收缩** 心肌细胞主要由肌原纤维构成,后者又包括粗肌丝和细肌丝。粗肌丝主要由肌球蛋白(也称肌凝蛋白)构成,呈杆状,杆的一端有 2 个球形的头。每个分子由 6 条肽链构成,包括 1 对重链和 2 对轻链。肌球蛋白的杆状部分由 2 条重链的尾部相互缠绕形成,头部由 2 条重链的末端分别结合 1 对轻链而构成。在粗肌丝中,肌球蛋白的杆状部分都朝向 M 线平行排列,形成粗肌丝的主干;球形的头部连同与它相连的一小段称为"桥臂"的杆状部分,一起由肌丝中向外伸出,形成横桥。每条粗肌丝上伸出的横桥有 300～400个。横桥被激活后向 M 线方向扭动,是肌丝滑行的动力。细肌丝由 3 种蛋白构成,即肌动蛋白(也称肌纤蛋白)、原肌球蛋白(也称原肌凝蛋白),肌钙蛋白。他们在细肌丝中的比例为 7：1：1。肌动蛋白单体是球形分子,它在肌丝中聚合成两条链并相互缠绕成螺旋状,构成细肌丝的主干。在细肌丝中,许多原肌球蛋白分子首尾相连而形成长链,沿肌动蛋白双螺旋的浅沟旁走行,能阻止肌动蛋白分子与横桥头部结合,在肌肉收缩过程中起调节作用。

每个原肌球蛋白分子上还结合有另一个调节蛋白,即肌钙蛋白,由 3 个亚单位组成,分别为肌钙蛋白 T(TnT)、肌钙蛋白 I(TnI)和肌钙蛋白 C(TnC)。静息时,TnT 与 TnI 分别与原肌球蛋白和肌动蛋白紧密相连,将原肌球蛋白保持在遮盖肌动蛋白上结合位点的位置;TnC 具有钙离子结合位点,每分子 TnC 可结合 4 个钙离子。胞质内钙离子浓度升高时将促进 TnC 与钙离子的结合,使肌钙蛋白发生构象变化。这种变构将导致 TnI 与肌动蛋白的结合减弱和原肌球蛋白分子向肌动蛋白双螺旋沟槽的深部移动,从而暴露出肌动蛋白上的结合位点,引发横桥(有 ATP 酶的作用)与肌动蛋白的结合,ATP 水解释放能量,引起横桥向 M 线内扣,拉动细肌丝。然后是横桥与肌纤蛋白分离,再与下一个结合位点结合,再牵拉。这个过程不断循环,使肌小节不断缩短,引起肌肉收缩。

3.钙离子浓度下降引起心肌舒张　钙离子浓度的升高,同时会激活肌浆网上的钙泵。胞质中的钙离子被泵回肌浆网,细胞内钙离子浓度下降,心肌舒张。

(二)心肌细胞的电生理特性

前面详细描述了心肌收缩、舒张的机制,从中可以看出心肌收缩前先有心脏电兴奋,而心肌细胞本身的特性正与心电刺激的产生、传导的需要相适应。心肌细胞有自律性、兴奋性、传导性与收缩性 4 种生理特性,前 3 种与心律失常的发生有密切关系。

1.自律性　脱离神经支配的心脏,甚至在离体情况下,仍然能够自动、有节奏地进行收缩,提示心脏具有自动发出冲动的特性,这种特性称为自动节律性,简称自律性。

(1)心脏的起搏点:心脏的心电传导系统广泛存在于自律细胞,但各部分心肌细胞的自律性不同。正常情况下,窦房结的自律性最高,然后是房室交界区、房室束和浦肯野细胞,他们每分钟的自律性频率分别为 100 次/min、50 次/min、40 次/min 和 20 次/min 左右。

由窦房结控制整个心脏搏动的节律性称为窦性节律。一般情况下窦房结称为主要起搏点,窦房结之外的其他自律组织的节律频率受窦房结控制,只起兴奋传导作用,称为潜在起搏点。在以下情况时潜在起搏点有可能发出冲动,兴奋整个或部分心脏,成为异位起搏点:窦房结的自律性降低或其激动不能传出、潜在起搏点的自律性升高并超过窦房结、发生其他类型的快速异位搏动、潜在起搏点不受窦房结控制。

潜在起搏点可以取代窦房结以较低的频率维持心脏搏动,具有生理意义。如果窦房结突然停止发出冲动,而潜在起搏点不能起搏,则可导致心搏骤停而发生猝死。但当潜在起搏点自律性异常增高,超过窦房结时,则造成心律失常。

(2)自律性活动发生原理:自律性心肌细胞在没有外来刺激的条件 T,其膜电位会发生自动除极,当达到阈电位时就产生一个动作电位,这种自动除极发生复极完成的 4 期,称为 4 期自动除极,也称为舒张期自动除极。

当内向电流和外向电流相等时,膜电位静息不变,而内向电流逐渐增加或者外向电流逐渐减少都可以引起除极。自律性细胞可以是快反应细胞,也可以是慢反应细胞,两者都有舒张期自动除极。窦房结细胞(慢反应细胞)和浦肯野细胞(快反应细胞)是两种不同类型的心肌细胞,最大舒张电位水平的不同(窦房结细胞为 -60mV,浦肯野细胞为 -90mV),提示他们自动除极发生的原理不同。

以窦房结为代表的慢反应细胞自律性活动主要与 I_k 电流、I_f 电流和 T 型钙流有关。

I_k 电流:该通道在动作电位 0 期除极时就已开始激活开放,以后钾离子外流逐渐增强,成为窦房结细胞 3 期复极的主要原因。但 I_k 通道在复极化接近最大复极电位时去激活关闭,钾离子的外流逐渐减少。由于此时外向的 I_k 电流还相当大,因此其衰减而使内向电流相对增强的作用也相当大。可见，I_k 通道的去激活关闭所造成的钾离子外流进行性衰减是窦房结细胞4 期自动除极最重要的离子基础。甲磺酰苯胺类药物可阻断 I_K 通道。

I_f 电流：该电流是一种进行性增强的内向离子流，主要是钠离子内流，在浦肯野细胞 4 期自动除极过程中起重要作用。I_f 通道的最大激活电位约－100mV。而在正常情况下，窦房结细胞的最大复极电位约－70mV。在此电位水平，I_f 通道的激活十分缓慢，电流强度也较小，因此，I_f 电流在窦房结细胞 4 期自动除极过程中所起作用可能不大。I_f 通道可被铯阻断。

T 型钙流：除 L 型钙通道外，窦房结细胞还存在 T 型钙通道，其阈电位约为－50mV。当 4 期自动除极化到－50mV 时，T 型钙通道被激活开放，引起少量的内向 T 型钙流，成为 4 期自动除极后期的一个组成成分。T 型钙通道可被镍阻断，而一般的钙拮抗药对 T 型钙流则无阻断作用。

以浦肯野纤维为代表的快反应细胞自律性活动主要与过度极化的内向离子流有关，外向钾电流减少所起的作用较小。

内向电流的逐渐增加：浦肯野细胞的主要起搏离子流是一种特殊的内向电流，其通道因膜电位超极化而激活开放，和其他的通道因除极而激活开放截然相反，被命名为 I_f 通道。该通道在膜电位－60mV 开始激活，－100mV 充分激活，但 I_f 通道的开放缓慢，需要一定时间才能开放到该膜电位水平所能达到的最大开放程度。所以 I_f 电流在 4 期内逐步增大，使膜电位达到阈电位水平时，就产生一个动作电位。由于 I_f 通道的开放速率缓慢，所以浦肯野细胞的自律性低。I_f 电流是一种混合离子流，主要成分是钠离子。然而一般的钠离子通道阻断药（如河豚毒）不能阻断它，而低浓度的铯（Cs）可以完全阻断它，而且钠通道和 I_f 通道的激活要求相反的膜电位变化，所以两者是不同的通道。

外向钾离子流的衰减：外向钾离子流主要是指 I_K，它在复极到－50mV 时去激活而逐步关闭，引起外流的钾离子逐步减少。这一衰减过程在膜电位复极化到－90mV 左右时已基本完成，所以它在自动除极中起的作用很小。

（3）影响自律性的因素：自律性的高低取决于自动除极速度、最大舒张电位和阈电位 3 个因素，舒张期自动除极速度越快，从最大舒张电位除极到阈电位所需时间越短，自律性越高；最大舒张电位减小（膜电位上移），膜电位与阈电位之间的差值缩小，达到阈电位所需的时间缩短，自律性升高；阈电位下移，舒张期电位达到阈电位所需的时间缩短，自律性升高。

2.兴奋性或应激性　心肌细胞具有对刺激产生兴奋的能力称为兴奋性，引起心肌细胞产生动作电位的刺激阈值越低，表示其兴奋性越高。在心肌细胞兴奋过程中，离子通道发生了激活、失活和复活等一系列变化，细胞的兴奋性也发生一系列周期性变化（图 2-14）。

（1）有效不应期：心肌细胞受到刺激发生兴奋时，从动作电位 0 期开始到 3 期复极至－55mV 的这段时期内，膜的兴奋性完全丧失，对任何强度的刺激都不能产生除极反应，这个时期称为绝对不应期。在 3 期复极膜电位由－55mV 继续恢复到约－60mV 的这段时间内，如果给予一个足够强的刺激，肌膜可产生局部的除极反应，但仍不能发生动作电位。由于从 0 期开始到 3 期膜电位恢复到－60mV 这段时间内，心肌不能产生新的动作电位，因此这段时间称为有效不应期。产生有效不应期的原因是这段时间内膜电位的负值太小,钠通道全部失活,或仅少量复活,但其激活产生的内向电流仍不足以使膜除极至阈电位。

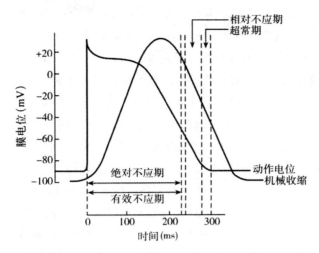

图 2-14　心室肌细胞动作电位、机械收缩与心电活动的关系

　　(2)相对不应期:从复极化－60mV 到－80mV 的时间内,若给予正常阈刺激也不能引发动作电位的产生,需给予阈上刺激才可使心肌细胞产生动作电位,这一时期称为相对不应期。这是由于钠离子通道尚未恢复到正常的备用状态,此时,心肌的兴奋性以开始恢复,比有效不应期高,但仍低于正常水平。

　　(3)超常期:相当于膜电位－80mV 到－90mV 这段时期。由于膜电位接近阈电位,稍低于阈强度的阈下刺激,就可以引发出动作电位,此时心肌细胞兴奋性高于正常,故称超常期。这是由于膜电位与阈电位距离较小,兴奋性较高。然而此时,钠通道尚未完全恢复到正常的备用状态,故此时引发的动作电位幅值小,最大除极速率慢,动作电位时程也短。

　　上述不应期与膜电位之间的关系适用于快反应细胞,对于。慢反应细胞来说,其不应期主要是时间依赖性的,动作电位恢复正常时,慢反应细胞仍会处于不应期,只有经过较长的时间才会被再次激活。一般来说,房室结的不应期最长,心室次之,心房最短。在束支中,右束支不应期最长,左前分支次之,左后分支最短。

　　心肌细胞的兴奋性主要受以下因素影响:静息电位和阈电位之间的电位差,电位差增加,心肌细胞兴奋性降低,反之则兴奋性增高;离子通道的状态,离子具有不同的电活动状态(激活、失活、复活和去激活),这些不同的状态对心肌的兴奋性也有影响。

　　3.传导性　心肌细胞具有传导兴奋的能力,能把激动从细胞的一端传到另一端,从一个细胞传到另一个相邻的细胞,心肌的这种特性被称为传导性。兴奋部位的细胞膜除极,与邻近未兴奋的细胞膜之间有很大的电位差,产生局部电流,使邻近未兴奋部位的膜内外电位差降低,当达到阈电位时,邻近部位就发生除极。这一过程不断延续就造成兴奋的传导。细胞间兴奋的传导主要经由闰盘的缝隙连接进行,该处电阻低,电流易于通过。

　　(1)传导性强弱的指标:心肌传导性强弱的指标有两个,即心肌传导兴奋的速度和心肌传导兴奋的最快频率。各种心肌传导兴奋的速度差别很大,主要与以下因素有关:细胞电活动方式,慢反应细胞的传导速度慢,为 $0.01\sim0.1m/s$,快反应细胞则可达 $0.5\sim4m/s$;心肌纤维的粗细,浦肯野纤维直径达 $70\mu m$,其传导速度可达 $4m/s$,而心室肌纤维直径约 $15\mu m$,传导速度降低,约为 $1m/s$,窦房结的肌纤维直径只有 $3\mu m$,传导速度最慢,仅 $0.02m/s$;细胞间联络结构多,衔接紧密,细胞膜电阻和膜电容小则传导速度快。

(2)兴奋传导的特点:兴奋通过特殊传导系统有序传导。正常的心脏节律兴奋由窦房结产生,传到右、左心房。心房内兴奋除由心房肌本身直接传导外,也通过优势传导通路快速将兴奋传导到两侧心房,使两侧心房几乎同时收缩。优势传导通路同时将兴奋传导到房室交界区,经房室束、左、右束支和浦肯野纤维网到达心室心内膜下心肌,然后依靠心室肌本身的传导,将兴奋经室壁中层传到心外膜下心肌,引起左、右心室的兴奋收缩。

兴奋的传导速度:心脏各部分心肌细胞电生理特性不同,细胞间的缝隙连接分布密度和类型不同,使得兴奋在心脏各部分的传导速度不同,前面已对此进行描述。需要说明的是兴奋通过房室交界区需耗时约 $0.1s$,称为房室延搁。它的存在具有重要生理意义,保证心室的收缩发生在心房收缩完毕之后,有利于心室的充盈和射血。但另一方面,因为房室交界区传导速度慢,不应期长,容易发生传导阻滞。

(3)影响传导性的因素:影响传导性的因素包括细胞直径和缝隙连接的数量及功能;0 期除极的速度和幅度;邻近未兴奋部位膜的兴奋性。

心肌细胞直径粗大、细胞内结构简单者,细胞内电阻较低,传导速度较快。例如浦肯野细胞直径可达 $70\mu m$,细胞内肌丝较少,传导速度可达 $4m/s$;而房室交界区中间部位的结区,细胞直径仅 $3\sim4\mu m$,传导速度只有 $0.02m/s$。

心肌细胞间的兴奋传导通过缝隙连接完成,它是存在于相邻细胞间的膜通道结构。构成缝隙连接的连接蛋白有多种,不同心肌细胞间缝隙连接的分布不同,连接蛋白也不同,数量上也存在很大差异,这也是他们传导速度不同的一个重要因素。当心肌细胞受到损伤,细胞内酸中毒,pH 下降时,通道关闭,细胞间兴奋传导减慢。

动作电位 0 期除极速度越快,幅度越大,所形成的局部电流就越大、向前影响范围越广,相邻细胞除极达到阈电位的速度就越快,传导速度也就越快。快反应动作电位除极速率快,幅值大,所以浦肯野细胞、心房、心室肌的传导速度快,而产生慢反应动作电位的窦房结、房室结细胞传导速度慢。

兴奋的传导是细胞膜依次发生兴奋的过程,因此,邻近未兴奋部位膜的兴奋性必将影响兴奋的传导。例如,在邻近未兴奋部位膜受到外来刺激产生期前兴奋后,如果邻近未兴奋部位膜上决定 0 期除极的离子通道处于失活状态,即处于有效不应期内,则局部电流不能使之兴奋,结果导致传导阻滞;如果邻近部位膜处于部分失活状态,即处于相对不应期或超常期内,则产生的动作电位 0 期除极速度和幅度都将降低,使传导速度减慢。此外,若邻近未兴奋部位膜的静息电位与阈电位之间的差距加大,则膜的兴奋性降低,除极达到阈电位水平所需的时间延长,所以传导速度减慢。

（三）心肌细胞的电活动

前文对心肌细胞电活动进行了简单描述,此处将对之进行详细探讨。

1.膜电位的产生 心肌细胞膜内外存在着电位差,称为膜电位。工作心肌在安静状态时细胞膜外为正,膜内为负,处于极化状态,膜内外的电位差值称为静息电位。特殊传导系统的心肌细胞,因为有自律活动,不会有静息状态,只能用其最大极化状态时的膜电位值来代表,称为最大舒张电位。当心肌细胞兴奋时,产生一个可以传导的电位变化,称为动作电位。动作电位包括除极和复极两个主要过程。

心肌细胞的膜电位是由于离子流跨越细胞膜流动而形成的。在电生理学中,正离子由细胞膜外向膜内流动或负离子由膜内向膜外流动,称为内向电流,它增加细胞内的正电荷,促使膜电位除极;反之,正离子由膜内向膜外流动或负离子由膜外向膜内流动,称为外向电流,它增加细胞内的负电荷,促使膜电位复极或超级化。跨膜离子流大多经由位于细胞膜上的通道蛋白所形成的孔跨越细胞膜流动,是一种易化扩散。推动其流动的动力是细胞膜两侧的离子浓度差,但能否跨膜流动则取决于离子通道的孔是否开放。离子通道是否开放,有的取决于膜两侧的电位差,称为电压门控通道;有的取决于细胞内、外的化学成分变化,称为配体门控通道。离子流跨越细胞膜流动的第二种形式是离子泵的主动转运,它逆着膜两侧的离子浓度差将离子由膜的低浓度侧转运到高浓度侧,这需要能量,消耗供能物质 ATP,例如钠-钾泵、钙泵等。第三种跨膜离子转运方式是离子交换,例如细胞内外的钠-钙交换,它的动力既来自膜内外的离子浓度差,也取决于膜内外的电位差。

2.静息电位 静息电位是指工作细胞在安静状态下时,存在于膜内外的电位差。在静息状态下,细胞膜对钾离子有较高的通透性,而膜内钾离子浓度又高于膜外,因此可顺浓度差向膜外扩散;细胞膜对蛋白质负离子无通透性,后者被阻止在膜的内侧,从而形成膜内为负、膜外为正的电位差。这种电位差产生后,可阻止钾离子的进一步向外扩散.使膜内外电位差达到一个稳定的数值,即静息电位。另外细胞膜外钠离子顺浓度差少量漏入细胞内,部分地抵消了细胞内负电荷,也参与了膜电位的形成,但其作用相比于钾离子要小得多。可以看出,静息电位主要是钾离子外流所形成的平衡电位。

3.动作电位 心脏各部分心肌细胞的动作电位形态各异,幅值和时程不一,它是各部分心肌生理特性不同的电生理基础,保证了心脏的正常起搏、传导以及心房心室协调有序的兴奋、收缩,完成泵血功能。

心肌细胞动作电位的形态不同,说明形成他们的离子流基础不同。以下分别以心室肌细胞和窦房结细胞为例,对比他们的动作电位特征和离子流基础(图 2-15)。

(1)心室肌细胞动作电位:心室肌细胞的动作电位特征是除极(0 期)迅速,复极过程缓慢,分为 1、2、3 期。复极完毕后电位处在静息电位水平(4 期)。

除极过程(0 期):心室肌细胞受刺激而发生兴奋,膜内电位由 $-90mV$ 迅速除极到 $+20mV$,形成动作电位的升支。0 期时间短,约 1ms。除极速度很快,最大除极速度可达 $200\sim300V/s$。0 期除极的发生原理主要是细胞外钠离子的内流:细胞受刺激而兴奋时,先有少量钠通道开放,钠离子内流,造成膜电位除极;当除极达到阈电位水平时(约－70mV),钠通道快速激活开放,开放的通道数目和开放时间激增,钠离子迅速涌入细胞,这一通道被称为快钠通道(激活快,失活也快),引发除极。除极是正反馈过程,除极引起钠离子内流,钠离子内流又进一步加速除极,该过程不断循环重现。与此同时,除极也启动了钠通道的失活过程,失活过程使钠通道开放后迅速关闭,到 0 期除极到达顶峰时,钠通道已接近完全关闭。

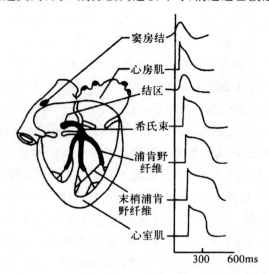

窦房结
心房肌
结区
希氏束
浦肯野纤维
末梢浦肯野纤维
心室肌

300　600ms

图 2-15　心脏心肌细胞的跨膜电位

复极过程:快反应动作电位的复极过程缓慢复杂,可以分为 1、2、3 三个期。不同部位的心室肌复极过程存在着差异。

①1 期(快速复极初期):在本期中,膜电位迅速复极,膜电位由＋30mV 快速复极到 0mV 电位水平。0 期的快速除极和 1 期的快速复极构成一个尖锋状图形,称为锋。1 期复极由短暂的瞬时性外向电流所引起,其主要成分是钾离子。瞬时外向钾通道在膜电位除极到－30～－40mV 时激活开放,但迅即失活关闭。

②2 期(平台期):本期复极缓慢,膜电位停滞在 0mV 水平,形成平台,持续 100～150ms,是心室肌动作电位时程长的主要原因。平台期的形成涉及多种离子流,主要由于钙离子的内流和钾离子的外流处于相对平衡状态而形成。在平台期初期,由于钙离子内流比较显著,随后钙内流逐步减弱,而钾外流逐步增强,形成一个微弱的净外向电流,膜电位缓慢地复极而形成平台期的晚期。在平台期钙离子通过 L 型钙通道进入细胞内(L 型钙通道在膜电位除极到－40mV 水平时激活开放,但它的激活、失活和复活都很慢)。L 型钙通道虽然在动作电位 0 期激活,但其内流量在 2 期达到最大值,随即失活,内流量逐步减少到停止,导致 2 期结束,3 期开始。在平台期钾离子的外流主要通过延迟整流钾通道,该通道在膜电位除极到－40mV 时激活开放,但通道的开放速率缓慢,在 2 期中钾离子外流量逐步增加。钙离子内流的逐步减少和钾离子外流的逐步增加,使 2 期形成一个缓慢的复极过程。当钙离子内流停止而钾离子外流显著增加时,动作电位由 2 期转入 3 期。在 2 期中,另一个需要注意的钾通道是内向整流钾

通道。该通道具有内向整流特性,在 0 期除极中迅速关闭,钾离子不能按照电位差外流。在平台期通道电流几乎为零,使膜电位不能迅速复极。

③3 期(快速复极末期):此期内复极过程加速,膜电位由 0mV 水平快速恢复到静息电位－90mV,完成复极化过程,占时 100～150ms。3 期复极加速主要是 L 型钙通道失活关闭,钙离子内流停止,而钾离子外流又进行性增加所致。在 3 期之初,主要是延迟整流钾通道激活,而当膜电位复极到－60mV 左右,内向整流钾通道又被激活,钾离子也可以循此通道外流,加速完成复极化过程。在 3 期中,钾离子的外流造成复极,而复极化又加速钾离子的外流,所以也是一个正反馈过程。

④恢复期(4 期):在 3 期之末,膜电位虽然恢复到静息电位水平,但在动作电位期间流入细胞的钠离子、钙离子和流出细胞的钾离子所造成的细胞内外离子分布变化尚未恢复。在 4 期之初,细胞膜上的钠-钾泵、钠-钙交换体、钙泵运转加强,摄入钾离子,排出钠离子和钙离子。

心肌细胞膜上的钠-钾泵和钠-钙交换体都参与静息电位的形成,两者都具有生电效应。钠-钾泵将细胞内钠离子泵出,将细胞外钾离子泵入。该泵本质上是一种 ATP 酶,每分解一分子 ATP,泵出 3 个 Na^+,泵入 2 个 K^+,净泵出一个正电荷,使细胞内电位变负。钠-钙交换的方向取决于细胞膜两侧的钠离子浓度、钙离子浓度和膜电位水平。在交换过程中,3 个钠离子和 1 个钙离子跨越细胞膜交换,所以也是生电性的。在心肌细胞兴奋过程中,进入细胞的钙离子可以通过钠-钙交换排出细胞。因此在动作电位复极刚完毕时,1 个钙离子的排出细胞交换 3 个钠离子进入细胞,使细胞内多一个正电荷。

(2)窦房结细胞动作电位:窦房结是心脏自律性最高的心肌组织,具有起搏功能,其细胞内肌原纤维很少而显苍白,被称为 P 细胞。P 细胞的细胞膜上内向整流钾通道几乎缺如,而背景钠电流相对较大,因而最大舒张电位约为－60mV。另一方面 P 细胞膜上的快钠通道不发达,并且处于失活关闭状态。当 P 细胞兴奋产生动作电位时,依赖 L 型钙通的激活而产生除极(阈电位约为－40mV)。L 型钙通激活造成 P 细胞除极,激活了细胞膜上的延迟整流钾电流。在前者逐渐失活关闭的同时,钾离子缓慢外流而引起复极。在 3 期复极过程中,随着膜内电位变负,延迟整流钾电流逐步去激活,钾离子外流逐步减小,并持续到 4 期。在 4 期中这种外向钾离子流逐渐减小是 P 细胞自动除极的最重要的离子流基础。

第三节　病理基础

一、心脏结构异常

(一)窦房结结构异常

不可逆性病态窦房结综合征大多为器质性窦房结病变。病程发展大多缓慢,从出现症状到症状严重可长达 5～10 年或更长。主要病因为窦房结呈非特异性退行性纤维变性,是最常见的病因,除窦房结及其邻近组织外,心脏传导系统其余部分也可受累,可引起多处潜在起搏和传导功能障碍。随年龄的增长,窦房结内逐渐发生纤维化,起搏细胞被纤维组织所取代,窦房结的正常功能逐渐丧失。此外,退行性改变也可由冠心病、心肌病等引起。

(二)心房结构异常

部分心房颤动起源于心房内某些部位如肺静脉口的快速异位节律点(局灶性心房颤动),射频消融这些异位节律点可有效地防止这类心房颤动的发生。心房颤动可以引起心房心电重构,增大了心房各部位之间有效不应期的不一致性,增大了心房各部位之间传导的不一致性,有助于心房内多折返的形成而促进心房颤动的反复发作。基因、离子通道、纤连蛋白及细胞超微结构的改变均可能引发心房颤动。

(三)房室间附加旁路

是预激综合征的发病基础,关于 Kent 束、James 束和 Mahaim 束已在第一节的心脏传导系统部分进行论述,此处不再论述。

(四)房室结结构异常

1.房室结双径路　是指房室结内存在传导和应激功能差别很大的两条途径,正常人只有一条。这两条途径一条为慢径,一条为快径:提前出现的激动经慢径下传,经快径逆传,形成折返,诱发心动过速。可由情绪激动、疲劳或突然用力引起发作,但亦可能无明显诱因。

2.传导延迟或阻滞　多数引起房室结结构损伤的病因也可引起窦房结损伤,从而引起传导延迟或阻滞。病态窦房结综合征可合并房室交接处起搏或传导功能不全,称双结病变。房室结严重病变时,不能传导心电冲动,引起完全性房室传导阻滞,称三度房室传导阻滞。发生机制是房室交界区的绝对不应期病理性延长,占据了全部心动周期。所有的心房激动均落在了房室交界区的绝对不应期内,使心房激动全部受阻而不能下传至心室。心室则一般由房室交界区或心室起搏点控制,形成房室交界区逸搏心律或室性逸搏心律。三度房室传导阻滞常见于冠心病患者,手术损伤、先天畸形、各种心肌炎、心肌病引起解剖上房室传导的中断时,也可导致该病的发生。

(五)心室内传导系统及心肌病变

1.传导延迟或阻滞　迷走神经张力过高所诱发的房室传导阻滞多为一度或二度Ⅰ型,很少发生二度Ⅱ型,三度房室传导阻滞。二度Ⅱ型、三度房室传导阻滞多由器质性病变形成。二度Ⅱ型房室传导阻滞的阻滞部位几乎完全在希-浦系统内。常见病因有药物作用(洋地黄、奎尼丁、普鲁卡因胺、普罗帕酮、美托洛尔等)、电解质紊乱、心肌炎和冠心病。

2.致心律失常性右心室心肌病　是一种原因不明的心肌疾病,病变主要累及右心室,以右心室心肌不同程度地被脂肪或纤维脂肪组织代替为特征。此病最早是由法国的 Fontaine 医生于 1977 年首先发现,主要表现为右心室扩大、某些部位的心肌变成脂肪或纤维组织。在早期,人们以为该病是因为右心室心肌先天性发育不良,由世界卫生组织在 1995 年进行的调查研究显示此病是后天性逐渐发展、加重的,而非先天性发育不良,与扩张型心肌病、肥厚型心肌病、限制型心肌病并列为原发性心肌病。而 2006 年,美国心脏病学会新颁布的"心肌病"分类上则将其归属为"遗传性原发性心肌病"。该病临床主要表现为室性心律失常或猝死,但亦可无症状。青年或运动员的猝死多与该病有关。

对于本病的发病机制尚未有明确的解释,目前主要有以下三种理论:个体发育异常学说,认为右心室心肌缺损是由右心室先天性发育不良所致,形态学上呈类似 Uhl 畸形的羊皮纸样外观;退变或变性学说认为右心室心肌缺损是由于某些代谢或超微结构缺陷引起的进行性心肌细胞变性坏死的结果;炎症学说则认为心肌被脂肪组织代替是慢性心肌炎引起的后天性损伤(炎症、坏死)和修复过程演进的结果。

该病所致心律失常主要表现为源自右心室的室性期前收缩及室性心律失常。虽然也有自律性和触发机制,该病引发的室速的机制主要是折返性的形成。患者右心室上的纤维、脂肪组织可作为致心律失常的基质,引起心脏自律性和传导性的改变,从而引起折返激动,引起快速性心律失常。交感神经兴奋或儿茶酚胺类物质可以诱发快速性室性心律失常。根据病变程度不同,室性心律失常的严重程度可有很大差异:轻者仅见联律间期极短的室性期前收缩;重者出现持续性室性心律失常或室颤,甚至猝死。因右心室可以有多个病变部位,室性心律失常形态可以为单形性,也可以表现为多形性室性心律失常。

3.心肌致密化　心肌致密化不全是一种先天性心肌病,主要特征为左心室和(或)右心室腔内存在大量粗大突起的肌小梁及深陷隐窝,常伴有或不伴有心功能不全、心律失常及血栓栓塞。该病是一罕见的先天性疾病,有家族发病倾向,可孤立存在或与其他先天性心脏畸形并存。胚胎发育过程中,由于基因突变等因素使致密化过程失败,导致肌小梁发育异常粗大,小梁隐窝持续存在,而相应区域的致密心肌减少,室壁肌保持疏松状态,导致心肌致密化不全。早在 1932 年 Bellet 等在尸检的心脏描述了这种心肌特征,1984 年 Engberding 报道了首例儿童患者,直到 1990 年 Chins 将具有这类特征的心肌病变命名为心肌致密化不全,1995 年 WHO 将其归为未分类的心肌病,2006 年 ACC/AHA/ESC 心肌病定义及标准重新做了修订,将心室致密化设为心肌病的独立类型。心肌致密化不全所并发的心律失常具有多样性、复杂性和易变性等特点,伴发的严重心律失常易致心脏性猝死。

二、心脏功能异常

功能性心律失常的发生通常与呼吸节律、体位改变、情绪过激、烟酒过量、饮浓茶或咖啡以及过度疲劳等有关,其发生机制与自主神经功能失调有关,一些药物也可引起功能性心律失常。

(一)可逆性病态窦房结综合征

此病患者的病因多较明确,常见病因主要有药物(抗心律失常药、洋地黄类药物、抗高血压药等)、急性心肌缺血、急性心脏炎症、迷走神经张力过高、电解质紊乱(高钾血症、高碳酸血症、低温等)。当去除这些病因后,病态窦房结综合征的临床表现、心电图改变均可以在较短时间内消除,窦房结可恢复正常功能。

(二)一度房室传导阻滞

亦可称为房室传导延迟,是由于心房、房室结、希氏束或希-浦系统内的传导延迟所致,其特点是房室传导时间延长,但每一次心房激动均能传入心室。多数为功能性,少数是器质性病变的结果。约90%发生在房室结内,少数发生于心房内,个别发生于希-浦系统。房室结的迷路样结构有利于递减性传导的形成,而希氏束的传导纤维呈纵行排列,不利于递减传导的发生。

(三)生理性心律改变

1.呼吸性心律失常 随呼吸变化心脏节律会产生改变,吸气时心率变快,而呼气时心率变慢,多见于青少年,属于正常生理现象。在呼吸过程中,交感神经与迷走神经的兴奋性发生变化,窦房结的自律性也发生与之相适应的改变。吸气时,颈动脉窦及主动脉弓的压力感受器受到刺激,反射性引起交感神经兴奋,使窦性心率加快;呼气时则反射性地引起迷走神经张力增高,引起心率减慢。

2.生理性期前收缩 又称为功能性期前收缩,是指期前收缩的出现大多为偶发性的,且多在过度劳累、情绪激动、长期失眠、腹胀、消化不良、酗酒、喝浓茶和咖啡后诱发。这种期前收缩的特点是运动后可使期前收缩减少或消失,多见于中青年,预后良好,又称为良性期前收缩。体位改变如卧位时容易引起期前收缩;期前收缩也与自主神经功能紊乱有关,如提高迷走神经张力,可引起或消除期前收缩;如降低迷走神经张力,也可使基本心率加快而消除期前收缩。

三、基于心律失常的心功能分级

常用的心功能分级标准主要包括纽约心脏病学会分级标准、Killip 分级标准、Forrest 血流动力学分级标准、临床分级标准、6分钟步行分级标准,这些标准的制定为评估心脏功能、预测预后起到积极作用。研究显示,心律失常,尤其是室性心律失常的发生对于心肌梗死的预后具有预测意义。在1971年,美国医生 Lown 和 Wolf 总结了室性期前收缩和冠心病猝死的关系:通过220例急性心肌梗死患者住院期间的心电监测资料,推测不同级别的室性期前收缩与患者预后之间的关系,这一方案称为室性期前收缩的 Lown 分级。该方案简单直观,操作方便,很快地在临床推广应用。

标准如下。

0级:无室性期前收缩。

Ⅰ级:偶发,每小时少于30次或每分钟少于1次。

Ⅱ级:频发,每小时多于30次或每分钟多于6次。

Ⅲ级:多源性室性期前收缩。

ⅣA级:成对的室性期前收缩,反复出现。

ⅣB级:成串的室性期前收缩(3个或3个以上室性期前收缩)反复出现。

Ⅴ级:期前收缩的 R 波落在前一个窦性激动的 T 波上(R on T)。

然而早期的 Lown 分级对室性心律失常危险度的分层忽略了患者心脏和全身整体临床情况,而片面强调了室性期前收缩频发及复杂程度。

第四节　常用分类

心律失常按其发生原理可分为激动起源异常、激动传导异常及激动起源与传导异常并存三大类。按起源部位,则可分为窦性、房性、房室交界性和室性心律失常,前三者常总称室上性心律失常。按心律失常时心率的快慢,则可分为快速型和缓慢型心律失常。按心律失常时血流动力学是否稳定,循环障碍的严重程度和预后,心律失常可分为良性和恶性两大类,或分为致命性、潜在致命性和良性三类。以上分类分别从不同角度对心律失常的特性进行描述,是临床常用的主要分类方式。

一、依据发生原理的心律失常分类

(一)激动起源异常引起的心律失常

1.窦性心律失常(激动自窦房结发出)

(1)窦性心动过速;

(2)窦性心动过缓;

(3)窦性心律不齐。

2.异位心律(激动自异位节奏点发出)

(1)被动性异位心律:房性心律、交界性逸搏及交界性自搏心律、室性逸搏及室性自搏心律;

(2)主动性异位心律:期前搏动(房性、房室交界性、室性)、阵发性心动过速(室上性、室性)、非阵发性心动过速(室上性、室性)、心房扑动(慢性、阵发性)、心房颤动(慢性、阵发性)、心室扑动、心室颤动。

(二)激动传导异常引起的心律失常

1.干扰及干扰性房室分离

2.心脏传导异常

(1)窦房传导阻滞;

(2)房内传导阻滞;

(3)房室传导阻滞:房室传导延迟(即一度房室传导阻滞)、不完全房室传导阻滞(即二度房室传导阻滞)、完全性房室传导阻滞(即三度房室传导阻滞);

(4)心室内传导阻滞(束支传导阻滞):左束支传导阻滞(完全性、不完全性、左前分支阻滞、左后分支阻滞)、右束支传导阻滞(完全性、不完全性)、双侧束支传导阻滞、三分支传导阻滞。

3.房室间附加途径的传导　各种类型的预激综合征、隐匿性预激综合征。

4.折返心律

(1)阵发性心动过速:窦房结折返、房内折返、房室结折返、房室折返、束支内折返、心室内折返。

(2)反复心动及反复性心动过速(房室结折返或房室折返)。

（三）自律性异常与传导异常并存

1.并行心律

(1)并行性心搏(房性、交界性、室性);

(2)并行性心动过速(房性、交界性、室性);

(3)多重性并行心律。

2.异位节律伴外出阻滞

3.扑动或颤动(房性、室性)

4.混合性心律失常

(1)多源性心动过速(房性、室性);

(2)多重性心动过速(房性、交界性、室性);

(3)完全性心房、心室分离。

（四）人工起搏器引起的心律失常

二、依据起源部位的心律失常分类

（一）窦性心律失常

1.窦性心动过速

2.窦性心动过缓

3.窦性心律不齐

4.窦房传导阻滞

5.窦性停搏

6.病态窦房结综合征

（二）房性心律失常

1.房性期前收缩

2.房性心动过速

3.心房扑动

4.心房纤颤

5.房内传导阻滞

6.房性逸搏和逸搏心律

（三）房室交界性心律失常

1.房室交界性期前收缩

2.房室交界性心动过速　包括阵发性和非阵发性。

3.房室交界性逸搏和自搏心律

4.房室传导阻滞

（四）室性心律失常

1.室性期前收缩

2.室性心动过速　　包括阵发性和非阵发性。

3.室性逸搏和自搏心律

4.室内传导阻滞　包括束支、束支分支和希氏束。

5.心室扑动

6.心室颤动

7.心脏电静止

（五）其他

1.干扰及房室分离

2.预激综合征

三、依据心率快慢的心律失常分类

（一）快速型心律失常

主要包括过早搏动（即期前搏动）、阵发性心动过速（室上性、室性）、扑动与颤动（房性、室性）和预激综合征。

1.过早搏动　可分为窦性、房性、房室交界性和室性四种，其中以室性期前收缩最常见，其次是房性，交界性期前收缩较少见，窦性过早搏动罕见。

2.快速型室上性心律失常　主要包括阵发性室上性心动过速、房性心动过速、心房颤动、心房扑动。

室上性心动过速多见青少年，大多无器质性病变；房性心动过速、心房颤动、心房扑动多见于器质性心脏病患者，少数见于无器质性心脏病患者。

3.快速型室性心律失常　主要包括室性心动过速、心室扑动和心室颤动，多见于器质性心脏病，特发性室性心动过速可见于正常人。

4.预激综合征　主要包括典型的预激综合征（WPW 综合征）、短 P-R 综合征（LGL）和变异型预激综合征。

（二）缓慢型心律失常

主要包括窦性（窦性心动过缓、病态窦房结综合征和窦性停搏）、房室交界性、室性缓慢性心律失常，也包括传导阻滞（包括窦房传导阻滞、心房内传导阻滞、房室传导阻滞、心室内传导阻滞)等。

临床常见的有窦性心动过缓、病态窦房结综合征、房室传导阻滞。

四、依据预后的心律失常分类

（一）良性心律失常

主要指无器质性心脏病的室性期前收缩或非持续性室性心动过速(室性心动过速持续时间＜30s)。该型心律失常发作后无明显症状,对血流动力学影响小,预后良好。

（二）恶性心律失常

恶性室性心律失常即致命性心律失常,指有明确心脏病基础(如冠心病、心肌病、心力衰竭等)的患者,发生有严重血流动力学后果的持续性室性心动过速或心室颤动。主要包括以下类型:频率在 230 次/min 以上的单形性室性心动过速;心室率逐渐加速的室性心动过速,有发展成心室扑动和(或)心室颤动的趋势;室性心动过速伴血流动力学紊乱,出现休克或左心衰竭;多形性室性心动过速,发作时伴晕厥;特发性心室扑动和(或)心室颤动。该型心律失常发作后症状明显,对血流动力学影响严重,治疗效果不理想,预后差。

（三）潜在恶性心律失常

介于良性和恶性之间。该型心律失常具有较高危险性,发作后容易恶化或转变为恶性心律失常,预后较差。

五、依据电生理的心律失常分类

（一）激动形成异常

1.慢纤维自律性改变

(1)自律性增强；

(2)自律性降低。

2.快纤维自律性改变

(1)浦肯野起搏细胞呈现快纤维的{4}相自发除极；

(2)浦肯野纤维在药物或病理影响下,由快动作电位转变为慢动作电位。

3.触发的自律性

(1)早期后除极现象；

(2)延迟后除极现象。

（二）激动传导异常

1.折返激动

(1)反复搏动、反复性心动过速；

(2)晚电位在 QRS 后的破裂微折返；

(3)复发持续性室上性及室性心动过速。

2.传导障碍

(1)传导延迟和传导阻滞;

(2){3}相阻滞及{4}相阻滞;

(3)递减性传导;

(4)不均匀性传导;

(5)单向传导;

(6)纵向分离;

(7)多层阻滞;

(8)文氏现象;

(9)差异性传导。

3.超常传导及伪超常传导

4.空隙现象

5.干扰与脱节

6.隐匿性传导

（三）激动形成异常和激动传导异常并存

1.并行心律

2.异位心律伴外出阻滞

3.颤动及扑动

六、其他分类

（一）依据遗传病因

可将心律失常分为遗传性心律失常、获得性心律失常和混合性心律失常,或先天性心律失常和获得性心律失常。先天性心律失常指伴随出生即存在的心律失常,获得性心律失常指出生后由于各种心脏病变及其他原因引起的心律失常。

（二）依据起病方式

可分为自发性、诱发性和医源性三种。自发性心律失常见于各种器质性心脏病变;诱发性心律失常见于各种诊断性电生理检查和药物试验;医源性心律失常则见于各种器械治疗和药物治疗过程中。

（三）依据病因诱因

可分为原发性心律失常和继发性心律失常。前者通常指发生于正常心脏的原发性心电异常;后者则指由于器质性心脏病变或其他原因而引起的心律失常。

（四）依据持续时间

可分为偶发性、阵发性和持续性心律失常。一般来说,同一类型心律失常的严重性依前述次序依次增加。

第三章　心律失常的发生机制

　　心律失常是指正常心房和心室的电活动顺序发生改变的任何异常,包括心脏电活动的频率、节律、起源部位和传导等多个方面。心律失常的发生机制包括:心脏激动起源异常和传导异常。

第一节　冲动传导异常

　　冲动起源通常指一个细胞或一组紧密连接的细胞群的细胞膜除极产生的脉冲电流。这一冲动可传布到心脏所有部位,单个细胞跨膜离子流改变产生的异常脉冲,导致冲动起源异常,从而形成两大类心律失常,即自律性异常和触发活动。

一、心肌细胞正常自律性

　　1.自律性　是指组织、细胞能够在没有外来刺激的条件下自动发生节律性兴奋的特性。心脏传导系统中有一类特殊的细胞,他们可在无外界刺激的情况下发生节律性自动发放电激动,产生动作电位,导致心脏有节律地收缩或舒张,心脏的这种特性称之为心脏自律性。如窦房结的 P 细胞,心室内浦肯野纤维,另外一些细胞如心房内特殊纤维,他们在正常情况下不具自律性,但在异常情况下他们可以变成有自律性。心肌细胞的自律性即为心肌细胞自发产生动作电位的能力。自律性的高低可用单位时间(每分钟)内自动发生兴奋的次数,即自动兴奋的频率来衡量。正常心脏特殊传导系统的自律性基本规律是窦房结(100 次/分)、房室结(50 次/分)、浦肯野纤维(25 次/分),存在频率上的差异,即窦房结的自律性最高,称为正常起搏点,而浦肯野纤维最低,房室结则介于两者之间。希氏-浦肯野系统只有在窦房结起搏失效或 A-V 阻滞时才代替窦房结称潜在起搏点。

　　2.自律性的机制　正常自律性来自于窦房结,以下我们重点介绍窦房结自律性的发生机制。窦房结 P 细胞动作电位可分为三个时期,即 0 相除极、3 相复极和 4 相舒张期。在 4 相即最大舒张期($-70\sim-50mV$)时有一个自动缓慢除极过程,当达到阈电位(约$-40mV$)时,开始迅速除极,当膜电位上升到 0mV 时,又进入复极,细胞膜电位逐渐回降到最大舒张电位水平,重新出现缓慢的自动除极。生物电活动的形成机制 4 期 I_K 复极至 $-60mV$ 时,因失活逐渐关闭,导致 K^+ 外流衰减,是最重要的离子基础。I_{Ca} 在 4 期自动去极化到 $-50mV$ 时,T 型 Ca^{2+} 通道激活,引起少量 Ca^{2+} 内流参与 4 期自动去极化后期的形成。因 P 细胞最大复极电位只有 $-70mV$,I_f 不能充分激活,在 P 细胞 4 期自动去极化中作用不大。I_f 通道虽不是完全激活,但已开放。I_f 电导活性有时间依赖,因此在完全复极后内向电流呈连续地增加,引起膜电位进行性降低,由此构成 4 相除极。I_f 仅占导致窦房结自动除极电流的 20%。窦房结可能没有单一的起搏电流,而是几种电流综合的结果,舒张期时间依赖的内向电流进行性增加,直到出现自发除极。4 期自动去极化速度快约 0.1V/s,明显快于浦肯野细胞(0.02V/s)。起搏细胞与工作细胞离子流有显著不同。在分离的单个工作细胞上无 4 相自动除极和自律性。只有窦房结、心房特异传导纤维、房室结和希-浦氏系统具有正常的自律性。

3.影响正常自律性的因素　影响心肌细胞自律性的因素主要包括最大复极电位与阈电位之间的差距和 4 期自动去极化速度。最大复极电位与阈电位间差距小,自律性增高。当最大复极电位的绝对值减小和/或阈电位绝对应增大时,均可使两者之间的差距缩小,从而使舒张期自动除极到达阈电位的时间缩短,自律性增强。反之,当最大复极电位的绝对值增大和/或阈电位绝对值减小时,两者之间的差距增大,到达阈电位的时间延长,自律性降低。4 期自动去极化速度大小与自律性高低成正比。自主神经系统对窦房结经常发生影响,副交感神经刺激和乙酰胆碱释放,通过 M_2 受体提高细胞膜对 K^+ 的通透性,使 4 期膜对 K^+ 的通透性增大,K^+ 外流衰减变慢;同时,ACh 还可抑制 I_f 和 L 型 Ca^{2+} 通道的开放,均使 4 期自动去极化速度减慢,自律性降低。NA 可促进窦房结细胞 I_f 通道和 Ca^{2+} 通道的开放,使 I_f 和 I_{Ca} 增大,增加自律性。交感神经刺激和儿茶酚胺释放,增加 4 相除极的坡度,也增加 I_{Ca-L} 和 I_f,由此使频率上升,这些作用是经 β_1 受体的介导,因此 β 受体阻滞剂可减慢心率。

4.窦房结对潜在起搏点控制的机制　窦房结对潜在起搏点的控制机制是抢先占领和超速压抑或超速驱动压抑。

超速抑制的一个重要机制是泵流,在每次动作电位 Na^+ 进入细胞内,如果心率加快,则内向钠流加大,为了维持正常跨膜电位的梯度,也要促进 Na^+-K^+ 泵活性,泵活动时移出 3 个 Na^+,进入细胞内 2 个 K^+,从而产生过度极化,对抗 4 相除极。当超速起搏停止,钠钾泵还在工作,使细胞内钠离子趋于正常,所以泵电流继续存在,直到细胞内钠离子恢复到正常浓度,泵电流消失,才能恢复潜在起搏点的自发性激动。

超速压抑的生理意义是当一过性窦性频率减慢时,使潜在起搏点自律性不能立即表现出来,有利于防止异位搏动。当窦房结细胞停止起搏时,潜在起搏点不能立即起搏,将引起心脏短时停搏和脑缺血,甚至危及生命。

在窦房结对其他心肌细胞的抑制作用中,以对浦肯野纤维和心室肌细胞抑制作用最强。抑制作用的强度与超速程度(即两个起搏点之间的自律性之差)和超速刺激时间在一定范围内成正比,所以在人工起搏时,如需要暂停人工起搏器,应逐渐降低其起搏频率,以免关闭起搏器时发生心脏停跳。这种抑制效应很容易通过刺激迷走神经造成窦性停搏,表现为潜在起搏点产生激动之前有一段较长时间的延迟,潜在起搏点开始激动时频率较慢,然后才逐步加快,最后达到自身的固有频率而稳定,这一现象称为温醒现象。但稳定后的频率仍低于窦性频率。另外,最近研究表明起搏点细胞与潜在起搏点细胞之间的电紧张相互作用。对正常窦房结自律性的抑制尤为重要。心脏并非是一个"合胞体",每一种组织甚至同一组织不同部位细胞的电活动均不一致,即存在电生理的异质性,但在整个心脏中各种细胞间相互影响,使原有的电生理特性受到抑制或限制而未表现出来。房室结自律性不仅受到窦房结的超速抑制,还受到心房肌细胞的制约。心房肌细胞比房室结细胞膜静息电位更低,故心房与房室结连接区域的电流方向不利于房室结细胞的舒张期自动除极。从而抑制房室结的自律性。缝隙连接在心肌细胞自律性方面有关键作用。缝隙连接数量减少或分布改变,导致各种细胞固有的电生理特性表现出来,造成异位节律和后除极增加,并加大细胞间电生理异质性,为触发活动和折返激动提供电学基础。窦房结本身也有超速抑制的问题,无论在超速起搏或异位快速节律停止后,窦性心律出现较长静止后才能恢复,正常窦房结的超速抑制的程度小于低位起搏点,因为在其除极时较少的钠进入细胞内,这点与浦肯野纤维的低位起搏功能不同,因为后者的超速抑制是钠泵依赖的,在窦房结细胞的钠泵活性可能不增加,因此窦房结的超速抑制现象低于其他低位起搏心律。由此保证了窦房结的夺获和主导心律的功能,但窦房结疾患则容易被超速抑制。窦性起搏也有正常自律性和异常自律性之别,二者之间区别在于异常自律性受超速抑制的程度远小于正常自律性,因为后者的膜电位水平较高。

二、心肌细胞异常自律性及其机制

正常心脏窦房结发出的激动经传导激动整个心脏,称之为窦性心律;如果激动发自窦房结以外的心肌组织,称之为异位节律。除窦房结以外,在正常心脏具起搏能力的细胞分布在心房和心室的几个部分,在窦房结功能正常时他们不表现起搏活性,他们仅具潜在的低位的起搏点功能。

心房和心室的工作心肌细胞不能产生自发的冲动,但是当工作心肌细胞静息膜电位降低时,可发生自发舒张期除极,这种膜电位降低所引起的自律性或称异常自律性,引起异常自律性的膜电位通常在$-70\sim-30\,\mathrm{mV}$。在心房内,位于终末嵴的细胞膜完全除极化时,静息电位在$-80\,\mathrm{mV}$左右,动作电位特征具快速的上升、平台的复极和自发的舒张期除极。心房内次级心房起搏点位于右房下部与下腔静脉连结处。还有一些位于冠状静脉窦开口细胞,最大舒张期电位在$-75\sim-70\,\mathrm{mV}$,4相除极更加明显。浦肯野纤维系统在膜电位降低时出现异常自律性。但有的心肌细胞正常情况下膜电位就较低,它也能产生自律性,由此不能区别自律性为正常或异常。引起异常自律性机制有,钾电流(I_K)激活和失活异常,在生理病理条件下产生何种异常电流引起自律性,尚不能确定。自发除极的4相产生异常自律性可能由钠内流,或由钙内流或二者共同引起。AV交界区也有自律性特性。在心室潜在或次级起搏点位于希氏-浦肯野系统,浦肯野纤维具自发舒张期除极的特性,浦肯野纤维的固有频率一般小于心房和房室交界的起搏率。异位起搏点的自律性不能被超速抑制。因此,即使短暂的窦性停搏或偶发的长窦性周期也可造成异位起搏点夺获心脏的正常心跳。异位节律的这一特性在临床上鉴别心动过速非常重要。

三、异常自律性引起的心律失常

异常自律性引起的心律失常有以下两方面。

1.窦房结自律性异常　窦房结 4 相除极速度最快,对其他自律性细胞有超速抑制效应。但这种特性可以由于自律性活动及内部疾病而改变。当窦房结的激动＞100 次/分称为窦性心动过速,交感神经兴奋和去甲肾上腺素分泌增加,均可使其频率增加;窦房结的激动＜60次/分称为窦性心动过缓,它可由冲动发放频率的改变引起,如膜电位、阈电位和自发除极坡度三者之间相互变化,就可使窦房结的自律性降低或增高而引起其频率变化,窦房结内起搏点游走,因为不同起搏细胞群的固有频率不同,也可使窦性频率发生变化。副交感神经活性变化和窦房结病变也可引起窦性频率变化。

2.异位节律　在窦性激动发出之前或发出后尚未下传时,潜在起搏点提早发出激动,形成期前收缩。若连续发出激动则形成各种类型的心动过速。主要表现为:

(1)"逸搏"现象:不管是窦性心律减慢、窦房阻滞或房室阻滞、都可使低位起搏点因窦房结的超速抑制作用被解除而发生"逸搏"现象,此时异位起搏的心律称之为逸搏心律。低位起搏点有自己的固有频率,一旦窦性心律消失,低位起搏点以最快的频率发放冲动,最早出现逸搏的部位于下腔静脉与右房后壁交接处起搏心律取代窦性心律。异位冲动可起源于房室交界区,如窦房结功能丧失,房室交界起搏点可位于房室结或希氏束,在不同的位点起搏,他们的固有频率和对自主神经活动的反应均不同。房室交界性心律可见于房室阻滞,因为阻滞的位置常发生于起搏点的上方。若阻滞的位置在希氏束或分支水平以下,则低位起搏点将在浦肯野纤维系统,希氏束近端起搏频率快于浦肯野纤维的末端起搏,在完全性房室阻滞时出现室性自主节律,心电图上 QRS 波很宽,提示起搏点已位于浦肯野纤维的远端。

(2)"夺获"现象:有许多因素可增高潜在起搏点的自律性,因此即使在窦房结功能正常时,也可能发生心脏起搏点转移的现象,这种窦房结功能正常的起搏点转移叫"夺获"。例如:交感神经末梢所释放的去甲肾上腺素可显著提高大多数潜在起搏点细胞的 4 相自动除极速度,而使其达到阈电位并在窦房结之前形成激动,成为新的起搏点。

(3)异常自律性:异常自律灶发放的频率可高于窦性心律,造成快速心律失常,自主节律的频率直接与膜电位有关,在膜电位小于－50mV 时浦肯野纤维发放的频率可达 150～200 次/分,这样起搏频率有时足以控制心脏的跳动,构成室性心动过速。在各种生理或病理情况下,如自主神经功能改变、心肌坏死、缺血、电解质紊乱、药物中毒等均可改变心房或心室内异位兴奋点的自律性。

四、触发活动

触发活动的概念最先由 Cranfield 于 1973 年首次提出,用于描述由前一个动作电位"触发"产生的后电位引起期外收缩和心动过速。由于它总是发生一个先前存在的正常的动作电位或起搏产生的动作电位之后,故称后除极。后除极是膜震荡电位,可触发动作电位。其触发作用的搏动可以是正常窦性或其他异常搏动,包括人为的刺激。当后除极达到阈值时,便引起一次触发活动,连续发生的触发活动便形成后除极。触发活动特性又别于自律性,它必须有一个动作电位激发,而自律性可发生于一个完全静息状态的心肌,出现自发活性。后除极可分为早期后除极(EAD)和迟后除极(DAD),当激动由窦房结移向触发灶时,则引起触发性心律失常,但触发激动的频率必须大于窦性心律,才能产生此类心律失常。它持续时间短暂,但也可持久。

1.早期后除极(EAD)　发生在动作电位尚未结束前,是指动作电位 2 相平台期或 3 相早期时的膜振荡电位。在平稳的复极过程中突然出现再除极,EAD 的发生可使复极中断,动作电位时程延长。如果 EAD 的振幅足够大,达到阈值,可以引发异常动作电位,EAD 又能引起二次除极或产生一新的动作电位。当 EAD 足够大,降低膜电位,净内向电流增加,于是在第一次动作电位完全复极之前产生第二次动作电位,第二次动作电位后还可产生另一次动作电位,他们都在膜电位平台期产生,或在 3 相时产生,EAD 也可产生一串触发动作电位,形成连续性触发活动。触发频率取决于膜电位水平,产生于 3 相期的触发节律,频率较慢,触发动作电位速度快,传导强。产生于平台期的触发节律,频率较快。触发动作电位速度较慢,传导差。

2 相平台期水平,通常小于 -60mV,EAD 也可出现在较晚的 3 相复极期,接近正常静息电位水平。在动作电位复极时出现短暂的内向电流,即形成 EAD,这种电流的移动可由 K^+ 携带外向电流,也可由 Na^+ 或 Ca^{2+} 携带内向电流增加。在膜电位平台期范围内,若电流电压关系改变归于净内向电流,它导致再次触发动作电位,在 3 相复极出现的 EAD 为再生性内向电流的激活。在 3 相早期和平坦期 Na^+ 通道处于失活态,触发活动动作电位的上升支最可能由 L 型钙内流引起,在 3 相较负的膜电位水平触发动作电位的上升支可由钠内流引起,介于二者中间的膜电位,触发活动的除极电流可能由两者共同引起。

(1)EAD 的诱发因素:产生 EAD 的主要前提是动作电位复极延迟,凡能引起动作电位 2、3 相内向电流增加或外向电流减少的因素均可延长动作电位和延迟复极,从而引起 EAD。用于治疗的药物也能引起 EAD 和触发活动,引起浦肯野纤维动作电位延长的抗心律失常药物,如索他洛尔灌注离体浦肯野纤维标本能引发 EAD,在刺激频率低下和细胞外 K^+ 低于正常时,容易诱发 EAD。索他洛尔也可发生尖端扭转型室速。镁能消除 EAD 引发的尖端扭转型室速,因此用于尖端扭转型室速的治疗。

(2)由 EAD 引起心律失常具有如下特点:①被触发的室性早搏(或心动过速)与前一心搏的联律间期极短;②触发活动与前一心搏的间距相对固定,可形成二联律,可呈尖端扭转型室速,频率极快,Q-T 间期通常正常;③基础心率减慢可促发 EAD 及其心动过速发作,超速起搏可终止。随触发活动本身的复极,膜电位逐渐增高(负值变大),心动过速可自行终止;④在终止前,可反复发作,每次发作可伴短暂晕厥。诱发室性心动过速的室性早搏配对间期和室速的第一搏的间期呈正相关。

2.延迟后除极(DAD) 是 4 相膜电位上的震荡电位,发生于动作电位复极终末或复极化完成之后所触发的电位。如在阈值之下,则不产生异常触发电位,当除极振幅达到阈电位时也可引起触发活动。当心率加快,阈值下的 DAD 达到阈电位,产生触发活动,可见心动过速或加快起搏频率可引发触发性心律失常。延迟后除极产生的动作电位又可以触发另一次后除极和触发活动,这样反复就可以引起一系列异常波动,产生心动过速。

引起 DAD 的离子基础目前还不十分清楚,增加细胞外钙离子内流和肌质网释放钙均可引起 DAD,因此,在动作电位后常常伴有超极化,Ca^{2+} 经 L 型钙通道进入细胞内,使细胞内游离 Ca^{2+} 升高,细胞内的高钙离子状况激发了肌质网钙通过受体通道释放 Ca^{2+} 从而引起细胞内钙离子进一步升高,产生心肌的兴奋与收缩耦联。此后,肌质网钙泵摄取细胞内 Ca^{2+},复极开始。但细胞内钙离子过高或在儿茶酚胺的作用下,使肌质网摄取钙离子的能力达到一个临界点,便自发地释放钙离子(继发性钙释放),产生后除极。延迟后除极与正常舒张期自动除极不同,后者除极不达阈值仍会逐渐上斜,不会向下复极回复到基线。与延迟后除极相反,对超速刺激显示抑制特性。刺激频率愈快其后的除极速度愈慢;单次刺激的联律间期愈短其后的搏动愈迟发生。产生的自律搏动频率仅 80~90 次/分,远比后除极者慢。DAD 引起的心律失常发生在舒张晚期,被触发的异位心动过速的 T 波后常有附加波,其振幅、时限、方向于同一导联可出现明显改变。超速抑制可以终止这一触发活动。

触发活动与折返机理的鉴别:触发活动与折返产生的异位搏动均可由适时的期前刺激或超速刺激诱发与终止。诱发的成功取决于刺激的提前程度及超速刺激的频率。

但触发活动有以下特征可与折返活动鉴别:①超速刺激可使触发活动加速,刺激的频率愈快诱发的心速愈快;②刺激的联律间距与诱发的第一个触发活动的联律间距成正比关系;③触发活动的心速有频率逐步加快的"温醒现象";④异位活动能被钙拮抗剂抑制。

延迟后除极触发活动的诱发因素常见的有洋地黄中毒、儿茶酚胺增加、细胞外钙增加、超速心脏起搏等。不同原因引起的后除极,其触发活动的特点也不同。

第二节 激动传导异常

心脏激动的正常起源来自窦房结,按一定顺序传导到心脏,之后进入舒张期,窦房结再次形成冲动,周而复始形成正常窦性心律。心脏传导性受多种因素影响,包括:①心肌细胞的物理特性,如轴向性,细胞内和细胞间阻力;②冲动在性质不同部位不同类型的细胞中传导速度不同,窦房结、房室结和浦肯野纤维因组织类型不同,传导速度有较大差异。窦房结最慢(50~

100mm/s),浦肯野纤维最快(400mm/s);③0 相去极化速度、舒张期膜电位水平和阈电位水平也是影响传导速度的重要因素。通常以距离或长度常数 λ 来表示细胞膜电位,是刺激点的1/3 时的该处离刺激处的距离。λ 在浦肯野纤维为 2mm,窦房结细胞为 0.5mm,心室肌纤维为 0.8mm。即电流从刺激点开始沿着"电缆"移动 λ,该处的电压是刺激点电压值的 $1/e$(约 37%)。例如浦肯野纤维超极化电流脉冲在刺激部位产生 15mV 膜电位变化,如果 e 约为 2.7,则距刺激点一个距离常数($\lambda = 2mm$),远处膜电位为 5.5mV。上述任一因素异常,均可引起激动传导异常,可分为传导速度异常和传导途径的异常。激动传导延缓或阻滞可以导致缓慢型心律失常;传导途径异常可引起折返,导致快速型心律失常。

一、传导障碍

由于生理或病理的原因引起的冲动传导过程中出现传导缓慢或传导中断,与许多心律失常的产生密切相关。常见的是传导延迟、递减传导和传导阻滞。

1.快频率依赖性传导阻滞   又称 3 相阻滞。指发生在心肌细胞动作电位 3 相时的传导阻滞。从发生机制上看分以下两种:①正常情况下,动作电位 3 相时心肌细胞尚处于绝对不应期或相对不应期,当后一个激动与前一个激动间距较短,即频率较快时,后一激动到达正处于前一激动的动作电位的 3 相,则呈现传导中断或延缓,实质上这种 3 相传导阻滞是生理性的干扰现象,一旦频率减慢,激动落于不应期外,传导便恢复正常;②病理情况下,心肌细胞动作电位的不应期异常延长,频率略增快,冲动就落在延长的不应期内,出现传导障碍。与 3 相阻滞相关的心律失常很多,主要表现为:室上性早搏、阵发性室上性心动过速伴室内差异性冲动、房性早搏中 P-R 间期延长、室上性早搏未下传、心室夺获及反复心动时出现室内差异性传导或 P-R 间期延长,窦房、房室、心房内、心室内干扰和脱节,隐匿性传导影响其后的冲动传导,房室传导中的裂隙现象,快频率依赖性束支传导阻滞,快频率依赖性房室传导阻滞、传出阻滞,并行心律的保护性传入阻滞,房颤中 Ashman 现象,房扑 2:1 或 1:1 下传时的室内差异性传导,房室结双径路,预激综合征及由于不应期延长导致的折返引起的阵发性心动过速。由此可见,3 相传导阻滞在心律失常中发挥重要作用。

2.慢频率依赖性传导阻滞(又称 4 相阻滞)   指在 4 相自动除极化时,由于膜电位的减小而产生的传导障碍。4 相阻滞很罕见,绝大多数是病理性的。4 相自动除极中,膜电位负值逐渐下降,在此时到达的激动,由于与阈电位的距离缩小,跨膜压差变小,所以引起的动作电位 0 相上升速率减小,传导缓慢,当膜电位负值减小到 $-75mV$ 以下时,就会出现这种冲动障碍。达到阈电位前,由于跨膜电压差太小,兴奋的动作电位的振幅和速度太小,不能形成可扩布的兴奋,从而出现传导阻滞。如果心动周期短(心率快),冲动在 4 相除极前或早期到达,产生的动作电位正常,传导亦正常。发生 4 相阻滞的舒张期自动除极化的心肌细胞常伴有膜反应性下降,兴奋性降低。与 4 相阻滞相关的心律失常主要表现为:慢频率依赖性束支传导阻滞,阵发性传导阻滞,并行节律点的传入和传出阻滞,异位起搏点的传出阻滞,4 相阻滞的折返运动。

3.不均匀性传导　根据心脏组织的解剖、病理、生理特性,激动传导时,激动波前进不同步,前进的速度不匀齐,减弱了传导的效力,称为不均匀性传导。例如:房室结组织结构纵横交织,容易形成不均匀性传导;心肌缺血、梗死时,心肌纤维缺血坏死程度不一,激动传导易形成不均匀性传导。不均匀性传导还有助于形成纵向分离的双通道或多通道。

4.递减性传导　冲动传导时,舒张期膜电位未完全复极的组织区域,细胞 0 相除极的速度和振幅均降低,激动传导减弱,由此该细胞前方的反应将更加减弱,此组织区域呈现衰减性传导。如果传导又进入到膜电位正常的区域,该现象可望得到纠正。

5.单向阻滞　正常情况下,心肌组织从顺向和逆向都能传导兴奋激动,如果激动只能沿一个方向传导,相反方向激动就不能通过,称为单向阻滞。单向阻滞的发生机制是:当一束纤维分成数束时,激动由主干分散传入数束纤维中,电流密度分散,冲动效力被削弱,以致冲动不能激动分支,形成传导阻滞;当多个激动从数束纤维同时传向一束纤维时,电流密度增加,传导效力倍增,激动得以传导。单向阻滞的一个原因是在兴奋性恢复上区域的差别,有效不应期时限上差别发生在相邻区域,有时早搏冲动的传导可阻滞在最长不应期的区域,这部分构成了单向阻滞位置,而冲动在经短不应期的部分继续在传导。这种单向阻滞是暂时性阻滞,不仅在解剖环内可引起折返,也能在功能环内引起折返。为了形成折返性心律失常,需有有效不应期区域性差别,早搏冲动是起动折返的必须条件。以上机制可以用来解释浦肯野纤维-心室肌和隐匿性旁道的单向阻滞。如果心肌纤维两端的病变程度及电生理特性不一致,冲动从病变严重端进入,虽然呈递减性传导,但是由于冲动传导的阻抗越来越小,兴奋所需的阈电位呈递减趋势,所以冲动能自心肌纤维病变严重端传导至病变较轻一端;相反,冲动从病变较轻一端的纤维进入,呈递减性传导,加之冲动传导的阻抗越来越大,兴奋所需的阈值电位越来越高,故冲动不能从病变较轻端传导至病变较重一端,出现单向传导阻滞。心电图表现为完全性房室传导阻滞时,QRS波后见逆行 P 波或房性融合波,但窦性 P 波全不能下传,说明部分心室激动可通过房室结逆传心房,而窦性节律经房室结下传心室存在单向阻滞;室性心动过速伴正常房室传导,窦性 P 波经房室结夺获心室,而异位心室激动不能逆传,出现完全性或不全性房室分离;干扰性房室分离时,只有心室夺获,无心房夺获,说明在房室交界区至心房的逆传中存在单向阻滞;并行心律存在保护性单向传入阻滞;隐匿性预激综合征常规心电图正常,说明旁道顺传传导阻滞。单向传导阻滞的形成机制与心肌细胞的静息膜电位水平有关。正常情况下心室肌细胞静息膜电位大(约 $-90mV$),有较多快 Na^+ 通道被激动,大量 Na^+ 迅速进入细胞内,动作电位除极化速度快($1\sim4m/s$),上升幅度高。当静息膜电位负值降低至 $-70\sim-60mV$ 时,仅有 50% 的 Na^+ 通道被激活,钠离子进入细胞内的速度明显减慢,使动作电位达到 0 相峰值速度和振幅均低于正常,传导速度也明显减慢,甚至阻滞。当静息膜电位负值进一步降低至 $<-60mV$ 时,动作电位 0 相除极更低甚至为零,传导性进一步下降至发生单向传导阻滞。引起静息膜电位负值下降的原因很多,如缺血、缺氧、炎症、损伤、高血钾及洋地黄中毒等。

二、折返激动

在正常心脏,一次窦性心律经心房、房室结和心室顺序传导后消失。但在特殊情况下,心脏内传导的激动于心脏活动完全结束后并不消失,而是持续存在,并于组织不应期结束后再次兴奋心房或心室,即形成折返性心律失常(RTA)。

依据折返形成的特点可将其分为:解剖上折返(环路的折返)、功能上折返、各向异性折返及反折型折返等。

形成折返激动的基本条件:折返激动取决于折返环路、单向阻滞和传导减慢。①需要提供激动折返传导径路,即折返环。折返环可由任何数量的构型、大小、不同类型的心肌组成,折返环可具解剖结构,如浦肯野系统的纤维攀,称为解剖决定型折返。也可以是心肌电生理异质性形成的环路,这是由于心肌细胞间电生理差异造成的功能性折返,它仅在心电生理特性上可确定它的存在,其间有折返波在循环,如房扑就是其中的一种模式。称为功能决定型折返。折返环可以是解剖与功能合并构成的,如房内折返性心律或室性心动过速就是这方面的实例。依据环路范围大小,折返环可以是微环形折返(如房室结内或浦肯野纤维末梢内的折返)和巨环形折返(如束支、希氏束内或房室旁道的折返);②在折返环内,有一条径路存在单向阻滞特性,即只能逆传而不能顺传。这种单向阻滞可以是永久性的,也可以是相对的。它决定了折返冲动环转的方向;③折返环路中激动波长必须短于环路周期,波长是环行冲动的传导速度和传递激动组织的有效不应期二者的乘积,只有这样,才能保证环路中位于激动波前的传导组织有足够的时间恢复其兴奋性,再次除极;④非单向阻滞径路存在传导缓慢。尤其在微折返中其重要作用。实际上所有折返性心律失常都必须有一个或一个以上的传导减慢区,它属于折返环的一个组成部分,因此,必须强调组成折返环的不同部分传导速度和不应期经常是不一致的。缩短折返环外界的心肌的不应期,也会使折返容易发生,但不应期缩短的可能性十分小,所以该因素不起重要作用;⑤常常需要有触发因素:一般认为这种触发因素是一个或一个以上的早搏。早搏多在长不应期的位置上引起阻滞,由此引起单向阻滞和折返。但是,早搏必须进入折返环。早搏的机制可能不同于心动过速的机制,其机制可能是多方面的,它可自发的起自自律性,也可起自触发活动,也可以是电生理检查时的电刺激引起的。但诱发的心动过速可能是折返的。另外正常的窦性心律也能诱发折返激动,持久性非阵发性交界性心动过速和折返性室性早搏,是正常窦性心律下折返的另一个例子。可见环路周期、传导速度和不应期之间的相互作用对于折返的形成非常重要,改变任何因素均可诱发、改变或终止折返激动。

1.环路的折返　绝大部分折返激动为环形折返,即一条径路传出称为顺传支,另一条径路传回称为逆传支,形成一个完整的折返环路。折返模型存在两条或多条不同电生理特性的传导途径。在折返过程中,从前一个周期的不应期末到下一个周期除极开始,这一间隙为可激动间隙,在此间隙中组织可以被兴奋。电刺激可经激动间隙侵入折返环,并影响折返周期或诱发心动过速。常见的环路型折返可发生在房室结、房室间、窦房结、心房和心室内。

2.功能上的折返　　不存在解剖路径,仅由于邻近纤维的电生理特点不同,形成功能上的折返,在房扑和房颤中很重要。依据假设的环路,传导在功能不应期周围传导,沿不应期较短的纤维缓慢传导,阻滞于不应期较长的纤维。功能折返的长度由最小的折返环决定。决定心动过速周期的是环路中组织的不应期。理论上,延长不应期而不影响传导的药物可减慢折返性心动过速,但对存在激动间隙的心动过速只有当不应期延长至超过激动间隙时才有影响。减慢传导的药物主要对具有激动间隙的折返产生作用,对无激动间隙折返引起的心动过速无效。值得注意的是解剖和功能折返往往混合在一起出现。

3.反折性折返　　传导延缓或单向阻滞引起的折返也可发生于不分叉的束支和并行心肌纤维,其传导延缓是由于静息电位或动作电位抑制引起的,反折发生时激动先沿着一束纤维缓慢传导,然后再向相反方向逆传,这种折返的机制是由于传导束纵行分离的结果,是一种微折返。另外,反折型折返的传导缓慢还可存在于一个区域。此区域位于不能兴奋的远端,是由于电紧张改变所致。例如,某段浦肯野纤维不能兴奋,传导的激动将在此段受阻,然而这一被阻滞的动作电位可产生一种轴向电流通过不能兴奋区。如果不能兴奋区相对传导束非常短(小于2mm),这一瞬间电流可除极远端的可兴奋纤维,引起一次动作电位。此后,远端的动作电位不仅向更远端传导,而且还可逆向通过不能兴奋区,从而除极位于阻滞部位近端的纤维。如果轴向电流双向通过不能兴奋区的时间总和超过近端不应期,则形成逆向传导的动作电位,并再次进入已经兴奋过的纤维。所以与前面不同的是,反折型折返激动两个方向的传导均经过同一路径。

第四章　心律失常的病因

可导致心律失常的病因多种多样,主要分为生理性和病理性两大方面。

一、生理性因素

如运动、情绪激动、进食、体位变化、睡眠、吸烟、饮酒/咖啡、冷热刺激等,多为一过性,去除诱因后即恢复正常。引起的心律失常以房性期前收缩或室性期前收缩为主。

二、病理性因素

(一)心血管疾病

1.冠心病　冠心病可以出现各种类型的心律失常,包括窦性心律失常、房性心律失常、房室交界区性心律失常以及室性心律失常。其中以室性心律失常最为常见,包括室性期前收缩、室性心动过速、心室扑动和心室颤动。

2.扩张型心肌病　在扩张型心肌病中,室性期前收缩普遍存在,也可出现室性心动过速及心室颤动;约11%的扩张型心肌病患者存在心房颤动;各种缓慢性心律失常也较为常见,如病态窦房结综合征、房室阻滞、室内阻滞等。

3.肥厚型心肌病　约3/4的患者有室性心律失常,多数为室性期前收缩和非持续性室性心动过速,持续性室性心动过速则不常见。约10%～30%伴有心房颤动。也有部分患者伴有缓慢性心律失常。

4.浸润性心肌病　淀粉样变性心肌病多见房室及室内阻滞、室性期前收缩及心房颤动。结节病可表现出严重的房室阻滞和室性心律失常,猝死是其最显著的特征。

5.致心律失常性右心室心肌病　室性心律失常是其显著的临床表现,发作时的 QRS 波呈左束支阻滞型。室上性心动过速也较常见,约有25%的患者可合并快速性房性心律失常。房性与室性心律失常间无明确相关性。

6.先天性心脏病　主要是房性心动过速,也可见窦房结功能异常及室性心动过速。先天性的心脏结构异常(如房室旁路)和手术造成的瘢痕都是导致心律失常的解剖及病理基础。

7.慢性肺源性心脏病　慢性肺源性心脏病患者中心律失常的发生率约为80%～95%,以房性心动过速较为多见,其中以紊乱性房性心动过速最具特征性,也可有心房扑动或心房颤动。

8.心肌炎 病毒性心肌炎可引起各种室性心律失常、束支阻滞或房室阻滞,室上性心律失常也不少见。在非病毒感染性心肌炎中,Lyme 病可导致完全性房室阻滞,枯氏锥虫感染,又称 Chagas 病,可出现右束支阻滞和左前分支阻滞,常发展为完全性房室阻滞。巨细胞心肌炎是一种与自身免疫病相关的罕见的心肌炎,可出现各种心律失常,且往往出现在左心室功能不良之前。

9.心脏离子通道病 包括长 QT 综合征、短 QT 综合征、Brugada 综合征、儿茶酚胺敏感性多形性室性心动过速,发作性室性心律失常(室性心动过速、尖端扭转型室性心动过速、心室颤动)和(或)猝死是其显著的特征。

(二)内分泌疾病

1.甲状腺功能亢进 大部分患者表现为心动过速,以心房颤动最为常见,但也有部分患者合并缓慢性心律失常。

2.甲状腺功能减退 主要表现为窦性心动过缓和传导阻滞。患者的 QT 间期有不同程度的延长,可导致部分患者出现室性心律失常,但相对少见。

3.甲状旁腺疾病 甲状旁腺功能减退患者,多伴有 QT 间期显著延长,可导致尖端扭转型室性心动过速。甲状旁腺功能亢进患者则很少出现室性心律失常。

4.嗜铬细胞瘤 最常见窦性心动过速,房性/室性期前收缩、阵发性室上性或室性心动过速也较为常见。

5.肢端肥大症 约一半的肢端肥大症患者患有心律失常,主要为室性心律失常,也可见病态窦房结综合征和传导阻滞。

6.糖尿病 糖尿病患者中约 40%～75% 出现各种心律失常,包括病态窦房结综合征、房性心律失常、室性心律失常及传导阻滞。而胰岛素所致的低血糖不仅可产生心电图改变,而且可以引起心脏供能、供氧阻碍,因而可出现各种心律失常。其中最常见的是房性成室性期前收缩及心房颤动,即使没有明显心脏病的患者,亦可出现心律失常。

(三)血管及脑部疾病

1.蛛网膜下腔出血 心律失常主要出现在发病后的 48 小时以内,以室性心律失常及缓慢性心律失常较为多见。仅极少数患者出现持续性室性心动过速、心室颤动等危及生命的心律失常。

2.急性脑卒中 约有 70% 左右的患者可出现心律失常,主要出现在疾病初期,多为可逆性。室性期前收缩、病态窦房结综合征和房室阻滞较为常见,而危及生命的心律失常并不常见。心律失常的发生及类型与脑卒中的部位相关。

3.癫痫 大部分患者癫痫发作时都出现心动过速,可见频发房性期前收缩和室性期前收缩,偶见短阵室性心动过速。心律失常性癫痫是一种少见的、特殊类型的癫痫,表现为反复发作的心动过速,间歇期正常。癫痫合并猝死的发生率为 0.05%～0.2%,有证据表明心律失常可能是猝死的直接病因。

(四)药物或毒物影响

1.抗心律失常药物　治疗剂量的抗心律失常药物对心脏有双重作用,既可抗心律失常,又可以导致新的心律失常,其发生率为5%～20%,多发生在用药后最初几天。一般表现为期前收缩次数增加;室性心动过速由用药前的非持续性变成用药后的持续性,不易终止,伴血流动力学不稳定;出现难治性室性心动过速、心室颤动,甚至心律失常性死亡。

2.强心苷类　如地高辛、毒毛花苷K及毛花苷丙,都可导致心律失常,其发生与药物浓度及患者的基础状态有关。特征性的心律失常包括房性心动过速伴不同比例的房室阻滞、非阵发性交界性心动过速、双向性室性心动过速;其他如多源频发室性期前收缩、阵发性室性心动过速、房颤合并几乎完全性房室阻滞等。

3.中枢兴奋性药物　中枢兴奋药主要包括苯丙胺、甲基苯丙胺(冰毒)、可卡因、摇头丸、咖啡因、麻黄碱等。中毒后可以产生多种快速性心律失常,包括房性期前收缩、心房颤动、室上性心动过速、多源性室性期前收缩、室性心动过速、心室颤动等。

4.抗精神失常药物　三环类抗抑郁药、抗精神病药急性中毒后,因抗胆碱作用、奎尼丁样膜抑制作用、受体阻滞作用,会产生严重的心律失常,包括窦性心动过速、房室和室内传导阻滞、心动过缓、室上性心动过速、室性心律失常、尖端扭转型室性心动过速、心室颤动等。

5.化疗药物　如多柔比星,具有一定的心脏毒性,与总剂量相关,所发生的心律失常以室性期前收缩最为多见。

6.乌头碱类中毒　摄入这种野生植物或者服用含有过量乌头碱的汤药会发生严重的中毒。乌头碱类中毒的心脏毒性主要表现为各种心律失常,如心动过缓、窦性心动过速、室性期前收缩、室性心动过速、心室颤动、心房颤动、房室阻滞等。

(五)电解质紊乱

如低血钾、高血钾、低血镁等,可导致各种心律失常,以缓慢性心律失常为主,常见的包括:窦性心动过缓、窦房传导阻滞、房室阻滞和室内传导阻滞。严重时可出现心脏停搏或心室颤动。

(六)麻醉、手术或心导管检查

1.麻醉　在全身麻醉的患者中心律失常发生率为70%,其中室上性和室性心律失常占84%。麻醉药物、肌松药、缺氧和二氧化碳潴留、体温降低、麻醉操作,如气管插管都可能在心律失常的发生中起一定作用。

2.心脏手术　心律失常是心脏手术后常见的并发症之一,尤其在心内直视手术后,发生率可高达48%～74%。常见类型包括:①室性心律失常,包括室性期前收缩、室性心动过速、心室颤动等,是心脏手术后最常见的并发症;②房性心律失常,包括房性期前收缩、心房扑动、心房颤动;③房室阻滞,临床上常见于巨大的心室间隔缺损、法洛四联症等严重畸形纠正术后;④非传导性心动过缓,常见于体外循环中,心脏复跳后出现心肌收缩无力和心动过缓。

3.非心脏手术　胸科手术后心律失常的发生率较高,其中以心房颤动较为多见。

4.导管　各种心内导管操作可导致心律失常,以房性期前收缩和室性期前收缩较为多见,多与机械刺激相关。

(七)物理因素

如淹溺、冷冻、中暑等。淹溺可出现各种心律失常,甚至心室颤动。中暑以窦性心动过速、室性期前收缩、房性期前收缩更为突出。体温低于34℃,室性心律失常发生率增加,体温低于30℃,心室颤动的阈值降低。

第五章　电解质与心律失常的关系

心肌的电生理特征表现为心肌组织的兴奋性、自律性和传导性。心肌细胞内外离子浓度不同，使细胞具有跨膜电位。静息状态的跨膜电位差称为静息膜电位，当兴奋刺激心肌细胞时，细胞膜对带正电的钠离子通透性增加，阳离子入细胞，膜电位降低，达阈电位时快钠通道开放，细胞的极化状态发生反转，细胞发生除极，随后引起心肌细胞收缩，同时细胞内钾离子等离子开始外流，膜电位再次变化，细胞开始复极，复极过程较复杂，涉及钾、钠、钙等多种离子通道的变化。任何一次心肌细胞的除极都将引发邻近细胞的除极，因此一个心肌细胞的兴奋可以传导至整个心脏，引起一次心脏搏动。心肌细胞的除极与复极过程就是动作电位（AP）的形成过程。而离子通道是心肌细胞膜兴奋性的基础，是产生与传递电信号的主要成员，不同心肌细胞的电活动由不同离子通道的功能性质决定。正常心室肌细胞的静息膜电位约 -90mV，其兴奋时产生的动作电位分为 5 个时相，即 0 相（快速除极期）、1 相（快速复极初期）、2 相（平台期）、3 相（快速复极末期）和 4 相（静息期）。各相激活的离子通道不同，0 相主要由钠通道电流（I_{Na}）及 T 型钙离子流参与；1 相由短暂的瞬时性外向电流（I_{to}）所引起，其主要成分是 K^+；2 相由 L 型钙通道（$I_{Ca\text{-}L}$ 通道）、延迟整流钾通道（I_K 通道）及内向整流钾通道（I_{K1} 通道）参与；3 相时 L 型钙通道失活关闭，Ca^{2+} 内流停止，K^+ 外流进行性增加。在 3 相之初，主要是 I_K 外流，当膜电位复极到 -60mV 左右，I_{K1} 通道被激活，K^+ 也可以循 I_{K1} 通道外流，加速并最终完成复极化过程；心室肌细胞的 4 相是动作电位的完全复极，此时静息电位是内向与外向电流平衡的结果，少数不失活或慢失活的 I_{Na} 仍继续活动，在 4 相之初，细胞膜上的钠-钾泵和钠-钙交换加强运转，排出 Na^+、Ca^{2+} 和摄回 K^+，此外，位于细胞膜上的钙泵也加强运转，将进入细胞内的 Ca^{2+} 泵出细胞（图 5-1）。

不同心肌细胞具有不同的电生理特性，所参与的离子通道及功能也不尽相同，如 M 细胞（心室肌中层细胞）的 I_{Na} 较心外膜、心内膜心肌细胞大且其失活慢，导致 M 细胞 2 相平台期延长，动作电位时程相应延长，造成三种细胞出现复极异质性；窦房结细胞和房室结细胞，称为慢反应细胞，特点是细胞膜上的快钠通道比较稀少，动作电位去极化由 $I_{Ca\text{-}L}$ 引起，幅值小，去极化速率慢；心房肌、心室肌及浦肯野细胞，称快反应细胞，是以快钠通道为 0 相除极的心肌细胞，钠通道激活快，失活（关闭）也快，开放时间很短。随着生物化学、分子生物学的不断发展及膜生物物理学特别是膜片钳技术的新突破，对离子通道结构与功能的研究进展迅速，人们对离子通道的认识有了质的飞跃，近年研究中瞬时受体电位通道（TRP）也备受关注。

　　细胞内外环境电解质(各种离子,主要是 K^+、Na^+、Ca^{2+} 等)的不均匀分布及其跨膜运动会影响心肌细胞的电生理特征,这些电解质紊乱会产生膜电位的异常,从而导致心律失常。以下对几种常见电解质异常所致的心律失常分别进行介绍。

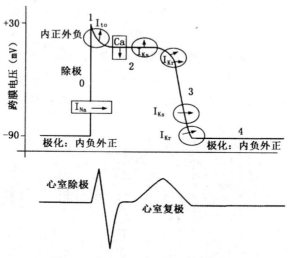

图 5-1　动作电位的时相及离子通道

第一节　钾与心律失常

　　细胞内外钾离子的浓度决定了心肌细胞的静息膜电位水平及细胞动作电位的复极过程。因此,在电解质与心律失常的关系中,钾与心律失常的关系最密切和最重要。心肌细胞中,快反应细胞比慢反应细胞对 K^+ 更敏感,其中以心房肌最为敏感,希氏束和浦肯野纤维次之,窦房结最不敏感。人体血清钾离子的正常浓度为 4.0～5.5mmol/L。低于 3.5mmol/L 称为低血钾,高于 5.5mmol/L 为高血钾,K^+ 浓度在 5.5～7.0mmol/L 为轻度高钾,7.0～9.0mmol/L 为中度高钾,K^+ 浓度高于 9.0mmol/L 为重度高钾。

一、低血钾与心律失常

　　1.低血钾的病因　　低血钾的主要病因有:①摄入不足,如长期少食、禁食;②排出过多,如使用排钾利尿剂、腹泻、呕吐、胃肠道引流等;③血清钾进入细胞内,如大剂量使用葡萄糖和胰岛素而未补充钾、碱中毒、周期性低钾麻痹等。

　　2.低血钾的临床表现　　低血钾的一般临床表现为:①神经肌肉系统症状,表现为软弱无力。严重者可发生弛缓性肌肉瘫痪;②胃肠道症状,如恶心、呕吐、肠蠕动减弱、肠麻痹等;③代谢紊乱,如低钾性代谢碱中毒。

　　3.低血钾的心电图表现　　低血钾在心电图上主要表现 U 波振幅增高,一般在 0.1mV 以上,等于或大于同导联 T 波,这一变化在标准导联和胸前导联上较为明显。心电图上的 U 波并不是低血钾所特有的,正常情况下也可有 U 波。但当 U 波高度超过同导联的 T 波,或 U 波较前增大时,要考虑低血钾的存在。程度较重的低血钾,可出现 ST 段的下移,当低 U 波增高,T 波降低,ST 段下降同时存在时高度提示低血钾。随着低血钾程度的加重,U 波可显得异常高大,致使 T-U 融合或 T-U-P 融合(心率较快时)。致使 Q-T 间期不易测量。当低血钾严重时,QRS 波轻度增宽,呈不均匀性,P 波振幅增高,P-R 间期轻度延长。低血钾的心电图改变与血钾水平呈相关性。血钾为 3.0～3.5mmol/L 时,10% 的患者有心电图改变;血钾为 2.7～3.0mmol/L时,35% 的患者有心电图改变;血钾低于 2.7mmol/L 时,78% 的患者有心电图改变(图 5-2)。

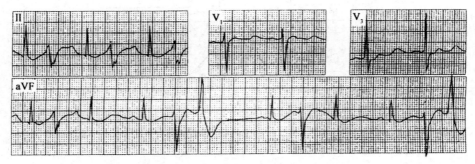

图 5-2　低血钾时频发多源性室早成对出现,T 波改变伴 U 波

4.低血钾时心律失常的电生理机制　心肌细胞的静息膜电位因细胞内外的钾离子的不均匀分布而形成,正常情况下细胞内钾离子浓度明显高于细胞外的,钾离子顺浓度梯度向细胞外扩散,形成细胞内约－90mV 的静息电位。当细胞外钾或血钾浓度降低时,膜内外的钾浓度差增大,而膜的钾通透性降低。具体机制如下。

(1)兴奋性增高:细胞外钾或血钾浓度降低时,膜内外的钾浓度差增大,静息电位负值增大,细胞处于超极化状态,静息电位与阈电位差值增加,理论上钾外流增多,心肌细胞的兴奋性降低。但实际自律性细胞,如浦肯野纤维,细胞的超极化是短暂的,舒张期自动除极化速率增加,膜电位负值减小,兴奋性却增高,这是由于低钾时,膜对钾的通透性减小,心肌细胞的复极减慢,动作电位时限延长,主要是 3 相的延长,所以,尽管此时膜内外钾浓度差增大,膜电位仍降低,且接近于阈电位而兴奋性升高,故易产生异位节律。

(2)自律性增高:心肌细胞膜对钾通透性降低,钾离子外流减慢,而相对钠离子内流的作用减弱,细胞静息电位增大,静息膜电位与阈电位之间的差值增加,除极化时 0 相上升速率随之增大,从复极后的舒张期电位到达阈电位的时间缩短,因而自律性增高。

(3)传导性降低:由于静息电位降低,钠离子内流及除极速度和幅度减低,因而兴奋的传导减慢。低血钾对浦肯野纤维细胞膜钾离子的通透性的抑制程度大于对心室肌细胞的作用,因此,低血钾时浦肯野纤维与心室肌的动作电位离散加大,导致折返性心律失常。低血钾的早期,动作电位时限的延长同时伴有不应期的延长,但随后由于 3 相的延长,2 相相应地缩短使细胞较正常血钾浓度时更早地达阈电位,导致不应期的缩短。临床观察同样提示低血钾缩短有效不应期,因此低血钾患者房性或室性早搏常具较短的配对间期。

由此可见,由于低血钾时兴奋性升高,自律性升高而传导性降低,故容易形成兴奋折返,诱发心律失常。

5.不同临床状态下的低钾相关性心律失常

(1)低钾可以出现各种心律失常,常见的有窦性心动过速、室性早搏、室性心动过速、心房颤动、扑动、窦房传导阻滞和Ⅰ度、Ⅱ度房室传导阻滞等,严重者可出现尖端扭转型室速、心室颤动而死亡。血钾的改变与室性早搏呈相关性,血钾每下降1.0mmol/L,室早的发生率增加28%。在临床上主要是应用排钾性利尿剂所致的低血钾,与早搏的发生率有关。

(2)急性心肌梗死时的室性心动过速、心室颤动的发生与低血钾有关。低血钾使心肌发生室颤的阈值降低,当血钾由正常降至1.9mmol/L时,室颤阈值从40mA降至27mA,当血钾恢复至正常水平后,室颤阈值也随之恢复。在急性心肌梗死患者中,当血钾低于3.5mmol/L时,室颤的发生率为8%,3.5~3.8mmol/L时为4%,3.9~4.2mmol/L时为2%,4.3~4.6mmol/L时为1%。血钾大于4.6mmol/L的患者无室颤发生,急性心肌梗死时心脏猝死的发生不但取决于低血钾的水平,还与血钾降低的速度密切相关,在缺血、损伤、梗死及药物影响下,即使血钾较原来水平轻度下降0.5~1.0mmol/L,且未降至低于正常下限3.5mmol/L时,其血钾下降幅度其实已达20%~30%,即急性低血钾,容易产生尖端扭转型室速、触发性室速,多源频发室早、RonT室早、室颤等恶性心律失常,心电图常显示有缺血-低血钾引起的J波。因此急性心肌梗死者应该常规补钾治疗。

(3)慢性心力衰竭的患者易于发生低血钾相关性恶性心律失常,因为此类患者常已有严重器质性心脏损害、反复心肌缺血、梗死、心肌重构、心脏扩大等,使心脏电生理特性发生变化,从而使传导径路延长,除复极状态电位离散度增大,易于发生心室内折返,触发或机械-电反馈而导致室速、室颤等恶性心律失常,即为电易损状态的衰竭性易损心肌。

(4)交感风暴时常伴发低血钾,此类患者常有引发交感风暴的病因基础和诱因,如急性冠脉综合征、心衰、应激状态等,同时多有钾代谢、钾平衡紊乱和失钾的过程,或有遗传性心律失常的离子通道病。低血钾会引起急剧心电活动紊乱,心电图可有Q-T(U)延长,低血钾相关"J"波,尖端扭转型室速,触发性反复室速,快速折返室速并可导致室颤反复发作,且发作间隔时间逐渐缩短,需反复电除颤,每次室速发作前有窦性心律升高趋势,平素治疗室速有效的药物此时无效或疗效不佳。在低血钾状态下,抢救性治疗会使交感风暴不易纠正反而更趋恶化,反复电除颤刺激会使体内儿茶酚胺浓度增加百倍,通过神经体液机制使细胞内外钾离子重新分布,低钾状态更加严重,这时大部分抗心律失常药物失去作用,甚至产生致心律失常作用。

(5)院外的非急性心肌梗死的心脏性猝死是否与低钾有关尚不明确,入院时发现有低钾的患者入院前室颤的发生率明显要高于正常血钾者。尖端扭转性室速患者,常常伴有低血钾。低血钾与某些抗心律失常药物的治疗作用有关。心力衰竭时应用洋地黄易于发生低血钾性恶性心律失常的主要表现是自律性增高引起的期前收缩或心动过速,两者均为低血钾所加重。洋地黄治疗的患者伴有低血钾时最具特征性的心律失常是非阵发性交界性心动过速和房性心动过速伴房室阻滞。纠正低血钾对抑制这些心律失常安全有效。

二、高血钾与心律失常

1.高血钾的病因　引起高血钾的原因主要有：①摄入过多，如补钾过多过快，或输入大量库存血；②排钾减少，如各种肾功能不全患者长期使用潴钾利尿剂如安体舒通、氨苯蝶啶等；溶血、手术、创伤时细胞内钾移向细胞外。

2.高血钾的临床表现　高血钾的临床表现主要有：①神经肌肉系统：表现为表情淡漠、四肢肌肉无力、肌张力下降、呼吸肌麻痹；②心律失常。

3.高血钾的心电图表现　血钾高于 5.5mmol/L 时，T 波变高尖，呈帐篷状，血钾高于 6.5mmol/L时，QRS 波出现改变，单纯的 T 波改变不能确诊高血钾。约 20% 的高血钾患者有特征性的高尖窄的 T 波，其余患者的 T 波则不能与其他病因所致的 T 波改变相区别。校正 Q-T 间期（QTc）的测量有助于鉴别诊断。当高尖的 T 波为心电图的唯一表现时，QRS 和 ST 段正常而 QTc 正常或缩短有助于高血钾的诊断。而其他原因引起的高大 T 波改变常伴有 QTc 的延长。高血钾时 U 波往往降低或缺失。当血钾超过 6.7mmol/L 时，心电图常可作出正确的诊断。高血钾引起的 QRS 波均匀性增宽有别于束支阻滞或心室预激引起的 QRS 伴非均匀性增宽。左侧胸前导联 S 波增宽有助于区别高血钾和典型的左束支阻滞和右束支阻滞时的起始部增宽。在严重高血钾时，ST 段可抬高而类似于急性心肌缺血。这种 ST 段的移位在血钾恢复后迅速消失，可能与高血钾时不同部位的心肌非同步除极化有关。当血钾高于 7.0mmol/L 时，P 波振幅减小，P 波增宽，PR 间期延长，这是由于心房内传导减慢所致。血钾高于 8mmol/L 时，P 波消失。高血钾时 QRS 增宽，P 波减小或消失有助于区别其他原因所致的室内传导阻滞。心电图上无 P 波的规则节律是窦室传导的表现。当血钾大于 10mmol/L 时，心室节律可因心室内多处起搏点同时起搏而变得不规则，这种无 P 波的不规则节律需与心房颤动相鉴别。血钾高于 12～14mmol/L 时可出现心室停搏或心室颤动。后者可继发于加重的心室节律异常。高血钾引起的心电图改变可被高血钙和高血钠纠正，因低血钙和低血钠而加重（图 5-3）。

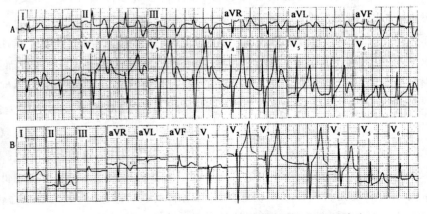

图 5-3　A.高血钾 T 波高尖伴巨大 U 波；B.高血钾 T 波高尖

4.高血钾与心律失常的关系及其电生理机制　细胞外钾或血钾浓度升高时对心肌电生理有如下影响。

(1)自律性降低:细胞外钾浓度升高时,心肌细胞膜对钾的通透性增高,钾外流加快,3 相复极速度加快而使动作电位时限缩短。快反应细胞(包括心房、心室肌细胞、结间束及浦肯野纤维)的自律性影响显著,使 4 相自动除极化速率下降,使其自律性明显降低。

(2)对兴奋性影响:高血钾对心肌细胞兴奋性具有双重性作用。这是由静息膜电位与阈电位之差值的大小决定的。当血钾逐渐增加时,细胞外钾或血钾浓度升高(5～7mmol/L)时,静息膜电位负值减少,即膜发生了部分去极化,静息膜电位和阈电位之差值减小,与兴奋阈值接近,故可使心肌兴奋性升高。随着血钾逐渐升高,当血钾浓度急剧增高(大于 7～9mmol/L),阈电位负值减小,膜去极化幅度大,静息膜电位与阈电位之差值增大,钠通道不被激活,兴奋阈值升高,甚至消失。因此,在血钾升高的过程中,心脏的兴奋性可出现迅速升高,则兴奋性随即降低或消失。不同类型的心肌细胞对钾的敏感性不同。其中心房肌对高血钾的敏感性最高,心室肌次之,窦房结、希氏束及浦肯野纤维最低。此为高血钾时窦室传导的电生理学基础。

(3)传导性降低:高血钾由于使静息电位减小,导致动作电位的极化幅度和速度降低,兴奋的扩布减慢,因而传导性降低。因此,在高血钾时,心房内或房室间或心室内均可发生传导延缓或阻滞。血钾增高对细胞电生理特性影响的双向性,决定了血钾增高具抗心律失常和致心律失常的双重作用。高血钾可能通过抑制异位起搏点的自律性,使传导改善或传导受损而抑制折返,减小心室肌之间及心室肌与浦肯野纤维之间不应期的离散度,消除超常传导。从而具有抗心律失常的作用。

5.高钾血症诱发的心律失常

(1)房室传导阻滞和室内传导阻滞,由于传导性降低所致。

(2)各种心律失常(包括心室扑动及心室颤动)由于传导性降低及不应期缩短,可继发慢性传导和单向阻滞,易形成折返激动。

(3)心室停搏,严重抑制传导,尤以浦肯野纤维与心室肌之间的传导阻滞为甚。

第二节　镁与心律失常

镁是体内主要的阳离子之一,在心肌细胞其重要性仅次于钾。镁与心脏的关系密切,血镁浓度的改变对心脏功能,尤其是电生理功能的影响已引起人们的重视,正常人体内镁半数以上以磷酸盐及碳酸盐的形式贮积于骨骼肌、心肌和脑组织中。心脏中的镁主要分布于细胞内,约为 17.8mmol/L,正常人血清镁浓度为 0.8～1.2mmol/L。低于 0.8mmol/L 为低血镁,高于 1.2mmol/L 称为高血镁。

一、低血镁与心律失常

1.低血镁的病因　　低血镁的主要病因有：①胃肠道丢失，如肠瘘、小肠广泛切除；②进食中镁含量过少；③完全性静脉营养中镁含量不足；④肾小管疾病，对镁的吸收障碍；⑤原发性醛固酮增多症；⑥长期使用利尿剂。

2.低血镁的主要临床表现　　①中枢神经系统：表现为抑郁、肌肉震颤、抽搐、精神错乱等；②消化系统：表现为食欲缺乏、慢性腹痛、腹泻；③心血管系统：主要为心律失常，如早搏、室上性心动过速、室性心动过速、心室颤动等。

3.低血镁的心电图表现　　由于血镁水平的改变往往会影响钠、钾和钙的血浓度，因此临床上单纯的低血镁很少见。镁、钠、钾、钙对细胞电生理的共同作用使得对单纯低镁的认识较为困难。在低血镁早期、心电图上表现为 QRS 波变窄，T 波高尖，但不对称。T 波底部正常或增宽。当发生严重低血镁时，可同时发生低血钾。心电图表现为低血钾的改变，如 QRS 波增宽、ST 段下降、T 波振幅减小、U 波增大。由于低血镁的心电图表现并非特异性，而且与血镁浓度不成比例，加之临床上低血镁常常合并有低血钾，因此仅靠心电图较难确诊单纯性低血镁症。

4.低血镁与心律失常　　细胞外镁或血镁浓度降低时对心肌电生理有如下影响。

(1)兴奋性增高：细胞外镁浓度降低时，Na^+-K^+-ATP 泵的活性明显降低使细胞内 Na^+ 增多，K^+ 减少，静息膜电位或最大舒张期电位负值减少，接近阈电位值，兴奋性增高，但是传导减慢。

(2)自律性增加：由于 Ca^{2+} 内流加速，使心肌自律性细胞舒张期自动除极化加快，自律性随之增高。

(3)低血镁时：镁抑制慢通道的内向电流（由 Ca^{2+} 和 Na^+ 携带）作用减弱，加速 Ca^{2+} 和 Na^+ 经慢通道进入心肌细胞内，使其动作电位 2 相延长，有效不应期时限离散加大，易产生心律失常。所以，当低镁血症时，心肌细胞兴奋性和自律性增高，传导减慢，有效不应期缩短，易于发生心律失常。

低血镁所致的心律失常主要为房性或室性早搏、室上性心动过速、室性心动过速和传导阻滞。低血钾常常合并有低血镁，单纯地补钾不能纠正低血钾及其相关的心律失常。而补镁却可纠正低血钾，减少心律失常的发生。补镁不仅可治疗低血镁引起的心律失常，而且对血镁正常时的心律失常也有效，特别是长 Q-T 间期的尖端扭转性室速。尖端扭转型室速起自早期后除极电位（EAD）。镁可阻断动作电位 2 相钙内流，加速 3 相钾外流而使复极加快，从而抑制EAD 的产生。镁还可以防治洋地黄毒性作用所致的心律失常，洋地黄中毒时的胃肠道反应被认为不是洋地黄类药物对胃肠道黏膜直接刺激的结果，而是洋地黄类作用于延髓后极区的催吐化学感受器，反射性引起呕吐的结果，镁的箭毒样作用，可阻滞突触的兴奋传递而缓解洋地黄中毒的症状。

二、高血镁与心律失常

1.高血镁的病因　临床上高血镁不多见。高血镁主要因肾功能不全、大面积烧伤、严重酸中毒及镁盐输入过多所致。

2.高血镁的临床表现　主要表现为疲乏无力、腱反射减弱、血压下降。严重者可出现呼吸抑制。

3.高血镁的心电图表现　高血镁对心电图的影响无特异性,主要表现为 PR 间期延长,QRS 波增宽。

4.高血镁与心律失常　临床上当血镁高于 5mmol/L 时,会引起房室阻滞和室内阻滞,心电图表现为 PR 间期延长及 QRS 波增宽,T 波也可降低。当血镁高于 15mmol/L 时产生完全性房室阻滞。高血镁所致的房室阻滞的部位在希氏束以上,即房室结及其周围部分。当血镁高于 25mmol/L 时,发生心脏停搏,类似于高血钾的作用。补镁时要注意监测血镁浓度,不能高于 5mmol/L。在连续补镁过程中要经常检查肌腱反射,肌腱反射的消失往往是呼吸抑制的先兆。

第三节　钙与心律失常

钙对心脏的作用主要有两个:首先是对心肌细胞电生理的影响,在快反应心肌细胞,动作电位 2 相的钙内流是维持 2 相平台的主要离子流,在慢反应心肌细胞,0 相除极化及 4 相自动除极化均依赖于钙的内流;其次,钙是触发心肌细胞兴奋与收缩耦联的信使,可改变心肌收缩力而影响心脏氧供及代谢,间接影响心律失常。血钙的正常浓度为 2.25~2.75mmol/L,低于2.25mmol/L 称为低血钙;高于 2.75mmol/L 称为高血钙。

一、低血钙与心律失常

1.低血钙的病因　主要有:①维生素 D 缺乏,主要见于食物中维生素 D 摄入不足,吸收障碍;②甲状旁腺素缺乏,如甲状旁腺机能减退症;③皮质激素过多、急性胰腺炎、肾小管性酸中毒、肿瘤等;④高磷血症。

2.低血钙的临床表现　主要为:①神经肌肉系统,表现为应激性增高;②精神症状,如焦虑、烦躁、记忆力下降;③其他,如白内障、牙齿脱落和发育不良、皮肤干燥、角化。

3.低血钙的心电图表现　细胞外钙降低使心肌细胞动作电位 2 相延长,而使动作电位时限延长。在心电图上表现为 ST 段延长、Q-T 间期延长。但 QTc 很少超过正常值的 140%,如超过此值,很可能把 U 波测量在内。低钙对 T 波无影响。低血钙并高血钾时较易识别,常见于慢性肾病患者,心电图特征性地表现为 ST 段延长,出现帐篷状 T 波。同样,低血钙伴低血钾时 ST 段延长,终末部可见明显的 T 波和 U 波。

4.低血钙与心律失常　细胞外钙或血钙浓度降低时对心肌电生理有如下影响。

(1)兴奋性升高和传导加快:细胞外低钙时,细胞膜对 Na^+ 内流的竞争性抑制作用减弱,即膜屏障作用减弱。在快反应细胞,阈电位负值增大,细胞的兴奋性升高,0 相除极化速度加快,传导性也增高。

(2)自律性增加:细胞外低钙时,钙对 Na^+ 内流的屏障作用减弱,使背景电流加速,4 相自动除极化速度加快,阈电位负值加大,快反应自律性细胞的自律性增高。在慢反应细胞,钙内流是 0 相除极化和 4 相自动除极化的主要离子流。因此,低钙时 Ca^{2+} 内流减慢,0 相除极化和 4 相自动除极化速度减慢,慢反应细胞的兴奋性和传导性降低。

但在临床上,因低血钙引起心律失常的几率极少。

二、高血钙与心律失常

1.高血钙的病因　主要有:①恶性肿瘤,最为常见,如多发性骨髓瘤、转移性骨瘤;②甲状旁腺机能亢进;③维生素 D 中毒;④其他,如维生素 A 过多、甲状腺机能亢进、肢端肥大症。

2.高血钙的临床表现　①神经肌肉系统:表现为应激性下降;②消化系统:表现为腹胀、便秘、吞咽困难;③泌尿系统:主要为肾结石、肾实质化、高钙性肾病;④急性高血钙危象:表现为严重的恶心、呕吐、无力、酸中毒、神志不清、肾功能衰竭。

3.高血钙的心电图表现　基本心电图表现是 ST 段明显缩短。T 波可起始于 QRS 波末段而表现为无 ST 段存在。高血钙的这种作用使 QTc 缩短,但 QTc 的缩短程度与血钙浓度不成比例。高血钙对房室传导及室内传导有一定的抑制作用,心电图上表现为 PR 间期延长。

4.高血钙与心律失常　细胞外钙或血钙浓度降低时对心肌电生理有如下影响。

(1)兴奋性和传导性降低:高血钙时,因对 Na^+ 内流的膜屏障阻力加大,Na^+ 内流减少。在快反应细胞,0 相除极化产生困难。高血钙使阈电位负值减小,细胞的兴奋阈值升高,兴奋性下降。钠内流的抑制使发生兴奋后的 0 相除极化速度和幅度降低,传导性随之降低。在快反应自律性细胞,因背景 Na^+ 流受抑制而使 4 相自动除极化速度减慢,自律性降低。在慢反应自律性细胞,高血钙使细胞内外离子浓度梯度加大,Ca^{2+} 内流加快,导致慢反应细胞 0 相除极化及 4 相自动除极化速度加快,其自律性和传导性均增高。在快反应工作细胞,高血钙使 2 相 Ca^{2+} 内流加快,使 2 相平台期缩短。

(2)另外 Ca^{2+} 内流增快可使膜对 K^+ 的通透性增高,K^+ 外流加速使复极加快。钙超负荷时细胞发生短暂除极化,触发肌浆网释放 Ca^{2+}。释放的 Ca^{2+} 激活细胞膜钙通道或经 Na^+-Ca^{2+} 交换机制使细胞膜短暂地除极化,在细胞受到快速刺激时,快速除极化可达到阈电位而引发心律失常。

(3)高钙血症时各种心律失常均可发生。心电图表现为 Q-T 时间缩短、ST-T 段改变、房室传导阻滞。若未及时治疗可致致命性心律失常。

第六章　心律失常的血流动力学改变

　　心律失常对人体的影响个体差异较大,有的患者无明显症状,但有的患者会导致严重的心脑血管事件,如急性心肌梗死、心源性休克、心脏性猝死、阿-斯综合征、脑血管意外等。心律失常引起明显临床症状的主要机制是引起心脏功能障碍,继而导致血流动力学改变。

　　血流动力学指心脏利用泵血功能推动血液在心脏和全身的流动情况,心电活动通过电-机械反馈机制影响心脏的功能和血流动力学。心肌细胞除极和复极时,在动作电位 0 相的去极化期打开了心肌纤维 T 小管的 L 型钙通道,启动了兴奋-收缩耦联;而在 2 相平台期末又激活了肌浆网的钙-腺苷三磷酸酶等,促使钙离子进入肌浆网,使心肌舒张。在窦性心律时,正常程序的心电活动通过电-机械反馈机制引发了心房和心室协调的舒缩活动。但在各种心律失常时,紊乱的心电活动会导致心房和心室不协调的舒缩活动,严重者可引发血流动力学异常和严重的心脑血管事件。反之,心房和心室的舒缩活动又可通过机械-电反馈机制影响心电活动。两者的平衡或失调还受到神经、内分泌、代谢等多种因素的调控。

一、心律失常对血流动力学的影响因素

(一)血流动力学的影响因素和判断指标

　　血流动力学受全身和心脏局部的影响,全身的健康状况对心脏功能有重要的影响,而心脏又是血流动力学的枢纽。影响血流动力学状况的心脏因素主要有:①心脏收缩力;②心肌长度-张力关系(Starling 机制);③心脏舒张期负荷(前负荷);④心脏收缩期负荷(后负荷);⑤心室舒张期的顺应性;⑥自主神经系统与神经体液等对心脏的调节机制等。这 6 个因素的综合作用,决定了血流动力学的状态,因此,临床上也常用反映心功能的指标来表示血流动力学的状态。常用的判断血流动力学的指标如下。

　　1.动脉血压(BP)　血压是血液对血管壁的侧压力,其高低取决于循环血量与血管容量的比值和心脏输血量的大小。特别是收缩压,可以反映心排血量的水平,即心脏泵功能。

　　2.心输出量(CO)　心输出量是指左心室射入主动脉的血量,又称心排出量,其高低取决于心脏的射血能力和外周循环因素(静脉回流量等),是判断心脏功能中最重要的指标。健康成人安静时的心输出量为 5~6L/min,最大可达 13~15L/min,而剧烈运动时甚至可达 25~35L/min,可见心脏有巨大的储备能力。

3.心排血指数（CI） 心排血指数（心脏指数）是指空腹和安静时每单位体表面积的心排血量，其高低取决于心排血量、年龄、性别、体型、生理状态等因素。一般在 10 岁左右时，静息心脏指数最高，可≥4L/(min·m²)，以后每增长 1 岁约平均下降 24.4ml/(min·m²)，直至 80 岁时约降至 2.0L/(min·m²)；女性较男性低；运动、发热、饱餐和怀孕等时心排血量和心脏指数均增加。一般健康成人安静时的心脏指数为 3.0～3.5L/(min·m²)。

4.每搏量（SV） 每搏量是指每次心脏收缩输至主动脉或肺动脉的血量，其高低取决于心排血量、心率等因素。一般健康成人安静时的每搏量为 60～70ml。

5.中心静脉压（CVP） 中心静脉压是指右心房及上、下腔静脉胸腔段的压力，反映右心充盈压的变化。其高低取决于血容量、右心室的功能、静脉回流量、静脉张力、胸腔压力、心包腔压力等因素。一般健康成人安静时的中心静脉压为 6～12cmH₂O。

6.肺毛细血管楔嵌压（PCWP） 肺毛细血管楔嵌压是指心导管顶端嵌入肺小动脉时所测得的肺毛细血管压力曲线，反映左心房压力的变化。其高低取决于左心室的功能等因素。一般健康成人安静时的肺毛细血管楔嵌压为 6～12mmHg，＞12mmHg 时提示左心功能不全，18～20mmHg 时提示轻度肺淤血，21～25mmHg 时提示中度肺淤血，26～30mmHg 时提示重度肺淤血，＞30mmHg 时提示发生急性肺水肿。

7.左室射血分数（LVEF） 左室射血分数是应用超声心动图检测左室每搏输出量所占左室舒张末期容量的比率，反映左室的排血效率，较每搏输出量等更能判断左室的收缩功能。其高低取决于左心室的收缩功能等因素不受心率等影响。一般健康成人安静时的左室射血分数为 55%～70%，若 50%～55% 为轻度降低，35%～49% 为中度降低，＜35% 为重度降低。根据循证医学，左室射血分数＜40% 者易发生心血管事件，应予以重视。

8.其他判断血流动力学的指标 尚有肺动脉压（PAP，正常参考范围为 12～30/4～13mmHg）、肺血管阻力[PVR，正常参考范围为 37～250(dynes·S)/cm⁵]、体循环血管阻力[PVR，正常参考范围为 770～1500(dynes·s)/cm⁵]等。

检测血流动力学指标的方法有 Swan-Ganz 漂浮导管法、温度稀释法、染料稀释法、阻抗法、超声心动图、放射性核素检查等，其中以导管法最为准确，超声心动图检查较为实用。

（二）心律失常影响血流动力学的因素

心律失常对血流动力学的影响与下列因素相关。

1.心律失常的病因和诱因 心律失常发生于器质性心脏病患者，对血流动力学影响大；发生于心脏病伴心功能不全患者，则对血流动力学影响更大；若发生于健康人，对血流动力学影响小。

2.心律失常冲动异常的部位 即异位起搏点的部位，室上性心律失常多数能使心房与心室按正常顺序收缩，或至少能使左右心室同步收缩，对血流动力学影响较小；而室性心律失常（特别是恶性室性心律失常）时，房室收缩分离和多数左右心室非同步收缩，对血流动力学影响较大，即心律失常冲动异常的部位越低，对血流动力学影响越大。

3.心律失常冲动传导异常的部位 传导阻滞对血流动力学影响的大小，一般依次为房室阻滞＞窦房阻滞＞左束支阻滞＞右束支阻滞＞分支阻滞。房室阻滞直接影响到房室的顺序收缩和舒张期的心室充盈量，而室内阻滞仅轻微地影响左右心室的同步收缩。

4.心律失常的心室率 心律失常时心室率能维持在 60～100 次/分，对血流动力学影响较小；如心室率过快（如＞180 次/分）或过慢（如＜40 次/分）时，则对血流动力学影响较大。心动过缓时，即使每搏输出量正常，但心输出量和心脏指数仍会降低。而心动过速时，舒张期心室充盈量减少和收缩期心肌收缩力降低，使每搏输出量、心排血量和心脏指数均会降低。在临床实践中，心律失常的心室率与患者的状态和心功能有密切的关系。若心室率稍快或稍慢时，对于安静状态下心功能尚可的患者一般不会产生明显的症状。而患者在活动时，若心室率不能相应增快，使心排血量不能满足机体的需要，患者会出现乏力、头晕，甚至晕厥等症状。而对于心功能较差的患者，即使在休息时，心室率的增快或减慢均会产生严重的症状。

5.心律失常的持续时间和发作频度 心律失常持续时间越长，发作次数越多，对血流动力学影响越大；反之，对血流动力学影响越小。

二、快速性心律失常对血流动力学的影响

（一）期前收缩对血流动力学的影响

期前收缩（早搏）对血流动力学的影响与早搏的起源及频度有较大的关系。各型早搏均使左心室舒张期缩短和充盈不足，因此收缩期射入主动脉内的血流减少，心排血量减少。其主要影响如下。

1.偶发早搏 对血流动力学无明显影响，患者常无症状。

2.频发房性早搏和频发室性早搏 可使脑血流量分别减少 8％和 10％；使冠脉血流量分别减少 10％和 25％；使肾血流量分别减少 8％和 10％左右。对心功能正常患者一般不引起明显症状，部分患者的症状与其敏感程度相关。

3.室性期前收缩对血流动力学的影响 早搏中以室性早搏对血流动力学的影响最大，此因除左心室舒张期缩短和充盈不足外心室的非程序性收缩更加重了心排血量减少，且与提早程度和期前收缩次数呈正相关。一般性室性期前收缩时的心排血量只有窦性搏动的 70％左右（如联律间期在 0.36～0.38 秒时，心输出量接近于零），其代偿间歇后的窦性搏动心排血量较一般窦性输出量增加 18％左右，故总的心输出量仍减少。多源室性期前收缩和室性期前收缩二联律时，可使心排血量、平均动脉压和左室做功的相关指标降低，故较易引起相应症状，特别是器质性心脏病患者。

（二）阵发性室上性心动过速对血流动力学的影响

阵发性室上性心动过速（PSVT）发作时，由于心室率过快使心室舒张期缩短和充盈不足。同时，室房逆行传导又使房室非顺序性收缩和舒张，房室几乎同时收缩进一步加重了心室的充盈不足和心房的压力增高，使心排血量明显减少。PSVT 对血流动力学的主要影响如下。

1.PSVT 发作时对重要脏器供血的影响 PSVT 发作时可使脑、冠脉、肾血流量分别减少

14%～23%、35%和12%～18%。

2.PSVT发作时对血流动力学影响的机制　PSVT发作时,由于房室收缩时间过短或顺序丧失以及心室率过快等原因,使心房血液不能及时进入心室,心室充盈量减少和心排血量降低,可导致内脏血流量明显受损。特别是心室率>180次/分和/或原有心脏病的患者,易于引起血压下降(约30%),甚至晕厥或休克。对于无器质性心脏病的患者,PSVT发作时每搏输出量的下降可被心率增快而部分抵消,血压下降可通过神经内分泌等调节使周围血管阻力增加而部分纠正,故能使安静时心排血量不受明显影响。只有在心室率过快和持续时间过长时,才导致血流动力学明显改变。PSVT和阵发性房颤还可通过利钠激素(心房肽)影响血流动力学。PSVT和阵发性房颤利钠激素大量释放,短时间尿量显著增多,可达3000～6000ml,使血容量减少,有效循环血量下降,组织灌注不足。

3.PSVT发作时的血流动力学监测　PSVT发作时,可见心排血量、心脏指数(约下降37.5%)、每搏输出量、左室射血分数、肺动脉平均压和血压(约下降30%)等下降,而左右心房压上升。上述改变易于发生在心室率过快和心脏病患者。

4.预激综合征引起的PSVT(AVRT)对血流动力学的影响　AVRT发作时,对血流动力学的影响较房室结折返性心动过速(AVNRT)为大,其原因为:①心室率较快,常>180次/分;②逆传型房室折返性心动过速(经房室旁道顺传)时,左右心室不同步收缩;③经旁道传导的快速冲动易遇到心肌易损期,从而在旁道逆向传导有效不应期<240毫秒和前向传导有效不应期<270毫秒时,易诱发极快速型心房颤动或心室颤动,导致严重血流动力学障碍,甚至死亡。

(三)室性心动过速对血流动力学的影响

室性心动过速(室速)发作时,除相似于室上性心动过速的影响外,由于房室分离更加重了心室的充盈不足和心排血量的减少。其对血流动力学的主要影响如下。

1.室速发作时对重要脏器供血的影响　室速发作时,可使脑、冠脉、肾血流量分别下降40%～75%、60%和60%左右。

2.室速对血流动力学影响的机制　室速常发生于器质性心脏病患者,发作时房室收缩顺序异常、心室收缩不同步(多形性室速更著),心房率低于心室率,可出现心室心房同时收缩或舒张而不能很好充盈;心室率过快,使射血时间缩短,心排血量明显降低;室速时心肌缺血缺氧,导致收缩力下降;尖端扭转型室速,心室收缩部位先后顺序异常多变,使心排血量显著下降,这些均导致血流动力学异常而诱发晕厥、心功能不全或心绞痛等。而无明显器质性心脏疾患的特发性室速等发作时,对血流动力学影响较小。另外室速的异位灶部位对血流动力学会产生不同的影响,来自左室心尖部的异位搏动产生"沙漏样"收缩方式;而来自左室基底部的异位波搏动产生"泪滴样"收缩方式。前者的主动压和射血分数要优于后者。故不同患者或不同部位异位灶引起的室速的血流动力学改变会有较大的差异。

3.室速发作时的血流动力学监测　室速发作时,可见心排血量、每搏输出量和左室射血分数等下降。室速诱发晕厥的患者血压可降至(36±8)mmHg[(4.8±1.07)kPa],而无晕厥患者血压可从窦性心律时的(123±19)mmHg[(16.4±2.5)kPa]降至(61±24)mmHg[(8.13±3.2) kPa]。可见室速对血流动力学的危害较大。

（四）心房扑动和心房颤动对血流动力学的影响

心房扑动（房扑）和心房颤动（房颤）发作时，对心脏功能的影响主要取决于心室率和心房对心室充盈的作用，由于心房泵功能的部分或全部丧失，可使心排血量等明显降低。其对血流动力学的主要影响如下。

1.快室率房扑和房颤发作对重要脏器供血的影响　　快室率房扑和房颤发作时，可使脑、冠脉、肾血流量分别下降 23%～40%、22%～40% 和 20%。

2.房扑和房颤对血流动力学影响的机制　　心房作为心脏的辅助泵在舒张晚期可使左室充盈量增加 25%～30%。这种功能在房扑时部分丧失，在房颤时完全丧失。当心室率过快（>100 次/分，房扑 1∶1 房室传导）和心室率不规则（房扑伴不规则房室传导和房颤时）时，心室的收缩和舒张功能均明显降低，使血流动力学明显异常，在器质性心脏病患者和心室率过快者易于诱发晕厥、心力衰竭和心绞痛等，甚至导致室颤而危及生命。在快速房颤伴预激旁道前传时，需尽快转复心律。在基础心功能较好的慢性房扑和房颤患者，当心室率在 60～100 次/分，患者能较好耐受，多无明显血流动力学异常。但此类患者易形成左房或心耳血栓，脱落发生动脉栓塞，尤以脑栓塞的发生率、致残率和致死率最高，故应尽早抗凝治疗。

3.房扑和房颤发作时的血流动力学监测　　房扑和房颤发作时，可见心排血量（下降 20%～40%）、心脏指数、每搏输出量和左室射血分数等下降，而二尖瓣和三尖瓣反流增加。当采用多普勒超声心动图观察房颤的血流动力学变化时，可发现 R-R 间期超过 0.60 秒时，二尖瓣及主动脉瓣口血流量基本恒定，当小于 0.60 秒时，瓣口血流量明显减少，瓣口血流量与 R-R 间期之间呈显著正相关。当房扑和房颤转复为窦性心律时，心排血量可增加 11%～40%，右房平均压、左右室舒张末期压力和肺动脉压等均明显降低。但血流动力学的改善因人而异，与患者的基础心功能明显正相关。

（五）心室扑动、心室颤动对血流动力学的影响

心室扑动（室扑）和心室颤动（室颤）是致命性心律失常，与临终前的电-机械分离一样，心脏处于一种无效的电活动状态，产生与心室停搏一样的致命性血流动力学改变。室扑和室颤发生时，随之脉搏很快消失，平均动脉压在开始 5.0 秒很快下降（收缩压降至 60mmHg），以后逐渐向 0 偏移，有效循环和脑、冠脉、肾等脏器血流停止。根据实验资料，循环停止后引起内脏不可逆损伤的时限为：大脑 4～6 分钟，小脑 0～15 分钟，延髓 20～30 分钟，脊髓 45 分钟，交感神经节 60 分钟，心肌和肾小管细胞 30 分钟，肝细胞 1～2 小时等。

室扑和室颤发生后 15.0 秒时电复律成功者，血压可在 10.0 秒左右恢复到室扑和室颤发生前水平。室扑、室颤持续越长，则复律成功机会越少，复律后内脏功能恢复时限越长。因而，此时争分夺秒有效地进行心肺脑复苏术是抢救患者的关键。

三、缓慢性心律失常对血流动力学的影响

缓慢性心律失常对血流动力学的影响主要取决于患者的基础心功能和心室率水平。同

时，也取决于患者在活动时心率能否相应增快，以满足机体的需要。若活动时心率仍处于较慢水平，常会出现相关症状，反之亦然。

（一）窦性心动过缓

轻度窦性心动过缓（50～59 次/分）时，在安静状态下多无明显症状。但严重窦性心动过缓（<50 次/分）或活动时心率仍处于心动过缓水平，使心排血量不能满足机体的需要，可出现乏力、头晕，甚至晕厥等症状。在心力衰竭患者，受顽固性窦性心动过缓的影响较大，在安静状态下即可出现症状，在活动时症状进一步加重。

（二）窦房阻滞或心脏停搏

窦房阻滞或各种心脏停搏（窦性、房性、房室交接性、室性）时，即可出现长间歇。一般人群（运动员、体力劳动者等除外）在日间清醒状态时，如心室率<40 次/分或出现 2.0～3.0 秒长间歇，即可引起心排血量等指标降低，患者可有乏力、头晕和记忆力下降等症状。若基础心功能较差，则症状更明显。如心室率更慢或出现 5.0～10.0 秒长间歇，血流动力学更恶化，可出现黑矇、晕厥等症状。如出现 15.0 秒长间歇，则血流动力学严重障碍，可出现休克、阿-斯综合征、昏迷或猝死等。如心脏停搏 30.0 秒，则可导致死亡状态。如心脏停搏>3 分钟，则心肺脑复苏术成功率很低。

（三）房室阻滞

1. Ⅰ度房室阻滞　对血流动力学影响较小，患者多无明显症状。

2. Ⅱ度房室阻滞　对血流动力学的影响取决于房室传导比例，如>3：2 房室传导，则心排血量仅轻度降低，患者症状多较轻。而<3：1 房室传导，则心排血量明显降低，患者症状多较严重，尤其是在活动时房室传导比例不能相应增加者、老年患者或原有心功能不全者，可引发血压下降、晕厥、阿-斯综合征等严重症状。

3. Ⅲ度房室阻滞　由于房室舒缩顺序异常，使心排血量降低，其逸搏心律的冲动发出部位和频率对心排血量的进一步降低起重要作用。一般房室交界性逸搏频率较快，心室舒缩同步性较好，对心排血量降低影响较小；而室性逸搏频率较慢，心室舒缩同步性较差，对心输出量降低影响较大。根据 Benchimol 等对Ⅲ度房室阻滞的研究证实，单腔心室起搏（VVI 型）时，心排血量的高峰一般在起搏心率 80～105 次/分，而双腔起搏（DDD 型）时，心排血量的高峰一般在起搏心率 50～80 次/分。此外，现代双腔起搏器有多项程控功能，更能适应患者不同生理状态的需要。由此证明了房室顺序舒缩和逸搏心律的冲动发出部位和频率对心排血量的重要性。

（四）室内阻滞

1. 单分支或单束支阻滞　心脏功能正常的患者，单分支或单束支阻滞对血流动力学不会产生明显的影响和症状。而对于已有心功能不全的患者，单分支或单束支阻滞对血流动力学会产生不同程度的影响和使原有症状加重。其中束支阻滞的影响较分支阻滞大，左束支阻滞的影响较右束支阻滞大，完全性束支阻滞的影响较不完全性束支阻滞大，此中又以完全性左束支阻滞对血流动力学的影响最大。近年研究证明，分支或束支阻滞、心肌病变等均可引起心室同步性舒缩功能受损或丧失,使室壁呈节段性收缩和舒张,导致相当部分的血液滞留于心室,房室瓣反流增加,使左室射血分数降低,心排血量减少,是顽固性心衰的主要原因之一。因而,近年开展的心室再同步治疗(CRT)已使约88%的顽固性心衰伴QRS波群增宽(>130ms)患者从中受益。

2.三分支或双束支阻滞　三分支或双束支传导阻滞会产生与Ⅱ度以上房室阻滞时相似的长间歇,如心室率<40次/分或出现>2.0秒的长间歇,即可引起心排血量等指标降低,脑、冠脉、肾血流量下降,产生相应症状,其症状的严重程度与长间歇的长短成正比。

(五)起搏器综合征

安装起搏器治疗心律失常,过去主要是用于缓慢性心律失常治疗。近年来植入型除颤复律起搏器的应用,对快速性心律失常也起到了有效治疗作用。但心室起搏可引起血流动力学异常,如VVI型起搏器。其主要原因如下。

1.单纯心室起搏时,心排血量比正常心室顺序收缩时降低20%～35%,血压可下降20mmHg。

2.房室瓣不能同步活动,心房收缩时,房室瓣可能关闭;血液反流入静脉系统导致静脉压升高,心室收缩时,房室瓣可能开放;心室血液反流入心房,引起心房和静脉压升高。

3.竞争心律:在使用固定频率起搏器或同步起搏器因同步不良或感知功能减退,或心室自身QRS波振幅过低均可发生竞争心律。由于提前心室收缩,心室充盈不足心排血量就降低,当竞争心律频发时,症状就较明显。

4.起搏器介导的心动过速:如起搏器频率奔放,起搏器介导的折返性心动过速和环行运动性心动过速等,快速性心律失常同样也可引起血流动力学异常。

5.室房传导刺激心房和静脉壁上的牵张感受器,反射性引起周围血管扩张。

以上因素共同作用,可导致患者头胀、心慌、胸闷、疲乏、低血压、晕厥先兆或晕厥等即为起搏器综合征。对AAI和VVI起搏器对血流动力学及心钠素、肾素-血管紧张素系统影响的研究发现,AAI起搏时心输出量(CO)、心脏指数(CI)显著地高于VVI起搏时($P<0.05～0.01$),而肺毛细血管楔嵌压(PCWP)、肺动脉压(PAP)、右房压(RAP)和血浆心钠素(ANP)、肾素活性(PRA)及血管紧张素Ⅱ(Ang-Ⅱ)均较VVI起搏时低,提示AAI较VVI有良好的血流动力学效应。

第七章　心律失常的诊断技术及方法

第一节　常规心电图

一、心电图导联及心电轴

（一）心电图导联

心脏除极、复极过程中产生的心电向量,通过容积导电传至身体各部,并产生电位差,将两电极置于人体的任何两点与心电图机连接,就可描记出心电图,这种放置电极并与心电图机连接的线路,称为心电图导联。常用的导联如下。

1.标准导联　亦称双极肢体导联,反映两个肢体之间的电位差。

（1）Ⅰ导联:将左上肢电极与心电图机的正极端相连,右上肢电极与负极端相连,反映左上肢与右上肢的电位差。

（2）Ⅱ导联:将左下肢电极与心电图机的正极端相连,右上肢电极与负极端相连,反映左下肢与右上肢的电位差。

（3）Ⅲ导联:将左下肢与心电图机的正极端相连,左上肢电极与负极端相联,反映左下肢与左上肢的电位差。

2.加压单极肢体导联　标准导联只是反映体表某两点之间的电位差,而不能探测某一点的电位变化,如果把心电图机的负极接在零电位点上(无关电极),把探查电极接在人体任一点上,就可以测得该点的电位变化,这种导联方式称为单极导联。

由于单极肢体导联(VL、VR、VF)的心电图形振幅较小,不便于观测。为此,Gold-berger提出在上述导联的基础上加以修改,方法是在描记某一肢体的单极导联心电图时,将该肢体与中心电端相连接的高电阻断开,这样就可使心电图波形的振幅增加50%,这种导联方式称为加压单极肢体导联,分别以 aVL、aVR 和 aVF 表示。

3.胸导联　亦是一种单极导联,把探查电极放置在胸前的一定部位,这就是单极胸导联（图 7-1）。这种导联方式,探查电极离心脏很近,只隔着二层胸壁,因此心电图波形振幅较大,常用的几个胸导联位置见图 7-1,V₁、V₂ 导联面对右室壁,V₅、V₆ 导联面对左室壁,V₃、V₄ 介于两者之间。

在常规心电图检查时,通常应用以上导联即可满足临床需要,但在个别情况下,例如疑有右室肥大、右位心或特殊部位的心肌梗死等情况,还可以添加若干导联,例如右胸导联 V₃R~V₅R,相当于 V₃~V₅ 相对应的部位;V₇ 导联在左腋后线与 V₄ 水平线相交处。

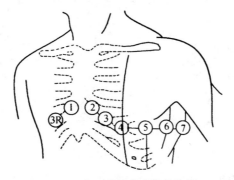

图 7-1　胸导联探查电极的位置

(二)导联轴

某一导联正负电极之间假想的连线,称为该导联的导联轴。标准导联的导联轴可以画一个等边三角形来表示(图 7-2)。等边三角形的三个顶点 L、R、F 分别代表左上肢、右上肢和左下肢,L 与 R 的连线代表 I 导联的导联轴,RL 中点的 R 侧为负,L 侧为正;同理 RF 是 II 导联的导联轴,R 侧为负,F 侧为正;LF 是 III 导联的导联轴,L 侧为负,F 侧为正。

等边三角形的中心相当于电偶中心,即零电位点或中心电端,按导联轴的定义不难看出 OR、OL、OF 分别是单极肢体导联 VR、VL、VF 的导联轴,RR′,LL′,FF′ 分别是 aVR aVL aVF 的导联轴,其中 OR,OL,OF 段为正,OR′OL′OF′ 段为负(图 7-3)。

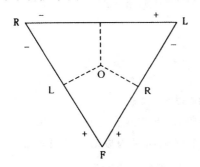

图 7-2　标准导联的导联轴

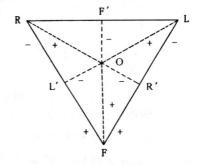

图 7-3　加压单极肢体导联的导联轴

标准导联和加压单极肢体导联都是额面,为了更清楚地表明这六个导联轴之间的关系,可将三个标准导联的导联轴平行移动到三角形的中心,使其均通过电偶中心 O 点,再加上加压单极肢体的导联三个导联轴,这样就构成额面上的六轴系统(图 7-4)。每一根轴从中心 O 点分为正负两半,各个轴之间均为 30°,从 I 导联正侧端顺钟向的角度为正,逆钟向的角度为负。六轴系统对测定心电轴及判断肢体导联心电图波形很有帮助,如图 7-5 所示。

（三）心电向量与心电图的关系

心电图就是平面心电向量环在各导联轴上的投影（即空间向量环的第二次投影）。额面向量环投影在六轴系统各导联轴上,形成肢体导联心电图,横面向量环投影在胸导联的各导联轴上就是胸导联的心电图。

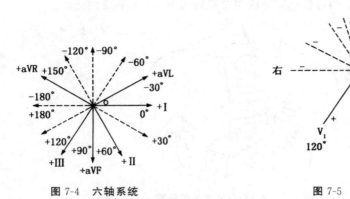

图 7-4　六轴系统　　　　　　　　　　　　图 7-5　胸导联的导联轴

1.额面向量环与肢体导联心电图的关系　正常额面 QRS 向量环长而窄,多数呈逆钟向运行,最大向量位置在 60°左右,p 环和 T 环与 QRS 环方向基本一致。下面以图 7-6 为例说明额面向量环在肢体导联轴上的投影。

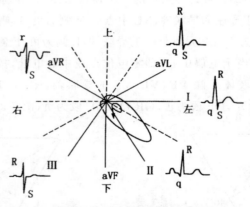

图 7-6　额面向量环与肢体导联心电图的关系

Ⅰ导联 p 环和 T 环的向量均投影在Ⅰ导联轴的正侧,因此出现向上的 P 波和 t 波。QRS环初始向量投影在Ⅱ导联轴的负侧,得 q 波;最大向量及终末向量均投影在Ⅱ导联轴的正侧,得高 R 波,因此Ⅱ导联的 QRS 波群呈 qR 型。

aVR 导联 p 环和 T 环的向量均投影在 aVR 导联轴的负侧,因此 P 波和 t 波均向下。QRS 环的初始向量投影在 aVR 导联的正侧,得小 r 波;最大向量及终末向量投影在 aVR 导联轴的负侧,得深 S 波,因此 aVR 波导联的 QRS 波群呈 rS。

Ⅲ、aVF、aVL 导联的波形可依次类别。

2.横面向量环与胸导联心电图的关系　正常横面 QRS 环多为卵圆形,环体呈逆钟向运行,最大向量指向 345°左右,p 环和 T 环的方向与此大体一致。图 7-7 示横面向量环在胸导联轴上的投影。

V_1 导联 p 环的前部分投影在 V_1 导联的正侧,后部分在该导联轴的负侧,故得一先正后负的双向 P 波。QRS 环初始向量投影在 V_1 导联轴的正侧,最大向量和终末向量均投影在负侧,因此 QRS 波群呈 RS 型。T 环投影在 V_1 导联轴的负侧,故 T 波倒置。

V_5 导联 p 环和 T 环均投影在 V_5 导联轴的正侧,因此 P 波和 t 波均向上。QRS 环的初始部分投影在 V_5 导联轴的负侧,得 q 波,最大向量投影在 V_5 导联轴的正侧,得 R 波,终末向量投影在负侧,得 s 波,因此 V_5 导联的 QRS 波群呈 qRs 型。

其他胸导联的波形可依次类推。

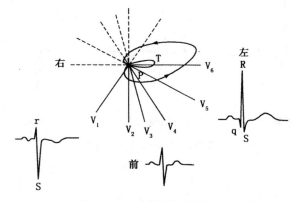

图 7-7　横面向向量环与胸导联心电图的关系

(四)心电轴

1.平均心电轴　将心房除极、心室除极与复极过程中产生的多个瞬间综合心电向量,各自再综合成一个主轴向量,即称为平均心电轴,包括 P、QRS、T 平均电轴。其中代表心室除极的额面的 QRS 平均电轴在心电图诊断中更为重要,因而通常所说的平均电轴就是指额面 QRS 平均电轴而言,它与心电图 I 导联正侧段所构成的角度表示平均心电轴的偏移方向。

2.平均心电轴的测定方法

(1)目测:一般通过观察 I 与 III 导联 QRS 波群的主波方向,可以大致估计心电轴的偏移情况。如 I 和 III 导联的主波都向上,心电轴在 0°～90°,表示电轴不偏;如 I 导联的主波向上,III 导联的主波向下,为电轴左偏;如 I 导联的主波向下,III 导联的主波向上,则为电轴右偏(图 7-8)。

(2)振幅法:先测出 I 导联 QRS 波群的振幅,R 为正,Q 与 s 为负,算出 QRS 振幅的代数和,再以同样的方法算出 III 导联 QRS 振幅的代数和。然后将 I 导联 QRS 振幅数值画在 I 导联轴上,做一垂线;将 III 导联 QRS 振幅数值画在 III 导联轴上,也做一垂线;两垂线相交于 A 点,将电偶中心 O 点与 A 点相连,OA 即为所求的心电轴。如图 7-9 所示 QRS I 为 +10;QRS III 为 −8,做两垂线相交于 A,用量角器测量 OA 与 I 导联轴正侧段的夹角为 −19°,表示心电轴为 −19°。

3.心电轴偏移及其临床意义　心电轴的正常变动范围较大,在 −30°～+110°,一般在 0°～+90°,正常心电轴平均约为 +60°。自 −30°～−90° 为电轴左偏,+30°～−30° 属电轴轻度左偏,常见于正常的横位心脏(肥胖、腹水、妊娠等)、左室肥大和左前分支阻滞等。＋90°～＋110°属轻度电轴右偏,常见于正常的垂直位心脏和右室肥大等;越过＋110°的电轴右偏,多见于严重右室肥大和左后分支阻滞等。

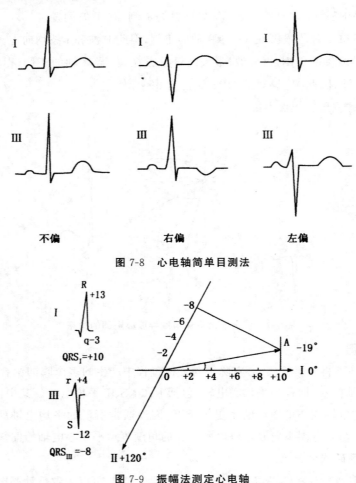

图 7-8　心电轴简单目测法

图 7-9　振幅法测定心电轴

二、心电图各波与波段的正常值及异常的临床意义

(一)P 波

P 波是心房的除极波。起始部分为右房除极所形成,后半部分主要由左房除极所形成。正常 P 波矮小,顶稍圆钝或伴小切迹,其时限＜0.11 秒。电压:肢导联＜0.25mV,胸导联＜0.20mV。当 P 波方向不符合窦性 P 波标准、电压过高或时限过宽时为 P 波异常。

1.P 波增宽　P 波时限≥0.11 秒为增宽。P 波时限≥0.11 秒,＜0.12 秒称房内传导延缓。P 波时限≥0.12 秒,称房内传导阻滞。典型增宽 P 波称二尖瓣 P 波,其时限≥0.12 秒,呈 M 形或双峰样,峰间距≥0.04 秒,部分可呈圆顶形。此改变一般在 I 、aVL、V_3～V_6 导联较明显,

aVR 导联多呈"W"形。P 波增宽的临床意义如下。

(1)左房肥大或扩大:可由"风心"二尖瓣狭窄,或二尖瓣狭窄伴闭锁不全引起。也可见于部分引起左房长期负荷过重的"先心"、左心衰竭等。

(2)左房负荷过重:冠心病时,可因左心室舒张末期压力增高而引起左房内压力增高使 P 波增宽;急性左心衰竭致左房压力增高使 P 波增宽;单纯二尖瓣反流早期左房负荷过重使 P 波增宽。这几种情况心房大小均可正常。

(3)房内传导延缓和阻滞:当房内前结间束的左房分支出现传导延缓或阻滞时,激动在房内传导顺序改变或传导时间延长,从而 P 波增宽。此情况多见于老年人,属老年性传导纤维退行性变所致。

(4)心房梗死:心房梗死可使心房除极顺序改变,除极时间延长,P 波增宽,并有 P-R 段偏移。

(5)房性异位节律:心房除极顺序改变,心房激动传导最初主要为心房肌间传导,使除极时间延长,P 波增宽。

2.P 波电压增高　　正常 P 波较低钝,电压<0.25mV,当 P 波在 Ⅱ、Ⅲ、aVF 导联呈顶尖型,时限正常,电压大于 0.25mV,如 V_1 导联正向部分 P 波电压>0.20mV,双向时≥0.30mV 称肺型 P 波。P 波增高(肺型 P 波)的临床意义如下。

(1)右房肥大或扩大:见于肺心病、先天性心脏病及三尖瓣狭窄等。

(2)右房负荷过重:急性肺部实变性疾病、肺梗塞等可使右心室负荷过重间接引起右房负荷过重,常可见到肺型 P 波;各种原因使血液回流过快过多均可使右房负荷增加 P 波电压增高。如运动试验当心率达到 110 次/分左右时,部分人可出现肺型 P 波,输液过快也可出现肺型 P 波。

(3)房内阻滞:主要是右房内阻滞,可见肺型 P 波。

(4)其他原因:"甲亢"、低血钾、交感神经张力过高心动过速也可见到肺型 P 波。

3.P 波电压降低及其临床意义　　各个导联 P 波振幅均低于 0.05mV 称 P 波电压降低。常见于高血钾、甲状腺功能低下。严重高血钾可使 P 波不清或消失,称窦室传导,与高血钾时心房肌麻痹有关。

4.PtfV$_1$ 值异常(V$_1$ 导联 P 波终末电势)　　正常 PtfV$_1$ 值≥−0.03mm/s,当 PtfV$_1$ 值≤−0.04mm/s 为异常,表示左房肥大、左房负荷过重或心力衰竭。心力衰竭时负值可增大,心衰改善后负值变小或恢复正常。但应注意高 1、2 肋间负值常增大,记录心电图时应正确放置电极。

(二)P-R 间期

P-R 间期是指从 P 波起点至 QRS 起点的时间间距,也就是从心房激动开始到心室激动开始所需的时间,称房室传导时间。P-R 间期正常值:正常 P-R 间期为 0.12～0.20 秒。这是指心率在 70 次/分以下时成年人的正常值。不同心率节段 P-R 间期的最高值不同。凡超过其最高值或小于 0.12 秒(小儿除外)为异常。

1.P-R 延长　是指 P-R 间期超过该心率的 P-R 间期最高值 0.01 秒。如心率≤70 次/分时,P-R 间期≥0.21 秒为 P-R 延长。P-R 间期延长的意义如下。

(1)Ⅰ度房室传导阻滞:对青少年、儿童应考虑有心肌炎可能,成年人除了考虑心肌炎外还要考虑有无心肌缺血或心肌损害,老年人可为结间束传导纤维退行性变致传导延缓。但短时间内明显延长大于 0.04 秒,即使不到 0.21 秒,也称Ⅰ度房室传导阻滞,无论哪个年龄组意义相同。

(2)迷走神经张力过高:迷走神经张力过高常见于成年人,多为一过性,同时伴有心动过缓。动态心电图可见心率慢时 P-R 间期延长,心率快时 P-R 间期正常。当节律不整 R-R 长时 P-R 延长,R-R 短时 P-R 短,或 R-R 长时 P-R 正常,R-R 短时 P-R 延长,则分别称为慢频率依赖性或快频率依赖性Ⅰ度房室传导阻滞。

(3)干扰性 P-R 延长:房性早搏发生较早又能下传,常见干扰性 P-R 延长。插入性室性早搏或交界性早搏,也常使其后一个窦性 P 波下传时 P-R 延长。

(4)房室结内慢径路持续下传或结内快慢径路交替传导:这是一种较少见的 P-R 间期延长。其延长幅度较大,常在 0.30 秒,特别是 0.40 秒以上。结内快慢径路交替传导时,长的与短的 P-R 间期一般固定,偶尔呈文氏型传导而又无 P 波脱漏。房室结内慢径路持续下传或房室结内快慢径路交替传导时,如快径路无 P-R 延长,通常只说明房室结内双径路存在,如快径路也 P-R 延长或快慢径路呈文氏型改变,意义同Ⅰ度房室传导阻滞。

2.P-R 间期缩短　P-R 间期随心率增快而有所缩短,但 12 岁以上的正常儿童一般不应<0.12秒(少数正常成年人 P-R 间期可缩短至 0.11 秒),12 岁以下儿童心率快时稍缩短应视为正常,特别 1 岁以内小孩在心动过速达 130 次/分以上时,P-R 间期可小至 0.10 秒,甚至 0.08 秒。P-R 间期缩短的意义如下。

(1)短 P-R 征:P-R<0.12 秒,QRS 时限正常,QRS 起始处无 δ 波,通常诊为短 P-R 征。以前均诊断为 L-G-L 综合征,即所谓变异性预激综合征。目前有学者认为:有反复发作性室上性心动过速者,考虑为 L-G-L 综合征,属有 James 束参与的折返性心动过速。近年来经电生理研究证实所谓 L-G-L 综合征并无预激现象,属房室结内双径路中快径路的极端表现。之所以引起折返与旁路或结内双径路有关,James 束并未参与折返,不应称为预激综合征。因此,单纯短 P-R 征无明显临床意义。

(2)房室交界性心律:房室交界性心律如 QRS 前有逆行 P 波时,P-R 间期固定,并<0.12 秒。如有明显前向传导阻滞,P-R 间期可≥0.12 秒,个别可呈Ⅰ度 AVB,与心房下部心律难以区分。

(三)P-R 段

P-R 段是自 P 波终点至 QRS 波起点这段时限,代表激动通过房室结-希-浦系统的总时间,主要反映激动在心房内的传导时间。通常 P-R 段在等电位线上,时限 0.06~0.14 秒。正常情况下 P 波时限/P-R 段时限应在 1.0~1.6 秒。P-R 段异常的意义如下。

1.P-R 段移位　心动过速时 P-R 段可呈下斜型压低,P 波增高时增高导联的 P-R 段可呈下斜形压低。如 P-R 段抬高或水平型压低有可能为心房梗死。

2.P 波时限/P-R 段时限＞1.6 秒时　　则提示左房肥大。

3.P-R 段延长　　Ⅰ度 AVB 时,一般 P-R 段延长,P 波时限/P-R 段时限＜1.0 秒。

(四)QRS 波群

QRS 波群是心室除极向量环投影在各导联轴上所形成的综合波群。其形态、时限、电压有一定正常范围。

1.QRS 波群电压　　QRS 波电压一般观察以下指标:正常 QRS 电压:RV_5 及 RV_6＜2.5mV(小儿＜3.5mV),SV_1V_2＜2.1mV,RV_5+SV_1＜3.5mV(女)、4.0mV(男),RV_1＜1.0mV(小儿＜1.5mV),RV_1+SV_5＜1.2mV,V_3 导联 R＋S＜6.0mV,RⅠ＜1.5mV,RaVR＜0.5mV,RaVL＜1.2mV,RaVF＜2.0mV,RⅡ＜2.5mV,RⅠ＋SⅢ＜2.5mV。

此外,还要求 V_1 导 R/S＜1,V_5 导 R/S＞1,aVR 导 R/Q＜1;正常情况下 V_1～V_4 或 V_5 导联 R 波电压应逐搏增高,无明显顺钟向转时 RV_3 电压应＞0.3mV;V_2～V_6 导联的 s 波应逐搏减少或过渡到无 s 波。V_3 导联呈 RS 型,称过渡型。凡不符合上述数值范围均为异常。

(1)QRS 电压增高及意义:QRS 电压高于上述正常值称电压增高。R 波电压增高,部分可见于正常人,部分见于心室肥大,部分见于束支阻滞、预激综合征、室内差异传导及室性异位搏动等情况。①与左室肥大相关的电压增高:RV_5 或 V_6＞2.5mV,SV_1V_2＞2.1mV,RV_5+SV_1＞3.5mV(女)、4.0mV(男),RⅠ＋SⅢ＞2.5mV,RaVL＞1.2mV,RaVF＞2.0mV。此外,RⅠ＞1.5mV,RV_6＞RV_5,对左室肥大有很大意义,据报道几乎 100％左室肥大(注意约 50％心室肥大者无相关高电压表现);②与右心室肥大相关的电压增高:RV_1＞1.0mV(小儿＜1.5mV),RV_1+SV_5＞1.2mV,V_1 导 R/S＞1,V_5 导 R/S＜1。此外,RaVR＞0.5mV,aVR 导 R/Q＞1 时也是右室肥大的参考指标。

(2)QRS 波电压降低及意义:肢导联各导 QRS 电压算术和均＜0.5mV,即 ΣQRSⅠ＋Ⅱ＋Ⅲ＜1.5mV,称肢导联低电压;胸导联各导 QRS 电压算术和均＜1.0mV(有用＜0.7mV)称胸导联低电压。V_4～V_6 导联 QRS 电压低称左胸导联低电压。Ⅰ、aVL、V_5～V_6 导联 QRS电压低称左侧导联低电压。

肢导联低电压或胸导联低电压的意义:①部分见于正常人,特别肥胖者;②四肢及胸壁皮肤水肿、胸腔积液、胸腔积气、心包积液或肺气肿时常见肢导联低电压。大量胸腔积液或积气时可表现出左胸或左侧导联显著低电压,QRS 电压常＜0.5mV;③心包炎、心肌炎、心肌梗死等。急性心肌炎及心肌梗死时出现明显低电压是预后不良的重要判断指标;④其他:水电解质紊乱、心力衰竭也可导致低电压。

右胸导联 R 波递增不足、R 波递减及其意义:V_4 导联呈 Rs 型时,RV_3＜0.3mV,称右胸导联 R 波递增不足,但需除外顺钟向转位。当 RV_1＞RV_2＞RV_3 时称右胸导联 R 波递减(逆递增)或 R 波丢失。

右胸导联 R 波递增不足或右胸导联 R 波递减,应考虑有无不典型的局限性陈旧性前间壁心肌梗死,如伴 ST 段抬高与有症状时,可能为急性不典型的局限性前间壁心肌梗死。

左胸导联低电压伴胸导联 R 波递减或 R 波丢失意义：当左侧胸腔积液或积气时常见到此现象。其中左胸＋V_2、V_3 导联显著低电压多为左侧胸腔大量积液。左胸或左侧导联低电压伴胸导联 R 波递减多见于左胸液气胸或单纯气胸。无明显左侧导联低电压，仅胸导联 R 波递减（$RV_3 > RV_4$，$RV_5 > RV_6$）多为悬垂位心。

2.QRS 时限   正常 QRS 时限成人为 0.06～0.10 秒，小儿为 0.04～0.08 秒，超过此限为异常。QRS 时限异常的意义：QRS 时限缩小无明显意义，QRS 时限增宽见于以下几个方面。

(1)室内传导延缓与室内传导阻滞：室内传导阻滞是指 QRS 时限增宽≥0.12 秒，分完全性左束支阻滞、完全性右束支传导阻滞及不定型室内传导阻滞三种情况；QRS 时限＜0.12 秒，形态与左、右束支阻滞相似时分别称不完全性左束支阻滞与不完全性右束支阻滞，无左右束支阻滞特征时称室内传导延缓（≥110 毫秒，＜120 毫秒）。

(2)预激综合征：QRS 时限一般＞0.11 秒，QRS 前必须有 P 波，P-R＜0.12 秒，QRS 波起始处有 δ 波。但马海预激征（Mahaim）P-R≥0.12 秒。

(3)心室肥大：心室肥大，特别是左室肥大时 QRS 可延长，一般在 0.10～0.11 秒。V_5 导联室壁激动时间或 R 峰时间（$VATV_5$）＞0.05 秒，V_1 导联室壁激动时间或 R 峰时间（$VATV_1$）＞0.03 秒。

(4)心肌炎、心肌病等心肌受损病变 QRS 时限也可增宽。

(5)其他：室内差异传导、室性异位搏动 QRS 均增宽，明显高血钾及奎尼丁、普鲁卡因酰胺等药物作用时 QRS 可增宽。

3.Q 波   正常 Q 波又称隔 Q 波，是室间隔除极向量所形成。正常隔 Q 波时限一般在 0.02 秒左右，＜0.04 秒，Q 波电压＜1/4R。升支与降支均光滑，顶尖无钝挫（但正常 aVL 导联有时可见钝挫）。右胸导联通常无 Q 波，特别是 V_1、V_2 导联不应有 Q 波；左胸导联如有 Q 波，通常其电压＜0.3mV，且其电压应逐渐加深，即 $QV_6 > QV_5 > QV_4$。如 Q 波增宽、电压加深、Q 波粗钝或明显挫折为异常 Q 波。不该出现 Q 波的导联出现 q 波或不符合上述 Q 波规律的 q 波称异常 q 波。

(1)典型异常 Q 波：①Q 波时限≥0.04 秒；②Q 波电压＞1/4R；③Q 波粗钝或明显挫折。此外，原有 R 波（r 波）的导联，R 波（r 波）消失变成 QS 波也属异常 Q 波。但应除外位置性 Q 波，位置性 Q 波通常出现在 aVR、Ⅲ、aVL 及 V_1 导联。

(2)典型的异常小 Q 波：不该出现 Q 波的 V_1 V_2 导联出现 q 波呈 qrS 型或 qR 型，但完全性右束支阻滞时，单独 V_1 导联初始 r 波不显呈 qR 型时不算异常。$QV_4 > QV_5 > QV_6$ 或 V_1、V_2、V_3、V_4 导联有 Q 波而 V_5、V_6 导联无 Q 波称异常 q 波。异常 q 波的电压多不深、时限也不宽，大多数两支光滑。

(3)位置性 Q 波：凡由于心脏位置连同室间隔位置发生改变所引起的 Q 波称位置性 Q 波。当一侧左室肥大、心脏顺钟向转、横膈升高或降低均可使心脏位置发生改变，从而使心室早期除极方向发生改变，致使原为 qR 的小 q 波加大或原为 rS 型的小 r 波消失而形成宽的 Q 波或 QS 波。位置性 Q 波常见于 aVR、aVL、Ⅲ、V_1、V_2 导联，此外完全性左束支阻滞时 V_1 和

或 V_2 导联呈 QS 波,左右室后壁或左右室后间隔旁道也可使心室除极方向改变在 Ⅱ、Ⅲ、aVF 导联产生 QS 波。

（4）异常 Q 波的意义:异常 Q 波主要见于心肌梗死、心肌病。也可见于一过性心绞痛、坏死性心肌炎。要注意的是负向预激波可形成的伴切迹的宽 Q 波,A 型或 B 型预激综合征(左右后壁或左右后间隔旁道)在 Ⅱ、Ⅲ、aVF 导联,C 型预激综合征在 $V_4 \sim V_6$ 导联可形成宽 Q 波。

（5）异常 q 波的意义:①$V_1 V_2$ 导联出现 q 波部分为正常变异,部分为异常。异常者可见于:不典型的前间壁心肌梗死、间隔支阻滞、左前半支阻滞、右心室肥大等;②$QV_4 > QV_5 > QV_6$ 或 V_1、V_2、V_3、V_4 某些导联有 Q 波而 V_5、V_6 导联无 Q 波,可见于陈旧性或局限性间壁或前壁心肌梗死、心肌病、左心室肥大伴心力衰竭、马海预激等。

（五）Q-T 间期

Q-T 间期是指从 QRS 波起点至 T 波终点的时间间期,代表心室除极与复极的总时限,即心室激动所需的总时间,

正常 Q-T 间期:心率在 60～100 次/分时,其对应 Q-T 间期值为 0.44～0.34 秒。正常 Q-T 间期与心率成反比,心率越快,Q-T 间期越短。因此,不同心率其 QT 间期正常值范围不同。目前大多数学者主张用校正 QT 间期来衡量 Q-T 间期是否正常,即用 Q-Tc 表示:①Q-Tc 正常值:Q-Tc≤440 毫秒(男),Q-Tc≤450 毫秒(女、小儿);②Q-Tc 延长:Q-Tc≥450 毫秒,有主张≥460 毫秒。

1.Q-T 间期(Q-Tc)延长的意义　Q-T 间期延长在临床上均有意义,常见于心肌缺血、心肌损害、电解质紊乱(低钾、低钙、低镁等)、药物作用(奎尼丁、胺碘酮等)、脑血管意外及 Q-T 间期延长综合征等。

2.QT 间期缩短的意义　Q-T 间期缩短即小于正常 Q-T 间期的最低值。常见于应用洋地黄之后,也可见于高钙、高钾与正常人。Q-T 间期缩短通常无明显临床意义,但 Q-Tc<300ms 时,意义与 Q-Tc 明显延长意义相同,有产生恶性心律失常危险。

（六）ST 段

ST 段是 S 波终点至 T 波起点一段时间间期,为心室复极时心肌细胞表面间无电位差的反映,故 ST 段通常在等电位线上。正常情况下 ST 段向上抬高≤0.1mV,向下水平型压低<0.05mV。但 $V_1 \sim V_3$ 导联 R 波电压正常情况下可上斜型抬高 0.1～0.3mV,左胸导联 ST 段抬高不应超过 0.2mV(见于早期复极综合征或以 S 波为主时);单独 Ⅲ 导联 ST 段水平型压低可达 0.05mV,但不应超过 0.1mV。正常 ST 段时限在 0.12 秒以内,一般不超过 0.14 秒。凡超过上述标准为异常。

1.ST 段抬高的意义　ST 抬高常见于:心肌梗死、室壁瘤、变异性心绞痛、心肌病、急性心包炎、早期复极综合征,左室肥大伴劳损、完全性左束支传导阻滞及典型的预激症候群等以 S 波为主的导联可见 ST 段抬高。其鉴别要点如下。

（1）早期复极综合征的 ST 段抬高一般在 0.05～0.2mV,无对应面 ST 段压低,一般有典型

J 波,R 波电压正常偏高,特别是 ST 段抬高>0.2mV 者,同时无明显 ST-T 演变。目前多数学者认为早期复极综合征无明显的临床意义,ST 段抬高较明显者主要应与急性心肌梗死及急性心包炎鉴别。但 J 波高大,特别右胸早期复极综合征 J 波高大伴 ST 段明显抬高,即有所谓的 Brugada 波者,易致室速、室颤,应予以重视。

(2)急性心包炎的 ST 段抬高仅出现在无明显积液的早期阶段,表现为面对心外膜的导联 ST 段均抬高,而面对心腔的 aVR 导联 ST 段压低,近心底的 aVL、V₁ 导联 ST 段抬高不明显。一般无异常 Q 波与高大 T 波出现,明显心包积液后 ST 段恢复正常或呈轻度压低,T 波低平或倒置。常有窦性心动过速与肢导联低电压。注意:急性心包损伤出血,包括心脏手术损伤出血也可表现出急性心包炎的 ST 段改变的特征。

(3)心肌病的 ST 段抬高相对稳定,无明显演变过程,常伴室内阻滞。

(4)完全性左束支传导阻滞时以 S 波为主的导联,特别是 V₁~V₃ 导联 ST 段抬高可达 0.4~0.5mV,伴对应面明显 ST 段压低。但首次心电图,特别有心前区不适或心衰者 V₁~V₃ 导联 ST 段抬高达 0.7~0.8mV 时应考虑伴有急性心肌梗死可能,应建议查血清心肌酶与复查心电图对比。

(5)左心室肥大伴劳损或预激综合征时,V₁~V₃ 导联 ST 段抬高与对应面 ST 段压低平行,ST 段抬高幅度一般<0.4mV,压低<0.2mV。

(6)变异性心绞痛的 ST 段抬高与急性心肌梗死相似,通常 ST 段抬高幅度较大。但疼痛停止后恢复正常,且不会发生急性心肌梗死的演变过程。原有继发性或原发性 ST 段压低的,胸痛时 ST 段压低恢复正常,甚至轻度抬高,疼痛过后恢复原状,也属于变异性心绞痛。

(7)室壁瘤的 ST 段抬高,急性心肌梗死后 ST 段一直未恢复正常,急性期过后 3 个月以上仍持续抬高,应考虑有室壁瘤。室壁瘤的 ST 段抬高一般比急性期低,期间有心绞痛发作,ST 段抬高加重。

2.ST 段压低的意义　　ST 段压低常见于:心肌缺血(冠心病、大出血致血容量减少、严重贫血等心肌绝对缺血与心室肥大致相对缺血)、急性心肌梗死超急性期、心内膜下心肌梗死、心肌损害(各种心肌炎症、急性心包炎后期、各种中毒、电击等)、心脏 β 受体高敏症、低血钾、洋地黄作用、束支传导阻滞、预激综合征等。ST 段压低鉴别比较困难,要密切结合临床。

(1)心脏 β 受体高敏症一般同时有其他自主神经功能异常的表现,ST 段压低多出现在 Ⅱ、Ⅲ、aVF、V₆ 导联,压低幅度相对较小,多呈近水平型压低,常伴 T 波轻度倒置。

(2)心肌损害除急性心肌炎外往往有明确原因,如各种原因的中毒、电击、蛇咬伤中毒。此时出现 ST 段压低表示心肌受损,病情较重,应予以重视。急性心肌炎多数有明显感冒病史。个别人,特别小儿突然发病昏倒,心电图检查时发现 ST 段压低、T 波改变,一般同时有房室阻滞或明显心律失常。

(3)低血钾、药物作用、血容量减少致 ST 段改变原因明确,也相对容易鉴别。

(4)冠心病的 ST 段压低,出现心前区疼痛时 ST 段压低,疼痛消失后 ST 段恢复正常,或恢复疼痛前水平,可诊断为心绞痛心肌缺血。目前对无明显心绞痛表现的冠心病,特别是早期冠心病的 ST 段压低诊断相对困难,需要动态观察,并做平板运动试验或动态心电图协助鉴别。一般 ST 段压低在较长一段时间很少改变者通常不是冠心病。ST 段压低时隐时现,特别出现在 Ⅰ、aVL、V₃、V₄ 导联的 ST 段压低,或伴 ST-T 夹角变锐利,或 ST 段平直延长,或呈缺血性 T 波(两肢对称)者应做平板运动试验协助鉴别诊断。不宜做平板运动实验及伴明显心律失常者可做动态心电图,观察有无无痛性心肌缺血。长期 ST 段压低不变者多见于各种原因的心肌损害,包括心室肥大。是否同时伴有冠心病,宜做动态心电图协助诊断。如戴动态心电图期间,有胸闷不适、活动或自发心率增快时 ST 段压低幅度比前后增加≥0.1mV 时应考虑合并冠心病可能。

(5)未经治疗的患者首次心电图有 6 个以上导联 ST 压低大于 0.1mV,伴对应面 ST 段抬高时应考虑为急性心肌梗死超急性期或急性心内膜下心肌梗死。应注意查血清酶(连续 3 天)及 4～6 小时后复查心电图对比。

(6)束支阻滞、左室肥大、预激综合征可有明显的 ST 段压低。完全性左束支传导阻滞时 R 波为主导联的 ST 段压低属继发性 ST 段改变,其意义在于左束支阻滞。完全性右束支传导阻滞时 ST 段压低仅见于有终末 R′的导联,也属继发性 ST 段改变,其他导联 ST 段压低属异常。预激综合征的 ST 段压低也属继发性 ST 段改变,而左心室肥大伴劳损的 ST 段压低可为继发性 ST 段改变,也可同时合并原发性 ST 段改变。有原发性 ST 段改变表示合并冠状动脉狭窄,应注意鉴别。

3.ST 段平直延长意义　ST 段平直部分的长度达 0.15 秒以上称平直延长。一般见于低钙、心肌损害、Q-T 延长综合征、冠心病等情况。

(七)T 波

1.正常 T 波诊断标准　正常 T 波时限较宽,为 0.10～0.25 秒。顶稍圆钝,升支较缓慢,降支较陡峭。T 波电压以 R 波为主,导联 T 波高度应大于 1/10R,但一般最高 T 波电压、肢导联≤0.5mV,胸导联≤1.0mV。aVR 导联必须倒置,Ⅲ、aVL、V₁、V₂ 导联可正向、低平、双向或倒置。这些导联 T 波倒置深度一般<0.5mV,aVR 导联可深达 0.6mV。T 波不符合此标准为异常。

注意:部分人 T 波倒置属良性,应注意鉴别。常见良性 T 波有:①儿童 V₁～V₃ 导联,以至 V₄ 导联 T 波可倒置,部分青年人可像儿童一样,V₁～V₄ 导联 T 波均倒置,称持续幼年性 T 波;②餐后 30 分钟部分健康人可见 Ⅰ、Ⅱ、V₂～V₄ 导联 T 波倒置;③过度换气时某些青年人,特别女性可见心前导联 T 波低平或倒置;④个别健康人电轴＋90°,Ⅱ、Ⅲ、aVF 导联 R 波为主时,T 波倒置,称二点半综合征;⑤运动员良性 T 波倒置,可见于下壁或前壁导联。运动或氯化钾试验时 T 波恢复正常。

通常正常 T 波可概括为以下几点:①aVR 导联必须倒置;②Ⅰ、Ⅱ、V₄～V₆ 导联应正向并>1/10R;③V₃、aVF 导联以 R 波为主时必须正向;④Ⅲ、aVL、V₁、V₂ 导联可正向、低平、双向或倒置;⑤其他:aVL 导联如 R 波≥0.5mV 时,T 波应正向>1/10R;右侧胸导联 T 波正向后,其左侧胸导联不能低平、双向及倒置;T Ⅰ>T Ⅲ、TV₆>TV₁;⑥允许倒置的 T 波,深度

≤0.5～0.6mV。正向 T 波电压应在 1.0～1.2mV 内,且符合升支缓慢,降支陡峭特征。

2.T 波改变的意义　　T 波是心室复极波,复极异常可引起 T 波改变。引起复极异常可见于原发性与继发性两类。继发性 T 波异常是指继发于除极异常的病变,如室内传导阻滞、心室肥大伴劳损、预激症候群、起搏心电图及室性异位搏动。T 波方向、电压改变的意义与 ST 段压低相似,多同时伴 ST 段压低,通常与 ST 段改变一起考虑。这里讲的 T 波改变主要是指原发性 T 波改变。可见于下列情况。

(1)T 波增高:T 波增高是指 T 波在肢导联>0.5～0.6mV,胸导联>1.5mV,常常称巨大 T 波或 T 波高耸。可见于:①部分正常人,主要见于体质较好、心率较慢的青壮年人;②急性心肌梗死:主要在超急性期,表现为 T 波高大伴 ST 段斜上型抬高;③高血钾,特别呈窦室传导时,两肢可不对称,顶可变得较圆钝;④脑血管意外的 T 波呈高耸宽大;⑤早期复极综合征的高大 T 波伴 ST 段凹面上抬及伴有 J 波,且 R 波电压相对增高,T 波符合升支缓慢,降支陡峭特征。

(2)T 波为主导联 T 波低平<1/10R、双向、倒置一般见于:①各种心肌缺血:包括冠心病、心肌梗死、血容量减少及严重贫血等。冠心病的 T 波改变一般能定位,表现为时而正常,时而异常,常与 ST 段压低相伴,典型患者伴劳力性心绞痛。T 波倒置深达 0.6mV 以上,顶尖、两肢对称时称冠状 T 波。血容量减少者常有明确原因,如分娩大出血、外伤出血等。其 T 波段改变一般无定位特征,一般与 ST 段压低相伴;②心肌损害:各种心肌病、心肌炎、心包炎、中毒等损害心肌,可使心肌复极异常产生 T 波改变;③低血钾:轻度低血钾心电图可仅表现为 T 波切迹、顶圆钝、低平,较重者 T 波倒置伴 ST 段压低及 U 波增高;④自主神经调节异常:心脏 β 受体高敏症的 T 波异常大多数伴心动过速,同时有其他自主神经调节紊乱的症状;⑤劳损性 T 波异常,即心脏肥大致继发性 T 波异常,T 波降支缓慢,升支陡峭,T 波改变应出现在以 R 波为主导联,以 S 波为主导联应正常或稍增高;⑥其他:药物作用、体位改变、显著心动过速、冷饮也可见到 T 波改变。特别应排除上述良性 T 波异常。

(八)U 波

正常 U 波出现在 T 波后 0.02～0.04 秒,方向与 T 波一致,时限 0.1～0.2 秒,电压不应超过 T 波 1/2,肢导联 U 波电压<0.05mV,胸导联 U 波电压<0.2mV,V_2V_3 导联一般不超过 0.3mV,且 T-U 无融合现象。凡不符合上述标准为异常。常见 U 波异常:U 波电压增高、T-U 融合及 U 波双向或倒置三种情况。

1.U 波增高意义　　U 增高一般见于低血钾、低血镁、高血钙、甲亢、脑血管意外;窦性心动过缓及洋地黄作用时 U 波也可稍增高。低血钾时 U 波增高一般伴随 ST 段压低、T 波逐渐降低,以至倒置,部分呈 T-U 融合呈马鞍形,U≥T;脑血管意外的 U 波改变一般无明显 ST 段压低,多呈 T-U 融合高大。应注意脑血管意外使用脱水剂大量利尿后致低血钾的 U 波增高。低镁极少单独发生,一般与低钾同时出现。甲亢、高钙、窦缓等 U 波增高幅度不大,胸导联一般不超过 0.3mV,一般无 T-U 融合。复合电解质混乱时,低钾的 U 波改变可不明显。

2.U 波双向、倒置意义　　正常人不应有此改变。U 波双向、倒置一般见于心肌缺血、冠心病、高血压病等心脏器质性病变,偶见于高血钾。低血钾伴突然心脏负荷过重时可见 T-U 融合增宽伴倒置,部分学者称为巨大倒置 T 波。

第二节　动态心电图

一、概述

动态心电图通常称为 Holter,是以美国物理学家 Norman.J.Holter 的名字命名的,1961年应用于临床。目前国内外已统称为动态心电图(AECG)。

动态心电图是将患者昼夜日常活动状态下的心脏电活动,用三导联或多导联连续记录24～48小时,并经计算机分析处理,用打印机打印出图文分析报告。随着现代医学和科学技术的进步,特别是电子计算机技术的发展,动态心电图技术也在不断发展,现代的动态心电图,已能用小型大容量数字化心电信号记录器多导(3～12 导联)、同步、长时间(24 小时或更长)、连续(全信息)监测并记录自然活动下的心电信息,所记录的心电信息输入计算机自动分析处理并经专业人员修改编辑,由打印机打印出包括正常心电活动、心律失常、ST 段、T 波改变、心率变异性、QT 间期及心脏起搏器状况等内容的分析报告,为临床诊疗提供丰富的信息和重要的依据。已成为现代心脏学的重要临床心电诊断技术,在全球范围内广泛应用。

二、动态心电图检测技术的适应证

(一)评估可能与心律失常有关症状的适应证

1.Ⅰ类

(1)发生无法解释的晕厥、先兆晕厥或原因不明的头晕。

(2)无法解释的反复心悸。

2.Ⅱ$_b$ 类

(1)发生不能用其他原因解释的气短、胸痛或乏力。

(2)疑为一过性房颤或房扑时发生神经系统事件。

(3)出现晕厥、先兆晕厥、头晕或心悸等症状,已鉴别出其原因并非心律失常,但治疗这种病因后症状仍持续存在。

3.Ⅲ类

(1)有晕厥、先兆晕厥、头晕或心悸等症状,通过病史、体格检查或实验室检查已经确定病因。

(2)发生脑血管意外,无心律失常发生的其他证据。

（二）在无心律失常症状患者中检出心律失常，评估远期心脏事件发生风险的适应证

1. Ⅰ类　无。

2. Ⅱ_b类

（1）心肌梗死后左心室功能不全（EF≤40％）。

（2）充血性心力衰竭。

（3）特发性肥厚型心肌病。

3. Ⅲ类

（1）持续心肌挫伤。

（2）高血压伴左心室肥厚。

（3）心肌梗死后左心室功能正常。

（4）非心脏手术进行术前心律失常评估。

（5）睡眠呼吸暂停。

（6）瓣膜性心脏病。

（三）无心律失常症状的患者测定 HRV，评估远期心脏事件发生风险的适应证

1. Ⅰ类　无。

2. Ⅱ_b类

（1）心肌梗死后左心室功能不全。

（2）充血性心力衰竭。

（3）特发性肥厚型心肌病。

3. Ⅲ类

（1）心肌梗死后左心室功能正常。

（2）糖尿病患者评估糖尿病神经病变。

（3）存在可能干扰 HRV 分析的心律失常（如房颤）。

（四）评估抗心律失常治疗的适应证

1. Ⅰ类　评估个体对抗心律失常药物的反应，其心律失常的基线特点是可重复，并且频发的程度应足以进行分析。

2. Ⅱ_a类　高危患者中检测抗心律失常治疗的致心律失常作用。

3. Ⅱ_b类

（1）评价心房颤动的心室率控制。

（2）门诊判定治疗期间反复发生的有症状或无症状的非持续性心律失常。

4. Ⅲ类　无。

（五）评估起搏器和 ICD 功能的适应证

1. Ⅰ类

（1）通过评价频繁发生的心悸、晕厥或先兆晕厥等症状来评估设备的功能，以除外肌电抑制和起搏器诱导的心动过速,并且帮助设定、改进参数,如频率适应和自动模式转换等。

(2)在设备问询未能确定诊断时评估可疑的部件失灵或功能障碍。

(3)评估频繁接受 ICD 治疗的患者对辅助药物治疗的反应。

2.Ⅱ_b 类

(1)作为对连续遥测的替代或辅助方法,评估起搏器或 ICD 植入后即刻的术后起搏器功能。

(2)评估植入除颤器患者室上性心动过速发作时的心率。

3.Ⅲ 类

(1)通过设备问询、心电图或其他有用数据(如胸片等)足以确定潜在的原因/诊断时,评估ICD 或起搏器的功能障碍。

(2)对无症状患者进行常规随访。

(六)监测心肌缺血的适应证

1.Ⅰ 类　　无。

2.Ⅱ_a 类　　怀疑变异型心绞痛。

3.Ⅱ_b 类

(1)评估无法运动的胸痛患者。

(2)无法运动的血管外科患者进行术前评估。

(3)已知冠心病和不典型胸痛综合征。

4.Ⅲ 类

(1)能运动的胸痛患者进行初次评估。

(2)无症状患者进行常规筛查。

三、动态心电图系统的设备与基本技术指标

动态心电图系统由记录系统、回放分析系统和打印机组成。

(一)记录系统

记录系统由记录器和导联线组成。记录器有磁带式(目前已基本淘汰)和固态式,固态式又分为固态记录器和闪光卡记录器。目前动态心电图的导联从二通道、三通道已发展到 12 导联、18 导联系统。12 导联、18 导联有助于确定室性期前收缩和室性心动过速的好发部位、定位旁路以及对心肌缺血进行相对定位。但美国心脏协会数据库、麻省理工学院数据库以及这些年的临床实践证明,12 导联系统的 Holter 并未取代三通道的系统,只是两种记录方式和系统各有侧重,在临床应用上可互补。

(二)回放分析系统

记录器采集数据后首先把记录的心电数据传送到计算机中,主机采用性能良好的计算机或心电工作站,其硬件设施能支持动态心电图分析软件的运行,以 16～19 英寸(1 英寸 =

2.54cm)高分辨率的彩色显示器显示出心电信号及有关分析、数据、图表(直方图、趋势图等),采用鼠标或键盘输入参数和指令,进行动态心电图分析和编辑,才能得到最终的动态心电图报告。在计算机进行分析的过程中,首先要进行 QRS 波的检出,确定每个心搏的类型,然后对逐个心搏的特性进行分析,目前已有公司开发出可进行 P 波、PR 间期分析的软件。动态心电图的内容包括:24 小时或 48 小时的心律失常分析、ST 段偏移的检测和分析、起搏心电图的分析(有些机器还设有起搏通道)、T 波电交替、窦性心率震荡、睡眠呼吸暂停综合征等分析程序。随着电子学、计算机技术的飞速发展,动态心电图的硬件和软件也有了日新月异的发展,但目前动态心电图的分析系统尚不能达到满意的准确度,在分析的过程中进行人机对话是必不可少的。

(三)记录器影响心电图波形质量的关键技术指标

动态心电图的专业人员应该了解记录器影响心电图波形质量的关键指标,即频率响应、采样频率和分辨率。

1.频率响应　频率响应是电子学领域中用来衡量线性电子学系统性能的主要指标。目前多数记录器的频响范围是 0.5~60Hz,低频下限频率过高时,可使动态心电图的 ST 段失真;高频上限频率不够高时,动态心电图波形的影响表现为 Q 波、R 波和 S 波的波幅变低,形状变得圆滑,R 波的切迹和 δ 波可能消失。

2.采样频率　采样频率是指记录器每秒钟采集心电信号电压的点数。采样频率越高,心电图波形的失真就越小,所采集的数据就会更加精确的表示为连续的心电图波形;当采集率过低时,Q 波、R 波、S 波的波幅都会减小,波形呈阶梯状,心电图上将会丢失部分有意义的信息,应用适当的采样频率是必要的。目前多数记录器的采样频率为 128Hz,但对于上限频率达 100Hz 的系统来说,合适的采样频率应达到 512Hz,对于起搏信号和 ICD 信号的记录器,其采样频率应达到 4000Hz,但目前的部分有起搏通道的记录器,起搏通道采样频率达 1000Hz 时,基本就能较准确的记录起搏脉冲并检测到起搏器的实际工作状况。

3.分辨率　分辨率是指运算采样数据并进行模/数转换采集信号的能力,用数码的二进制位数表示,最小分辨率为 8bit,16bit 时可达到当前计算机运算水平,分辨率可决定 QRS 复合波振幅测量的准确性。

记录器的频率响应、采样频率和分辨率应该是一个和谐的统一,如果采用较低的分辨率,则会使 QRS 复合波振幅精确性减低;如果过高追求采样频率,会使记录的数据成倍的增加,为数据的下载和存储带来较大的负担,并影响分析效率。

四、动态心电图应用进展

在现代动态心电图技术中,除了以往常规的检测内容外,还发展了许多新的心电学分析技术,如心率变异性分析、T 波电交替、窦性心率震荡等。

第三节　监测心电图

监测心电图（MECG）也称监护心电图，是人类继应用普通心电图机认识心电活动的正常与异常过程及特征之后，为弥补常规心电图（ECG）不能长程（长时间和/或远距离）记录心电变化之不足，于 20 世纪五六十年代兴起的心电信息学技术。根据所用仪器分为床边监测心电图（BMECG）、遥控监测心电图（TMECG）、动态心电图（DCG）和电话传输心电图（TTCG）等；根据监测距离的远近分为医院内监测心电图（包括 BMECG 和 TMECG）和院外监测心电图（包括 DCG 和 TTCG）。

由于心电图监测技术的不断改进与完善，明显提高了冠心病和严重心律失常以及不明原因晕厥等的诊断率，使患者能得到及时准确的治疗，改善预后，降低死亡率。因此，监测心电图在心血管疾病的应用范围不断扩大。

一、监测心电图的概念

监测心电图是指利用心电监测仪器对患者的心电活动进行长时间和/或远距离的监测，通过计算机分析处理后直接显示或打印出心电波形及数据，为临床诊断治疗疾病提供依据。临床广泛使用的监测心电图技术主要有：各种 ICU 内的床边、动态以及电话传输等心电图监测。

1.床边心电图监测　是指利用床边心电监测仪、无线遥控心电监测仪或中央心电监测系统连续不断地监测重危患者的心电图变化，医护人员通过实时显示于荧光屏上的心率、心律、传导及心室复极（ST-T）等心电图特征性参数对患者的动态瞬间心电变化及时进行分析、诊断并采取相应的医疗措施，同时根据连续观察心电变化趋势判断病情的消长及对治疗的反应。

2.动态心电图监测　也称 Holter 监测，是指利用随身携带的心电监测仪连续记录 24 小时（根据需要也可记录 48～72 小时）处于日常活动状态下的各种人体心电信息变化，通过电脑回放系统或实时连录技术进行分析、编辑与修改，由激光打印机打印出 DCG 报告。但动态心电图只能记录 24～72 小时的心电活动，对于发作次数少，不明原因晕厥的患者仍不能得到及时准确的诊断，随之出现置入式 Holter，其记录时间可长达 1 年以上，甚至可长达 3 年，大大提高了不明原因晕厥的诊断率。

3.电话传输心电图监测（TTM）　是指利用电话传输技术和心电信号-声波信号转换显示系统远距离监测各种状态下的人体心电活动变化，心脏 BB 机（微型心电发送器）将心电信号调制为声波信号并通过电话传送到医院的中央处理系统，声波信号再被转化为心电信号显示于计算机屏幕上或打印出心电图形与数据供医师做分析诊断，然后再通过电话告诉患者诊断意见和处理措施。

上述各种监测心电图技术，不仅可以及时诊断与发现心律失常，还可以协助诊断心肌缺血、了解电解质紊乱情况，监测药物的治疗效果及药物对心脏的副作用，对安装起搏器者还可以估测起搏器功能。目前,床边心电图监测已作为危重病监测的基础而被各种 ICU 列于监测内容之首位;Holter 监测与电话传输心电图监测使 MECG 的临床应用由院内监护扩展到院.前急救与院外监测。

二、床边心电图监测

(一)床边心电图监测仪器及导联设置

1.床旁心电监测仪　设置在患者床边,通过导联线直接从人体引入心电信号,可以独立地进行病情监测.显示心电波形,必要时可进行报警并自动记录。有的床旁监测仪还配有除颤器、起搏器等心脏复苏设备,结构简单,心电信号不易受干扰。常配备在抢救室、手术室等场所使用。

2.无线遥测心电监测仪　通过佩带于患者身上的无线电发射器将患者的心电信号发射至遥测心电监测仪内的无线电接受器,遥测半径一般在 30～100m。因不需用导联线与心电监测仪相连,患者可以起床在可遥测范围内活动,故适合于监测 AMI 急性期后可以下床活动的患者及需要去行 CT、血管造影等特殊检查的危重患者。主要缺点是心电信号易受干扰,CCU/ICU 内一般不用。

3.中央心电监测系统　现代 CCU,/ICU 内通常配备中央心电监测系统,由一台中央监测仪和 4～8 台床旁监测仪组成,床旁监测仪的心电信号通过导线遥控输入中央监测台,中央台可有 4～16 个显示通道,同时监测多个患者的生命体征,床旁监测仪同时可显示与之联网的其他床旁监测仪的心电信号而起类似中央台的作用。该系统常与血压、呼吸、体温及其他生命体征监测组合在一起,功能齐全,但设备成本较高。

床边心电图监测导联使用心电图监测导联的目的是以最简单的心电图导联体系显示与了解患者的心率、心律及心律失常类型,辨认异位节律的起源以及差异传导的 QRS 波群等。一个理想的监测导联应当类似常规 12 导联 ECG 中某一导联并能清楚显示出 P-QRS-T 波群,但值得注意的是任何心电监测导联都不能取代常规 12 导联 ECG,因为他们不能提供与常规 12 导联 ECG 相对应的一些重要参数和诊断标准。

4.监测导联　心电图监测一般使用模拟双极胸导联,即通过心电监测仪上的胸三、四或五极导联线中的两个电极显示双极 ECG。常用的有普通监测导联(MⅠ、MⅡ、MⅢ)和一些改良监测导联。普通监测导联的连接方法见表 7-1,其中 MⅡ 导联图形近似 V_5 导联,所得心电图波幅较大,干扰较小,是 CCU/ICU 监测心律失常的常用导联之一。

表 7-1　普通监测导联连接方法

ECG 电极监测导联	左手(正极)	右手(负极)	右脚(地线)
MⅠ	左锁骨下外 1/4	右锁骨下外 1/4	右腋前线肋缘处
MⅡ	左胸大肌下缘或左腋前线肋缘处	右锁骨下外 1/4	右腋前线肋缘处
MⅢ	左胸大肌下缘或左腋前线肋缘外	左锁骨下外 1/4	右腋前线肋缘处

为了能够在心律失常监测的同时作心电图波形分析,许多人对监测导联进行了改良并获

得了满意的效果。几种常用的改良心电监测导联的连接方法与特点如下,见表 7-2。

表 7-2　几种常用改良心电监护导联的连接方法

ECG 电极 监测导联	左手(正极)	右手(负极)	右脚(地线)	左脚	胸 V_1
MCL1	胸骨右缘第 4 肋间	左锁骨下外 1/4 处	右锁骨下外 1/4 处		
MCL5(6)	左腋前线第 5 或第 6 肋间	左锁骨下外 1/4 处	右锁骨下外 1/4 处		
BBL	左腋前线第 5 或第 6 肋间	胸骨右缘第 1 肋间	右腋前线第 5 或第 6 肋间		
S5	胸骨右缘第 5 肋间	胸骨柄上端或右胸骨旁线第 1 肋间	右腋前线肋缘处		
四角五电极	左锁骨下外 1/4 处或左肩	右锁骨下外 1/4 肋间或右肩	右腋前线肋缘处	左腋前线肋缘处	胸骨右缘第 4 肋间
起搏监测	左腋前线肋缘处	右腋前线肋缘处	正极与负极连线中点		

(1)MCL1 导联:其特点是与 V_1 导联结构相类似,具有以下优点:能够清楚地显示 P 波,因该导联向量垂直于 P 电轴,故窦性 P 波常为双向(一般先正后负)而逆行 P 波直立,因此 MCL1 导联能较好地反映异位心房节律(如房颤、房扑),有助于鉴别室上性和室性心律失常。能鉴别室性异位搏动来源于右室抑或左室。易显示右束支阻滞图形,有助于区别左或右束支传导阻滞。能鉴别出是右束支阻滞型室内差异传导或是左室异位搏动。移动 MCL1 导联的正极位置很容易转换至 MLC3 导联以确定 P 波的极性或转换至 MCL5(6)以鉴别室内差异传导和心室异位激动。因电极位置远离左胸,不影响心电监测时的听诊及直流电击除颤和复律的操作。主要缺点是其地线及负极位置可能影响 CCU/ICU 患者锁骨下静脉穿刺置管术。

(2)MCL5(6)导联:其突出优点在于与 V_5 导联结构相似,能辨明室性异位搏动起源。通常,起源右室的异位搏动因其激动方向指向 MCL6 导联而显示宽大向上的 QRS 波群;源于左室者则因其激动方向背离 MCL6 导联而常表现为宽大之 S 型。此外,该导联可较敏感地反映左室缺血或损伤(ST-T 改变),甚至反映浦氏纤维复极异常(U 波倒置)。主要缺点是其正电极位置不利于心脏听诊及直流电击除颤的进行,地线及负电极位置又影响锁骨下静脉穿刺置管,因此,Ritota 建议在 CCU/ICU 内 MCL5(6)导联仅在确定室性异位搏动起源时使用,而后应将电极放置于其他监测导联位置上。

(3)BBL:该导联的优点在于其电轴与正常 P 波电轴基本平行,反映出的 P 波形态与导联相似,只要有窦性 P 波存在,即使导联 P 波低平甚至看不清时,BBL 亦能较好地提供 P 波存在的信息,故用于监测窦性心律尤为合适。不足之处是对室性异位搏动的起源、室内差异传导或束支阻滞的鉴别价值不大,而且放置的电极位置可能妨碍左侧胸部听诊、直流电击除颤及左锁骨下静脉穿刺置管。

(4)S5 导联:又称 Lewis 导联,因具备下述优点而在 CCU/ICU 内比较实用:该导联的向量近似于右心房除极,主要反映右房活动.使起源于右房区域的 P、F 及 f 波增大,而且不会使 P 波的极性发生改变,是反映心房波最好的导联之一,能显示室性异位搏动的起源位置。电极放置的位置不影响心脏听诊、直流电击除颤及锁骨下静脉穿刺置管。

(5)四角五电极导联:优点在于:提供了多个导联选择,有利于从不同角度监测心率及心律失常。电极位置近似对应于 12 导联 ECG,因此,它的每一个导联均与 ECG 的导联相应。缺点是:导联多,导联连接复杂,不利于操作。左、右锁骨下电极位置不利于锁骨下静脉穿刺置管,胸导联电极位置影响听诊。

(6)起搏监测导联:优点为:①安装起搏器时或之后均可使用。电极距离锁骨下区域较远,不影响锁骨下静脉穿刺置管术;②右胸无电极,便于永久起搏器的安装。安装好的起搏器其电脉冲刺激心室的心向量从右向左,因而显示于该导联上的 QRS 波群通常为直立之 R 波,其前是起搏的"钉状标记"。

此外,尚有无线遥测监测导联、食道双极监测导联及尹氏头胸(HC)导联等,在此不再一一赘述。总之,由于导联选择合适与否将直接影响心电监测的质量,临床医师,尤其 CCU/ICU 内医护人员必须掌握常用心电监测导联的优缺点与基本用途,根据监测的目的与要求有重点地灵活选择使用不同的监测导联,以求得到更多、更准确的心电信息资料。

5.床边心电图监测电极　电极在心电图监测中的主要作用是如实反映人体某一部位的电势(电压和电向量)的变化,通过与其连接的导线或无线电发射器传导至心电监测仪。目前普遍使用随弃式泡沫塑料垫电极,可随时使用,操作简便,成本低廉,一次性使用对防止交叉感染、提高心电监测质量具有重要意义。此外,还有可长期反复使用的浮式(帽式)电极,目前很少应用。除颤仪的电极板在紧急情况下可充当心电图监测电极使用。

6.床边心电图监测实施注意事项　为了保证心电图监测质量,达到预期的监测目的,在具体实施过程中应注意下列几点。

(1)根据监测目的,结合 12 导联 ECG 改变,选择合适的心电图监测导联。

(2)电极放置的位置必须正确,导联线不能接错。

(3)应先将电极片连于导联线上,再将电极安置于皮肤上。为消除伪差和防止干扰,安置电极处的皮肤应剃毛并洗净擦干。使用随弃式电极,电极片固定与导联线连接均应牢靠。导联线应从颈部引出而不要从腋下或剑突下引出,以免造成拉脱电极、折断导联线等情况。

(4)为了便于监测期间心脏听诊和紧急直流电击除颤,如无特殊监测要求,放置电极时应避开心前区。

(5)示波器上心电图波振幅要适中。作波形分析时最好使用标准振幅以便与 12 导联 ECG 比较。应常规启用监测仪的滤波功能以减少干扰。

(6)正确设置报警上、下限。

(7)对 AMI 及其他图像的动态诊断须结合当时的 12 导联 ECG,因两者之间可能有差异。

(8)患者静息时监测的图形应稳定不变,图像清晰。略有基线飘移属允许范围,很快便会自动恢复平稳。咳嗽、挣扎或电极与皮肤接触不良时,示波器上可出现零乱不整波形;肌肉收缩、搔抓或碰撞电极等可致"假性心律失常";电极脱位、"增益"或"灵敏度"不足等可出现类似心脏停搏时的一条直线。上述各种情况均应及时识别与处理。

(9)应注意预防皮肤过敏、触电;排除起搏信号干扰。

(二)床边心电图监测的临床应用

1.在心脏病危重患者中的应用

(1)对 AMI 的监测:AMI 患者进入 CCU 后应立即进行持续心电图监测,不但能反映 AMI 的 ECG 演变过程,更重要的是对早期恶性心律失常能得到及时发现和治疗。CCU 内持续心电图监测资料显示,AMI 心律失常发生率为 34%～100%,在最初 24 小时内发生率最高,以后几天逐渐减少,故以发病头几天监测最为重要,一般至少监测 3～5 天。

1)AMI 患者应用床边心电图监测的指征:①发病 48 小时内者,特别是采用溶栓剂治疗者,应即时了解 ST 段下降的情况及再灌注心律失常;②发病虽已超过 72 小时,但血流动力学不稳定、有心肌缺血反复发作、心律失常或进行冠状动脉造影者;③安装临时起搏器者;④怀疑 AMI 发病在 12～36 小时内者。

2)AMI 床边心电图监测中心律失常发生情况:①窦性心动过缓(窦缓):AMI 发作头 30 分钟窦缓发生率可高达 50%,进入 CCU 者为 10%～40%,下壁 MI 比前壁 MI 更容易发生(约 3∶1),可能是由于迷走张力增加所致。因窦缓可降低心肌氧耗,故在 AMI 早期迷走张力增加可能带有保护性作用。少数患者窦缓伴有折返性室性心律失常和明显低血压,若不及时注射阿托品等则预后可能非常严重;②窦性心动过速(窦速):CCU 内 AMI 患者 30% 出现窦速,前壁 MI 比下壁 MI 更多见,可能系反射性交感神经兴奋所致。若窦速持续 3 天以上而又无其他原因可解释,通常表明有一定程度的左心功能不全,并认为预后不良。文献报道 AMI 合并窦速病死率高达 38.9%～40.2%;③窦性静止和窦房传导阻滞:AMI 伴这类心律失常发生率,过去认为不足 1%,床边心电监测的应用与技术改进后发现可达 5%。通常见于 AMI 充分发展期,持续时间短,一般不超过 7 天。均见于下壁 MI,由 AMI 后窦房结功能低下或衰竭所致。如需治疗,可用阿托品等药物或心脏起搏;④房颤、房扑与室上性心动过速(室上速):床边心电监测的 AMI 患者房颤发生率 8.6%～20.8%,房扑 1%～10%,阵发性室上速约 5%。出现房颤或房扑提示有左心功能不全(60%～80%)或有心房梗死。心室率很快者需适当用药控制或直流电击复律;⑤室性早搏(室早)与室性心动过速(室速):室早是 AMI 急性期最常见的心律失常,进入 CCU 的 AMI 患者第 1～2 天检出率＞75%,甚至有人报道最初 24 小时内检出率几乎 100%。室速当中短阵室速(≥3 个连续室早、心室率≥120 次/分)最初 24 小时检出率达 73%;略长的室速(≥10 个连续室早)约 27%,持续性室速较少见。室速在 Q 波型 MI 检出率较非 Q 波型者高,常伴有严重左心功能不全,死亡率可达 50%。对伴有血流动力学改变者应及时电复律或静脉注射抗心律失常药物;⑥加速性室性自主心律:心室率 60～100 次/分,通常在梗死后第 2～第 3 天出现,床边心电图监测资料显示其发生率为 12%～46.1%。约半数是因基本节律变慢而出现的逸搏节律,另一半则由室早引起。大多发作短暂,常因基本节律加速而终止，一般不需特殊治疗。在接受溶栓治疗的患者，常作为再灌注心律失常，在溶栓成功后 1～2 天内出现；⑦心室颤动（室颤）：AMI 病程中可出现原发和继发性室颤，急性期主要为原发性室颤，多于发病后 4 小时内出现，12 小时后很少发生（4 小时内发生率约为 12 小时后的 15 倍）。CCU 内室颤的发生率取决于患者发病至住院时间的长短，文献报道为 4%～18%。许多人认为警告性心律失常（包括室早＞5 次/分、多形及多源性室早、室速及 RonT 型室早）是原发性室颤的先兆，因此，CCU 非常重视监测这类心律失常，一旦出现，应立即用利多卡因治疗。然而，近年的一些研究结果对这一工作的价值提出了怀疑，因为 CCU 内 AMI 发生原发性室颤者 25%～83% 可无警告性心律失常，并且原发性室颤若无其他并发症，在 CCU 内直流电击除颤几乎都能成功；⑧房室传导阻滞（AVB）：CCU 的 AMI 患者大约 10% 可发生 AVB，8% 发生 AVB，6% 发生 AVB。AVB 其传导障碍几乎均发生在希氏束以上。前壁 M Ⅰ 伴双束支阻滞的 AVB 很容易发展为Ⅲ度 AVB。AMI 发生 AVB 时 90% 以上为莫氏型，多见于下壁 M Ⅰ，推测是由于房室交界区缺血，其 QRS 波群窄，无明显血流动力学变化，很少发展到 AVB，即使不治疗也常于 72 小时内消失；莫氏型 AVB 总发生率＜1%，占所有 AVB 的 10%，多见于前壁 M Ⅰ，几乎都是希氏束以下的损伤引起，常伴宽大之 QRS 波群，易进展为 AVB，往往需要安装临时心脏起搏器。前壁与下壁 M Ⅰ 均可发生 AVB，下壁 M Ⅰ 时损伤在房室交界区内，AVB 逐步发展而成，伴有房室交界区逸搏，心室率 40～60 次/分，QRS 波不增宽，多数患者可自动地或在应用阿托品后转成窦性心律，少数因心室率非常慢且有血流动力学紊乱而需紧急临时心脏起搏；前壁 M Ⅰ 常突然出现 AVB，系因室间隔的心肌广泛坏死累及希氏束所致，QRS 波群宽大，心室率＜40 次/分，可突然发生室颤或心脏停搏，病死率很高，常需紧急临时心脏起搏，但不一定有效；⑨室内阻滞或束支传导阻滞（BBB）：CCU 内 AMI 患者 10%～20% 伴发这类心律失常。床边心电图监测中发现 23%～67% 的右束支阻滞（RBBB）、13%～55% 的 RBBB 并左前分支阻滞（LAHB）、31%～67% 的 RBBB 并左后分支阻滞（LPHB）及 16% 的左束支阻滞（LBBB）发展为完全性 AVB。Lie 及其同事报道前间壁 MI 并发 RBBB 或 LBBB 者住院病死率很高，而经仔细地监测及预防性应用抗心律失常药物后病死率有一定程度的下降。

（2）对不稳定型心绞痛（UAP）的监测：UAP 是介于稳定型心绞痛（SAP）与 AMI 之间的状态，主要包括初发劳累型、加重型、变异型和梗死后等心绞痛。此外，有人认为自发性（静息性）和难治性心绞痛等也属于 UAP 范畴。UAP 病情多变，可转化为 SAP，也可恶化为 AMI 甚至发生猝死。UAP 发作时可能伴有致命性心律失常或心功能不全，故这类患者尤其是 UAP 的危重组患者应送入 CCU 接受床边心电图监测以动态观察病情，及时发现缺血型 S-T 段变化、持续性心动过速及以上 AVB，了解心率变化并给予及时处理。

（3）对非 AMI 心律失常的监测：除 AMI 外，其他所有器质性心脏病及洋地黄制剂中毒等均可发生心律失常。对严重心律失常或有心律失常危险者，必须进行床边心电图监测并积极采取有效措施。各种心律失常的诊断标准与常规心电图相同。

（4）用抗心律失常药物治疗时的监测：严重心律失常患者住院接受抗心律失常药物治疗期

间应用持续心电图监测对抗心律失常药物疗效的判断和不良反应的观察极为有用。心律失常的自然变动有时被误认为是药物作用的结果,因此有人提出持续 24 小时监测结果若早搏次数较用药前减少 50％方有意义;Winkle 则认为监测 30 分钟要求异位搏动消失或减少 90％以上方为有效。这种心电图监测定时计数法对判断药物作用开始时间及统一疗效评价标准颇为有益。

随着抗心律失常药物的广泛应用,不良反应亦越来越多见。奎尼丁、普鲁卡因酰胺、普萘洛尔等药物引起或加重心律失常发生率为 5.9％～15.8％;静脉推注异搏停、ATP、苯妥英钠等药可致严重心动过缓甚至心脏停搏。事实上,任何抗心律失常药物都有致心律失常作用。在持续心电监测过程中,凡出现用药前所没有的心律失常或原有心律失常恶化加重;或开始用药或加量后不久发生猝死等情况而又能排除其他原因或诱因;停药后心律失常恶化现象消失,重复给药后则可再现,即可诊断抗心律失常药物所致的心律失常。

(5)对安装起搏器患者的监测:起搏器安装过程中床边心电图监测不仅可及时发现因导管电极插入心室时机械性刺激而引发的室早、短阵室速甚至室颤等严重心律失常,而且有助于起搏电极的定位和调整起搏参数。术后患者应进入 CCU 或 ICU 持续心电图监测以观察起搏效果,及时发现起搏器故障并纠治。安装永久性起搏器的患者应用床边心电图监测可以估计起搏器功能,特别是外科手术部位接近起搏器、术中应用电灼器的患者更需严密监视。

2.在非心脏性危重患者中的应用

(1)对多系统器官功能衰竭(MSOF)的监测:严重创伤、休克及感染等急性病理因素导致的全身炎症反应综合征(SIRS)和 MSOF,在早期就有心脏结构与功能的明显改变,床边心电图监测资料显示几乎 100％均有窦性心动过速。由于内稳态失衡及后期心力衰竭加重,可以出现各种严重心律失常和 ST-T 改变,床边心电图监测已成为 MSOF 患者监测的基础项目。

(2)对电解质代谢紊乱的监测:危重患者极易发生电解质代谢紊乱,其中低钾、镁及高钾等可引起室早、室速、尖端扭转型室速、室颤及完全性 AVB 等严重心律失常而危及生命。心电图监测能够较敏感地反映出低钾或高钾情况并及时发现由此引发的恶性心律失常。

(3)对神经系统危重症的监测:多发性神经根炎可发生自主神经功能紊乱,心律失常是本症公认的并发症,甚至可因心脏神经异常导致突然死亡。Persson 等指出,如果发现 R-R 间距几乎固定的窦速,应疑为心脏迷走神经麻痹,它在病程 2～4 周瘫痪严重时最为突出,因此,患者一旦需要机械辅助呼吸就应常规床边心电图监测。急性脑血管疾患者心电图异常发生率 68％～75％,其中脑卒中和蛛网膜下腔出血时高达 90％以上,表现为各种心律失常、心肌缺血甚至 AMI 样图形。这种心电图改变被许多学者称之为"假性心肌梗死",其特征为随临床颅脑症状的好转心电图改变也随之消失。此外,严重颅脑外伤、颅内高压时心率变化及心肌缺血表现也很常见,颅内压与床边心电图监测资料显示心率随颅内压增高而增快,颅内压恢复正常时心率也逐渐恢复正常;但也有学者观察到心率随颅内压增高而逐渐减慢,且在心率减慢过程中出现各种心电变化如 P 波增宽、QRS 波畸形、S-T 段异常升高或下降、T 波变化、室颤甚至心电活动消失。故对严重颅脑外伤、颅内高压等患者实施床边心电图监测有着重要的临床意义。

(4)其他:有机磷农药中毒的心脏表现早期为窦速,其后为 AVB,第三期为 Q-T 间期延长及尖端扭转型室速,后者的死亡率高达 50%～85%,常为有机磷农药中毒猝死的原因。这些表现可晚至 5 天出现,所以有人提出重症有机磷农药中毒患者宜进入 ICU 接受为期 1 周左右的床边心电图监测。此外,有很多用于危重症治疗的药物有严重的心脏毒副反应,床边心电图监测可及时发现因此引起的突发事件。

3.在不明原因反复晕厥患者中的应用　晕厥是内科领域中最常见的问题之一,约 1/3 以上的成年人至少有过 1 次暂时性意识丧失。虽然神经系统障碍、药物摄入、创伤及代谢性疾病都可产生这类症状,但许多晕厥是由于心血管功能障碍所致。对反复晕厥患者在做脑电图检查未能提示特异性原因后应做 ECG 检查;如果患者是急性发作后或者有频繁或日益增加发作的病史,则应当住院在 CCU/ICU 内接受床边心电监测以诊断或排除心律失常性晕厥。文献报道床边心电图监测对这类晕厥患者的诊断率为 20%～25%,监测期间凡出现下列心律失常者,无论当时有无晕厥发生,均应考虑心源性晕厥:①窦性静止>3 秒或缓慢室率(R-R>3 秒)的房颤;②心室率>190 次/分的室上速;③持续时间>30 秒的室速;④AVB 或希氏束下的交替束支阻滞。而当晕厥发作时未监测到有心律失常者则可排除之。

4.在麻醉、手术过程中的应用　麻醉与大手术过程中都常规持续心电图监测,主要目的是及时发现心肌缺血和心律失常。虽然麻醉手术中出现的心律失常多为单纯性心律失常,但因其在麻醉状态下对血流动力学潜在的不良影响而备受重视,尤其是有心脏疾病患者。术中心肌缺血多呈局限性,无明显症状和血流动力学改变,持续心电图监测可及时发现并有助于寻找原因与处理;MCL5(6)导联对心肌缺血敏感,为麻醉与手术中常用的心电监测导联。

5.在心肺复苏过程中的应用　心肺复苏时在心电图监测下可以了解心跳骤停类型和判断复苏效果,为二期复苏治疗方法与用药提供客观依据。

6.在特殊检查中的应用　在进行心导管检查、心脑血管造影及对有发生心律失常危险的患者进行内镜等特殊检查过程中,床边监测心电图可及时了解心率、心律及心肌缺血等改变并及时采取相应措施,以保证检查的顺利进行。

(三)影响心电显示的因素

监测仪显示的各项参数及图像常受诸多因素影响,如不能作出正确判断,则可能误导监测操作。

1.电极接触不良、干扰过大　心电监测仪显示的心率及心律一般较准确,但若电极接触不良、干扰过大或患者体位移动时,可引起基线不稳。这时监测仪显示的波形紊乱、心率准确性差。此时要让患者安静休息,保持体位相对固定;可选择性地显示一下所有的导联,根据各导联心电图形是否存在或是否有干扰来判断哪些电极接触不良,酌情予以更换,如果是机器抗干扰功能失常,需及时维修。因此放置电极时必须将电极放在躯干上而不是放在比较易受影响的手臂和腿上,而且要使它产生的信号近似于常规心电图。

2.仪器感知功能不良　仪器的感知功能不良时,显示的心率与实际心率不符。例如:当心电图 T 波较高时,仪器有时会把 T 波感知为 QRS 波群,此时显示的心率比实际心率高出一倍;另外,QRS 波电压高低不一时,仪器只感知到电压高的 QRS 波群,而电压低的 QRS 波群会被漏掉,此时显示的心率低于实际心率。监测者不但要熟悉各种心律失常的图像,还要熟悉示波器上各种可能出现的伪差和原因,以便在图像改变时能正确判断是伪差还是心律失常,对较难识别的图形,可与静态心电图比较。另外,要结合患者临床表现加以区别,对较难识别的图形,可与床旁心电图比较,也可结合心脏听诊,扪脉搏以及结合患者临床表现加以区别。

(四)优势和不足

床边监测心电图是在床旁进行心电的动态监测,有其独特的优势。床边心电图监测作为无创监测手段,能很好地反映心律和/或心肌供血情况。在医院内持续监测具有发生心律失常与心肌缺血危险患者的心电图变化已成为常规措施,持续心电图监测是发展 CCU 的基础,它使 AMI 住院病死率降低 50% 左右。无线遥测增加了被监测者的活动范围。微型计算机(微机)的应用使持续心电图监测与心律失常分析自动化。

然而,床边心电图监测也存在一些问题,如心电图异常的可靠程度受人为因素的影响,无线遥测距离有限且信号易受干扰,微机虽能分析心律失常但却不能分辨干扰波形与异常心电图波形等。

随着电子计算机制作工艺的提高及造价的降低,微机将成为 CCU/ICU 必备工具。未来的医院内床边心电图监测将进一步朝着微机与床旁监测仪直接联机、微机自动检查与诊断心律失常和心肌缺血之方向发展并提高分析程序的准确性和可靠性;监测更多导联以获取更多体表心电信息资料,让监测心电图波形与 12 导联心电图相一致;通过电脑制订某些自动处理的程序性治疗措施,如当发现危及生命的心律失常时自动除颤,或像自动起搏除颤器那样能自动指令直流电击除颤,并在必要时启动预先安置的起搏器进行起搏。

三、植入式动态心电监测

植入式 Holter 又称为植入型环状记录器(ILR)或植入式心电事件监测系统(ICMS),是一种埋藏式长时程动态心电图记录装置。由于其记录时间可长达一年以上,捕捉并描记,进而诊断心律失常的机会大大增高,特别是对于发作较少而又难于记录的心律失常,尤其是反复发作的不明原因的晕厥,具有较高的诊断率。植入式 Holter 是目前国际、国内最好/最广泛使用的诊断不明原因晕厥的手段之一。

1992 年正式应用于临床的第一代植入式 Holter 没有感知功能,仅靠患者或目击者在患者症状发作时手动触发记录器记录,故对于发作时症状不明显,或症状过于严重乃至意识丧失者,以及行动不能自理的患者,仍不能及时记录晕厥或症状发作时的心电图以获明确诊断。2001 年在第一代的基础上推出了具有感知功能的第二代植入式 Holter,除患者根据症状主动触发记录器外,心电记录器本身也能根据感知的患者的事件,及时自动触发记录器记录,最近,具有远程传输功能的第三代植入式 Hloter 问世,为不明原因晕厥的患者提供了更为先进的诊断工具。

1.植入式动态心电监测仪系统组成

(1)植入监测仪:埋植在患者皮下,可以程控的环路记录仪。在自动或手动触发后,其环路中所存储的心电信息则被冻结,以备查询。由于电池容量的限制,其使用寿命为14～24个月。所记录的心电图信号存储在环形的存储缓冲区内,其存储容量可保留21分钟不压缩的心电信号,或者42分钟压缩的心电信号。

(2)触发器:患者随身携带,按压触发器上的相应按钮就可触发心电图的存储。触发器的使用寿命为24个月,可累计触发2000次。

(3)程控仪:程控仪可以经胸为植入的动态心电监测仪设置或改变各种工作参数,还可选择存储模式,查询发作情况,回放、显示和打印所存储的心电图,下载后的资料可以存储在程控仪的磁盘上。

植入监测仪可以在导管室或手术室内进行安装。对于大多数患者采用左侧锁骨下区作为埋置部位。其植入方法与普通起搏器植入方法相似,但由于记录仪的两个电极在记录器外壳的表面,不需要进行锁骨下静脉穿刺植入心内电极导线。

2.植入式动态心电监测仪的临床应用　美国心脏病学会/美国心脏学会(ACC/AHA)关于动态心电监测指南(1999年)列出的Ⅰ类适应证包括:①不明原因的晕厥;②近似晕厥;③发作性头晕;④不明原因反复发作性心悸;⑤癫痫和惊厥发作。研究显示,有不典型癫痫发作,但抗癫痫治疗疗效欠佳者经植入式 Holter 检查后,部分患者癫痫发作属心源性,经抗心律失常治疗后,症状改善。目前植入式 Holter 主要应用于其他检查不能明确原因、发作不频繁的晕厥及先兆晕厥,是研究眩晕或晕厥病因的新技术。因其可持续记录,使捕捉症状时心电图的几率及诊断率大为提高。

3.植入式动态心电监测仪应用中的问题　植入监测仪在国外临床应用已有10余年,在我国应用3年余,如何根据我国的国情应用这一技术还需要在临床实践中摸索;其次,植入式动态心电监测仪的价格略显昂贵(约相当于较高档的单腔心脏起搏器)。但也应认识到,植入记录可使绝大多数患者得到及时准确的诊断,适当的治疗,减少了反复检查就医,节省了医疗经费和资源,也避免患者晕厥造成的再次创伤,大大提高患者的生活质量。另外,目前的记录器存储资料的信息量仍然有限。

第四节　心率变异性

一、概述

心率变异性(HRV)系指逐次心跳周期差异的变化情况,它含有神经体液因素对心血管系统调节的信息。

早在 1933 年即有人注意到呼吸困难、血压变化与瞬间心率变化相关。1963 年更有学者发现产妇产程中胎儿 HRV 变小时反映宫内窘迫。1965 年 Hon 和 Lee 最先在临床上证实了窦性心律不齐或心率变异性的重要性,他们发现胎儿存活率降低与心率变异减少有关。1973 年 Sayers 等研究了精神负荷对 RR 间期变异的作用,Ewing 等(1976 年)和李之源等(1983 年)对糖尿病患者测试 RR 间期差异以检测自主神经受损情况。1977 年 Wolf 等首先发现了 HRV 降低与心肌梗死死亡高危性有联系。1978 年 Wolf 等报道了心肌梗死后 HRV 减小与严重心律失常事件和心源性猝死密切相关。1981 年 Akselrod 等使用功率谱分析方法来定量评价心脏逐跳之间的心血管调控情况。1987 年,Kleiger 等研究表明急性心肌梗死患者心率变异指标 SD<50 毫秒者其猝死率比 SD>100 毫秒者高 5 倍之多,引起了医学界的极大关注,HRV 被认为是判断急性心肌梗死预后的有效和独立指标。

二、发生机制

生理状态下,心跳的节律受窦房结自律性的控制,而窦房结又接受交感神经和迷走神经的双重支配。交感神经末梢释放去甲肾上腺素兴奋细胞膜上肾上腺素能受体,使窦房结自律性升高,心率加快,心肌收缩力增强,传导增强,表现为正性变时、变力、变传导作用。迷走神经末梢释放乙酰胆碱,作用于细胞膜的 M 型胆碱能受体,使窦房结自律性下降、心率变慢,心肌收缩力减弱,传导减慢,表现为负性变时、变力、变传导作用。迷走神经可以使心肌的兴奋阈值增大,室颤阈值降低,起到保护作用。在安静条件下,迷走及交感神经均参与对心率的影响,而以迷走神经作用占优势。为此,安静时心率常较固有心率(100～120 次/分)为慢。心动周期间的变化是受迷走神经而不是交感神经的调节,因为迷走神经对心率的应变调节快。窦房结对迷走刺激的反应延迟时限很短,单个迷走刺激脉冲的最大效应出现在刺激后 400 毫秒之内。人体迷走神经受刺激时,在第一次或第二次心跳时即出现高峰反应,停止刺激后,反应的恢复略慢,但也在 5 秒之内。对迷走神经刺激频率的增加,增强其降低心率的作用。这是 HRV 频域分析中高频部分代表迷走神经张力的生理基础。交感神经节后纤维支配整个心脏,包括窦房结、房室交界区、心房肌及心室肌。与迷走神经效应不同,刺激交感神经后,起效延迟约 5 秒钟,此后,心率逐渐增加达到稳态,持续 20～30 秒,在 HRV 的频域功率谱中处于低频段。

提高交感神经活动水平可加强迷走冲动-抑制效应,而提高迷走神经活动水平则使交感冲动的兴奋效应削弱。交感神经与迷走神经互相协调才能维持正常的心脏活动及正常的心率变化。一旦两者协调作用失衡,将导致心血管系统功能紊乱,甚至发生严重心律失常。故 HRV 可作为反映自主神经功能及其对心血管的调控作用和反映心脏活动正常与否的重要指标。

三、检测方法

1.时域分析法　　时域分析法利用统计学离散趋势分析法,分析心率或 RR 的变异,称

HRV 的时域分析法。

(1)推荐使用的统计法指标及其定义:首先是简单指标,测量某段时间内的平均正常心动周期,最大、最小正常心动周期及其比值或差值。白天和夜间心动周期差别变小是 HRV 异常的表现。白天与夜间平均正常心动周期差<40 毫秒视为异常。

其次为复杂指标:① SDNN:全部正常窦性心搏间期(NN)的标准差,单位:毫秒;②SDANN:全程按 5 分钟分成连续的时间段,先计算每 5 分钟的 NN 间期平均值,再计算所有平均值的标准差,单位:毫秒;③RMSSD:全程相邻 NN 间期之差的均方根值,单位:毫秒;④SDNN$_{Index}$:全程按 5 分钟分成连续的时间段,先计算每 5 分钟的 NN 间期标准差,再计算这些标准差的平均值,单位:毫秒;⑤SDSD:全部相邻 NN 间期之差的标准差,单位:毫秒;⑥NN$_{50}$:全部 NN 间期中,相邻的 NN 间期之差>50 毫秒的心搏数,单位:个;⑦PNN$_{50}$:NN$_{50}$除以总的 NN 间期个数、乘以 100,单位:%。

以上 7 项指标中以 SDNN、RMSSD 及 PNN$_{50}$最为常用。

(2)推荐使用的图解法指标及其定义:①三角指数:NN 间期的总个数除以 NN 间期直方图的高度(在计算 NN 间期直方图时,横向的时间单位为 1/128 秒,相当于 7.8125 毫秒),无量纲;②TINN:使用最小方差法,求出全部 NN 间期的直方图近似三角形底边的宽度,单位:毫秒。

上述指标中,SDNN 和三角指数适用于对 24 小时长程的 HRV 总体分析;SDANN 反映 HR 慢变化成分(相当于频域分析中的超低频成分,ULF);RMSSD 反映 HRV 中快变化成分(相当于频域分析中的高频成分,HF)。

(3)使用时域指标的注意事项

1)HRV 时域分析以长时程 24 小时为宜;特别对急性心肌梗死(AMI)的预后判断,不宜取任何段分析。

如有特殊需要,如观察药物反应或心律失常发作前后变化,则可根据需要取不同时段。计算法指标,采样时间不得少于 20 分钟。

2)各项指标不能相互取代,如 SDNN 与 SDANN 或 RMSSD 的变化代表不同的意义,不能比较,还应该区分所用的指标是直接测定 RR 间期,还是测定 RR 间期的差值,各自所得的结果也不能直接比较。

3)HRV 三角指数的计算结果与时间单位(bins)直接相关。目前国际通用的时间单位为 1/12(7.8125 毫秒)。如果时间单位不同,即使同一份资料其计算出来的三角指数也不相同,为此不同间隔的三角指数不能进行比较。

4)任何情况下,任何指标,不同时程的 HRV 分析结果不能直接比较。

2.频域分析法

(1)频谱成分和频段划分:①总功率(TP):频段≤0.4Hz;②超低频功率(ULF):频段≤0.003Hz;③极低频功率(VLF):频段 0.003~0.04Hz;④低频功率(L):频段 0.04~0.15Hz;⑤高频功率(HF):频段 0.15~0.4Hz。

(2)推荐使用的指标:与时域分析不同,频域分析对短时程和长时程分析结果的意义有很大差别。短时程(5分钟)的分析应取平卧休息状态,控制好患者及环境条件,避免各种暂时影响自主神经活动的因素,诸如兴奋谈话、深大呼吸、吸烟、饮酒等,使所得结果反映出被检者固有的自主神经活动情况。长时程(24小时)的频域分析不可能做到控制上述各种因素,因而其结果只能反映总体综合情况。

1)短时程(5分钟)分析可采用:总功率、VLF、LF、LFnorm、HF、HFnorm、LF/HF(5分钟分析中VLF包括了ULF,即≤0.04Hz的频段)。

2)长时程(24小时)分析建议采用:总功率、ULF、VLF、LF、HF。不宜采用LFnorm、HFnorm及LF/HF等指标;而ULF与时域指标的SDANN相当,有一定的研究价值。

(3)频域分析的注意事项

1)对于长时程和短时程分析应严格区分,根据研究内容正确选择使用长时程或短时程分析,两者不能相互取代,两者所得结果不能比较。

2)短时程分析采样过程中最好避免有期前收缩、漏搏等情况,如不可避免时,应在软件设计中设置自动判别并可选择性插入或消除某一搏动的功能。

3)采用FFT方法除应提供频谱曲线及各频段的具体数据外,应说明所分析的样本数及所采用的平滑窗函数(目前较多用Hann、Hamming及triangular等)。采用AR法则应标以所使用的数学模型、计算时使用的数据个数、LF和HF等的中心频率以及相应的测试要求。

四、正常参考值

1996年由欧洲心脏学会和北美起搏与电生理学会共同组成的任务专家组对HRV的一些指标确定了试用标准值。由于缺乏大样本的正常人群实验结果,因此本标准值只是针对一些小样本的实验对象。它还要受到诸如性别、年龄及环境等因素的影响,仅供参考。HRV标准方法的正常值如下:①24小时时域分析的SDNN、SDANN、RMSSD分别为(141±39)毫秒、(127±35)毫秒、(27±12)毫秒。②静态仰卧位5分钟记录的功率谱分析,TP、LF、HF分别为(3466±1018)毫秒^2、(1170±416)毫秒^2、(975±203)毫秒^2;LFnorm、HFnorm、LF/HF分别为(54±4)nu、(29±3)nu、1.5~2.0。

五、影响因素

凡能影响交感神经与迷走神经兴奋的因素,都可影响HRV的检测。

1.年龄、性别、体温、呼吸、血压、心率、饮食、睡眠、烟酒咖啡嗜好等一般因素(在心率能谱图中,老年人的总功率谱密度及低、高频段功率谱密度均较年轻人为低。老年人高频成分降低较年轻人更明显,提示老年人迷走神经活性降低更显著,而交感神经活性相对增加。另外,长期吸烟者可导致心脏交感神经活性增高,迷走神经活性降低,致迷走神经对心脏的调节功能严重减弱)。

2.体力活动、心理因素与情绪变化和体位改变。

3.昼夜节律:正常人白天交感神经活动即低频成分占优势,夜间迷走神经活动即高频成分占优势。而且高频成分昼夜有一定变化,而低频成分变化不大。为使此昼夜节律变化能得到反映,强调分析应以 24 小时(长程)资料为好。

4.环境因素(如外界环境突变、检测环境不安静等)。

5.影响自主神经的药物:心血管药物多数可以影响 HRV,如抗胆碱药物可以增加迷走神经张力和迷走反射,有利于 HRV 恢复;β 受体阻滞剂可降低心血管传入交感神经对血流动力学及机械刺激的反应能力,并增加中枢及心脏传出迷走神经的张力,从而调整交感,迷走神经系统的平衡,增加 HRV;非选择性 α 受体阻滞剂可降低迷走神经张力,降低 HRV,故认为心肌梗死患者不宜使用;血管紧张素转换酶抑制剂(ACEI)能抑制中枢及外周的交感神经张力,增加迷走神经张力,改善 HRV 特别是与预后明显相关的参数,如极低频功率(VLF)、超低频功率(ULF)等,钙离子拮抗剂(CCB)可抑制交感神经张力,增加迷走神经张力及改善 HRV,但各类 CCB 对 HRV 的影响不同。地尔硫䓬可使稳定型心绞痛患者平均 RR 间期增高,并可影响 HRV 昼夜节律。另外,洋地黄类药物及溶栓药物均可以提高迷走神经张力,改善 HRV。

6.心律失常,尤其是期前收缩直接影响 HRV 的检测。同时由于 HRV 分析系用 RR 间期代替 PP 间期,故文氏型房室阻滞亦影响检测。

六、适应证

根据国内外近年来各方面研究的分析结果,提供以下的应用和研究范围。

1.已有肯定应用价值的领域

(1)AMI:AMI 后 1~3 周内测定 HRV,如仍明显低于正常则远期的猝死率明显增加,这已得到公认。但 HRV 的预测正确率并不是很高,如果与其他预测指标(如 EF、心室晚电位等)联合应用将明显提高其预测价值。AMI 后跟踪复查 HRV,根据 HRV 恢复的快慢可对患者死亡危险性进行评估。AMI 后 2~3 天内 HRV 降低是否对急性期预后有预测价值目前尚无定论。

(2)糖尿病:目前已公认 HRV 是判断糖尿病患者是否伴有自主神经系统损害最准确、最敏感的指标,其价值已大大超过既往使用的 Valsalva 试验、直立试验及深呼吸试验等。

2.有研究前途的心血管疾病领域　已知以下心血管疾病或综合征的发生或病程进展与自主神经的失衡有关,但具体机制待阐明。

(1)有猝死倾向的各种心脏病:如二尖瓣脱垂综合征、肥厚型心肌病、长 QT 综合征等。

(2)阵发性心律失常:包括室性、室上性心动过速及房扑、房颤等的发作与否,自主神经系统起着重要作用。

(3)扩张型心肌病是所有心脏病中 HRV 降低最明显的,其与预后的关系有待探讨。

（4）心力衰竭：不同类型、不同阶段的心力衰竭病程中，自主神经起着不同的作用。

（5）高血压：自主神经系统在原发性高血压发病机制中的地位一直是研究热点。

（6）心脏移植：心脏移植后去神经状态及神经再生，甚至早期排斥反应时 HRV 均有不同程度的反应，有关机制不清楚。

3.有研究前途的非心血管疾病领域　以下疾病或综合征常伴有自主神经功能障碍的表现，其因果关系尚待进一步研究。

（1）胎儿宫内窒息。

（2）Parkinson 病、多发性硬化、Guillain-Barre 综合征等。

（3）血管迷走性晕厥及体位性低血压。

（4）药物对 HRV 的影响。

七、临床应用

1.心肌梗死预后的独立预测指标　HRV 减小是急性心肌梗死预后不良的一个独立良好指标。HRV 的高频段呈现与冠状动脉病变程度相平行的递减性降低（即呈正相关）。研究证实低 HRV 患者冠状动脉病变重，预后差，说明冠状动脉病变程度与自主神经功能损害有关，检测 HRV 可以反映和预测心肌缺血。

2.心脏性猝死的独立预测指标　一般认为心肌的电稳定依赖于迷走神经、交感神经和体液调节之间的精确平衡，一旦迷走神经活性降低，可致心室颤动域值变低，易引起心室颤动和心脏性猝死。反映自主神经活性变化的 HRV 可作为预测心脏性猝死高危因素的独立指标，还能提示心血管病的预后。心肌缺血对室壁机械、化学感受器是一种强有力的刺激，它可通过"心-心反射"活动改变心脏自主神经调节的均衡性，致交感神经张力增强，迷走神经张力减弱，致心肌应激性增高，心肌电不稳定，室颤阈降低导致恶性心律失常、猝死的发生。

3.预测心力衰竭的程度及预后　充血性心力衰竭患者 HRV 的低、中、高频成分功率均比正常人明显减小，尤以 HF 减小最明显。提示交感神经及迷走神经均受损，迷走神经受损更重，交感神经张力则相对占优势。同时 HRV 异常程度与心功能损害程度相一致，可预测心力衰竭程度及预后。研究已证实心力衰竭患者确有交感神经系统的激活，而且无论是急性或慢性期、早期或晚期均如此。增高的交感神经张力可增强其他神经体液系统的效应，进一步增加前后负荷，促进病情的恶化。在不同病因引起的慢性心力衰竭患者，支配心脏的迷走神经和交感神经均受损，且以迷走神经受损更为严重。与正常人相比，慢性心力衰竭患者的心率变异的时域和频域值均有明显下降。在慢性充血性心力衰竭者，心率变异的变化是否与左心室射血分数相关，目前尚无统一意见，多数人认为与其密切相关，而与室性心律失常无关。

4.糖尿病神经病变的早期诊断的有效方法　心率变异的应用为糖尿病性神经病变的早期诊断提供了一个有效的检测手段。糖尿病患者常并发自主神经损害。研究表明，糖尿病患者低、中、高频段能量均低于正常。而且心率功率谱图异常与自主神经损害一致，而与高血糖的程度和糖尿病性微血管病变程度无肯定关系。故认为心率功率谱分析是早期诊断糖尿病性自主神经病变的敏感方法。另外,糖尿病患者合并冠心病的几率大,且多无痛。其原因可能是心脏感觉神经传入纤维严重受损,致对缺血、缺氧刺激的敏感性降低。故进一步借助 HRV 研究心脏自主神经损害与糖尿病合并冠心病的关系具有重要意义。

5.判断心脏移植是否成功,有无排斥的方法　心脏移植时,被移植的心脏短期内可被看作与自主神经调节无关的(去神经状态)离体心脏,此时它完全不受自主神经控制,致 HRV 明显降低或消失。当移植成功后,一旦出现排斥反应,HRV 则又可升高。在心脏移植恢复期,HRV 的增加及分布日益接近健康人,表示移植心脏已重新获得了神经再生和自主神经的支配。因此,HRV 可作为判断去神经状态及再生过程,观察心脏移植是否成功、有无排斥反应及移植心脏神经调节状态的重要方法。

6.监测胎儿发育及产程监测中的重要指标　妊娠36周时子宫内胎儿的 HRV 功率谱图与成人相似,在呼吸暂停时 HRV 功率谱图的高频部分消失。胎儿 HRV 减小与新生儿猝死综合征相关,在产程中发现胎儿 HRV 减小时,提示官内胎儿窘迫,死亡率高,应加速分娩。因而 HRV 检测在胎儿发育及产程监测中起重要作用。

7.其他　对于高血压患者,原发性高血压的 HRV 中 LF 成分明显增大,HF 成分则减少,LF/HF 比值也增大,表明交感神经活性增高,迷走神经活性降低,也就是其促发因素增加,保护机制减少;对于无心力衰竭的心肌病也存在自主神经功能损害,提示自主神经可能参与了心肌病的发病机制。先天性 QT 延长者 HRV 显著降低。因此,HRV 可作为评价 QT 延长治疗效果的评定指标;对于血管迷走性晕厥有助于阐明晕厥的病因、诊断及防治;HRV 分析对脑死亡的判断、脑外伤患者手术前后的评估及监护均有重要价值。据研究,注射阿托品观察 HRV 变化可作为诊断脑死亡的一个方法。

另外,可用于各种与自主神经调节有关的病理生理情况,如慢性酒精中毒性神经病变、家族性淀粉样变性所致多发性神经病变以及甲状腺功能亢进、睡眠呼吸暂停综合征、更年期综合征等,以及治疗药物的研究和疗效评价等。

第五节　心室晚电位

一、概述

心室晚电位(VLP)是指出现在 QRS 波群末部,ST 段内的一种高频、低振幅、多形性碎裂电活动。由于这种心电活动发生在心室电活动的晚期,故形象地称为心室晚电位。所谓 VLP 实际上是在心室某部小块心肌内延迟发生除极所产生的电活动。由于这种电信号非常微弱,一般在几十微伏以下,其频率下限为 25～100Hz,上限为 300～500Hz,与肌电频谱部分重合,加之环境电磁干扰,故常规心电图难以捕捉到,信号平均心电图则可以记录到该电活动信号。

信号平均心电图(SAECG)用以描记晚期心室(或心房)电活动,1982 年 Simson 发展了此项技术,应用双向 Butter worth 滤波,减少振铃现象,应用 X、Y、Z 三个面记录 QRS 波,可以实时地叠加、滤波增大,使很小的信号波能清晰地分辨出来。并能定量地记录到心室晚电位,成为一种无创的具有很好预测价值的新技术。

VLP 可见于正常人,检出率小于 1%,但大量的实验研究和临床研究证实,VLP 是一种病理现象。Breithardt 等对实验性心肌梗死并发室性心动过速的动物直接进行心内膜和心外膜标测时发现,透壁梗死区无心电活动,而在梗死区的边缘可记录到舒张期内的连续电活动,说明透壁梗死区的边缘仍有存活的小块、散在心肌,且与纤维组织形成复杂的交织。这些存活的小块心肌本身传导和除极速度并不缓慢,但因其被纤维组织分割包围,使该区心肌除极冲动传导迂回而缓慢,进而产生不同步的电活动。所以,在体表记录的这些小块心肌的除极电位出现较晚,落在 QRS 波后,且振幅很低,表现为碎裂的多个小波。显而易见,由于坏死心肌的纤维化程度不一,致使当激动抵达该部位时,同步兴奋电活动碎裂为非同步的许多单独小波,且传导速度缓慢,这便是 VLP 形成的病理生理基础。

二、心室晚电位的记录技术

VLP 是一种高频率低振幅的碎裂电位,自心脏表面直接记录到其振幅不超过 1mV,而从体表记录不超过 20~25μV,在常规心电图难以记录到,而且易受肌电、生理性体内杂音、电极干扰、检测器噪音及环境噪音等的影响,常使 VLP 的信号检测发生困难。故必须经高分辨增幅、高感度微处理、高通滤波及信号平均叠加等技术处理,把数百次心搏的心电信号进行同步平均叠加,使有规律出现的心电信号振幅放大,而毫无规律随机出现的噪音在叠加中相互抵消以减弱,从而改善信号/噪音比,再经不同频率的滤波把无关信号滤掉,才能使 VLP 得以显露并容易被检出。

心室晚电位的检测可分为有创性直接记录法和无创性体表记录法两大类。

(一)有创性直接记录法

1.心内膜标测　经静脉或动脉插入导管电极进行左心室或右心室内膜标测。由于冠心病主要累及左心室,而且恶性心律失常也多起源于左心室,故在左心室标测更利于检测心室晚电位。

2.心外膜标测　在开胸心脏直视术中进行,利用探查电极的心外膜选多个探查点,于窦性心律时观察心电图 QRS 波群后是否出现心室晚电位。

(二)无创性体表记录法

无创性方法就是在被测试患者体表放置电极,一般采用正交导联即 X、Y、Z 导联,应用高增益放大器和计算机作叠加平均,以消除噪声。由于晚电位振幅很小,在体表的振幅只有 20~25μV,静态心电图根本无法描记出来。若将放大倍数加大,噪声同样被放大,仍然无法记录到心室晚电位。采用计算机叠加技术可以抵消杂乱的噪声信号,保留稳定的心室晚电位信号。叠加的次数越多,噪声越小。当噪声小到一定程度($<1\mu V$)便可记录到心室晚电位。体表信号平均心电图有两种分析方法:分时域分析法和频域分析法。

1.时域分析法步骤与要求

(1)体表电极与导联:目前通常采用 Simon 倡导的 X、Y、Z 双极导联进行叠加。电极位置:X 导联轴在左右腋中线第 4 肋间,Y 导联轴在胸骨柄上缘和左腿上方或髂嵴;Z 导联轴在第 4 肋间 V_2 导联处,其对应后方脊椎左侧;正极方向是左下前方,另设一无关电极。

(2)信号平均技术:信号叠加平均技术是检测晚电位的重要步骤。常用的叠加方法有:①时间叠加技术,在临床实际工作中只要叠加 $200\sim300$ 次心搏,就可使噪音降至 $1\mu V$ 以下,可使晚电位显露而可识别。国内外目前开展晚电位的检测大多采用时间平均叠加技术。②空间叠加技术:其方法不够健全,尚未被广泛应用。采用信号叠加技术需具有高分辨性能的记录器。

(3)降低噪声:充分降低噪声是信号平均技术分析的关键。降低噪声的程度取决于平均搏动的数目、基础噪声水平和使用的滤波方式。小心处理皮肤、肌肉松弛和温暖的环境亦可减少患者产生的噪声。基本原理为:VLP 具有周期重复性,而噪声为随机性,经叠加平均后,噪声相互抵消,真实的信号得以累积。信号越加越大,致使信号/噪音比率增大,最终噪声被滤掉,而 VLP 信号便脱颖而出。从理论上讲,噪声的减少程度与所叠加的心动周期数目的平方根成正比,即叠加程序重复次数越多,噪声消除效果越好。

(4)滤波特性:滤波的通频带和特性决定心电信号的形态和振幅,对时域分析结果至关重要,体表信号平均心电图是一种高分辨心电图,一般来说,低通滤波以滤掉高频信号为主,而高通滤波则以滤掉低频信号为主。VLP 为一种低振幅的高频信号,要捕捉到这种信号,势必要求在信号处理技术上滤掉低频信号,允许高频信号通过,方能使 VLP 信号显现。

目前,SAECG 的基本工作程序是:患者→前置放大→带通滤波→A/D 转换→QRS 波检测→建立模板→叠加平均→显示与记录。最后,把这种经过放大、叠加、滤波的心电信息记录下来,便是信号叠加心电图或称高分辨心电图。

(5)晚电位的识别和测量

1)晚电位的识别:在 SAECG 上呈现为 QRS 波终末部以及 ST 段内可见高频、低幅碎裂波,其中常有一个或几个较明显的尖峰波,频率在 $20\sim80Hz$,振幅在 $25\mu V$ 以下,持续时间在 10 毫秒以上即是 VLP。识别 VLP 时务必注意以下几点。

①确定 VLP 的终点:通常把基础噪声(位于 ST 段后半部,通常在 $1\mu V$ 以下)作为参考标志,当低振幅高频波超过基础噪声 3 倍时便为 VLP 与噪声的交界点,亦即 VLP 的终点。

②确定 VLP 的起点:各家所用标准不一。在经过滤波的叠加心电图上,如果在 QRS 波与低振幅高频碎裂波之间,有一段等电位线存在,则 VLP 的起点不难确定,然而这种情况并不多见。在大多数情况下,VLP 与 QRS 波群末融合在一起而延伸入 ST 段内。因而有学者把 QRS 波终末部低于 $40\mu V$ 处作为 VLP 的起点,但也有人把低于 $25\mu V$ 或 $20\mu V$ 作为起点。

③测定 VLP 的时限：自 VLP 起点至终点的距离便是 VLP 的时限，它至少为 10 毫秒。

④测定总 QRS 波群时限：指在经过滤波的综合导联叠加心电图上，自 QRS 波起点至高频波的振幅超过基础噪声 3 倍以上处的时距。

⑤测定标准 QRS 波群时限：指在未经滤波的 X、Y、Z 或综合导联上所测得的最长的 QRS 波群时限。

⑥观察 RMS_{40}：即观察经过滤波的综合导联叠加心电图上的 QRS 波群最后 40 毫秒内的振幅大小，如果振幅 $\leqslant 25\mu V$，表明有 VLP 存在。

2）VLP 的测量：在 SAECG 上晚电位的测量有两种方法。

①目测法：VLP 的分析受高通滤波的噪音水平影响较大，高通滤波取 25 Hz 或 40 Hz 所获结果是不同的，噪音水平 $>1.0\mu V$，导致假阴性率及假阳性率上升，因此，必须注意 VLP 检测中采用的高通滤波以及噪音水平。目测的内容有 VLP 起点、VLP 终点、VLP 时限、总 QRS 时限、标准时限、滤波后综合导联叠加心电图上 QRS 波终末 40 毫秒内的振幅。

②计算机自动测定分析法：应用特制的软件逆向扫描 ST 段，平均电压 3 倍于基础噪音的 5 毫秒段与基础噪音的交点，定为 QRS 波的终点。此 QRS 波的起始点和终点都需目测审定，数据分析系统应允许操作人员对自动判定的始点和终点作手动调整，然后进行其他参数测量计算和定量分析，准确性更为可靠。因此，一般主张用计算机自动测定加入人工目测验证。

（6）心室晚电位的判断标准：除外束支阻滞，在滤波带为 25～250 Hz 的条件下，符合下列标准中两项者可确定有心室晚电位。

1）QRSD（信号平均后的 QRS 波群时限）≥120 毫秒：代表叠加后经滤过的 QRS 波群总时限。

2）LAS（QRS 波终末部 $40\mu V$ 以下振幅信号持续的时间）≥40 毫秒：代表碎裂电位持续的时间。

3）RMS_{40}（QRS 波终末 40 毫秒处均方根电压）$\leqslant 25\mu V$：代表碎裂电位的振幅。

这三项指标中，应把 RMS_{40} 低于 $25\mu V$ 为基本的指标，如果这项指标为阴性，便不应判断为阳性晚电位或异常的高分辨心电图。这项指标为阳性，加上其他两项指标中的一项阳性或两项都为阳性，是异常高分辨心电图或晚电位阳性的诊断标准。

（7）束支阻滞的 VLP 判断标准：完全性右束支阻滞时域分析方法不能诊断 VLP 阳性。完全性左束支阻滞时有学者认为时域分析方法可以识别心室晚电位。

2.频域分析　前述方法是对 VLP 信号采用的时域分析法，但此法存在以下一些问题：①诊断标准不统一；②不能检测出埋在 QRS 波之中的 VLP；③对束支阻滞或心室内阻滞者，常难以鉴别；④由于各患者 VLP 的频率范围不同，因此使用何种高频率滤波器带有一定的盲目性。有鉴于此，晚近便有了关于 VLP 频谱分析的报道。

心室晚电位是小块有病变心室肌细胞除极化所产生的延迟高频电位，其频率一般高于 20 Hz，而复极化电位（ST 段和 T 波）是低频的。因此，分析高分辨心电图的另一途径是观察电压如何随频率而异，这就是频域分析，也称为频谱分析。信号的频谱分析需经数学处理，例如用电子计算机进行快速傅立叶转换(FFT)。把一个信号分解为它的频率组成部分,类似日光透过棱镜片后形成不同颜色的光。Cain等于1984年首先报道以FFT技术对信息平均心电图作二维频域分析的初步结果。VLP的频域分析是以SAECG的频率成分和分布范围及其幅值或能量分布进行分析。可以说频域分析和时频分析是对同一动态信号的两种观察方法。

频谱标测法是一项可行和直观的VLP检测方法。它有以下优点:①不需要时域分析所需的高通滤波条件的选择,而滤波频率的不同常会影响VLP的判断结果;②对QRS波起点和终点定位要求不严格,不像时域分析常因QRS波起点和终点定位不准而导致同一人或不同人之间分析结果出入较大;③特别适用于束支阻滞,尤其是冠心病或心肌梗死后合并左右束支阻滞患者的VLP检测,而时域分析常难以判断;④可清楚区分VLP与噪声,这也是优于时域分析的一个方面。

然而,频谱标测尚处于临床试用阶段,与时域分析方法相比,频域分析技术仍不成熟,国内外还没有统一的检测方法和诊断标准,还需进行大量深入细致的研究工作。

三、心室晚电位的临床应用

(一)VLP与室性心律失常

VLP是心室肌内存在非同步性除极和延迟传导的电活动表现。无疑,它可以参与构成折返激动,而心律失常形成最常见的机制就是折返激动形成。可见,VLP与心律失常有着密切联系。当晚电位达到某临界水平时即可导致折返激动,发生室性心律失常,已有资料表明,VLP检测为阐明室性心律失常的机制提供了新视角,可作为折返性室性心律失常的预测指标。心室晚电位最常见于有持续性室性心动过速的冠心病患者,尤其是陈旧性心肌梗死患者,其敏感性为58%～92%,特异性为72%～100%。Simson的研究表明,心肌梗死后有持续性心动过速的患者,92%有心室晚电位,而心肌梗死后无复杂性室性期前收缩的患者仅7%有心室晚电位。故心室晚电位阳性与恶性心律失常关系密切,是预测室性心律失常的一项可靠指标。但是心室晚电位检测也存在假阳性的问题,还需与其他有关检测如心脏电生理、运动心电图等一起进行综合判断。

(二)VLP与缺血性心脏疾患

经冠状动脉造影证实为冠心病者,进行体表晚电位检测,发现冠状动脉侧支循环越差,心肌病变越重,晚电位阳性率越高,患者的预后越差。所以晚电位是反映冠心病,尤其是心肌梗死后病变心肌范围、局部心肌纤维化的一个非特异标志。

冠心病患者心室晚电位检出率报道不一(30%～50%);冠心病伴室性心动过速患者心室晚电位检出率＞80%,心肌梗死后伴室性心动过速者VLP检出率最高,可达92%,有些学者报告晚电位阳性预测准确率很低(4%～29%)。反之,晚电位的假阴性少,它对于日后心律失常事件的阴性预测准确率很高,这点在临床上很有价值。

（三）VLP 与急性心肌梗死后心律失常

急性心肌梗死后有相当一部分患者有心脏性猝死的危险，其中 50％是持续性室性心动过速。由于心肌纤维化引起传导异常，心室激动的传导减慢，构成折返条件，而诱发室性过速性心律失常；心肌梗死后伴室性心动过速者心室晚电位检出率最高，可达 92％。心室晚电位阳性者日后心律失常事件发生率远比阴性者高，提示心室晚电位可作为心肌梗死后能否发生室性心动过速或心室颤动的预测指标。

（四）VLP 与致心律失常性右心室心肌病

致心律失常性右心室心肌病（ARVC）是右心室的部分心肌细胞萎缩、退化，被纤维或脂肪组织替代，产生了脂肪组织包绕的岛样的存活心肌细胞，形成脂肪瘤样改变，使右心室部分心肌细胞除极延迟，在左心室及右心室大部分除极后才出现，延迟的除极波出现在 QRS 波后、ST 段的初始部分。由 Fontain 首次发现并命名为 Epsilon 波。

目前，心室晚电位检测技术和诊断标准不统一，在一定程度上影响了其临床价值。这就需要一个不论应用何种记录系统都能被广泛认可的诊断标准，而要制订好这个标准，必须紧紧围绕心室晚电位评估室性心动过速、心室颤动、猝死这个主要目的，进行大规模前瞻性研究。

第六节　Q-T 间期离散度

Q-T 间期离散度（Q-Td）是指体表 12 导联心电图最长 QT 间期（Q-Tmax）与最短 QT 间期（Q-Tmin）的差值。此概念最早于 1985 年由 Campbell 等提出，1990 年 Day 等首次证实 Q-Td 具有重要的临床实用价值，随着对其方法学及发生机制研究的广泛深入，和其在临床应用中价值的探讨迅速扩展，Q-T 间期离散度已经成为近年发展起来的一项评价心室复极同步程度的新指标。

一、测量方法

1.目测法　指测量者借助分规、刻度尺及放大镜等工具对各波的转折点及间期仔细辨认，精确度量。一般须测定连续 3 个或 3 个以上心动周期的 Q-T 间期，取其平均值，从而使测量尽可能提高精确度，减少误差。

Q-T 间期是 QRS 波群起点至 T 波终点的时程。T 波终点的确定是准确测量 Q-T 间期的关键所在。而 T 波终点常因 T 波低平、畸形，与 U 波或 P 波重叠等原因而难以确定。目前确定 T 波终点的方法有：①T 波与等电位线的交点；②T 波与 U 波之间的切迹；③T 波下降支切线与等电位线的交点。当出现 LT 波时，一般采用方法②。

2.机测法　计算机测量 Q-T 间期是通过对记录到的心电图图像进行识别和计算而得。测量方法有：①技术阈（TH）：T 波与阈值水平的交点；②微分阈（DTH）：T 波的微分与阈值水平的交点；③技术斜率交点(SI)：T 波最大斜率与等电位线交点；④技术峰斜率交点(PSI)：T波尖峰和 T 波最大斜率的连线与等电位线交点。在 TH 和 DTH 中，阈值范围一般分别取 T波高度或 T 波微分的 0.05～0.15。

动态心电图一般取技术斜率交点作为 Q-T 间期，即取下降支最大斜率与等电位线交点为T 波终点，测量值称为 Q-T down。

二、QT 间期的心率校正

Q-T 间期因受心动周期的影响，所以须根据心率进行校正。常用的校正方法有：①平方根校正法(Bazett)，$Q-Tc = Q-T/R-R^{1/2}$；②修正的平方根校正法，$Q-Tc = Q-T + A(1-R-R^{1/2})$；③立方根校正法，$Q-Tc = Q-T/R-R^{1/3}$；④直线回归校正法，$Q-Tc = Q-T + A(1-R-R) = Q-T + 0.154(1-R-R)$；⑤指数校正法，$Q-Tc = Q-T-B[\exp(-K \times 1000) - \exp(-K \times R-R)]$。

其中，A、B、K 是回归系数，exp 是指数，R-R、QT、Q-Tc 单位为秒(s)。

三、QT 间期离散度正常值

至今国内外对 Q-Td 的正常参考值尚无统一标准。国外 Statters 等报道大多数研究结果正常参考值在 40～50 毫秒；王诚等学者研究 2078 名健康国人同步 12 导联心电图，得出 Q-Td正常值为 13～60 毫秒，且 Q-Td 与心率、年龄、性别无明显相关性。关于其与性别是否有关的问题，刘艳等学者有不同看法，他们的研究结果显示，男性 Q-Td 大于女性，认为这种差异可能与男、女自主神经水平不同，心脏大小、室壁厚度不同，男女性生理状态、激素水平的差异等等有关。值得说明的是，精确性、重复性和稳定性的高低直接关系到临床应用的可行性，Q-T 和Q-Td 测量值的可重复性和可靠性主要取决于心电图记录质量、记录方式和测量方法等，尤其是测量方法影响较大。所以对记录、测量的各个环节和参数都须进行严格的控制和筛选，以提高临床应用的可信度。

四、QT 间期离散度的临床应用

正常人生理性心室复极不一致所造成的 Q-Td 很小，而在病理状态下，Q-Td 就会显著增大。基于这一事实，Q-Td 可以作为一种无创性预测室性心律失常的指标，而在临床上广泛应用。近几年的临床研究也进一步证明了 Q-Td 与某些疾病的关系，涉及最多的是心血管疾病：如缺血性心脏病、心肌病、心律失常、心力衰竭等。

1.冠状动脉粥样硬化性心脏病

(1)心肌缺血：心肌缺血时，心肌的复极时间延长，复极时间的不均匀程度加重.表现为心电图 Q-Td 增大,冠状动脉多支病变 Q-Td 明显高于单支病变 Q-Td。Higham 等研究发现冠状动脉再通后 Q-Td 明显下降,鉴于此,临床上可通过 Q-Td 大小筛选出高危病例积极给予冠状动脉再通治疗,同时可通过冠状动脉再通前后 Q-Td 变化判断冠状动脉再通情况,可以预测恶性心律失常及早期死亡率。

(2)心肌梗死:有资料显示,梗死面积越大,心脏泵血功能越差,心室电活动不稳定性越强,Q-T 离散度越大,增大明显者易发生室性心律失常,死亡率越高。研究还显示:溶栓再灌注可使 Q-Td 显著下降,从而减少恶性心律失常的发生,对降低 AMI 病死率有重要的临床意义。

2.特发性心肌病扩张型心肌病患者 Q-Td、Q-Tmax(最大 QT 校正值)均较正常人明显增大。扩张型心肌病患者心肌纤维化,灶性坏死,病变心肌与正常心肌间动作电位不应期差异增大,心肌复极不一致性和不稳定性加重,这可能是此类患者 Q-Td 增大的主要机制,亦可能是发生恶性心律失常的电生理基础,从而为 Q-Td 增宽预测心脏事件的发生提供依据。有研究提示扩张型心肌病患者 Q-Tmax 在 12 导联中的分布虽以 V_3、V_5 导联最多见,但与其他导联相比差异无显著意义。Q-Tmax 最多见于 aVR、aVL 和 V_1 导联,而 V_3、V_4 导联最少见。提示记录 12 导联心电图有助于扩张型心肌病患者 Q-Td 的准确测量。研究显示,在肥厚型心肌病(HCM)患者中,Q-Td 也明显增大,且与恶性心律失常有密切关系,并与预后有关。

3.慢性心功能不全 据测试,猝死者的左心室射血分数(LVEF)均低于存活者,而 Q-Td 则明显高于存活者和心衰死亡者,说明心衰患者的猝死与 Q-Td 增加有关。有研究显示,血管紧张素转换酶抑制剂能显著降低 Q-Td,从而延缓心力衰竭的进展,改善心衰患者预后。

4.恶性心律失常及猝死 Q-T 间期反映心室复极时间,而 Q-Td 反映心室复极的不同步性和电不稳定性,因此,Q-Td 对预测室性心律失常,特别是室速、室颤的发生有一定价值。大量临床研究表明,急性心肌梗死时,Q-Td 明显延长(达 105 毫秒)者易发生室速、室颤,而 Q-Td 不延长或稍延长(40～50 毫秒)者发生几率显著降低。Q-Td 显著延长是预测心律失常,特别是恶性室性心律失常的较敏感指标,特别是高危人群的筛选,对预测原发性 Vf 有高度准确性。

总之,Q-Td 作为一种无创、简便、价廉的检测方法,可以比较准确预测心血管患者发生室性心律失常及猝死危险的有效方法,也能帮助对局限性心肌缺血、不对称心肌肥大、AMI 溶栓治疗后的疗效进行评价。随着生命科学的发展,尤其生物电研究的逐步深入,Q-Td 检测技术可以成为一项重要的检查手段,应用于心血管疾病的辅助诊断。

第七节 窦性心率震荡

窦性心率震荡(HRT)是指一次室性期前收缩之后窦性心率周期的波动现象。窦性心率震荡检测技术通过监测一次室性期前收缩这样微弱的体内"刺激"所引发的心率变化来评估体内自主神经调节功能的平衡性及稳定性。

1.应用原理及方法　正常情况下,在一次室性期前收缩后,窦性心律会出现先加速后减速的现象,被称为"窦性心律的双相涨落变化",说明自主神经的调节功能尚属正常;而当窦性心率震荡现象减弱或消失时,则提示体内交感神经有过度兴奋、作用占优势的情况。严重者需要干预性治疗,以防止交感神经的过度兴奋给人体带来的危害,如恶性心律失常和猝死等。

(1)主要检测指标:目前应用最为普遍的是震荡起始(TO)和震荡斜率(TS)。

1)震荡起始(TO):TO描述的是室性期前收缩后窦性心律是否存在加速现象。其计算公式是用室性期前收缩代偿间期后的前2个窦性心律的RR间期的均值,减去室性期前收缩偶联间期前的2个窦性心律的RR间期的均值,两者之差再除以后者,所得的结果即为TO。计算公式如下:

$$TO=(RR_1+RR_2)=(RR_{-1}+RR_{-2})/RR_{-1}+RR_{-2}$$

TO的中性值为0,TO>0时,表示室性期前收缩后初始心率减速;TO值<0时,表示室性期前收缩后初始心率加速。对于每一次室性期前收缩(VPC)都可以计算出一个TO值,当动态心电图有数次期前收缩时,则可计算出多次TO值及平均值。计算时须注意确定引起窦性心律变化的触发因素一定是室性期前收缩,且室性期前收缩的前后一定是窦性心律,而不是心律失常或伪差等情况。

2)震荡斜率(TS):TS描述的是室性期前收缩后是否存在窦性减速现象。首先测定室性期前收缩后的前20个窦性心律的RR间期值,并以RR间期值为纵坐标,以RR间期的序号为横坐标,绘制RR间期值的分布图,再用任意连续5个序号的窦性心律的RR值计算并作出回归线,其中正向最大斜率为TS。TS的中性值为2.5毫秒/RR间期,当TS>2.5毫秒/RR间期时,表示存在心率减速现象,而TS<2.5毫秒/RR间期时,表示室性期前收缩后心率不存在减速。

联合两个指标,当TO<0,TS>2.5毫秒/RR间期时为正常;当TO>0,TS≤2.5毫秒/RR间期时为异常。

目前,除了震荡起始和震荡斜率之外,又陆续有以下新的指标被提出。

(2)新指标

1)动态心率震荡(TD):TD定义为震荡斜率随心率波动时,其回归线的深度,是指震荡斜率与当时心率的比值,TD=TS/HR。有研究发现,动态心率震荡值与死亡率高度相关。它作为一项死亡率预测的独立指标能够提供除震荡斜率以外的预测信息。

2)震荡斜率起始时间(TT):TT是指达到TS即最大正向回归直线斜率指标时,所对应的5个连续窦性心搏中第一个心搏的序数。

3)震荡斜率的相关系数(CCTS):CCTS是指达到最大直线斜率TS的5个连续的窦性心搏所对应的直线回归的相关性系数。CCTS是心肌梗死后患者死亡率的独立预测指标,但它的预测价值比震荡斜率或震荡起始低。

4)震荡跳跃(TJ):TJ是将相邻的RR间期之间的最大差异量化后所得的指标,单位为毫秒。TJ用于扩张型心肌病患者,作为预测室性心动过速和心室颤动复发的指标。

5)震荡频率下降(TFD):是心率震荡频域变化的指标。该指标通过把代偿间期后的 RR 值代入正弦曲线波公式计算获得,这些 RR 值的频谱按正弦曲线波的方式随时间逐渐降低。TFD 与 TO/TS 这些时域参数不同,但也是预测心脏性死亡的独立指标。

2.HRT 的机制　窦性心率震荡的发生机制尚不完全清楚,目前主要有两种学说。

(1)压力反射学说:心室期前收缩发生时,由于室内的充盈量不足,会使心搏量减少,从而会引起动脉血压的下降。血压的突然下降激活位于主动脉弓及颈动脉窦的压力感受器,压力感受器的兴奋(抑制性)经传入神经到达延髓,引起迷走中枢的兴奋性抑制,交感中枢兴奋性增高,使心率增加,即室性期前收缩后心率加速的现象。当室性期前收缩过后会跟随一个代偿间歇,使心室有足够的时间充盈,心搏量上升,使得代偿间歇后动脉血压上升,随后在压力反射的作用下促使心率下降,心率变化跟随血压变化,先加速然后减速,产生窦性心率震荡。上述动脉血压的降低与升高转变为自主神经中枢兴奋性的变化,并反射性引起窦性心律频率的变化过程即为压力反射。基本变化过程:室性期前收缩—心排出量下降—血压下降—心率加快—代偿间歇—心排出量提高—血压升高—心率减慢。压力反射是发生窦性心率震荡现象的最重要的机制。当压力反射正常时,室性期前收缩后的窦性心率震荡现象则正常存在,如果患者心脏的器质性病变严重或心肌梗死后存在坏死和低灌注区,心脏搏动的几何形状发生变化,感受器末端变形,交感神经和迷走神经传入的紧张性冲动远远超过正常,可能引起压力反射的迟钝,使部分心肌梗死患者室性期前收缩后窦性心率震荡现象减弱或消失。

(2)窦房结动脉牵拉学说:室性期前收缩发生后,动脉血压的先下降后上升的变化会对窦房结动脉产生影响。窦房结动脉位于窦房结的中央,其与窦房结的比例特殊:即窦房结动脉体积相对粗大,而窦房结体积相对较小,因此认为窦房结动脉除供血外,其内压力的变化可以牵拉窦房结内胶原纤维网,从而对窦房结自律性细胞的放电频率产生重要影响,因此对窦房结的自律性有作用。另外,室性期前收缩对窦性心律的影响还可能体现在动脉血压的变化,一过性改变窦房结的血液供应,从而影响窦房结的自律性。当室性期前收缩后动脉血压下降时,窦房结动脉压下降,可对窦房结自律性产生直接的正性频率作用,而后随着动脉血压上升,也可引起相反的负性频率作用。此外,还可以因室性期前收缩直接的机械牵张力对心房肌及窦房结区域产生直接微小作用,提高窦房结的自律性。

3.窦性心率震荡检测的影响因素　正常人群的震荡起始和震荡斜率的正常值分别为 TO <0 和 TS>2.5毫秒/RR 间期。影响 HRT 检测的因素包括心率、室性期前收缩的联律间期、年龄、性别、药物等。

研究发现,窦性心率震荡随着心率的增快而减弱;随着室性期前收缩总数的增加及联律间期的缩短而减弱;随着年龄的增加而减弱;女性的心率震荡现象比男性明显。药物方面,β 受体阻滞剂对 HRT 检测结果的影响较小,检测指标(TO/TS)仍有临床应用价值,而阿托品可完全消除心率震荡现象。

4.临床应用价值　1999 年 Schmidt 等首先在 Lancet 上发表了关于室性期前收缩后窦性心率震荡作为心肌梗死后患者高危预测指标的文章。因此窦性心率震荡最早应用于心肌梗死患者死亡率的预测。随着研究的逐渐深入,在冠心病领域,HRT 应用已扩展到急性心肌梗死患者的危险分层、对需植入 ICD 患者的筛选,以及对药物治疗和非药物治疗(包括溶栓、介入、冠状动脉搭桥术)的监测和评价。

(1)作为心肌梗死死亡率的预测因子:HRT 作为心肌梗死患者死亡率的预测因子在两个大型多中心临床试验(MPIP 和 EMIAT)中得到证实。结果显示:在单变量分析中 TS 的预测价值较高;多变量分析中 TO、TS 均异常是死亡敏感的预测指标。

(2)作为心脏骤停的预测因子:ATRAMI 研究表明:HRT 是心脏骤停的预测指标。单变量分析显示:TS 以及 TS 与 TO 联合具有中高水平的相对危险度。

(3)心肌梗死后患者的危险分层。

(4)HRT 在其他疾病中的预测意义:一些研究评价了 HRT 在糖尿病、慢性心功能不全及特发性扩张型心肌病患者中对死亡的预测意义。这些研究的结果尚不完全一致,但有倾向显示:HRT 的预测意义不仅限于心肌梗死后患者,在慢性心功能不全、糖尿病患者中,可能仍具有一定危险分层的意义。

第八节　心脏电生理学检查

心脏电生理学检查,是以整体心脏或心脏的一部分作为研究对象,从窦房结、心房、房室结、希氏束-浦肯野纤维系统和心室以及相关结构如肺静脉等心脏各个层面进行检查,通过应用多导电生理记录仪同步记录体表心电图、心腔内电图、希氏束电图、标测心电图和应用各种特定的电脉冲刺激方法,来观察心脏的电活动变化,藉以诊断和研究心律失常的一种方法。心脏电生理检查对于心律失常的机制研究,以及筛选抗心律失常药物和拟定最佳治疗方案,均有实际重要意义。它不仅是一种有价值的诊断方法,而且也是一种有效的治疗手段,目前单独的电生理检查已经很少进行,通常是电生理检查和射频治疗一次完成。

一、围术期的管理

1.患者准备　电生理检查一般为择期手术,术前应对患者加以充分的评估。尽量收集比较完整的病史及常规化验检查资料,如血常规、血生化检查、出凝血指标以及常规 X 线胸片、超声心动图等,特别是患者静息时和心律失常发作时的心电图,具有重要的参考价值。对于患有心力衰竭、心肌缺血及电解质异常者应给予治疗及充分的控制,以提高患者对手术的耐受性。高血压患者术前应尽可能使血压控制在理想水平。对于老年患者应考虑到年龄和动脉硬化造成的血管迂曲或走行异常,可能会增加血管穿刺和导管操作的难度。伴有严重主动脉狭窄、严重的肥厚型心肌病、左主干或严重的三支冠状动脉血管病变以及失代偿性心力衰竭患者,其并发症发生的危险性很高,在这些患者中诱发持续性的心动过速可能会导致病情恶化,应加以全面评价,慎重选择治疗方案。对于持续性房颤和房扑的患者,在手术进行前需要给予4周有效的抗凝治疗,并行经食管超声心动图排除心腔内血栓的存在。抗心律失常药物一般需要在术前停用至少5个半衰期以上,但也不是绝对的,一些患者如果在服用该药时有心律失常事件的发生,那么抗心律失常药物可以继续使用。

患者一般对电生理检查的过程并不了解,因此,对患者及家属的宣教是手术前必不可少的部分。应告知电生理检查的价值、危险性以及可能的结果(阴性或者可疑的)等。在整个检查过程中,应该准备除颤仪并事先在患者身上贴好除颤电极以作备用。双相除颤仪一般更加有效。另外应常规予以血压、氧饱和度监护。轻度镇静有助于减轻患者的焦虑,有利于手术的进行,特别是对于时间较长的检查或消融手术,可以常规应用一些静脉镇静药物。但是在一些特殊情况下,特别是标测和消融自律性或触发激动的心动过速时,镇静药物可能抑制心律失常活动,延长手术过程,应该避免使用。另外,如果估计手术时间较长,如房颤的消融,术前应予以导尿。

2.手术风险和并发症 电生理检查的并发症相对较低,死亡率几乎为零,特别是只进行右心导管的操作。但在严重的或失代偿性心脏病患者中,并发症发生的风险明显增加。电生理检查的主要并发症包括血管损伤(血肿、假性动脉瘤、动静脉瘘)、出血(需要输血)、深静脉血栓形成、肺栓塞、系统性血栓性栓塞、穿刺部位感染、全身感染、气胸、心脏穿孔及填塞、心肌梗死、卒中、完全性房室传导阻滞、束支传导阻滞等。另外,亦可能发生严重的心律失常如快速的室速或室颤,但通常是可预见的,因此并不作为并发症。

二、导管技术

(一)电生理导管

电极导管在电生理检查过程中用于记录和起搏。这些导管是由绝缘的导线构成,每根导线的远端都有一个电极端,暴露于心腔内膜。导线的近端形成插头,可以与电生理记录仪相连。电极导管通常是由梭织涤纶或者新型的合成材料比如聚氨酯制成。这些材料(尤其是涤纶)不易变形,能保持造型但在体温下又足够柔软可以形成弯度,便于操作。电极导管的粗细自3Fr至8Fr。成人常用的是5Fr、6Fr和7Fr。导管上环状电极一般由白金(铂)制成,环宽1~2mm。电极间距可以为1~10mm或者更大,以满足不同的起搏与记录的需要。最常用的是2mm或5mm。为了便于导管放置到不同的位置和满足各种记录的需要,发展了各种不同用途的电极导管,并有各种不同的弯度和长度。双极或四极电极导管常用于记录和起搏心房或心室的某个位置。多极记录电极导管常被放置于冠状窦或沿着右房的界嵴。Halo导管常用于标测右房大折返时沿三尖瓣环的折返电活动。Lasso导管用于记录肺静脉电位。还有网状导管用于房性或室性心律失常的标测,特殊的导管还可以通过冠状窦分支来记录左房和左室心外膜的电活动。电极导管远端可以是固定的或是可活动的,通过导管手柄操作可以使导管向一个方向或两个方向弯曲,还可以形成两个方向非对称的弯曲弧度。消融导管末端电极的长度通常为 4mm 甚至更长至 10mm，这有利于对靶点的定位和消融疗效。

（二）穿刺和导管放置

在绝大多数患者，采用穿刺技术（改进的 Seldinger 技术）从上肢或下肢的血管将电极导管放置于心腔内。一般从左右股静脉插入高位右心房、希氏束和右心室电极导管。大多数患者可以通过股静脉放入冠状窦导管，但通过上腔静脉途径可能更加容易（图 7-10）。其他穿刺部位还包括前臂静脉、颈内静脉和锁骨下静脉。股动脉穿刺常被用在左心室或二尖瓣环的标测或有创动脉血压的监测。极少数情况下，可能需要通过心外膜途径标测和消融特殊的室速，一般通过冠状窦及其分支或者经皮剑突下心包穿刺可以到达心外膜表面。X 线透视可以方便地用于指导导管的放置，要注意在 X 线不测光的情况下可以退导管，但一定在 X 线透视下进导管。近来，新的导航系统可以用来指导导管的位置以减少 X 线的曝光。

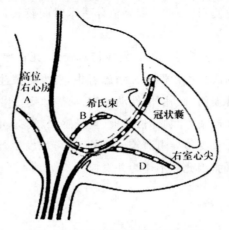

图 7-10   图示导管电极插入各心腔

在进行左房标测和消融时需要行房间隔穿刺术，在房颤消融手术中，根据消融策略的不同，可能需要分别进行多次的房间隔穿刺。这一技术在临床应用已有数十年了，近年来随着房颤导管射频消融的开展，再一次得到了重视和广泛应用。为了确保安全有效地进入左房，掌握房间隔的解剖和毗邻关系是必需的。

房间隔位于左、右心房之间，呈长方形，由两层内膜夹以少量心肌和结缔组织组成，厚度约为 2～4mm，其前缘对向升主动脉中央，后缘与房间沟一致。房间隔平面与矢状面和冠状面平均夹角都约为 45°。房间隔右侧面中下三分之一处有一浅凹，呈圆形或椭圆形，称为卵圆窝。成人卵圆窝大小直径约 2cm，主要为薄的纤维组织，围绕卵圆窝的为肌性间隔，比较厚的部分主要是心房肌。卵圆窝中央仅厚约 1mm 左右，此处组织最薄，是房间隔穿刺的最佳部位。后前位 X 线透视卵圆窝中点多位于脊柱正中线的右侧，67％投影在第 7 胸椎下 1/3 段，17％在上 1/3 段，17％在中段。图 7-11 为右房侧卵圆窝的大体形态。

房间隔穿刺的基本操作。

1959 年，Rosst 等首先报道了房间隔穿刺术。此后，经过 Brockenbrough、Mullins、Keefe、Groft、Inoue 等学者的改良和完善，房间隔穿刺术不断成熟。国内学者在借鉴国外经验的基础上,进一步丰富了房间隔穿刺术的方法学,并对穿刺流程进行简化。右前斜位45。透视指导下房间隔穿刺术是目前国内主要的房间隔穿刺方法之一。

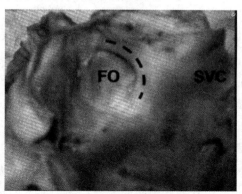

图 7-11　右房侧卵圆窝大体形态

FO,卵圆窝;SVC,上腔静脉。

房间隔穿刺术的关键是穿刺位置的判断,本方法简单归纳为"后前位下定高低,右前斜位定方向"。穿刺点高度的确定:后前位透视下一般在脊柱中线左心房影下缘上方约一个椎体高度,范围 0.5～1.5 个椎体高。左心房下缘可以冠状窦电极与脊柱中线交点作为参考,也可通过肺动脉造影显像左心房影以定位左心房下缘。穿刺点前后位置的确定:右前斜位透视取 45°角,穿刺点一般在心房影后缘前 1 个椎体高度至心影后缘与房室沟影的中点之间,如果穿刺针及鞘管顶端弧度消失(与视线平行),呈伸直状,此即理想的穿刺点位置,此时鞘管头端指向左后 45°方向,即垂直于房间隔。

房间隔穿刺的过程:后前位透视下,在长的导引钢丝引导下将房间隔穿刺鞘管送至上腔静脉,经鞘管送入房间隔穿刺针(针头不超出鞘管),穿刺针指向 12 点钟位置,然后顺钟向旋转穿刺针和鞘管至从下往上看为 4～5 点钟位置,并同步回撤穿刺装置,至影像上卵圆窝时多数有落入感,这就是初步定位的穿刺点,并且在后前位透视下适当调整穿刺点的高度。右前斜位45°透视下穿刺针鞘适当旋转,使穿刺针及鞘的远段弧度消失呈直线状或接近直线状,此时穿刺针指向左后 45°,即为穿刺点的准确位置。然后左手固定房间隔穿刺鞘管并轻轻前送顶住卵圆窝,右手短幅推送穿刺针即可刺破卵圆窝进入左心房。推注造影剂,如造影剂呈细线状喷出到达左房壁后散开证实已穿入左心房。如果一针穿刺失败可微调穿刺点。将穿刺针撤入鞘管内,在右前斜位 45°透视确保前段伸直前提下,适当旋转鞘管,调整穿刺点位置并再次穿刺。

房间隔穿刺的注意事项:房间隔穿刺术中,当针尖已进入左心房,为避免继续前送扩张管及外鞘管过程中致左心房后壁穿孔,通常需要轻轻逆时针旋转导管,使针尖更偏向左心房左前方,这样空间会更大。先天性卵圆窝未闭约见于 10%～15% 的患者,虽然此时导管可以不经穿刺即可直接进入左心房,但由于未闭的卵圆孔多位于房间隔的前上方,因此导管经此孔进入左房后可能会给其后的导管操作带来困难(如房颤消融),并且经此孔前送导管时应注意防止左心房前壁穿孔。

房间隔穿刺术的并发症主要有心脏压塞、穿入主动脉、血栓或空气栓塞等,一般与穿刺者的经验有关。心脏压塞是房间隔穿刺最常见的严重并发症,患者主要表现为烦躁、淡漠、同时血压下降、心率减慢,严重者意识丧失,呼吸、心搏停止。X线透视下可见心影稍增大(或不增大)、搏动减弱或消失,有时可见积液影,辅以心脏超声诊断最可靠。如果发现及时,处理得当,可以不造成严重的不良后果。X线和造影剂指示下心包穿刺引流术是快速、准确、有效的缓解心脏压塞症状的紧急措施,一旦初步诊断心脏压塞即可采用这种方法。

　　X线透视不能显示房间隔,在某些情况下(比如:心房明显增大、主动脉根部扩张、心脏进行过手术后间隔瘢痕化、脊柱侧后弯等)使得房间隔穿刺困难,风险大大增加。采用X线透视和经食管超声心动图(TEE)或心腔内超声心动图(ICE)结合的方法可以明显提高成功率,减少并发症的发生。经食管超声心动图主要采用四腔切面、短轴切面以及矢状上下腔静脉切面,可引导穿刺针贴住卵圆孔,适当对穿刺针加压使房间隔膜凸向左房形成"帐篷"征,然后把针穿过房间隔,在超声观察下,呈帐篷样突起的间隔突然回缩到原来的位置,说明穿刺成功。与经食管超声心动图比较,心腔内超声心动图的主要优越性是减少患者痛苦,避免因长时间经食管超声心动图观察所需要的全麻,可以更加清楚地观察整个房间隔,寻找卵圆窝,并在卵圆窝最薄处穿刺房间隔,使穿刺更加容易和安全。

(三)心腔内置管及同步记录心电信号

　　根据电生理检查和射频消融的需要,选择不同的穿刺途径放置心腔导管,导管近端与心电前置放大器及滤波器相连接,将电极导管传来的信号放大并滤波,典型滤波范围为30～500Hz,用多导生理记录仪记录,记录纸速为100或200mm/s,可记录到心腔内不同部位的电位。心腔内心电图须与体表心电图按顺序同步记录,常选用的导联有Ⅰ、Ⅱ、aVF、V_1、V_6、高位右心房(HRA)、希氏束(HBE)、冠状窦(CS)、右心室腔内图(RVA)及标测消融导管(ABL)。部分特殊病例或置入特殊导管(如Halo导管、lasso导管等)需调整记录顺序。

　　1.高位右心房　右房导管常用6F 4极,经右股静脉送入,放置在右心房与上腔静脉交界处。在X线下,导管头向右侧面,紧贴右心房壁(图7-10)。该位置靠近窦房结,因而常最早看到心房活动,可见早于希氏束导管和冠状窦导管出现的A波。高位右心房电极距心室远,记录局部电图为HRA1,2和HRA3,4,图形特点为高大A波,V波很小或看不到。

　　2.冠状窦心电图　冠状窦电极可用6F 4极或6F 10极导管或可控导管,通常在X线透视左前斜位下,经颈内或锁骨下静脉插管容易进入CS,理想位置应将导管最近端电极放置在其口部(CSO)(图7-10),局部电图特点多数患者A>V,少数A<V。

　　3.希氏束心电图　希氏束导管常用6F 4极或可控导管,在X线下,由股静脉插入后,经右心房送入右心室,然后将导管后撤,使导管前端置于脊柱左侧缘三尖瓣口区附近(图7-10),记录局部电图为HBE1,2和HBE3,4,见清晰的心房波(A波)和心室波(V波)之间出现有双相或三相细狭波的希氏束电位(H)波(图7-12)。HBE1,2的H波高大,HBE3,4的A/V≥1,H波清楚。

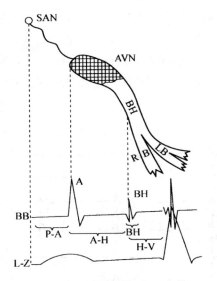

图 7-12 希氏束电图的示意图

上图为心脏传导系统,其中 SAN 代表窦房结,AVN 代表房室结,BH 代表希氏束,LB

代表左束支,RB 代表右束支。中图:BH 代表希氏束。下图:L-Z 为第Ⅱ导联心电图。

4.右心室 右室导管常用 6F 4 极,在 X 线下,使导管跨过三尖瓣区,进入右心室,至右心室心尖部,电极导管头指向左下方,在横膈稍下处(图 7-10),该电极可记录到右心室图形,V 波大,A 波小或无。

5.左心房 一般可从左锁骨下静脉或右颈内静脉穿刺,将 4 极或 10 极电极导管放入冠状静脉窦,间接记录左心房电活动。其远端的一对电极记录左心房、左心室外侧电位。近端一对电极记录左心房、左心室内侧电位。左房房速、肺静脉肌袖性房性心律失常和部分左侧旁路时也常用经股静脉穿刺房间隔放置导管。

6.左室 左室导管常用 7F 4 极大头电极,主要用于标测消融,其部位取决于消融的靶点部位。

三、基本间期

测量心内间期的准确性与记录时的走速有关。在走速为 100mm/s 时,其准确性大概是±5ms,在走速为 400mm/s 时大概是±1ms。一般测量较大的间期(比如:评定窦房结功能)时走速 100mm/s 就足够了。如果测量不应期,一般走速 150~200mm/s,但如果用于细致标测,则需要更快的走速(200~400mm/s)。

根据同步记录的希氏束电图,可以将体表心电图上的 P-R 间期进一步分为三种间期,即 P-A 间期、A-H 间期和 H-V 间期(图 7-13)。

1.P-A 间期 是指从体表心电图 P 波起点至希氏束电图 A 波起点的时间,反映从窦房结发出冲动到右心房下部的时间,参考值 20~60ms。

2.房内传导　正常的心房激动可开始于右房的高部或中侧部(随窦房结心律而异),并由该处向右房下部和房室交界区扩布,然后传至左房。由于心房内缺乏肯定的解剖学标志、电极导管放置的位置不能很精确、重复性不高,并且作为参考点的 P 波起始点不够清楚,心房内传导时间的准确测量有一定的局限。P-A 间期不能完全反映心房内的传导,至多仅仅是右房传导的一个间接指标。

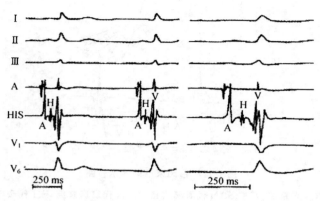

图 7-13　正常希氏束图

A,心房波;H,希氏束除极波;V,心室波。根据体表心电图和

希氏束电图可确定 3 种间期:P-A 间期、A-H 间期、H-V 间期。

3.A-H 间期　测量 A-H 间期应从希氏束电图上最早和可重复的快速波测至希氏束电位(H 波)的起始处。反映右心房(A)下部开始除极至希氏束(H)开始除极,即来自房间隔下部的除极波通过房室结到达希氏束的时限,A-H 间期根据心房起搏点的不同而变化。当心房激动由左房内或冠状窦口附近起搏灶引起时,冲动可以通过不同的地点进入房室结,绕过部分房室结组织,或者进入房室结早于希氏束电图上的 A 波。两种机制都可以导致较短的 A-H间期。

A-H 间期对心房起搏和药物的反应常常可以提供比单纯测量 A-H 间期更有意义的有关房室结功能的信息。用阿托品(0.04mg/kg)和普萘洛尔(0.02mg/kg)分别阻断迷走和交感神经后,可以更好地评价没有自主神经影响下的房室结功能。

正常人 A-H 间期在 60~130ms。通常 A-H 间期受自主神经影响明显,当迷走亢进时可使 A-H 间期延长,交感神经兴奋时可导致 A-H 间期缩短。A-H 间期延长还常因具有负性传导作用的药物(比如:地高辛、β 阻滞剂、钙通道阻滞剂和一些抗心律失常药物)或房室结本身的病变所致。

4.希氏束电位　呈双向或三向波形,H 间期测量自希氏束电位起始点至该电位的终止点,反映了冲动在希氏束内的传导时间,平均时限为 10~25ms。

5.H-V 间期　由 H 波起始测量到体表心电图或心腔内电图最早 R 波起点的距离,代表冲动从希氏束近端通过希氏束浦肯野纤维系统到心室肌的传导时间。H-V 间期不受心率和自主神经张力的影响,通常保持恒定,其正常范围狭窄,为 35~55ms。H-V 间期延长常与末端传导束或希氏束本身的病变有关,而确定的 H-V 间期缩短则提示心室预激通过旁路传导。

四、程序刺激

心内电刺激法是心电生理研究中的常用方法,在上述心腔内电图记录的基础上,在患者自身窦性心律或心脏调搏的基础上进行心房或心室的加速起搏法,或程序输入一个或多个期前刺激去观察心脏电活动的变化。

(一)刺激仪

常用的刺激仪一般为多功能程序控制刺激仪,它是一台由电池供电的程控脉冲发生器。具有较大范围的起搏周长、多种电流强度($0.1 \sim 10$mA)和脉宽($0.1 \sim 10$ms)的选择。可发出按程序编制的 3 个或更多个脉冲,即 S_1、S_2、$S_3 \cdots S_N$。其中 S_1 作为心脏调搏的基础刺激,可以连速、定时、定数三种方式发放。S_2 为第 1 个期前刺激脉冲,它可以与前一个基础刺激 S_1 或前一个自身心动(P 波或 QRS 波)同步发放,而其联律间期(S_1-S_2 或 P-S_2)可以程控,亦可令其自动正反扫描。S_3 是第 2 期前刺激脉冲,它与前一个刺激脉冲 S_2 的联律时间亦可程控调节。刺激仪发放矩形脉冲,输出脉冲宽度为 $1 \sim 2$ms,其电流强度为起搏阈值的 2 倍。

(二)起搏刺激技术

1.起搏输出　　通常使用的起搏输出即刺激电流强度为舒张期阈值的两倍。舒张期阈值是指在舒张晚期可以持续完全夺获所需要的最小刺激电流强度。阈值可被起搏的周长所影响,因此,每次不同的起搏周长必须重新确定阈值。另外,舒张期兴奋性可受药物的影响,在应用药物后,也必须重新测定舒张期阈值。心房或心室刺激部位所测定的不应期与所用的刺激电流强度成反比。一般来说,用两倍阈值的刺激电流时所测得的不应期相对于更高电流强度刺激所测得的不应期有所延长,可以减少诱发非临床性心律失常的发生率,且可获得能重复的和与临床贴切的资料,使刺激强度标准化。输出脉宽一般为 $1 \sim 2$ms。

2.起搏周长　　在电生理检查过程中,周长常常随着每次心跳而变化。因此,测量周长比总体计算每分钟心率更加切合实际,能够用来精确地描述连续心跳或者一个房早或室早的提前度以及刺激对心律失常的影响。周长与每分钟心率成反比关系,即:频率=60000/周长(ms)。

3.刺激方法

(1)直接起搏:在整个刺激过程中,以固定的频率或周长进行起搏刺激(S_1S_1 刺激)。起搏频率比基础心率快以保证夺获自主心律。

(2)短阵快速起搏:以固定频率的一个相对较短的脉冲间距进行刺激,以达到 1：1 夺获,每次起搏均获得较快的心率直到预设的最大心率或最小周长。常用来诱发或终止心动过速。

(3)分级递增起搏法:开始以略高于基础心率的 S_1S_1 作连续刺激,持续 $15 \sim 60$s,然后间隔 $1 \sim 2$min,以较快的频率(即较短的周长)再次进行 S_1S_1 刺激。如此继续进行,每次递增频率 10 次,直至逐步增加到 $170 \sim 200$ 次/分或出现房室传导阻滞现象为止。每次起搏必须保持一定频率至少 15s(适应期)以上,以保证传导间期的稳定性。本法可用于:窦房结恢复时间测定、房室或旁路有效不应期测定、房室双径路的检测以及预激综合征和旁路的研究等。分级递增起搏法的缺点是比较花费时间。

（4）Ramp pacing：是一种组合的连续刺激，后一组刺激与前一组刺激间期不同，一般采用较缓慢的幅度递减起搏周长（5ms、10ms 或 20ms），直到传导阻滞发生。每组刺激数目可以设定为 4、6、8 或 10 次等，每组刺激之间没有停止休息期。Ramp 刺激可以用来评价心脏传导/诱发和终止心动过速。Ramp 刺激常被用于植入型心律转复除颤器（ICD）编程来治疗心动过速。

（5）早搏刺激：一般在一个固定数目的基本起搏（S_1S_1）心动后或正常窦性心动后给予 1 次周长较短的期前刺激（S_2），S_1 刺激频率比基础心率快 5～10 次/分，重复这一过程，进行性缩短 S_1S_2 间期，观察刺激的反应。必要时在 S_2 刺激后再增加 S_3、S_4 或 S_n 早搏刺激。本法可用于房室结和旁路不应期测定、诊断预激综合征和房室结双径路、诱发和终止阵发性室上性心动过速或室性心动过速等。临床上常用的有两种方法缩短 S_1S_2、S_2S_3 或 S_3S_4 的间期。一种称为直接序列法：S_1S_2 间期每次减少 10ms 直至 S_2 不能夺获.然后 S_1S_2 间期增加直至可以夺获 S_2（一般增加 10～20ms），然后 S_1S_2 不变，引入 S_3，S_2S_3 间期递减重复上述程序，最后再引入 S_4。第二种方法称为串联法：S_1S_2 间期每次减少 10ms 直至 S_2 不能夺获，然后 S_1S_2 间期增加 40～50ms 并保持不变，引入 S_3 并递减 S_2S_3 间期直至 S_3 不能夺获。这时减少 S_1S_2 间期，再次尝试 S_3 是否可以夺获，并由此时起 S_1S_2 和 S_2S_3 间期前后交替递减，直至不应期。两种方法在诱发临床心律失常方面无显著差异，直接序列法更加简单和常用。

（6）超速序列刺激：用极短的周期（10～50ms）起搏，一般很少应用，主要用于 ICD 植入过程中测试除颤阈值时诱发室颤。

（三）传导和不应期

1.定义

（1）传导：传导定义为组织对递增较快的刺激产生脉冲的传导能力。通常用直接递增刺激法或较慢的 Ramp 刺激法来测试组织的传导能力。直接递增刺激法常用于测量窦房结恢复时间和脉冲自高位右房传导至心室的能力，Ramp 法则常用来评价房室或室房传导。

（2）不应期：不应期是细胞在前一次除极后不能再次被除极的一段时间。心肌组织的不应期可以根据该组织对期前刺激的反应方式不同来分别定义。

①相对不应期（RRP）：以较长配对间期的期前刺激进行刺激时，期前刺激和基本刺激引起的搏动（早搏和基本搏动），两者的传导时间是相等的。当配对间期逐渐缩短，早搏的传导时间延长。当配对间期进行性缩短，早搏传导时间进一步延长。相对不应期是指在期前刺激（S_2）的过程中，引起较基础刺激（S_1）传导时间延长的最长期前刺激的配对间期（S_1S_2）。以房室结为例，导致 A_2H_2 间期延长（＞A_1H_1 间期）的最长 A_1A_2 间期就是房室结的相对不应期。细胞电生理学中，RRP 表示心肌细胞已完成了前次除极之后的大部分复极过程，但尚未完全恢复到静息膜电位的水平，此时对较强的刺激，心肌细胞虽然能够被再次除极，并能产生可传布的冲动，但动作电位的振幅较低，除极速度和传导速度均减慢。因此，相对不应期标志着相应心脏组织的应激性（兴奋性）和传导性还未完全恢复正常。

②绝对不应期(ARP):在绝对不应期,细胞即使给予极大电流的期前刺激也不能被除极,表明细胞失去兴奋性。

③有效不应期(ERP):期前刺激与基本刺激间的配对间期继续缩短,直至期前刺激不能下传。有效不应期是指不能传播通过心脏某个特定组织的最长期前刺激的配对间期(S_1S_2),此时期前刺激的冲动不能下传。对于心脏传导系统各部位的有效不应期,应在各部位的近端处(冲动传入端)进行测定。以房室结为例,其有效不应期是不能传导到希氏束(无 H_2)的最长期前心房刺激(A_1A_2 间期)。细胞电生理学的 ERP 是表示在绝对不应期之后,心肌细胞的兴奋性刚刚开始恢复,但不具有传导性。此时,强刺激仅引起局部膜电位的不完全性除极,不产生可传布的冲动,对此,体表心电图和置于心腔内的电极导管不能记录到心电信号。

④功能不应期(FRP):是指能够通过心脏某个特定组织下传的最短的连续两个刺激冲动间期,代表该心脏组织的传出功能,应在组织的远端(冲动传出端)进行测定。因此,要测定一个心脏组织的有效不应期,就必须具备这样一个前提:即按冲动的传导方向,近段心肌组织的功能不应期应短于该组织(远段组织)的有效不应期。仍以房室结为例,其功能不应期是由 A_1A_2 下传的最短 H_1H_2 间期。如果房室结的功能不应期长于其远端的希氏束-浦肯野纤维系统的有效不应期,就无法进行测定。

2.测量 测定不应期的方法是采用程序期前刺激技术。通过 8～10 个周长恒定的基础刺激(S_1),使心脏组织的不应期达到并保持稳定,在最末一个 S_1 刺激之后,加入一个期前刺激(S_2)。由于心脏传导系统具有双向(前向和逆向)传导功能,也同样存在着前向和逆向不应期。对传导系统各部位前向不应期和逆向不应期的测定,是分别采用期前心房刺激和心室刺激的方法,从舒张晚期开始加发一个期前心房或心室刺激,以 5ms 或 10ms 的幅度逐渐缩短 S_1S_2 间期,观察期前刺激的前传或逆传反应,直到心房或心室的有效不应期。

一些因素可以影响不应期的测定:①刺激电流强度对不应期的影响。心房和心室的有效不应期与所用的刺激电流大小成反比。为了排除刺激电流对不应期的影响和准确观察干预前后的不应期变化,大多数心电生理研究室采用两倍舒张期阈值的电流作为标准刺激电流。当然,用自舒张期阈值逐渐增高至 10mA 的电流强度,是评定不应期(或者更恰当地说是评定兴奋性)的更加细致和精确的方法,但当刺激电流增至 10mA 时,心室的有效不应期将缩短近30ms,并且高刺激电流还增加了非临床性心律失常(房颤或室颤)的诱发率。②基础刺激周长(S_1S_1 间期)对不应期的影响。用不同的基础刺激周长所测定的不应期将不同。③测定部位对不应期的影响。为了准确测定不应期,对记录部位的选择是十分重要的。心房和心室的不应期应在刺激的部位测定,而房室结和希氏束-浦肯野纤维系统的不应期则应在希氏束电图上测定。

3.起搏周长对不应期的反应 正常情况下,心房、希氏束-浦肯野纤维系统和心室的不应期是与基础刺激周长直接相关的,即随着基础刺激周长的减少,有效不应期缩短,这种现象被称为剥皮现象或不应期前移,在希氏束-浦肯野纤维系统表现最为明显。相反,当基础刺激周长逐渐减少时,房室结的有效不应期是增加的,这种情况是由于"疲劳"现象的缘故,其原因最可能是由于房室结的不应期是时间依赖的且超出了其动作电位的时限（与希氏束-浦肯野纤维系统的不同）。在另一方面，房室结功能不应期对周长改变的反应是不恒定的，但趋向于随着周长减短而缩短。这种看似矛盾的情况是因为功能不应期并不是心房期前刺激（AES；A_2）所遇到的房室结不应期的真正度量。功能不应期明显取决于基本驱动搏动的房室结传导时间（A_1-H_1），A_1-H_1越长，在任何A_2-H_2间期时计算得到的功能不应期越短（FRP＝H_1H_2＝A_1A_2＋A_2H_2-A_1H_1）。

骤然的周长变化同样会影响组织的不应期。当起搏周长由长变短时，比如：在一个长的基础刺激周长（S_1）后突然引入一个期前刺激（S_2），希氏束-浦肯野纤维系统和心室的有效不应期都缩短。而当起搏周长由短变长时，希氏束-浦肯野纤维系统有效不应期明显延长，但心室有效不应期几乎没有变化。

4.传导和不应期测定的局限　　不应期的正常参考范围很大，主要是因为基本起搏周长不一致，而不应期与周长密切相关；各家使用的刺激强度和脉宽不一；自主神经张力对房室结不应期有明显的影响，心房、希氏束-浦肯野纤维系统、心室的不应期虽然相对不受自主神经张力的影响，但也有数据显示迷走神经张力增加可以使心房不应期缩短而使心室不应期延长，这在检查的过程中是一个不可控的因素，除非应用自主神经阻滞剂。

五、心房刺激

（一）心房刺激技术

心房刺激是一种可以提供评价窦房结功能和分析房室传导系统功能的方法，还可以用来诱发各种不同的心律失常（室上速，有时可诱发室速）。从心房的不同部位刺激可以导致不同类型的房室传导，因此，如果为了研究药物和（或）生理性干预的效果，应该在心房的同一个部位起搏。心房刺激最常用的部位是高位右房和冠状窦。

频率递增性心房起搏通常从稍短于窦性心律的周长开始，然后进行性缩短起搏周长（每次10～20ms），直到心房不能1∶1夺获，出现房室结文氏传导阻滞和（或）周长减至200～250ms。Ramp心房起搏也同样需要达到房室结文氏传导阻滞的起搏周长。心房分级递增起搏也可以用来评价每一起搏周长时的窦房结恢复时间。心房起搏应该同步化，因为第一个起搏配对间期的变化会影响接下来的房室传导。

在分级递增起搏过程中，每个周期的起搏应该持续足够长的时间，通常为15～60s，以确保传导间期的稳定性和克服两个显著影响稳定状态的因素。第一个因素是"适应现象"。在频率递增性起搏过程中，如果第一个起搏搏动的配对间期不同步，它可能比接下来的起搏周长短、长或相等，这样以后的几个搏动周期中就可以观察到A-H间期有所延长、缩短或保持恒定，并且最初的A-H间期与稳定状态时的A-H间期有所不同。在这种情况下，A-H间期动荡不定，然后减弱至一个稳定的水平，或者至发生房室结的文氏现象。第二个因素是自主神经张力对房室结传导的影响。快速起搏可使房室结传导发生各种变化，取决于当时患者的自主神经状态。快速起搏还可能使患者出现症状或引起低血压,并产生神经体液反应,从而影响检查结果。因此,在评价房室传导功能时,Ramp 刺激比分级递增起搏法更易引起这些变化,所以起搏频率应该缓慢地增加(2~4 次/分)直到传导阻滞发生。

心房期前刺激(AES)常被用来评价心房和房室结的不应期以及诱发心律失常。在程序期前刺激过程中,先给予 8~10 个周长恒定的基础刺激(S$_1$),使其达到稳定的房室结传导,然后加入一个期前刺激(S$_2$)。逐渐缩短 S$_1$S$_2$ 间期重复上述刺激,观察窦房结和房室结的反应。

(二)对频率递增性心房起搏的正常反应

1.窦房结对心房起搏的反应　窦房结是自主节律的起始部位,窦房结细胞具有自动除极、超速抑制、抢先占领的特点。快速心房起搏可以超速抑制窦房结,并且在刺激停止后恢复的窦性周长会延长。连续较长时间和快速的心房起搏进一步延长恢复后的窦性周长,在起搏停止后,窦房结会保持这种变化,并从较慢的心率逐渐加速至恢复到起搏前的频率。

窦房结恢复时间(SNRTs):超速抑制后窦房结功能恢复的时间,即以最后一次人工起搏的 P 波起至第 1 个恢复后的自身窦性 P 波的时间为窦房结恢复时间,正常人在 1500ms 之内。凡超出此数值者应认为窦房结自律性功能不正常(图 7-13)。

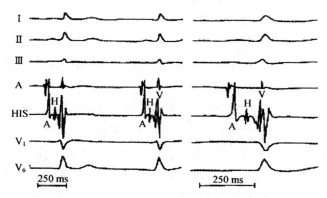

图 7-13 连续快速心房电刺激,观察超速抑制后 P 波恢复的时间。即以最后一次人工起搏的 P 波起至第 1 个恢复后的自身窦性 P 波的时间为窦房结恢复时间(SRT)

2.房室结对心房起搏的反应　正常的房室结对频率递增性心房起搏的反应是随着起搏周长的缩短,P-R 和 A-H 间期逐渐延长,直至出现房室结文氏传导阻滞现象。并且如果进一步缩短起搏周长,可出现较高程度的房室阻滞(2∶1 或 3∶1),结下传导(H-V 间期)一般保持不变。

文氏阻滞常常是不典型的,也就是在阻滞发生前的几个搏动中,A-H 间期随着起搏周长的缩短并不延长而是趋于稳定,或者可以在最后一跳有很大的延长,这种不典型的文氏阻滞在长的文氏周期(大于 6∶5)中发生率最高。要注意区分不典型的文氏周期和莫氏Ⅱ型房室传导阻滞。正常情况下,大多数患者在心房起搏周长为 500~350ms 时可发生文氏房室传导阻滞,出现文氏点的起搏周长受自主神经张力影响明显。偶尔在一些基础 H-V 间期和 QRS 正常的患者中,给予很短的心房起搏(小于 350ms)可以发生结下阻滞,但大于 400ms 周长起搏时出现 H-V 间期延长或者结下阻滞是不正常的,往往提示结下传导异常。

　　3.心房对心房起搏的反应　频率递增起搏可以引起心房内（P-A 间期）和心房间传导延长。但在频率递增起搏周长达到 200～300ms 时，心房起搏常常仍可保持 1：1 夺获。在快速起搏时起搏阈值趋向于升高。快速起搏心房还可能诱发房颤等不必要的异常反应。迷走神经张力和药物（比如：腺苷和依酚氯铵）能减慢窦性心率，但倾向于缩短心房的有效不应期，这会使心房更易诱发出房颤。

（三）对心房期前刺激的正常的反应

　　1.窦房结对心房期前刺激的反应　窦房结对心房期前刺激（AES）的反应可分为 Ⅰ、Ⅱ、Ⅲ、Ⅳ四个区，即干扰区、重整区、插入区和折返区。

　　（1）Ⅰ区：当心房期前刺激的配对间期（A_1A_2）很长（较晚的早搏），A_2 落在窦性周长的后 20%～30%，此时，A_2 逆传至窦房结过程中与窦房结自发性冲动（A_1）相遇并相互干扰，但不能逆行传入窦房结而重整窦性周期。因此，不影响窦房结的自律周期，产生完全性代偿间期，即 $A_1A_3 = 2 A_1A_1$。

　　（2）Ⅱ区：此区心房期前刺激的配对间期缩短到一定程度（较早的早搏），在窦房结自身激动发放之前已经逆传入窦房结，干扰了窦房结的自律周期，使窦房结重建新的窦性周期。早搏后的心房回复周期（A_2A_3）呈不完全性代偿间期，即 $A_1A_3 < 2 A_1A_1$。这一区占窦性周长的 40%～50%。A_2 进入并重整了窦房结，但并没有改变窦房结起搏的自律性。因此，A_2A_3 应该等于窦性自主周长（A_1A_1）加上心房期前刺激（A_2）进出窦房结的时间，所以 A_2A_3 与 A_1A_1 的差值可以用作估算整个窦房传导的时间。

　　（3）Ⅲ区：心房期前刺激的配对间期进一步缩短至某一程度（更早的早搏），A_2 落入前一个窦性激动产生的不应期内，不能逆传或重整窦房结，即刺激并未对窦房结产生任何影响，窦房结仍然按照原有自身的周长发放冲动。A_2 表现为一个插入性房早，即 $A_1A_3 \approx A_1A_1$。

　　（4）Ⅳ区：心房期前刺激的配对间期缩短至某一程度时，A_2 刺激进入窦房结周围组织，并诱使窦房结与心房之间形成折返激动，即 $A_1A_3 < A_1A_1$。约 11% 的正常人群可以发生这种情况。

　　2.房室结对心房期前刺激的反应　进行性提前的心房期前刺激可引起 PR 和 AH 间期的延长，期前刺激配对间期（A_1A_2）与 AH 间期（A_2H_2）成反比关系。A_1A_2 间期越短，A_2H_2 间期越长。大多数提前的心房期前刺激在房室结发生阻滞不能下传到心室（确定为房室结有效不应期）。偶尔传导延迟和阻滞发生在希氏束-浦肯野纤维系统，尤其是在较长的基础刺激周长后给予一个心房期前刺激时较易发生。因为在较长的起搏周长时，希氏束-浦肯野纤维系统的不应期常长于房室结的功能不应期。

　　房室传导的类型可以通过描绘不应性曲线，即配对间期（A_1A_2）与房室结和希氏束-浦肯野纤维系统反应间的相互关系来表示。

　　（1）T 型反应：在这一型中，进行性提前的心房期前刺激在房室结进行性传导延迟，而希氏束-浦肯野纤维系统没有任何改变。因此，房室结的不应期决定了整个房室传导的功能不应期，房室传导系统的有效不应期取决于心房或房室结水平。该型反应的特征是心房期前刺激的配对间期(A_1A_2)缩短时，H_1H_2 和 V_1V_2 间期起初随之缩短，而房室结传导(A_2H_2)和希氏束-浦肯野纤维系统传导(H_2V_2)保持稳定不变。当 A_1A_2 间期进一步缩短，达到房室结的相对不应期，导致房室结传导的进行性延迟（表现为 A_2H_2 间期进行性延长），此时希氏束-浦肯野纤维系统的传导(H_2V_2)稳定不变，而 H_1H_2 和 V_1V_2 间期进行性明显延长，直到冲动在房室结内被阻滞（房室结有效不应期）或者达到心房的有效不应期。所达到的最短 H_1H_2 和 V_1V_2 间期是房室结和整个房室传导系统的功能不应期。房室结传导时间(A_2H_2)在阻滞前常常延长至基础值的 2～3 倍。

（2）Ⅱ型反应：在Ⅱ型反应中，传导延迟最初发生在房室结内，而后随着期前刺激配对间期的进一步缩短，希氏束-浦肯野纤维系统内出现进行性传导延迟。因此，希氏束-浦肯野纤维系统的不应期决定了整个房室传导的功能不应期，房室传导系统的有效不应期取决于传导系统的任何水平。配对间期(A_1A_2)较长时，Ⅱ型反应与Ⅰ型反应相似，而当 A_1A_2 间期缩短时，传导延迟最初发生在房室结内（表现为 A_2H_2 间期进行性延长），当达到希氏束-浦肯野纤维系统的相对不应期时，希氏束-浦肯野纤维系统接着发生传导延迟（表现为 QRS 差异传导和 H_2V_2 间期进行性延长）。因此，与Ⅰ型反应不同，Ⅱ型反应中 A_2H_2 和 H_2V_2 间期都随着 A_1A_2 间期的进行性缩短而延长，导致 H_1H_2 和 V_1V_2 曲线分离，直到冲动在房室结内被阻滞（房室结有效不应期）或在希氏束-浦肯野纤维系统内被阻滞（希氏束-浦肯野纤维系统的有效不应期）或者达到心房的有效不应期。传导阻滞通常发生在房室结内，但也可发生在心房内，偶尔发生在希氏束-浦肯野纤维系统内。房室结传导时间(A_2H_2)通常延长不多，在阻滞前延长少于基础值的 2 倍。

Ⅲ型反应：在Ⅲ型反应中，起初传导延迟发生在房室结内，但在某个临界配对间期时，希氏束-浦肯野纤维系统内突然产生明显的传导延迟。因此，希氏束-浦肯野纤维系统的不应期决定了整个房室传导的功能不应期，房室传导系统的有效不应期取决于传导系统的任何水平。但与Ⅱ型反应不同，希氏束-浦肯野纤维系统内一定是最早产生传导阻滞的部位。在较长的配对间期时，Ⅲ型反应类似于Ⅰ型反应。而当 A_1A_2 间期逐渐缩短时，进行性传导延迟最初发生在房室结内（表现为 A_2H_2 间期进行性延长），而后突然在希氏束-浦肯野纤维系统发生显著的传导延迟（表现为 QRS 差异传导和 H_2V_2 间期突然的一个跳跃），从而引起 V_1V_2 曲线中断，接着 V_1V_2 曲线继续下降，直到某个临界的 A_1A_2 间期，期前冲动在房室结或希氏束-浦肯野纤维系统内被阻滞。希氏束-浦肯野纤维系统的功能不应期发生在引起 H_2V_2 间期突然跳跃前的那个 A_1A_2 间期。阻滞前房室结传导时间(A_2H_2)延长通常少于基础值的 2 倍。

三种型式中，Ⅰ型反应最常见，Ⅲ型反应最少见。但是，任何人的房室传导型式（Ⅰ型、Ⅱ型或Ⅲ型）都不是固定不变的。药物（比如：阿托品、异丙肾上腺素）或者刺激周长的改变，都能改变不同组织间不应期的关系，从而使一种型式的反应转变为另一种型式。举例来说，阿托品能够缩短房室结的功能不应期，从而使冲动能在希氏束-浦肯野纤维系统的相对不应期内到达希氏束-浦肯野纤维系统，使Ⅰ型反应变为Ⅱ型或Ⅲ型反应。

心房的有效不应期经常比房室结的有效不应期提早达到，特别是在基本驱动周长较长（心房有效不应期延长而房室结有效不应期缩短)的情况下,或者当患者激动时,提高了交感神经张力而减少了房室结的有效不应期。首先发生传导阻滞的部位,在房室结占大多数(45%),在心房占40%,在希氏束-浦肯野纤维系统占15%。

3.心房对心房期前刺激的反应　心房期前刺激可以影响心房的相对不应期。过早的期前刺激落入心房有效不应期而不能夺获心房。心房的有效不应期可能比房室结有效不应期长或者短,尤其是在长的基本驱动周长时或者房室结传导受到自主神经影响时。在频率递增性起搏时,心房期前刺激能使心房内和心房间传导延迟,尤其是在有房性心律失常病史的患者中。期前刺激引起房内阻滞并不常见。有时在没有病史的患者中,几个期前刺激就可能诱发出房颤,但通常可以自行终止,不具有临床意义。

(四)心房的重复反应

心房刺激可以引起额外心房搏动或心房回波。这些反应可能有不同的机制,最常见的是心房内折返和房室结回波。心房内折返常发生在较短的配对间期时,可以起源于心房内任何一个位置,心房激动顺序取决于起搏位置。其发生率随心房期前刺激的数目、驱动起搏周长的数目和所用刺激部位数目的增加而增加。心房重复反应也可能由房室结内折返而引起,这些患者存在房室结前传双径,最后一个起搏冲动缓慢地从慢径路下传,然后由快径路逆传从而产生一个回波。心房激动顺序与快径的逆传有关,最早可以在希氏束导管被记录,心房与心室激动可同时发生。

六、心室刺激

(一)心室刺激技术

心室刺激被用来评价室房逆传功能和不应期,心房逆传的类型和激动顺序能提示旁路的存在,并且更加容易诱发室性心律失常。

分级频率递增性心室起搏或Ramp起搏用来评价室房传导功能。这些方法通常不易诱发室性心律失常,即使在已知有室性心律失常病史的患者中也一样。频率递增性心室起搏一般从稍短于窦性周长的起搏周长开始,然后进行性缩短(每次10~20ms),直到降至300ms。更短的周长可能用来评价室上性心律失常患者快速的逆向传导或用来诱发室速。Ramp起搏时,频率每次增加2~4次/min直到达到室房传导阻滞发生。

心室期前刺激(VES)用来评价心室、希氏束-浦肯野纤维系统和房室结的不应期以及诱发心律失常。在程序刺激时,先给予8~10个周长恒定的基础刺激(S_1),使其达到稳定的室房传导,然后加入一个心室期前刺激(S_2)。逐渐缩短S_1S_2间期重复上述刺激,观察希氏束-浦肯野纤维系统和房室结的反应。

在心室刺激时,希氏束电图上可以记录到一个逆传的希氏束波,这可以在85%的窦性心律时QRS波正常的患者中看到。在H-V间期正常的患者中,希氏束电图上逆传的希氏束波通常出现在V波之前。相反,当同侧存在束支传导阻滞时,特别是伴有H-V间期延长,则很少看到逆传的希氏束波。如果看到,通常在束支阻滞同侧心室起搏时出现在 QRS 波之后。

心室刺激是相对安全的,但也可能诱发出与临床不相干的严重的心律失常包括室颤,这也可能发生在心脏正常或那些本身没有室性心律失常病史的患者。这些心律失常的诱发与心室刺激方案直接相关,因此,通常对于那些没有恶性室性心律失常史的患者来说,刺激方案限定于单个或两个心室期前刺激。另外,高电流的起搏输出也可以增加类似心律失常发生的危险。因此,心室刺激的电流强度采用舒张期阈值的 2 倍,脉宽为 1ms 比较合适。

(二)对递增性心室起搏的正常反应

心室起搏可以提供室房传导的信息。根据所研究的人群不同,可有 40%～90% 的患者存在室房传导。但任何频率起搏下都无室房传导也是常见的和正常的。希氏束-浦肯野纤维系统正常的患者中,在不同的部位进行心室刺激,室房传导能力没有差别。如果存在,正常的室房传导是通过正常的房室传导系统进行的,最早的心房激动位置通常在靠近房室结的间隔部位。在某些患者,室房逆传优先从慢径通过,心房激动的最早位置在房室结后部靠近冠状窦口。

房室结对频率递增心室起搏的正常反应是随着起搏周长的缩短,室房传导逐步延迟,表现为 HA 间期的逐步延长。进一步缩短起搏周长,可以出现室房逆传的文氏传导阻滞或更高程度的阻滞。当逆传的希氏束电位可见时,给予快速的起搏时尽管发生室房逆传阻滞,VH 间期相对保持稳定,并可确定阻滞的位置发生在房室结内。当进行心室起搏时逆传的希氏束电位不清楚时,如果发生室房阻滞,其定位判断必须从起搏的心室波对自身的或刺激引起的心房除极所产生的影响来推断(通过分析逆向隐匿性传导的水平)。如果心房波的 AH 间期与起搏的心室波之间没有时间关系,那么阻滞的部位在希氏束-浦肯野纤维系统内。相反,如果 AH 间期的变化取决于心房波与起搏的心室波间的配对间期,或者这个心房冲动未能下传除极希氏束,那么阻滞的部位在房室结内。此外,如果阻滞部位在房室结内,那么使用能增强房室结(但不是希氏束浦-肯野纤维系统)传导的药物(比如:阿托品),可以改善室房逆传。如果用了这些药后对室房传导没有影响,则阻滞部位在希氏束-浦肯野纤维系统。

在可比的起搏周长条件下,大多数患者(62%)前向传导比逆向室房传导好。房室结传导是室房逆向传导的主要决定因素。PR 间期延长的患者不容易呈现逆向室房传导。此外,房室结传导延迟的患者室房逆传的发生要比房室结下传导延迟者少。房室结前向阻滞的患者几乎普遍伴有室房逆传阻滞,而房室前向阻滞在希氏束-浦肯野纤维系统的患者,有将近 40% 的人可以有一定程度的室房传导。然而,要确切地比较房室结前传和逆传的功能受到一定限制,因为心室起搏时有时不能清楚地看到逆传的希氏束波,从而不能确定传导延迟或阻滞发生的确切位置(房室结还是希氏束-浦肯野纤维系统)。如果用两种不同的起搏周长进行频率递增起搏,则前传和逆传的反应不同,因为起搏周长对房室结和希氏束浦-肯野纤维系统不应期的影响是相反的。

(三)对心室期前刺激的正常的反应

心室起搏时有 15%～20% 的患者不能清楚地看到逆传的希氏束波,因此对希氏束-浦肯野纤维系统以及室房传导的评估是不完全的。另外,心室起搏记录不到希氏束波(H_1)时,希氏束-浦肯野纤维系统的功能不应期(理论上讲是任何配对间期时最短的 H_1H_2 间期)只能用 S_1H_2 来表示其近似值(S_1 表示基本驱动周长的人工刺激信号),$S_1H_2 = S_1H_1 + H_1H_2$。其中 S_1H_1 间期一般保持恒定,是一个固定值。房室结逆向传导时间(H_2-A_2)最好在希氏束电图上测量,从希氏束电位结束开始到心房波开始。

通常心室冲动首先经右束支或左束支传导,然后是希氏束、房室结和心房。随着心室期前刺激的逐步提前,希氏束-浦肯野纤维系统最早发生传导延迟,并且也是最常见的最早发生传导阻滞的部位。传导延迟和阻滞也可能在房室结内发生,但较少见。

对心室期前刺激的反应也可以通过绘制曲线(S_1S_2 间期对 S_2H_2、S_2A_2 和 H_2A_2 间期,S_1S_2 间期对 S_1H_2 和 A_1A_2 间期)来表示。当较长的 S_1S_2 配对间期起搏时,逆向传导(S_2A_2)不发生延迟,逐步缩短配对间期(S_1S_2)将导致 S_2A_2 间期延长,但 S_2A_2 传导延迟的确切部位不易确定除非看到清楚的逆传希氏束波。在右室起搏时,最初的传导延迟常发生在逆向的右束支传导中。当配对间期(S_1S_2)缩短到某个临界值,右束支发生传导阻滞,逆向传导通过左束支传导,最终逆向的希氏束电位(H_2)逐渐脱离心室波(V_2)在希氏束图上清晰可见。一旦可见逆向的希氏束波,随着 S_1S_2 间期缩短,S_2H_2 进行性延长(希氏束-浦肯野纤维系统传导延迟)。S_2H_2 间期延长的程度不一,有时可超过 300ms。室房传导时间(S_2A_2)取决于希氏束浦-肯野纤维系统传导的延迟(S_2H_2)。

在原来已有束支传导阻滞的患者,该束支也常有逆向传导阻滞。在束支阻滞同侧心室给予一个恒定的周长起搏或者较晚的心室期前刺激(这样通常可以在心室波后看到逆传的希氏束波),可以看到一个延长的 VH 间期。

周长对心室期前刺激的反应有明显影响。希氏束浦-肯野纤维系统的不应期明显取决于周长,基本驱动周长的缩短可使希氏束-浦肯野纤维系统和心室的有效不应期和功能不应期减短。

(四)心室的重复反应

心室刺激能引起额外心室搏动,最常见的机制是束支折返激动、房室结内折返和心室内折返激动。在同一个患者中,多种机制可能同时参与心室重复反应,但束支折返几乎总是其中之一。

1.束支折返激动　束支折返激动是最常见的反应,在正常个体中的发生率将近 50%。在心脏正常的患者中,束支折返激动很少持续,通常在 1~2 个折返后自行停止。无论有无结构性心脏病,非持续性的束支折返与自发的室性心律失常没有关系。

希氏束-浦肯野纤维系统的最长不应期大多在其末端或者在靠近浦肯野与心肌交界处。因此,在右室心尖部以逐步缩短的间期进行期前刺激时,右束支末端可能还在不应期,导致逆向传导在右束支末端进行性延迟和阻滞,这样冲动传导到左室,逆向传导至左束支再到希氏束。此时,逆向的希氏束电位通常见于局部心室电位之后,如果有逆向的心房激动,它在希氏束波后面。当心室期前刺激的配对间期进一步缩短,希氏束-浦肯野纤维系统的逆向传导进行性延迟,当希氏束-浦肯野纤维系统(S_2H_2)延长程度达到某个临界点时,起初发生阻滞的右束支脱离不应期,冲动经原先阻滞的右束支下传回来,产生一个 QRS 波,其形状就像典型的左束支阻滞伴心电轴左偏,因为心室激动来源于右束支传来的冲动。这个心室回波称为束支折返激动或"V_3 现象"。

束支折返激动的 HV 间期通常近似于前向传导时的 HV 间期,可以略长或略短,取决于希氏束记录的位置。

2.房室结内折返引起的心室回波　房室结内折返引起的心室回波是第二种常见的心室重复反应,可以发生在 15%～30% 的正常个体中。由房室结内折返引起,常出现在逆向房室结传导延迟达到某个临界值时。这些患者存在逆向的房室结双径路。最后一个起搏冲动经由慢径缓慢逆向上传,然后通过快径下传至心室,产生心室回波。在大多数病例中,房室结逆向传导延迟的临界点在逆向希氏束电位脱出局部心室波之前达到,因此看不到希氏束波。结果在 V_2A_2 的某个临界值,可以看到一个 QRS 波形态正常的前向传导的额外搏动(回波),心房波(A_2)在回波(V_3)前的希氏束电位(H_3)之前。

这种现象在长或短的配对间期时都可能发生,仅仅取决于房室结逆向传导延迟的程度。希氏束-浦肯野纤维系统内或房室结内如果存在阻滞,能够阻止其发生。如果能看到逆传的希氏束电位,往往可以发现 H_2A_2 和 A_2H_3 的相互关系。

3.心室内折返激动引起的心室回波　这类反应通常发生在原有心脏病史的患者中,尤其是冠心病伴有既往心肌梗死者。常发生在较短的配对间期并且可以有多种 QRS 形态,但在既往有心肌梗死的患者中呈右束支阻滞型的多于呈左束支阻滞型。在正常患者中,用 2 倍舒张期阈值的单个心室期前刺激,这类心室重复反应的发生率不到 15%,用两个期前刺激时,其发生率为 24%。而在既往有过室速或室颤和心脏病史的患者中,用单个或两个心室期前刺激引起的心室内折返激动的发生率高达 70%～75%。这类心室重复反应的发生率随着心室期前刺激的数目、基本驱动周长的数目和所用刺激部位数目的增加而增加。这类重复反应通常是非持续性的(1～30 个心搏),典型的为多形性。但对于既往没有临床心律失常的患者,没有临床意义。

七、几种电生理现象

1.隐匿性传导　窦性或异位激动在心脏传导组织中传导时,由于传导受阻未能继续向下传至心房或心室,使心房或心室除极,因而心电图上不显示 P 波或 QRS 波,但由于传导组织被隐蔽地除极,部分地透过传导组织产生了一个不应期,并对下一次激动的形成和(或)传导产生影响,由此可引发各种复杂心律失常。由于在体表心电图上不能直接发现隐匿性传导,只有根据它对下一次激动所产生的影响变化而得到提示和间接的证实。

隐匿性传导是在 1948 年由 Langendorf 首先提出、1949 年 Lins 证实了这一心电现象的存在,1961 年 Hoffman 等应用微电极技术再次研究证明了这一理论。当激动到达某区域时,该区域正处在由绝对不应期向相对不应期过渡的边缘状态、兴奋性较低,此时该区域动作电位的0相上升速率和整体振幅均较低,从而使兴奋不能向周边正常扩散而形成正常除极,但是由于该激动已兴奋这一区域,使得接踵而至的下一激动不能正常下传(传导中断或传导延迟),因此,后者是判断隐匿性传导存在与否的依据。

隐匿性传导可以发生在心肌组织的任何部位,以房室交界区最为常见,亦可发生在窦房传导组织,左、右束支,浦肯野纤维。隐匿性传导的临床意义不在于其本身,而是由此引起的心律失常,特别是复合、复杂的心律失常,常给心电图的分析、诊断带来诸多困难。隐匿性传导可以是生理性的或是病理性的。例如,房颤等快速室上性心律失常时,由于隐匿性房室传导的存在,可阻止过多的室上性激动下传心室,但过多的隐匿性传导发生,则会导致心室长间歇的出现。在病理情况下,隐匿性传导会引发多种、复杂心律失常,特别是在交接区。另外,某些药物(如β受体阻滞剂、洋地黄类)可影响房室传导功能,形成房室间的隐匿性传导。

2.裂隙现象　裂隙现象是心电图和心脏电生理中的一种伪超常传导现象,当心脏特殊传导系统中沿激动传导的方向存在不应期或传导性显著不均衡的两个水平面时,可能出现远端水平面的有效不应期长,而首先出现传导阻滞,随后近端水平面进入相对不应期而发生传导的延缓,近端的这种传导延缓能使远端已经发生传导阻滞的心肌组织脱离有效不应期,从而使激动得以下传,这种现象称为裂隙现象,表现为在心动周期的某一时限内到达远端的激动不能传导,而较早或较晚的激动都能传导,这一时限为裂隙带。

过去很长一段时间裂隙现象被归在超常传导的范畴,但心脏电生理研究发现,其本质是激动传导方向上不同水平面的不应期各不相同所造成的。正常心动周期时,传导系统近、远端各水平面都处于兴奋期,激动可以正常地从近段下传至远端。期前收缩时,联律间期缩短,激动落入了远端水平面的有效不应期而被阻滞,不能下传。当期前收缩进一步缩短时,其将落入近端水平面的相对不应期,激动在近端发生传导延缓,当其传导到远端时,远端组织已脱离有效不应期,使激动得以下传。

由此可见,裂隙现象的发生不是远端组织的阻滞发生了意外改善,而是近端组织进入相对不应期使激动延缓下传的结果。裂隙现象包含一个近端阻滞区和一个远端阻滞区。在房室传导系统中任意两处组织分别作为近端阻滞区和远端阻滞区进行组合,就可以构成多种类型的裂隙现象,当然在正向与逆向传导中都可能发生。另外,受心动周期长短、药物等因素的影响,裂隙现象可以出现或消失。

3.超常传导　超常传导提示传导比预期的好或者当预料发生阻滞时传导仍在继续。对于心脏电生理来说,超常传导并不是比正常传导好,只是对预期应受阻的冲动发生意外的下传,预期应传导延缓的冲动发生快速的传导。其实质是传导异常的心肌发生了不明原因的、暂时性的传导改善,而并非意味着传导性能超过正常。

超常传导的基础是超常兴奋性,心肌细胞复极 3 期,在复极化完毕前,膜电位由 -80mV 恢复到 -90mV 这一段时期,其膜电位值低于静息电位,而 Na^+ 通道已基本恢复到可被激活的正常备用状态,故一个低于阈值的刺激即可引起一次新的兴奋,此即超常期。超常传导已经在希氏束-浦肯野纤维系统、犬的 Bachmann 束、心房和心室的工作肌中被证实。

一些心电图现象可以提示超常传导,比如:①RR 间期在比原本有束支阻滞的 RR 间期更短时,其束支传导反而正常化。这可能发生在基本节律为正常窦律伴束支阻滞的患者,在一个房性早搏时却伴有正常的 QRS 波或者在快速频率下束支阻滞反而正常化。②在高度房室传导阻滞时间歇性的房室传导,只有当 P 波正好落在 T 波结束部分或刚好结束时才能传导,而其他任何时间 P 波都不能下传。③一个弱的起搏在心动周期其他时间都不能夺获,但在 T 波刚好结束时可以夺获。

超常传导是临床上较少见的一种改变类型,不少所谓超常传导有明确的原因或者确切的发生机制,并非真正的超常传导,称之为伪超常传导现象。比如:裂隙现象(gap 现象),不应期退缩现象(Peeling 现象)等。超常传导发生在意料之外,真正的超常传导是否是一种重要的临床现象还不肯定,但不能用其他已知的电生理机制去解释。

第八章　抗心律失常药物的临床应用

抗心律失常药是心血管药物中发展最慢的一个领域,自 CAST 试验公布后一直在调整治疗观点。虽然抗心律失常新药问世不多,但通过一系列大规模临床试验重新评价了原有药物。结果表明,有无器质性疾病、心脏病的性质和心功能状态等,都能影响药物的疗效和不良反应。另一方面,一些非抗心律失常药也开始应用于心律失常的治疗领域。因此,正确评价治疗心律失常的药物,对于合理应用药物,提高疗效、改善预后有重要的意义。

第一节　抗快速心律失常药的临床应用

一、Ⅰ类抗心律失常药的应用

(一)Ⅰ类抗心律失常药的作用机制

Ⅰ类药为膜稳定剂,亦称钠通道阻滞药。阻滞快钠通道,降低 0 相上升速率,减慢心肌传导,有效地终止钠通道依赖的折返。抑制钠离子通透性,使动作电位 V_{max} 降低、传导延缓,心房肌和心室肌的兴奋性降低,提高心房肌、心室肌的颤动阈值。阻滞钠离子的 4 相内流,减慢 4 相除极,抑制细胞自律性而消除异位心律,可延长快反应纤维的有效不应期(ERP),使 ERP 与动作电位时程(APD)的比值(EPR/APD)更大,有利于折返激动的消除。

Ⅰ类药根据药物与通道作用动力学和阻滞程度的不同,又可分为三个亚类,即Ⅰ$_a$、Ⅰ$_b$、Ⅰ$_c$类。此类药物与钠通道结合/解离动力学有很大差别,结合/解离时间常数<1s 者为Ⅰ$_b$类药;≥12s 者为Ⅰ$_c$类药;介于两者之间者为Ⅰ$_a$类药。Ⅰ$_a$类药对钠钾通道均有较强的抑制作用,能显著延长心肌不应期,降低应激性传导性和心肌的收缩力。Ⅰ$_b$类药对钠通道有抑制作用,并促进钾离子外流,使 APD 和 ERP 缩短,以前者缩短更明显,故使 ERP 相对延长,ERP/APD 增大。Ⅰ$_c$类药抑制钠通道作用最强,与钠通道结合、解离速度均快,使快反应细胞的 V_{max} 显著降低、传导减慢,对希氏束、浦肯野纤维传导功能有明显抑制作用,ERP 延长。

（二）Ⅰ类抗心律失常药的临床常用药物

1.Ⅰₐ类抗心律失常药的临床常用药物

奎尼丁

【制剂规格】

普通片剂：0.2g。缓释片剂：0.3g。

【用药指征】

主要适用于心房颤动或心房扑动经电转复后的维持治疗。也可用于心房颤动、心房扑动的复律及某些难治性室性心动过速。但因不良反应较多，目前已少用。近年有试用于治疗Brugada综合征及短Q-T间期综合征。

【常规用法】

（1）成人常用量：普通片0.2g，每日3次。缓释片300mg，每8小时1次。

（2）转复心房颤动或扑动：首先给予0.1g，试服剂量，观察2h如无不良反应，可以两种方式进行复律。①0.2g，每8小时1次，连服3天左右，30%左右患者可恢复窦性心律。②首日0.2g，每2小时1次，共5次；次日0.3g，每2小时1次，共5次；第3天0.4g，每2小时1次，共5次。每次给药前测血压和Q-T间期，一旦复律成功，以有效单剂量作为维持量，每6～8小时给药1次。

【不良反应】

眩晕、耳鸣、精神失常等金鸡纳反应；恶心、呕吐、腹泻、腹痛等胃肠反应；药物热、皮疹、血小板减少、粒细胞减少、急性溶血等变态反应；循环系统反应有QRS波增宽、Q-T间期延长、房室传导阻滞、室性心律失常、低血压、严重者有室性心动过速、心室颤动、心脏停搏，称为奎尼丁晕厥。

【药物相互作用】

（1）与其他抗心律失常药合用时可致作用相加。维拉帕米、胺碘酮可使本品血药浓度上升，不宜同用。但有报道奎尼丁与维拉帕米合用可避免尖端扭转型室性心动过速的发作。

（2）利福平、苯巴比妥及苯妥英钠可增加本品的肝内代谢，使血浆半衰期缩短，血药浓度降低；胃液的碱化药物如乙酰唑胺、大量柠檬汁、抗酸药或碳酸氢盐等，可以增加肾小管对本品的重吸收，以致常用量就出现毒性反应。因此，应酌情调整剂量。

（3）本品可使地高辛、洋地黄毒苷血清浓度增高，故应调整地高辛等药物的剂量并监测血药浓度。

（4）与口服抗凝药合用可使凝血酶原进一步减少，也可减少本品与蛋白质的结合；与抗胆碱药合用，可增加抗胆碱能效应；与拟胆碱药合用，可减弱拟胆碱药效应；与神经肌肉阻滞药尤其是筒箭毒碱、氯琥珀胆碱及泮库溴铵合用，可使其呼吸抑制作用增强及延长。故需及时调整药物的剂量。

（5）与降压药、血管扩张药及β受体拮抗药合用，本品可加剧降压和扩血管作用；与β受体拮抗药合用时还可加重对窦房结及房室结的抑制作用；异丙肾上腺素可能加重本品过量所致的心律失常,但对 Q-T 间期延长所致的尖端扭转型室性心动过速有利。

【注意事项】

(1)饭后 2h 或饭前 1h 服药并多次饮水可加快吸收,血药浓度峰值提早、升高。与食物或牛奶同服可减少对胃肠道的刺激,不影响生物利用度。

(2)应用前应纠正心力衰竭、低血钾、低血镁,且不得存在 Q-T 间期延长。

(3)当每日口服量超过 1.5g 时,或给不良反应的高危患者用药,应住院,监测心电图及血药浓度。每日超过 2g 时应特别注意心脏毒性。

(4)转复心房扑动或心房颤动时,为了防止房室间隐匿性传导减轻而导致 1∶1 下传,应先用洋地黄或 β 受体拮抗药,以免心室率过快。

(5)长期用药需监测肝肾功能,若出现严重电解质紊乱或肝肾功能异常时需立即停药。

(6)对本品过敏或者应用该药引起血小板减少性紫癜者禁用。该药禁用于没有心脏起搏器保护的二度或三度房室传导阻滞、病态窦房结综合征。

(7)监测血压和心电图,如出现收缩压＜90mmHg,心率＜60 次/min,QRS 时限超过给药前的 20%,QTc＞0.50s 等应停药。

丙吡胺

【制剂规格】

普通片剂:100mg。缓释片剂:200mg。注射剂:2ml∶50mg,5ml∶50mg,2ml∶100mg。

【用药指征】

适用于室上性及室性心律失常,但因负性肌力作用强及致心律失常作用,现仅用于其他药物无效的危及生命的室性心律失常。

【常规用法】

(1)口服:成人常用剂量,普通片剂首剂 200mg,以后 100~150mg,每 6 小时 1 次;缓释片剂 200mg,每日 2 次。

(2)静脉注射:2mg/kg(最大剂量不超过每次 150mg),稀释后缓慢静脉注射,必要时 20min 后重复 1 次,最大总剂量不得超过 300mg,继之口服,加上口服剂量,每日最大量不应超过 800mg。

【不良反应】

心血管系统不良反应有心电图 P-R 间期延长、QRS 波增宽、Q-T 间期延长、传导阻滞,临床出现心脏停搏、尖端扭转型室性心动过速、心室颤动、晕厥等;还可出现心力衰竭加重、低血压,偶致冠状动脉痉挛。其他不良反应有口干、尿潴留、便秘、视力模糊,青光眼加重,以及恶心、呕吐、腹泻、胆汁淤积、粒细胞减少、低血糖、过敏性皮疹、失眠、精神抑郁等。

【药物相互作用】

(1)与其他抗心律失常药合用可使作用相加,进一步延长传导时间,抑制心功能。

(2)中至大量乙醇与之合用由于协同作用,能增加低血糖和低血压的发生率。

(3)本品能提高华法林的抗凝作用,与华法林合用时抗凝作用可更明显。

(4)与药酶诱导药如苯巴比妥、苯妥英钠及利福平同用,可诱导本品的代谢。在某些患者中本品可诱导自身的代谢。

【注意事项】

(1)缓慢性心律失常、二度以上的房室传导阻滞及束支双支传导阻滞、未控制的心力衰竭、急性肺水肿、心源性休克和青光眼禁用;一度房室传导阻滞、束支单支传导阻滞、低血压及肝肾功能不全、低血钾、过敏体质、前列腺肥大等慎用。

(2)心肌病或可能产生心功能不全者不宜用负荷量。

(3)用药期间需定期复查心电图、电解质、心功能、肝肾功能及眼压。

(4)有报道本品可引起子宫收缩,并可经乳汁排泄;孕妇及哺乳期妇女禁用。

2.I_b类抗心律失常药的临床常用药物

利多卡因

【制剂规格】

注射剂:5ml:50mg,5ml:100mg,10ml:200mg,20ml:400mg。

【用药指征】

用于室性心律失常。尤其对缺血性室性心动过速、室性期前收缩的作用明显;对各种器质性心脏病引起的室性心律失常,包括洋地黄中毒、锑剂中毒、外科手术及心导管手术引起室性心律失常均有效。对获得性长 Q-T 间期综合征并发的多形性室性心动过速,静脉注射硫酸镁无效时,本品可使疗效显著提高。在心肺复苏时,可用于改善电除颤效果。

【常规用法】

(1)静脉注射:1～1.5mg/kg(一般用 50～100mg)作首次负荷量静脉注射 2～3min,必要时 5min 后重复注射 1 或 2 次,1h 之内的总量不得超过 300mg。

(2)静脉滴注:当给予负荷量静脉注射有效后,再以 5%葡萄糖注射液配成 1～4mg/ml 静脉滴注或输液泵给药维持,最大维持量为 4mg/min,24h 后应减量,以减少毒性反应。

(3)肌内注射:肌内注射剂量 4～5mg/kg,总量 150～300mg。现已少用。

【不良反应】

中枢神经系统不良反应有头晕、嗜睡、感觉异常、肌肉震颤、恶心、呕吐,严重可致惊厥、昏迷等。大剂量可致呼吸抑制。眼球震颤是利多卡因毒性反应的早期信号。心血管系统不良反应有低血压及心动过缓。血药浓度过高可引起房内、房室传导阻滞,以及抑制心肌收缩力和排血量下降。超量时可引起心脏停搏。少数患者可有皮疹及遗传性血管性水肿等变态反应。

【药物相互作用】

(1)与西咪替丁、去甲肾上腺素,以及β受体拮抗药如普萘洛尔、美托洛尔、纳多洛尔合用,利多卡因经肝代谢受抑制,血药浓度增加,应调整利多卡因剂量。

(2)巴比妥类可促进利多卡因代谢,两药合用可引起心动过缓、窦性停搏。

(3)苯妥英钠、苯巴比妥及异丙肾上腺素可增加本品的肝代谢,从而降低静脉注射后的血药浓度。

(4)与普鲁卡因胺合并,可产生一过性谵妄及幻觉。

【注意事项】

(1)老年人、心力衰竭、心源性休克、肝血流量减少、肝或肾功能障碍时应减少用量,可在初始静脉注射负荷量 75mg,滴速相应降至 2mg/min。

(2)对局部麻醉药过敏及缓慢性心律失常者禁用。

(3)静脉给药应同时监测心电图,并备有抢救设备,心电图 P-R 间期延长,QRS 波群增宽,出现其他心律失常或原有心律失常加重应立即停药。

(4)与下列药品有配伍禁忌,如苯巴比妥、硫喷妥钠、硝普钠、甘露醇、两性霉素 B、氨苄西林、磺胺嘧啶。

美西律

【制剂规格】

片剂:50mg,100mg。注射剂:2ml：100mg。

【用药指征】

适用于各种室性心律失常,如室性朝前收缩、室性心动过速。

【常规用法】

(1)口服:起始剂量 100～150mg,每 8 小时 1 次,如需要,2～3 天后可增减 50mg。

(2)静脉注射:开始剂量 100mg,加入 5%葡萄糖注射液 20ml 中,缓慢静脉注射 3～5min。如无效,可在 5～10min 后再一次给 50～100mg。然后以 1.5～2mg/min,并维持 24～48h。

【不良反应】

(1)胃肠道反应:最常见,包括恶心、呕吐等。有肝功能异常的报道。

(2)神经系统反应:第二常见,包括头晕、震颤、共济失调、眼球震颤、嗜睡、昏迷及惊厥、复视、视物模糊、精神失常、失眠。

(3)心血管系统反应:窦性心动过缓、窦性停搏,较少见。偶见胸痛,促心律失常作用及心力衰竭加剧。静脉用药可出现低血压、心动过缓及传导阻滞。

(4)其他不良反应:变态反应如皮疹,极个别有白细胞计数及血小板减少。

【药物相互作用】

(1)与苯妥英钠或其他肝酶诱导药,如利福平和苯巴比妥等合用,可降低本品血药浓度。

(2)吗啡、抗酸药可减低口服本品时的血药浓度;尿 pH 增高时,血药浓度升高。

(3)本品与奎尼丁、普萘洛尔或胺碘酮合用治疗效果更好。可用于单用一种药物无效的顽固性室性心律失常,但不宜与 I_b 类药合用。

(4)临床试验报道美西律与常用抗心绞痛药、抗高血压药和抗纤溶药及苯二氮䓬类合用未见相互影响。

【注意事项】

(1)本品在危及生命的心律失常患者中有使心律失常恶化的可能。在程序刺激试验中,此种情况见于 10%的患者,但不比其他心律失常药高。

（2）美西律可用于已安装起搏器的二度和三度房室传导阻滞患者。有临床试验表明在一度房室传导阻滞的患者中应用安全，但要慎用。

（3）美西律可引起严重心律失常，故恶性心律失常慎用。

（4）低血压、严重充血性心力衰竭、束支传导阻滞、严重窦性心动过缓及肝功能异常者慎用。

（5）心源性休克，二度或三度房室传导阻滞及病态窦房结综合征禁用。

（6）用药期间注意随访检查血压、心电图、血药浓度。

（7）老年人用药需监测肝功能，儿童、孕妇及哺乳期妇女用药的安全性尚不明确。

3. Ⅰ_c 类抗心律失常的临床常用药物

普罗帕酮

【制剂规格】

片剂：50mg，100mg，150mg。注射剂：5ml：17.5mg，10ml：35mg。

【用药指征】

适用于预防或治疗室性或房性期前收缩，终止和预防室性及室上性心动过速的发作，心房颤动的复律，电转复后心室颤动发作。普罗帕酮对上述心律失常的防治主要限于无器质性心脏病、心功能正常者。

【常规用法】

（1）口服：初始剂量150mg，每8小时1次，如需要，3～4天后加量到200mg，每8小时1次。最大200mg，每6小时1次。如原有QRS波增宽者，剂量不得超过150mg，每8小时1次。

（2）静脉用药：静脉注射70mg或1～1.5mg/kg稀释后缓慢注射，如无效20min后可再静脉注射1次，然后以0.5～1mg/min静脉滴注维持，24h总量不可超过350mg。

【不良反应】

可有口干、舌唇麻木、头痛、头晕、视物模糊、恶心、呕吐、排尿困难、便秘等。有胆汁淤积性肝损伤停药后恢复的个案报道。偶见粒细胞减少及红斑狼疮样综合征。对心脏的直接抑制可致严重低血压、心功能不全。可引起或加重房室传导阻滞，可出现Q-T间期延长及QRS波时限延长等。还可引起快速心房扑动、室性心动过速、室内传导障碍及复律后的心动过缓。

【药物相互作用】

与奎尼丁合用可减慢代谢过程；与局麻药合用增加中枢神经系统不良反应的发生；普罗帕酮可以增加血清地高辛浓度，并呈剂量依赖性；与普萘洛尔、美托洛尔合用时可显著增加其血浆浓度和清除半衰期，而对本品没有影响；与华法林合用可增加华法林血药浓度和凝血酶原时间；与西咪替丁合用可使本品血药稳定水平提高，但对其生理参数没有影响。

【注意事项】

（1）无起搏器保护的窦房传导功能障碍、严重房室传导阻滞、双束支阻滞患者，严重充血性心力衰竭、心源性休克、严重低血压、Brugada综合征及该药过敏者禁用。

(2)在急性心肌缺血或在急性心肌梗死后，Ⅰ。类药增加导致室性心律失常的危险，所以普罗帕酮在有心肌梗死或有持续性室性心动过速病史的患者是禁忌的。有缺血性心脏病或缺血性心脏病危险因素的患者，以及其他原因的左心功能不全的患者也属相对禁忌。

(3)室内传导障碍、阻塞性肺疾病及肝肾功能不全者慎用。

(4)普罗帕酮的β受体拮抗作用只及普萘洛尔的 2.5%～5%，但它的血浓度为普萘洛尔的 50 倍以上。因此，使用中还需顾及它的β受体拮抗作用，故不宜与β受体拮抗药合用。

莫雷西嗪

【制剂规格】

片剂：50mg，200mg。注射剂：2ml：50mg。

【用药指征】

用于室性心律失常，包括室性期前收缩和室性心动过程，但对恶性室性心律失常效果较差。也可用于房性期前收缩、房室结内及房室折返性心动过速，对反复发作的阵发性心房颤动也有效。

【常规用法】

(1)口服：成人口服用量 600～900mg/d，从 100mg，每 8 小时 1 次开始，如需要，2～3 天后可每次增量 50mg。国内多采用 450～800mg/d，分 3 或 4 次服用。如果漏服 1 次，可在 4h 内补服，但不能双倍服用。

(2)静脉用药：每次 50～80mg 或 1～2mg/kg 加 20ml 葡萄糖液稀释后缓慢静脉注射，首剂间隔 10min 可重复 1 次。

【不良反应】

心脏不良反应最常见的是致心律失常作用，包括新发或原有心律失常加重；少见的有胸痛、心动过程、呼吸困难、心力衰竭和心脏性猝死。心脏外不良反应最常见的眩晕、恶心、头痛等，其他的不良反应有腹泻、口干、口腔异味、呕吐、胃灼热、食欲缺乏、睡眠障碍、精神紧张、抑郁、意识模糊、记忆力减退、震颤、共济失调、昏迷、四肢和口周麻木及刺痛、肿胀、肌痛、极度疲倦和乏力、性欲减退、阳痿、出汗、耳鸣、唇舌肿胀、视物模糊、巩膜和皮肤黄染、皮疹、发热、咽痛、呼吸困难、排尿困难等。罕见的不良反应有突发高热。

【药物相互作用】

(1)西咪替丁可使本品血药浓度增加，同时应用时该药应减少剂量。

(2)本品可使茶碱类药物清除增加，半衰期缩短。

(3)本品与华法林共用时可改变后者对凝血酶原时间的作用。在华法林稳定抗凝治疗的患者开始用该药或停用该药时应进行凝血功能监测。

(4)莫雷西嗪治疗最初 2 周地高辛血清浓度可有轻微升高。虽然没有发现两药之间有明显的直接作用，但似有相加的电生理作用。

【注意事项】

(1)禁用于有病态窦房结综合征、二度和三度房室传导阻滞及室内双支传导阻滞的患者，也禁用于心源性休克和对该药过敏的患者。对于有肝病、肾病和心力衰竭的患者，应禁忌服用或减量服用本品，减量服用时应严密监测。

（2）本品在妊娠妇女和婴儿及 18 岁以下儿童的安全性尚不能确定。老年患者应密切随访。

（3）本品可使心室起搏阈值和除颤阈值增加。

（4）由于 CAST-II 试验的结果证实本药在心肌梗死后伴无症状的非致命性室性心律失常患者服用时可增加死亡率，长期应用也未见改善生存率，故应慎用于这类患者。

二、Ⅱ类抗心律失常药的应用

（一）Ⅱ类抗心律失常药的作用机制

Ⅱ类抗心律失常药为 β 受体拮抗药，其治疗心律失常的机制复杂而独特。

1.具有广泛的离子通道作用　β 受体拮抗药选择性与 β 肾上腺素能受体结合，竞争性、可逆性地拮抗 β 肾上腺素能的作用，进而产生广泛的离子通道作用。它具有阻断钠通道、钾通道和钙通道三者兼有的离子通道功能，也即具有Ⅰ类、Ⅲ类、Ⅳ类抗心律失常药的作用机制。

2.具有中枢抗心律失常作用　亲脂性 β 受体拮抗药（如美托洛尔）能够有效地通过血脑屏障，进入神经中枢，并能抑制交感中枢。中枢的 β 受体被拮抗后，产生中枢介导性保护作用，能降低交感神经张力、降低血浆中去甲肾上腺素水平，增加心脏迷走神经的兴奋性，起到中枢性抗心律失常作用。非脂溶性 β 受体拮抗药（如阿替洛尔）服用剂量较大、时间较长时，也能渗入脑脊液之中而发挥中枢性抗心律失常作用。

3.抗心室颤动、降低猝死作用　循证医学研究证实，β 受体拮抗药能够减少心律失常的死亡率和发生率，也是唯一被证明能够降低猝死的药物。其机制包括：①使心室颤动阈值升高 $60\%\sim80\%$；②中枢性抗心律失常作用；③降低心率、减少心室颤动、稳定心电活动。

4.特殊情况时 β 受体拮抗药特殊抗心律失常作用　循环中儿茶酚胺和自主神经的变化，能够改变药物的电生理作用。当交感神经激活、高度兴奋，甚至交感风暴时，许多抗心律失常药的抗心律失常作用被完全或部分逆转，不能发挥良好的抗心律失常作用。而此时，β 受体拮抗药具有意想不到的特殊抗心律失常作用。对于一些体内儿茶酚胺的含量异常增高的严重器质性心脏病如心力衰竭、围心肌梗死期等，β 受体拮抗药可明显降低他们的猝死率。

5.具有"标本兼治"的抗心律失常作用　β 受体拮抗药具有防止儿茶酚胺的心脏毒性作用，抗心肌缺血作用，改善心脏功能、抗肾素-血管紧张素系统的不良作用及抗高血压作用、抗血小板聚集作用、降低心肌氧耗及应激作用等。这些已明确的、有多重意义的作用在严重心律失常治疗时，能够起到"治本"作用，而 β 受体拮抗药的直接抗心律失常作用与之结合能够达到临床"标本兼治"的效果。

（二）Ⅱ类抗心律失常药的临床常用药物

普萘洛尔

【制剂规格】

普通片剂：10mg。缓释片剂/缓释胶囊剂：40mg。注射剂：5ml：5mg。

【用药指征】

主要用于治疗窦性心动过速,快速性室上性及室性心律失常,特别是与儿茶酚胺有关或洋地黄引起的心律失常。可用于洋地黄疗效不佳的心房扑动、心房颤动心室率的控制,也可用于一些顽固性期前收缩,改善患者的症状。

【常规用法】

(1)口服:普通片剂 10～30mg/d,分 3 次服用,用量需根据心律、心率及血压变化而及时调整。缓释剂 40mg,每日 1 次。

(2)静脉用药:2.5～5mg 稀释于 5％葡萄糖注射液 100ml 内,以 1mg/min 速度滴注。需根据血压、心律、心率随时调整速度。

【不良反应】

常见的不良反应有窦性心动过缓、房室传导阻滞、低血压、恶心、呕吐、乏力、诱发心力衰竭和支气管哮喘及眩晕、意识模糊、反应迟钝等。少见的有发热、咽痛(粒细胞缺乏)、皮疹(变态反应)、肢端循环障碍、阳痿、低血糖反应等。

【药物相互作用】

(1)本品与利血平合用,可导致直立性低血压、心动过缓、头晕、晕厥。与单胺氧化酶抑制药合用,可致极度低血压。

(2)与洋地黄合用,可发生房室传导阻滞,需严密观察。与钙通道阻滞药合用,特别是静脉注射维拉帕米,要十分警惕本品对心肌和传导系统的抑制。

(3)与肾上腺素、去氧肾上腺素或拟交感胺类合用,可引起显著高血压、心率过慢,也可出现房室传导阻滞。与氟哌啶醇合用,可导致低血压及心脏停搏。

(4)与异丙肾上腺素或黄嘌呤合用,可使本品疗效减弱。与氢氧化铝凝胶合用可降低本品的肠吸收,酒精也可减缓本品的吸收率。

(5)与苯妥英钠、苯巴比妥或利福平合用可加速本品清除。与安替比林、茶碱类和利多卡因合用可降低本品清除率。与西咪替丁合用可降低本品肝代谢,延缓清除。与氯丙嗪合用可增加两者的血药浓度。

【注意事项】

(1)β 受体拮抗药的耐受量个体差异大,用量必须个体化。首次用本品需从小剂量开始,逐渐增加剂量并密切观察反应以免发生意外。

(2)注意本品血药浓度不能完全预示药理效应,故还应根据心率及血压等临床征象指导用药。

(3)冠心病患者用本品不可骤停,否则可出现心绞痛、心肌梗死或室性心动过速。甲状腺功能亢进患者用本品也不可骤停,否则使用甲状腺功能亢进症状加重。

(4)长期应用本品者撤药需逐渐递减剂量,至少经过 3 天,一般为 2 周。否则可产生"停药反应"。

(5)本品可引起糖尿病患者血糖降低,但非糖尿病患者无降糖作用。故糖尿病患者应定期检查血糖。

(6)服用本品时,测定血中尿素氮、脂蛋白、肌酐、钾、三酰甘油、尿酸等都有可能提高,而血糖降低(但糖尿病患者有时会增高)。肾功能不全者本品的代谢产物可蓄积于血中,干扰测定血清胆红素的重氮反应,出现假阳性。

(7)支气管哮喘、心源性休克、二度及三度房室传导阻滞、重度或急性心力衰竭、窦性心动过缓患者禁用本品。糖尿病、肺气肿或非过敏性支气管哮喘,肝或肾功能不全,甲状腺功能减退,雷诺综合征或其他周围血管疾病患者慎用本品。

(8)服用本品期间应定期检查血常规、血压、心电图、心功能及肝肾功能。

美托洛尔

【制剂规格】

普通片剂:12.5mg,25mg,50mg,100mg。缓释片剂:47.5mg。注射剂:5ml:5mg。

【用药指征】

同普萘洛尔。还用于心肌梗死、心力衰竭时恶性室性心律失常的预防。

【常规用法】

(1)口服:用于一般的、慢性快速心律失常,常用剂量为普通片 25～50mg,每日 2 次。

(2)静脉用药:主要用于突发的、极快速性心律失常的急诊治疗。给药方法如下。

①快速完全性阻断交感神经的给药方法:用于急诊快速性心律失常的紧急治疗。给药剂量,0.2mg/kg,或负荷量 15mg 分成 3 次缓慢静脉注射(1mg/min),每个剂量间隔 5min。

②快速、非完全阻断交感神经的给药方法:用于亚急性、快速性心律失常的急诊治疗,或者患者已使用了其他抗心律失常药时的治疗。给药剂量,<0.2mg/kg 或低于负荷量 15mg。可以给药 2.5～15mg,随给药随观察,并随时调整和补充剂量。

【不良反应】

(1)心血管系统有心率减慢、传导阻滞、血压降低、心力衰竭加重、外周血管痉挛导致的四肢冰冷或脉搏不能触及、雷诺现象。

(2)中枢神经系统有疲乏、眩晕、抑郁、头痛、多梦、失眠等,偶见幻觉。

(3)消化系统有恶心、胃痛、便秘、腹泻、但多不严重,很少影响用药。

(4)其他有气急、关节痛、瘙痒、腹膜后腔纤维样变,耳聋、眼痛等。

【药物相互作用】

(1)与西咪替丁合用或预先使用奎尼丁均可增加美托洛尔的血药浓度。

(2)与利血平合用可增强本品作用,需注意低血压与心动过缓。

(3)不宜与维拉帕米同时使用,以免引起心动过缓、低血压和心脏停搏。

【注意事项】

参见"普萘洛尔"。

艾司洛尔

【制剂规格】

1ml:100mg,2ml:200mg。

【用药指征】

主要用于心房颤动或心房扑动紧急控制心室率。该药能有效控制插管、麻醉、手术等导致的交感神经张力增高引起的窦性心动过速、室上性心动过速(包括心房颤动、心房扑动)。

【常规用法】

负荷量 0.5mg/kg,1min 内静脉注射,继之以 0.05mg/(kg·min)静脉滴注 4min,在 5min 未获得有效反应,重复上述负荷量后继以 0.1mg/(kg·min)静脉滴注 4min。每重复 1 次,维持量增加 0.05mg,一般不超过 0.2mg/(kg·min),连续滴注不超过 48h。

【不良反应】

个别患者应用时可出现轻微头晕、头痛、恶心等,剂量增大可能出现低血压。

【药物相互作用】

(1)与交感神经节阻断药合用,会有协同作用,应防止发生低血压、心动过缓、晕厥。

(2)与华法林合用,本品的血药浓度似会升高,但临床意义不大。

(3)与地高辛合用时,地高辛血药浓度可升高 10%～20%。

(4)与吗啡合用时,本品的稳态血药浓度会升高 46%。

(5)与氯琥珀胆碱合用,可延长氯琥珀胆碱的神经肌肉阻滞作用 5～8min。

(6)本品会降低肾上腺素的药效。

(7)本品与维拉帕米合用于心功能不全者可致心脏停搏。

【注意事项】

参见"普萘洛尔"。另外,本品系 25%乙醇溶液,注意药物不能漏出静脉外。用药时需监测心率、血压。

三、Ⅲ类抗心律失常药的应用

(一)Ⅲ类抗心律失常药的作用机制

为钾通道阻滞药,延长心肌细胞动作电位时程,延长复极时间,延长有效不应期,有效地终止各种微折返,因此能有效地防颤、抗颤。此类药物以阻滞延迟整流性外向钾流(I_K)为主,偶可增加慢钠内流(I_{Na-s}),也可使动作电位时间延长。钾通道种类很多,与复极有关的有快速延迟整流性钾流(I_{Kr})、缓慢延迟整流性钾流(I_{Ks})、超速延迟整流性钾流(I_{Kur})、瞬间外向钾流(I_{to})等,他们各有相应的阻滞药。选择性 I_{Kr} 阻滞药,即纯Ⅲ类药,如右旋索他洛尔、多非利特及其他新开发的药物(如司美利特、阿莫兰特等)。I_{Kr} 是心动过缓时的主要复极电流,故此类药物在心率减慢时作用最大,表现为逆使用依赖,易诱发尖端扭转型室性心动过速。选择性 I_{Ks} 阻滞药,多为混合性或非选择性 I_K 阻滞药,既阻滞 I_{Ks},又阻滞 I_{Ks} 或其他钾通道,如胺碘酮、阿齐利特等。心动过速时,I_{Ks} 复极电流加大,因此心率加快时此类药作用加强,表现使用依赖,诱发尖端扭转型室性心动过速的概率极小。胺碘酮是多通道阻滞药,除阻滞 I_{Kr}、I_{Ks}、I_{Kur}、背景钾流(I_{Kr})外,也阻滞 I_{Na}、I_{Ca-1},是一种较好的抗心律失常药。决奈达隆与胺碘酮电生理作用相似,但从胺碘酮结构中除去了碘。伊布利特阻滞 I_{Kr},激活 I_{Na-s},对心房、心室都有作用,现用于近期心房颤动的复律。I_{to}为 1 相复极电流,目前没有选择性 I_{to}阻滞药,替他沙米为 I_{Kr}和 I_{to}阻滞药,也用于心房颤动的治疗。I_{Kur},只分布于心房,对心室肌无影响,I_{Kur}阻滞药维纳卡兰(尚阻滞心房的钠通道)主要用于房性心律失常(心房颤动、心房扑动)的治疗。托西溴卞铵阻滞 I_K,延长动作电位 2 相,因此心电图上不显示 Q-T 间期延长;静脉注射后瞬间作用是交感神经末梢释放去甲肾上腺素,表现心率上升、传导加速、有效不应期缩短,但随后交感神经末梢排空去甲肾上腺素,有效不应期延长,缩短正常心肌与缺血心肌之间有效不应期的离散。

(二)Ⅲ类抗心律失常药的临床常用药物

胺碘酮

【制剂规格】

片剂:200mg。注射剂:2ml(或 3ml):150mg。

【用药指征】

用于室性期前收缩、非持续性或持续性室性心律失常,尤其适合于心肌梗死后、心肌病及心功能不全室性心律失常的慢性长期治疗。可用于终止和预防反复发作的症状性房性心动过速(心功能差者首选),以及心房扑动、心房颤动的复律,控制心室率及窦性心律的维持。对室上性心动过速治疗有效,但不作为首选。可用于转复血流动力学紊乱时伴发的、心脏复律或纠正可逆因素仍无法终止的室性或室上性心律失常,并可预防其早期复发。

【常规用法】

(1)国内的通常应用方法:口服,初始 200mg,每日 3 次,共服 5~7 天;然后 200mg,每日 2 次,共 7 天;之后 200mg,每日 1 次维持。静脉给药负荷量按体重 3mg/kg,然后以 1~1.5mg/min 维持,6h 后减至 0.5~1mg/min,1 日总量 1120mg。以后逐渐减量,静脉滴注不宜超过 3~4 天。

(2)2006 年 ACC/AHA/FSC 指南建议方案

①心房颤动时控制心室率:静脉给药(主要用于预激综合征伴心房颤动或心房颤动伴心力衰竭者),首剂 150mg,静脉注射(10min),随后 0.5~1mg/min 维持静脉滴注。无预激综合征的心力衰竭患者可采用口服方式,初始剂量 800mg/d(分次服),1 周后减至 600mg/d 服用 1 周,此后 400mg/d 服用 4~6 周,最后改 200mg/d 维持。

②转复心房颤动:静脉滴注,首剂 5~7mg/kg(30~60min 滴入),然后 1.2~1.8g/d 持续静脉滴注或分次口服,总量达 10g 后改为口服,200~400mg/d 维持。口服,住院患者 1.2~1.8g/d(分次给药)或单次给予 30mg/kg,直到总量达 10g,门诊患者 600~800mg/d(分次给予)直到总量达 10g,后改为 200~400mg/d 维持。

③治疗无脉性室性心动过速或心室颤动:最高能量电除颤后,静脉一次性注射 300mg 或 5mg/kg,必要时追加一次 150mg 静脉注射。

④治疗室性心动过速:静脉注射 150mg(10min)。

【不良反应】

(1)心血管系统:窦性心动过缓、一过性窦性停搏或窦房传导阻滞、房室传导阻滞、偶有 Q-T 间期延长伴尖端扭转型室性心动过速、低血压。

（2）甲状腺功能亢进或减退。

（3）胃肠道：便秘、恶心、呕吐、食欲缺乏，负荷量时明显。

（4）神经系统：不多见，与剂量及疗程有关，可出现震颤、共济失调、近端肌无力、锥体外束征。

（5）皮肤：光敏反应与疗程及剂量有关，皮肤石板蓝样色素沉着。停药后经较长时间（1～2年）才渐退。其他过敏性皮疹，停药后消退较快。

（6）肝：肝炎或脂肪浸润、转氨酶增高，与疗程及剂量有关。

（7）肺：主要产生过敏性肺炎、肺间质或肺泡纤维性肺炎，肺泡及间质有泡沫样巨噬细胞及Ⅱ型肺细胞增生，并有纤维化，少数淋巴细胞及中性粒细胞，小支气管腔闭塞。临床表现有气短、干咳、胸痛等，限制性肺功能改变、血沉增快及血白细胞计数增高，严重者可致死。需停药并用肾上腺皮质激素治疗。

（8）其他：偶可发生低血钙及血清肌酐升高。静脉用药时局部刺激产生静脉炎。

【药物相互作用】

（1）增加华法林的抗凝作用，该作用可自加用本品后 4～6 天，持续至停药后数周或数月。合用时应减抗凝血药 1/3～1/2 并应密切监测凝血功能。

（2）增强其他抗心律失常药对心脏的作用。本品可增高血浆中奎尼丁、普鲁卡因胺、氟卡尼及苯妥英钠的浓度。与 I_a 类药合用可加重 Q-T 间期延长，极少数可致尖端扭转型室性心动过速。

（3）与 β 受体拮抗药或钙通道阻滞药合用可加重窦性心动过缓、窦性停搏及房室传导阻滞。

（4）增加血清地高辛浓度，亦可能增加其他洋地黄制剂的浓度达中毒水平并增强洋地黄类药物对窦房结及房室结的抑制作用。

（5）与其他延长 Q-T 间期的药物（如吩噻嗪、三环类抗抑郁类和索他洛尔等）合用时，使 Q-T 间期进一步延长，增加心律失常危险。

（6）与糖皮质激素、盐皮质激素、替可克肽、两性霉素 B、排钾利尿药合用，可致低钾血症，增加心律失常危险。

（7）增加日光敏感性药物作用。

【注意事项】

（1）对碘过敏（有交叉过敏反应）及本品过敏、病态窦房结综合征、二度或三度房室传导阻滞、双束支传导阻滞者禁用。

（2）窦性心动过缓、Q-T 间期延长、低血压、肝功能不全、肺功能不全及严重心力衰竭慎用。

（3）用药后可出现心电图 P-R 间期及 Q-T 间期延长，T 波低平伴增宽及双相 U 波等改变，而影响心电图诊断。

（4）本品抑制周围 T_4 转化为 T_3，导致 T_4 及 rT_3 增高和血清 T_3 轻度下降，甲状腺功能检查通常不正常，但临床并无甲状腺功能障碍。

（5）用药期间需监测血压及心电图（Q-T 间期＞550ms 时应停药）；应注意随访检查肝功能、甲状腺功能（包括 T_3、T_4 及 TSH，每 3～6 个月 1 次）、肺功能和胸部 X 线片（每 6～12 个月 1 次）及眼科检查。

（6）本品半衰期长，故停药后换用其他抗心律失常药时应注意相互作用。

（7）本品可以通过胎盘进入胎儿体内。新生儿血中原型药及代谢产物为母体血浓度的 25％。已知碘也可通过胎盘，故孕妇使用时应权衡利弊。本品及代谢物可从乳汁中分泌，使用本品者不宜哺乳。老年患者使用胺碘酮时容易出现不良反应，同时服用多种药物时有增加药物相互作用的危险。目前尚无儿童使用的经验。

索他洛尔

【制剂规格】

片剂：40mg。注射剂：2ml：20mg。

【用药指征】

治疗各种室性心律失常及机制不明的宽 QRS 波心动过速。终止和预防室上性心动过速（包括房性心动过速、房室折返和房室结内折返性心动过速），治疗心房扑动、心房颤动。

【常规用法】

（1）口服：80～160mg/d，分 2 次服，从小剂量开始，逐渐加量。室性心动过速可用 160～480mg/d。

（2）静脉注射：按体重 0.5～1.5mg/kg 稀释于 5％葡萄糖液 20ml，10min 内缓慢注射，如有必要 6h 后重复给药。

【不良反应】

与 β 受体拮抗药相关的心动过缓、低血压、支气管痉挛。本品可有乏力、气短、眩晕、恶心、呕吐、皮疹等。严重的不良反应是致心律失常作用，多与剂量大、低血钾、Q-T 间期延长，严重心脏病变等有关。

【药物相互作用】

（1）与其他 I_a 类、Ⅱ类、Ⅲ类抗心律失常药同用时有协同作用。

（2）与钙通道阻滞药同用时加重传导障碍，进一步抑制心室功能，降低血压。

（3）与儿茶酚胺类药（如利血平、胍乙啶）同用产生低血压和严重心动过缓。

（4）有血糖增高，需增加胰岛素和降糖药的报道。

（5）与氢氯噻嗪合用时有协同降压作用。

【注意事项】

（1）用药前及用药过程中要查电解质，注意有无低血钾、低血镁。需及时纠正。

（2）用药过程中需注意心率及血压变化，并监测心电图 QTc 变化，QTc＞500ms 应停药。

（3）肾功能不全者需慎用或减量。孕妇及哺乳妇女慎用。

（4）无起搏器保护的心动过缓、病态窦房结综合征、二度和三度房室传导阻滞、室内双支或三分支传导阻滞、低血压、休克、Q-T 间期延长者、未控制的心力衰竭及过敏者禁用。阻塞性肺疾病、支气管哮喘慎用。

伊布利特

【制剂规格】

注射剂:10ml:1mg。

【用药指征】

本品主要用于转复新发生的心房颤动、心房扑动(包括预激综合征伴心房颤动、心房扑动的转复和心功能不全伴发心房扑动、心房颤动的转复),以心房扑动、心房颤动持续时间<90天为宜,<30天者疗效更佳。亦有用于治疗房性心动过速、阵发性室上性心动过速。

选用本品的标准如下:①血流动力学稳定;②心室率>55次/min;③QTc≤440ms;④血钾≥4.0mmol/L;⑤无尖端扭转型室性心动过速病史;⑥合并心功能不全但未服用延长Q-T间期的药物,包括Ⅰ。或Ⅲ类抗心律失常药;⑦未服用其他延长Q-T间期的药物,如吩噻嗪类、三环类抗抑郁药,以及大环内酯类抗生素及某些抗组胺药等;⑧经适当抗凝治疗。

【常规用法】

(1)单独应用的给药方法:①首次剂量。体重≥60kg者,首次给药剂量1.0mg,应用0.9%氯化钠稀释至20ml后,缓慢静脉注射,给药时间10min。体重<60kg,首次给药剂量0.01mg/kg,给药方法相同。②再次剂量。首剂给药结束,观察10min后未能成功复律,且QTc延长<60ms,无严重不良反应时,再次按首次给药剂量和方法用药1次。一般情况下,每次复律治疗伊布利特的用药剂量不超过2.0mg。给药过程中,心律成功转复时立即停止给药。

(2)电复律时的给药方法:对于长期应用Ⅲ类药治疗的持续性心房颤动患者应用电复律未获成功乾,可给予1.0mg伊布利特静脉注射,一旦复律成功则立即停止给药;给药10min后仍未成功复律时,则给予镇静药物后再次行电复律治疗,第一次电复律与应用伊布利特后第二次电复律的间隔时间为30~35min。

【不良反应】

常见和必须关注的不良反应为尖端扭转型室性心动过速,发生率约4%,多为非持续性,持续性尖端扭转型室性心动过速仅占1.7%。其他心脏不良反应有房室传导阻滞、单形性室性心动过速、室性期前收缩、心动过缓、窦性停搏等,但发生率不高。心外的不良反应有恶心,呕吐、腹泻、便秘、发热、头痛、胸痛、眩晕、脑血管事件,急性肾衰竭,其发生率均低,与安慰剂对照组无差异。

【药物相互作用】

(1)与地高辛、钙通道阻滞药、β受体拮抗药联合应用时,对伊布利特的安全性和有效性没有影响。

(2)与艾司洛尔合用可提高疗效。对心房颤动合并快速心室率的患者先静脉滴注艾司洛尔,将心室率降至100次/min以下时,应用伊布利特可提高转复率,Q-T间期也明显短于单一用药组。

(3)与普罗帕酮合用安全有效且优于伊布利特的单独应用。但心力衰竭时二药不宜合用。

(4)与胺碘酮合用安全有效。目前认为,长期应用胺碘酮未能复律的患者继续应用伊布利特治疗时能提高转复率。新发心房颤动应用伊布利特未成功复律的患者也能再用胺碘酮继续尝试复律治疗。

(5)与硫酸镁合用可降低47%的尖端扭转型室性心动过速发生率。一般在伊布利特首次剂量前10min给予硫酸镁2.0g静脉注射,用药后10min给予硫酸镁2.0g持续1h静脉滴注。

(6)与I$_a$类抗心律失常药、III类抗心律失常药(胺碘酮除外)及其他延长Q-T间期的药(如吩噻嗪、三环或四环类抗郁药、某些抗组胺药等),有可能增加尖端扭转型室性心动过速发生的概率,应避免合用。

【注意事项】

(1)下列情况禁用:①药物过敏史;②有尖端扭转型室性心动过速病史;③未置入起搏器的病态窦房结综合征、二度和二度以上的房室传导阻滞;④QTc>440ms。

(2)下列情况慎用:①低血钾(血钾<3.5mmol/L)或低血镁(血镁<0.8mmol/L);②心动过缓(<55次/min);③近期心功能不全(左心室射血分数<0.35);④左室射血分数<0.40,且正在应用I类或III类抗心律失常药;⑤近1个月发生的心肌梗死和不稳定型心绞痛;⑥严重肝肾功能障碍,酶学超过正常高限值2倍;⑦正在服用延长Q-T间期的药物;⑥妊娠、哺乳期妇女;⑨18岁以下年轻人应用本药的安全性和有效性尚无报道。

(3)如心房扑动或心房颤动持续时间>48h,需常规抗凝3周(INR维持在2.0~3.0),或行食管超声检查明确排除心房血栓,给予急性肝素化后再行伊布利特治疗。

(4)用药前纠正低血钾或低镁血症。收缩压≥150mmHg和(或)舒张压≥110mmHg,应控制血压后再应用伊布利特。

(5)应在病房或急诊科行复律治疗,同时进行心电、血压监测和静脉通路开放。

(6)用药过程中出现下列任何一种情况,应停止给药:①转复为窦性心律;②QTc延长>60ms;③心室率<50次/min;④二度和二度以上房室传导阻滞;⑤发生尖端扭转型室性心动过速;⑥收缩压<90mmHg;⑦支气管痉挛;⑧QRs时限的延长超过50%;⑨束支传导阻滞;⑩其他严重影响患者健康的临床情况。

四、IV类抗心律失常药的应用

(一)IV类抗心律失常药的作用机制

钙通道阻滞药,主要作用为选择性阻滞细胞膜慢通道防止细胞外钙离子进入细胞内,阻止细胞内贮存钙离子的释放,因而抑制窦房结、房室结等慢反应细胞,能降低4相除极速率,抑制自律性,减慢心室率。抑制慢反应细胞V$_{max}$,延缓房室结传导不应期,可以终止折返活动,抑制触发活动,阻断早期后除极的除极电流,减少延迟后除极细胞内钙超负荷。对早期后除极和晚期后除极电位及I$_{Ca-L}$参与的心律失常有治疗作用。

(二)IV抗心律失常药的临床常用药物

维拉帕米

【制剂规格】

普通片剂:40mg。缓释片剂120mg,240mg。注射剂:1ml:5mg。

【用药指征】

主要用于终止房室和房室结内折返性心动过速,以及减慢房性心动过速(特别是多源性房性心动过速)、心房颤动、心房扑动时的心室率。也可用于终止特发性室性心动过速及极短联律间期的多形性室性心动过速。

【常规用法】

(1)口服:一般剂量为普通片剂 80～120mg,每日 3 或 4 次;缓释剂 240～480mg,每日 1 次。从小剂量开始用药,根据疗效和安全性评估决定是否增量。通过调整剂量达到个体化治疗,安全有效的剂量不超过 480mg/d。

(2)静脉用药:在持续心电监测和血压监测下,一般起始剂量为为 5～10mg(或按 0.075～0.15mg/kg),稀释后缓慢静脉注射至少 2min。根据需要,首剂给药 15～30min 后可以再给药 1 次 5～10mg 或 0.15mg/kg 的剂量。不建议应用静脉滴注维持给药。

【不良反应】

(1)消化系统:便秘、恶心、腹部不适。血清氨基转移酶升高、非梗阻性麻痹性肠梗阻。

(2)神经系统:眩晕、头痛、癫痫发作、精神抑郁、嗜睡、旋转性眼球震颤。

(3)心血管系统:低血压、外周水肿、充血性心力衰竭、窦性心动过缓、房室传导阻滞、心悸、心动过速。

(4)其他:皮肤潮红、皮疹;溢乳;牙龈增生;超敏患者可发生支气管或喉部痉挛伴瘙痒和荨麻疹等。

【药物相互作用】

(1)环磷酰胺、长春新碱、丙卡巴肼、泼尼松、长春地辛(长春碱酰胺)、多柔比星、顺铂等细胞毒性药物减少维拉帕米的吸收。

(2)苯巴比妥、乙内酰脲、维生素 D、磺吡酮和异烟肼通过增加肝代谢降低维拉帕米的血浓度。

(3)西咪替丁可能提高维拉帕米的生物利用度。维拉帕米抑制乙醇的消除,导致血中乙醇浓度增加,可能延长酒精的毒性作用。

(4)与 β 受体拮抗药联合使用,可增强对房室传导的抑制作用。与胺碘酮合用可能增加心脏毒性。

(5)维拉帕米可增加地高辛、卡马西平、环孢素、茶碱、多非利特、多柔比星血药浓度。

(6)与扩血管药、血管紧张素转化酶抑制药、利尿药等抗高血压药合用时,降压作用叠加。

(7)与劳卡尼、丙吡胺合用,可使负性肌力作用叠加,房室传导延长。

【注意事项】

(1)下列情况禁用:①重度充血性心力衰竭;②低血压(收缩压＜90mmHg)或心源性休克;③病态窦房结综合征和二度及二度以上房室传导阻滞;④心房扑动或心房颤动合并预激旁路者;⑤严重肝肾功能损害;⑥已用 β 受体拮抗药或洋地黄中毒的患者;⑦肌肉萎缩者(静脉注射可诱发呼吸肌衰竭);⑨已知对维拉帕米过敏者。

(2)18 岁以下儿童长期服用维拉帕米的安全性和疗效未确定。新生儿及儿童静脉给药治疗的效果与成人相似,但是儿科患者给药必须十分小心。

(3)老年患者的清除半衰期可能延长,故一般老年人应用较低的起始剂量,静脉用药时应缓慢给药(每次至少注射 3min)。

(4)维拉帕米可通过胎盘,仅用于明确需要而获益大于对胎儿危害的孕妇。本品亦可分泌入乳汁,服药期间应

地尔硫草

【制剂规格】

普通片剂:30mg。缓释片剂:30mg。缓释胶囊:180mg,240mg。注射剂:2ml：10mg。冻干剂:10mg,50mg。

【用药指征】

参见"维拉帕米"。

【常规用法】

(1)口服:普通片剂起始剂量 30mg,每日 3 或 4 次,餐前及睡前服药,每 1～2 日增加 1 次剂量,直至获得最佳疗效;缓释制剂起始剂量 60～120mg,每日 1 或 2 次。平均剂量范围 90～360mg/d。

(2)静脉注射:成人初始剂量为 10mg,用 5ml 以上的生理盐水或葡萄糖注射液溶解,2～3min 缓慢注射;或按体重 0.15～0.25mg/kg 计算剂量。15min 后可重复。维持剂量可按 5～15mg/h 静脉滴注。

【不良反应】

(1)心血管系统:心动过缓、低血压、房室传导阻滞、束支传导阻滞、充血性心力衰竭、水肿等。

(2)神经系统:头痛、眩晕、抑郁、失眠。

(3)消化系统:恶心、厌食、便秘、消化不良、急性肝损害(罕见)。

(4)皮肤:皮疹、光敏感、瘙痒、荨麻疹。

【药物相互作用】

(1)与 β 受体拮抗药(如普萘洛尔)合用可增加普萘洛尔生物利用度近 50%。但临床观察发现,本品与 β 受体拮抗药合用的耐受性良好,然而在左心功能不全及传导障碍患者仍需谨慎。

(2)与地高辛合用可使地高辛血药浓度增加 20%。

(3)与西咪替丁合用,可明显增加本品的血药浓度峰值及浓度—时间曲线下面积。

(4)与麻醉药合用可能加大对心肌收缩、传导、自律性的抑制作用。与降压药合用可加强降压作用。与丙吡胺合用负性肌力作用增加。与硝酸酯类合用时治疗作用相加,并可抵消硝酸酯类的反射性心动过速。

【注意事项】

(1)下列情况禁用:病态窦房结综合征、二度或三度房室传导阻滞、收缩压<90mmHg、急性心肌梗死或肺充血、对本品过敏者。

（2）长期用药后需停药时，必须逐渐减量，再停药。

（3）一度房室传导阻滞及严重肝肾功能受损者慎用。

（4）儿童应用本品的安全性和有效性尚未确定。老年患者建议从常用剂量减半开始用药。妊娠妇女应用本药的经验有限。本品可经乳汁排出，哺乳期用药需中断哺乳。

五、其他抗快速心律失常药的应用

其他抗快速心律失常药是指临床上常用于治疗快速心律失常，但按照改良的 Vanghan Williams 的分类又不能列入 I、II、III、IV 类的抗心律失常药。主要有腺苷、三磷腺苷（ATP）、洋地黄、硫酸镁。

（一）其他抗心律失常药的作用机制

腺苷是一种广泛存在于全身的内源性核苷，有 A_1 利 A_2 两种受体。腺苷（ATP 进入人体后快速转变为腺苷）通过与心肌细胞表面的 A_1 受体（房室结区 A_1 受体含量最多）结合或直接作用于体内 A_1 受体，通过类似于乙酰胆碱的方式激活钾通道，进而缩短心房肌的动作电位时程，使膜电位超极化。动作电位时程缩短可间接减少细胞内钙离子内流。钾离子外流的激活以及钙离子内流的减少，可阻断房室传导，从而产生抗心律失常效应。

洋地黄通过直接对心肌细胞和间接通过迷走神经的作用，降低窦房结自律性，提高浦肯野纤维的自律性；延长房室结的有效不应期，导致房室结隐匿传导增加，可减慢心房颤动或心房扑动时的心室率；缩短心房有效不应期；缩短浦肯野纤维的有效不应期。

硫酸镁能抑制钙离子内流，使复极 3 相和整个动作电位时间缩短，从而改善复极延迟；抑制钙离子内流和释放，可降低振荡后电位，抑制触发活动；镁盐能激活 ATP 酶的活性，改变细胞膜的离子转运，使心肌各部复极一致，阻断折返途径；镁还能使钾内流增加，改善心肌细胞供血。

（二）其他抗心律失常药物的临床常用药物

腺苷

【制剂规格】

注射剂：2ml：6mg。

【用药指征】

主要用于终止房室结内和房室折返性心动过速（逆向性房室折返性心动过速禁用）；亦可终止房性心动过速、窦房折返性心动过速及某些右心室流出道室性心动过速。此外，还可用于房室旁路的诊断和消融疗效的判定、心房扑动和心房颤动的诊断（不用于治疗）和宽、窄 QRS 波心动过速的鉴别。

【常规用法】

常用 3～6mg，2s 内静脉注射，2min 内不终止，可再以 6～12mg，2s 内静脉注射。

【不良反应】

常有颜面潮红、头痛、恶心、呕吐、咳嗽、胸闷、胸痛等不良反应，但均在数秒内消失。严重的不良反应有窦性停搏、房室传导阻滞等。

【药物相互作用】

(1)双嘧达莫能抑制腺苷的摄取,延缓腺苷的清除,增强腺苷的疗效。因此,应用双嘧达莫者不宜选用腺苷,必须使用时剂量应减少。

(2)茶碱和其他黄嘌呤类(如咖啡因),是腺苷的强抑制剂,使用此类药物的患者腺苷无效或需加大剂量。

(3)腺苷注射剂可以和减慢心脏传导的药物相互作用。

【注意事项】

(1)下列情况禁用:①严重慢性阻塞性肺疾病;②严重哮喘史;③严重高血压(收缩压≥210mmHg,舒张压≥120mmHg);④低血压(收缩压<90mmHg);⑤心力衰竭,心功能Ⅲ～Ⅳ;⑥病态窦房结综合征、二度或三度房室传导阻滞;⑦急性心肌梗死(<5 天),⑧对本品过敏者;⑨预激综合征并心房扑动、心房颤动或逆向性房室折返性心动过速。

(2)下列情况慎用:老年患者、高血压病、心肌缺血或器质性心脏病、Q-T 间期延长者,以及已使用普罗帕酮的患者。

(3)应在心电监测下静脉注射本品。

(4)可安全用于孕妇及哺乳期妇女。儿童也可作为首选药物。

(5)肝肾功能不全患者可以应用,也不需要改变剂量。

三磷腺苷

【制剂规格】

注射剂:2ml:20mg。

【用药指征】

参见"腺苷"。

【常规用法】

常用剂量为 0.2mg/kg,2s 内静脉注射,2min 内无反应,可重复 1 次,方法同前。

【不良反应】

参见"腺苷"。

【药物相互作用】

参见"腺苷"。

【注意事项】

参见"腺苷"。

地高辛

【制剂规格】

片剂:0.25mg。注射剂:2ml：0.5mg。

【用药指征】

主要用于控制快速心室率的心房颤动、心房扑动,合并心力衰竭者更佳。静脉注射也可用于终止合并心力衰竭的阵发性室上性心动过速。

【常见用法】

(1)口服:成人常用量 0.125～0.25mg,每日 1 次,7 天可达稳定血药浓度。

(2)静脉注射:成人常用量 0.25～0.5mg 用 5％葡萄糖注射液稀释后缓慢注射,以后可用 0.25mg,每 4～6 小时按需注射,但每日不超过 1mg,维持量,0.125～0.25mg,每日 1 次。

【不良反应】

(1)常见:心律失常、食欲缺乏、恶心、呕吐、下腹痛、无力软弱。

(2)少见:视物模糊,或色视(如黄视、绿视)、腹泻、中枢神经系统反应如精神抑郁或错乱。

(3)罕见:嗜睡、头痛及皮疹、荨麻疹。

【药物相互作用】

(1)与两性霉素 B、皮质激素或排钾利尿药如布美他尼、依地尼酸等同用时,可引起低血钾而致洋地黄中毒。

(2)与抗心律失常药、钙剂、可卡因、泮库溴铵、萝芙木碱、氯琥珀胆碱或拟肾上腺素类药同用时,可因相加作用而导致心律失常。

(3)与奎尼丁同用,可使本品血药浓度提高约 1 倍,甚至达到中毒浓度(提高程度与奎尼丁用量相关),合用时应酌减地高辛用量 1/3～1/2。

(4)与维拉帕米、地尔硫䓬、胺碘酮、吲哚美辛合用可减少本品的清除率,而提高其血药浓度。卡托普利亦可使本品血药浓度增高。

(5)与抗酸药、止泻吸附药、考来烯胺和其他阴离子交换树脂、柳氮磺吡啶、新霉素,可抑制本品吸收而导致作用减弱。

(6)与红霉素、甲氧氯普胺、溴丙胺太林、阿托品等合用,可提高生物利用率。

(7)与肝素同用,由于本品可抵消肝素的抗凝作用,需调整肝素用量。

【注意事项】

(1)下列情况禁用:①任何强心苷制剂中毒;②室性心动过速、心室颤动;③梗阻性肥厚型心肌病(若伴收缩功能不全或心房颤动仍可应用);④预激综合征伴心房扑动、心房颤动。

(2)下列情况慎用:①低钾血症;②不完全性房室传导阻滞;③高钙血症;④甲状腺功能减退;⑤缺血性心肌病;⑥急性心肌梗死;⑦心肌炎;⑧肾功能损害。

(3)用药期间应注意检查心电图、心率及心律、血电解质、肾功能,必要时查血药浓度。

(4)本品可通过胎盘,故妊娠后期母体用量可能增加,分娩后 6 周剂量渐减。本品可分泌入乳汁,哺乳期应用须权衡利弊。

(5)不宜与酸碱类配用。

去乙酰毛花苷

【制剂规格】

注射剂:2ml：0.4mg。

【用药指征】

参见"地高辛"。

【常规用法】

静脉注射成人常用量,用 5％葡萄糖液稀释后缓慢注射,首剂 0.4～0.6mg,以后每 2～4 小时可再给 0.2～0.4mg。总量 1.0～1.6mg。

【不良反应】

参见"地高辛"。

【药物相互作用】

参见"地高辛",禁与钙剂合用。

【注意事项】

参见"地高辛"。

硫酸镁

【制剂规格】

注射剂:10ml：1.0g,10ml：2.5g。

【用药指征】

主要用于低钾、低镁血症和洋地黄中毒性心律失常及继发性 Q-T 间期延长引发的尖端扭转型室性心动过速。

【常规用法】

常用 2.0g 加入 5％葡萄糖或生理盐水 500ml 静脉滴注,紧急时也可 25％硫酸镁 10～20ml 稀释后静脉缓慢注射,然后静脉滴注维持。

【不良反应】

静脉注射硫酸镁常引起皮肤潮红、出汗、口干、恶心、呕吐、心悸、头晕,个别可出现眼球震颤。严重时出现感觉反应迟钝、膝腱反射消失、呼吸抑制、心脏传导阻滞、心脏停搏。连续使用本品可引起便秘、麻痹性肠梗阻、低钙血症。

【药物相互作用】

本品不宜与硫酸多黏菌素 B、硫酸链霉素、葡萄糖酸钙、多巴酚丁胺、普鲁卡因、四环素、青霉素和萘夫西林合用。

【注意事项】

(1)下列情况下禁用:①低血压;②心脏传导阻滞;③呼吸抑制;④肾衰竭。

(2)用药过程中,定时做膝腱反射检查、测定呼吸次数、观察排尿量。

(3)如出现急性镁中毒现象,可用钙剂静脉注射解救。

第二节　抗缓慢性心律失常药

一、M胆碱受体拮抗药

（一）M胆碱受体拮抗药抗心律失常机制

M胆碱受体拮抗药通过阻断M胆碱反应,消除迷走神经对心脏的抑制作用,使窦房结恢复时间缩短,心房及房室传导改善,从而加快窦性心率,促进房室传导。

（二）临床常用药物

阿托品

【制剂规格】

片剂:0.3mg。注射剂:1ml：0.5mg,2ml：1mg,1ml：5mg。

【用药指征】

适用于迷走神经张力增高所致的窦性心动过缓、窦房传导阻滞、房室传导阻滞等,也可用于窦房结功能低下所致的室性异位节律。对锑剂、乌头碱、有机磷中毒性心律失常和阿-斯综合征有效。

【常规用法】

(1)口服:0.3～0.6mg,每日1～3次,极量为1mg,每日3次。

(2)注射:治疗量为皮下、肌内或静脉注射0.5～1mg,3～5min可重复,按需可每1～2小时1次,最大用量为2mg。用于阿-斯综合征1～2mg静脉注射,以后每30分钟静脉注射1mg,显效后每2～4小时可静脉注射1mg,直至发作停止及24h不复发为止。

【不良反应】

常见口干、心悸、瞳孔散大、视物模糊、皮肤干燥、体温升高及尿潴留等;静脉注射有致心脏停搏或二度Ⅰ型房室传导阻滞可能;高血钾患者小剂量阿托品有诱发加速性室性逸搏心律;剂量过小(＜0.4mg)可致心率减慢;剂量过大,有中枢神经兴奋症状如烦躁不安、谵妄以致惊厥,兴奋过度转入抑制后发生呼吸困难,可致死亡;可致记忆力下降。

【药物相互作用】

(1)与尿碱化药包括含镁或钙的抗酸药、碳酸酐酶抑制药、碳酸氢钠、枸橼酸盐等使用时,阿托品排泄延迟,作用时间和(或)毒性增加。

(2)与甲氧氯普胺合用时,甲氧氯普胺的促进胃肠道运动作用可被拮抗。

【注意事项】

(1)青光眼、前列腺肥大及高热者禁用。

(2)脑损害、心力衰竭、冠心病、二尖瓣狭窄、食管与胃动力障碍、溃疡性结肠炎、腹泻、发热、老年人慎用。

（3）阿托品剂量过低（＜0.4mg）反而可引起心率下降，应特别注意。

（4）阿托品仅能改善房室结或其以上的传导速度，而对房室结以下的心脏组织无效果，甚至会加重传导阻滞。

（5）孕妇静脉注射阿托品可使胎儿发生心动过速；本品可分泌入乳汁并有抑制泌乳作用，不宜用于哺乳期妇女。

（6）老年人容易发生抗 M 胆碱样不良反应，如排尿困难、便秘、口干（特别是男性），也易诱发未经诊断的青光眼，一经发现应立即停药。

山莨菪碱

【制剂规格】

片剂：5mg，10mg。注射剂：1ml：10mg。

【用药指征】

参见"阿托品"。有报道女性尖端扭转型室性心动过速应用利多卡因无效时，可改用山莨菪碱 40mg 静脉注射，在 8min 内终止发作。

【常规用法】

（1）口服：5～10mg，每日 1～3 次。

（2）注射给药：肌内或静脉注射 10～20mg，每日 1 或 2 次，也可稀释后静脉滴注。

【不良反应】

与阿托品类似，一般有口干、面红、心率增快、轻度扩瞳、视物模糊、排尿困难等，多在 1～3h 内消失。个别报道静脉注射后出现过敏性休克。

【注意事项】

参见"阿托品"。

二、拟肾上腺素药

（一）拟肾上腺素药抗心律失常机制

拟肾上腺素药主要通过激动肾上腺素能 β 受体，增强交感神经的兴奋性，加快心率和房室传导，达到治疗缓慢性心律失常作用。

（二）临床常用药物

肾上腺素

【制剂规格】

注射剂：1ml：1mg。

【用药指征】

适用于各种心脏高度或完全性房室传导阻滞、心脏停搏、心室颤动、缓慢而无效的室性自主节律。

【常规用法】

心脏停搏时,静脉注射 1mg,每 3～5 分钟重复 1 次。

【不良反应】

常见有心悸、头痛、血压升高、震颤、无力、眩晕、呕吐、四肢发凉;用药局部可有水肿、充血、炎症;可导致心律失常,甚至诱发心室颤动而致死。

【药物相互作用】

(1)与 α 受体拮抗药及各种血管扩张药合用可对抗本品的加压作用。

(2)与全麻药合用易产生心律失常,甚至心室颤动。

(3)与洋地黄、三环类抗抑郁药合用可致心律失常。

(4)与麦角制剂合用可致严重高血压和组织缺血。

(5)与利血平、胍乙啶合用可致高血压和心动过速。

(6)与 β 受体拮抗药合用,两者的 β 受体效应互相抵消,可出现血压异常升高、心动过缓和支气管收缩。

(7)与其他拟交感胺类药合用时心血管作用加剧,易出现不良反应。

(8)与硝酸酯类合用,本药的升压作用被抵消,硝酸酯类的抗心绞痛作用减弱。

【注意事项】

(1)高血压、器质性心脏病、冠状动脉疾病、糖尿病、甲状腺功能亢进症、洋地黄中毒、外伤及出血性休克、心源性哮喘患者禁用。

(2)器质性脑病、心血管病、青光眼、帕金森病、噻嗪类引起的循环虚脱及低血压、精神神经疾病等情况慎用。

(3)与其他拟交感药有交叉过敏反应。

异丙肾上腺素

【制剂规格】

注射剂:2ml：1mg。

【用药指征】

适用于心脏停搏、房室传导阻滞、窦性停搏、窦房阻滞。继发性长 Q-T 间期所致的尖端扭转型室性心动过速。

【常规用法】

一般将 1～2mg 加在 5％葡萄糖注射液 500ml 内缓慢静脉滴注,1～3μg/min。抢救心脏停搏,可用 0.5～1mg 静脉内注射。

【不良反应】

常见的不良反应有口咽发干、心悸不安。少见的不良反应有头晕、目眩、面潮红、恶心、心率增速、震颤、多汗、乏力等。有时可诱发心律失常及心绞痛。

【药物相互作用】

(1)与其他拟肾上腺素药的合用可增效,但不良反应也增多。

(2)并用普萘洛尔时本品的作用受到拮抗。

【注意事项】

（1）心绞痛、心肌梗死、甲状腺功能亢进症及嗜铬细胞瘤患者禁用。

（2）心律失常合并心动过速、心血管疾病、高血压、糖尿病及洋地黄中毒所致的心动过速慎用。

（3）遇有胸痛及心律失常应重视并及时处理。

（4）与其他肾上腺素能激动药有交叉过敏反应。

（5）本品宜缓慢静脉滴注，一般将心室率控制在 60 次/min 左右（特殊情况如尖端扭转型室性心动过速可维持在每分钟 100～120 次），静脉滴注后心室率过快，有诱发心室颤动的危险。

（6）肝硬化者应用本品需严重监测肝功能，肾功能不全患者应用时剂量宜减半。

（7）新生儿、孕妇可以使用本品，肝肾功能正常的老年患者也可以使用。

三、非特异性兴奋，传导促进药

非特异性兴奋/传导促进药是一类具有提高自律性和加快窦房、房室传导的药物，常用的有肾上腺糖皮质激素，氨茶碱、烟酰胺、环磷腺苷葡胺、硝苯地平等。作用机制各异，如肾上腺糖皮质激素有抗炎作用，能减轻炎症浸润及水肿，减轻房室传导阻滞，稳定及加速心室起搏点，改善房室及心肌的传导功能；氨茶碱有拮抗腺苷受体作用，促进钙离子内流和抑制钾离子外流，提高慢反应细胞的自律性与传导性等。

第三节　非抗心律失常药在心律失常防治中的应用

近来，研究发现心脏的机械牵张、炎症、氧化应激、心房肌代谢、细胞外基质的重构和纤维化等也参与了心律失常的发生过程，已成为心律失常治疗的新靶点。血管紧张素转化酶抑制药（ACEI）、血管紧张素Ⅱ受体拮抗药（ARB）、他汀类药、多不饱和脂肪酸（PUFA）、醛固酮受体拮抗药等通过对参与心肌细胞电学和结构重构的受体和细胞信号转导途径的干预，产生预防和治疗心律失常的作用。

本书内容主要介绍 ACEI/ARB、他汀类等非抗心律失常药在心律失常中的应用，包括其用药指征、用法、用量及注意事项。当他们用于高血压、心力衰竭、调脂等情况时，其用药指征、用法、用量及注意事项可以不同，请参照其他相关书籍。

一、血管紧张素转化酶抑制药，血管紧张素Ⅱ受体拮抗药

（一）血管紧张素转化酶抑制药，血管紧张素Ⅱ受体拮抗药抗心律失常作用机制

肾素-血管紧张素-醛固酮系统的持续激活能够导致心脏重构，是心律失常发生的重要原因，尤其是其中间产物血管紧张素Ⅱ具有很强的致心律失常作用。心房肌细胞的血管紧张素

Ⅱ受体多于心室肌细胞,血管紧张素Ⅱ增加心房压力,导致心房牵张,使心房不应期缩短和心房内传导时间延长,房性快速心律失常的发生率增加。血管紧张素Ⅱ显著增加心房和心室肌细胞的钙超载,在缺血时容易诱发再灌注心律失常。此外,血管紧张素Ⅱ促进心肌纤维增生,降低胶原酶的活性,使心肌的顺应性下降,这些改变均为折返性心律失常的发生提供了条件。而血管紧张素Ⅱ来源于血管紧张素转化酶途径和血管紧张素受体途径。因此,应用 ACEI 和 ARB 阻断血管紧张素Ⅱ的生成,可预防心律失常。此外,ACEI 和 ARB 可降低交感张力、保护缺血心肌、纠正低钾低镁等间接作用,也具有抗心律失常作用。

(二)临床常用药物

卡托普利

【制剂规格】

普通片剂:12.5mg,25mg,50mg,100mg。缓释片:37.5mg。注射剂:1ml：25mg,2ml：50mg。

【用药指征】

主要适合于高血压、心肌缺血、心肌梗死、心力衰竭及左心房扩大、左心室肥厚等患者的预防心房颤动,心房颤动转复后窦性心律的维持,提高心房颤动转复窦性心律的效果;减少房性期前收缩和房性心动过速的发生率;减少室性期前收缩和室性心动过速的发生率,降低猝死率;对再灌注心律失常具有一定预防作用。

【常规用法】

(1)口服:普通片剂 12.5mg,每日 2 或 3 次,按需要在 1～2 周内增至 50mg,每日 2 或 3 次。缓释片,起始 37.5mg,每日 1 次,必要时可逐渐增至 75～150mg。高血压患者开始用药剂量可加大。

(2)静脉给药:常用 25mg,稀释后缓慢静脉注射 10min,随后用 50mg 加于 500ml 液体内静脉滴注 1h。静脉给药法不用于心律失常的防治。

【不良反应】

肾损害包括肾功能不全和蛋白尿,尤其在治疗 3～9 个月时发生,多在大剂量或先前有肾功能不全时发生。其他有血管神经性水肿、皮疹、味觉异常、干咳、光敏等。

【药物相互作用】

与氯丙嗪合用,呈相互协同作用,可导致低血压。

【注意事项】

(1)老年人对降压作用较敏感,应用本品须酌减剂量。

(2)下列情况慎用本品:①自身免疫性疾病,如系统性红斑狼疮,此时白细胞或粒细胞减少的机会增多;②骨髓抑制;③脑动脉或冠状动脉供血严重不足,因血压降低而缺血加剧;④血钾过高;⑤肾功能障碍;⑥主动脉瓣狭窄;⑦严格饮食限制钠盐或进行透析者,首剂应用时可能发生突然而严重的低血压。

(3)严重自身免疫性疾病、孕妇及哺乳期妇女、双侧肾功能狭窄和过敏体质者禁用。

(4)进食时服药,可使本药吸收减少,生物利用度降低,故宜在餐前 1h 服药。

依那普利

【制剂规格】

片剂:5mg,10mg,20mg。

【用药指征】

参见"卡托普利"。

【常规用法】

开始剂量为每次 2.5mg,每日 1 或 2 次,给药后 2～3h 注意血压,尤其合并用利尿药者,以防低血压。一般用量 5～10mg/d,分 2 次口服。高血压患者开始用药剂量可加大。

【不良反应】

头晕、头痛、嗜睡、口干、上腹不适、恶心、乏力、干咳、血管神经性水肿等。

【药物相互作用】

(1)与利尿药合用,可引起严重低血压。

(2)与排钾利尿药合用可减少钾丢失,但与留钾利尿药合用可引起血钾升高。

(3)与环孢素合用可使肾功能下降。

(4)利福平可降低本药疗效。

(5)非甾体消炎药减弱本品降压效果,但不影响抗心律失常效果。

【注意事项】

(1)老年人对降压作用较敏感,应用本品须酌减剂量。

(2)下列情况慎用本品:①肾功能减退时用本品可能引起少尿与进行性氮质血症,停用本品后多数能恢复:②血钾过高,用本品有加重的危险;③脑动脉或冠状动脉供血不足,严重者用本品可因血压降低而使缺血加重;④主动脉瓣狭窄,用本品后可能使冠状动脉灌注减少。

(3)对本品过敏及双侧肾动脉狭窄者忌用。

(4)孕妇、哺乳期妇女、儿童及肝肾功能严重减退者慎用。

(5)肾功能差的患者应采用小剂量或减少给药次数或增加给药间隔,缓慢递增。

(6)若须同时用利尿药,建议用呋塞米而不用噻嗪类,血尿素氮和肌酐增高时,将本品减量或同时停用利尿药。

贝那普利

【制剂规格】

片剂:5mg,10mg,20mg。

【用药指征】

参见"卡托普利"。

【常规用法】

初始剂量为 2.5mg,每日 1 次,以后视情况逐渐加量至 5mg,每日 2 次。有高血压者起始剂量可加大。

【不良反应】

可出现干咳、瘙痒、皮疹、潮红、眩晕、失眠、心悸、胸痛、消化不良、鼻旁窦炎、流感等症状、尿路症状和乏力。血压过度降低,唇及面部水肿,胃炎、肠胃胀气、呕吐、便秘,焦虑、抑郁、感觉减退,运动失调,呼吸困难,全身性水肿,性欲下降、阳痿,出汗、关节炎、耳鸣、心血管功能紊乱。

【药物相互作用】

参见"依那普利"。

【注意事项】

(1)对本品过敏、有血管神经性水肿病史者忌用。肾衰竭患者(肌酐清除率<30ml/min)应使用低剂量。对低血压、肾动脉狭窄、肾功能不全、主动脉瓣及二尖瓣狭窄患者慎用。

(2)在用药过程中一旦发现面或唇部肿胀应立即停药因为面、唇部肿胀提示在喉、咽部亦有可能存在水肿,后述部位的肿胀可能造成呼吸道阻塞乃至危及生命。出现该种情况应静脉注射1:1000的肾上腺素0.3~0.5ml对抗之。

(3)严重心力衰竭、冠状动脉或脑动脉硬化患者慎用。

(4)与其降压药合用有进一步降压效果。

培哚普利

【制剂规格】

片剂:4mg。

【用药指征】

参见"卡托普利"。

【常规用法】

开始剂量为2mg/d,治疗后,根据血压剂量可以增至4mg/d。肾衰竭患者的剂量应根据肾衰竭的程度调整,肌酐清除率为30~60ml/min者,剂量为2mg/d,肌酐清除率为15~30ml/min者,剂量为2mg,隔日1次。有高血压者,初始剂量可加大。

【不良反应】

治疗开始时,可有头痛、行为异常、乏力、消化道反应、味觉异常、头晕;一些病例可见局部皮疹;有时会出现刺激干咳;可见性功能障碍、口干、血红蛋白的轻度下降、血钾升高、一过性血尿素和肌酐升高,停止治疗后能够逆转。

【药物相互作用】

参见"依那普利"。

【注意事顶】

(1)肾血管性高血压、肾功能减退及手术麻醉患者减量慎用。对低血压、有肾动脉狭窄、肾功能不全、有严重主动脉瓣及二尖瓣狭窄患者慎用。

(2)与利尿药等降压药物合用具协同降压作用,但不宜与留钾利尿药合用。

(3)丙米嗪类及精神抑制药能增强本品降压作用。

(4)服用利尿药的患者应停服利尿药3天以上才能服用本品。

(5)与地西泮合用会增加直立性低血压的发生率。

赖诺普利

【制剂规格】

片剂:2.5mg,5mg,10mg,20mg。

【用药指征】

参见"依那普利"。

【常规用法】

2.5mg起,逐步增至每次10mg,每日1次。有高血压者起始剂量可加大。

【不良反应】

可有轻微和短暂的眩晕、头痛、疲倦、腹泻、恶心、咳嗽。其他较少见的不良反应有直立性低血压、红斑和乏力,偶尔有过敏或血管神经性水肿。

【药物相互作用】

(1)参见"依那普利"。

(2)与钾盐合用可降低钾盐排泄。

【注意事项】

(1)对本品过敏者、主动脉瓣狭窄及肺源性心脏病者禁用。

(2)有ACEI过敏史者、低血压、低钠性血容量不足、双侧肾动脉狭窄及一些单侧肾动脉狭窄伴肾功能不全患者禁用。

(3)老年人及肾功能减退者减量使用。

(4)产生高血钾的危险因素包括肾功能不全、糖尿病及合用保钾性利尿药,钾增补药或含钾的盐代用品,特别是在肾功能不全的患者中会引起血清钾浓度的明显上升。

(5)与利尿药合用可增加降压效果,与吲哚美辛合用可降低本药的降压效果。

(6)在使用大剂量利尿药、服留钾利尿药或肾功能不全时慎用。

雷米普利

【制剂规格】

片剂:2.5mg,5mg。

【用药指征】

见"卡托普利"。

【常规用法】

开始剂量2.5mg/d,1周后加量为5mg/d,再用3周后改为10mg/d。有高血压者,起始剂量可加大。

【不良反应】

同其他ACEI。咳嗽的发生率仅为其他ACEI的50%(约6.7%),以女性发生率偏高(女:男=4:1)。

【药物相互作用】

参见"依那普利"。

【注意事项】

(1)有ACEI过敏、血管神经性水肿、双侧肾动脉狭窄或单侧肾动脉狭窄且伴肾功能不全及低血压者忌用。肾功能不全,主动脉瓣或二尖瓣严重狭窄者慎用。

(2)一般不与留钾利尿药或补钾药物合用。若出现面、唇部血管神经性水肿应立即停药。

(3)与其他降压药合用有协同降压作用,能进一步增加降压效果。

咪达普利

【制剂规格】

片剂:5mg。

【用药指征】

见"卡托普利"。

【常规用法】

初始剂量 2.5mg/d,逐渐加量至 5～10mg/d。有高血压者,初始剂量可加大。

【不良反应】

可有低血压、头痛、咽部不适、皮疹、咳嗽等。偶伴呼吸困难,面、舌、咽喉部血管神经性水肿、血小板减少、肾功能不全恶化、肝酶升高。有报道显示 ACEI 可引起各种血细胞减少。

【药物相互作用】

参见"赖诺普利"。

【注意事项】

(1)对 ACEI 过敏者、有血管神经性水肿史者、用葡萄糖硫酸纤维素吸附器进行治疗者、用丙烯腈甲烯丙基磺酸钠膜进行血液透析的患者及妊娠的妇女禁用。

(2)严重肾功能障碍、两侧肾动脉狭窄、脑血管障碍及高龄者慎用。

(3)重症高血压、进行血液透析、服用利尿药的患者须从小剂量开始。

(4)与利尿药合用能进一步增加降压效果。

福辛普利

【制剂规格】

片剂:10mg,20mg。

【用药指征】

参见"卡托普利"。

【常规用法】

初始剂量一般为 5mg,每日 1 次,逐渐加量。有高血压者,初始剂量可加大。

【不良反应】

头晕、咳嗽、上呼吸道症状、恶心、呕吐、腹泻、腹痛、心悸、胸痛、皮疹、瘙痒、骨骼肌疼痛或感觉异常、疲劳、味觉障碍、低血压,偶有胰腺炎、肝肾功能损害、暂时性血红蛋白和红细胞减少。

【药物相互作用】

参见"赖诺普利"。

【注意事项】

(1)与其他血管扩张药合用时需注意低血压。

(2)长期应用时注意高血钾,不宜与留钾利尿药合用。

(3)在治疗高血压中可与排钾利尿药合用。

(4)在治疗心力衰竭中可与强心药和排钾利尿药合用,均可起到协同作用。

(5)与其他降压药合用能进一步增加降压效果。与非甾体消炎药同时使用可影响本药的降压作用。它也可以增加麻醉药和镇痛药的降血压作用。

(6)对本药过敏,有血管神经性水肿史者,妊娠和哺乳妇女禁忌。一旦发生变态反应如血管神经性水肿等,应立即停止服用,并根据情况留院观察或及时对症处理。

氯沙坦钾

【制剂规格】

片剂:25mg,50mg。

【用药指征】

见"卡托普利"。

【常规用法】

起始剂量为 25mg,每日 1 次,维持剂量为 50mg,每日 1 次。有高血压者,起始剂量可加大。

【不良反应】

头痛、直立性低血压。其他的不良反应有过敏、血管神经性水肿、肝功能异常、胃肠道反应及肌痛等。

【药物相互作用】

参见"依那普利"。

【注意事项】

(1)血容量不足者可出现症状性低血压,故用药前应纠正血容量不足的情况。

(2)肝功能损害者建议减少药物的剂量。

(3)双侧肾动脉狭窄或单侧肾动脉狭窄者服药后可能出现可逆性肌酐、尿素氮增高,应定期监测。

(4)与留钾利尿药、补钾药或含钾药物服用时会使血钾升高,应定期监测血钾水平。

(5)本品会引起新生儿发病率甚至病死率升高,故妊娠中或晚期孕妇禁用。

(6)本品能减少醛固酮分泌和增加血清中钾的浓度,故高危肾病并发症患者用药要密切注意监测血药浓度。

(7)食物会减慢吸收,降低生物利用度,故宜饭前给药。

(8)药物过量可致低血压和心动过速,可能出现副交感神经受刺激引起的心动过缓。

缬沙坦

【制剂规格】

胶囊剂:80mg,160mg。

【用药指征】

参见"卡托普利"。

【常规用法】

初始剂量40mg,每日 1 次,一般剂量80mg,每日 1 次口服。有高血压者,起始剂量可加大。

【不良反应】

水肿、头痛,对血钾的影响较小。其他少见的不良反应有疲劳、上呼吸道感染、消化不良、关节痛等。

【药物相互作用】

参见"赖诺普利"。

【注意事项】

(1)血容量不足的患者服药后可能出现症状性低血压。

(2)与利尿药合用需要监测血钾、血钠等水、电解质平衡情况。

(3)慎用留钾利尿药和补钾药物,否则易出现血钾升高的情况。

(4)肾动脉狭窄者短期服用未发现肾的血流动力学、肌酐、尿素氮的改变,但可能使双侧或单侧肾动脉狭窄者血尿素氮、肌酐升高,故应监测上述指标的变化。

(5)肾功能不全者无须调整药物的剂量,但对于严重病变者(肌酐清除率<10ml/min)应慎用。

(6)肝功能不全无须调整剂量,但由于药物主要经胆汁排泄,故对于胆道梗阻者应慎用。严重肝功能损害者慎用。

厄贝沙坦

【制剂规格】

片剂:75mg,150mg。

【用药指征】

参见"卡托普利"。

【常规用法】

起始剂量75mg,每日1次,可逐渐增至150mg,每日1次。

【不良反应】

头痛、眩晕、心悸、疲乏。罕有荨麻疹、骨骼肌肉疼痛及血管神经性水肿。

【药物相互作用】

参见"依那普利"。

【注意事项】

(1)开始治疗前应纠正血容量不足和(或)钠的缺失。

(2)肾功能不全的患者可能需要减少本品的剂量,并且要注意血尿素氮、血清肌酐和血钾的变化。作为肾素-血管紧张素-醛固酮抑制的结果,个别敏感的患者可能产生肾功能变化。

(3)肝功能不全、老年患者使用本品时不需调整剂量。

(4)过量服用本品后可出现低血压、心动过速或心动过缓,应采用催吐、洗胃及支持疗法。

(5)本品与利尿药合用时应注意血容量不足或因低钠可引起低血压。与留钾利尿药(如氨苯蝶啶等)合用时,应避免血钾升高。

(6)与其他的抗高血压药合用可增加该药的降压效果。

替米沙坦

【制剂规格】

片剂:80mg,20mg。胶囊剂:40mg。

【用药指征】

参见"卡托普利"。

【常规用法】

初始剂量20mg,每日1次,逐渐加大到80mg,每日1次。

【不良反应】

头晕、头痛、恶心、腹泻及血管神经性水肿等,咳嗽的发生率明显低于ACEI。

【药物相互作用】

(1)参见"依那普利"。

(2)与地高辛合用可升高地高辛平均波谷血药浓度。

【注意事项】

(1)双侧肾动脉狭窄或只有单侧肾动脉狭窄者服用时,导致严重低血压或肾功能不全的风险增加。

(2)肾功能不全患者服用时,需定期监测血钾、肌酐水平。

(3)症状性低血压,服药前应纠正上述情况。

(4)原发性醛固酮症的患者服用该药无效。

(5)用药后血钾会升高,尤其是应用留钾利尿药、补钾药、肾功能不全或心力衰竭患者更应警惕高钾血症的发生,并于用药前、用药过程中监测血钾的水平。

(6)胆道梗阻或肝功能不全的患者,其药物清除率下降。

坎地沙坦

【制剂规格】

片剂:16mg,8mg。

【用药指征】

参见"卡托普利"。

【常规用法】

起始剂量8mg,每日1次,逐渐增至16mg,每日1次。

【药物相互作用】

(1)参见"依那普利"。

(2)麻黄碱可拮抗本药的降压作用。

【注意事项】

(1)服用相同的剂量后,老年人的血药浓度比年轻人高,因此老年患者要注意减少药物的剂量,但无需调整首次剂量。

(2)高血压伴肾功能不全者服药后,其血药浓度也升高,因此也应减少药物剂量。

(3)血容量不足的患者应注意补充血容量,并密切观察血压。

二、他汀类

（一）他汀类药抗心律失常的机制

他汀类药降脂之外的抗心律失常效应在临床试验中得到了证实，该类药物不仅能够预防心房颤动，还可以降低心力衰竭患者发生恶性心律失常和猝死的风险。其机制主要有以下几个方面：①通过调节脂代谢和预防血栓形成，防止心脏事件的发生，改善预后；②抗炎、抗氧化、抗纤维化、抑制基质金属蛋白酶，从而清除心律失常产生的基础；③改善自主神经系统反应，对抗交感神经激活，因而对交感神经激活引起的心律失常具有预防作用；④他汀类药直接作用于钙通道，抑制钙离子释放；⑤内皮素-1 具有直接的致心律失常作用，且依赖于血管紧张素Ⅱ的激活，他汀类药通过拮抗血管紧张素Ⅱ从而减少内皮素-1 的致心律失常效应；⑥缺血条件下，他汀类药激活内皮细胞一氧化氮合酶，使内皮细胞合成一氧化氮增加，扩张冠状动脉。总之，他汀类药通过多种途径对心脏电生理起作用，从而发挥抗心律失常作用。

（二）临床常用药物

阿托伐他汀

【制剂规格】

片剂：10mg，20mg。

【用药指征】

适用于高血压、冠心病、心肌梗死、心力衰竭等情况下发生的心房颤动、室性心律失常的预防和治疗，以及降低猝死的风险。

【常规用法】

推荐起始剂量是 10mg/d，剂量范围是 10～60mg/d。应用 2～4 周内应监测血脂水平，剂量根据治疗目标和疗效反应做相应调整。

【不良反应】

本品耐受性良好，不良反应通常较轻微和短暂。最常见的不良反应是便秘、胃肠胀气、消化不良和腹痛，偶有血清转氨酶、肌酸激酶轻度升高，一般不需停药。

【药物相互作用】

（1）考来替泊（降血脂药）与本品同时给药时，本品的血浆浓度下降了 25％，而 LDL-C 的下降比单独给任一种药时明显。

（2）地高辛与本品同时给药时，地高辛稳态血药浓度上升了 20％，服用地高辛的患者应注意监测。

（3）红霉素类与本品同时给药，在正常人中，阿伐他汀的血浆浓度增加了 40％。

（4）与吉非贝齐和其他贝特类合用会增加肌病的发生率和严重程度。

【注意事项】

对本品过敏者，活动型肝病或不明原因的血清转氨酶持续升高者，孕妇及围生期妇女禁用。

普伐他汀

【制剂规格】

片剂：10mg,20mg,40mg。滴丸：5mg。

【用药指征】

参见"阿托伐他汀"。

【常规用法】

口服,一般始服剂量为 10mg/d,晚间 1 次服用。若需调整剂量则应间隔 4 周以上,最大剂量为 40mg/d,晚间 1 次服用。

【不良反应】

一般耐受性良好,大部分不良反应轻微且为一过性。常见的有腹痛、便秘、胃肠胀气、疲乏、无力、头痛。肝功能检查异常为轻微或一过性,也有血清肌酸激酶升高的情况。

【药物相互作用】

(1)本品与其他在治疗剂量下对 CYP3A4 有明显抑制作用的药物(如环孢素、米贝地尔、伊曲康唑、酮康唑、红霉素、克拉霉素和奈法唑酮)或纤维酸类衍生物或烟酸合用时,导致横纹肌溶解的危险性增高。

(2)本品与 3-羟-3-甲戊二酸单酰辅酶 A 还原酶抑制药合并用药会增加肌病的发生率和严重程度,这些药物包括吉非贝齐和其他贝特类,以及降脂剂量的烟酸(≥1g/d)。

【注意事项】

对任何成分过敏者,活动性肝炎或无法解释的持续血清氨基转移酶升高者禁用。

瑞舒伐他汀

【制剂规格】

片剂：5mg,10mg,20mg,40mg。

【用药指征】

参见"阿托伐他汀"。

【常规用法】

起始剂量,5mg,每日 1 次。必要时,可在用药 4 周后增加剂量。最大剂量为 20mg/d。

【不良反应】

本药的不良反应通常是轻度的和短暂性的。常见的有肌痛,蛋白尿轻度升高(继续用药可减少或消失)、头痛、头晕、便秘、恶心、腹痛等。

【药物相互作用】

(1)本品与考来替泊同时给药时,本品的血浆浓度下降 25％,而 LDL-C 的下降比单独给任一种药时明显。

(2)本品与地高辛同时给药时,地高辛稳态血药浓度上升,应注意监测。

(3)与红霉素类同时给药时,本品的血浆浓度增加。

（4）与口服避孕药同时给药时，避孕药的浓度—时间曲线下面积增加，服用本品的妇女选择口服避孕药时应考虑这一点。

【注意事项】

（1）禁用：对本药过敏者，肌病患者，严重肾功能不全者（肌酐清除率＜30ml/min），活动性肝病患者（包括原因不明的血清氨基转移酶持续升高和任何血清氨基转移酶升高超过正常值上限3倍），孕妇及有可能妊娠的妇女、哺乳妇妇女。

（2）慎用：肾功能不全者，过量饮酒者，有肝病史者。

氟伐他汀

【制剂规格】

片剂：20mg，40mg。

【用药指征】

参见"阿托伐他汀"。

【常规用法】

推荐剂量为20mg或40mg，每日1次，晚餐时或睡前吞服。

【不良反应】

（1）常见：消化不良、失眠、恶心、腹痛或头痛。消化不良与剂量有关，并且多见于剂量为80mg/d的患者。

（2）少见：胀气、感觉减退、牙病、尿路感染和转氨酶升高。

（3）罕见：皮肤反应、血小板减少症、血管性水肿、面部水肿、血管炎和红斑狼疮样反应。有肌炎、肌痛、横纹肌溶解。

【药物相互作用】

在服用树脂类（如考来烯胺）后至少4h才能服用氟伐他汀。这样会减少氟伐他汀和树脂结合。

【注意事项】

已知对本品过敏的患者，活动性肝病或持续地不能解释的转氨酶升高者，妊娠和哺乳期妇女及未采取可靠避孕措施的育龄妇女，严重肾功能不全（肌酐＞260μmol/L，肌酐清除率＜30ml/min）的患者禁用。

洛伐他汀

【剂型规格】   片剂：10mg，20mg。

【用药指征】

参见"阿托伐他汀"。

【常规用法】

口服，常用量10～20mg，每日1次，晚餐时服用。

【不良反应】

最常见的不良反应为胃肠道不适、腹泻、胀气，还有头痛、皮疹、头晕、视物模糊和味觉障碍。偶可引起血氨基转移酶可逆性升高。

【药物相互作用】

（1）与口服抗凝药合用可使凝血酶原时间延长，使出血的危险性增加。

（2）与免疫抑制药如环孢素、阿奇霉素、克拉霉素、红霉素、达那唑、伊曲康唑、吉非贝齐、烟酸等合用可增加肌溶解和急性肾衰竭发生的危险。

（3）考来替泊、考来烯胺可使洛伐他汀的生物利用度降低，故应在服用前者 4h 后服用本品。

【注意事项】

（1）治疗过程中如发生血氨基转移酶增高达正常高限的 3 倍，或血肌酸激酶显著增高或有肌炎、胰腺炎表现时，应停用该药。

（2）用药中如有低血压、严重急性感染、创伤、代谢紊乱情况，需注意可能出现的继发于肌溶解后的肾衰竭。

（3）对洛伐他汀过敏的患者禁用。对其他 3-羟-3-甲戊二酸单酰辅酶 A（HMG-CoA）还原酶抑制药过敏者慎用。有活动性肝病或不明原因血氨基转移酶持续升高的患者禁用。

三、多不饱和脂肪酸

（一）多不饱和脂肪酸抗心律失常机制

多不饱和脂肪酸（PUFA）是从深海鱼油中提取的 PUFA 如二十碳五烯酸和二十二碳六烯酸，是对人体有益的不饱和脂肪酸，摄取后主要积聚于大脑，心脏细胞膜磷脂中。近年来的研究显示，PUFA 具有抗心律失常和降低猝死作用。

PUFA 抗心律失常作用主要是通过降解脂质代谢产物起作用，后者具有强力的致心律失常电生理效应，包括增加内向电流（尤其是钠电流），影响 Na^+/H^+ 交换体和 Na^+/H^+-ATP 酶的离子转运，导致细胞内钙超载、细胞膜去极化，引发后除极。PUFA 通过激活过氧化物酶复合体、减轻白细胞激活产生的氧化产物、抑制磷脂酶 A_2 的氧化，减轻氧化应激反应；PUFA 还能直接与花生四烯酸竞争结合底物，减少炎症产物，具有直接的抗炎作用。这些作用对心律失常具有间接预防作用。另外，PUFA 通过降低交感神经兴奋性，对交感神经激活相关的心律失常具有预防作用。PUFA 还可直接抑制心肌细胞上多种离子通道，主要包括：①抑制机械牵张引起的离子通道的激活，降低心肌细胞的自律性，对心房、心室扩大引起的触发性心律失常有一定效果。②直接抑制快钠通道，呈浓度和电压依赖性，加快钠通道的失活，降低心肌细胞的兴奋性。②抑制 L 型钙通道、Na^+/Ca^{2+} 交换体和肌浆网 Ca^{2+} 的释放，预防细胞内钙超载和后除极诱发的室性心律失常。④抑制瞬时外向钾电流和延迟整流钾电流，但对内向整流钾电流无影响，这种作用使细胞膜倾向于超极化状态，从而使心律失常的发生率降低。这些机制共同参与了 PUFA 的抗心律失常作用。

（二）临床常用药物

ω-3 脂肪酸（复方二十碳五烯酸）

【剂型规格】

胶丸:0.3g,0.45g。

【用药指征】

高血压、冠心病所致心房颤动的预防和治疗。猝死的预防。可减少埋藏式除颤器术后的放电。

【常规用法】

口服 0.9～1.8g,每日 3 次。

【不良反应】

常见胃肠道不适,腹泻较多见。胆汁中较易产生结石。长期大量服用,本品所含的维生素 A 和维生素 D 也可达到中毒水平。

【药物相互作用】

(1)与其他降脂药物合用,有协同作用,可提高降脂疗效。

(2)本品能增强香豆素类及阿司匹林的抗凝作用。

【注意事项】

有出血性病患者,正在接受抗凝药治疗,以及服用其他可影响抗凝的药物者禁用。

四、醛固酮受体拮抗药

（一）醛固酮受体拮抗药抗心律失常作用机制

醛固酮对心脏电生理的干预表现为使钙内流和钠内流增加,钠-氢交换增加,使钠钾泵功能下降,动作电位时间延长。醛固酮能增加交感神经活性,增加心脏对去甲肾上腺素的摄取和电解质紊乱,诱发心律失常。醛固酮还可促进心肌胶原合成,导致心脏结构重构。醛固酮受体拮抗药螺内酯和依普利酮,通过阻断醛固酮的上述作用而达到抗心律失常作用。也可通过防止醛固酮诱导的炎症反应和氧化应激来减少心律失常的发生和持续。

（二）临床常用药物

螺内酯

【制剂规格】

片剂:20mg。胶囊剂:20mg。

【用药指征】

用于高血压、冠心病、心肌病、心力衰竭的心房颤动、室性心律失常的预防和治疗。

【常规用法】

口服 20mg,每日 1 次。

【不良反应】

长期用药可出现头痛、嗜睡、精神紊乱、运动失调、红斑性皮疹、多毛症和泌尿系统紊乱、性欲减退、阳痿、男子乳腺发育、女性可有乳房触痛和月经失调。血尿素氮和血清尿酸水平可升高,粒细胞减少及嗜酸细胞增多。慢性肾衰竭患者或同时补钾者可发生高血钾。胃肠紊乱及胃溃疡疡偶见。

【药物相互作用】

肾上腺皮质激素、雌激素、非甾体消炎药可降低本品的利尿作用。但不影响其抗心律失常作用。

【注意事项】

(1)本药可透过胎盘,但对胎儿的影响尚不清楚。孕妇应在医师指导下用药,且用药时间应尽量短。

(2)老年人用药较易发生高钾血症和利尿过度。

(3)下列情况慎用:无尿、肾功能不全、肝功能不全(因本药引起电解质紊乱可诱发肝性脑病)、低钠血症、酸中毒(酸中毒可加重或促发本药所致的高钾血症)、乳房增大或月经失调者。

(4)肾衰竭及血钾偏高者忌用。

(5)老年患者,剂量超过 200mg/d 并合用留钾利尿药或补钾药可能导致肾衰竭和肝功能异常,必须定期监测血钾浓度。

(6)与血管紧张素转化酶抑制药合用,有增加发生高钾血症的机会。

五、其他药物

小檗碱

小檗碱(黄连素)是由黄连、黄柏、三棵针或其他含小檗碱植物中提取的生物碱,具有抗菌作用,临床常作为抗肠道细菌感染类药物应用。近 20 年来,国内有学者开始应用小檗碱治疗各种不同病因的各类心律失常,总有效率达 77.78%,对一些顽固性心律失常也有较好效果。常用 0.4～0.6g,每日 4 次,疗程 2～4 周。其作用机制:①延长心肌细胞的动作电位时程和有效不应期,有助于折返性心律失常的消除;②抑制胆碱酯酶的活性,增强乙酰胆碱的作用,可增高膜的钾电导而增加细胞内钾外流,促进钙内流而起到抗心律失常作用;③具有拮抗肾上腺的作用;④阻断 α 受体,扩张冠状动脉,增加冠状动脉血流量,改善心肌使窦房结自律性增高,改善窦房结功能。

谷维素

谷维素是从米糠油中提炼出来的,以三萜醇及甾醇为主体的阿魏酸酯混合物。主要用于自主神经失调症、更年期综合征等。近 10 年来,应用谷维素 50～100mg,每日 3 次,疗程 4 周治疗各类期前收缩取得较好效果,有效率达 88.6%。其作用机制:①调节自主神经功能;②抗焦虑作用;⑧降低血脂;④治疗某些疾病如消化溃疡、慢性胃炎肠易激综合征等,而这些疾病可诱发心律失常。

第四节　抗心律失常药的联合应用

一、抗心律失常药联合应用的基本原则

心律失常药物治疗的首选方案是单一用药。但由于心律失常的发生机制比较复杂,单一抗心律失常药治疗的疗效有时欠佳。由于各种抗心律失常药对心肌细胞电生理特性具有不同的作用,联合应用可增加作用靶点或发挥协同作用,提高临床疗效,减少或拮抗药物的不良反应。

目前,抗心律失常药的联合应用仅适用于潜在恶性或恶性心律失常的终止发作及抗复发治疗。其适应证如下:①经过多种单一药物治疗无效;②单一药物治疗虽然有效,但因剂量过大而患者出现难以耐受的不良反应;③合并存在多种类型的心律失常;④反复发作的恶性或潜在恶性心律失常需长期抗复发治疗。

抗心律失常药联合应用的原则:①应该选择循证医学研究结果证明安全有效的抗心律失常药;②在抗心律失常药联合应用中,每种药物的用量应该为单一药物的最小有效剂量,以减少不良反应;③应该选用药理作用不同的抗心律失常药联合应用;④应尽可能联合使用β受体拮抗药和非抗心律失常药等能改善长期预后的药物;⑤加强原发病及诱因的治疗。

二、各类抗心律失常药的联合应用

(一)Ⅰ类与其他抗心律失常药的联合应用

1.Ⅰ$_a$类与Ⅰ$_b$类抗心律失常药的联合应用

(1)奎尼丁和Ⅰ$_b$类的美西律、利多卡因、苯妥英钠等联合应用对许多顽固性心律失常的治疗有效,包括持续性和非持续性室性心动过速、频发室性期前收缩等,且不增加不良反应。例如,Duff等观察21例单一药物治疗无效者,合用小剂量美西律和奎尼丁的结果表明其中14例有效,对室性期前收缩的有效率(85.9%±26%),明显高于单用美西律(62.5%±25%)或奎尼丁(59%±16%)。

(2)普鲁卡因胺与利多卡因联合应用能有效控制急性心肌梗死引起的顽固性心律失常,预防用药可有效降低心室颤动的发生率。

(3)丙吡胺与美西律合用试用于单用美西律或丙吡胺无效的室性心动过速12例,结果8例得到完全控制。

2.Ⅰ$_a$类与Ⅰ$_c$类抗心律失常药的联合应用　由于Ⅰ$_a$类与Ⅰ$_c$类抗心律失常药的联合应用可进一步延长动作电位时程,不符合电生理学和药理学原理,增加不良反应,临床一般不宜联合。

3.Ⅰ$_b$类与Ⅰ$_c$类抗心律失常药的联合应用　Ⅰ$_b$类与Ⅰ$_c$类抗心律失常药的联合应用在

临床上较多,可提高疗效,没有发现不良相互作用。例如,普罗帕酮与美西律合用,对单用美西律无效的顽固性室性期前收缩患者有增效作用,可提高疗效,减少不良反应,并适当减少剂量。

(二)Ⅱ类与其他抗心律失常药的联合应用

1.β受体拮抗药与洋地黄联合应用　　可有效增强慢性心房颤动患者的心室率控制,对单一药物不能满意控制的慢性心房颤动也可有效控制心室率。

2.β受体拮抗药与Ⅰ类抗心律失常药物联用　　常常将普萘洛尔和奎尼丁联合应用,可提高房性心律失常和室性心律失常的疗效,并能减少奎尼丁的用量,很少有耐药现象;阿替洛尔与普罗帕酮联合用药也较多。

(三)Ⅲ类与其他抗心律失常药的联合应用

临床上较多将胺碘酮与Ⅰb类药联合应用,可明显提高疗效,减少不良反应,是一个较合理的联合用药方案。但胺碘酮不宜与Ⅰa类抗心律失常药联合应用,因两者均可延长Q-T间期,增加不良反应。与Ⅰc类药原则上也不宜合用。

(四)Ⅳ类与其他抗心律失常药的联合应用

用于抗心律失常药的钙通道阻滞药主要为维拉帕米,在很多情况下与地高辛联合用药,但可提高地高辛的血浓度,应减少地高辛的用量。维拉帕米不宜与β受体拮抗药或Ⅰ类抗心律失常药联合用药,尤其禁忌与丙吡胺联合应用。

(五)抗心律失常药与非抗心律失常药联合应用

近年来,一些非抗心律失常药应用于心律失常的治疗,如血管紧张素转化酶抑制药、血管紧张素Ⅱ受体拮抗药、他汀类药、醛固酮受体拮抗药等,这类药物主要作用于心律失常的基质,能从源头上控制心律失常,与抗心律失常药合用,可产生良好的协同作用。

总之,同一作用原理的药物可减少剂量合用,并可减少毒性反应;作用原理相反的药物合用可减低疗效(如奎尼丁与托西溴苄铵),不宜合用;作用原理不同的药物合用可加强作用,但应注意其毒性反应。目前,临床最常用的联合应用是Ⅰa类与Ⅰb类、Ⅰb类与Ⅰc类、Ⅰb类与Ⅲ类、Ⅰ类与Ⅱ类。Ⅰa类与Ⅰc类可以考虑;Ⅰa类与Ⅳ类宜慎重;Ⅲ类与Ⅳ类最好不合用;Ⅱ类与Ⅳ类不宜合用,以防加重心肌抑制。

第五节　抗心律失常药的致心律失常作用

抗心律失常药在治疗过程中,药物剂量或血浆药物浓度低于中毒水平时,引起原有心律失常加重或诱发了新的心律失常,称为抗心律失常药的致心律失常作用。

临床上几乎所有的抗心律失常药都有致心律失常作用,致心律失常作用的发生率,随着检测方法的不同而异,一般为10%～15%。

一、发生机制

(一)发生机制

1.遗传学多态性　　特异质反应是指个别患者对某种抗心律失常药可呈现特异质反应,而突发心律失常。这些患者的用药剂量和血浆浓度均在正常范围,"奎尼丁晕厥"就是典型的例子。特异质反应可能与遗传学多态性有关。由于基因突变,其表现可能为药动学、药效学和药物遗传学不同,引起不同的药物反应,其中部分表现为致心律失常作用。长 Q-T 间期综合征、致心律失常右心室心肌病和 Brugada 综合征等隐匿性基因携带者,因基因功能缺陷导致相应离子通道功能低下,在不知情情况下使用影响离子通道的抗心律失常药极易发生致心律失常作用。

2.折返机制　抗心律失常药治疗折返性心律失常的机制是通过对心肌传导和(或)不应期的影响,即减慢传导和(或)延长不应期来建立两者的平衡关系,从而达到治疗目的。如果药物的作用未能构成传导和不应期之间的相互平衡,反而使之更为失调,则可诱发新的折返性心律失常,即出现致心律失常作用。例如,某种抗心律失常药可使传导减慢但对不应期无作用或使之轻度延长,即可有利于产生折返,增加心律失常的发生率。由抗心律失常药引起的持续性单形室性心动过速绝大多数属折返机制。目前有一种假说认为,在应用 I_c 或 I_a 类药时出现的持续性单形性室性心动过速,是由钠通道阻断引起的传导减慢和出现稳定的折返环所致。I_c 类药导致这种心律失常的可能性最大,因其具有最强的钠通道阻断作用。

3.自律性增高和触发激动　自律性增高常与交感神经激活相关,与动作电位 4 相自动除极有关,正常窦房结和房室结的 P 细胞均具有自律性,如果心脏工作纤维,如心房肌和心室肌在炎症、缺血等情况下表现异常自律性,自律性增高可引起后除极,后除极达到其阈电位时即产生触发活动,从而引起心律失常。尖端扭转型室性心动过速常继发于动作电位时限延长和钙离子介导的后除极作用。目前研究较多与触发活动有关的心律失常是 Brugada 综合征,认为由于钠通道基因突变引起心内外膜电位差增大,增大达一定程度时引起早期后除极,发生 2 相折返,最后发生多形性室心动过速或心室颤动。I 类抗心律失常药可使功能已经下降的离子通道进一步发生功能障碍从而发生致心律失常作用。

4.自主神经作用　多种抗心律失常药通过对自主神经的调节作用而导致心律失常发生,如洋地黄类可增高迷走神经张力,而奎尼丁和丙吡胺则有相反的作用。自主神经调节作用可改变不应期,从而调整由抗心律失常药引起的 Q-T 间期改变。

5.窦房结功能和房室传导功能的抑制　β受体拮抗药和胺碘酮可引起窦性心动过缓甚至窦性静止;奎尼丁亦可抑制窦房传导;普鲁卡因胺可使病态窦房结综合征患者心房调搏校正后的窦房结恢复时间延长;利多卡因和美西律可进一步降低窦房结功能低下患者窦房结的自律性和窦房传导;接受β受体拮抗药治疗者同时静脉注射维拉帕米可严重抑制窦房结功能和低位起搏点,从而引起心脏停搏;丙吡胺的抗胆碱能效应可使患者在心律失常终止前心室率呈矛盾性增快;氟卡尼使心房扑动周期长度延长的幅度超过其对房室结不应期的延长,故可促发 1:1 房室传导,使心室率加快。

6.负性肌力作用　大多数抗心律失常药,如丙吡胺、氟卡尼、恩卡尼、索他洛尔及β受体拮抗药具有负性肌力作用,可加重心力衰竭及其相关的心律失常。

7.心肌缺血　冠状动脉狭窄可使氧供应量、组织中抗心律失常药浓度的分布不均匀,因缺血而影响传导和心肌活动。心肌缺血时细胞外钾浓度升高,pH 下降可引起局部细胞膜电生理特性改变,包括静息膜电位降低,0 相上升速率和传导减慢,氧供应量、组织中抗心律失常药浓度的分布不均匀造成的区域性电生理特性的差异,在应用抗心律失常药或药物浓度变化时更为明显,最终导致心律失常的恶化。

(二)影响因素

某些易患因素的存在与致心律失常作用有关,这些因素主要有以下几方面。

1.器质性心脏病史伴左心室功能不全　包括临床心力衰竭病史或左心室射血分数<0.30,以前者预测意义更大。

2.过去有心律失常病史　室性期前收缩、非持续性室性心动过速、持续性室性心动过速、心室颤动、房性心律失常(心房颤动、心房扑动)病史,传导阻滞(尤其束支传导阻滞)。

3.电解质紊乱　主要是低钾血症或低镁血症,引起 Q-T 间期延长,增加异动激动点的自律性,从而诱发恶性心律失常。

4.其他　各种原因所致血药浓度过高。

二、临床诊断

(一)临床表现特点

抗心律失常药的致心律失常作用可分为缓慢性和快速性心律失常两类,其中室性快速性心律失常最为重要。

1.缓慢性心律失常　洋地黄制剂和许多抗心律失常药,尤其是Ⅰ类药过量时均可引起缓慢性心律失常,β受体拮抗药、钙通道阻滞药(如维拉帕米)、胺碘酮、洋地黄等可抑制窦房结功能,引起窦性心动过缓或窦性静止。β受体拮抗药、钙通道阻滞药、Ⅰ类抗心律失常药可引起和加重房室传导阻滞。Ⅰ类抗心律失常药,如奎尼丁、普鲁卡因胺、丙吡胺、氟卡尼、恩卡尼等可引起和加重希氏-浦肯野系统传导阻滞。临床表现不明显的潜在性窦房结功能减退的患者,给予治疗剂量或稍大剂量的抗心律失常药治疗其快速性心律失常时,其引起的缓慢性心律失常往往容易被忽视。

2.快速性心律失常　在各种心脏活性药物中,最易引起室上性快速心律失常的药物是洋地黄。它可促发两种特征性心律失常,一是房性心动过速伴房室传导阻滞;二是非阵发性房室交界性心动过速。在使用洋地黄过程中,低血钾、低血镁可以促发洋地黄致心律失常作用。合并应用某些抗心律失常药可增加洋地黄血药浓度,从而诱发洋地黄中毒,而此时洋地黄血药浓度可能并不增高。洋地黄中毒使室性心动过速发作增加,而双向性心动过速为洋地黄中毒的特有表现。

药物引起的快速室性心律失常包括 Q-T 间期延长伴尖端扭转型室性心动过速,新发生的自发性持续性单形室性心动过速、持续性多形室性心动过速(无 Q-T 间期延长的多形室性心动过速和双向性室性心动过速)等不同的临床表现形式,某些先天性或获得性 Q-T 间期延长患者在应用抗心律失常药过程中易发生尖端扭转型室性心动过速,常见促发因素为电解质紊乱(低钾、低镁)、心动过缓等,而导致尖端扭转型室性心动过速的抗心律失常药以Ⅰ$_a$类和Ⅲ类(特别是索他洛尔)为常见。隐匿型 Brugada 综合征使用Ⅰ类抗心律失常药易发生多形性室性心动过速和心室颤动。

（二）辅助检查结果

1.心电图和动态心电图　　体表心电图是检测抗心律失常药作用的最简便和有用的方法,P波、QRS波增宽,P-R间期、Q-T间期或J-T间期延长,显著U波等是预测致心律失常作用发生的有用指标。用药后成人Q-T间期超过500~550ms,特别是出现在异位搏动后的代偿间歇时,更易诱发尖端扭转型室性心动过速。动物实验研究表明,Ⅰ类和Ⅲ类药引起的QRS波增宽超过25%时,有可能诱发室性心律失常。典型的药源性尖端扭转型室性心动过速前的T波降低而U波增高,使二者融合,临床发现U波振幅的增高较Q-T间期绝对值的延长更能促发致心律失常作用。动态心电图是临床上最常用的一种无创监测手段,长时间监测患者心律失常的变化有助于识别药物的致心律失常作用,它对药物引起的无症状性心律失常的诊断特别有用。

2.运动试验　　运动试验主要是通过运动激发以提示药物潜在的致心律失常作用。运动试验激发致心律失常作用与抗心律失常药"使用依赖性"概念有关,即药物优先与激活的离子通道结合,运动时心率加快,被激活的通道增加,激发其致心律失常作用。但是,运动试验诱发药物致心律失常作用的重复性较差,且有0.5%的患者可诱发严重心律失常,尚有0.2%的患者死亡率。因此,采用运动试验评价药物致心律失常作用时必须十分谨慎。

（三）诊断与鉴别诊断

1998年美国部分专家对抗心律失常药致心律失常作用的判断标准达成共识,这些标准也得到中国专家的认可。

1.新出现的持续性心律失常

(1)快速心律失常:①尖端扭转型室性心动过速、Q-T间期延长;②多形性室性心动过速,Q-T间期正常;③心室颤动;④持续性单形性室性心动过速,间歇发作;⑤持续性单形性室性心动过速,无休止性;⑥心房扑动,1：1传导。

(2)心动过缓及传导障碍:①窦房结功能低下;②房室传导阻滞;③明显的QRS波增宽。

2.原有心律失常恶化

(1)非持续性心律失常转变为持续性。

(2)心动过速频率加快。

鉴别诊断主要是除外自身心律失常的恶化。

三、治疗策略

（一）药物治疗

1.除非有禁忌证,抗心律失常药所致的快速心律失常应给予补钾、补镁治疗。获得性长Q-T间期引起尖端扭转型室性心动过速者,可给予硫酸镁静脉注射。

2.快速心律失常可根据心律失常类型给予相应抗心律失常药。如药物所致室性心律失常可给予利多卡因治疗。

3.对有症状性缓慢性心律失常和Q-T间期延长伴尖端扭转型室心动过速,可给予阿托品或异丙肾上腺素治疗。

4.对于 I。类药所致无休止性室性心律失常的处理较难,可给予乳酸钠或碳酸氢钠治疗。也可试用利多卡因。

（二）非药物治疗

1.立即停用相关抗心律失常药。

2.快速性心律失常合并有明显血流动力学障碍者应立即电复律。对症状性缓慢性心律失常药治疗无效可进行临时性心脏起搏。心脏起搏也可用于治疗由 Q-T 间期延长引起的尖端扭转型室性心动过速。

（三）预防措施

1.掌握抗心律失常药的应用指征,在一些轻的无猝死危险的"良性"心律失常,在无使用抗心律失常药适应证时,应避免滥用。

2.警惕致心律失常作用的发生,对于有心功能不全等诱发因素者尤应重视。

3.注意心电图 QRS 时间及 Q-T 间期的监测,用药后 Q-T 间期$\geqslant 0.55 s$,QRS 波宽度大于等于原有的 150％是停药指征。如 Q-T 间期为 0.50s,应考虑减量。

4.注意药物剂量及影响药物的排泄的因素。

5.注意纠正电解质的平衡失调,如有低钾或低镁宜及时纠正。

6.单一药物能控制心律失常的,尽量避免联合应用抗心律失常药,尤其是应避免联合使用同类的抗心律失常药。必须联合时,需适当减少剂量。

7.使用抗心律失常药出现 Brugada 综合征样心电图改变,也是恶性心律失常的一个指标,应及时停药。

四、预后

抗心律失常药致心律失常可致恶性心律失常猝死。因此,应及时发现和处理。

第九章　缓慢性心律失常

第一节　正常窦性心律

一、定义

窦房结具有最高的固有发放冲动频率和自律性的特性,故在正常情况下,心脏的激动由窦房结支配。窦房结发出信号刺激心脏跳动,这种来自窦房结信号引起的心脏跳动,称为正常的"窦性心律",频率每分钟为 60～100 次。

二、窦房结的解剖

窦房结是个卵圆形的柱体(成人的窦房结体积约为 15mm×5mm×1.5mm),位于高位右心房外膜上,上腔静脉进入右心房后。它是由一组组染色浅淡,纹路很稀疏,并含有染色较深的胞核的"P"细胞组成,这一组 P 细胞由胶原性、弹性及网织纤维包裹而形成窦房结。这些 P 细胞就是窦房结自搏细胞,他们是心脏中最高级的起搏组织,发出协调的"窦性组织激动"。这些 P 细胞群与心房之间存在着一些移形细胞,直接将激动传入心房。

窦房结内含有丰富的神经纤维。从组化分析中也可以发现窦房结内的儿茶酚胺含量很高,同时存在着高度的抗乙酰胆碱活性。这些都说明窦房结自发的除极发生的激动外,其功能必然接受交感及副交感神经的控制。安静状态下,迷走神经占优势,心率减慢;当运动或紧张时,交感神经占主导作用,自律性增强,心率加快。

窦房结的血液供应由横贯该结中心的一条窦房结动脉供应,这条动脉多数人(55%)来自右冠状动脉,而在另一部分(45%),此动脉却来自左冠状动脉的回旋支。此外,窦房结周围还有很多来自左、右冠状动脉的细小动脉形成的左冠状动脉间吻合,也供给窦房结以及其边缘组织的血液(图 9-1)。

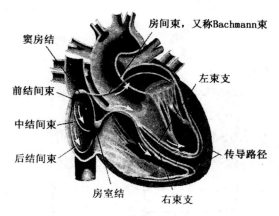

图 9-1　窦房结解剖

三、电生理特性（图 9-2）

窦房结的动作电位:窦房结细胞的生物电特点是没有稳定的静息电位。动作电位复极至
3 期末进入第 4 期,便自动缓慢去极。窦房结的最大舒张电位约-60mV,阈电位约-40mV。0
期去极化速度缓慢,主要是 Ca^{2+} 缓慢内流引起。复极化无明显的 1 期和 2 期平台,随即转入
复极化 3 期,后者主要是 K^+ 外流形成。4 期的自动去极化主要是由于 K^+ 通道逐渐关闭,
Na^+、Ca^{2+} 内流逐渐增多而引起。

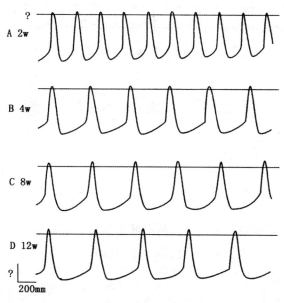

图 9-2　窦房结电生理

四、心电图特点

1.窦性 P 波有规律地发生。

2.P 波在 Ⅰ、Ⅱ、aVF、V₅ 导联直立,aVR 倒置。

3.P 波的频率 60～100 次/分。

4.P-P 间距相差不超过 0.12 秒。

5.P-R 间期＞0.12 秒(图 9-3)。

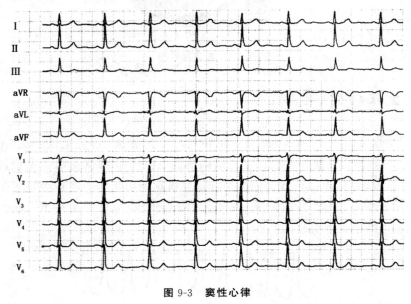

图 9-3　窦性心律

第二节　窦性心动过缓

一、定义

窦性心动过缓是指窦房结发出激动的频率低于正常下限 60 次/分,一般为 45～59 次/分,若窦性频率小于 45 次/分则为显著的窦性心动过缓(图 9-4)。

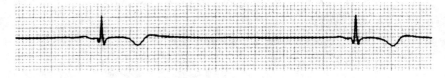

图 9-4　显著的窦性心动过缓,窦性频率＜30 次/分

二、诊断标准

诊断窦性心动过缓首先必须满足的条件是窦性心律,即电脉冲必须是由窦房结发出,其通过体表心电图上的 P 波予以表现,正常的 P 波电轴,通常 Ⅱ 导联必须直立,aVR 导联必须倒置,Ⅰ 和 aVL 导联直立。其次是窦性 P 波的频率小于 60 次/分。窦性 P 波后有无 QRS 波群及 PR 间期是否正常与窦性心动过缓的诊断依据无关。

三、窦性心动过缓的原因

窦房结内有丰富的自主神经末梢,窦房结发出电脉冲的频率受交感和副交感神经双重控制。迷走神经张力增高,如运动员和健康的成年人、夜间睡眠时心率可在 50 次/分左右。迷走神经张力过度增高则可产生显著的窦性心动过缓,属于病理性。临床中最常见的窦性心动过缓的病因是急性下壁心肌梗死,下壁心肌和窦房结的血液通常由右冠状动脉供应。各种抗心律失常药物的应用,如 β 受体阻滞剂,也是窦性心动过缓常见的继发性原因,而有些难以解释的显著窦性心动过缓则是窦房结功能障碍的表现。常见的窦性心动过缓的原因见表 9-1。

表 9-1　窦性心动过缓的常见原因

正常人,特别是在安静、睡眠时
运动员或长期从事体力劳动者
药物的影响
β 受体阻滞剂
钙离子拮抗剂
胺碘酮
Ⅰ 类抗心律失常药物
洋地黄类药物
急性心肌梗死,尤其是下壁心肌梗死
病态窦房结综合征
中枢神经调节的影响
颅内疾病,如肿瘤、炎症、颅内压增高
精神抑郁
垂体功能减退
迷走神经张力增高
呕吐反射
迷走神经刺激或拟副交感神经药物的应用
甲状腺功能减退
低温
胆汁淤积性黄疸

四、治疗

窦性心动过缓多见于正常人,不引起临床症状,因而无需特殊治疗。如心率过于缓慢,导致心脑血管供血不足,表现为头晕、胸闷、心绞痛发作、心功能不全、中枢神经系统功能障碍、黑矇或晕厥时,则需给予阿托品、麻黄碱或异丙肾上腺素等,以提高心率。严重而持续的窦性心动过缓且伴有临床症状者,则应安装永久起搏器治疗。

第三节　窦性停搏和窦房阻滞

一、定义

1.**窦性停搏**　是指窦房结在较长的时间内不能发放电脉冲。窦房结停止发放电脉冲的时间可以较短,表现为停止数个心搏,也可以较长,称为窦性静止。

2.**窦房阻滞**　窦房结发出的电脉冲在通过窦房结与心房肌组织连接部位时发生传导延缓或完全阻滞。

二、诊断标准

(一)窦性停搏

心电图表现为在正常的窦性节律中,突然出现长的 PP 间期,长的 PP 间期与正常的窦性 PP 间期无倍数关系,长间歇内可出现交界性或室性逸搏或逸搏心律(图 9-5)。

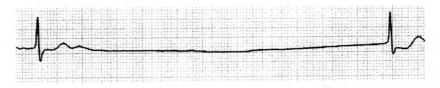

图 9-5　窦性停搏长达 4.4 秒,其后出现交界性逸搏

(二)窦房阻滞

依据阻滞程度的不同分为一度、二度和三度窦房阻滞。由于体表心电图不能直接记录到窦房结的激动电位,因此无法直接测定窦房结电位,P 波间距(SA 间期),即窦房结传导时间,只能根据窦性 PP 间期的改变间接推测窦房传导功能。

1.**一度窦房阻滞**　是指窦房结发出的电脉冲在通过窦房连接部位时传导速度减慢,但每个窦性电脉冲均能传导至心房,导致心房的收缩,产生窦性 P 波。单纯从体表心电图上无法诊断一度窦房阻滞,因其窦性 PP 间期无改变,与正常窦性心律完全一样。倘若一度窦房阻滞合并窦性停搏长间期,如果长的 PP 间期小于短的 PP 间期的 2 倍,则提示存在一度窦房阻滞。其产生的机制为窦性停搏后,窦房传导功能有所恢复,传导速度加快、时间减少,导致长的 PP 间期小于短的 PP 间期的 2 倍。

2.二度窦房阻滞　　是指窦房结发出的电脉冲在通过窦房连接部位时不仅传导速度减慢,而且出现传导脱落,依据阻滞程度的不同分为二度Ⅰ型窦房阻滞和二度Ⅱ型窦房阻滞。

(1)二度Ⅰ型窦房阻滞:又称为文氏型窦房阻滞。表现为窦性激动经窦房连接部位传导至心房的速度逐渐减慢、传导时间逐渐延长,直至最后一个窦性激动完全不能下传至心房,导致一次窦性 P 波的脱落,每次脱落后的第一次窦房传导因较长时间的间歇后可恢复至原来的传导速度。体表心电图的诊断有赖于 PP 间期的文氏变化规律:①在一个文氏周期中,PP 间期进行性缩短,直至因窦性 P 波脱落而出现一个长的 PP 间期;②长的 PP 间期小于短的 PP 间期的 2 倍;③长间期后的第一个 PP 间期大于其前的 PP 间期。

(2)二度Ⅱ型窦房阻滞:又称为莫氏型窦房阻滞。表现为窦房结的电脉冲经窦房连接部位传导至心房的速度、时间固定,但间歇发生窦性激动传出阻滞。体表心电图表现为:在规律的窦性 PP 间期中突然出现一个长的 PP 间期,此间期为窦性 PP 间期的整数倍(图 9-6)。

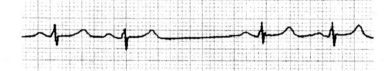

图 9-6　二度Ⅱ型窦房阻滞,注意长的 PP 间期为短的 PP 间期的 2 倍

3.三度窦房阻滞　　又称为完全性窦房阻滞。表现为窦房结发出的电脉冲完全不能经窦房连接部位传导至心房,导致心房收缩。体表心电图特征为:无窦性 P 波,但可有心房、房室交界区或心室发出的逸搏或逸搏心律。

三、鉴别诊断

1.窦性停搏与窦房阻滞　　两者均出现长的 PP 间期,二度窦房阻滞的长 PP 间期为基本窦性心律 PP 间期的整数倍,而窦性停搏时长 PP 间期与短 PP 间期无倍数关系。

2.窦性心律不齐与窦房阻滞　　窦房阻滞时可出现 PP 间期的规律性变化,而窦性心律不齐的 PP 间期变化无上述规律,且多与呼吸相关。

3.窦房阻滞与窦性心动过缓　　窦房阻滞有时可表现为 2∶1 窦房传导,即每隔 1 次窦性激动发生 1 次窦性不下传,表现为心率缓慢(30~40 次/分),难与窦性心动过缓区分。如在体力活动或静注阿托品后,窦房传导功能改善,心率突然加倍,则可确定为二度Ⅱ型窦房阻滞。

4.高血钾时窦室传导与窦房阻滞　　高血钾时发生窦室传导,窦房结发出的电脉冲直接通过结间束传导至房室交界处而不激动心房,心电图上也无 P 波,这与三度窦房阻滞不同。

四、病因

窦性停搏和窦房阻滞常由吞咽、咽部刺激、按摩颈动脉窦及气管插管等一过性强迷走神经刺激诱发。临床中多种药物,如洋地黄、β受体阻滞剂、奎尼丁等Ⅰ类抗心律失常药物以及高钾血症等也可引起暂时性窦性停搏和窦房阻滞。持续性窦性停搏和窦房阻滞多见于器质性心脏病,如冠心病,尤其是下壁心肌梗死、心肌病、心肌炎患者,而老年人则多数为窦房结功能不良所致。此外,外科手术、射频消融如损伤窦房结也可致窦性停搏和窦房阻滞。

五、治疗

窦性停搏和窦房阻滞的临床症状不仅取决于疾病本身,还取决于心脏的自身代偿。不论是窦性停搏还是窦房阻滞,只要窦房结发出的电脉冲不能传导至心房,低位潜在的起搏点即发出冲动以代替窦房结功能,维持心脏跳动。逸搏心律的出现,对维持心脏的功能具有重要的代偿作用。这些低位的起搏点包括房室交界区、心室,少数情况下可出现心房逸搏。倘若窦性停搏过久,而心脏又无其他起搏点代替窦房结发出激动,心脏停止收缩,则可致心源性晕厥、阿-斯综合征,甚至猝死。对于因暂时性、一过性原因所致的窦性停搏和窦房阻滞,其处理主要是针对病因治疗。对伴有明显症状,如头晕、胸闷、心悸者,可给予阿托品、麻黄碱、异丙肾上腺素治疗,以防意外。如果窦性停搏或窦房阻滞频繁发作,出现晕厥或阿-斯综合征表现,应及时安装起搏器。

第四节　病态窦房结综合征

病态窦房结综合征(SSS)简称病窦综合征,是由于窦房结或其周围组织器质性病变导致窦房结冲动形成障碍,或窦房结至心房冲动传导障碍所致的多种心律失常和多种症状的综合病症。主要特征为窦性心动过缓,当在缓慢窦性心律基础上合并异位快速性心律失常时称为心动过缓-心动过速综合征(简称慢-快综合征)。大多于40岁以上出现症状。它不是一种疾病,而是多种疾病都可造成的窦房结器质性病变基础上发生的一组不同类型的心律失常。

当病变波及窦房结与房室交界处时,可出现两种混合心律失常,如窦性心动过缓合并房室传导阻滞;窦房传导阻滞合并房室传导阻滞;心房扑动或心房颤动合并房室传导阻滞;窦性心动过缓,窦房传导阻滞,窦性停搏不出现房室交接区性逸搏或逸搏心律,此即为双结病变,约30%的病态窦房结综合征患者合并双结病变。

一、病因

病态窦房结综合征常见病因为心肌病、冠心病、心肌炎,亦见于结缔组织病、代谢或浸润性疾患,不少病例病因不明。上海医科大学中山医院资料 SSS 病因不明者占 37.9%。文献尸解资料表明心脏传导系统原因不明退行性变为 SSS 最常见病因。除窦房结及其邻近组织外,心脏传导系统其余部分,也可能受累,引起多处潜在起搏和传导功能障碍。合并房室交界处起搏或传导功能不全的,又称双结病变;同时累及左、右束支的称为全传导系统病变。SSS 病程发展大多缓慢,从出现症状到症状严重可长达 5～10 年或更长。少数急性发作,见于急性心肌梗死和急性心肌炎、特发性硬化—退行性变、冠心病、心肌病、心肌炎、风湿性心脏病、外科手术损伤、高血压等。部分为家族性或原因不明。病理改变主要为窦房结和心房纤维增生,可伴有窦房结动脉的结内部分闭塞,偶可累及房室交界处和分支。

二、发病机制

正常心律起源于窦房结,频率为 60～100 次/分,比较规则。窦房结冲动经正常房室传导系统顺序激动心房和心室,传导时间恒定;冲动经束支及其分支以及浦肯野纤维到达心室肌的传导时间也恒定。但是,当某种原因引起窦房结本身及其附近组织发生炎症、缺血和纤维化等损害,使正常起搏功能发生障碍时,窦房结发放激动的功能就会降低、正常的心脏节律便被打乱。若出现明显的窦性心动过缓、窦房传导阻滞(窦房结的激动不能按时传至心房)时可出现停搏(窦房结暂时不发生搏动),并出现相应的临床症状,这就形成了病窦综合征。有关研究表明,窦房结内起搏细胞的数量与年龄呈负相关,也就是说年龄愈大,起搏细胞愈少。

三、临床表现

临床表现轻重不一,可呈间歇发作性。多以心率缓慢所致脑、心、肾等脏器供血不足尤其是脑血供不足症状为主。轻者乏力、头昏、眼花、失眠、记忆力差、反应迟钝或易激动等,易被误诊为神经官能症,老年人还易被误诊为脑血管意外或衰老综合征。严重者可引起短暂黑矇、近乎晕厥、晕厥或阿-斯综合征发作。部分患者合并短阵室上性快速心律失常发作,又称慢-快综合征。快速心律失常发作时,心率可突然加速达 100 次/分以上,持续时间长短不一,心动过速突然中止后可有心脏暂停伴或不伴晕厥发作。严重心动过缓或心动过速除引起心悸外,还可加重原有心脏病症状,引起心力衰竭或心绞痛。心排出量过低严重影响肾脏等脏器灌注还可致尿少、消化不良。慢快综合征还可能导致血管栓塞症状。

本病是在持续缓慢心律的基础上,间有短暂的窦性心律失常发作。与中青年人比较,老年患者有以下特点:①双结病变多见,窦房结病变引起显著的窦性心动过缓、窦房阻滞及窦性静止,在此基础上如交界性逸搏出现较迟(≥2 秒)、交界性逸搏心律缓慢(<35 次/分)或伴房室

传导阻滞（AVB）者，说明病变累及窦房结和房室结，称为双结病变。老年人双结病变明显多于中青年人，提示老年患者病变广泛、病情严重；②慢-快综合征常见：老年患者在持续缓慢心律的基础上，较易出现短暂的异位快速心律失常（室上速、房扑、房颤），说明有心房病变，如伴有房室或束支阻滞，提示整个传导系统病变；③心、脑、肾缺血表现较突出：心律＜40 次/分钟，常有脏器供血不足的表现，轻者乏力、头昏、眼花、失眠、记忆力减退、反应迟钝；重者发生阿-斯综合征。

四、并发症

1.眩晕　窦性心动过缓比较严重时，患者可出现眩晕、性格改变、记忆力减退、无力、失眠等症状。

2.晕厥　据统计，晕厥的发生率为 41％～69％，心动过速后引起的心脏停搏是最常见的原因，严重的窦性心动过缓则是少见的原因。

3.阿-斯综合征　病窦综合征中发生典型阿-斯综合征的患病率为 6.7％～13.3％，它是由于急性心源性脑缺血而产生晕厥或抽搐发作的临床综合征，病情凶险，常常是猝死的先兆。

4.猝死　发生阿-斯综合征时，如未得到及时的抢救或治疗会产生猝死。

此外，心排出量过低严重影响肾脏等脏器灌注还可致尿少、消化不良。慢-快综合征还可能导致血管栓塞症状，偶可发生心绞痛，心力衰竭或休克等严重并发症，甚至导致患者死亡。

五、诊断

本病应以心律失常为依据，症状仅做参考，中青年人常用阿托品、异丙肾上腺素试验、食管心房调搏等检查来确诊。但老年人不宜做上述检查，而动态心电图基本能达到确诊目的，如最慢窦性心律＜40 次/分，最长 R-R＜1.6 秒，则可诊断。

六、鉴别诊断

鉴别诊断主要基于窦房结功能障碍的心电图表现，应排除迷走神经功能亢进或药物影响。早期或不典型病例的窦房结功能障碍可能呈间歇性发作，或以窦性心动过缓为主要或唯一表现，常难以确诊为本症。动态心电图、阿托品试验、异丙肾上腺素试验、心房调搏等检查有助于诊断。

七、治疗

（一）病因治疗

首先应尽可能地明确病因，如冠状动脉明显狭窄者可行经皮穿刺冠状动脉腔内成形术，应用硝酸甘油等改善冠脉供血。心肌炎则可用能量合剂、大剂量维生素 C 静脉滴注或静注。

（二）药物治疗

对不伴快速性心律失常的患者,紧急治疗时可静脉试用阿托品、麻黄素或异丙肾上腺素以提高心率。一般静脉用药:可将烟酰胺 $600\sim1000mg$ 溶于 10% 葡萄糖液 $250\sim500ml$ 中静滴,每日 1 次;或给予环磷酰胺葡胺 $180mg$ 溶于 10% 葡萄糖液 $250\sim500ml$ 中静滴,每日 1 次;现常用氨茶碱 $0.25\sim0.5mg$ 加入到葡萄糖液 $250\sim500ml$ 中静滴,每日 1 次。口服可给予氨茶碱缓释片,避免使用减慢心率的药物如 β 受体阻滞剂及非二氢吡啶钙拮抗剂等。

中医治疗以补气、温阳、活血为主,可用人参加炙甘草汤、生脉散加四逆汤,成药有心宝、参仙生脉口服液。若在缓慢心率的基础上合并有各种早搏或阵发性房颤还可服用参松养心胶囊。

（三）安置人工心脏起搏器

1.适应证

(1)症状较重:影响生活与工作,甚至发生晕厥、阿-斯综合征者。

(2)心率显著缓慢,有症状,药物治疗无效者。

(3)心动过缓-心动过速综合征:如在心室率慢的基础上屡发快速心律失常,药物治疗有困难者;快慢交替,快转为慢时停搏时间长,有生命危险者。

2.临床作用

(1)避免因心脏暂时停搏而引起晕厥、阿-斯综合征的发作,起到保护起搏的作用。

(2)减轻因心率过慢引起的一系列症状:晕厥通常伴有心率的突然改变,常见于心动过速自发转为心动过缓时,可出现一个较长的窦性停搏及心脏传导系统低位起搏点的功能障碍,安置起搏器后症状可以消失。

(3)在伴有房室传导阻滞时:由于心率减慢,使心排血量减少,心肌收缩力减弱,可加重心力衰竭。安置心脏起搏器后,使心排血量增加,心力衰竭可减轻,症状得以改善。

(4)慢-快综合征时,应用抗心律失常药有一定的危险,因为对在心动过缓基础上的心动过速,用抗心律失常药物,如 β 受体阻滞剂、普罗帕酮、胺碘酮等心动过速虽被控制,但这些抗心律失常药物对窦房结、房室结均有抑制作用,反而加重了心动过缓。

另外,如对心动过缓应用加快心率的药物,如阿托品、异丙肾上腺素等,又可引起房性或室性心律失常或加重心动过速,安置起搏器后不仅对预防快速性心律失常的发生有一定作用,而且可以较安全地接受洋地黄、β 受体阻滞剂、普罗帕酮、胺碘酮等抗心律失常药治疗快速心律失常。

3.人工心脏起搏器的选择　病态窦房结综合征的心动过缓常为持久性,所以,多需要安置永久性的按需型起搏器。理论上以右心房起搏的 AAI 型起搏器较好,因心房起搏对房室协调的作用比较符合生理状态;右心室起搏不合乎生理状态,对血流动力学有不利影响。但在有房室传导阻滞时,必须安置双腔起搏器以 DDD 方式起搏。应强调,病态窦房结综合征患者可由单纯窦房结病变进展为双结病变,甚至全传导系统病变,因此,一般在安置双腔起搏器后以AAI方式工作较放心,当病情进展后可变为双腔起搏方式。如心脏扩大、心功能不全符合安置三腔起搏器者可安置之。

八、预防

病态窦房结综合征常由于窦房结及其周围组织退行性病变或纤维化所致,应积极查找病因,对症处理,对心率过于缓慢者可安置人工心脏起搏器以维持正常生活及工作。

九、预后

本病病死率较低,病态窦房结综合征患者5～10年的死亡率与普通人群相差不大,而长期预后主要受基础心脏病影响,而不是窦房结功能不全本身,由心律失常引起的死亡少见,约有1/3的心动过缓-心动过速患者,最终可进展到慢性、稳定性心房颤动。有报道病态窦房结综合征伴有器质性心脏病者4年的病死率达60%;不伴有器质性心脏病者4年的病死率为20%。病态窦房结综合征心房心脏起搏存活率第1年为97%,第5年为89%,第10年为72%,明显高于心室起搏者。

第五节　一度房室阻滞

一、概述

一度房室阻滞(Ⅰ°AVB)是指房室传导时间超过正常范围,但每个心房激动仍能传入心室,亦称房室传导延迟。在心电图上,PR间期达到或超过0.21秒(14岁以下儿童达到或超过0.18秒),每个P波后均有QRS波。一度房室阻滞的发生率在各种心律失常中占第四位,仅次于窦性心律失常、期前收缩和房颤。其发病率比二度房室阻滞高2～6倍,比三度房室阻滞高6～14倍。一度房室阻滞可见于正常人,有的患者PR间期可超过0.24秒,中青年人发病率为0.65%～1.1%,在50岁以上的正常人中发病率可达1.3%左右。

二、病因和发生机制

一度房室阻滞亦称为房室传导延迟,它由心房、房室结、希氏束或希浦系统内的传导延迟引起,也可能是多于一处的传导延迟的组合引起。但是在大多数病例,传导延迟发生在房室结内,少数发生在心房内,个别发生于希浦系统,希浦系统内的传导延迟常不引起异常延长的PR间期,然而亦有例外。一度房室阻滞是由于房室交界区的相对不应期延长,导致房室传导时间延长,但每一次心房激动均能传入心室。

迷走神经张力增高是其发生的原因之一,在运动员中发生率可达8.7%。某些药物如洋地黄、奎尼丁、钾盐、β受体阻滞药和钙拮抗药,中枢神经和周围交感神经阻滞药如甲基多巴、可乐定等均可致 PR 间期延长。一度房室阻滞常见于风湿性心肌炎、急性或慢性缺血性心脏病，在急性心肌梗死患者其发生率为 4％～15％，尤其多见于急性下壁心肌梗死患者。大多为暂时性的，可迅速消失或经过一段时间后消失。老年人中，原发性传导系统纤维化是较常见的原因，呈长期渐进性传导阻滞。家族心脏传导阻滞是常染色体显性遗传，多表现为房室结传导障碍，有时可发生希氏束及分支阻滞，其导致高度房室阻滞或完全性房室阻滞引起晕厥和猝死的情况在临床上并不多见。

三、临床表现及诊断

一度房室阻滞在临床上不引起明显的症状和体征。在心肌炎或其他心脏病患者听诊时，可发现响亮的第一心音在发生阻滞时突然减轻。临床表现多为原发疾病的症状和体征。诊断依靠心电图。

1.一度房室阻滞的典型心电图特点（图 9-7）

（1）每个窦性 P 波均能下传心室并产生 QRS-T 波群。

（2）PR 间期＞0.20 秒（成人）；小儿（14 岁以下）PR 间期≥0.18 秒。

（3）心率无显著改变时，PR 间期较先前增加 0.04 秒以上，即使 PR 间期在正常范围仍可诊断。

（4）PR 间期大于正常最高值（视心率而定）。

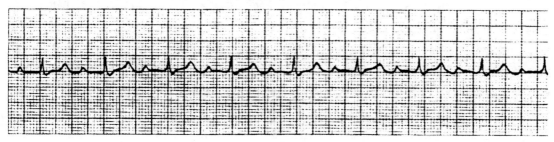

图 9-7　一度房室阻滞

可见 PR 间期恒定，延长为 0.28 秒，每一个窦性 P 波均能下传心室并产生 QRS-T 波

2.一度房室阻滞的阻滞部位在心电图上的表现

（1）心房传导延迟引起的一度房室阻滞的心电图特点

1）P 波增宽，有切迹，PR 间期延长，但 PR 段大多不延长。房室结的一度房室阻滞是 PR 段延长，可伴或不伴有 P 波增宽。PR 间期延长的程度显著（＞0.4 秒），大多为房室结内一度阻滞，其次是心房内阻滞。

2）只有 PR 间期延长，而无 P 波增宽或切迹。严重的心房内传导延迟常使体表心电图上的 P 波振幅显著减小，此类型很难和房室结的一度阻滞鉴别，只有用希氏束电图检查，如 PA 间期延长，才可确诊。

（2）发生于房室结内的一度房室阻滞的心电图特点：通常 PR 间期＞0.4 秒，大多为房室结内一度阻滞所致。在希氏束电图上表现是 AH 间期延长，曾有 AH 间期延长达 900 毫秒的一度房室结内延迟的报道。

(3)希浦系统引起的一度房室阻滞的心电图特点有两种表现

1)PR间期延长伴有束支阻滞或分支阻滞:很可能是不对称性的不完全性左束支加右束支阻滞(即一侧束支完全阻滞,对侧束支一度阻滞)。房室结的一度阻滞多不伴有束支阻滞。

2)仅有PR间期延长而不伴有束支或分支阻滞:此由对称性左束支加右束支一度阻滞所致。在体表心电图上无法与房室结的一度阻滞鉴别。如在复查中发现束支图形时隐时现,应确定为双侧束支阻滞所致。希氏束电图中房室结一度阻滞表现为AH间期延长,而双侧束支阻滞为HV间期延长。所以,用希氏束电图来确定阻滞部位最可靠。

3.一度房室阻滞时希氏束电图特点

(1)心房内阻滞:PA间期＞60毫秒,AH间期和HV间期正常。心房传导延迟所致的房室传导时间延长(即一度房室阻滞)并不少见,但通常不导致二度Ⅱ型和高度或三度房室阻滞。主要见于Ebstein畸形、心内膜垫缺损等先天性心脏病。严重的心房内传导延迟可使P波显著变小,甚至P波完全消失,类似心房静止伴交界区心律。宽而有切迹表现的P波可由房间传导延迟引起而不一定是心房内传导延迟的表现。

(2)房室结内阻滞:AH间期＞140毫秒,HV间期和PA间期正常。在窦性心律时正常的AH间期波动范围较宽(60～130毫秒)。房室结内的延迟是一度房室阻滞最常见的原因。但延迟的程度变异很大,延迟也可很显著。所以,当PR间期＞0.4秒,大多系房室结阻滞导致的一度房室阻滞(其次由于心房内阻滞引起)。

(3)希氏束内阻滞:整个希氏束除极所需时间通常不超过25～30毫秒,如果希氏束电位的总时限≥30毫秒,即可诊断为希氏束内一度阻滞。如果希氏束波上有切迹或呈碎裂波,便更肯定。因为希氏束内传导时间的变异范围很小,当显著的希氏束内传导延迟首要表现为希氏束电位分裂为两个明显的电位,即近端和远端希氏束波。在单纯的希氏束内传导延迟,A波至近端希氏束波(AH)和远端希氏束波至心室(HV)间期都是正常的。希氏束内阻滞可与房室传导系统的其他部位的传导阻滞合并存在。无症状的希氏束内阻滞预后良好。

(4)希氏束下阻滞:即束支阻滞,HV间期延长＞60毫秒。希氏束下传导延迟(一度房室阻滞)的程度不一,大多数HV间期在60～100毫秒的范围内,偶有＞100毫秒者,HV间期显著延长者常易发展为高度房室阻滞。延长的HV间期几乎总伴有异常的QRS波。因为希氏束下传导不是均匀的,所以希氏束下阻滞引起的PR间期延长的QRS波往往是宽的,呈一侧束支阻滞图形;如果双侧束支内的传导延迟程度相等,其QRS波也可以是狭窄的(时限≤100毫秒)。

四、鉴别诊断

一度房室阻滞需与下述一些不同原因所致的PR间期延长鉴别:

1.发生较早的房性期前收缩,其PR间期可以延长。当房性期前激动下传时,房室结尚未脱离前一次激动后的相对不应期,这是个生理现象。

2.各种期前收缩(室性、交界性或房性)后的第一个窦性搏动的PR间期延长,尤其在插入性室性或交界性期前收缩后。这种 PR 间期延长是由于期前收缩隐匿地逆向传入房室结所致。

3.房室结双径路传导所致 PR 间期突然显著延长,这是由于房室结内存在着两条传导途径,一条传导速度快,不应期长(快径),另一条传导速度慢,不应期短(慢径)。在一个临界频率时,原经由快径下传的窦性 P 波,突然改循慢径下传,因而 PR 间期显著延长。

4.隐匿性希氏束期前收缩或隐匿性分支期前收缩引起的 PR 间期延长,即伪一度房室阻滞。

五、治疗策略

一度房室阻滞通常不产生血流动力学改变,对无症状,亦无低血压或窦性心动过缓者无需特殊处理,主要针对原发病因治疗;对心率较慢又有明显症状者可用阿托品或氨茶碱口服。对无症状的希浦系统内的一度房室阻滞患者,必须密切随访观察,因为它可能突然转变为二度 Ⅱ 型房室阻滞,甚至转变为高度或三度房室阻滞。如果患者有晕厥发作病史而又排除了其他原因,尽管心电图上只有一度房室阻滞,但希氏束电图证实是希氏束内或希氏束下的一度阻滞,应考虑植入起搏器。当患者有晕厥史,心电图 PR 间期正常,但希氏束电图表现为 HV 间期显著延长(>60 毫秒),也应考虑植入起搏器。

一度房室阻滞永久性起搏治疗的适应证:一度房室阻滞伴有类似起搏器综合征的临床表现(Ⅱ$_a$ 类适应证);合并左心室功能不全或充血性心力衰竭症状的显著一度房室阻滞(PR 间期>300 毫秒),缩短 AV 间期可能降低左心房充盈压而改善心力衰竭症状(Ⅱ$_b$ 类适应证);神经肌源性疾病(肌发育不良、克赛综合征等)伴发的任何程度的房室阻滞,无论是否有症状,因为传导阻滞随时会加重(Ⅱ$_b$ 类适应证)。无症状的一度房室阻滞不是永久性起搏治疗的适应证。

六、预后

一度房室阻滞如果稳定而不发展,通常无临床意义,预后良好,短时即可消失。阻滞部位在房室结者预后良好。但少数一度和二度 Ⅰ 型房室阻滞部位在希氏束内或希氏束下(双侧束支水平),他们均由于急性或慢性心肌病变所致。他们的预后不同于房室结内一度或二度 Ⅰ 型房室阻滞,可能会进展为高度或三度房室阻滞。对他们的正确诊断必须依靠希氏束电图检查。急性心肌梗死伴一度房室阻滞前壁梗死患者,可发展为结下阻滞,甚至二度 Ⅱ 型、三度房室阻滞。急性下壁心肌梗死患者出现的一度房室阻滞通常是短暂的,但少数亦可发展为二度、三度房室阻滞,有报告发生率可达 5%～30%,故须严密追踪观察。

第六节　二度房室阻滞

一、概述

二度房室阻滞（Ⅱ°AVB）是激动自心房传至心室过程中有部分传导中断，即有心室脱漏现象，可同时伴有房室传导延迟。在体表心电图上，一部分 P 波后没有 QRS 波（心搏脱漏）。1924 年莫氏将二度房室阻滞分为莫氏Ⅰ型和莫氏Ⅱ型，亦称二度Ⅰ型和二度Ⅱ型房室阻滞，前者亦称文氏现象或文氏周期。二度Ⅱ型房室阻滞亦称莫氏Ⅱ型二度房室阻滞。其特征是一个心房激动突然不能下传，其前并无 PR 间期延长。在发生心搏脱漏之前和之后的所有下传搏动的 PR 间期是恒定的，即 P 波突然受阻不能下传以及无文氏现象存在，这是Ⅱ型不同于Ⅰ型的主要区别点。

大多数二度Ⅰ型房室阻滞患者阻滞部位在房室结。发病原因大多为迷走神经兴奋、药物中毒以及少数器质性心脏病，通常预后良好，多为一过性心律失常。但也有少数可发展成为高度或三度房室阻滞，少数患者也可发展为致命性室性心律失常。二度Ⅱ型房室阻滞几乎全部发生在希氏束内和双侧束支水平（希氏束下），几乎都是病理性的。这种心律不稳定，可突然发生心脏停搏或进展为三度房室阻滞。急性心肌梗死伴发的二度Ⅱ型房室阻滞经积极治疗原发病后，部分历时数分钟或数天最终也可消失。

二、病因、发病机制

（一）二度Ⅰ型房室阻滞的病因及发生机制

二度Ⅰ型房室阻滞发生的电生理基础是房室传导组织的绝对不应期和相对不应期都延长，但绝对不应期延长较轻，而以相对不应期延长为主。

（二）二度Ⅰ型房室阻滞的常见病因

1.大多数见于具有正常房室传导功能的人。动态心电图发现，二度Ⅰ型房室阻滞与一度房室阻滞一样，可以发生在正常的青年人（尤其是运动员），而且多发生在夜间迷走神经张力增高时。运动或使用阿托品后可明显改善房室结内传导功能，使二度Ⅰ型房室阻滞消失，提示该现象与迷走神经张力增高有关。

2.很多药物可以延长房室结的不应期，如洋地黄类药物、β受体阻滞药、钙拮抗药及中枢和外周交感神经阻滞药，均可引起二度Ⅰ型房室阻滞。

3.在急性心肌梗死患者二度房室阻滞的发生率为 2%～10%。二度Ⅰ型多见于下壁心肌梗死患者，且多数是由一度房室阻滞发展而来。通常是房室结功能异常所致，其机制可能与迷走神经张力增高及腺苷作用有关。出现时间短暂，多于 1 周内消失。二度Ⅰ型不常发生于前间壁心肌梗死，一旦发生，表明是广泛的希氏束、浦肯野纤维损伤，易发展为高度房室阻滞。

(三)二度Ⅱ型房室阻滞的病因及发生机制

二度Ⅱ型房室阻滞发生的电生理基础是房室传导组织的绝对不应期显著延长,而相对不应期基本正常。当绝对不应期的延长超过一个窦性周期时,引起下一个窦性或室上性激动传导受阻而产生间歇性漏搏,而下传的 PR 间期是正常的。二度Ⅱ型房室阻滞的阻滞部位几乎完全在希浦系统内,希氏束电图显示阻滞部位多在 HV 区,少数在 H 区。在体表心电图上,约29%的患者 QRS 波是窄的(≤0.10 秒),约71%的患者 QRS 波是宽的(≥0.12 秒)。

(四)二度Ⅱ型房室阻滞常见病因

1.药物作用如洋地黄、奎尼丁、普鲁卡因胺、普罗帕酮、美托洛尔等均可发生二度Ⅱ型房室阻滞(但他们更易发生二度Ⅰ型房室阻滞)。

2.电解质紊乱中高血钾(血钾为 10～13mmol/L)可引起房室阻滞。低血钾(血钾<2.8mmol/L)也可引起各级房室阻滞。

3.风湿热、风湿性心肌炎患者中约26%可伴有一度和(或)二度房室阻滞,以一度多见。病毒性心肌炎患者二度和三度房室阻滞并不少见。有时伴有束支阻滞,多表明病变广泛。其他感染,如柯萨奇 B 病毒感染、麻疹、腮腺炎、病毒性上呼吸道感染、传染性单核细胞增多症、病毒性肝炎、伤寒等可使传导系统广泛或局部受损,一度、二度、三度房室阻滞均可发生,受损程度可轻可重,但阻滞大多为暂时性的、可逆的,很少发展为永久性慢性房室阻滞。

4.冠心病、急性心肌梗死二度房室阻滞的发生率为2%～10%。二度Ⅱ型房室阻滞多见于前壁心肌梗死,其发生率为1%～2%。多在发病后72 小时内出现。阻滞部位多在希氏束以下。扩张型心肌病二度阻滞者约占4%。其他疾病,如肥厚型心肌病、先天性心脏病、心脏直视手术、甲状腺功能亢进与黏液性水肿、钙化性主动脉瓣狭窄症等,均可见到各种程度的房室阻滞。

5.近年来发现大约有半数慢性结下性房室阻滞并非动脉硬化、心肌炎或药物中毒所致,而是两束支或三束支发生非特异性纤维性变,有时病变可侵及希氏束的分叉处,而房室结和希氏束很少受到侵及,其原因不清。

三、临床表现及诊断

二度房室阻滞的临床症状取决于传导阻滞的程度及心室率的快慢。阻滞程度轻,导致心室漏搏很少时,对血流动力学影响不大,可以无明显症状。当心室漏搏较多,导致心率减慢至50 次/分以下,可出现头晕、乏力甚至黑矇等心排出量降低的症状。二度Ⅱ型房室阻滞当心室率极慢时,可诱发阿-斯综合征。

(一)心电图诊断标准

1.二度Ⅰ型房室阻滞(图 9-8)　PR 间期呈进行性延长,直到 QRS 波脱漏;脱漏后 PR 间期恢复,以后又逐渐延长重复出现,这种传导延迟递增的房室阻滞称为二度Ⅰ型房室阻滞,或文氏型房室阻滞。房室传导比例常为3:2、4:3 或5:4 等。

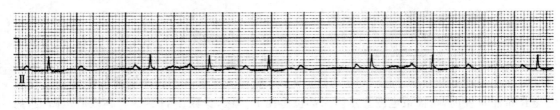

图 9-8 二度Ⅰ型房室阻滞(莫氏Ⅰ型)

PR 间期进行性延长,直至 QRS 波脱漏结束文氏周期,呈 4:3 房室阻滞

典型文氏型房室阻滞:①PR 间期进行性延长,直至 QRS 波脱漏结束文氏周期;②PR 间期的增量逐次减小;③RR 间期进行性缩短(因 PR 间期增量递减),至形成一个长 RR 间期结束文氏周期;④长 RR 间期＜任意一短 RR 间期的 2 倍;⑤长 RR 间期后的第 1 个 RR 间期＞长 RR 间期前紧邻的 RR 间期。

2.二度Ⅱ型房室阻滞(图 9-9 及图 9-10) QRS 波群有规律或不定时的漏搏,但所有能下传的 PR 间期恒定(多正常,少数可延长)。阻滞程度不同,房室传导比例不同。常见的房室传导比例为 2:1 和 3:1,轻者可呈 3:2、4:3 等。常将房室传导比例在 3:1 以上(含 3:1)称为高度房室阻滞。

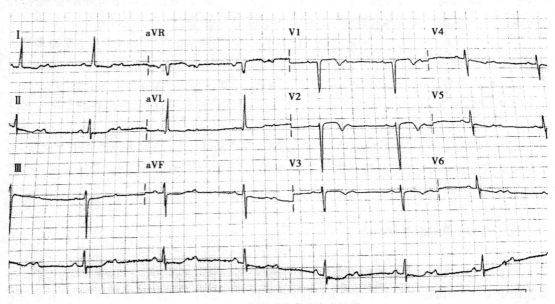

图 9-9 二度Ⅱ型及高度房室阻滞

PR 间期恒定,房室传导比例为 2:1

(二)二度房室阻滞的希氏束电图特点

1.二度Ⅰ型房室阻滞 阻滞部位 70%～80%在希氏束近侧端,表现为 AH 间期进行性延长,直至完全阻滞。而 HV 间期正常。少数患者(7%～20%)的阻滞部位也可在希氏束内或希氏束远端,表现为 HH′或 HV 间期逐渐延长直至完全阻滞。

2.二度Ⅱ型房室阻滞 病变约 35%发生在希氏束内,65%发生在希氏束远端(希氏束下)。阻滞发生在希氏束近端时,希氏束电图表现为 AH 间期延长,但下传的 HV 间期正常,不能下传的 A 波后无 H 波、无 V 波。阻滞发生在希氏束远端时,希氏束电图表现为 AH 间期正常,HV 间期延长,不能下传的那次心搏的 H 波后无 V 波。

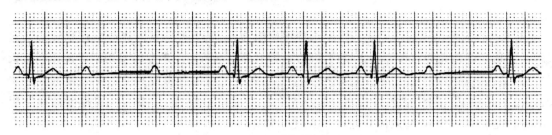

图 9-10　二度Ⅱ型及高度房室阻滞

PR 间期恒定、正常,QRS 波群有不定时的漏搏,房室阻滞呈 4∶1～4∶3 传导

四、鉴别诊断

二度Ⅰ型与二度Ⅱ型房室阻滞的鉴别诊断:二度Ⅰ型房室阻滞与Ⅱ型房室阻滞临床意义不同,前者阻滞部位多在房室结,预后较好;而后者阻滞部位几乎均在希浦系统内,易发展为完全性房室阻滞,伴晕厥发作,需要心脏起搏治疗。

1.心搏脱漏前后下传心搏中 PR 间期是否固定,PR 间期固定是Ⅱ型的标志,反之为Ⅰ型。

2.2∶1 和 3∶2 阻滞,虽多见于Ⅱ型,但亦可为Ⅰ型。在较长的描记中(或前后心电图中)记录到 3∶2 阻滞,依下传的 PR 间期是否相等鉴别。

3.高度房室阻滞伴逸搏形成不完全性房室分离时,观察心室夺获心搏 PR 间期是否相等,相等为Ⅱ型;不等(RP 与 PR 呈反比关系)为Ⅰ型。

4.静注阿托品可抵消迷走神经影响,使房室结阻滞有所改善多为二度Ⅰ型房室阻滞;而由于加快心率往往使希浦系统内的阻滞加重,多为二度Ⅱ型房室阻滞。静注阿托品,可引起房室传导比例改变,观察下传的 PR 间期是否恒定,有助于Ⅰ型与Ⅱ型的鉴别。

五、治疗策略及预后

(一)二度Ⅰ型房室阻滞

1.无症状的二度Ⅰ型房室阻滞患者治疗因阻滞位置不同而不同。阻滞区位于房室结者(如绝大多数的二度Ⅰ型房室阻滞)通常不需治疗,但需定期随访。而阻滞区位于希浦系统内的二度Ⅰ型房室阻滞,尽管无症状,也应紧密观察。须积极治疗原发病,去除诱因,对症处理。并应考虑心脏起搏治疗,因为这种心律是很不稳定的,可以突然发生心脏停搏或发展为高度或三度房室阻滞。这多见于伴有器质性心脏病的患者。

2.有症状的(特别是有晕厥史)二度Ⅰ型房室阻滞患者不论阻滞区的位置如何,都应积极治疗。如系房室结内阻滞,心率过慢,可用阿托品 0.3mg 口服,每日 2～3 次,或阿托品 0.3～0.5mg 皮下注射,每日 1～2 次,也可用异丙肾上腺素及氨茶碱等治疗。

3.急性心肌梗死时。二度Ⅰ型房室阻滞不常发生前间壁心肌梗死,一旦发生,表明是广泛的希氏束、浦肯野纤维损伤,易发展为高度房室阻滞。发生下壁心肌梗死,大多系迷走神经张力增高所致,多为良性,通常不需处理。如心率明显减慢或有症状,可用阿托品或氨茶碱口服治疗。

4.永久性起搏治疗的适应证。二度Ⅰ型房室阻滞:二度Ⅰ型房室阻滞产生症状性心动过缓(Ⅰ类适应证);无症状性二度Ⅰ型房室阻滞,因其他情况行电生理检查发现阻滞部位在希氏束内或希氏束以下水平(Ⅱ$_a$类适应证);二度Ⅰ型房室阻滞伴有类似起搏器综合征的临床表现(Ⅱ$_a$类适应证);神经肌源性疾病(肌发育不良、克赛综合征等)伴发的任何程度的房室阻滞,无论是否有症状,以防阻滞会随时加重(Ⅱ$_b$类适应证)。

(二)二度Ⅱ型房室阻滞

1.二度Ⅱ型房室阻滞几乎全部发生在希氏束内和双侧束支水平(希氏束下),几乎都是病理性的。这种心律不稳定,可突然发生心脏停搏或进展为三度房室阻滞,患者可出现晕厥、心绞痛,严重者可出现阿-斯综合征等并发症,预后较差,起搏器治疗是必要的。

2.急性心肌梗死伴发的二度Ⅱ型房室阻滞经积极治疗原发病后,部分病例历时数小时或数天,阻滞可消失,如急性期后或经介入等积极治疗原发病后,房室阻滞仍不改善者可以考虑永久起搏器治疗。

第七节 三度房室阻滞

一、概述

(一)定义

三度房室阻滞(third-degree AVB)即完全性房室阻滞(CAVB),是由于房室传导系统某部分传导能力异常降低,所有来自心房的冲动都不能下传到心室,引起房室分离。三度房室阻滞是最高度的房室阻滞。阻滞区可位于房室结、希氏束或双侧束支系统内。典型心电图表现为完全性房室分离,心房率快于心室率,心室率缓慢而匀齐,通常在30~50次/分,先天性完全性房室阻滞时一般心室率较快。

(二)分类

根据阻滞部位不同可分为如下三种。

1.完全性房室结阻滞 阻滞区位于房室结内,逸搏心律通常起自房室结下部(NH区)或希氏束上段,心室率为40~55次/分,偶尔更慢或稍快,QRS波形状正常(图9-11)。

2.完全性希氏束内阻滞 阻滞区位于希氏束内,逸搏灶往往位于希氏束下段,心室率大多在40次/分以下(30~50次/分),QRS波群可增宽。

3.完全性希氏束下阻滞 阻滞区位于双侧束支水平(希氏束下),逸搏心律起自希氏束分叉以下的束支或分支,偶尔在外周浦肯野纤维,心室率大多为25~40次/分,QRS波宽大畸形

（＞110 毫秒）（图 9-12）。

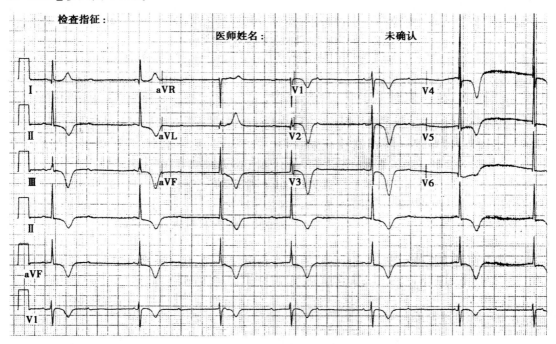

图 9-11　完全性房室结阻滞

阻滞部位在房室结内，心室率 46 次/分

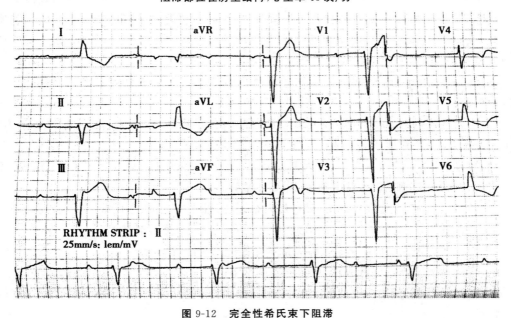

图 9-12　完全性希氏束下阻滞

阻滞部位在希氏束以下，心室率 32 次/分

二、病因、发病机制

三度房室阻滞是房室阻滞中严重的类型,阻滞部位按发生频率分别为希氏束下(49%～72%)、希氏束内(14%～18%)和房室结(14%～35%)。由于有病区域的细胞完全丧失了兴奋性,有效不应期占据了整个心动周期,所有来自心房的冲动传抵这个部位时便被阻而不能继续传布,为维持心室的收缩和排血功能,位于阻滞部位下方的自律性细胞(次级起搏点)便发出冲动以保持心室搏动(逸搏心律)。

导致三度房室阻滞的原因很多,可以分为先天性因素和后天性因素。

1.先天性因素　阻滞部位通常在房室结。

关于先天性完全性房室阻滞的发病原因有几种理论,包括正常传导系统受损及发育异常,其病理改变具有以下特点:①心房肌与其周围的传导系统缺乏联系;②房室束中断;③传导系统结构异常。这三种病理变化分别是心房、室内及结室传导缺乏连续性。最常见的发现是正常的房室结被纤维、脂肪组织代替,同时远端的传导系统也有不同程度的受累。室内传导的连续性中断虽然罕见,但也有报道。

有充分的证据显示先天性完全性房室阻滞与先天性心脏病的发生相关。有报道这类患者的心房肌与房室结缺乏连接,或房室结束支连续性中断。除严重致死性缺损外,在先天性完全性房室阻滞患儿中有30%～37%合并L型大动脉转位(即矫正型大动脉转位)。

2.后天性因素　常见的病因有冠心病导致的心肌缺血或梗死,下壁心肌梗死会损伤房室结,导致三度房室阻滞,但这种损伤通常是暂时的,在心肌梗死后2周内恢复。前壁心肌梗死则造成心脏传导系统远端的损伤,这种对传导系统的破坏通常是广泛而持久的,最终需要植入起搏器治疗。

(1)药源性因素:包括钙通道阻滞剂、β受体阻滞剂、奎尼丁、普鲁卡因、锂剂、地高辛、三环类抗抑郁药。

(2)退行性疾病:Lenagre病(退行性硬化仅累及传导系统)、Lev病、心肌非致密化不全、指甲髌骨综合征、线粒体肌病。

(3)感染性因素:莱姆疏螺旋体(尤其是累及心内膜)、风湿热、心肌炎、Chagas病(中美洲及南美洲)、曲霉菌心肌病、带状疱疹病毒、瓣环脓肿。

(4)类风湿疾病:强直性脊柱炎、赖特综合征、复发性多软骨炎、类风湿关节炎、硬皮病。

(5)侵袭性疾病:淀粉样病变、结节病、肿瘤、霍奇金病、多发性骨髓瘤。

(6)神经肌肉性疾病:Becker型肌营养不良、强直性肌营养不良。

(7)代谢性因素:缺氧、低血钾、甲状腺功能低下。

(8)医源性因素:复杂的主动脉瓣手术、室间隔酒精消融、左前降支的介入治疗、房室结慢径或快径的消融治疗。

三、临床表现及预后

症状及体征:因为心排血量明显减少,会出现晕厥或晕厥前症状,如心悸、心绞痛、黑矇等,严重者可出现 Adams-Strokes 综合征以及猝死。查体第一心音强度经常变化,第二心音可呈正常或反常分裂。间或出现心房音及响亮、清晰的第一心音(大炮音),系心房与心室收缩恰好同时发生所致,此时颈静脉可见巨大的 α 波(大炮波)。

发病率随年龄增长而增高,在婴儿期及儿童早期有一个小高峰,与遗传性传导阻滞相关。

阻滞部位靠下的三度房室阻滞,激动发放不稳定,容易出现心脏停搏,甚至猝死。

完全性房室结阻滞通常是可逆的,一般由下壁心肌梗死、急性心肌炎或洋地黄中毒引起;而完全性房室结以下部位阻滞常是永久性的,急性型常由急性前壁心肌梗死引起,慢性型常由传导系统(双侧束支)退行性变引起。

四、诊断与鉴别诊断

(一)诊断

心电图是最重要的诊断依据。典型的三度房室阻滞心电图具有以下特点。

1.PP 间期和 RR 间期各有自己的规律,但 P 波与 QRS 波之间始终没有任何固定关系,形成完全性房室分离。

2.心室率缓慢而匀齐。因为心室由位于阻滞区下方的次级起搏点(或逸搏节奏点)控制,即交界性或室性逸搏心律,因此心室率和 QRS 波形状因阻滞区位置的不同而有所差别。

3.阻滞区位于房室结内,逸搏心律通常起自房室结下部(NH 区)或希氏束上段,心室率40~55 次/分,偶尔更慢或稍快,QRS 波形状正常(窄的)。

4.阻滞区位于希氏束内,逸搏灶往往位于希氏束下段,心室率大多在 40 次/分以下(30~50 次/分),QRS 波形状正常。

5.起自 NH 区和希氏束上、中、下段的逸搏心律,往往统称为交界区逸搏房律。

6.阻滞区位于双侧束支水平(希氏束下),逸搏心律起自希氏束分叉以下的束支或分支,偶尔在外周浦肯野纤维,心室率大多为 25~40 次/分,QRS 波宽大畸形(>110 毫秒)。

7.心房率达到心房颤动水平时,依靠缓慢而匀齐的心室率可作出完全性房室阻滞的诊断。

(二)鉴别诊断

1.加速性室性自主心律(AIVR)　心室率较快,大于 60 次/分,QRS 波可表现为宽大畸形亦可正常,有房室分离,但容易出现心室夺获和心室融合波,而在三度房室阻滞时不会出现夺获及融合波。

2.干扰性完全性房室脱节　脱节的室率大于房率(即 QRS 波多于 P 波),室率一般较快,大于 60 次/分,QRS 波多为室上形态(正常)。

3.高度房室阻滞　房室之间并未完全阻滞,因为 P 波的间断下传形成心室夺获,表现为逸搏心律不齐,夺获的 QRS 波与其前的 P 波有固定的时间关系(固定的 PR 间期),与前面的逸搏搏动无固定的时间关系(无恒定的偶联时间),夺获的 QRS 波之后的间歇等于或略短于逸搏心律的周期长度(无代偿间期)。

五、治疗策略

(一)急诊处理流程

描记标准 12 导联心电图。急查电解质、血气分析、心肌酶,消除诱因,治疗原发病。停用可疑导致心动过缓或传导阻滞的药物。

(二)静脉用药

1.阿托品

(1)用量:0.5～1mg 静脉推注,隔 3～5 分钟可重复注射;累积剂量一般不超过 3mg。

(2)注意事项:儿童和老年人酌情减量。闭角型青光眼禁用。

2.异丙肾上腺素

(1)慎用:高血压、心动过速、地高辛中毒导致的心动过缓及传导阻滞、心绞痛、室性心律失常患者慎用。

(2)用量:0.5～2μg/min 静脉滴注(紧急情况下可使用至 2～10μg/min)。

此外,山莨菪碱或氨茶碱也可作为一线药物。

(三)安装永久起搏器治疗(依据 2008 年 ACC/AHA/HRS 修订后的适应证)

1.成人获得性房室阻滞安装永久起搏器的推荐

Ⅰ类适应证

任何组织部位的三度和高度房室阻滞伴症状性心动过缓(包括心力衰竭)或房室阻滞所致的室性心律失常(证据水平:C)。

任何组织部位的三度和高度房室阻滞伴需要药物治疗其他心律失常或其他疾病,而所用药物可导致症状性心动过缓(证据水平:C)。

任何组织部位的三度和高度房室阻滞虽无临床症状,但已经证明心室停搏≥3 秒或逸搏心率≤40 次/分或房室结水平以下的逸搏心律(证据水平:C)。

任何阻滞部位的三度和高度房室阻滞伴有无症状的房颤和心动过缓时,至少有 1 次心脏停搏时间≥5 秒(证据水平:C)。

射频消融房室交界区导致的三度房室阻滞(证据水平:C)。

心脏外科手术后发生的不可逆性房室阻滞(证据水平:C)。

任何阻滞部位的三度和高度房室阻滞伴神经肌源性疾病[例如强直性肌营养不良、Kearns-Sayre 综合征、Erb 肌营养失调(四肢-腰肌营养不良)、腓肠肌萎缩症],伴或不伴症状(证据水平:B)。

无论阻滞的类型和部位,症状性的二度房室阻滞(证据水平:B)。

无症状的任何阻滞部位的持续三度房室阻滞,伴清醒状态下平均心室率≥40 次/分,且存在心脏扩大或左心室功能障碍,或阻滞部位在房室结以下(证据水平:B)。

运动时出现的二度或三度房室阻滞,且没有心肌缺血证据(证据水平:C)。

Ⅱ_a 类适应证

无症状且没有心脏扩大的持续三度房室阻滞,伴逸搏心率>40 次/分(证据水平:C)。

电生理检查证实的希氏束内或希氏束下无症状二度房室阻滞(证据水平:B)。

一度或二度房室阻滞伴血流动力学不稳定或类似起搏器综合征症状(证据水平:B)。

无症状的窄 QRS 波的二度Ⅱ型房室阻滞。当出现宽 QRS 波时,包括单纯的 RBBB,则指征升为Ⅰ类(证据水平:B)。

Ⅱ_b 类适应证

神经肌源性疾病[例如强直性肌营养不良、Kearns-Sayre 综合征、Erb 肌营养失调(四肢-腰肌营养不良)、腓肠肌萎缩症]伴任何程度的房室阻滞(包括一度房室阻滞),伴或不伴症状,因为其房室阻滞的进展不可预测(证据水平:B)。

药物和(或)药物中毒引起的房室阻滞,当停药后仍有可能再次发生房室阻滞(证据水平:B)。

Ⅲ类适应证

无症状的一度房室阻滞(证据水平:B)。

希氏束以上或不知道是位于希氏束内或希氏束以下的无症状二度Ⅰ型房室阻滞(证据水平:C)。

很有希望恢复且复发可能性不大的房室阻滞(药物中毒、Lyme 病或一过性迷走神经张力增加,或无症状的睡眠呼吸暂停综合征低氧血症期间)(证据水平:B)。

2.心肌梗死急性期后安装永久起搏器的推荐

Ⅰ类适应证

ST 段抬高的心肌梗死后发生希氏束或希氏束以下水平的持续性二度传导阻滞伴交替性束支阻滞,或急性心肌梗死后出现希氏束或希氏束以下水平的三度房室阻滞(证据水平:B)。

一过性的高度或三度房室阻滞(阻滞在房室结内),伴相关的束支阻滞。如阻滞部位不明确,应行电生理检查(证据水平:B)。

持续性、症状性的二度或三度房室阻滞(证据水平:C)。

Ⅱ_b 类适应证

房室结水平的持续性二度或三度房室阻滞,即使没有症状(证据水平:B)。

Ⅲ类适应证

无室内传导异常的一过性房室阻滞(证据水平:B)。

仅有左前分支阻滞的一过性房室阻滞(证据水平:B)。

无房室阻滞的新发束支阻滞或分支阻滞(证据水平:B)。

无症状的持续性一度房室阻滞,伴束支阻滞或分支阻滞(证据水平:B)。

3.儿童先天性完全性房室阻滞起搏器治疗的适应证见表9-2。

表 9-2　儿童先天性完全性房室阻滞起搏器治疗的适应证

Ⅰ类适应证

新生儿心率＜55 次/分或儿童及青少年心率＜40 次/分

合并先天性心脏病

伴有与心动过缓相关的临床症状

　　打瞌睡时间长

　　做噩梦

不能耐受体力活动

清醒时心脏停搏时间＞3 秒或睡眠时心脏停搏时间＞5 秒

宽 QRS 波逸搏节律

QTc 间期延长

除逸搏节律以外的复杂的室性期前收缩(成对或大于成对的室性异位节律)

Ⅱ类适应证

运动时出现室性异位节律

此级起搏点恢复时间延长

第八节　逸搏和逸搏心律

一、概述

窦房结是心脏的最高起搏点,在所有心肌自律细胞中自律性最高,其下级起搏点按自律性从高到低依次为心房、房室交界区和心室。正常情况下,下级起搏点被窦房结发出的较快冲动所抑制,只充当潜在的起搏点。当出现窦性频率降低、窦房阻滞、窦性停搏、房室阻滞等情况,或房性期前收缩、阵发性室上性心动过速、房室反复搏动、房室反复性心动过速、心房扑动、心房颤动终止以后,出现窦性激动持久不能下传时,潜在起搏点便被迫发出冲动。

心动过缓时在长间歇后延迟出现的被动性异位起搏点搏动称为逸搏。

根据异位起搏点的位置,起搏点在心房称为房性逸搏,在房室交界区称为交界区逸搏,在心室则称为室性逸搏,而窦性逸搏则非常罕见,仅见于窦房结自律性降低,房室交界区自律性超过窦房结又合并房室交界区发生传出阻滞或被抑制时。

如果逸搏连续出现 3 次或 3 次以上,则称为逸搏心律。

可见逸搏及逸搏心律是为了避免心室停搏过久而发生的生理性、保护性的搏动或心律,逸搏心律通常较窦性心律慢。如果异位起搏点的自律性增高超过窦房结自律性,产生比窦性心律稍快的逸搏心律,则称为加速的逸搏心律或非阵发性心动过速。反之,如果异位起搏点的自律性降低,逸搏周期延长则形成过缓的逸搏及过缓的逸搏心律。异位起搏点通常无保护性传入阻滞机制,当窦房结自律性增高超过异位起搏点时,后者将被抑制。

逸搏及逸搏心律的特征。

1.与主导节律的周期相比为延迟出现。

2.同一时间内逸搏周期一般固定,不同时间和状态下逸搏周期可有变化。

3.心律通常规则,但也可不齐,常表现为刚发生时频率逐渐加快,然后频率固定,称"起步现象"。

4.缺乏保护性传入阻滞,窦性心律增快时即被抑制。

二、房性逸搏及房性逸搏心律

1.心电图特征

(1)房性 P′波延迟出现(图 9-13),P′波形态取决于起搏点在心房内的部位。P′R 间期＞120 毫秒,当合并一度房室阻滞时,P′R 间期＞210 毫秒。P′波形态在两种以上,称为多源性房性逸搏。

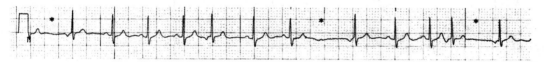

图 9-13 房性逸搏

可见房性 P′波,形态与窦性 P 波不同(＊为逸搏)

(2)QRS 波群:房性逸搏时 QRS 波群的波形与窦性时 QRS 波群相同。

(3)逸搏周期为 1.0～1.2 秒,频率为 50～60 次/分。过缓的房性逸搏其逸搏周期＞1.20秒,心房率＜50 次/分。加速的房性逸搏与逸搏心律,其周期为 0.6～1.0 秒,逸搏心律规则,但可在发作时逐渐增快,终止时缓慢停止。

(4)与窦性搏动之间无固定联律间期,提示发生机制与折返无关。

(5)可伴或不伴窦房结竞争。伴窦房结竞争时,可出现窦性心律和房性心律交替或房室分离。窦性冲动和房性冲动可在心房内融合形成房性融合波,融合波形态介于窦性 P 波和房性P′波之间。

2.临床意义及治疗　房性逸搏属于被动性心律失常,其临床意义取决于原发性心律失常,应积极查明病因,针对原发病治疗。房性逸搏心律常发生于夜间睡眠或午休时,多无临床意义;发生于窦性停搏基础上的房性心律见于多种类型的心脏病。

加速的房性逸搏与逸搏心律属于主动性心律失常,其出现提示心房肌有一定损害,但对血流动力学影响小,常见于累及心房的器质性心脏病,如心肌炎、冠心病、风湿性心脏病、高血压心脏病、慢性肺源性心脏病、先天性心脏病、心脏手术后、洋地黄中毒等；或见于神经体液功能失调、缺氧、发热、电解质紊乱及药物中毒（如洋地黄）影响心脏自律性的情况。主要针对病因进行治疗。

三、交界区逸搏及交界区逸搏心律

1.心电图特征　　延迟出现的 QRS 波群形态为室上性（图 9-14 及图 9-15），伴室内差异性传导时 QRS 波可轻度畸形，伴束支阻滞时为相应束支阻滞图形。

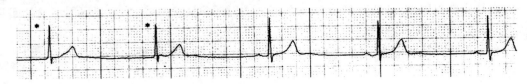

图 9-14　交界区逸搏

＊示 QRS 波前无窦性 P 波，逸搏周期为 1.5 秒

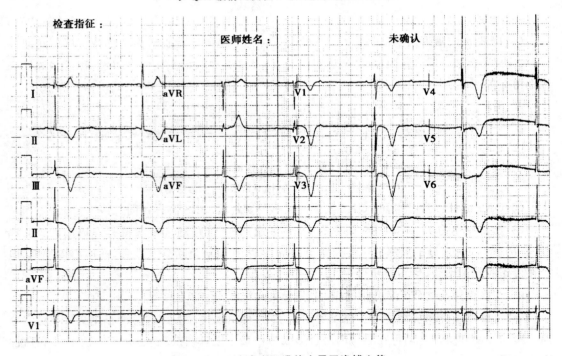

图 9-15　三度房室阻滞伴交界区逸搏心律

多数情况下看不到 P′波，少数可在 QRS 波前后看到逆行的 P′波，其形态在 Ⅱ、Ⅲ、aVF 导联倒置，在 aVR 及 V₁ 导联直立。如 P′波在 QRS 波之前，则 P′R 间期＜0.12 秒；如 P′波在 QRS 波之后，则 RP′间期＜0.20 秒。P′波与 QRS 波群的位置关系取决于前向传导与逆向传导的速度及逸搏点的位置。有时 QRS 波前后可出现窦性 P 波，但 PR 间期＜0.10 秒。

逸搏周期为 1.0～1.5 秒，如果出现数次交界区逸搏，则逸搏周期固定。交界区逸搏心律的心室率为 40~60 次/分,通常节律整齐,但刚发生时频率可逐渐加快(起步现象);过缓的交界区逸搏其周期>1.5 秒,心室率<40 次/分;加速的交界区逸搏其逸搏周期<1.0 秒,心室率为 70~130 次/分,但常<100 次/分(图 9-16)。加速的交界区逸搏心律表现为逐渐发作,缓慢停止,伴文氏传出阻滞时心律可不齐。

心房可由窦房结或逸搏冲动控制,更常见由窦房结控制,而逸搏冲动仅控制心室;加速的交界区逸搏心律因其频率和窦性心率很接近,窦房结和交界区可交替控制心房。窦房结冲动和逸搏冲动也可在房室结区发生干扰,此时窦性冲动不能下传到心室,交界区逸搏激动不能逆传至心房。窦性冲动和逸搏冲动在心房内相遇则形成房性融合波,其形态介于逆行 P′波与窦性 P 波之间。

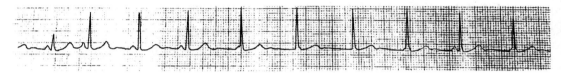

图 9-16　加速的交界区逸搏心律

从第 5 个 QRS 波开始,伴不完全性房室脱节

有时窦性冲动可控制心室,发生心室夺获。

交界区逸搏心律通常不受 Valsalva 动作、颈动脉窦按摩、压迫眼球等刺激迷走神经方法的影响。当心率增快时,交界区心律可转变为窦性心律;当心率减慢时,窦性心律可转变为交界区心律,称为频率依赖型 3 相交界区心律。

2.临床意义及治疗　交界区逸搏及交界区逸搏心律是一种生理性的保护机制,与室性逸搏心律比较,交界区逸搏心律具有较强的自律性、稳定性、可靠性和有效性。其本身无特殊治疗,治疗主要针对基础心脏病,尤其对于表现为持久性交界区逸搏心律者。

过缓的交界区逸搏心律的发生,表明窦房结自律性显著下降,窦性停搏或伴有高度以上房室阻滞。异常缓慢的交界区逸搏心律为临终前心电图改变。过缓的逸搏心律可导致明显的血流动力学障碍,可使用阿托品或异丙肾上腺素使心室率增快,必要时植入心脏起搏器。

加速的交界区逸搏心律几乎总是发生在器质性心脏病患者,常见于洋地黄中毒,也可见于急性心肌梗死、心肌炎、心肌病、慢性肺源性心脏病,尤其合并感染、缺氧、低血钾等情况,上述各种因素引起房室交界区组织不同程度缺血、缺氧、炎症、变性,导致交界区自律性增加。加速的交界区逸搏的频率与窦性心律接近,血流动力学无明显变化,多为暂时性,也不会引起心房颤动或心室颤动,属良性心律失常。治疗主要针对原发疾病,洋地黄中毒者停用洋地黄,纠正缺氧、低血钾等临床情况。

四、室性逸搏及室性逸搏心律

1.心电图特征

(1)延迟出现的室性 QRS 波群宽大畸形,时限大于 120 毫秒,T 波与 QRS 主波方向相反。

QRS波群形态与起源位置有关,起自右心室的,类似左束支阻滞图形;起自左心室的,类似右束支阻滞图形(图9-17);束支性逸搏,呈对侧束支阻滞图形;分支性逸搏,呈右束支阻滞加左分支阻滞图形,QRS波群在同一患者可呈不同形态(多源性室性逸搏)。室性逸搏的起搏点位置越低,QRS波宽大畸形越明显。连续出现3次或3次以上的室性逸搏,称为室性逸搏心律。

(2)QRS波之前无相关的窦性P波,之后可有或没有逆行P′波。

(3)室性逸搏周期变化较大,为1.5~3.0秒,平均心室率为20~40次/分,起搏点位置越低,心室率越慢。过缓的室性逸搏其周期大于3.0秒,心室率小于20次/分,并极不稳定,可随时发生全心停搏。加速性室性逸搏心律又称加速性室性自主心律,心律比较规则,心率55~120次/分,多数为70~80次/分。

(4)室性逸搏时出现心房与心室各自独立激动,形成完全性房室分离。

(5)室性起搏点可与窦性冲动共同激动心室,形成室性融合波。

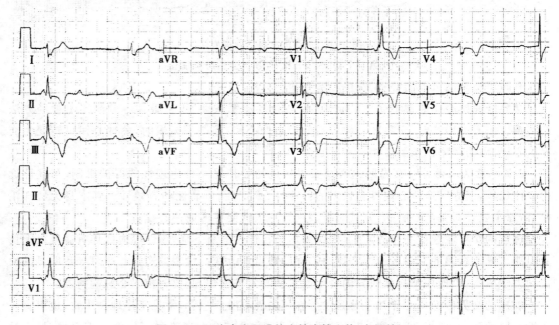

图9-17   三度房室阻滞伴室性逸搏心律(多源性)

(6)加速性室性逸搏心律因其频率接近窦性频率,易伴窦室竞争现象,易发生房室脱节、心室夺获,易形成室性融合波。

(7)严重心脏病时室性逸搏可演变为室性心动过速、室颤或心脏停搏。

2.临床意义及治疗   室性起搏点是心脏最低一级的起搏点,在窦房结、心房或交界区起搏点自律性降低,丧失起搏功能以及发生高度以上房室阻滞时,室性起搏点被动发放激动,形成室性逸搏,主要见于器质性心脏病患者。与交界区逸搏心律比较,室性逸搏心律的频率较慢,可引起明显的血流动力学障碍,其自律性极不稳定,易导致心室停搏。应积极治疗原发病,如急性心肌梗死、急性心肌炎等,纠正高血钾及酸中毒,可静脉使用阿托品及异丙肾上腺素,药物治疗无效或出现晕厥、阿-斯综合征时应植入临时或永久起搏器。

过缓的室性逸搏及逸搏心律表明心室起搏点自律性异常下降,见于心跳复苏瞬间或为临终前的心电图改变。

室性逸搏及室性逸搏心律的起搏点是一种保护性的被动起搏点,如果心室潜在起搏点由于病理原因自主性和自律性增加,则形成加速的室性逸搏心律,属于主动性心律失常。加速的室性逸搏心律较为常见,持续时间不长,对血流动力学影响不大,一般认为是良性的心律失常。冠状动脉溶栓再通或血栓自溶血管再通以后最常见的再灌注性心律失常就是加速的室性逸搏,溶栓后出现的加速的室性逸搏心律被认为是冠状动脉再通的标志之一。但有人报道,急性心肌梗死伴较快频率的加速性室性逸搏心律(心室率＞75 次/分)易发展为更严重的室性心律失常(如室性心动过速和室颤),应及时处理,可静脉应用利多卡因,而普萘洛尔、维拉帕米等具有负性变时作用的药物属禁忌。

第九节　室内阻滞

一、室内阻滞的概念

室内传导阻滞是指阻滞发生在希氏束以下的传导系统,简称室内阻滞。室内传导系统由三个部分组成:右束支、左前分支和左后分支,临床常用的室内阻滞的分类就是依据以上的室内传导系统而来的。另外,左束支主干还有中隔支支配室间隔部分,但临床少用到中隔支,可能是因为此支临床意义不大。室内传导系统的病变可波及以上单支、双支或三支,造成室内传导阻滞。单支、双支阻滞通常无临床症状,间可听到第一、二心音分裂。完全性三分支阻滞的临床表现与完全性房室阻滞相同。

二、心室内传导系统的解剖特点及冠脉血供

希氏束分叉以下的传导系统包括右束支、左束支,左束支又分出左前分支和左后分支。希氏束穿过房室交界的中心纤维体后在室间隔左侧扇形分出左束支主干,继而向右心室隔面走形,经右心室调节束抵达前乳头肌基部,形成遍布右心室的丰富的传导纤维网(浦肯野纤维):故右束支走行迂曲狭长且解剖结构细长,局灶的损伤等病变均可导致传导阻滞。其血供由左前降支近段提供。左束支扇形分出后发出三支,从前向后依次为左前分支、中隔支和左后分支。左前分支细长,向二尖瓣前乳头肌走行并支配左心室前壁,中隔支在室间隔内走行,左后分支向二尖瓣后乳头肌走行,由左前降支和回旋支的后降支供血。左后束支粗大且接受两条冠脉血管供血,不易发生传导阻滞。但如果发生则说明病变重,预后差。右束支和左前分支由前降支供血,而前降支最易发生狭窄病变,故临床常见心肌梗死合并右束支和/或左前分支阻

滞。左束支粗大,一般不易发生传导阻滞,一旦发生传导阻滞则说明心脏病变广泛且严重,影响左心室功能,容易发生恶性心律失常,预后差。

三、室内传导阻滞的分类

室内传导阻滞根据发生部位不同可分为右束支阻滞、左束支阻滞、左前分支阻滞和左后分支阻滞,根据发生阻滞的支数不同分为单支阻滞、双支阻滞及三支阻滞,根据发生方式不同分为暂时性、间歇性和永久性传导阻滞。结合阻滞支数及是否间歇出现,又做出具体分型:双支病变12型,三支病变8型,每一型又会有不同的心电图表现。

四、病因及发病机制

1.右束支阻滞　由于右束支细而长,且处于右心室流出道边缘所对应的位置,极易受损,如在介入诊疗时,也易受导管机械损伤,故其阻滞较为常见。大面积肺梗死、急性心肌梗死后可出现暂时性右束支阻滞。永久性病变常发生于风湿性心脏病、高血压心脏病、心肌病、先天性心血管病及介入诊疗中。此外,正常人亦可发生右束支阻滞。大多数右束支传导阻滞者临床上未发现明显的心脏异常。局灶发育不良是先天性右束支阻滞的一个原因。右束支阻滞常见于前间隔梗死时伴随的传导纤维的损害。严重的右心室肥厚可伴发流出道弥漫性心内膜下纤维化,也可累及右束支。右束支阻滞的发生机制有以下几种。

(1)右束支传导速度显著减慢:右束支传导速度显著减慢,左、右束支传导时差>0.25~0.40秒以上时,即表现出不完全性与完全性右束支传导阻滞。

(2)右束支绝对不应期异常延长:右束支绝对不应期异常延长,每次室上性激动均落在了右束支的绝对不应期而受阻。

(3)右束支连续性中断:心脏手术时切断了右束支,造成永久性右束支异常。

2.左束支阻滞　左束支是起自肌部室间隔上缘之希氏束分支段的一系列扇形分布的纤细的小束。一些个体的左前支和左后支大小相似,而另一些则其中一支较粗大,部分个体可在室间隔上三分之一处看见额外的中隔支,但几乎所有的人当左束支到达室间隔下1/3时均融合成心内膜下连续的传导组织层。一般认为完全性左束支阻滞与传导组织的严重丢失有关。这种丢失在老年、高血压病、主动脉瓣疾病和部分缺血性心脏病患者中常常是近侧和局灶的,而在心肌病和严重缺血性损伤时这种丢失却是弥漫的和远侧性的。心电图中所谓的部分性束支阻滞、半阻滞或左轴变异现在被一致归因于较完全性束支阻滞轻的左束支丢失。左束支阻滞常发生于充血性心力衰竭、急性心肌梗死、急性感染、奎尼丁与普鲁卡因胺中毒、高血压心脏病、风湿性心脏病、冠心病与梅毒性心脏病。

在左束支三分支传导系统中,以左前分支阻滞最多见。这可能与左前分支细长位于压力较高的血液流出道易遭受损伤,由单一的血管供应易受到缺血性损害,不应期较长易发生传导缓慢等因素有关。多见于冠心病、高血压病、心肌病及暂时性血钾增高等情况。

左后分支粗而短,有两支冠状动脉分支供血,故左后分支阻滞较为少见。但一旦发生左后分支阻滞,则表示心脏病变严重,如大面积心肌梗死或多支冠脉血管病变。左后支阻滞见于下壁心肌梗死、严重冠心病等。

许多心肌疾病都可伴发束支阻滞,大样本心电图普查发现许多看起来健康的个体也有束支阻滞。所以,束支阻滞的预后虽可反映其潜在的心肌疾病,但有很大变异。关于束支传导阻滞的机制,有许多观点。心肌缺血、炎症、交感神经病变如交感激活或重构、电解质紊乱及酸碱失衡、药物影响、心脏损伤及退行性变等因素可以影响束支传导系统,造成束支传导阻滞,但从心脏的解剖组织学观察,还没有发现束支本身有断裂损伤的证据,束支传导阻滞在有些人身上长久存在,虽经治疗也不会改变,而在部分人的身上却表现为间歇或交替。其机制可能是束支传导系统或其周围组织发生功能性或生物化学性变化造成的,如发生了变性、坏死。

五、临床表现

根据阻滞发生的部位、阻滞程度、支数、暂时阻滞、间歇阻滞还是永久阻滞,临床表现不一。单支阻滞、双支阻滞时一般无临床症状,偶可闻及第二心音分裂。三支病变相当于完全性房室传导阻滞,临床症状重,预后差。总的来讲,轻度传导阻滞一般无临床症状或偶有轻度心悸、胸闷,但不引起重视,多在体格检查及心电图普查时发现。中度传导阻滞时,在平时或劳累及情绪波动时出现心悸、胸闷、气短,或心前区不适,或隐痛、头昏等症状。往往伴有心血管系统的改变,出现心率缓慢等。重度传导阻滞时,在静息状态即感胸闷、心悸、气短、乏力、头昏,甚或突然黑矇、晕厥,而表现出阿-斯综合征。重度传导阻滞是由器质性心脏病所引起,绝大多数是三支阻滞,而心电图上表现为间歇性或持续性三度房室传导阻滞。

六、各种室内阻滞的心电图表现、鉴别诊断及临床意义

(一)右束支传导阻滞(RBBB)

当右束支阻滞时,激动沿左束支下传,心室除极的初始向量不受影响,与正常相同,在 0.04 秒以后,左室除极将近结束,而右室除极仍在缓慢进行,因此除极晚期(QRS 环后半部)出现了一个向左向前的除极向量,称为附加向量环。

1.心电图表现(图 9-18)

(1)QRS 波群时间超过 0.12 秒。

(2)QRS 波群形态改变:①V_1、V_2 呈 rsR′(M 形)形,R′波一般占时较长且电压较高,或仅出现宽有切迹的 R′波;②V_5、V_6 呈 RS 波型或 QRS 波型,S 波宽而深;③Ⅰ、Ⅱ 及 aVL 导联有宽而深的 S 波。Ⅲ、aVF 导联多为宽而有切迹的 R 波。

(3)继发性 ST-T 变化:凡有 rsR′ 或宽大 R 波的导联(V₁、aVR 等),S-T 段压低及 T 波倒

置;具有宽而粗糙的 S 波的导联(V_5、Ⅰ、aVL 等)S-T 段升高及 T 波直立。

(4)图形与上述改变相似,但 QRS 波群时间短于 0.12 秒者称为不完全性右束支传导阻滞。

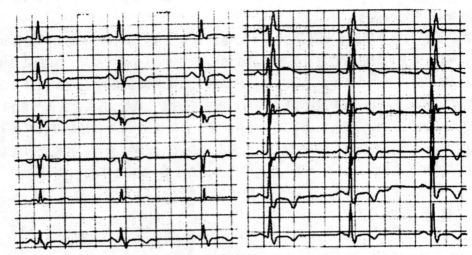

图 9-18　完全性右束支传导阻滞

2.鉴别诊断　完全性右束支阻滞与 A 型预激综合征鉴别(表 9-3)。

表 9-3　完全性右束支阻滞与 A 型预激综合征的鉴别

鉴别点	A 型预激综合征	完全性右束支传导阻滞
PR 时间	<0.12 秒	正常 0.12～0.20 秒
QRS 波时限	延长至 0.12 秒	异常宽大>0.12 秒
QRS 波形态	QRS 波初始有 δ 波	宽大挫折的右束支传导阻滞型,无 δ 波
P-J 间期	正常范围<0.26 秒	延长>0.26 秒
可变性	可以突变,亦可突然转为正常	一般是恒定,或随着病情而转变
并发心律失常	常发生阵发性室上性心动过速	多无此并发症

3.临床意义

(1)正常人可以出现完全性右束支传导阻滞,不一定是病理性的。

(2)右侧心脏受累的疾患可引起,如房间隔缺损、肺动脉高压、肺动脉狭窄或肺栓塞。

(3)传导系统慢性退行性改变。

(4)心肌缺血、梗死。急性心肌缺血出现新的完全性右束支传导阻滞,预后不良。

(二)左束支传导阻

(LBBB)室上性激动受阻于左束支而不能下传者,称为完全性左束支传导阻滞。左束支绝对不应期病理性持续延长或左束支断裂(如心脏手术损伤左束支)时,室上性激动沿右束支下传,使室间隔右侧面及右心室先除极,前者向量指向左,后者指向右前。由于右心室壁较薄,综合 QRS 向量指向左前或左后。随后激动由室间隔沿左心室肌纤维迂回而缓慢传导,左心室除极时间明显延长,使 QRS 环综合向量的方向始终指向左后方,且运行缓慢,使 V_5、V_6 导联出现平顶 R 波,V₁ 导联出现 Qs 图形,QRS 时间延长。

1.心电图表现(图 9-19)

(1)QRS 波群时间超过 0.12 秒。

(2)QRS 波群形态改变:①V₅、V₆ 呈有宽阔的,平顶的或伴有切迹的 R 波,无 q 波;②V₁、V₂ 呈宽大而深的 QS 波或 rS 波型(其 r 波极小);③Ⅰ、aVL 导联常与 V₅、V₆ 导联图形相似,Ⅲ、aVR、aVF 导联图形常与 V₁、V₂ 导联图形相似。

(3)QRS 波群电轴左偏。

(4)ST-T 改变:V₁、V₂ 导联的 ST 段抬高、T 波直立;V₅、V₆ 导联的 ST 段降低、T 波倒置。

(5)若心电图图形与上述相同,而 QRS 波群时间未超过 0.12 秒,称不完全性左束支传导阻滞。

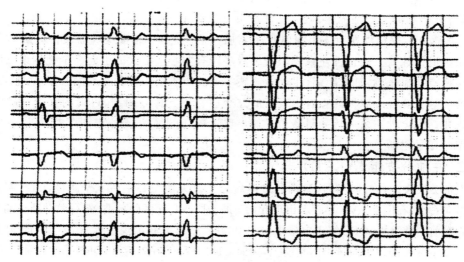

图 9-19　完全性左束传导阻滞

2.完全性左束支传导阻滞常见的几种合并心电图

(1)完全性左束支传导阻滞合并显著电轴左偏:完全性左束支阻滞时,额面 QRS 电轴多数正常或仅有轻度左偏,约有 35% 的完全性左束支阻滞合并显著电轴左偏 -90°~-45°。关于完全性左束支阻滞合并显著电轴左偏的解释有以下几种:①Rosenbaum 认为,大约有 10% 的完全性左束支阻滞本身可引起显著电轴左偏 -60°左右;②左束支传导阻滞时,激动沿右束支下传,当右束支支配的室间隔及右心室前部、心尖部最先除极时,也可产生显著电轴左偏;③重度Ⅰ度左束支主干阻滞合并左前分支阻滞:心电图上先有左前分支阻滞,以后发展成为完全性左束支传导阻滞。或先有不完全性左束支传导阻滞,发展成为完全性左束支传导阻滞时,QRS 电轴显著左偏;④左前分支阻滞合并左后分支阻滞:左前分支阻滞程度重,左后分支阻滞程度轻;⑤左束支传导阻滞伴左心室壁阻滞;⑥左前分支阻滞以下的室内传导阻滞:心电图上先有不定型室内传导阻滞,以后出现显著电轴左偏。

(2)完全性左束支传导阻滞合并左心室肥厚:大多数完全性左束支传导阻滞合并左心室肥厚。单纯左心室肥厚时,RV₅、RV₆ 异常高大,合并完全性左束支阻滞以后,RV₅RV₆ 振幅显著降低,左心室肥厚的图形被掩盖。单纯左心室肥厚时,SV_1、SV_2较深,合并完全性左束支阻滞以后,SV_1、SV_2增深更加显著,但是SV_1、SV_2深达多少才能算作合并左心室肥厚,有待于进一步研究。

(3)频率依赖型完全性左束支传导阻滞:①3相左束支传导阻滞:3相左束支传导阻滞于心率加快时出现,心率减慢后消失;②4相左束支传导阻滞:4相左束支传导阻滞于心率减慢时出现,心率转为正常或加快以后消失;③与频率变化无关的左束支传导阻滞:左束支传导阻滞的隐现,与心率变化无关。

3.心电图鉴别

(1)与左心室肥厚心电图鉴别:完全左束支传导阻滞时RV_5、RV_6<2.5mV,有明显切迹,Ⅰ、V_5、V_6导联一般无S波,左心室壁激动时间常在0.08秒以上,而左心室肥厚时RV_5、RV_6≥2.5mV,无切迹,Ⅰ、V_5、V_6导联常有S波,室壁激动时间多<0.08秒。

(2)与B型预激综合征的鉴别:完全性左束支阻滞无预激波。

4.临床意义　完全性左束支阻滞常见于器质性病变患者,通常反映器质性心脏病的存在或传导系统退行性变。完全性左束支阻滞患者多伴有左心室肥大。引起完全性左束支阻滞的心血管疾病有高血压、心脏瓣膜病(主动脉瓣狭窄或关闭不全)、各种类型的心肌病、冠心病、急性心肌梗死等。急性心肌梗死患者出现新的完全性左束支传导阻滞,可能为完全性房室传导阻滞的先兆。完全性左束支传导阻滞患者如出现晕厥,应进行动态心电图监测,以除外间歇性完全性房室传导阻滞。

(三)左前分支阻滞(LAH)

当左前分支发生传导阻滞时,激动通过左后分支首先使左心室后下壁除极,QRS起始0.02秒向量指向右下,在Ⅱ、Ⅲ、aVF导联上出现起始r波与Ⅰ、aVL导联的q波,然后激动通过浦肯野纤维使左心室前侧壁除极,QRS终末向量指向左上,在Ⅰ、aVL导联出现终末R波与Ⅱ、Ⅲ、aVF导联的S波。左室除极的综合向量指向左前上,额面QRS环呈逆钟向运行,QRS平均电轴显著左偏。由于激动都是沿传导组织进行,所以QRS波群一般不增宽或只轻度增宽。

1.心电图表现(图9-20)

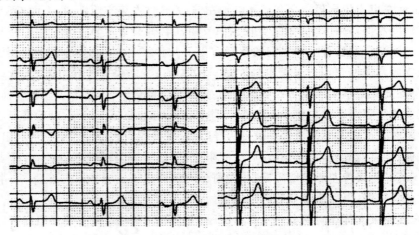

图9-20　左前分支阻滞

(1)QRS 电轴偏左,为 $-30°$~$-90°$。Ⅰ、aVL 导联 QRS 波群呈 qR 型,q 波不超过 0.02 秒。诊断时还必须排除引起电轴显著左偏的其他原因,如预激综合征或暂时性血钾过高等。

(2)RaVL>RⅠ,aVR 呈 qRs 型,Ⅱ、Ⅲ、aVF 呈 rS 型。

2.鉴别诊断　左前分支分布的区域,因无方向相反的向量抵消,产生较大的朝向左上的向量,在下壁导联产生 S 波,在Ⅰ、aVL 导联产生 R 波。故左前分支阻滞最大的心电图特征是出现显著电轴左偏。需同其他原因导致的电轴左偏鉴别。

(1)左前分支阻滞与左心室肥厚的心电轴左偏的鉴别(表 9-4)。

表 9-4　左前分支阻滞与左心室肥厚的电轴左偏的鉴别

鉴别要点	左前分支阻滞	左心室肥厚
QRS 电轴	$-90°$~$-30°$	负值$<-30°$
Ⅱ aVF 导联 QRS 形态	呈 rS 型	Ⅱ呈 RS 或 Rs 型,aVF 呈 RS 型
RV$_5$ RV$_6$	$<2.5mV$	$>2.5mV$
左心室肥厚的证据	无	有

(2)左前分支阻滞与单纯的电轴左偏的鉴别(表 9-5)。

表 9-5　左前分支阻滞与单纯的电轴左偏的鉴别

鉴别要点	左前分支阻滞	单纯的电轴左偏
QRS 电轴	$-90°$~$-30°$	负值$<-30°$
病因	有(器质性疾病)	肥胖、孕妇、正常人
心前导联顺钟向转位图形	有	无

(3)左前分支阻滞与肺气肿所致的"假性"电轴左偏的鉴别(表 9-6)。

表 9-6　左前分支阻滞与肺气肿所致的"假性"电轴左偏的鉴别

鉴别要点	左前分支阻滞	肺气肿"假性"电轴左偏
手 QRS 电轴	$-90°$~$-30°$	$-90°$以上
SⅠSⅡSⅢ	无	有
qaVLSⅢ	有	无
SⅢSⅡ	SⅢ>SⅡ	SⅡ>SⅢ
R 波	RaVL>RaVR	RaVR>RaVL
低电压	无	可有
PVL	直立	倒置
病因	多见于冠心病	多见于肺气肿

3.临床意义　约有 85％的左前分支阻滞是由冠心病引起的,其他病因有高血压病、先心病、心肌病等。心脏扩大常合并左前分支阻滞,心脏手术也可损伤左前分支。少数左前分支阻滞心电图无器质性心脏病的证据。

（四）左后分支阻滞（LPH）

当左后分支发生传导阻滞时，激动通过左前分支首先使左心室前壁除极，QRS 起始部向量指向左上，在Ⅱ、Ⅲ、aVF 导联出现向量指向右下，在Ⅱ、Ⅲ、aVF 导联出现终末 R 波与Ⅰ、aVL 导联的 S 波。左室除极的综合向量指向右前下，额面 QRS 环呈顺钟向运行，QRS 平均电轴显著右偏。由于激动仍是沿传导组织进行，所以 QRS 波群时间正常或仅有轻度增宽。

1. 心电图表现

（1）QRS 电轴偏右，在＋110°以上。

（2）Ⅰ、aVL 导联 QRS 波群呈 rS 型。Ⅱ、Ⅲ、aVF 导联呈 qR 型，q＜0.02 秒。

（3）QRS 波群时限正常，一般不超过 0.11 秒。

2. 心电图鉴别　从心电图上很少做出左后分支阻滞的诊断，其原因是左后分支短而宽，位于压力较低流入道，接受双重血供不易发生损害，再则左后分支阻滞的心电图表现不像左前分支阻滞那样醒目，即使出现明显的电轴右偏，也不一定就是左后分支阻滞的表现。故左后分支阻滞必须同导致电轴右偏的原因相鉴别，如垂位心、右心室肥厚、广泛前壁心肌梗死、肺源性心脏病、个别健康青年人等。

3. 临床意义　引起左后分支阻滞的病因有高血压病、冠心病、心肌梗死等。其意义几乎与左束支传导阻滞相同。

（五）双支阻滞与三支阻滞

双支阻滞指右束支传导阻滞加任何一支左束支分支阻滞。也有定义指室内传导系统三分支中任何两分支发生阻滞。后者是指三分支同时发生阻滞。如三分支阻滞为完全性，第三度房室传导阻滞便可发生。由于阻滞分支的数量、程度、是否间歇发生等不同形式的配合，可出现不同的心电图表现。双支阻滞中最常见为右束支阻滞合并左前支阻滞。右束支阻滞合并左后分支阻滞则较为罕见。当右束支阻滞与左束支阻滞两者交替出现时，交替性双侧束支阻滞的诊断便可确立。三支阻滞比双支阻滞预后更严重，是植入起搏器的强指征。

1. 双支阻滞

（1）右束支传导阻滞加左前分支阻滞：是双支阻滞中最常见的一种，（希氏束电图）H-V（希氏束-心室）间期＞75 毫秒者，多发展成为完全性四分支阻滞（右束支＋左前分支＋左后分支＋左室中隔支）。单纯右束支阻滞绝不会发生电轴左偏，一旦发生电轴左偏负值大于－30°者，可考虑右束支传导阻滞合并左前分支阻滞。当两者并存时，额面心电图多表现左前分支阻滞的图形，而心前导联多表现为右束支阻滞图形，两者多会相互掩盖和影响。

（2）右束支传导阻滞加左后分支阻滞：单纯右束支传导阻滞一般不出现 QRS 电轴右偏，如＞＋110°又能除外右位心、垂位心、右心室肥厚、广泛前壁心肌梗死等，可考虑合并左后分支阻滞。先有间歇性电轴明显右偏，以后出现完全性右束支传导阻滞合并电轴右偏＞＋110°，可以肯定右束支传导阻滞合并左后分支阻滞。右束支阻滞加左后分支阻滞是双支阻滞中最严重的一种，室内严重的器质性病变时才会发生。最主要的病因是大面积心肌梗死。发展成为完全性房室传导阻滞和导致死亡的机会更多。植入起搏器的指征更强。

（3）右束支阻滞加中隔支阻滞：临床上很少用到和提及，一般不用于室内阻滞的分类。这里只简述心电图表现。两者合并可使右束支传导阻滞的某些特征发生变化，V_1 可呈 rsR′或

qR 型。V_1 可呈 Rsr' 型，RVs 减小，$RV_2 > RV_5$、RV_6。QRS 时限 $\geqslant 0.12$ 秒。

（4）根据束支传导阻滞发作方式为间歇性还是永久性，将双分支阻滞分型，共分为 12 型，每型又有多种不同的心电图表现（表 9-7，图 9-21）。

表 9-7 双束支传导阻滞的心电图类型

类号	右束支	左前分支	左后分支	心电图类型
两支永久性传导阻滞的心电图类型				
1	+	+	−	右束支合并左前分支传导阻滞
2	+	−	+	右束支合并左后分支传导阻滞
3	−	+	+	分支性左束支传导阻滞
一支永久性传导阻滞并另一支间歇性阻滞的心电图类型				
1	+	−	±	①左束支传导阻滞
				②右束支合并左后分支传导阻滞
2	+	±	−	①右束支传导阻滞
				②右束支合并左前分支传导阻滞
3	±	−	+	①单纯左右分支传导阻滞
				②右束支合并左后分支传导阻滞
4	−	±	+	①单纯左后分支传导阻滞
				②分支性左束支传导阻滞
5	±	+	−	①单纯左前分支传导阻滞
				②右束支合并左前分支传导阻滞
6	−	+	+	①单纯左前分支传导阻滞
				②分支性左束支传导阻滞
两支皆为间歇性传导阻滞的心电图类型				
1	±	−	±	①右束支合并左后分支传导阻滞
				②单纯右束支传导阻滞
				③单纯左后分支传导阻滞
				④不同程度的右束支及/或左后分支传导阻滞
				⑤正常心电图
2	±	±	−	①右束支合并左前分支传导阻滞
				②单纯右束支传导阻滞
				③单线性左前分支传导阻滞
				④不同程度的右束支及/或左前分支传导阻滞
				⑤正常心电图
3	−	±	±	①分支性左束支传导阻滞

类号	右束支	左前分支	左后分支	心电图类型
				②单纯左前分支传导阻滞
				③单纯左后分支传导阻滞
				④不同程度的左前或左后分支传导阻滞
				⑤正常心电图

注：±：间歇性传导阻滞；—：传导阻滞

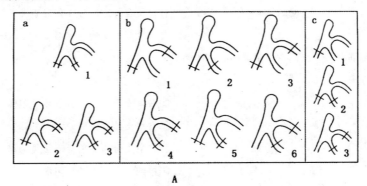

A

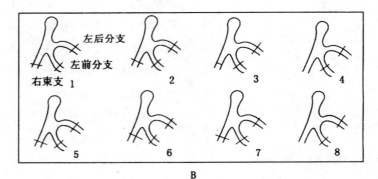

B

图 9-21　两分支阻滞

注：A.两分支阻滞的心电图类型示意图：a.两分支持续性传导阻滞的心电图：1.右束支合并左前分支阻滞；2.右束支合并左后分支阻滞；3.左前及左后分支阻滞。b.一分支永久性合并另一分支间歇性阻滞的心电图：1.右束支阻滞及间歇性左右分支阻滞；2.右束支阻滞及间歇性左前分支阻滞；3.左后分支阻滞及间歇性右束支阻滞；4.左后分支阻滞及间歇性左前分支阻滞；5.左前分支阻滞及间歇性右束支阻滞；6.左前分支阻滞及间歇性左后分支阻滞。c.两分支间歇性阻滞的心电图：1.右束支和/或左后分支间歇性阻滞；2.右束支和（或）左前分支间歇性阻滞；3.左前分支和/或左后分支间歇性阻滞。B.三分支阻滞常见的 8 种组合

2.三支阻滞　①右束支传导阻滞加左前分支阻滞加左后分支阻滞：三支同步阻滞可产生完全性房室传导阻滞图形。非同步阻滞者，先后出现右束支传导阻滞、左前分支阻滞及左后分支阻滞；②右束支传导阻滞加左前分支阻滞加中隔支阻滞：肢体导联呈现左前分支阻滞，心前导联呈现右束支传导阻滞及中隔支阻滞图形；③右束支传导阻滞加左后分支阻滞加中隔支阻滞：肢体导联呈左后分支阻滞图形，心前导联呈完全性右束支传导阻滞和中隔支阻滞图形；

④根据三支阻滞的发作方式是间歇性还是永久性,将三支阻滞分为 8 型,每型又可有多种不同的组合心电图图形(具体叙述略)(图 9-21 和图 9-22)。

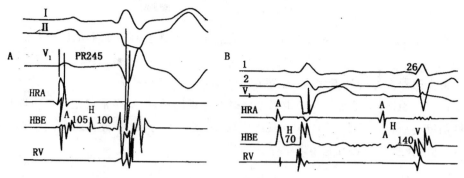

图 9-22　三分支阻滞

注:A.三分支阻滞(不完全性)的希氏束电图。心电图示 CRBB＋LAH＋PR 延长,HBE 示 HV 长达 100 毫秒,说明右束支和左前分支阻滞后,激动沿左后分支下传,但该支也存在不完全性阻滞,故为三分支阻滞;B. 交替性左束支和右束支阻滞伴左前分支阻滞。第一个 QRS 波示为 LBBB、HV70 毫秒,第二个 QRS 波示为 RBBB 和 LAH,HV 为 140 毫秒。注意在不同方式传导时希氏束电图上和右心室内记录到的 V 波图形

(六)不定型室内传导阻滞

QRS 时间延长大于 0.11 秒,QRS-T 波形既不像左束支及其分支阻滞图形,也不呈右束支传导阻滞图形,称为不定型室内传导阻滞。

不定型室内传导阻滞比束支阻滞少见。临床上见于冠心病、心肌梗死、扩张型心肌病、克山病、风湿性心脏病、肾病综合征、高钾血症等,阻滞部位在束支的远端浦氏纤维系统或心室肌细胞与浦氏纤维的交界处。这类患者常发生多源性特宽型室性早搏。合并心力衰竭者预后严重。

七、诊断

由于室内阻滞临床表现不特异又复杂多样,多数又无临床症状,其诊断主要在于心电图检查并结合希氏束电图,以及动态心电图和心电生理检查等手段。当然,其他检查如心脏彩超、胸片、冠脉造影等可为室内阻滞提供辅助参考。

1.胸片、心电图、希氏束电图,必要时行活动平板试验和动态心电图监测,以及超声心动图。

2.必要时行心肌显像检查及冠状动脉造影。

3.电生理检查。

八、治疗方案

1.原发病的治疗　冠心病急性心肌缺血者应尽快改善心肌供血状态,药物所致者停用可能加重传导阻滞的一切药物。

2.心肌营养药物治疗　如补充肌苷、维生素 C 等。

3.合并症的治疗　如有心力衰竭则按心力衰竭处理,有其他心律失常者按相关心律失常进行治疗。

4.安置人工心脏起搏器　双束支以上传导阻滞且有心源性脑供血不足病史者应安装人工心脏起搏器。

慢性束支阻滞的患者如无症状,无需接受治疗。双分支与不完全性三分支阻滞有可能进展为完全性房室阻滞,但是否一定发生以及何时发生难以预料,不必常规施行预防性起搏器治疗。急性前壁心肌梗死发生双分支、三分支阻滞,或慢性双分支、三分支阻滞,伴有阿-斯综合征发作者,则应及早考虑心脏起搏器治疗。

九、起搏器治疗适应证(2002 ACC/AHA/NASPE 指南)

1.Ⅰ类适应证　双分支或三分支阻滞伴间歇性三度房室传导阻滞;双分支或三分支阻滞伴二度Ⅱ型房室传导阻滞;交替性双侧束支阻滞。

2.Ⅱ类适应证

(1)Ⅱ$_a$:虽未证实晕厥由房室阻滞引起,但可排除其他原因(尤其是室性心动过速)引起的晕厥;虽无临床症状,但电生理检查发现 HV 间期≥100 毫秒;电生理检查时,由心房起搏诱发的希氏束以下非生理性阻滞。

(2)Ⅱ$_b$:神经肌源性疾病(肌发育不良、Kearns-Sayre 综合征等)伴发的任何程度的分支阻滞,无论是否有症状,因为传导阻滞随时会加重。

3.Ⅲ类适应证　分支阻滞无症状或不伴有房室阻滞;分支阻滞伴有一度房室传导阻滞,但无临床症状。

十、有关心肌梗死与束支阻滞的国际研究

已知心肌梗死后出现束支传导阻滞者的死亡率高,不同阻滞类型的死亡率也不同,欧洲的一项研究显示,心肌梗死溶栓后出现不同的传导阻滞者的 1 个月内的死亡危险不同。

据研究者介绍,该研究包括 17073 名冠脉综合征者,总共有 873 有 BBB,其中有 RBBB 的前壁心肌梗死患者有 415 人,有 RBBB 的下壁心肌梗死患者有 158 人,有 LBBB 的心肌梗死患者有 300 人。研究记录了所有患者 30 天内的死亡情况,以心肌梗死后无发生束支阻滞者为对照,在调整了其他影响因素后,统计分析显示,有 RBBB 的前壁心肌梗死患者发生死亡的相对危险比是 2.48(1.93～3.19);有 RBBB 的下壁心肌梗死患者发生死亡的相对危险比是 1.22(0.71～2.08);有 LBBB 的心肌梗死患者发生死亡的相对危险比是 0.68(0.48～0.99)。

对此的解释是因为在基线时有束支阻滞者的危险高于无束支阻滞者。研究者同时还观察了溶栓治疗 1 小时后出现束支阻滞者的死亡情况,研究发现,与溶栓后没有出现束支阻滞者相

比,出现右束支阻滞的前壁心肌梗死患者 1 个月内发生死亡的相对危险比是 3.84(2.38～6.22);出现右束支阻滞的下壁心肌梗死患者 1 月内发生死亡的相对危险比是 2.23(0.54～9.21);出现左束支阻滞的相对危险比是 2.97(1.16～7.57)。在欧洲心脏杂志刊出的该研究报告中,研究者指出,溶栓后出现束支阻滞往往预示预后差,应该对此引起重视,心电图特征也应该成为危险分层的因素。

第十章　快速性心律失常

第一节　窦性心动过速

一、概述

窦性心动过速:成人窦性心律的频率超过 100 次/分。窦性心动过速时窦房结发放冲动的频率为 100~180 次/分,在年轻人中有可能会更高。体力活动中达到的最大心率随年龄增加而降低,20 岁时可达 200 次/分,80 岁时低于 140 次/分。窦性心动过速时 PP 间期可有轻度变化,尤其是在心率较慢时。

二、病因、发病机制

窦性心动过速可见于以下几方面。

1.某些生理状况,如运动、体力活动、情绪激动或吸烟,饮酒、茶、咖啡等。

2.某些心内外疾患,如发热、贫血、甲状腺功能亢进、风湿热、急性心肌炎和充血性心力衰竭等。

3.由某些药物引起,如 β 受体兴奋剂(异丙肾上腺素等)和 M 胆碱受体拮抗剂(阿托品等)等。

4.持续性窦性心动过速可以是心力衰竭的表现。

窦性心动过速的多数原因是窦房结细胞 4 期复极加速,通常是由于交感神经张力增高和(或)副交感神经张力降低所致。

三、临床表现

生理性窦性心动过速常无症状,病理性和药物性者除病因和诱因的症状外,可有心悸、乏力等不适,严重者可诱发心绞痛、心功能不全等。在结构性心脏病患者中,窦性心动过速可能造成心排出量降低或心绞痛,甚至促发另一种心律失常。原因可能是心室充盈时间过短,冠状动脉血流灌注不足。

不适当的窦性心动过速(IST)是一种临床上相对少见的综合征。该类患者表现为休息时心率持续性增快或窦性心率增快与体力、情感、病理或药物的作用程度不相关或不成比例,通常没有器质性心脏病和其他导致窦性心动过速的原因。IST患者中大约90%为女性,且常见于年轻女性,年龄一般在20～45岁,平均年龄为(38±12)岁。

不适当的窦性心动过速其主要症状有心悸、气短、胸痛、头晕或近乎晕厥,有时IST可引起反复晕厥,因而可严重影响患者的生活质量,极少数情况下可导致心动过速性心肌病。

四、诊断与鉴别诊断

心电图显示P波在Ⅰ、Ⅱ、aVF导联直立,aVR导联倒置,PR间期0.12～0.20秒。频率大多为100～150次/分,偶尔高达200次/分。刺激迷走神经可使其频率逐渐减慢,停止刺激后又加速至原先水平。当心率超过150次/分时,须与阵发性室上性心动过速相鉴别。后者以突发突止为特征,而窦性心动过速常逐渐增快和逐渐减慢,在病因未消除时,持续时间较长。

IST的诊断标准如下。

1.P波形态和心内电图的激动顺序与窦性心律相同。

2.心率在静息或轻微活动的情况下过度增快,出现持续性窦性心动过速(心率>100次/分),心动过速(和症状)是非阵发性的。

3.心悸、近乎晕厥等症状明确与该心动过速有关。

4.24小时Holter监测平均心率超过95次/分,白天静息心率超过95次/分,由平卧位变为直立位时心率增快超过25～30次/分。

5.采用平板运动的标准Bruce试验,在最初90秒的低负荷下,心率超过130次/分。

6.排除继发性原因(如甲状腺功能亢进、嗜铬细胞瘤、身体调节功能减退等)。

五、治疗策略

1.治疗病因　如治疗心力衰竭,纠正贫血、控制甲状腺功能亢进、低血容量等。

2.去除诱发因素　戒除烟、酒、咖啡、茶或其他刺激物(如具有交感神经兴奋作用的滴鼻剂等)。

3.药物治疗　必要时应用β受体阻滞剂或非二氢吡啶类钙通道拮抗剂(如地尔硫䓬)减慢心率。

4.IST的治疗

(1)药物治疗:IST首选药物治疗,但药物治疗效果往往不好。可选用β_2受体阻滞剂、钙拮抗剂(如维拉帕米和地尔硫䓬)和I_c类抗心律失常药或他们的组合。β_2受体阻滞剂对于大多数交感神经兴奋引起的IST是有益的,目前是治疗IST的一线药物,但对于迷走神经张力减退的IST疗效不佳。所有上述药物可以中等程度的降低窦房结的发放频率,但长期应用往往效果不佳,或者难以长期耐受。盐酸伊伐布雷定(I_f电流阻滞剂)已在一些国家上市用于治疗一部分 IST。

（2）消融治疗：对于难治性 IST 患者，导管消融是一种非常重要的治疗方法，国内外已有不少成功的经验。

（3）消融策略

1）完全窦房结消融：最初在界嵴上端开始消融，逐渐沿界嵴下移至界嵴下 1/3，以心率下降超过 50％伴交界区逸搏心律为目标。其复发率低，但消融次数非常多，X 线曝光时间长，且异位房性心动过速和起搏器植入比例高。

2）窦房结改良：由于窦房结起搏点可以很多，常用的方法是对电生理标测发作中或异丙肾上腺素诱发的窦性心动过速的最早激动点进行消融（最好放置一根 10 极或 20 极的界嵴电极导管），标测点的局部激动时间一般较体表心电图 P 波起始点提前 25～45 毫秒，消融终点为基础心率下降至 90 次/分以下，以及在异丙肾上腺素作用下窦性心率下降 20％以上。该方法可以明显降低最大心率和 24 小时平均心率，但对最低心率没有影响。其起搏器植入的可能性明显降低。

3）房室结消融加起搏器植入：在 IST 的早期治疗中曾采用过，但有些患者在术后仍可能有症状，且对于年轻人来说，代价太高，目前仅适用于其他方法无效的有严重症状的患者。

4）外科消融：经心外膜途径消融，大约 2cm² 的窦房结区域被消融，以出现房性或交界区逸搏心律为终点。因其需要开胸手术和体外循环，以及有相应的并发症风险，仅于其他方法无效时采用。

目前大多数患者都采用窦房结改良的方法。心腔内超声和三维电标测系统、非接触性标测等可能提高成功率，降低 X 线曝光时间。其中三维电标测系统可同时显示被标测心腔的电激动和解剖结构两种信息，较心内超声引导更加精确，大大减轻了对窦房结的损伤程度，同时还避免了长时间透视对人体的损伤。不适当窦性心动过速消融的复发率高，再次消融后因合并窦房结损伤、窦性心动过缓而需植入永久起搏器的几率显著增加。

第二节　房性期前收缩

一、概述

房性期前收缩，起源于窦房结以外心房的任何部位。较室性期前收缩少见。房性期前收缩在各年龄组正常人群中均可发生，儿童少见，中老年人较多见。各种器质性心脏病患者均可发生房性期前收缩，并经常是快速性房性心律失常出现的先兆。

二、病因、发病机制

房性期前收缩可见于以下几方面。

1.冠心病、风湿性心脏病、肺心病(尤其是多源性房性期前收缩)、心肌炎、心肌病、高血压性心脏病、心力衰竭、急性心肌梗死、二尖瓣脱垂等器质性心脏病。内分泌疾病,如甲状腺功能亢进、肾上腺疾病等。

2.药物,如洋地黄、奎尼丁、普鲁卡因胺、肾上腺素、异丙肾上腺素、锑剂及各种麻醉剂的应用均可出现房性期前收缩。

3.酸碱平衡失调、电解质紊乱时,如低血钾、低血钙、低血镁、酸碱中毒等亦可出现房性期前收缩。

4.交感神经或迷走神经亢进可引起房性期前收缩,同时与精神紧张、情绪激动、血压突然升高、疲劳,过多饮酒、吸烟、喝浓茶、咖啡、饱餐、便秘、腹胀、消化不良、失眠、体位突然改变等因素有关。

5.直接机械性刺激(如心脏手术或心导管检查等)也可引起房性期前收缩。

房性期前收缩的发生机制以心房组织自律性异常增高最常见,折返激动所致次之,触发激动后除极引起的最少见。

三、临床表现及预后

主要表现为心悸,可有胸闷、心前区不适、头晕、乏力、摸脉有间歇等。也可无症状。多为功能性,运动后或心率增快后房性期前收缩可减少或消失,预后大多良好。在各种器质性心脏病,尤其是冠心病、心肌病、风心病、肺心病、高血压性心脏病等患者,房性期前收缩的发生率增加,复杂性也增加,多为频发、持续存在、多源性、多形性、成对的或房性期前收缩二联律、三联律。多为病理性房性期前收缩,常在运动或心率增快后增多,易触发其他更为严重的心律失常,如室上性心动过速、房扑或房颤。其预后取决于基础心脏病的情况,如在冠心病和心肌病中,频发的、多源性的、成对的房性期前收缩常为房颤的先兆,而急性心肌梗死中频发房性期前收缩常是心功能不全的先兆或提示心房梗死。

四、诊断与鉴别诊断

(一)诊断

心电图特征性表现为如下。

1.P′波提早出现,其形态与基本心律的 P 波不同,PR 间期>0.12 秒。

2.P′波后可伴或不伴有相应的 QRS 波。P′波下传的 QRS 波形态与窦性 P 波下传的 QRS 波形态通常相同,有时亦出现宽大畸形的 QRS 波群,称为室内差异性传导。

3.房性期前收缩常侵入窦房结,并使之提前除极,即发生节律重整,故代偿间期常不完全。但如房性期前收缩出现过缓,落在窦性周期后 20% 处,而此时窦性激动已开始释放,两者可在窦房连接处发生干扰,形成一个完全的代偿间期。

4.提早畸形的 P′波之后也可无相应的 QRS 波,称为房性期前收缩未下传,需与窦性心律不齐或窦性静止鉴别。如在前一次心搏 ST 段或 T 波上找到畸形提早的 P′波,可确诊为房性期前收缩未下传。

5.房性期前收缩可呈二联律、三联律或四联律或成对出现。多源性房性期前收缩起源于心房内多个异位起搏点,配对间期不等,P'波形态不同,常为房颤的先兆,也易引起干扰性房室脱节及形成短阵房性心动过速。

6.颈动脉窦按摩、Valsalva 动作或其他兴奋迷走神经的手法能逐渐减慢窦性心动过速的频率。兴奋迷走神经的手法不能使较快的频率减慢。

(二)鉴别诊断

房性期前收缩伴室内差异性传导时应与室性期前收缩鉴别,鉴别点可以概括如下。:

1.QRS 波形　室内差异性传导的 QRS 波群常呈 RBBB(右束支阻滞)图形,即:①V1 导联 QRS 波群呈三相波形(rSR、rsR 或 rsr)者多为差异性传导,呈单相(R)或双相波形(qR、RS 或 QR)者为室性期前收缩的可能性大;②V1 导联 QRS 波群起始向量经常变化或与正常 QRS 波群起始向量相同者差异性传导可能性大,起始向量固定不变且与正常 QRS 波群起始向量不同者室性期前收缩可能性大;③期前收缩的 QRS 波形不固定者差异性传导可能性大,形态固定者室性期前收缩可能性大。

2.QRS 波群与 P 波的关系　差异性传导的 QRS 波前一定有 P 波,而室性期前收缩的 QRS 波前无 P 波或无相关 P 波。

3.心动周期长短　一般心搏的不应期长短与前一个心动周期长短成正比,即长心动周期后的期前收缩容易出现差异性传导,而室性期前收缩则无此规律。

4.配对间期　差异性传导的配对间期常不固定,而室性期前收缩的配对间期常较固定,但据此判断有时出现错误。

五、治疗策略

1.健康人或无明显其他症状的人群,一般不需要特殊治疗。

2.病因治疗:有特定病因者,如甲状腺功能亢进、肺部疾病、缺氧、洋地黄中毒、电解质紊乱等,应积极治疗病因。器质性心脏病患者,应同时针对心脏病本身,如改善冠心病患者冠状动脉供血,对风湿活动者进行抗风湿治疗,对心力衰竭患者进行相应的治疗等,当心脏情况好转或痊愈后,房性期前收缩常可减少或消失。

3.消除各种诱因:如精神紧张、情绪激动、吸烟、饮酒过度、疲乏、焦虑、消化不良、腹胀等。应避免服用咖啡或浓茶等,镇静是消除期前收缩的一个良好的方法,可适当选用地西泮等镇静药。

4.症状明显以及有可能引起心房颤动、心房扑动、阵发性房性心动过速和其他阵发性室上性心动过速等的频发而持久的房性期前收缩,多源、成对房性期前收缩等,以及器质性心脏病伴发房性期前收缩,可选用 β 受体阻滞剂等药物治疗。

5.射频消融治疗。

第三节 室性期前收缩

一、概述

室性期前收缩是指起源于希氏束分叉以下部位的心肌提前激动,是心室提前除极引起的。室性期前收缩是临床上常见的心律失常,其发生人群相当广泛,包括正常健康人群和各种心脏病患者。普通静息心电图正常健康人群的室性期前收缩检出率为5%,而24小时动态监测室性期前收缩的检出率为50%。室性期前收缩的发生与年龄的增长有一定的关系,这种增长关系与心血管疾病无关。在冠心病患者,室性期前收缩的发生取决于病变的严重程度,在急性心肌梗死发生后的48小时内,室性期前收缩的发生率为90%,而在以后的1个月内下降至16%,此后1年内室性期前收缩的发生率约6.8%。

二、病因、发病机制

心功能不全、心肌局部组织的纤维化、异常的室壁张力、交感神经张力增高和电解质紊乱等可增加室性期前收缩的发生。室性期前收缩的发生与左心功能有关。左心室射血分数进行性下降时,室性期前收缩和短阵性室性心动过速的发生率均增加。对冠心病患者动态监测时发现,室性期前收缩的发生率为5%,而当射血分数低于40%时,室性期前收缩和短阵性室性心动过速的发生率升至15%。

三、诊断和鉴别诊断

1.心电图特征性表现

(1)提前出现的宽大畸形的QRS波,时限大于120毫秒。

(2)QRS波前无相关的P波,有时可出现逆行的P波,则RP'间期>0.1秒,少数逆行P波再折返激动心室,可引起逆传心搏。

(3)T波与QRS主波方向相反。

(4)常有完全代偿间期。表现为一个室性期前收缩前后的RR间距等于窦性周期的2倍。如代偿间期不完全,常见于严重的窦性心动过缓。基本心率较慢时,室性期前收缩可插入两个连续的基本心搏之间,形成插入性期前收缩。

2.对于室性期前收缩危险的评价,应综合上述多种因素考虑 据中华心血管病学会的建议,临床上如有以下情况应予以重视。

(1)有眩晕、黑蒙或晕厥先兆等临床症状。

(2)有器质性心脏病基础,如冠心病、急性心肌梗死、心肌病、心脏瓣膜病、高血压等。

（3）心脏结构和功能改变,如心脏扩大、左心室射血分数减低(＜40％)或心力衰竭等。

（4）心电图表现为多源、成对、成串的室性期前收缩及在急性心肌梗死或 QT 间期延长的基础上发生的 R on T 现象。对于临床上无明显症状、无器质性心脏病基础、无电解质紊乱的健康人的单纯性室性期前收缩,多无重要意义。

四、临床表现及预后

最常见的症状是心悸。这主要由期前收缩后的心搏增强和期前收缩后的代偿间歇引起。有时患者会有心前区重击感及头晕等感觉。心悸往往使患者产生焦虑,而焦虑又可使儿茶酚胺增加,使室性期前收缩更为频繁,这就产生了恶性循环。如果室性期前收缩触发其他快速性心律失常则可出现黑矇及晕厥症状。

室性期前收缩的预后取决于期前收缩出现的类型、是否触发快速性心律失常及患者器质性心脏病的严重程度,在不同人群其预后是不一样的。

1.正常健康人群　绝大多数正常健康人群的室性期前收缩不增加猝死的发生率,预后良好。

2.非缺血性心脏扩大　此类患者死亡主要与疾病本身有关。

3.心肌肥厚　左心室肥厚患者其室性期前收缩的发生率高于无左心室肥厚者,但其比例关系远不及上述死亡率之间的关系,说明左心室肥厚的高死亡率与室性期前收缩只有部分关系。

4.冠心病　短阵性室性心动过速和频繁室性期前收缩对冠心病患者预后的影响取决于心律失常在疾病过程中出现的时间。

五、治疗

1.缓解症状

（1）首先将心律失常的本质告诉患者,解除其焦虑状态。

（2）对确有症状需要治疗的患者,一般首先应用 β 受体阻滞剂或钙拮抗剂。在器质性心脏病患者,尤其是伴心功能不全者,由于 Ⅰ 类抗心律失常药物能增加患者的死亡率,此时常选用胺碘酮。

（3）对 β 受体阻滞剂和钙拮抗剂治疗不敏感的患者,则应予电生理检查和导管射频消融。导管消融这类心律失常风险很小,成功率较高。

2.预防心源性猝死　对于器质性心脏病患者伴频发室性期前收缩或短阵性室性心动过速,其治疗的目的是预防心源性猝死的发生。

3.处理原则　对于少数起源于特殊部位的期前收缩(如右心室流出道),在一线药物治疗无效时可考虑射频消融治疗。

无症状且无器质性心脏病患者的室性期前收缩及短阵性室性心动过速根本无需治疗。

扩张型心肌病患者的室性期前收缩及短阵性室性心动过速,因药物治疗并不降低总体死亡率及猝死发生率,在无症状时也无需药物治疗。但如确有症状,应采用上述缓解症状的治疗原则。

心肌肥厚时,短阵性室性心动过速对预测猝死的发生有一定的意义,但其阳性预测率较低,且药物治疗并不能降低猝死发生率。因此在心室肥厚伴频繁室性期前收缩及短阵性室性心动过速时,治疗仍以改善症状为主。

冠心病伴明显心功能不全者出现频繁或复杂的室性期前收缩以及短阵性室性心动过速,其猝死的危险性是较大的。此时应首先处理心肌缺血,包括药物和非药物措施。如纠正心肌缺血后心律失常仍然存在,则必须评价心功能。若射血分数≥40%,则无需进一步治疗;若射血分数<40%,则需进行电生理检查指导治疗。电生理检查诱发出持续性室性心动过速,予以安装植入型心律转复除颤器(ICD)治疗。未诱发出持续性室性心动过速者予以药物治疗。β受体阻滞剂和血管紧张素转换酶抑制剂(ACEI)能降低总体死亡率,在无禁忌证时都应使用。对于这类患者,胺碘酮也是安全有效的药物。

轻度心功能不全伴室性期前收缩及短阵性室性心动过速,其治疗重点在于改善心功能,抗心律失常治疗同无器质性心脏病患者。严重心功能不全伴上述心律失常且未排除缺血性心脏病的患者,胺碘酮治疗可改善长期预后。

第四节　交界区期前收缩

一、概述

房室交界性期前收缩起源于房室交界区,可前向与逆向传导。交界性期前收缩较少见,正常人和心脏病患者均可出现,预后一般较好。但在急性心肌缺血、心肌炎、风湿性心脏病及心力衰竭患者发生洋地黄中毒、低血钾时,可出现频发的交界性期前收缩,甚至交界性心动过速,危险性增加。而起源点较低或出现过早的交界性期前收缩,有时会诱发室性快速性心律失常,增加猝死的危险性。

二、诊断和鉴别诊断

1.诊断　心电图表现

(1)提前出现的 QRS 波,其形态与窦性心律 QRS 波基本相同,也可因不同程度的室内差异性传导而有所变化。

(2)逆行 P′波(Ⅱ、aVF 导联倒置,aVR 导联直立),可位于 QRS 波群之前(PR 间期<0.12秒)、之中、之后(PR 间期<0.20 秒),其位置取决于期前收缩前向及逆向传导时间。

(3)如交界性期前收缩侵入窦房结,使窦房结除极后再重建窦性周期,表现为不完全的代偿间期;如冲动不侵入窦房结,则表现为完全的代偿间期。

2.鉴别诊断   与室间隔期前收缩的鉴别要点：

(1)异位 QRS-T 波形：室间隔期前收缩与窦性心律 QRS 波大致相同；交界性期前收缩与窦性心律 QRS 波基本相同，伴室内差异性传导时，QRS-T 波形宽大畸形。

(2)室间隔期前收缩多无逆向 P-波，如有则位于 QRS 波之后，RP-间期＞120 毫秒；交界性期前收缩可有逆向 P-波，P-波位于 QRS 波之前，P-R 间期＜120 毫秒。

(3)室间隔期前收缩的异位 QRS-T 波易变性小；交界性期前收缩异位 QRS-T 波易变性大。

(4)室间隔期前收缩可有室性融合波，交界性期前收缩少见室性融合波。

三、治疗

房室交界性期前收缩的治疗与房性期前收缩相同。

1.去除诱因。

2.治疗病因。

3.可选用 β 肾上腺素能受体阻滞剂、钙离子拮抗剂等药物治疗。

第五节   房性心动过速

一、概述

房性心动过速(AT)，系局限于心房的，节律规整的，包含多种起源于心房而无需房室结参与维持的心动过速，节律较房扑慢(110～250 次/分)。持续性房性心动过速比较少见，约占房性心动过速的 5%～10%，接受电生理检查的成人患者中房性心动过速占 5%～15%，儿童发病率稍高一些。性别与发病无关，男女发病率相等。房性心动过速可发生于心脏结构正常者，也可见于器质性心脏病患者，老年人患器质性心脏病的几率较大。在服用洋地黄的患者中，低钾血症可促发房性心动过速。房性心动过速的症状、体征和预后常常是与基础心脏疾病及心室率相关的。运动或应激可能会诱发心动过速。颈动脉窦按摩或腺苷可增加 AV 阻滞，减慢心室率。

二、分类和发病机制

1.基于对 AT 电生理机制的认识，规则的 AT 可分为局灶性或大折返性两种类型

(1)局灶性 AT(归因于自律性、触发活动和微折返机制)：激动规律性起自心房很小区域，然后离心扩布。2001 年欧洲心脏病学会和北美心脏起搏及电生理学会根据局灶性房性心动过速的电生理学机制和解剖结构特点作了如下的定义："局灶性房性心动过速激动起源于心房

内小面积的异位灶,向整个心房呈离心性扩展,在心动周期的大部分时间心房内膜无电活动"。这个定义的主要作用是与大折返性房性心动过速(房扑)进行区别,后者折返激动围绕直径约为数厘米大的中心障碍而环行,在整个心动周期都能记录到电活动。

(2)折返性 AT(包括典型房扑和其他位于右心房和左心房的具有明显大折返环的扑动)。

2.按照临床表现,房性心动过速可有以下不同形式

(1)非持续性:3 个或 3 个以上快速心房异位搏动连续发生,持续时间<30 秒,称为非持续性房性心动过速,常无自觉症状。

(2)阵发性房性心动过速:房性心动过速可骤发骤停,发作时间>30 秒,可持续数分钟、数小时甚至数日,多可产生明显的症状。

(3)无休止性房性心动过速:无休止性房性心动过速或称永久性房性心动过速,可能呈反复发作性或持续发作性。前者长时间描记心电图 50%或 50%以上为房性心动过速心律,房性心动过速与窦性心律交替出现,一连串的房性心动过速发作被窦性心律所分隔;后者房性心动过速持续不断发作,每次描记心电图或持续长时间描记心电图均为房性心动过速发作,从不出现窦性心律。异位 P′波一般为 150～180 次/分,可因体位改变、深呼吸、吞咽动作、情绪改变、迷走神经张力变化等而发生改变,常可伴有一度及二度房室阻滞,二度房室阻滞可为文氏型或2∶1。

三、诊断与鉴别诊断

(一)诊断

1.发作呈短暂、间歇或持续性　当房室传导比率发生变动时,听诊心律不恒定,第一心音强度变化。颈静脉见到 α 波数目超过听诊心搏次数。

2.心电图表现

(1)心房率通常为 150～200 次/分。

(2)P 波形态与窦性者不同,在 Ⅱ、Ⅲ、aVF 导联通常直立。

(3)常出现二度 Ⅰ 型或 Ⅱ 型房室阻滞,呈现 2∶1 房室传导者亦属常见,但心动过速不受影响。

(4)P 波之间的等电位线仍存在(与心房扑动时等电位线消失不同)。

(5)刺激迷走神经不能终止心动过速,仅加重房室阻滞。

(6)发作开始时心率逐渐加速。

(二)鉴别诊断

房性心动过速应与以下的心动过速相鉴别:

1.窦房结折返性心动过速(SNRT)　SNRT 骤发骤停,程序电刺激可诱发或终止心动过速,其 P 波形态与窦性 P 波一致,既往认为此类心动过速由于窦房结内折返激动形成,但局限于窦房结内的折返激动从未得到证实。房性心动过速可起源于界嵴的整个长度,而起源于上界嵴的房性心动过速与窦性 P 波无法区分,因此,SNRT 归类于起源于界嵴的房性心动过速更为适宜。

2.一般的窦性心动过速　如果房性心动过速呈持续性发作,起源于上界嵴,则与窦性心动过速很难区分。若心电图记录到心动过速发作与终止的情况则有助于两者的鉴别。房性心动过速不同于窦性心动过速之处在于其骤发骤停,"温醒阶段"(逐渐加速)或"冷却阶段"(逐渐减速)发生较快,通过3～4个心搏即可达到稳定的频率,而窦性心动过速的加速或减速发生比较缓慢,需30秒到数分钟才到达稳定的频率。

3.不适宜的窦性心动过速(IST)　房性心动过速与IST的鉴别主要依靠临床特点:①房性心动过速骤发骤停,发作间期心率可位于正常范围,而IST在白天心率持续＞100次/分,轻微活动可明显增速,夜间心率可降至正常;②房性心动过速静滴异丙肾上腺素心率可加快,但P'波形态无改变,而IST静滴异丙肾上腺素后激动起源点可沿界嵴发生移动,P波形成可发生变化。

4.心房扑动　大多数的心房扑动具有以下特点。

(1)心房频率＞250次/分。

(2)F波呈波浪状或锯齿状(下壁导联特别明显),两个F波之间无等电位线可见。

(3)心房扑动常呈2:1房室传导,有时两个F波中有一个F波与QRS-T波群相重叠,只有一个F波清楚可见,极易与房性心动过速相混淆。按压颈动脉窦或静注腺苷抑制房室结传导,可显示被掩盖的F波,从而作出正确的诊断。

但上述心房扑动特点并不完全可靠,有时由于心房病理改变或使用抗心律失常药物(如普罗帕酮、氟卡尼),F波的频率可＜200次/分,房室传导1:1,F波之间也可见到等电位线。必要时应进行电生理检查鉴别。

5.房室结折返性心动过速(AVNRT)和房室折返性心动过度(AVRT)　房性心动过速与AVNRT、AVRT可以从以下几点进行鉴别。

(1)当房性心动过速起源于高位心房,P波电轴向下,借此可排除AVNRT和AVRT,后两种心动过速P波电轴均向上。

(2)房性心动过速的R_2P间期可长可短,而且可不固定,主要取决于房性心动过速的频率及房室结传导时间,AVNRT和AVRT的R_2P间期均固定不变,因其与心动过速发生的机制密切相关。

(3)发生房室阻滞时(自发性或药物所致),房性心动过速可继续进行而不受影响,AVRT立即停止发作,少数AVNRT也可继续进行。

(4)心动过速发作终止若以P波结束,房性心动过速可能性不大,因心房异位灶终止活动与房室阻滞同时发生几率很小,AVNRT和AVRT均属可能;若以QRS波群结束,则无鉴别诊断价值。

(5)心动过速发作开始出现"温醒阶段",发作停止前可能出现"冷却阶段",均提示房性心动过速(AAT),AVNRT和AVRT开始发作时心率即稳定不变。

6.对疑难病例尚需进行电生理检查方能作出鉴别诊断

四、临床表现及预后

房性心动过速可无自觉症状，但多产生一些症状，如心悸、头晕、胸痛、呼吸困难、乏力、晕厥等。器质性心脏病患者可出现心肌缺血、肺水肿等。症状的产生主要取决于房性心动过速的频率、持续的时间和有无基础心脏病等。局灶性 AT 的预后通常良好，尽管其呈无休止发作时可能导致心动过速心肌病。

五、治疗策略

1.ACC/AHA/ESC 对室上性心动过速的治疗指南建议将 β 受体阻滞剂和钙通道阻滞剂作为一线药物，因其不良反应较少。如果房性心动过速持续，应加用 I_a、I_c 或 Ⅲ 类抗心律失常药物。

2.如果服用洋地黄的患者出现房性心动过速，首先应考虑洋地黄中毒。治疗应包括停用洋地黄，低钾时用钾剂。如果心室率不是非常快，只需停用洋地黄。

3.导管消融能有效根治房性心动过速，消融成功率高，复发率较低。

第六节　心房扑动

一、总论

心房扑动是指快速、规则的心房电活动。在心电图上表现为大小相等、频率快而规则（心房率一般在 240~340 次/分）、无等电位线的心房扑动波。心房扑动的频率是介于阵发性房性心动过速与心房颤动之间的中间型，三者可相互转换。房扑的发生常提示合并有器质性心脏病，很少见于正常人，由于频率快常可引起血流动力学障碍，应积极处理。

心房扑动（房扑）是一种起源于心房的异位性心动过速，可转化为房颤。房扑时心房内产生 300 次/分左右规则的冲动，引起快而协调的心房收缩，心室律多数规则[房室传导比例多为（2~4）：1]，少数不规则（房室传导比例不匀），心室率常在 140~160 次/分，房扑也分为阵发性和持久性两种类型，其发生率较房颤少。房扑建议分类见表 10-1。

表 10-1　各类房扑心电图及电生理特点

房扑的分类	体表心电图特点	频率（次/分）	电生理基础
峡部依赖性房扑（Ⅰ类）			
右房逆钟向折返（I_a）	P Ⅱ ⅢaVF－，PV_1＋	240~340	右房峡部依赖
右房顺钟向折返（I_b）	P Ⅱ ⅢaVF＋，PV_1－	240~340	右房峡部依赖

续表

房扑的分类	体表心电图特点	频率(次/分)	电生理基础
右房低位环折返(Ⅰ$_c$)	PⅡⅢaVF-,PV$_1$+	350～390	右房峡部依赖
右房双环折返(Ⅰ$_d$)	PⅡⅢaVF-,PV$_1$+	200～260	右房峡部依赖
非峡部依赖性房扑(Ⅱ类)			
右房游离壁折返	类似Ⅰ$_a$、Ⅰ$_b$类	190～340	手术瘢痕或右房
游离壁功能阻滞线			
右房复合环折返	变化	变化	终末嵴多位点传导
间隔部折返	变化	变化	房间隔膜部
左房折返	变化	变化	肺静脉、二尖瓣环、电静止区
冠状静脉窦参与折返	变化	变化	冠状窦
其他类型	变化	变化	

注：-:负向,+:正向

二、病因及发病机制

阵发性房扑可发生于无器质性心脏病者。持续性房扑则通常伴随已有心脏病者,病因包括风湿性心脏病、冠心病、高血压性心脏病、心肌病等。此外,肺栓塞,慢性充血性心力衰竭,二、三尖瓣狭窄与反流等导致心房扩大的病变,亦可出现房扑。其他病因尚有甲状腺功能亢进、酒精中毒、心包炎等。

绝大多数发生在有器质性心脏病的患者,其中以风湿性二尖瓣病变、冠心病和高血压性心脏病最为常见。亦可见于原发性心肌病、甲状腺功能亢进、慢性缩窄性心包炎和其他病因的心脏病。低温麻醉、胸腔和心脏手术后、急性感染及脑血管意外也可引起,少数可发生在洋地黄中毒及转移性肿瘤侵及心脏时。部分长时间阵发或持久性房颤患者,并无器质性心脏病的证据,又称为特发性房颤。

房扑发生的机制至今没有肯定,有几种学说用来解释其发生的原理。

1.环行激动学说　环行激动是指激动在环行径路中呈连续性传导,循环不已。环行激动学说在 20 世纪 40 年代以前,曾受到广泛的支持,目前仍被人们所重视。本学说解释心房扑动发生的机制较为合适,但不能圆满解释心房颤动发生的机制。

2.单点激动学说　这种观点认为,阵发性房性心动过速、心房扑动、心房颤动发生的原理相同,都是由一个异位节律点释放出不同的激动频率所造成的。但它不易解释阵发性房性心动过速、心房扑动、心房颤动三者对按压颈动脉窦,或其他刺激迷走神经的方法有不同的反应。也难以解释阵发性房性心动过速可突然发作或中止,而心房颤动为何多持久存在。

3.多点激动学　说这一学说认为,心房内存在多个异位起搏点同时发放激动,这些激动在心房内相互干扰,从而形成心房扑动或颤动。在临床当中,有些病例与这一学说相符。

4.多发折返学　说这一学说认为,当一个或数个异位节律点过早地发生激动时,由于心房肌各部分的复极程度不同,有的处于绝对不应期,有的已恢复至反应期,因而激动的传导错综复杂,于是在心室内出现多处的局部微小折返激动。由于这些折返路径能快速地传导激动,所以折返激动可以持久地维持下去,直到心肌的不应期延长,从而中断折返为止。若心房各部分的折返激动有规律地出现,形成心房扑动;若不规律地出现,则形成心房颤动。据近几年的临床电生理研究表明:折返是房性心动过速、心房扑动、心房颤动最常见的机制,较少见的机制是自律性增高。

总之,心房扑动的确切机制,尚不明了,任何一种学说都难以解释临床中所发现的全部现象。

三、临床表现

(一)发作特点

心房扑动大多数为阵发性,常突然发作、突然终止,每次发作可持续数秒、数小时、数天。若持续时间超过 2 周即为持续性发作,又称慢性心房扑动。个别病例有达数年者。心房扑动也可由心房颤动转变而来。心房扑动如为持续性者,则大多变为慢性(永久性)心房颤动。阵发性心房扑动也有部分可转为慢性心房颤动。

(二)症状

有无症状取决于是否存在基础心脏病和心室率的变化。心室率的快慢与心房扑动的房室传导比例有关,当房室传导为 3:1 与 4:1 时,心房扑动的心室率接近正常值,对血流动力学影响较小,症状可无或轻,仅有轻微的心悸、胸闷等;当房室传导为 2:1 甚至达 1:1 时,心室率可超过 150~300 次/分,血流动力学可明显受累,患者可出现心悸、胸闷、头晕、眩晕、精神不安、恐惧、呼吸困难等,并可诱发心绞痛或脑动脉供血不足。特别是老年患者,尤其是在初发时以及原有心脏病较严重者心室率增快更明显,并可诱发或加重心力衰竭。

(三)体格检查

1.心室率常在 150 次/分左右(2:1 房室传导),心律齐;当呈 1:1 传导时心室率更快,心律齐;当呈 3:1 或 4:1 传导,心室率正常,心律齐;但当呈 3:1、4:1 或 5:1、6:1 等传导交替出现时,则心率虽不快,但节律不齐。此时听诊第一心音强弱不等、间隔不一,应与心房颤动鉴别。

2.颈静脉搏动快而浅,其频率与心室率不一致,超过心室率。

3.运动可加速心房扑动的房室传导比例,如由 4:1 变为 2:1 传导,心室率可增快并可成倍增加。当停止运动后,心室率又可逐渐恢复到原来的心率值。

4.压迫颈动脉窦可抑制心房扑动的房室传导比例,使 2:1 变为 3:1 或 4:1 等,心室率变慢。当出现房室传导不同比例时,心律可不齐。停止压迫颈动脉窦后即可恢复原来的心率。

四、辅助检查

心电图特征

1.心房活动呈现规律的锯齿状扑动波,扑动波之间的等电位线消失,在Ⅱ、Ⅲ、aVF 或 V₁导联最为明显,常呈倒置。典型房扑的心房率通常为 250～350 次/分。

2.心室率规则或不规则,取决于房室传导比例是否恒定。当心房率为 300 次/分,未经药物治疗时,心室率通常为 150 次/分(2∶1 房室传导)。使用奎尼丁等药物,心房率减慢至 200 次/分以下,房室传导比率可恢复至 1∶1,导致心室率显著加速。预激综合征、甲状腺功能亢进等并发之房扑,房室传导可达 1∶1,产生极快的心室率。不规则的心室率系由于传导比例发生变化,例如 2∶1 与 4∶1 传导交替所致。

3.QRS 波群形态正常,当出现室内差异传导或原先有束支传导阻滞时,QRS 波群增宽、形态异常。

五、诊断与鉴别诊断

1.**诊断依据**

(1)常见病因与房颤基本相同。

(2)心悸、心律规则或不规则,有时心率可突然减慢或突然加倍。

(3)心电图:P 波消失,代之一系列大小相同、形态如锯齿样的规则的扑动波,称 F 波;QRS 波群形态与窦性心律相同,如伴有室内差异传导,可呈宽大畸形;心室率可规则[房室传导比例多为(2～4)∶1],也可不规则(房室传导比例不匀)。

2.**房扑应与其他规则的心动过速进行鉴别**　心室率为 150 次/分左右的房扑需与窦性心动过速和室上性心动过速鉴别。仔细寻找心房活动的波形,及其与 QRS 波群的关系,辅以减慢房室传导以暴露扑动波的措施,不难做出鉴别。房扑与心房率在 250 次/分左右且伴有2∶1 房室传导阻滞的房速有时难以鉴别。

六、治疗

(一)治疗原则

1.病因治疗。

2.控制心室率:有器质性心脏病,尤其合并心功能不全者,首选洋地黄制剂。

3.转复心律:方法有药物复律和同步直流电复律,后者效果好。药物复律常用奎尼丁或胺碘酮。

4.经电生理检查选择的患者可做射频消融治疗。

5.预防复发:常用奎尼丁、胺碘酮等。

6.预防血栓栓塞:持续房扑,伴心功能不全或/和二尖瓣病变、心肌病者,宜长期服华法林、阿司匹林等抗凝药物预防血栓形成。

（二）治疗方法

　　房扑治疗具体到每一个患者而言，选择哪种治疗方案还需要综合考虑许多因素，如目前的症状，房扑的频率、持续时间及严重性，血栓栓塞危险因素，分层，以前的治疗及费用等。应针对原发疾病进行治疗。最有效终止房扑的方法是直流电复律。通常应用很低的电能（低于50J），便能迅速转复房扑为窦性心律。如电复律无效，或已应用大量洋地黄不适宜做电复律者，可将电极导管插至食管的心房水平，或经静脉穿刺插入电极导管至右心房处，以超越心房扑动频率起搏心房，此法能使大多数典型心房扑动转复为窦性心律或心室率较慢的心房颤动。钙拮抗剂维拉帕米或地尔硫草，能有效减慢房扑之心室率，或使新发生之房扑转回窦性心律。

　　1.控制危险因素　以往的研究表明，瓣膜性心脏疾病房扑、房颤的发生率较高，但随着风湿性心脏病发病率的逐渐减低，非瓣膜病原因已成为主要的致病因素。与房扑有关的疾病主要有肥胖、酗酒、甲状腺功能亢进、慢性肺病、非瓣膜性心脏手术等。目前的研究显示，对危险因素的预防、治疗和纠正，例如肥胖、酗酒、甲状腺功能亢进，可取得明显的临床获益。

　　2.减慢心室率/转复并维持窦性心律的治疗

　　（1）电转复：①体外直流电电转复：从20世纪60年代应用直流电电转复开始，目前该方法已广泛应用于阵发性房扑的转复。尽管该方法安全、有效，但也有一定局限性，转复过程中患者需要麻醉，因此一般需要住院才能接受这种治疗。此外，若患者未禁食或伴有严重慢性阻塞性肺疾病，也限制了这种方法的应用。当然，在房扑发作伴有血液动力学不稳定的情况时，迅速的直流电电转复是最佳的治疗选择。由于直流电转复仅仅是临时使窦性心律夺获，故房扑的复发比较常见；②体内电转复：在一些植入起搏器或心律转复除颤器的患者中，若发生房扑，可通过抗心动过速或短阵快速起搏模式，体内电转复房扑。此外，经静脉于心脏相应部位放置特殊电极的患者也可通过体内电转复治疗房扑。尽管体内电转复没有前述体外直流电转复的使用局限性，但并不是所有起搏器均能识别并转复所有的房扑，这与起搏器内设置的相关程序有关；③经食道心房起搏：因为食管紧贴心房后壁，故经食道心房起搏是通过短阵超速心房起搏来终止房扑，恢复窦性心律的。这种方法操作简单且价格便宜，不需要专门的导管室设备，不需要相应的导管室技术人员，因此适用于大多数患者。尽管经食道心房起搏安全性高，可有效终止阵发性房扑，但高输出、长时间起搏可引起胸痛等严重的症状，因此，建议使用低输出、短时间起搏。

　　（2）药物治疗：目前，药物在房扑治疗中仍占有重要地位。药物治疗目的有转复房扑；电转复后维持窦性心律；延长房室传导，控制心室率。

　　胺碘酮是目前临床上最常使用的转复房扑药物，目前不断有研究表明，新Ⅲ类抗心律失常药物依布利特也能有效转复房扑，其他Ⅲ类抗心律失常药物如索他洛尔、多非利特、阿齐利特等也有此作用。

　　电转复后药物维持窦性心律，预防房扑复发的机制：一是减少诱发房扑的房性早搏。常用的药物有Ⅰ类抗心律失常药物如奎尼丁、氟卡尼、普鲁卡因胺和Ⅲ类抗心律失常药物；二是延长心房不应期，延长房室传导，控制心室率的药物有β受体阻滞剂、钙离子拮抗剂、地高辛和胺碘酮等。

在选择药物治疗时,需针对患者的不同状况进行获益—风险分析。因为并不是所有的药物治疗均有效,并不是所有的患者都能耐受药物治疗。药物治疗也有不良反应和潜在的致心律失常作用。例如对于器质性心脏病(包括已存在窦房结、房室传导异常、束支阻滞或左心功能下降)伴有房扑的患者,由于 I 类药物能明显抑制传导,加重负性肌力作用,同时因对浦肯野纤维周围心室组织间的动作电位间期无影响,这种差异非均一性又引起致心律失常作用,因此限制了这类药物的使用。对于接受某一药物治疗失败的患者可考虑换用其他药物或接受导管消融治疗。

(3)导管消融:导管消融是一种微创的治疗房扑的方法,它是经股静脉插入导管至心脏内膜,通过消融导管发现导致房扑的心脏组织传导障碍区,消融传导通路。许多大型临床试验表明,导管消融对许多房扑患者来说,是一种有效、安全的治疗方法。对于有器质性心脏病史和(或)接受过心脏手术的患者,不能耐受反复发作的快心室率房扑,药物治疗效果欠佳或不能耐受药物治疗,以及其他治疗方法有禁忌证的患者,导管消融不应作为补救治疗方案,而应是一线的治疗方法。当峡部双向阻滞的标准严格制订后,加之导管消融技术的进一步提高,房扑射频消融术的即刻成功率和远期成功率进一步提高。2004 年 Feld 和 Ventura 等分别报道,将下腔静脉-三尖瓣环峡部(CTI)双向阻滞作为房扑手术成功终点,即刻成功率高达 100%,远期成功率高达 98%。近期的大规模研究还显示,CTI 部位的成功消融能明显减少典型房扑的复发,明显提高患者的生活质量,减轻症状,减少抗心律失常药物的使用。

当然,导管消融也有一定的局限性。首先,不是所有类型房扑的发病机制均与三尖瓣峡部传导有关,因此,经过 CTI 部位的导管消融一定程度上不是一种治愈手段,而仅仅是破坏了房扑折返通路中的必要连接。其次,有报道发现,房扑消融治疗后增加了房颤的发生率。此外,导管消融的费用较高,需要有经验的心脏电生理专家,完善的导管室设备等都影响了这种方法的广泛使用。以下简述两种导管消融。

1)射频导管消融(RFCA):RFCA 是一种治疗快速性心律失常的成熟技术,许多房扑患者接受其为早期替代药物治疗的一线方法。RFCA 治疗房扑的一个特有优势是它能以连续拖拽方式的线性消融方法造成 CTI 区域双向阻滞。与逐点消融的方法比较,在造成线性阻滞方面同样有效且节时。随着各种尺寸的高频导管出现,RFCA 的成功率不断提高。有研究报道,即刻手术成功率为 90%~100%,后期复发率为 5%~26%。传统的 RFCA 主要风险是血栓栓塞形成。目前已有多种措施降低血栓栓塞风险,如使用抗血小板聚集药物、消融导管的改进等,故临床报道发生率很低。

2)冷冻导管消融(CCA):由于射频能量在房扑消融时会引起患者的不适,因此低温技术引入了消融系统。与传统的 RFCA 比较,CCA 的优势有:①安全性更高:在靶点可造成可逆的传导阻滞;导管的稳定性提高,从而减少了 X 线透视时间;降低了操作过程中患者的不适;减少了血栓栓塞、心内膜胶原纤维挛缩等并发症;②成功率更高:已有多个研究表明,CCA 远期复发率较低,其中对于典型房扑的成功率与 RFCA 相当。当然,CCA 也有一定的局限性,如操作时间长,无法进行逐点局部消融。

3.预防血栓栓塞,减少卒中的抗凝治疗　早在 1998 年,美国卒中协会在回顾分析大量文献资料后发现,高血压和冠心病引起的房颤是脑卒中的主要危险因素之一;非瓣膜病性房颤所产生的栓子占所有心源性栓子的 45%；伴有非瓣膜病性房颤的卒中占全部卒中比例随年龄增长而升高。尽管非瓣膜病性心房扑动导致卒中的风险可能不如房颤那样显著，但美国心脏协会（ACC）联合美国内科医师协会共同推出的"2008 年非瓣膜病性心房颤动及心房扑动临床指标评价共识"中建议，在足够的循证医学证据出来之前，其抗凝治疗策略与房颤相同。在考虑抗凝策略时，临床医师不仅要认识到带给患者的益处，也要充分考虑患者发生出血并发症的风险。是否选用华法林抗凝，取决于卒中的绝对风险和出血的相对风险的各自权重。

第七节　房室结折返性心动过速

一、概述

（一）定义

1.**室上性心动过速（SVT）**　指导致心动过速的主要折返路径或者局灶起源点全部或部分位于心室以上（包括窦房结、心房、房室结或者希氏束）。

2.**阵发性室上性心动过速（PSVT）**　通常用来特指房室结折返性心动过速与房室折返性心动过速。"阵发性"指心动过速呈突发突止的临床表现。

3.**房室结双径路**　1956 年 Moe 等通过动物实验证实房室结可能存在功能性双径路，一条是快径路（β 径路），一条是慢径路（α 径路）。快径路有较快的传导速度和较长的不应期，而慢径路传导速度较慢，但不应期短。因此，当一个期前刺激落在快径的不应期内被阻断时，激动则通过慢径路传导，并从快径路的远端结合点以逆传方式返回到激动起源的心腔。1962 年 Kistin 第一次证明人类存在房室结双径路。目前房室结双径路通常根据对心房期前刺激试验的反应进行定义，当局部心房起搏配对间期（A_1A_2）缩短 10 毫秒时，从局部心房电位到希氏束电位的传导时间（A_2H_2）延长≥50 毫秒，则定义为房室结双径路。同样，当以每次周长递减 10 毫秒刺激心房时，AH 间期延长≥50 毫秒也被定义为房室结双径路现象。房室结的逆向传导也被证实具有双径路现象，当逆向传导通过快径时，最早心房激动位于希氏束附近；而当逆向传导转换到慢径时，最早心房激动位于冠状静脉窦口（CS）附近。在部分患者可存在超过 2 条以上的房室结多径路。

4.**房室结折返性心动过速（AVNRT）**　由房室结双径路或多径路以及房室结周围心房组织参与的折返性心动过速，最常见房室结慢径前传，房室结快径逆传，经房室结周围心房组织连接快径和慢径的慢快型 AVNRT。

（二）分型

目前能够较好结合房室交界区解剖、电生理特性和机制的 AVNRT 分型方法如下。

1.**慢快型**　为房室结慢径前传，快径逆传（希氏束 A 波领先），AH 间期明显大于 HA 间期，且 AH 间期≥200～220 毫秒，平均 270～280 毫秒。慢快型最常见，约占所有 AVNRT 的 90%。

2.快慢型　为房室结快径或另一条慢径前传,逆传呈典型慢径逆传顺序(CS 水平 A 波领先),AH 间期通常小于 HA 间期,且 AH 间期＜200 毫秒,平均 90 毫秒。

3.慢慢型　为房室结慢径前传,逆传呈典型慢径逆传顺序(CS 水平 A 波领先),AH 间期通常大于 HA 间期,且 AH≥200～220 毫秒,平均 260 毫秒。

二、病因、发病机制

在正常心脏,房室结是心房和心室之间的唯一电学通路。AVNRT 的病因为患者存在房室结双径路或多径路,而在房室结双径路或多径路以及部分房室结周围心房组织之间形成折返。目前尚不清楚 AVNRT 的发生究竟是因为患者在解剖上,还是在传导特性上与正常人有别。无论有无 AVNRT,房室结双径路现象的检出率也可达 10％～84％。

三、临床表现及预后

1.AVNRT 最常见于年轻人和中年人,在老年人中也并非少见。

2.女性多于男性。

3.主要症状包括心悸或心跳加快,以及胸闷、乏力、多尿、呼吸困难、眩晕等,偶可出现晕厥。症状轻重程度主要与发作时心室频率、持续时间以及基础心脏状态等有关。

4.典型心悸多表现为规则的心动过速,并且呈突发突止,刺激迷走神经的动作,如屏气、恶心等可终止发作。

5.除非伴有器质性心脏病,AVNRT 的预后良好。

四、诊断与鉴别诊断

(一)诊断

体表心电图的特点如下。

1.窦性心律时心电图多为正常,很少显示房室结双径路现象(即出现 PR 间期正常或明显延长两种情况)。

2.AVNRT 多为节律规则的窄 QRS 波心动过速,频率通常在 140～240 次/分,但也有频率慢至 100～120 次/分的病例。

3.慢快型(占所有 AVNRT 病例的 90％左右)和部分慢慢型 AVNRT,逆行 P′波与 QRS 波非常接近,P′波通常隐没在 QRS 波中,但也有在 QRS 波略前或略后,部分病例 V₁ 导联出现假性 r′波,或 Ⅱ、Ⅲ、aVF 导联出现假性 s 波,如能与患者窦性心律心电图相对比,通常可以更明确上述特征。

4.快慢型 AVNRT,RP′间期大于 P′R 间期,P′波在 Ⅱ、Ⅲ、aVF 导联呈倒置状,V₁、V₂ 和 aVL 导联直立。

5.心动过速常由室上性期前收缩或室性期前收缩等诱发及终止;室上性期前收缩诱发时,

诱发心搏的 PR 间期突然延长。ST-T 可有显著改变,但通常无特异性。

6.AVNRT 时可以出现功能性束支阻滞,表现为宽 QRS 波心动过速(右束支阻滞图形或左束支阻滞图形),但由于束支和心室不是折返环的必需部分,故束支阻滞并不影响心动过速的频率。

(二)鉴别诊断

不同类型的 AVNRT 主要应与房室折返性心动过速(AVRT)和房性心动过速相鉴别。慢快型 AVNRT 主要应与位于前间隔部位的旁路和房性心动过速相鉴别,慢慢型和快慢型 AVNRT 主要应与位于后间隔、左后游离壁旁路的顺向型 AVRT 和起源于后间隔或 CS 周围的房性心动过速相鉴别。

窄 QRS 波心动过速鉴别诊断流程。

1.QRS 波节律是否匀齐　如否,可能为房颤、房扑、房性心动过速不等比下传。

2.基线是否平坦　如无明显等电位线,表现为大锯齿波(F 波)时,应高度怀疑房扑伴 2∶1 下传。

3.有无清晰可见的 P 波

(1)如无可辨识的 P 波,慢快型或部分慢慢型 AVNRT 可能性大。

(2)V$_1$ 导联出现假性 r′波,Ⅱ、Ⅲ、aVF 导联出现假性 s 波,AVNRT 可能性大。

4.P′波与 QRS 波的时相关系

(1)P′R 间期<RP′间期:房性心动过速可能性大,少见情况有持续性交界区折返性心动过速(PJRT)或 AVNRT(快慢型)。

(2)RP′间期<P′R 间期:①RP′间期<70 毫秒:AVNRT 可能性大;②RP′间期>70 毫秒:AVRT 可能性大,少见情况有 AVNRT(慢慢型)、房性心动过速。

5.应注意 P′波频率与 QRS 波频率的关系

(1)房率>室率:可能为房扑 2∶1 下传。

(2)房性心动过速的房率<室率:可能为室性心动过速。

6.需要指出的是,临床上常常容易将心房扑动或特发性左心室室性心动过速误诊为 PSVT,所以正确辨识心房波或者 QRS 波的形态极其重要

(1)心房扑动:多为 130～150 次/分,心电图无明显基线,可见 F 波,下壁导联与 V1 导联明显。

(2)特发性左心室分支性室性心动过速(ILVT):QRS 波在Ⅱ、Ⅲ、aVF 导联均以负向波为主,电轴明显左偏或无人区电轴合并 RBBB 时,应高度怀疑 ILVT,室房分离现象在电生理检查中常见,但在体表心电图上有时难以确定,同时由于心动过速起源于希浦系统,QRS 波时限常常<140 毫秒,甚至<120 毫秒。

五、治疗策略

(一)急诊处理流程

1.描记标准 12 导联心电图

2.刺激迷走神经　可屏气作 Valsalva 动作,压舌或刺激咽部,脸浸入冷水,按摩一侧颈动

脉窦(老年人或颈动脉窦高敏者慎用)等。

3.静脉用药

(1)腺苷或三磷酸腺苷(ATP)

1)优点:起效快,代谢快。终止心动过速的疗效为80%～90%以上。

2)禁忌证:支气管哮喘。

3)用量:成人腺苷6mg(或者三磷酸腺苷10～20mg)静脉快速推注(1～2秒)。

(2)普罗帕酮

1)慎用:器质性心脏病、心功能不全。

2)用量:70mg(1～1.5mg/kg)静脉慢推(10分钟),10～20分钟后可重复给药。

(3)维拉帕米或地尔硫䓬也可作为一线药物。

1)慎用:器质性心脏病、心功能不全。

2)用量:维拉帕米5mg,稀释后5～10分钟缓慢注射,如无效5～10分钟后可再次给药1次;地尔硫䓬10～15mg(0.25～0.35mg/kg)静脉注射,如无效10～20分钟后可再次给药1次。

4.直流电复律　如果患者出现心功能失代偿的症状和体征或合并血流动力学不稳定时,应该早期考虑同步直流电复律。AVNRT成功转复的能量多为10～100J,少数例外。

(二)射频导管消融治疗

1.由于长期用药的一系列问题,如药物不良反应、患者顺应性以及使用一段时期后疗效欠佳,经导管消融治疗目前已经成为AVNRT的一线治疗方案。

2.目前AVNRT射频消融治疗成功率>95%～99%,具有成功率高、并发症发生率低、复发率低、安全性好等优点,已在临床上广为采用。

3.远期随访结果表明,与药物治疗相比,导管消融治疗可提高生活质量,有更好的成本-收益比。

(三)长期药物治疗

1.由于经导管消融已成为一线治疗方法。药物主要用于预防AVNRT频繁发作及用于治疗由于各种原因无法接受经导管消融的患者。

2.常用的预防发作的药物包括:钙离子拮抗剂(维拉帕米、硫氮䓬酮)、I_c类抗心律失常药(普罗帕酮、氟卡尼)、β受体阻滞剂。由于胺碘酮长期服用不良反应较多,不宜作为常规治疗。对于偶发、发作持续时间短暂,或者症状轻的患者可不必用药治疗,只需在心动过速发作时应用药物终止心动过速。

3.需要注意的是,抗心律失常药物对房室结折返的抑制作用,可因交感神经兴奋而被抵消。另外在部分患者中,服用抗心律失常药物后,可出现心动过速发作较前频繁或持续时间明显延长,其机制可能与抗心律失常药物减慢房室结快径和(或)慢径的传导,从而更符合心动过速的折返条件,使心动过速更容易诱发或维持有关。

第八节 房室交界区心律和房室交界区心动过速

一、概述

(一)定义

1.房室交界区 房室交界区指心房和心室之间的特殊(或者称房室)传导系统,包括心房进入房室结的纤维,房室结本身以及希氏束的主要部分。而希氏束分叉以下的束支、分支和浦肯野纤维则属于室内传导系统。目前仍认为可以将房室结分为上、中、下三个电生理功能不同的部分,即房-结区(AN 区)、结区(N 区)及结-希氏束区(NH 区);Becker 和 Anderson 将房-结区(心房肌与真房室结之间)的移行细胞区分成三个小区,即表浅区、后区和深区,表浅区汇入房室结的前上部分,后区汇入房室结的后下部分,深区将左心房和房室结的深部连接在一起。Enoue 和 Becker 在人类房室结的解剖重建研究中发现,房室结存在两条后延伸,右侧后延伸和左侧后延伸分别相当于 Becker 和 Anderson 早期研究中移行细胞区的后区和深区。

2.交界区心律与交界区心动过速 交界区细胞具有自律功能,是窦房结以下的次级节奏点,通常它本身的节律只有 40~55 次/分。临床上将慢于 70 次/分的交界区自律心律称为交界区心律,而将≥70 次/分的交界区自律心律称为交界区心动过速。交界区心动过速时的心率多为 70~130 次/分,常见 100 次/分左右;部分交界性异位性心动过速或局灶性交界性心动过速的心室率可达 140~370 次/分,多在 200 次/分左右。

3.非阵发性房室交界区心动过速(NPJT) 非阵发性交界性心动过速(NPJT)又称加速性交界性心动过速(AJT)。为交界性心动过速最常见的类型,其特征为心率一般为 70~130 次/分,心率匀齐,往往与窦性心律交替出现,由于以上原因临床上的听诊往往不易识别,多靠心电图检查或心电监测才能发现。多见于洋地黄制剂用量过大、风湿热、急性心肌梗死、心脏外科手术后等疾病情况下,偶尔也可发生于无明显器质性心脏病的患者中。

(二)分类

和其他异位心律一样,交界性心律可以分为被动性及自动性两种。

1.被动性交界性心律 被动性交界性心律或被动性交界性搏动属于生理现象。他们的发生是由于窦性激动较长时间不能传入交界区,因此房室交界区内某一个部位便"被迫"发出一个交界性搏动,或在相似情况下连续发出一系列(3 次以上)交界性搏动,成为被动性交界性心律,被动性交界性心率通常慢于 70 次/分。

2.主动性交界性心律或交界性心动过速 主动性交界性心律的发生机制是由于某种原因房室交界区内某个节奏点的自律性增高,超过了窦房结的自律性。它下传心室引起心室搏动,也可能逆传入心房,引起逆行 P 波。若这种情况仅偶然出现,而基本上仍是窦性心律,便称为交界性期前收缩(或称为交界性过早搏动)。但是交界区的节奏点若持续地比窦房结快,便在较长时间内取代窦房结而呈自动性交界性心律。主动性交界性心律通常超过 70 次/分,故又称为交界性心动过速。

二、病因、发病机制

交界区逸搏或被动性交界性心律通常都是生理现象,具有保护作用。在窦性停搏、窦性心律不齐、窦房传导阻滞、不完全性房室阻滞及期前收缩后的补偿性间歇、快速心律失常终止等使心室搏动发生过长的间歇时,房室交界区作为次级起搏点,使心室搏动,以保证心室不致过迟地激动收缩。

主动交界性心律或交界性心动过速临床上并不少见,多发生于急性心肌梗死、心肌缺血后再灌注、药物影响(例如洋地黄制剂过量)、代谢性改变、电解质紊乱、心肌炎(特别是急性风湿性心肌炎)、缺氧、心脏手术等情况下。有限的研究结果表明交界性心动过速时冲动的形成部位在希氏束部位以上,其机制可能为自律性增加,但并不能排除晚期后除极引起的触发活动作为其机制。

交界性异位性心动过速或局灶性交界性心动过速可见于婴儿、儿童和老年正常人,但发生率极低;在复杂先天性心脏病外科矫正术后较为常见。其机制可能为局部异常自律性或触发活动。

房室结折返性心动过速由于其机制已明确为折返,且其折返环并未局限于房室结或交界区内,故不在本节讨论。

三、临床表现及预后

1.被动性交界区逸搏或心律多发生于过长的间歇期后;主动性交界性心律多发生于急性心肌梗死、洋地黄过量、心脏手术等情况下。

2.被动性交界性心律可以无症状,主要症状包括心悸、乏力、头晕、呼吸困难、黑矇、晕厥等。症状轻重程度主要与交界区逸搏频率、持续时间以及基础心脏状态等有关。

3.主动性交界性心律或交界性心动过速的临床表现和预后主要与心动过速时的心室率、是否存在房室阻滞、心动过速持续时间、是否存在基础心脏病及程度等相关,心动过速无休止发作可以导致心动过速性心肌病和心力衰竭。

四、诊断与鉴别诊断

(一)诊断

心电图是最重要的诊断依据。

1.被动性交界性心律

(1)交界区逸搏:①在一个过长的间歇期后,出现一个 QRS 波群;②QRS 波群形状与其他 QRS 波群形状大致相同,或仅有很小的区别;③PR 间期<0.10 秒,或无 P 波或在 QRS 波群前

后有逆行 P 波。

（2）被动性交界性心律：①心率缓慢匀齐，多为 40～55 次/分，不超过 70 次/分；②QRS 波群前后无 P 波，或有逆行 P 波；③即使有窦性 P 波，PR 间期＜0.10 秒，或等于零，或为负数。

2.主动性交界性心律

（1）交界性心动过速：房室交界区有短暂的、反复发生的自主性增强的快速心律。心电图特点：①频率多为 70～130 次/分。②心房和心室可以均由交界区节奏点控制，也可以和窦性心律交替出现。③可有"逆行"P 波，多在 QRS 波前，P′R 间期≤0.12 秒；心室和心房也可以分别由交界区节奏点和窦房结控制。如果交界性激动控制心室，而心房多数仍由窦房结控制，两者频率相近似，通常称为非阵发性交界性心动过速。

（2）交界性异位性心动过速（JET）或局灶性交界性心动过速：①窄 QRS 波心动过速伴房室分离；②心室率为 140～370 次/分，多为 200 次/分左右，少数病例心室率为 110～140 次/分。③房室分离几乎可见于所有患者，但在 80％的患者中，可见短暂性室房传导。

（二）鉴别诊断

主动性交界性心律（交界性心动过速和交界性异位性心动过速）主要应与房室结折返性心动过速（AVNRT）相鉴别，根据病史（病因、诱因等）、心动过速诱发是否依赖快-慢径跳跃、P 波与 QRS 波的关系、是否存在房室分离等不难作出鉴别。

五、治疗策略

1.描记标准 12 导联心电图或行心电监测。

2.明确或排除可导致被动性或主动性交界区心律的病因或诱因，如病态窦房结综合征、不完全性房室阻滞、快速心律失常终止、急性心肌梗死、洋地黄制剂过量、电解质紊乱、心脏手术等。

3.治疗

（1）治疗和纠正上述病因和诱因：如洋地黄过量或中毒应及时停用洋地黄制剂，并纠正低血钾等电解质紊乱，治疗心肌缺血或缺氧，植入心脏起搏器治疗病态窦房结综合征、房室阻滞等。

（2）药物治疗：对于交界区逸搏心律或不影响血流动力学的非阵发性交界性心动过速，通常不需治疗，非阵发性交界性心动过速持续发作可以使用 β 受体阻滞剂或钙离子拮抗剂。局灶性交界性心动过速一般对 β 受体阻滞剂有一定的效果，静脉应用胺碘酮对减慢或终止部分局灶性交界性心动过速有效。

（3）导管消融治疗：导管消融治疗主要用于局灶性交界性心动过速反复或无休止发作，导致明显症状或心动过速性心肌病，药物治疗无效的患者。多数患者可以消融成功，但消融房室结附近的局灶起源点有导致房室阻滞的风险，也有一定的复发率。对于药物治疗无效，伴有明显心动过速心肌病或心力衰竭，且导管消融失败的患者，消融房室结，植入心脏永久起搏器也是一个可供选择的治疗。

第九节 预激综合征

预激综合征是指心室肌被特殊传导通路部分或完全预先激动。Wolff、Parkinson 和 White 于 1930 年首先描述了有异常 QRS 波群和阵发性心动过速的短 PR 间期综合征,故又称 WPW 综合征。特殊传导通路是指在房室特殊传导组织以外,还存在一些由普通工作心肌组成的肌束。连接心房与心室之间者,称为房室旁路或 Kent 束,Kent 束可位于房室环的任何部位。除 Kent 束以外,尚有三种较少见的旁路:①房-希氏束;②结室纤维;③分支室纤维。这些解剖联系是发生预激的解剖学基础。

旁路的形成是心脏发育过程中遗留的。在胚胎早期,房、室心肌是相连的。发育过程中,心内膜垫和房室沟组织形成中央纤维体和房室环,替代了房、室间心肌相连而只能通过房室结联系,保证了正常的房室传导。但仍遗有一些散在的心肌相连,出生后短期内继续形态发育,这些遗留的相连心肌细胞发生凋亡,但在少数人中这些相连的心肌细胞并没有完全凋亡,则成为异常的房室旁路。经心电图检测房室旁路的发生率为 0.01%~3.1%,尽管旁路的发生率随年龄的增长而下降,但在各年龄组人群中仍可见到旁路存在的心电图或因旁路引起的房室折返性心动过速。

预激本身不引起症状,其重要临床意义在于心律失常的发生率高。在房室旁路的患者中,40%~80%有快速性心律失常发生,其中大约 80%为房室折返性心动过速(AVRT),最常见的是顺钟向型房室折返性心动过速,即房室结作为环形折返的前传支,旁路则作为折返的逆传支,表现为窄 QRS 波心动过速。少见的是逆钟向型房室折返性心动过速,旁路作为折返的前传支,房室结为逆传支,表现为宽 QRS 波心动过速。预激综合征并发心房颤动和心房扑动并不十分常见,15%~30%的患者并发心房颤动,5%并发心房扑动,但其属于潜在的、威胁生命的心律失常,因这两种心律失常可引起极快的心室率,促发室速和室颤或导致充血性心力衰竭、低血压等危及生命。

大多数房室旁路患者无器质性心脏病。伴有器质性心脏病的患者中,房室旁路常和某些先天性心脏病有关,特别是常与三尖瓣的 Ebstein 畸形合并发生。在 Ebstein 畸形的患者中,约 10%有解剖学的右侧旁路,而且多旁路者常见。其他如室间隔缺损、大动脉转位及二尖瓣脱垂伴有预激综合征者,也比自然几率为高。左侧旁路的预激患者很少伴有器质性心脏病。

预激综合征是阵发性室上性心动过速(PSVT)最常见的病因。其所致的心动过速占 PSVT 的 60%~70%。射频消融治疗房室旁路引起的预激综合征和房室折返性心动过速平均成功率可达 97%以上,左侧旁路成功率可达 99%。因此,射频消融已成为根治房室旁路引起的预激综合征和房室折返性心动过速的首选方法。

一、预激综合征的体表心电图表现

(一)典型的预激综合征体表心电图表现

1.窦性心搏的 PR 间期短于 0.12 秒。

2.某些导联之 QRS 波群超过 0.12 秒,QRS 波群起始部分粗钝(称 delta 波、δ 波),终末部分正常。

3.ST-T 波呈继发性改变,与 QRS 波群主波方向相反(图 10-1)。PR 间期的长短受预激程度的影响,完全预激时,PR 间期相当于 P 波的宽度或它的起始部分,大多数情况下 PR 间期在 0.06～0.11 秒;QRS 波群宽窄程度与心室的预激程度相关,通常为 0.11～0.16 秒,在完全预激时 QRS 波群宽度达到最大值。

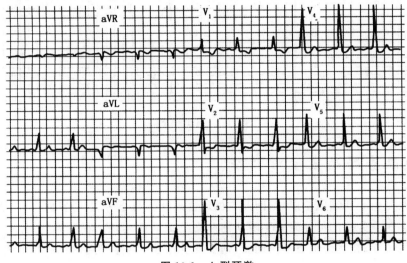

图 10-1　A 型预激

(二)遇下列情况应考虑预激综合征的可能

在实际的临床工作中,对预激综合征的诊断,有时会疏忽、遗漏。为了避免漏诊,遇到下列情况,应考虑是否有预激综合征的可能。

1.PR 间期接近 0.12 秒而 QRS 波群形状或时间超过正常者。

2.QRS 波群形状似束支传导阻滞,而 P-J 间期正常或缩短者。

3.心电图的图形在不久的时间内发生较大的变化,但临床上却没有明显症状,特别是 PR 间期与 QRS 时间的改变恰好相反,即 PR 间期越缩短,QRS 波群越增宽。

4.QRS 波群起始部分粗钝者。

5.曾有阵发性心动过速史者。

当然并非遇到上述情况就能确诊,只是经常非常警惕才能避免疏忽、遗漏。

常规心电图对预激综合征的分型一般采用 1945 年 Rosenbaum 的分型原则,根据心前区导联 δ 波的方向分为 A 型和 B 型,A 型预激的 δ 波在 V₁～V₆ 导联均向上,QRS 波群也以 R

波为主,预激发生在左室或右室后底部(图 10-1);B 型预激的 δ 波在 V₁ 导联至 V₃ 导联中为负向或正向,QRS 波群以 S 波为主,V₄～V₆ 导联中 δ 波和 QRS 波群都是正向,预激发生在右室侧壁(图 10-2)。

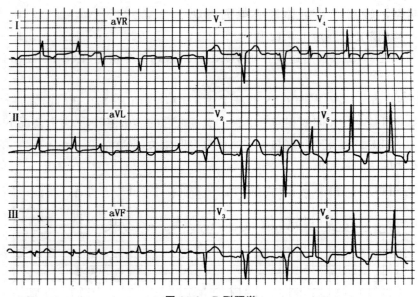

图 10-2　B 型预激

二、预激旁路的电生理特征

房室旁路是由心肌细胞组成的,因此它的电生理特性与心房肌、心室肌一样,表现为"全或无"的传导,即房室旁路的传导时间不随期前刺激的提前而延长。在达到绝对不应期前,以相对不变的速度传导;在达到绝对不应期后,则不发生传导。房室旁路的传导特性表现为多种形式:绝大多数房室旁路具有前向和逆向的双向传导特征,即在窦性心律时,冲动沿旁路前向传导,体表心电图上可见到心室预激的 δ 波;同时冲动可由房室结下传、房室旁路逆向传导而发生房室折返性心动过速,这是典型的预激综合征。旁路也可以仅有单向传导,而单向传导大部分为仅有逆向传导,这就是临床上常见的隐匿性旁路,即在窦性心律时体表心电图无心室预激的 δ 波,而临床上有房室折返性心动过速发生,此时冲动通过房室结下传,沿房室旁路逆向传导而构成折返环路。预激中有不到 5% 的患者只有前向传导,这要比只有逆传而无前传的所谓隐匿性旁路的情况少得多。仅有单向的正向传导时仅心电图窦性心律时有 δ 波,而无心动过速发生。房室旁路的正向传导可以是持续存在的,也可以是间歇存在的,间歇存在时称为间歇性预激综合征(图 10-3)。间歇的形式可以是间歇一段时间,也可以是规律地反复间歇一次或两次心搏。在间歇性预激综合征中,有一部分是左侧游离壁的显性旁路,在迷走神经张力高、房室结传导慢时 δ 波清楚显现;而当迷走神经张力低、房室结传导快时 δ 波变的很小,难以辨认而误认为间歇传导。临床上虽然也称之为"间歇性预激",但实际上这些旁路的正向传导并非间歇存在,而是持续存在的。在心电图难以识别有无预激综合征时,可使用药物加以鉴别。三磷酸腺苷（ATP）可阻断房室传导而对旁路传导无影响，当需要鉴别有无预激综合征时，ATP10～20mg 静脉快速推注，观察心电图改变：如 QRS 增宽、δ 波明显则证实有预激存在；如发生房室阻滞或窦性心律 QRS 无改变则提示无预激存在。

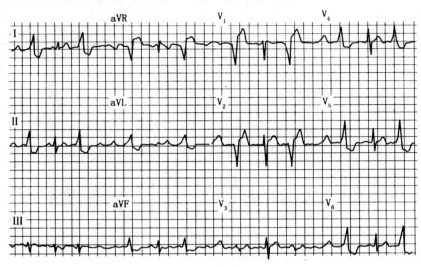

图 10-3　间歇性预激

三、预激综合征伴发的快速型心律失常

预激的重要临床意义在于心律失常的发生率高。预激综合征伴发快速型心律失常者居多，有报道认为，在房室旁路的患者中，40%～80% 有快速性心律失常发生，其中大约 80% 为房室折返性心动过速。预激综合征并发心房颤动和心房扑动并不十分常见，15%～30% 的患者并发心房颤动，5% 并发心房扑动。

（一）预激综合征伴发房室折返性心动过速

1.顺钟向型（正向型）房室折返性心动过速　预激综合征伴发的房室折返性心动过速，最常见的类型是顺钟向型（正向型）房室折返性心动过速（图 10-4），即通过房室结前向传导，经旁路作逆向传导。冲动在折返环路中的运行方向是：心房→房室结-希-浦系统→心室→房室旁路→心房。此型心电图表现为快而匀齐的心动过速，与利用"隐匿性"房室旁路逆行传导的房室折返性心动过速相同，QRS 波群形态与时限一般是正常的（即窄 QRS 波群），但有时可伴有室内差异传导而出现宽 QRS 波群，无预激波，有时体表心电图可辨认出逆传的 P′波，P′-R 间期常大于 R-P′间期。

2.逆向型房室折返性心动过速　大约 5% 的患者，折返路径恰巧与上述的环路运行办向相反：经旁路前向传导、房室结逆向传导，产生逆向型房室折返性心动过速（图 10-5）。其折返环路运行方向为：心房→房室旁路→心室→房室结-希-浦系统→心房。发生心动过速时，QRS 波群增宽、畸形，可见预激波，如能辨认出逆传的 P′波，则 P′-R 间期常小于 R-P′间期。此型极易与室性心动过速混淆，应注意鉴别，最可靠的鉴别诊断是电生理检查。

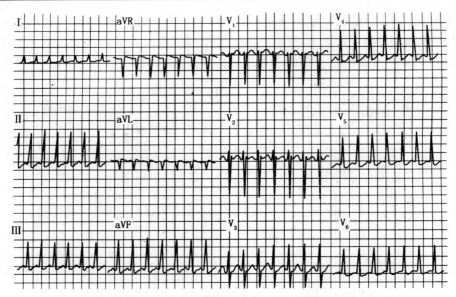

图 10-4　顺向型房室折返性心动过速

（二）预激综合征伴发心房颤动和扑动

预激综合征伴发心房扑动较为少见，伴发心房颤动的发生率较心房扑动明显增加，为15％～30％。有资料显示，预激综合征患者中，冠心病、高血压病、风湿性心脏病、甲状腺功能亢进症等的发病比例并不比普通人群高，但心房颤动的发生率却高于普通人群，似乎说明二者有一定联系。对此可能的解释如下。

1.患者具有不明显的心房病变。

2.心室激动经房室旁路逆传入心房，适逢心房肌的易损期，引起心房颤动。

3.经常发生房室折返性心动过速，演变为心房颤动。但确切机制尚不清楚。

预激综合征发生心房颤动与心房扑动时，若冲动沿旁路下传，由于其不应期短，会产生极快的心室率，甚至演变为心室颤动，危及生命。预激伴心房颤动时，从旁路下传的 QRS 波群必然是宽大畸形的（图 10-6），而从房室结-希-浦系统下传的 QRS 波群很容易发生室内差异性传导，也呈宽大畸形，有时难以鉴别。由于上述两种情况临床意义不同，治疗原则也不相同。沿旁路下传的宽 QRS 心动过速，应选择延长房室旁路不应期的抗心律失常药物，例如普鲁卡因酰胺、乙胺碘呋酮、普罗帕酮等。洋地黄、利多卡因与维拉帕米可减慢房室结传导，相对有利于旁路下传，会加速预激综合征合并心房颤动患者的心室率，如心房颤动的心室率已很快，甚至会诱发心室颤动。一般认为，在心房颤动时，如果心室率超过 200bpm，要怀疑从旁路下传的可能，应予重视。此外，预激综合征发生宽 QRS 波心动过速时，还应注意与室性心动过速鉴别。

（三）预激综合征伴发心室颤动和猝死

如上所述，预激综合征合并快心室率心房颤动患者，甚至会诱发心室颤动（图 10-7）。但也有一部分患者心室颤动为其首现心律失常。Gallagher 提出，WPW 综合征发生心室颤动者，81％有心房颤动史，另有 19％并无心房颤动发生史，而首先表现为心室颤动，原因可能为由于器质性心脏病本身所致的原发性心室颤动。目前尚无准确的方法从体表心电图上前瞻性地预测 WPW 患者发生猝死的风险。Bashore 的一项回顾性分析中报道 135 例 WPW 综合征患者中，有 16 例发生心室颤动，唯一重要的预示发展为心室颤动的指标，是在心房颤动时最短 R-R 间期≤205 毫秒。

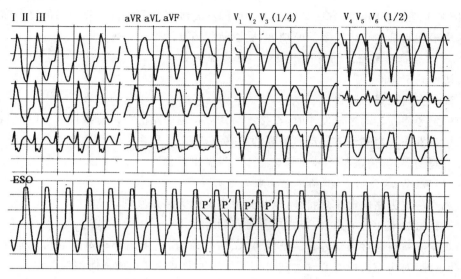

图 10-5　逆向型房室折返性心动过速

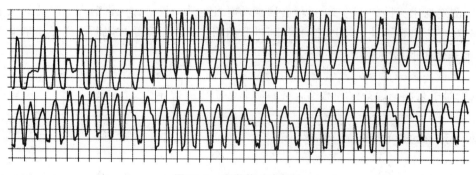

图 10-6　预激伴心房颤动

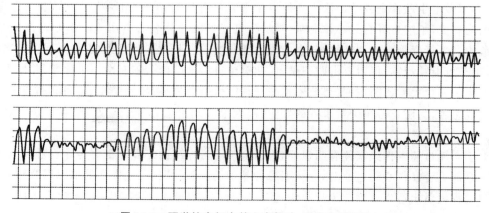

图 10-7　预激综合征合并心房颤动，诱发心室颤动

四、预激综合征的临床电生理检查

临床电生理检查的基本方法是把体表心电图和心脏程序刺激与心腔内局部电图描记结合在一起,用于阐明某些心律失常的原理、明确诊断和指导治疗。

1.预激综合征患者遇下列情况应接受心电生理检查

(1)协助确定诊断。

(2)确定旁路位置与数目。

(3)确定旁路在心动过速发作时,直接参与构成折返回路的一部分或仅作为"旁观者"。

(4)了解发作心房颤动或扑动时最高的心室率。

(5)对药物、导管消融与外科手术等治疗效果做出评价。

2.对于 WPW 综合征患者,临床电生理检查有助于

(1)观察房室旁路的电生理特征,以与其他类型的旁路相鉴别。

(2)对预激波不明显的患者,确定房室旁路的存在。

(3)观察房室折返性心动过速的诱发方式、诱发窗口,诱发出心动过速后可区别是哪种类型的心动过速,对房室折返性心动过速可鉴别是顺钟向型的还是逆钟向型的。

(4)房室旁路的定位:确定房室旁路的精确位置,行射频消融治疗,需要电生理检查明确。

(5)测定房室旁路的不应期,评价心房颤动时发生致命性心律失常潜在危险性的大小。

(6)观察房室折返性心动过速的终止机制,阐明它是由于旁路被阻断而终止还是由于房室结-希-浦系被阻断而终止。

(7)辨认多条房室旁路。

以上对于射频消融治疗预激综合征具有非常重要的指导意义。

五、预激综合征的治疗

既往的观点认为,只有预激的心电图表现而从无心动过速发作或偶有发作但症状轻微的患者,无需做电生理检查或给予治疗。但近年来有学者认为,对于无症状预激综合征患者,应详细询问病史,了解患者有无心律失常症状,认真复习既往体表心电图或动态心电图记录,识别低危患者。行食管心房调搏检查、心内电生理检查,进一步对其危险性进行分层。如属低危患者,则予以追踪观察,保留心电图记录,以便避免日后被误诊为陈旧性心肌梗死,并作为以后可能发生的心律失常诊断依据,目前不主张行预防性射频消融,特别是儿童、间隔部旁道患者。如属高危患者,为防止心律失常事件的发生,最大限度地给患者带来益处,则宜行预防性射频消融。

对于心动过速发作频繁伴有明显症状者,应给予治疗。治疗方法主要为导管射频消融术。预激综合征患者发作心动过速时,应根据患者基础的心脏状况,既往发作的情况以及对心动过速的耐受程度做出适当处理。治疗方法包括电复律、刺激迷走神经、药物、食管心房调搏和导管射频消融术等。

（一）直流电复律

当患者心室率很快，出现严重心绞痛、低血压、充血性心力衰竭等血液动力学障碍征象时，应立即电复律。急性发作心动过速，应用刺激迷走神经的方法和药物治疗无效的患者，亦应施行电复律。但应注意，已应用洋地黄者不应接受电复律治疗。

（二）刺激迷走神经

如心动过速发作时，患者心功能与血压正常，可先尝试刺激迷走神经的方法。颈动脉窦按摩（患者取仰卧位，先行右侧，每次 5～10 秒，切莫双侧同时按摩）、Valsalva 动作（深吸气后屏气、再用力作呼气动作）、诱导恶心、将面部浸没于冰水内等方法可使心动过速终止，但停止刺激后，有时又恢复原来心率。初次尝试失败，在应用药物后再次施行仍可望成功。

（三）药物治疗

1.预激合并顺向型房室折返性心动过速的患者　可选择具有延长房室结传导时间和不应期的药物，以阻止心动过速发作时的快速心室反应。腺苷、维拉帕米、普罗帕酮、普萘洛尔和洋地黄均可延长房室结传导时间和不应期。

（1）腺苷与钙通道阻滞剂：首选治疗药物为腺苷（6～12mg 快速静注），起效迅速，不良反应为胸部压迫感、呼吸困难、面部潮红、窦性心动过缓、房室传导阻滞等。由于其半衰期短于 6 秒，不良反应即使发生亦很快消失。如腺苷无效可改静注维拉帕米（首次 5mg，无效时隔 10 分钟再注 5mg）或地尔硫草 0.25～0.35mg/kg。上述药物疗效达 90% 以上。如患者合并心力衰竭、低血压或为宽 QRS 波心动过速，尚未明确室上性心动过速的诊断时，不应选用钙拮抗剂，宜选用腺苷静注。

（2）洋地黄与 β 受体阻滞剂：静注洋地黄（如毛花苷丙 0.4～0.8mg 静注，以后每 2～4 小时 0.2～0.4mg，24 小时总量在 1.6mg 以内）可终止发作。目前洋地黄已较少应用，但对伴有心功能不全患者仍作首选。β 受体阻滞剂也能有效终止心动过速，但应避免用于失代偿的心力衰竭、支气管哮喘患者。并以选用短效 β 受体阻滞剂如艾司洛尔 50～200μg/（kg·分）较为合适。

（3）普罗帕酮：1～2mg/kg 静脉注射。

（4）其他药物：合并低血压者可应用升压药物（如去氧肾上腺素、甲氧明或间羟胺），通过反射性兴奋迷走神经终止心动过速。但老年患者、高血压、急性心肌梗死等禁忌。

2.预激合并逆向型房室折返性心动过速的患者　应选择同时具有延长旁路传导时间和不应期的药物以阻止心动过速发作时的快速心室反应，如普鲁卡因胺、普罗帕酮或胺碘酮。

3.预激合并心房颤动或扑动的患者　应选择同时具有延长旁路传导时间和不应期的药物以阻止心动过速发作时的快速心室反应，如普鲁卡因胺、普罗帕酮或胺碘酮。洋地黄缩短旁路不应期使心室率加快，因此不应单独用于曾经发作心房颤动或扑动的患者。预激综合征患者发作心房扑动与颤动时伴有晕厥或低血压，应立即电复律。应当注意，静注利多卡因与维拉帕米会加速预激综合征合并心房颤动患者的心室率。假如心房颤动的心室率已很快，静脉注射维拉帕米甚至会诱发心室颤动。

（四）食管心房调搏术

食管心房调搏术常能有效终止预激合并室上性心动过速发作的原理是：刺激脉冲一旦进入折返环路就会造成单向阻滞，从而打断折返环路，心动过速发作终止。临床上经常采用的终止室上性心动过速的刺激方法是超速抑制法和促发脉冲法（Burst 法），超速抑制法通常采用高于心动过速发作频率 20%～30% 的频率起搏心房，然后骤然停止刺激。Burst 法：促发脉冲频率原则上可按 140% 心动过速频率选取，一般采用定数输出，给予 8～20 次脉冲刺激。可有效终止预激合并室上性心动过速发作。

（五）射频消融术

近年来射频消融治疗本病取得极大成功，而且死亡率很低，提供了一个治愈心动过速的途径。目前，射频消融治疗房室旁路引起的预激综合征和房室折返性心动过速平均成功率可达 97% 以上，左侧旁路成功率可达 99%。因此，射频消融已成为根治房室旁路引起的预激综合征和房室折返性心动过速的首选方法，可取代大多数药物治疗或手术治疗。其适应证如下。

1.心动过速发作频繁者。

2.心房颤动或扑动经旁路快速前向传导，心室率极快，旁路的前向传导不应期短于 250 毫秒者。

3.药物治疗未能显著减慢心动过速时的心室率者。

第十节　室性心动过速

一、室性心动过速的概述及分类

（一）概述

室性心动过速（室速）是指起源于希氏束分叉以下的心动过速。自然发生时，指连续 3 个和 3 个以上的室性期前收缩，频率快于 100bpm 的室性期前收缩就可诊断非持续性室速；而在电生理检查中心脏程序刺激诱发时，指连续 6 个或 6 个以上的室性期前收缩，无论其形态如何，均可认为非持续性室速。

（二）分类

室速的分类有多种，可根据心电图、发作时间、发作方式、发作时血流动力学状态及有无器质性心脏病等进行分类，在临床上一般根据发作时心电图的形态及持续时间进行分类。

根据发病机制可分为自律性、折返性和触发活动性室速。根据室速发作的持续时间和伴随的血流动力学改变可分为持续性室速、非持续性室速和无休止性室速。一次室速发作的持续时间多于 30 秒，或不到 30 秒即引起血流动力学的紊乱，必须紧急处理者，为持续性室速；若发作不足 30 秒即自动终止，则为非持续性室速；室速持续发作≥24 小时则为无休止性室速。根据 QRS 波群形态特征可分为单形性室速、多形性室速和双向形室速。单形性室速指的是室速发作时,同一导联的 QRS 波形态单一而稳定;若同一导联有多种不同形态的 QRS 波,则为多形性室速。室速患者可以存在多种单形室速,并且可以从一种形态转变为另一种形态,或者在不同的时刻呈现不同形态。根据是否合并器质性心脏病可分为病理性室速和特发性室速。还有一些室速具有特殊的遗传学背景或具有特殊的临床、心电图或电生理特征,如儿茶酚胺敏感性室速、分支性室速(维拉帕米敏感性室速)、束支折返性室速、尖端扭转性室速和反复性单形性室速(腺苷敏感性室速)。

二、室速的病因

室速从临床病因的角度可以分为三大类。

(一)无器质性心脏病

无器质性心脏病包括左室与右室特发性室速、短阵室速与极短联律间距的多形性室速。这些室速根据目前所有的临床检查都不能发现明确的器质性心脏病。但这些室速所表现的心脏电生理的异常,除偶尔出现的短阵室速,仅与自主神经张力的变化有关外,可能仍有局部心肌细胞的异常,而心脏的大体检查对此无法发现。

(二)器质性心脏病

器质性心脏病包括各种病理性的阵发性持续性室速、加速性室性自主心律与 Q-T 间期正常的多形性室速。引起这些室速的器质性心脏病,最常见的是冠心病、急性心肌梗死,特别是陈旧性心肌梗死,也常见于各型心肌病,特别是扩张型心肌病。此外,也偶发于其他器质性心脏病,如心肌炎、风心病、先心病、二尖瓣脱垂等。但其中的束支折返性室速,最好发于扩张型心肌病,偶见于冠心病。而右室发育不良性室速,实际上就是一种特别的心肌病致心律失常源性右室发育不良。这种心肌病表现为右室先天性发育不良,右室壁局部明显变薄,甚至薄如纸。此处的心肌细胞变性、消失,被大量脂肪组织和少量纤维组织取代。心脏收缩时,此处运动不良,甚至反向膨出而形成局部室壁瘤。右室腔扩大,右心房也可扩大。这种病变最好发于右室流出道和三尖瓣下方,呈三角形分布,称为"发育不良三角"。

(三)其他原因

其他原因包括各种非持续性单形性室速和 Q-T 间期延长的多形性室速。其中最常见的原因是药物和电解质失衡。洋地黄中毒伴低血钾是双向性室速的原因,也可引起加速性室性自主心律和短阵室速。影响心室复极的药物(主要是抗心律失常药)、电解质紊乱、心动过缓、中枢神经系统病变、自主神经不平衡和二尖瓣脱垂等是引起获得性长 Q-T 综合征的常见原因。遗传基因异常是先天性长 Q-T 综合征的原因,其中有家族史伴先天性神经性耳聋者,为常染色体隐性遗传;听力正常者为常染色体显性遗传。

三、室速的发生机制

近 20 多年来,特别是近几年来,对室速机制有了较深刻的认识,从而导管消融的成功率也有了较大的提高。因为室速的形成机制不同则导管消融的方法不同。室速的形成机制是成功导管消融的基础。室速的可能机制包括：折返、正常和异常的自律性增强、早期或延迟后除极引起的触发活动。多数非器质性心脏病室速机制为触发活动或自律性增强。器质性心脏病患者心室肌内的病变或瘢痕组织，以及心肌重构后的心肌肥大和纤维化等，构成了室速发生的解剖机制；心室不同部位的兴奋性、传导性与不应期的异常和各向异性、自律性增强以及存在非兴奋组织等，构成了室速发生的电生理基质。

（一）折返激动

折返是临床最常见的快速心律失常发生机制。形成折返的 3 个必备条件如下。

1.解剖上或功能上存在至少 2 条连接近端和远端而形成传导环路的潜在通道。

2.上述通道之一存在单向阻滞。

3.无阻滞的通道传导缓慢，允许阻滞的通道有足够的时间恢复应激。当两个通道的传导延缓和不应期适当时，一个持续向前的循环电激动便产生了，导致心动过速。折返性心动过速可以由期前刺激或快速起搏诱发与终止，其维持需要折返环路电生理条件的匹配。

折返是室速的主要发生机制，折返的原因可见于心肌缺血、心肌病变、低血钾或其他代谢性缺陷等，这些因素使心肌的复极不一致，则冲动传导形成区域性差异。急性心肌梗死的患者，正常心肌与梗死心肌之间传导和组织的不一致性，构成了折返的基础，其折返环是多种多样，可以位于梗死边缘，也可以位于梗死灶中间，形成室速。

（二）触发激动及自律性增高

1.自律性增加　一些具有正常自律性的细胞诸如窦房结和房室结细胞可自发除极，在膜电位达到阈值后触发一次动作电位。自发除极以及心肌细胞跨膜电位的维持，都是通过控制细胞内外离子的跨膜流动实现的。大多数心肌细胞正常状态下不具有自律性，但当受到损伤或疾病状态下即可获得自律性，这种细胞的异常自律性与心脏起搏细胞的正常自律性不同，其膜电位发生了改变。在交感神经兴奋和儿茶酚胺分泌增加、低钾血症、缺血缺氧和酸中毒等情况下，原来有自律性的心肌细胞可能出现异常增高的自律性，原来无自律性的心肌细胞也可能产生异常自律性。有时自律性增加的异位起搏点周围存在着传入阻滞，可与正常节律一起形成特殊的室性并行心律。

2.触发激动（触发自律性）　触发激动是除极后细胞对先前动作电位的反应造成的，这种后电位发生于动作电位的第 3 时相，分为早期后除极与延迟后除极两种形式。触发激动是指心脏除极触发的膜振荡性后电位，因为总是在一次除极后发生，故又称后除极。当后除极电位达到阈电位时，便产生触发性动作电位，因本身又存在后电位，如此序贯成串形成心动过速。后除极是发生在前一次动作电位复极过程中或复极完毕后的阈值下除极，分别称为早期后除极（EAD）和延迟后除极（DAD）。EAD 发生在复极结束之前，即动作电位第 3 时相。因心率慢时 EAD 增加，又称心动过缓依赖型。可能与先天性或获得性 LQTs 相关的扭转性室速的发生有关。DAD 发生在复极将要结束时或结束之后。在一定范围内心率快时 DAD 增加，又称心动过速依赖型，可能是儿茶酚胺敏感性室速、反复性单形性室速（腺苷敏感性室速和洋地黄中毒等引起的室速）的发生机制。许多动物试验表明，心肌梗死后冠脉再灌注心律失常主要与延迟后除极有关。

四、室速的临床表现及心电图特征

（一）室速的症状

室速的症状取决两方面。

1.室速发生的频率和持续的时间,是否引起血流动力学的改变。

2.取决于是否有心脏病的存在和心功能不全状态。临床上患者可以没有症状,也可以出现轻微的不适感,若为非器质性心脏病,室速发作大多短暂、症状也较轻,可自动恢复,用药后一般疗效较好,虽然反复发作但一般预后较佳。若器质性心脏病并发室速,特别伴发频率较快者常症状严重,常见心悸、低血压、全身乏力、眩晕和晕厥、休克,也可出现急性肺水肿、呼吸困难、心绞痛,心肌梗死和脑供血不足症状,严重者发展为室扑、室颤、阿-斯综合征而猝死。

（二）室速的体征

室速发作时可见颈静脉搏动强弱不等,有时房室同时收缩可见较强的颈静脉波(大炮波),房室收缩不同步可致心尖区第一心音强度不一致,心率70~300bpm,一般为150~200bpm,节律可齐也可轻微不齐或绝对不规律,如扭转性室速可绝对不规律、脉搏细速弱,常可闻及宽分裂的心音和奔马律、面色苍白、四肢厥冷,还可伴有不同程度的神经、精神症状。此外还可发现基础心脏病原有的体征,以及随症状严重性不同可能出现相应的低血压、休克或心力衰竭等体征。

（三）室速的心电图表现

1.一系列快速基本规则的宽大畸形 QRS 波群(QRS>0.12 秒)、频率>100bpm,但可因室速类型不同、速率不一。

2.干扰性房室脱节,室率>房率,P 与 QRS 无关或埋藏于宽大畸形的 QRS-T 中,使 P 波难以分辨。

3.完全性心室夺获,表现在室速过程中出现所谓提前窦性心搏,QRS 为室上性,其前面有 P 波且 P-R 间期>0.12 秒。

4.室性融合波,系不完全性心室夺获和部分室性异位搏动所控制而形成,图形介于窦性与室性之间。

5.室速发作前后也可见部分患者出现与室速类似室性早搏。

6.可出现逆行性 P′波且与 QRS 有固定关系,常为室速逆传入心房,一般 R-P′间期大于0.12秒小于 2.0 秒,若伴有逆传延迟可>2.0 秒,除了上述特点外必须排除宽 QRS 室上性心动过速,如室上速伴有束支传导阻滞,室内差异性传导和预激综合征并发室上性心动过速,为旁路前传型者。室速心电图中的心室夺获(图 10-8)。

（四）室速共有的心电图特点

1.QRS 时间与心室率　室速发作呈右束支传导阻滞(RBBB)图形时其 QRS 波群时限应大于 140 毫秒,室速发作呈左束支传导阻滞(LBBB)图形时其 QRS 波群时限应大于 160 毫秒,室速的心室率范围在 100~300bpm,通常是 150~200bpm,R-R 间距规整或稍有不规整。一般说,RBBB 型心动过速多起源于左室,LBBB 型心动过速多起源于右室。

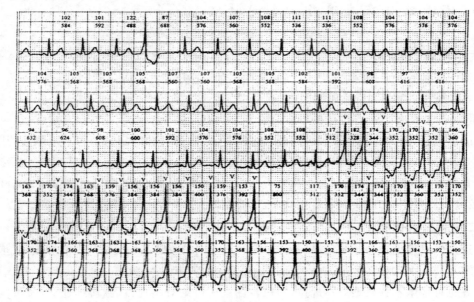

图 10-8　室速心电图表现,图中可见心室夺获

2.心室夺获及室性融合波　心室夺获及室性融合波是诊断室速的重要依据,室速发作时,窦房结的激动经房室结下传心室并使整个心室除极,则在成串宽大畸形的 QRS 波群中见到一个窄的 QRS 波,此为心室夺获。如果窦房结激动下传心室时刚好室性异位起搏点也指挥心室除极,那么此激动将与室性异位起搏点共同指挥这一次整个心室的除极过程,由此产生的 QRS 波既不完全像室速的宽 QRS 波,也不完全像正常 QRS 波,是介于他们两者之间的一种 QRS 波群,称为室性融合波(图 10-9)。

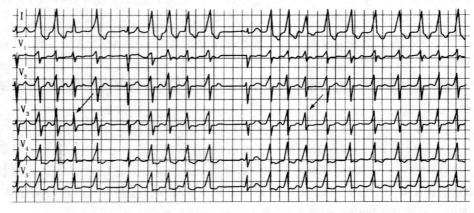

图 10-9　室速心电图表现图中可见心室夺获与室性融合波

3.房室分离及室房逆行传导　部分室速体表心电图可见到房室分离(房室脱节),窦性 P 波按规律出现,与室速的 QRS 波无固定的时间关系。部分室速体表心电图可以出现室房逆行传导,可呈 1:1 传导,也可出现室房传导阻滞,有时为文氏型传导阻滞。房室分离是诊断室速的重要依据,而室房逆行传导阻滞则几乎是室速诊断的确证。

4.QRS 波群电轴　室速的电轴位于"无人区"支持室速。室速为 LBBB 型,电轴右偏同样是诊断室速的有力证据。

5.QRS 波群形态　当表现为束支传导阻滞图形时,$V_1 \sim V_2$ 和 V_6 导联 QRS 波群呈特殊形态,具有以下特征:右束支阻滞图形时 $V_1 \sim V_2$ 导联呈单相 R、qR、Rr′、RS 形、V_6 导联的 R/S<1。当呈左束支传导阻滞图形时,V_1 或 V_2 导联的 r 波宽度≥40 毫秒,S 波降支有切迹,或者从 r 波起点到 S 波波谷的间期≥70 毫秒,以及 V_6 导联出现 Q 波,以上特征均支持室速。

6.全部胸导联 QRS 波群　其主波方向呈同向性,即全部向上或向下。

(五)宽 QRS 波心动过速的鉴别诊断

宽 QRS 波心动过速是指 QRS 波群时间>120 毫秒,频率>100 次/分的心动过速。室上性心动过速(SVT)是激动起源及传导径路不局限于心室的心动过速。室性心动过速(VT)是限于心室内激动及传导的心动过速。

1.宽 QRS 心动过速的原因

(1)室性心动过速:为最常见原因,占 70%～80%。

(2)室上性心动过速伴发症:①室内差异性传导;②束支主干传导阻滞;③旁道前传型预激征。

2.室性心动过速与室上性心动过速伴室内差异性传导的鉴别诊断

(1)临床鉴别:①有无器质性心脏病史:VT 多见于器质性心脏病者,若有心肌梗死史,则首先考虑 VT。SVT 多见于无器质性心脏病者;②发作时血液动力学表现:过去的观点认为血流动力学稳定者为 SVT,不稳定者为 VT,然而此观点有片面性,因为多数特发性 VT 血流动力学稳定,部分 SVT 伴室率过快及发作时间较长时可表现血流动力学不稳定;③心动过速终止方式的鉴别:心动过速终止方式的鉴别价值有限。刺激迷走神经如颈动脉窦按摩、Valsalva 动作、诱导恶心等方法可使心动过速终止或减慢支持 SVT。

(2)心电图鉴别:体表心电图操作简便、经济,仍是十分重要的鉴别手段,因此熟练掌握鉴别要点显得尤为重要。

1)SVT 和 VT 心室率重叠大,无鉴别意义。准确测量节律有一定意义,前者 R-R 间期互差<10 毫秒,后者<30 毫秒。

2)额面电轴分析:①右束支阻滞型伴任何电轴均无意义,因为 SVT 和 VT 可能性各为 50%;②左束支阻滞型伴电轴右偏几乎均为 VT;③"无人区"电轴(电轴-90°～±180°,Ⅰ、aVF 主波向下,aVR 主波向上),诊断为 VT,此时心室除极指向是心尖向心底,而 SVT 恰与此相反。也适用于房颤时宽 QRS 波鉴别。

(3)胸导联波形分析

1)RS 波的有无:若 $V_1 \sim V_6$ 导联无 RS 波则 VT 特异性达 100%,若有 RS 存在,RS 间期>100 毫秒则为 VT。

2)QRS 波同向性诊断:$V_1 \sim V_6$ 导联 QRS 波同向性诊断为 VT,但应除外 A 型预激征(正向同向性)。

3)V_1 和 V_6 的 QRS 波形态:①呈右束支阻滞型时,若出现下列特征,应考虑 VT:V_1 呈单向 R 波或双向的 qR 波;若呈 RSR′型,振幅 R>R′即左兔耳征;V_1 的 R 波宽度>30 毫秒;

V_6 R/S＜1,即 V_6 可呈 rS,QS 型;②呈左束支阻滞型时,若出现下列特征,应考虑 VT:V_1 起始 r 波宽钝,r 波＞30 毫秒;V_1 呈 rS 型,rS 间期＞60 毫秒;V_6 导出现 Q 波,呈 qR,QS 型。

4)Brugada P 阶梯诊断法:①V_1～V_6 导联均无 RS 型 QRS 波(即呈 QR,QRS,QS,R,rSR′型),诊断为 VT。特异性 100%,敏感性 21%。②任一胸导联呈 RS 时,且 RS 间期＞100 毫秒,诊断为 VT。特异性 98%,敏感性 66%。③有房室分离者,诊断为 VT。特异性 98%,敏感性 82%。④胸导联 V_1 和 V_6 QRS 波同时具有 VT 形态特点,诊断为 VT。特异性 96.5%,敏感性 98.7%。

上述四步诊断法中任何一步可明确 VT,则可停止下一步分析,若每一步均否定 VT,则诊断为 SVT 伴室内差异传导。

3.室性心动过速与旁道前传型预激综合征的鉴别　出现以下情况,可排除旁道前传型预激,诊断为 VT:V_4～V_6 QRS 主波向下;V_4～V_6 QRS 波呈 qR 型;“无人区”电轴;心动过速伴有房室分离。

通过以上方法和步骤最终仍不能肯定诊断时,则诊断 VT 较为合理和安全,也应按 VT 进行治疗,切忌盲目使用洋地黄类及异搏定等药物。

五、无创检查在室速诊断中的价值

1.动态心电图　动态心电图可以提高心律失常的检出率,有效地预防重大心血管事件的发生,使心律失常的诊断水平大为提高,增加了心电图临床应用的价值。

通常对室性心律失常的患者进行动态心电图监测可以发现室性期前收缩及室性心动过速,但要考虑监测的时间长短,以及室性心动过速的发作的频率。强调指出动态心电图监测没有发现室性心律失常并不代表不存在室性心律失常,所以动态心电图只用于发作频繁的室性心律失常或室性心动过速的患者,并且其诊断的敏感性较低。

动态心电图也可以作为评价药物疗效的一种手段,一般认为,有效的药物治疗的证据是室性期前收缩的频率减少 70% 以上。

2.运动试验　心电图运动试验是心电图学的重要组成部分。追溯其发展,从 20 世纪 30 年代起,运动试验就开始受到重视;在 40～50 年代期间,学者们对二阶梯运动试验进行了深入的研究;至 50 年代中期以后,二阶梯运动试验逐渐被平板运动试验和踏车运动试验所取代。随着国际上相关研究的进展和我国经济发展水平的变化,它已成为目前诊断冠心病最常用的一种辅助手段。同时也是评价心律失常的一种手段,对于由冠心病引起的室性心律失常,可以通过运动试验来了解运动诱发室速发作的可能性,以及缺血与心律失常的关系,但要做好急救准备。但对于评价室性心律失常的治疗,运动试验并不可靠,因为运动试验诱发心律失常具有很大的变异性。

3.心室晚电位　心室晚电位是在心肌的心内膜或心外膜,或体表信息叠加的心电图,于 QRS 波终末部至 ST 段起始部的 40 毫秒中,记录到的一种高频低振幅的碎裂电位,称为心室晚电位。心室晚电位代表了缺血区心肌的电兴奋传导延缓,去极化速度延迟,提示局部心肌存在传导不均一的组织,是发生折返性室性心律失常的重要机制。因此晚电位的存在,是心肌电活动不稳定状况的反映。在危险的室性心律失常中,检出晚电位是猝死的预报信号,在急性心肌梗死后猝死的预测中,晚电位检查占有重要位置。心肌梗死伴室性心律失常的危险性较大,猝死率较高,这充分说明心室晚电位的存在增加了持续性室速、室颤心律失常性猝死的可能性,因碎裂电位是引起恶性室性心律失常猝死的电生理机制。许多报道认为心肌梗死后的心室晚电位以急性心肌梗死、下壁心肌梗死的阳性率较高,因此心室晚电位对心肌梗死具有较重要的预测价值,可成为判断心肌梗死预后和猝死的有价值的方法。

4.其他

(1)T波电交替:是指在规则的心律时,体表心电图上 T 波振幅、形态逐搏交替变化,与器质性心脏病恶性室性心律失常的发生有密切关系,是心肌活动不稳定的指标。在现有的检测手段及检测仪器条件下,微伏级 T 波电交替检测是一种价廉、方便且无创的检查形式的代表,但微伏级 T 波电交替检测作为一种无创的检测手段,其对于发生各种致死性心脏病危险分级的作用仍需要临床实验进一步研究证实。

(2)心率变异性:作为定量分析心脏自主神经系统张力的方法已经被公认,其指标异常常提示交感神经张力增加。近来用相似的方法进行心室复极时间变异性的频谱分析研究,与心率变异主要反映窦房结的交感-迷走神经相互作用不同,心室复极时间变异性直接反映正常或异常心室的状况及自主神经的影响,可能成为研究心室复极动态变化的有力指标,尤其在其短时调节机制上;此调节作用受损可能与自主神经对心脏支配的不平衡有关,而这被认为是许多疾病(如 QT 间期延长综合征、婴儿猝死综合征、心肌梗死后、糖尿病神经损害等)出现严重室性心律失常的主要机制。心室复极时间变异性与 QTd 及研究 T 波动态变化的方法相结合,使心室复极的非创伤性评估方法更加完善。

六、心内电生理检查

有助于明确室速诊断,探讨室速的机制,在反复发作的持续或非持续性室速患者和医院外心脏骤停存活者,电生理检查可用于发现有临床意义的心律失常及由其导致的心脏猝死的高危患者,同时电生理测试指导抗心律失常药物治疗及评估其疗效。

1.术前准备及导管技术　电生理检查前停用抗心律失常药物至少 5 个半衰期。在导管室局麻下进行,一般穿刺右股静脉和锁骨下静脉,放置相关导管电极,同时记录心内电图及基础电生理参数,行有关程序刺激。

2.程序刺激方案　电生理检查诱发持续性室速的发生率取决于基础心脏病、左室心功能异常程度,存在的心律失常性质及所用的刺激方案。采用的方案标准是在右心室不同部位采用 2 个基础刺激周长,刺激方案可用到 3 个期前刺激。在右心室两个部位刺激均未诱发出有意义心律失常,则给予静脉点滴异丙肾上腺素,提高窦性心律,重复上述刺激步骤。

七、室速的治疗

首要的问题是决定应对哪些患者给予治疗。除了 β 受体阻滞剂以外,目前尚未能证实其他抗心律失常药物能降低心脏性猝死的发生率。况且,抗心律失常药物本身亦会导致或加重原有的心律失常。因此,对于室速的治疗,一般遵循的原则是:无器质性心脏病者发生非持续性室速,如无症状及晕厥发作,无需进行治疗;持续性室速发作,无论有无器质性心脏病,均应给予治疗;有器质性心脏病的非持续性室速亦应考虑治疗。

(一)终止室速发作

室速患者如无显著的血流动力学障碍,可先行抗心律失常药物治疗,以往的药物转复首选利多卡因,有效率为40%~50%。新近发布的心肺复苏指南推荐的首选药物为胺碘酮、普鲁卡因酰胺或索他洛尔,其中胺碘酮转复窦律的成功率约为70%,索他洛尔的有效率约为65%。部分无器质性心脏病患者可选用普罗帕酮,转复窦律的成功率为60%~90%。药物治疗无效时,可考虑直流电复律。如患者已发生低血压、休克、心绞痛、充血性心力衰竭或脑血流灌注不足的症状,应迅速施行直流电复律。洋地黄中毒引起的室速,不宜应用电复律,应给予药物治疗。复发性室速患者,如病情稳定,可经静脉插入电极导管至右室,应用超速起搏终止心动过速,但有时会招致心率加快,令室速恶化,发展为心室扑动与颤动。

(二)预防复发

应努力寻找及治疗诱发与维持室速的各种可逆性病变,例如缺血、低血压与低血钾等。治疗充血性心力衰竭有助减少室速发作次数。窦性心动过缓或房室阻滞时,心室率过于缓慢,有利于室性心律失常发生,可给予阿托品治疗,或应用人工心脏起搏。在药物预防效果大抵相同的情况下,临床选择常取决于药物自身的潜在毒副反应。例如,长期应用普鲁卡因胺会引起药物性红斑狼疮;已有左室功能不全者,避免应用氟卡尼与丙吡胺;心肌梗死后患者不宜应用氟卡尼、恩卡尼和莫雷西嗪。QT间期延长的患者优先选用I_b类药如美西律。普罗帕酮疗效确实、不良反应较少,可优先选用。胺碘酮亦十分有效,但长期应用可能发生严重的不良反应。β阻滞剂能降低心肌梗死后猝死发生率,其作用可能主要通过改善心肌缺血实现。维拉帕米对大多数室速的预防无效,但可应用于"维拉帕米敏感性室速"患者,此类患者通常无器质性心脏病基础,QRS波群呈右束支传导阻滞伴有电轴左偏。单一药物治疗无效时,可选用作用机制不同的药物联合应用,各自用量均可减少。不应使用单一药物大剂量治疗,以免增加药物的不良反应。药物组合方式可依据临床经验选定。心电生理检查的药物试验亦为临床提供选药指引。抗心律失常药物亦可与埋藏式心室或心房起搏装置合用,治疗复发性室性心动过速。埋藏式心脏自动转律除颤器、外科手术、导管消融术等亦已开始应用于治疗某些病例。某些冠心病合并室速的患者,冠脉旁路移植手术亦可能有效。射频消融适应证:有症状的持续性或非持续单形VT,药物治疗无效或不能耐受,或不愿接受长期药物治疗的患者。非适应证:药物治疗有效,能耐受药物治疗且不愿意接受射频消融者;临床无症状的非持续性室速的患者;多形室速或血流动力学不能耐受手术者;右室发育不良(右室心肌病)性VT;VT在电生理实验室不能诱发者。

八、几种特殊类型的室速

1.加速性室性自主心律 又称加速性室性逸搏心律、非阵发性室性心动过速、加速性室性自搏心律、加速的心室自身性节律、室性自主性心动过速等,其发生机制与自律性增加有关。心电图表现为连续 3 个或以上发生的、起源于心室的 QRS 波群,心率通常为 60～110 次/分。心动过速的开始与终止呈渐进性,跟随于一个室性早搏之后,或当心室起搏点加速至超过窦性频率时发生。由于心室与窦房结两个起搏点轮流控制心室节律,融合波常出现于心律失常的开始与终止。心室夺获亦很常见。本型室速通常发生于心脏病患者,特别是急性心肌梗死再灌注期间、心脏手术、心肌病、风湿热与洋地黄中毒。发作短暂或呈间歇性。患者一般无症状,亦不影响预后。通常无需治疗。但出现下列情况时应考虑给予治疗:由于房室分离扰乱房室收缩顺序,导致血流动力学障碍;同时存在另一种更快速的室速;心动过速的第一个室早发生很早,落在前面心搏 T 波的易损伤期;心室率过快引起症状;发生心室颤动等。治疗可参照上述室速的处理方法。在大多数情况下,应用阿托品提高窦性频率或做心房起搏便可消除加速性室性自主节律,见图 10-10。

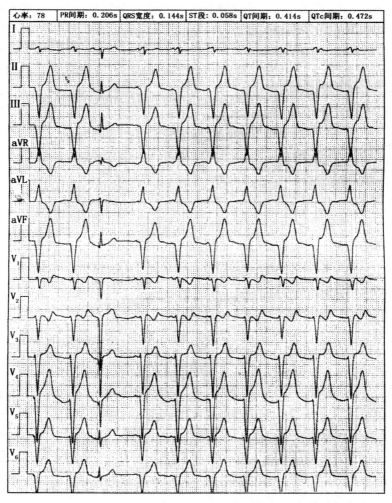

图 10-10　非阵发性室性心动过速 1 例

2.尖端扭转型室速　是多形性室性心动过速的一个特殊类型,因发作时 QRS 波群的振幅与波峰呈周期性改变,宛如围绕着等电线连续扭转而得名。频率 200～250bpm。其他特征包括,QT 间期通常超过 0.5 秒,U 波显著。当室早发生在舒张晚期,落在其前面延长的 T 波的终末部,可以诱发室速。此外,在长一短周期序列之后亦易引发尖端扭转。当发作临近终止时,QRS 波群逐渐增宽、振幅增高、亦越发有别于开始时的形态,最后发作终止,恢复至基础心律,或出现短暂的心室停顿,或再引起另一次发作。尖端扭转亦可进展为心室颤动和猝死。临床上,无 QT 间期延长的多形性室速亦有类似尖端扭转的形态变化,但并非真正的尖端扭转,两者的治疗原则完全不同。本型室速的病因可为先天性、电解质紊乱(如低钾血症、低镁血症等)、应用 I_a 或某些 I_c 类药物、吩噻嗪和三环类抗抑郁药、颅内病变、心动过缓(特别是第Ⅲ度房室传导阻滞)等。应努力寻找和消除导致 QT 间期延长的病变和停用有关药物。I_B 类抗心律失常药与静脉注射镁盐(硫酸镁 2g,稀释至 40ml 缓慢静注,然后 8mg/min 静脉滴注)可予试用。I_a 类、I_c 类以及Ⅲ类药物能使 QT 间期更加延长,故不应使用。临时性心室或心房起搏提高基础心率,可用于治疗和预防发作,起搏前可先试用异丙肾上腺素或阿托品。先天性长 QT 间期综合征治疗应选用 β 阻滞剂、苯妥英钠,亦可施行心房、心室起搏治疗。药物治疗无效者,可考虑作颈胸交感神经切断术。对于 QRS 波群酷似尖端扭转,但 QT 间期正常的多形性室速,可按单形性室速处理,给予常规的抗心律失常药物治疗。以应用足量奎尼丁类药物最为有效。如 QT 间期达正常上限,难于准确决定的病例,宜选用起搏治疗,见图 10-11。

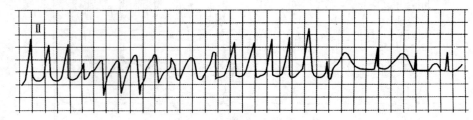

图 10-11　尖端扭转型室速 1 例

九、Brugada 综合征

　　Brugada 综合征是一种编码离子通道基因异常所致的家族性原发心电疾病。患者的心脏结构多正常,心电图具有特征性的"三联征":右束支阻滞、右胸导联(V_1～V_3)ST 呈下斜形或马鞍形抬高、T 波倒置,临床常因室颤或多形性室速引起反复晕厥甚至猝死。多见于男性,男女之比约为 8:1,发病年龄多数为 30～40 岁。主要分布于亚洲,尤以东南亚国家发生率最高,故有东南亚夜猝死综合征(SUNDS)之称。近年来世界各地均有报道。Brugada 综合征的准确发病率尚不清楚。患者多为青年男性,常有晕厥或心脏猝死家族史,多发生在夜间睡眠状态,发作前无先兆症状。发作间期可无任何症状。有时心脏病突发或晕厥,发作时心电监测几乎均为室颤。常规检查多无异常,病理检查可发现大多患者有轻度左室肥厚。心脏电生理检查大部分可诱发多形性室速或室颤。2002 年 8 月欧洲心脏病协会总结了 Brugada 综合征的心电特征并将其分为Ⅲ型(图 10-12):

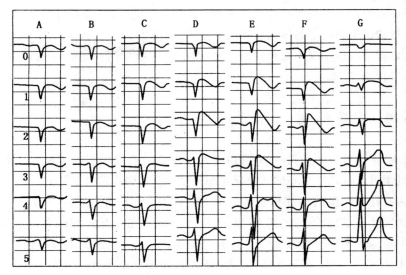

图 10-12 Brugada 综合征心电图 1 例

Ⅰ型：以突出的"穹隆形"ST段抬高为特征，表现为J波或抬高的ST段顶点≥2mm，伴随T波倒置，ST段与T波之间很少或无等电位线分离。

Ⅱ型：J波幅度(≥2mm)引起ST段下斜形抬高(在基线上方并≥1mm)，紧随正向或双向T波，形成"马鞍形"ST段图形。

Ⅲ型：右胸前导联ST段抬高<1mm，可以表现为"马鞍形"或"穹隆形"，或两者兼有。

Brugada综合征心电图的ST段改变是动态的，不同的心电图图形可以在同一个患者身上先后观察到，三种类型心电图之间可以自发或通过药物试验而发生改变。详细询问病史和家族史是诊断的关键。不能解释的晕厥、晕厥先兆、猝死生还病史和家族性心脏猝死史是诊断的重要线索。如患者出现典型的Ⅰ型心电图改变，且有下列临床表现之一，并排除其他引起心电图异常的因素，可诊断Brugada综合征：①记录到室颤；②自行终止的多形性室速；③家族心脏猝死史(<45岁)；④家族成员有典型的Ⅰ型心电图改变；⑤电生理诱发室颤；⑥晕厥或夜间濒死状的呼吸。在临床工作中需要及时识别，以尽早进行干预。缺乏症状的患者如心电图也正常，可以做诱发试验，也可做电生理检查，以明确诊断。一旦诊断成立，立即植入ICD是防止患者猝死的唯一有效的办法，ICD能及时消除出现的室速或/和室颤，防止猝死发生。

第十一节　心室扑动和心室颤动

一、概述

定义

心室扑动和心室颤动(VF)都是最为严重的心律失常，造成心室机械性收缩消失，失去搏血功能,等于心室停搏。室扑为一种介于室性心动过速和室颤之间的恶性心律失常,表现为规则、较宽大畸形的向上与向下的波幅相等的正弦波,频率为 150～250 次/分。室颤表现为心室波消失,代之以频率与振幅极不规则的颤动波,频率为 150～500 次/分。室扑和室颤均无法辨认 QRS 波、ST 段与 T 波。

二、病因、发病机制

室颤和(或)室扑可见于任何一种心脏病、其他疾病的严重状态或终末期。室扑和室颤的病因和发病机制可以被认为是心脏结构异常和一过性功能障碍两者之间相互作用的结果。心脏结构异常为室扑和室颤的形成奠定了基础,可分为 4 个方面:①急性或陈旧性心肌梗死;②原发性或继发性心室肥厚;③扩张、纤维化、浸润、炎症等心室肌病理改变;④房室旁路、离子通道及相关的基因变化等导致的电结构或分子结构异常。一过性功能障碍包括:①暂时性的缺血和再灌注;②心力衰竭、低氧血症和(或)酸中毒、电解质紊乱等全身因素;③神经生理相互作用和促心律失常药物、代谢因素等毒性作用;④触电、雷击、溺水等。

室扑的发病机制可能为折返或触发活动,可以视为无脉搏室性心动过速的一种。室颤的发病机制非常复杂,存在不同的假说,其中以 Moe(1962 年)为代表的多重子波学说和以 Gray(1995 年)、Jalife 等为代表的局灶起源学说(局部微折返或自律性增高)影响力最大。Wiggers、Chen 等则提出以上述两种学说为基础的室颤分型,并在实验中证明两种类型的室颤可以共存于同一个心脏和相互转化。近年来,基础和临床研究结果表明,心室浦肯野纤维网和乳头肌可能在室颤的触发和维持中发挥重要作用。

三、临床表现及预后

1.病史　患者多有器质性心脏病史、糖尿病或心血管病危险因素;或其他疾病的严重状态或终末期。

2.前驱症状　包括新的心血管症状的出现和(或)原有的症状加重,诸如胸痛、呼吸困难、心悸、疲乏无力,发生在终末事件之前数天、数周或数月。但多数患者前驱症状既不敏感,也缺乏特异性。

3.临床表现　室扑和室颤的主要临床表现为意识丧失,呼吸快而表浅,迅即转为呼吸停止,重度低血压,大血管不能测到脉搏,心音消失。

4.预后　室颤或室扑如未能及时救治,多在数分钟内因组织缺氧而导致生命器官损害或死亡。

四、诊断与鉴别诊断

(一)诊断

心电图或心电监测是室扑和室颤的最重要的诊断依据,但由于多数心室颤动发生在医院以外,即使发生在医院内也应争分夺秒抢救,故不能过分依赖心电图。因室颤和室扑占心脏骤停的绝大多数,故对于心脏骤停应优先考虑室颤或室扑。首先应识别意识丧失、无反应;触摸大动脉搏动有助于判定循环状态;在不影响抢救的前提下要求用心电图了解心律失常的性质,以便采用有针对性的治疗方法。

室颤和室扑的心电图特征如下。

1.均无法辨认 QRS 波、ST 段与 T 波

2.室扑　表现为规则、较宽大畸形的向上与向下的波幅相等的正弦波,频率为150～250次/分。室扑持续时间较短,少数转为其他室性心动过速或恢复窦性心律,绝大多数迅速转为室颤。

3.室颤　表现为心室波消失,代之以频率与振幅极不规则的颤动波,频率为150～500次/分。颤动波较大者即粗波型室颤,颤动的波幅≥0.5mV,对电复律的反应和预后相对较好;细波型室颤是室颤波的波幅<0.5mV,预后更恶劣。

(二)鉴别诊断

室颤和室扑需与导致心脏骤停的其他原因相鉴别。室颤和室扑占所有心脏骤停的70%～80%,其他原因包括无脉搏室性心动过速、心室停搏、无脉搏电活动等。体表心电图检查或心电监测可明确心脏骤停的类型。

五、治疗策略

1.急诊处理流程　室颤、室扑发生后,即为心脏骤停,应及时采取有效的措施急救,使其循环和呼吸恢复。心肺复苏是由环环相扣的生存链组成,即早进入急救系统,早初级心肺复苏、早除颤、早高级心肺复苏。上述任何一个环节出问题,生存的机会都会减少。成败的关键是速度。

(1)考虑为无脉搏心脏骤停后,立即启动基础心肺复苏(CPR),包括进行救生呼吸和胸外按压(按压频率为 100 次/分);用自动体外除颤器对室颤、室扑和无脉搏室性心动过速者除颤;给氧;连接心电图监护/除颤器等。如在院外,同时联系急救医疗服务系统。

(2)通过心电图监护/除颤器诊断为室颤/无脉搏室性心动过速后,给予 1 次电复律(单相波除颤 360J;切角指数双相方波除颤 150～200J;直线双相波除颤 120J),电击后立即启动 CPR(5 个周期)。

(3)判断是否仍需电复律,如仍为室颤/室性心动过速,继续 CPR,给予 1 次电复律,电击后立即启动 CPR。此过程中建立静脉通道。若电复律成功,进入复苏后处理。

(4)判断是否仍需电复律。如仍为室颤/室性心动过速,继续 CPR,经静脉通道静注肾上腺素和(或)加压素,给予 1 次电复律,电击后立即启动 CPR。可应用胺碘酮、利多卡因等抗心律失常药物,尖端扭转型室性心动过速可用镁剂。

(5)判断是否仍需电复律。如仍为室颤/室性心动过速,重复上述步骤。

(6)抗心律失常药物治疗:抗心律失常药首选胺碘酮,首剂 300mg(或 5mg/kg)快速静脉注射 1 次,必要时重复 150mg。利多卡因也可使用,但效果属于未确定类,首剂 1～1.5mg/kg

静脉注射,以后还可以给 0.5～0.75mg/kg,总量为 3mg/kg。若为 QT 间期延长所致的尖端扭转型室性心动过速,考虑使用镁剂,剂量为硫酸镁 1～2g 稀释后 5～20 分钟静脉注射。抗心律失常药物多在除颤不成功时使用,也可以在除颤成功后使用以预防室颤复发。ARREST 研究表明,除颤不成功的室颤或无脉搏的室性心动过速,继肾上腺素后,首选胺碘酮改善电除颤效果,300mg 静脉注射 1 次,必要时重复 150mg,可改善院外心脏骤停患者的入院存活率,但对出院存活率的作用不明确。ALLIVE 研究随机比较了胺碘酮与利多卡因,胺碘酮具有更高的复苏成功率。

(7)复苏后处理:心肺复苏后仍存在许多问题,约有半数患者在 24 小时内因复苏综合征而死亡。在自主循环恢复的几小时内,存在不同程度的心血管功能异常,如心功能异常、微循环异常和脑功能异常。12～24 小时趋向恢复正常。处理原则:提供可靠的心肺支持以保证组织灌注,尤其是脑灌注。应进行重症监护,寻找心脏停搏的原因,采取预防复发的措施(如抗心律失常药物)。以下几方面为处理的重点:①维持有效循环;②维持呼吸;③防治脑水肿;④纠正水、电解质紊乱和酸碱失衡;⑤防治急性肾衰竭;⑥防治继发性感染等。

2.长期治疗

(1)室扑/室颤的预后差,院外发生室扑/室颤的患者存活率极低,故长期治疗的重点在于预防和治疗各种导致室扑/室颤的危险因素和临床疾病,对于发生或再发室扑/室颤风险较大的患者应进行危险分层,风险较大的患者应预防性植入 ICD。

(2)药物治疗

1)器质性心脏病尤其伴有心力衰竭,应用 β 受体阻滞剂可降低总死亡率和心脏性猝死率,但其有效作用可能并非由于其抗心律失常作用,而可能与其拮抗交感神经活性、改善心室不良重塑和改善心力衰竭预后等作用相关。

2)多项临床试验结果表明Ⅲ类抗心律失常药物胺碘酮可使心肌梗死后的心律失常性死亡率及院外心脏性猝死的死亡率明显降低,但对降低总死亡率作用很小。

3)心脏性猝死约占心力衰竭总死亡率的 30%～70%,主要与快速室性心律失常有关。①对于无症状非持续性室性心动过速,不主张积极应用抗心律失常药物治疗,可加用 β 受体阻滞剂或 α、β 受体阻滞剂。②在心肌梗死合并左心功能不全(EF≤0.30)的患者中,无论患者有无室性心律失常,ICD 可以降低病死率。③心力衰竭中室性心动过速药物治疗选择时以胺碘酮为主,可降低心脏性猝死率,对总死亡率降低可能有益。β 受体阻滞剂使心脏性猝死率降低,总死亡率降低。Ⅰ类钠通道阻滞剂可能增加心力衰竭猝死危险,不宜采用。

(3)导管消融治疗

1)近年来射频导管消融治疗特发性室颤、心电异常性室颤(如长 QT 综合征、短 QT 综合征或 Brugada 综合征等所致的多形性室性心动过速/室颤)和器质性心脏病室颤均取得一定进展。

2)导管消融治疗室颤主要针对两个方面:一个是消融诱发室性心动过速/室颤的触发灶,即诱发室颤的起源于浦肯野纤维或心室肌的室性期前收缩;另一个是在器质性心脏病患者中,通过射频导管消融消除或改良与多形性室性心动过速/室颤相关的器质性心脏病瘢痕基质,从而治疗室颤或减少室颤发作。

3)由于室颤等同于心脏骤停的不良预后,即使成功消融室性心动过速/室颤的触发灶或成功消融或改良导致室性心动过速/室颤的基质,如有适应证也应植入 ICD 以防治心脏性猝死的发生。

3.ICD 治疗

(1)ICD 在室性心动过速/室颤的治疗中具有重要的价值,不仅能在室性心动过速/室颤发作时立即有效终止,而且是迄今为止降低心脏性猝死率最有效的手段。

(2)AVID、MUSTT、CIDS、CASH 等二级预防临床试验表明,ICD 可以显著降低恶性室性心律失常患者的死亡率,其效果明显优于抗心律失常药物。尤其是器质性心脏病合并明显心功能不全的患者,从 ICD 获益更大。

(3)多个 ICD-级预防试验,如 MADIT、CABG-Patch、MADIT-Ⅱ、COMPANION、DEFI-NITE、SCD-HeFT、DINAMIT 等,均证实其在器质性心脏病合并明显心功能不全患者中具有减少心源性猝死和总死亡率的作用。

(4)多项研究表明双心室同步起搏＋ICD(CRT-D)可明显降低伴严重左心功能不全患者的总死亡率。

(5)目前 ICD/CRT-D 用于心脏骤停/心脏性猝死的二级预防Ⅰ类适应证包括以下几点。

1)由室颤或血流动力学不稳定的室性心动过速引起心脏停搏后存活的患者,排除一切可逆性因素,需植入 ICD(证据等级:A)。

2)存在自发持续性室性心动过速的器质性心脏病患者,无论血流动力学是否稳定,均可植入 ICD(证据等级:B)。

3)不明原因的晕厥患者,在电生理检查时诱发出有临床意义的血流动力学不稳定的持续性室性心动过速或室颤,应植入 ICD(证据等级:B)。

(6)目前 ICD/CRT-D 用于心脏骤停/心脏性猝死的一级预防Ⅰ类适应证包括以下几点。

1)心肌梗死后＞40 天,LVEF≤35％,NYHA 分级Ⅱ级或Ⅲ级(证据水平:A 级)。

2)心肌梗死后＞40 天,LVEF＜30％,NYHA 分级Ⅰ级的左心室功能不全患者(证据水平:A 级)。

3)因陈旧性心肌梗死造成的非持续性室性心动过速,LVEF＜40％,电生理检查中可诱发出室颤或持续性室性心动过速(证据水平:B 级)。

第十一章　心房颤动

一、心房颤动的病因及机制

(一)概述

心房颤动(房颤)是最常见的具有临床意义的心律失常,Miyasakal 等在 2006 年发表的明尼苏达流行病学研究显示,美国 1980 年房颤的发病率为 3.04‰,2000 年发病率为 3.68‰,2000 年房颤患者已为 510 万,2050 年将达到 1210 万,如果考虑房颤发病率还将增加的话,2050 年美国房颤患者将为 1590 万。国内有学者在全国 13 个省份选取 14 个自然社区 30 岁以上人群进行整群抽样调查,结果显示中国房颤患病率为 0.77%,男性(0.9%)略高于女性(0.7%),如此估计我国房颤患者在 600 万以上。

定义

1.**心房颤动**　心房颤动是一种室上性心律失常,特点为心房活动不协调,继之心房功能恶化。在心电图上,房颤表现为正常的 P 波被大小、形状、时限不等的快速震荡波或纤维颤动波所取代。如果房室传导正常,则伴有不规则的、频繁的快速心室反应。心室对房颤的反应性取决于房室结的电生理特性、迷走神经和交感神经的张力水平,以及药物的影响。

2.**初发房颤**　指首次发现的房颤,不论其有无症状和能否自行复律。

3.**阵发性房颤**　指持续时间<7 日的房颤,一般<48 小时,多为自限性。

4.**持续性房颤**　持续时间>7 日的房颤,一般不能自行复律。

5.**持久性房颤**　复律失败或复律后 24 小时内又复发的房颤,可以是房颤的首发表现或由反复发作的房颤发展而来,对于持续时间长、不适合复律或患者不愿意复律的房颤也归于此类。

6.**新近发生的或新近发现的房颤**　部分房颤,不能获得明确房颤病史,尤其是无症状或症状轻微者,可采用此名称,后者对房颤持续时间不明的患者尤为适用。

7.**慢性房颤**　指南尚无这一具体分类方法,根据文献中的定义,通常指不能自行终止,电复律后不能维持窦性心律的房颤。Oral 将其定义为持续时间超过半年,无自发窦性心律出现,及电复律 1 周内复发,包括大部分持续性房颤和持久性房颤。

(二)病因及诱因

房颤的病因有多种,所有能对心房肌产生影响导致心房发生改变的心脏疾病均属于房颤的病因。此外,许多与年龄相关的改变,如心房肌纤维化也可能与老年患者的房颤发生率相关。交感神经和副交感神经活性也会对心房的电生理特性产生影响,从而促发房颤。某些肺部疾病、甲状腺功能亢进等都可能促发房颤。但是,亦有部分房颤患者无器质性心脏病,也无其他常见促发房颤的原因,此类房颤称为孤立性房颤。房颤的病因随着时间的推移也有所变迁。1929年Yater等解剖145例房颤患者的尸体发现,19%合并慢性心内膜炎,25%合并伴眼球突出的甲状腺肿,19%合并腺瘤性甲状腺肿,8%合并高血压。1988年Lie的尸检报告显示与房颤相关的最常见的心脏病为冠心病、风湿性心脏病和高血压性心脏病。近年来发现,与房颤相关的最常见的心脏病为高血压性心脏病。戚文航教授对1999~2001年中国内地41家医院诊断的心房颤动患者的住院病历进行回顾性分析和统计。结果显示房颤病因及相关因素统计(单项%),老年58.1%,高血压40.3%,冠心病34.8%,心力衰竭33.1%,风湿性瓣膜病23.9%,特发性房颤7.4%,心肌病5.4%.糖尿病4.1%等。其中以高龄与高血压的组合最常见。

房颤的相关病因及诱发因素见表11-1。

表11-1 房颤的病因和诱发因素

电生理异常	酒精
自律性增强	咖啡因
传导异常	内分泌紊乱
心房压力升高	甲状腺功能亢进
瓣膜性心脏病	嗜铬细胞瘤
心肌病(继发或原发,导致收缩或舒张功能障碍)	自主神经改变
半月瓣异常(导致左心室肥厚)	副交感神经增强
全身性或肺部高压(非栓子)	交感神经增强
心内肿瘤或栓子	心房或心房近邻处原发病变或继发病变
心房缺血	术后
冠状动脉疾病	心脏、肺部、食管手术
炎症性或间质性心房疾病	先天性心脏病
心包炎	神经源性
淀粉样变性	蛛网膜下腔出血
心肌炎	非出血性卒中
年龄性心房纤维化改变	特发性(孤立性房颤)
药物	家族性房颤

1.**房颤的可逆性原因** 房颤与某些急性、暂时性原因有关,包括饮酒、外科手术、电击、心肌炎、肺栓塞、其他肺脏疾病、甲状腺功能亢进以及其他代谢紊乱,在这些情况下治疗基础疾病十分重要,对这些疾病的治疗会大大减少房颤的发生和复发。

2.**不伴有相关心血管疾病的房颤** 房颤可作为一个孤立性心律失常发生于无基础疾病的老年患者,尽管患者无相关心血管疾病,但年龄所带来的心肌结构和功能的改变,如心脏僵硬度增加,可能与房颤有关。

3.**与房颤相关的身体状态** 肥胖是房颤发生的重要的危险因子,肥胖、房颤和卒中之间有一定关联。

4.相关心血管病的房颤　与房颤有关的心血管病包括瓣膜性心脏病、冠心病以及高血压,尤其是存在左心室肥厚时。此外,房颤常发生于伴有肥厚型心肌病、扩张型心肌病、先天性心脏病、心脏肿瘤等患者中。

5.家族性房颤　家族性房颤应和继发于其他遗传性疾病的房颤相鉴别,尽管目前已经发现较多家族性房颤异常基因,但其具体分子生物学缺陷尚不清楚。

6.神经性房颤　自主神经系统通过提高迷走神经或交感神经张力触发易感患者发生房颤。根据触发类型,可分为迷走型房颤和交感型房颤。

(三)发病机制

房颤的经典假说有多发子波折返假说、主导折返环伴颤动样传导理论、局灶激动及肺静脉波学说等,但所有单一假说均不能解释所有类型房颤发生和维持的机制。房颤的发生机制主要涉及两个基本方面。其一是房颤的触发因素,触发因素是多样的,包括交感和副交感神经刺激、心动过缓、房性期前收缩或心动过速、房室旁路和急性心房牵拉等。其二是房颤发生和维持的基质。心房具有发生房颤的基质,是房颤发作和维持的必要条件。以心房有效不应期缩短和心房扩张为特征的电重构和解剖重构是房颤持续的基质。目前认为,房颤是多种机制共同作用的结果(图 11-1)。

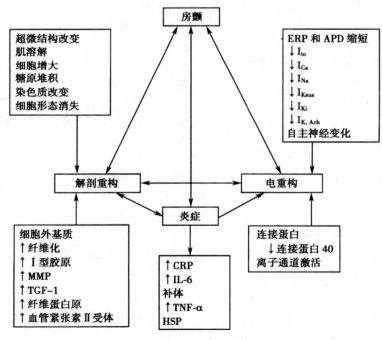

图 11-1　房颤的发生及维持机制

ERP 系有效不应期,APD 系动作电位时限,I_{to} 为瞬时外向钾电流,I_{Ca} 为 L 型钙离子流,I_{Na} 为钠离子流,I_{Ksus} 为维持外向钾流,I_{Ki} 为内向整钾电流,$I_{K,Ach}$ 为 G 蛋白偶联内向整钾电流,MMP 为基质蛋白酶,TCF 为转移生长因子,CRP 为 C 反应蛋白,IL 为白介素,TNF 为肿瘤坏死因子,HSP 为热休克蛋白

房颤从始发到维持的过程中,心房的结构和电生理特性均发生改变,这种心房对于房颤节律的病理生理性适应称为心房重构。目前认为,房颤使心房重构,而心房重构又是房颤发生、

发展的电生理解剖学基础。根据房颤的病理生理特点,心房重构分为心房解剖重构和电重构。

1.心房解剖重构　心房解剖重构主要表现为心房肌细胞超微结构的改变和心肌间质纤维化、胶原纤维重分布,导致局部心肌电活动传导异常,使激动传导速度减慢、路径变得曲折复杂,从而促进房颤的发生和维持。分子水平的变化则表现为结构蛋白和收缩蛋白的降解、缝隙连接蛋白的排列紊乱、离子通道蛋白的降解等。

2.心房电重构　1995 年 Wijffels 等提出心房电重构的概念,他们通过山羊动物模型,对心房超速起搏,发现可诱发房颤,而且房颤的持续时间随着刺激时间的延长而延长,这就是所谓的"房颤连缀房颤"理论。电重构是指促进房颤发生和维持的任何心房电生理特性改变,主要包括心房有效不应期及动作电位时限的缩短、动作电位传导速度减慢、不应期离散度增加,由此使冲动传导的波长缩短,有利于折返的形成,使房颤得以发生和维持。电重构的基础是心房肌细胞跨膜离子流的改变,房颤时,L 型钙通道的钙离子内流增多,延长动作电位时限,并提高平台期电位水平,诱发细胞内钙超载,细胞内升高的钙可导致电重构。钙离子内流的同时可导致心房肌细胞的钠通道功能下降,从而引起心房肌细胞除极速度减慢,传导速度减慢,增加心房局部的异质性。

3.自主神经系统和房颤　近年的研究发现自主神经在房颤发生和维持中起重要作用,刺激或阻断自主神经系统均可诱发房颤,其张力变化促进心房电重构,并导致不同部位电重构的程度不一致,增加心房的电不稳定性。迷走神经系统可能是房颤发生与维持的重要基质,研究证实肺静脉和脂肪垫存在大量的迷走神经纤维,对肺静脉周围脂肪垫注入拟副交感神经药能引起急性自主神经重构,提高房颤的易感性。心房自主神经系统变化和电重构有协同效应,心房电重构过程可能伴随迷走神经重构,导致迷走神经兴奋性增强,引起迷走神经性房颤易感性增加。同时,心房由于神经重构存在,迷走神经末梢离散性分布,后者兴奋后释放乙酰胆碱作用于心房 M 受体,通过 G 蛋白激活 IK、ACh 电流,增加钾外流,加速细胞复极化,从而缩短APD。在房颤消融中,有迷走神经反射的患者房颤复发率低,说明消融能改善神经重构基质。迷走神经重构可能与碎裂电位密切相关。对迷走神经丰富区或者碎裂电位区消融可以部分去迷走神经,减少心房神经重构,降低房颤复发率。

二、心房颤动的分类

根据房颤的临床特点可分为初发房颤、阵发性房颤、持续性房颤及持久性房颤。

初发房颤:为首次发现的房颤,不论其有无症状和能否自行复律。

阵发性房颤:指持续时间＜7 日的房颤,一般＜48 小时,多为自限性。

持续性房颤:持续时间＞7 日的房颤,一般不能自行复律,药物复律的成功率较低,常需电复律。

持久性房颤:复律失败或复律后 24 小时内又复发的房颤,对于持续时间＞1 年、不适合复律或患者不愿复律的房颤也归于此类;有些文献提及的"长期持续性房颤"和既往定义的"永久性房颤"亦归类于此。

急性房颤:指发作时间＜48 小时的房颤,包括初发房颤和阵发性房颤的发作期,持续性房颤和持久性房颤的加重期,有部分患者尚可出现血流动力学不稳定的临床表现。

此外,有些房颤患者,不能获得房颤病史,尤其是无症状或症状较轻者,可采用新近发生的或新近发现的房颤来命名,后者对房颤持续时间不明的患者尤为适用。

多数房颤由器质性心脏病引起,包括高血压、冠状动脉粥样硬化性心脏病、心脏瓣膜病、心力衰竭、心肌病等。另外,一些其他系统疾病也可引起房颤,如慢性支气管炎及慢性阻塞性肺疾病、睡眠呼吸暂停综合征、甲状腺功能亢进等。除了上述疾病和相关因素可以引发房颤,大约 30%～45% 的阵发性房颤和 20%～25% 的持续性房颤发生在没有明确基础心肺疾病的患者,被称为特发性房颤。年龄<60 岁的特发性房颤也被称为孤立性房颤。

继发于急性心肌梗死、心脏手术、心肌炎、甲状腺功能亢进或急性肺脏病变的房颤,应区别考虑。因为在这些情况下,控制房颤发作的同时治疗基础疾病,往往可以消除房颤的发生。

三、心房颤动的临床表现及预后

(一)房颤的临床表现

房颤的临床表现多种多样。轻者可完全无症状,一些患者在体检中无意发现。一般而言,阵发性房颤易被患者感知,而持续性或持久性房颤,心室律比较规整、心率接近正常范围,可无明显不适。

常见症状:心慌、胸闷、气短、呼吸困难、头晕、疲乏。

当窦房结功能障碍的患者复律时、主动脉狭窄或肥厚型心肌病心率过快时以及存在房室旁路时,易产生黑蒙或晕厥。快房颤伴显性预激,可以导致心源性猝死。

若有基础心脏病,则合并基础心脏病表现,如胸痛或心力衰竭的症状等。

阵发性房颤上述症状均可以表现为突发突止。

房颤若发生血栓栓塞,可出现栓塞的相应症状。

体征:房颤患者在听诊时可发现心律绝对不齐、心音强弱不等,并且有脉搏短绌(脉率少于心率)的情况。房颤发作时心室率可以快至 100～200 次/分,也可能因房室阻滞或隐匿性传导而出现心率缓慢或长 RR 间歇。有些患者可表现为慢-快综合征,即在阵发性房颤之间表现为窦性心动过缓、窦房阻滞,甚至可见窦性停搏。

房颤的诊断主要靠心电图,表现为 P 波消失,代之以快速而不规则的心房波,称为房颤波或者 f 波,频率为 350～700 次/分,在 Ⅱ、Ⅲ、aVF 和 V$_1$ 导联比较清楚。房颤波的大小与房颤类型、持续时间、病因、左心房大小和纤维化程度等有关。左心房扩大不明显的阵发性房颤其房颤波较为粗大(称为粗颤),持续时间较长、左心房明显扩大的慢性房颤其房颤波较为细小(称为细颤)。有时心房电活动较小,细颤波几乎成水平线,此时要靠 RR 间期来判断房颤。部分房颤可与房扑相互转换,称为不纯性房颤。

房颤时 RR 间期绝对不规则,QRS 波形态多正常,也可发生室内差异性传导而致 QRS 波宽大畸形,易出现在长 RR 间期之后,即长短周期现象。房颤时若 RR 间期规则,且为窄 QRS 波,应考虑并存三度房室阻滞(心室率<60 次/分),或非阵发性房室交界性心动过速,如使用了洋地黄类药物,应考虑洋地黄中毒。房颤时合并宽 QRS 波,且节律整齐,频率较快(>100

次/分),应考虑合并室性心动过速。房颤时合并宽 QRS 波,RR 间期仍然绝对不规则,应考虑合并左右束支阻滞或房室旁路前向传导。

如普通 12 导联心电图未能捕捉到房颤,可以通过动态心电图、电话或远程心电图监测等方式诊断。经胸超声心动图可以发现房颤患者的基础心脏病以及心房的大小。经食管超声心动图则可以评估心房尤其是左心耳的附壁血栓。

对于房颤患者的临床评估,应该明确房颤的发作方式、类型、频率、原发疾病、基础心脏病变、对心功能的影响、合并症等(表 11-2)。

表 11-2 房颤患者的临床评估

基本评估

病史和体格检查,以确定

- 有无房颤相关的症状及其性质
- 房颤的临床类型(首次发作、阵发性、持续性或持久性)
- 首次有症状的发作或发现房颤的日期
- 房颤的频度、持续时间、诱发因素和终止方式
- 对所给药物的反应
- 有无基础心脏病或其他可逆性情况(如甲状腺功能亢进、饮酒)

心电图,以确定

- 心律(证实房颤)
- 左心室肥厚
- P 波时限和形态或颤动波
- 预激
- 束支阻滞
- 既往心肌梗死
- 其他房性心律失常
- 测量和随访与抗心律失常药物相关的 RR、QRS 和 QT 间期

经胸超声心动图,以识别

- 心瓣膜病
- 左心房和右心房大小
- 左心室大小和功能
- 右心室峰压(肺动脉高压)
- 左心室肥厚
- 左心房血栓(灵敏度低)
- 心包疾病

通过血液检查甲状腺、肾及肝功能

首次发作的房颤,可进行以下一项或数项附加检查

1.6 分钟步行试验:不确定心率控制是否足够

2.运动试验

- 评价运动时的心室率(持久性房颤)

- 诱发运动介导的房颤

- 在用 I。类抗心律失常药治疗某些患者前,排除心肌缺血

3.Holter 监测或事件记录器

- 心律失常类型诊断不明

- 作为评价心室率控制的一种手段

4.经食管超声心动图

- 检测左心房血栓(左心耳部),指导房颤转复

电生理检查

- 澄清宽 QRS 波心动过速的机制

- 鉴别易诱发性心律失常如房扑或阵发性室上性心动过速

- 寻找消融治疗靶点或房室阻滞/改良

胸片,以检查

- 肺实质,当临床提示有异常时

- 肺纹理,当临床提示有异常时

(二)预后

房颤有很高的致残率和致死率。Framingham 心脏研究显示,在 5 年的随访期内,男性患者的病死率是非房颤患者的 1.5 倍,女性患者的病死率是非房颤患者的 1.9 倍。

充血性心力衰竭是房颤的重要合并症之一,Framingham 研究中,房颤 10 年随访有 1/3 的患者最终发生心力衰竭;我国的资料显示,住院的房颤患者中有 1/3 存在心力衰竭。房颤是大型心力衰竭临床试验中患者致死、发生并发症的独立危险因素。在 Val-HeFT 研究中,慢性心力衰竭患者房颤的发生与临床后果恶化相关。心力衰竭促进房颤的发生,而房颤会加重心力衰竭,两者互相诱发和促进,同时存在时则预后不良。

脑卒中是房颤常见的另一项合并症。胡大一等对中国房颤住院病例进行多中心对照研究,结果显示住院患者房颤的脑卒中患病率达 24.8%。Framingham 研究的数据表明,年龄的增加能显著增大脑卒中的发生率,50～59 岁年龄组卒中的发生率为 1.5%,而 80～89 岁组卒中的发生率则升高到 23.5%。周围性血栓栓塞事件的发生率虽然低于脑卒中,但其与房颤的关系更密切,约 75% 的非中枢性血栓栓塞事件与房颤有关。此外,值得一提的是无症状性房颤,由于其隐蔽性,这部分患者一般不会接受抗凝治疗,其并发血栓栓塞事件的风险大大增加。

四、心房颤动的药物治疗

房颤的药物治疗目标包括针对基础疾病的上游治疗,预防血栓栓塞,控制心律或预防房颤复发,控制心室率。针对不同房颤患者,药物治疗策略应充分体现个体化,要结合以下几个方面:①房颤的类型和持续时间;②症状的有无和严重程度;③并存的心血管疾病及卒中危险因素;④年龄;⑤合并用药情况等。

(一)针对房颤基质和基础心血管疾病的上游和下游治疗

对于可能引起房颤的疾病进行干预,减少新发房颤,被称为房颤的一级预防或上游治疗。对已经发生房颤的患者,通过应用非抗心律失常药物改变房颤的发生和维持机制,减少房颤的发生或并发症,是房颤的二级预防或下游治疗。两种治疗策略扩展了房颤的传统治疗视野。已有的临床研究证实,血管紧张素转换酶抑制剂(ACEI)或血管紧张素受体拮抗剂(ARB)单用或联合抗心律失常药物有助于减少新发生房颤风险,或预防房颤复发、减少相关并发症。对于高血压患者,理想的血压控制,尤其是应用 ACEI 或 ARB 制剂满意地控制血压,可减少新发生房颤或预防房颤复发。

(二)心率控制与心律控制

理论上,心律控制与心率控制相比可以降低死亡率和卒中的发生率。但一系列的临床研究提示,心律控制和心率控制两种治疗策略在改善患者预后和减少并发症方面没有明显差异。产生这一结果的主要原因是研究中所用的传统Ⅰ类和Ⅲ类抗心律失常药物在减少房颤复发的同时没有明显减少患者的并发症发生率和死亡率,进一步的研究发现满意控制心室率可以改善房颤患者的症状,但不改善患者的预后。

房颤转复为窦性心律后不仅能消除症状,改善血流动力学,减少血栓栓塞,还能消除或逆转心房重构。对于年轻患者,特别是阵发性孤立性房颤,最初治疗目标应为心律控制。但多数情况下,需要心律和心率同时控制。转复药物包括Ⅰa类、Ⅰc类和Ⅲ类抗心律失常药,但这些药物的毒副作用偶可导致严重室性心律失常,转复时需要心电监护。在合并心脏明显增大、心力衰竭及电解质紊乱的患者,应特别警惕这类并发症的发生。

1.复律的药物　临床常用于转复房颤的药物有胺碘酮、普罗帕酮、多非利特和依布利特等。其中,普罗帕酮及依布利特为Ⅰ类推荐药物,胺碘酮为Ⅱa类推荐药物。

(1)胺碘酮:口服起始剂量为每日 0.6~0.8g,分次口服,总量至 6~10g 后改为维持剂量每日 200~400mg。胺碘酮负荷量的大小与患者的体重关系密切,体重越大,所需负荷量越大。静脉注射胺碘酮常用剂量为 3~7mg/kg,缓慢注射,每日 0.6~1.2g。对有器质性心脏病者(包括左心室功能障碍)应首选胺碘酮。胺碘酮的可能不良反应包括心动过缓、低血压、视觉异常、甲状腺功能异常、肝功能损害、肺毒性、静脉炎等。

(2)普罗帕酮:每日 450~600mg,每日 3 次口服。静脉注射常用剂量为 1.5~2mg/kg,缓慢注射。普罗帕酮不良反应包括快速的房扑、室性心动过速、室内阻滞、低血压、复律后心动过缓。对于房颤合并器质性心脏病者普罗帕酮应当慎用或不用,对于心力衰竭或严重阻塞性肺病患者应当避免使用。

　　(3)多非利特:口服用于转复房颤和心房扑动,对心房扑动的转复效果似乎优于房颤。通常在服药后数天或数周后显效,常用剂量为 0.125～0.5mg,每日 2 次。当肌酐清除率<20ml/min时禁用。

　　(4)依布利特:静脉注射后 1 小时起效。转复心房扑动的效果优于房颤,对近期发生的房颤疗效较好。常用剂量为 1mg,10 分钟后可重复使用 1 次。4%左右的患者服药后可发生尖端扭转型室性心动过速,易发生于女性患者。因此,该药应在院内监护条件下使用,心电监护的时间不应少于 5 小时。左心室射血分数很低的心力衰竭患者容易发生严重室性心律失常,应避免使用。

　　由于不良反应较为严重,目前已很少使用奎尼丁和普鲁卡因胺转复房颤。丙吡胺和索他洛尔转复房颤的疗效尚不确定。静脉使用短效类 β 受体阻滞剂对新发房颤的转复有一定疗效,但作用较弱。

　　2.复律后维持窦性心律的药物　　房颤恢复窦性心律后,多数患者仍需要服用抗心律失常药物来预防房颤的复发。长期应用抗心律失常药物时,所选药物的安全性至关重要,对于合并基础心脏疾病的房颤患者不少抗心律失常药物可导致心功能恶化或有严重的致心律失常作用,应谨慎应用。临床常用于维持窦性心律的药物有胺碘酮、多非利特、普罗帕酮、β 受体阻滞剂、索他洛尔及决奈达隆等。

　　(1)胺碘酮:胺碘酮维持窦性心律的疗效优于Ⅰ类抗心律失常药和索他洛尔。常用剂量为每次 200mg,每日 1 次口服,长期应用时部分患者 200mg 隔天 1 次也能维持窦性心律。由于胺碘酮心脏外的不良反应发生率较高,将其列为二线用药。对伴有器质性心脏病患者,胺碘酮仍为首选药物。

　　(2)β 受体阻滞剂:维持窦性心律的作用低于Ⅰ类或Ⅲ类抗心律失常药,但长期应用不良反应少。初次应用宜从小剂量开始,靶目标为清晨静息状态下心率不低于 55 次/分。

　　(3)多非利特:在复律后,多非利特减少房颤复发。用药后尖端扭转型室性心动过速的发生率约为 0.8%,大多发生在用药后的前 3 天。因此应该院内开始用药,并根据肾功能和 QT 间期延长的情况调整剂量。常用剂量为每次 0.25～0.5mg,每日 2 次口服。

　　(4)普罗帕酮:预防房颤复发的有效性不如胺碘酮。与其他Ⅰ类药物一样,由于存在促心律失常作用风险,普罗帕酮不应用于缺血性心脏病、心功能不全和明显左心室肥厚的患者。常用剂量为每日 450～600mg,每日 3 次口服。

　　(5)索他洛尔:虽然其转复房颤的疗效差,但预防房颤复发的作用与普罗帕酮相当。对合并哮喘、心力衰竭、肾功能不全或 QT 间期延长的患者应避免使用。尖端扭转型室性心动过速发生率为 4%,且与用药剂量相关,用药期间应监测心电图变化。常用剂量为每次 80～160mg,每日 2 次口服。

　　(6)决奈达隆:Ⅲ类抗心律失常药,与胺碘酮作用相似但不含碘,故心外不良反应较少。临床试验结果显示,决奈达隆能降低房颤患者的心血管疾病住院率和心律失常死亡率,但其维持窦性心律的有效性不如胺碘酮。该药已于 2009 年经美国 FDA 批准用于房颤患者的治疗。常用剂量为每次 400mg,每日 2 次。禁用于严重心力衰竭和二度或以上房室阻滞患者。

　　由于严重不良反应,现已不推荐普鲁卡因胺和奎尼丁用于治疗维持窦性心律。非二氢吡啶类钙拮抗剂有降低心室率的作用,因此可改善阵发性房颤患者的症状,但预防房颤复发的作用尚不确定。

在维持窦性心律的治疗中选择抗心律失常药物时,应依据患者基础心脏疾病、心功能状态和左心室肥大程度来决定(图 11-2)。

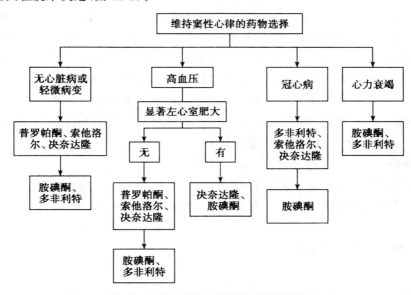

图 11-2　维持窦性心律药物选择流程图

3.控制心室率的目标和药物　快而不规则的心室率是引起房颤患者心悸不适症状的主要原因,心室率控制较为安全,患者依从性较好。但由于房颤心律仍存在,房颤引起的心室射血量减少和可能发生的栓塞危险性仍然存在。症状明显的老年患者,持续性房颤伴高血压或心脏病,最初治疗目标以控制心率较为合理。一般认为,对大多数房颤患者,静息时心室率应控制在 60～80 次/分,中度活动时,心室率应控制在 90～115 次/分。

控制心室率的药物主要作用于房室结,延长房室结不应期。对血流动力学稳定的患者,可口服给药控制心室率。需要尽快控制心室率时,可静脉给药。一般首选 β 受体阻滞剂和非二氢吡啶类钙拮抗剂,一种药物控制效果不好时,可联合用药。当房颤合并预激综合征时,静脉应用 β 受体阻滞剂、洋地黄、钙拮抗剂,减慢房室结的传导而加快房室旁路的前传,应为禁忌,可应用胺碘酮。对合并心力衰竭但无房室旁路的房颤患者,紧急时可静脉应用洋地黄或胺碘酮控制心室率,平时可口服 β 受体阻滞剂和洋地黄控制心室率。近来的研究提示,在心力衰竭伴房颤患者中,长期应用 β 受体阻滞剂控制心室率可改善患者的预后,而单纯应用洋地黄制剂则没有改善心力衰竭伴房颤患者预后的作用。

(1)β 受体阻滞剂:静脉用美托洛尔或艾司洛尔等 β 受体阻滞剂可快速控制房颤心室率,对交感神经活性高者效果更好。主要不良发应有血压降低、头晕、头痛、乏力等,禁用于低血压、二度或以上房室阻滞、病态窦房综合征、重度或急性心力衰竭、严重的外周血管病等。美托洛尔口服维持剂量每次 12.5～100mg,每日 2 次。静脉注射剂量为 2.5～5mg(5 分钟内注射完毕),可每隔 5 分钟注射 1 次,重复 3 次。比索洛尔口服维持剂量为每次 1.25～10mg,每日 1 次。艾司洛尔

$500\mu g/kg$,静脉注射 1 分钟以上,5 分钟起效,维持剂量为 $60\sim200\mu g/(kg \cdot min)$。

(2)非二氢吡啶类钙拮抗剂:维拉帕米和地尔硫草静脉注射均能有效控制心室率,药物作用时间短,需要持续静脉点滴。非二氢吡啶类钙拮抗剂有负性肌力作用,收缩功能障碍的心力衰竭患者慎用,适用于有支气管痉挛或慢性阻塞性肺疾病的患者。主要不良反应为血压下降和加重心力衰竭,其他还包括恶心、便秘等。禁用于低血压、二度或以上房室阻滞和病态窦房结综合征等。地尔硫草常用口服剂量为每次 $30\sim60mg$,每日 3 次。静脉注射用量为 $10mg$ 缓慢推注,15 分钟后可重复应用。维拉帕米口服剂量为每次 $40\sim80mg$,每日 $3\sim4$ 次。静脉注射用量为 $5\sim10mg$,缓慢推注 5 分钟,如无效可 15 分钟后重复 $1\sim2$ 次。

(3)地高辛:主要作用是降低交感神经兴奋性,可有效降低静息时心率。地高辛不是房颤快速心室率治疗的一线用药,即使对心力衰竭伴房颤患者也应首先考虑应用 β 受体阻滞剂,再根据病情需要加用地高辛。地高辛口服剂量为每次 $0.125\sim0.25mg$,每日 1 次,从小剂量开始。毛花苷丙静脉注射剂量为 $0.4\sim0.8mg$,缓慢推注。

(4)胺碘酮:其他药物控制房颤患者心室率无效时可以应用胺碘酮,根据病情需要可静脉或口服给药。因长期应用不良反应大,胺碘酮只作为控制心室率的二线用药。

五、心房颤动的抗凝治疗

房颤是卒中的独立危险因素,非瓣膜病房颤患者卒中的危险性是窦性心律者的 5.6 倍,瓣膜病合并房颤患者卒中的危险性是窦性心律者的 17.6 倍;而且当卒中患者合并房颤时,其病死率和病残率也显著高于窦性心律者。因此,预防房颤引起的栓塞性事件,是房颤治疗策略中重要的一环,也是前瞻性随机多中心研究较多、结果比较肯定的治疗策略。在有血栓栓塞危险因素的房颤患者中,应用华法林进行抗凝治疗是经典的可以改善患者预后的药物治疗手段。

(一)危险因素及危险分层

房颤患者卒中的独立危险因素有多种。其中,风湿性二尖瓣狭窄、既往有血栓栓塞病史为高危因素;年龄≥75 岁、高血压、心力衰竭、左心室收缩功能受损(EF≤35％或 FS<25％)和糖尿病为中危因素;年龄 65～74 岁、女性和冠心病为低危因素。有 1 个高危因素或 1 个以上中危因素的房颤患者为发生卒中的高危人群,有 1 个中危因素或 1 个或多个低危因素的房颤患者为发生卒中的中危人群,年龄<65 岁、没有器质性心脏病、不伴有卒中危险因素(性别除外)的房颤患者是卒中的低危人群。CHADS2 评分法根据患者是否近期有心力衰竭、高血压、年龄≥75 岁、糖尿病和血栓栓塞病史确定房颤患者的危险因素,CHADS2 评分≥2 分提示患者具有高危的血栓栓塞危险因素(表 11-3)。

表 11-3 非瓣膜性房颤卒中危险因素 CHADS2 评分

CHADS2 危险因素	积分	CHADS2 危险因素	积分
心力衰竭	1 分	糖尿病	1 分
高血压	1 分	既往卒中或 TIA	2 分
高龄≥75 岁	1 分		

房颤的危险分层不同，所需的抗凝方法也不同。一般而言，如无禁忌证，高危患者需华法林治疗，低危患者采用阿司匹林81～325mg/d治疗，而中危患者建议选用华法林，也可以考虑应用阿司匹林治疗。阵发性房颤与持续性或持久性房颤具有同样的危险性，其抗凝治疗的方法均取决于危险分层。房扑的抗凝治疗原则与房颤相同。

（二）抗凝药物的选择

华法林疗效确切，但需要定期监测国际标准化比率（INR）。近来的RELY研究提示，口服小剂量直接凝血酶抑制剂达比加群（110mg，bid）预防房颤患者血栓栓塞事件的有效性与华法林相似，并可降低大出血的发生率，且不需监测INR。而大剂量达比加群（150mg，bid）与华法林相比可进一步降低血栓栓塞事件，大出血的发生率与华法林相近。阿司匹林预防房颤患者卒中的有效性远不如华法林，但优点是服药方法简单，不需要监测INR，出血危险性低。不建议阿司匹林与华法林联合应用，因其抗凝作用不优于单独应用华法林，而出血的危险却明显增加。氯吡格雷也可用于预防血栓形成，临床多用75mg顿服，其优点是不需要监测INR，出血危险性低，但预防卒中的效益远不如华法林，氯吡格雷与阿司匹林合用预防卒中的作用也不如华法林，但与单用阿司匹林（75～100mg/d）相比可使卒中发生率减少28%，出血的风险也相应增加。

当房颤持续时间在48小时以内，行药物或电复律前不需要抗凝。如果房颤持续时间不明或≥48小时，临床可有两种抗凝方案。一种是先行华法林抗凝治疗，INR达到治疗强度3周后复律。另一种是经食管超声心动图检查，如果没有发现心房血栓，静脉注射肝素后复律。复律后肝素和华法林合用数日，在INR达到治疗强度后停用肝素，继续应用华法林。在房颤转复后短时间内，心房的收缩功能恢复不完全，患者仍然有发生血栓栓塞的可能，应继续应用华法林抗凝治疗至少4周。转复房扑和房性心动过速有与转复房颤相近的血栓栓塞风险。

患者行冠状动脉介入治疗时，为了预防穿刺部位出血可暂停华法林抗凝，术后应尽早恢复。围术期可短期应用阿司匹林，但氯吡格雷应该与华法林（INR 1.6～2.5）联合应用，植入金属裸支架者氯吡格雷至少应用1个月，植入紫杉醇药物支架者氯吡格雷至少应用3个月，而植入西罗莫司药物支架者氯吡格雷至少应用6个月，特殊患者氯吡格雷可应用12个月，以后在没有冠状动脉缺血事件发生时可单独应用华法林。在联合应用华法林和氯吡格雷或小剂量阿司匹林时应严密监测INR。

（三）抗凝强度及目标值

华法林抗凝治疗的效益和安全性取决于抗凝治疗的强度和稳定性。欧美国家的临床试验证实，抗凝强度为INR 2.0～3.0时，可以有效预防脑卒中事件，使脑卒中年发生率从4.5%降至1.5%，相对危险性降低68%。如INR<2.0，出血并发症少，但预防血栓形成的作用减弱；INR>4.0，血栓形成减少，但出血并发症显著增多。在一个回顾性研究中，Shen等发现在黑人、西班牙裔和亚裔与华法林有关的颅内出血风险高于白种人，在相同强度和时间的华法林治疗中，不同种族人群卒中的发生率没有区别。日本的一项房颤患者脑卒中二级预防研究发现，保持INR 1.5～2.1的抗凝治疗较INR 2.2～3.0的抗凝治疗严重出血并发症减少，而缺血性脑卒中的发生率差别不明显。国内的研究对INR维持在1.5～2.5和2.0～3.0时华法林预防房颤患者血栓栓塞事件的疗效及安全性进行评价，提示保持INR 2.0～2.5可能较为适合中国人群。中国人服用华法林的最佳抗凝强度还需要前瞻性的较大样本的临床研究进行评估。

(四)抗凝治疗的监测及随访

华法林初始剂量为 2.5～3.0mg/d,2～4 日起效,5～7 日达治疗高峰。开始治疗时应每周监测 INR 1～2 次,稳定后每月复查 1～2 次。华法林剂量根据 INR 调整,如 INR<1.6,则增加华法林的剂量,如 INR>2.8,则减少华法林的剂量。华法林剂量每次增减的幅度在原剂量的 1/4 左右,剂量调整后需重新监测 INR。由于华法林的药代动力学受多种食物、药物等影响,因此,华法林的治疗需长期监测和随访 INR。房颤患者在应用华法林抗凝过程中出现中枢性或周围性血栓栓塞事件,如抗凝强度已在治疗范围(INR 1.6～2.5),增加另外一个抗血小板药物不如提高华法林的抗凝强度,使 INR 最高达到 2.5～3.0。

长期抗凝治疗的出血风险与 INR 值过高有关,其他与华法林治疗出血相关的危险因素包括年龄(>75 岁)、联合应用抗血小板药物、未得到控制的高血压、有出血史、贫血及多种药物联合应用等。因此,对具有出血危险因素的患者应权衡抗凝治疗的效益和风险,维持稳定华法林抗凝强度的可行性和患者的意愿,并应定期对房颤患者抗凝治疗的必要性进行评估。

如果以往 INR 一直很稳定,偶尔出现 INR 增高的情况,不超过 3.5,可暂时不调整剂量,3～7 日后复查 INR。在抗凝过度(INR>4.0)但不伴有出血的情况下,可停止给药 1 次或数次,一般在停用华法林 3 天后,INR 会下降至治疗范围。如遇到外伤和轻度出血,包扎止血后观察出血情况,有继续出血者除停服华法林外可以口服维生素 K_1 10～20mg,一般 12～24 小时后可以终止华法林的抗凝作用。如需急诊手术或有大出血者,可考虑静注维生素 K_1 10～20mg,在 3～6 小时内可以终止华法林的抗凝作用。如疗效不明显,除可追加维生素 K_1 外,可以输入新鲜冷藏血浆以增加各种凝血因子,应用凝血酶原复合物的浓缩物可以有效逆转抗凝过度所致的出血。过多输入血液制品的不良反应是其可促进血栓栓塞的形成,使用大剂量维生素 K_1 也有相同的危险。

六、心房颤动的电复律

(一)概述

1.定义　电复律:运用高能电脉冲,间接或直接瞬间通过心脏,消除心脏快速的异位节律,使其恢复为窦性心律。其原理是通过强电流,使心肌细胞膜电位瞬间同时除极化,导致异位节律点与折返通道或折返环呈短暂不应答的电休克状态,然后,具有最高自律性的窦房结恢复主导性,控制心脏有节律地收缩与舒张,从而转复为正常的窦性心律。

2.分类

(1)体外电复律:即电极板置于体表而进行电复律,临床上体外电复律应用最为广泛,以下介绍的内容主要为体外电复律。

(2)体内电复律:即通过微创介入技术将电极导管植入心腔内,导管连接于体外双向除颤仪而进行电复律。房颤的体内电复律治疗由于电极更接近心房肌,故理论上转复成功率更高,所需能量低,且一般无需全身麻醉。复律前在 X 线指引下将三根临时导管插入静脉系统,两根表面积大的导管用于放电,第三根导管用于 R 波感知和同步,以及放电后的临时心脏起搏。

一根导管常置于冠状窦远端,另一根导管常置于右心耳或右心房侧壁,此两根导管连接于体外双向除颤仪。第三根导管常为双极并置于右心室心尖部,另一端与体外起搏仪相连。放电能量一般为 6~10J。体内电复律一般用于以下几种情况:①体外电复律失败者;②房颤的消融过程中;③有证据或怀疑有窦房结或房室结功能障碍需临时心脏起搏等。

(二)适应证及禁忌证

根据 2006 年 ACC/AHA/ESC 房颤指南评估房颤电复律的适应证及禁忌证如下:

1.Ⅰ类推荐

(1)房颤患者伴进行性心肌缺血、症状性低血压、胸痛,或心力衰竭,当快速心室反应不能迅速对药物治疗应答,推荐 R 波同步直流电复律(C)。

(2)房颤伴预激,心室率快伴血流动力学不稳定时,推荐即刻直流电复律(B)。

(3)房颤难以忍受,尽管血流动力学稳定,也可直流电复律,复律后早期发生房颤的病例,应给予抗心律失常药物再行电复律(C)。

2.Ⅱa类推荐

(1)直流电复律有助于恢复窦性节律,作为房颤患者长期控制的一部分(B)。

(2)控制症状性或复发性房颤时,可考虑患者的偏好,选择非经常性重复电复律(C)。

3.Ⅲ类推荐

(1)频繁的电复律不推荐用于房颤复发间期有相对短暂的窦性节律患者,尽管这些患者预防性使用了抗心律失常药(C)。

(2)电复律不适用于地高辛中毒或低钾的患者(C)。

(三)电复律的基础知识

1.电极板位置 通常选择前侧位或前后位。前侧位时前面电极板置于胸骨右缘第二、三肋间,侧位板置于左锁骨中线上第四肋间下缘。前后位时前位板位置同上,后位板置于左侧肩胛骨下缘。由于前后位除颤电流可贯穿双侧心房,且电极板之间距离较小,有利于房颤的转复。

2.单向及双向波 既往房颤复律均采用单向输出的正弦波形。晚近,采用双向(先正后负)波形电复律有更高的成功率。

3.复律能量选择

(1)单向波形:目前推荐初始能量应大于 200J,如房颤持续,继续给予 360J,必要时可重复。对于肥胖或房颤持续时间大于 6 个月的患者,首次复律能量亦可增加到 300J。

(2)双向波形:经验不多,初始 200J 也是合理的,尤其是永久性房颤及肥胖患者。

(四)电复律的流程

1.复律前准备 一般准备:

(1)完善相关实验室及器械检查,评估电复律指征,签署知情同意书。

(2)备好相关抢救设备,相关人员到位。

(3)电复律前应禁食、禁水 6~8 小时,排空尿液。

(4)连接心电监护,建立静脉通道,吸氧。

（5）准备好除颤仪器，电极板均匀涂抹电极膏。

（6）麻醉可采用深度镇静的短效麻醉制剂，直至患者睫毛反射消失。

2.复律　打开除颤仪器开关，将选择按钮置于同步位置，按下充电按钮，充电至预设水平，采用前侧位或前后位放置电极板，并尽力使电极板贴紧皮肤，按下放电按钮，立即观察记录心电监护或心电图，确认复律是否成功，并将电极板擦好以备再用。如果首次电复律不成功，一般等待 3 分钟后再次电复律。

3.围复律期抗凝　所有房颤持续时间超过 48 小时或房颤持续时间不详的患者，在复律前应给予抗凝治疗，使国际标准化比率（INR）维持在 2.0～3.0 之间。由于华法林的代谢在不同人种、人群均有一定差异，在同等抗凝强度下亚洲人种服用华法林颅内出血并发症显著高于白人，故国人抗凝强度将 INR 维持在 1.6～2.5 亦可接受。紧急电复律，若无禁忌证，应给予肝素治疗，首先给予一次负荷量，随后持续静脉注入，使活化部分凝血活酶时间（APTT）维持在正常参考值的 1.5～2.0 倍，之后给予口服抗凝剂 4 周，如果存在脑卒中危险因素应考虑终生抗凝。房颤持续时间小于 48 小时伴有血流动力学不稳定的患者（心绞痛、心肌梗死、休克或肺水肿患者），应该立即复律，不应因抗凝而延迟。

房颤发作 48 小时内，复律前和复律后的抗凝治疗要根据患者血栓栓塞的危险因素。低危患者可不用抗凝。复律前亦可采用抗凝治疗的替代方法，即应用经食管超声心动图探查有无左心房或左心耳血栓。如果未发现血栓，在经过普通肝素抗凝后（静脉冲击量后持续静注，调整剂量使 APTT 延长至正常值的 1.5～2 倍，肝素维持到应用华法林使 INR 达标为止）可以立即进行复律。此后，继续口服抗凝剂至少 4 周。如果发现血栓，复律前至少抗凝 3 周，并需在复律前再次行食管超声心动图检查，复律后至少抗凝 4 周，必要时可适当延长抗凝时间。

4.抗心律失常药物准备　预防性应用抗心律失常药，有利于重复电复律及预防复律后复发。可选择胺碘酮、依布利特、普罗帕酮及索他洛尔。

（五）电复律效果的评价

尚无关于房颤复律成功或失败的统一标准。根据文献，如下标准可作为参考：①复律失败：电复律后房颤未能终止；②即刻复发：恢复窦性心律数分钟后复发；③亚急性复发：通常在复律后第 2～14 天内复发；④晚期复发：复律后数周发生，但常发生于复律后几个月中。

（六）特殊患者的电复律指征

1.甲状腺功能亢进（简称甲亢）　应在甲状腺功能亢进良好控制后 4 个月时再进行电复律。

2.心力衰竭　应在心功能改善后进行电复律，除非心功能恶化与房颤明显相关。

3.植入起搏器或心律转复除颤器者　电复律是安全的，但程序可能被修改，故除颤电极板应尽量远离起搏器或心律转复除颤器，推荐采用前后位除颤方式。电复律后应立即检测起搏系统。同时由于复律后几周内起搏阈值可能逐渐升高，导致起搏障碍，故在复律后数月内应注意监测起搏阈值。

4.急性心肌梗死　电复律可用于存在严重血流动力学障碍或难治性心肌缺血或应用药物不足以控制心室率的急性心肌梗死伴发房颤的患者。

5.妊娠　对于房颤所致血流动力学不稳定的妊娠患者应进行电复律。

6.肺部疾病　若房颤导致血流动力学不稳定可行电复律。

（七）电复律的并发症

除皮肤灼伤、胸部肌肉疼痛外,栓塞和心律失常是电复律主要并发症。电复律前未接受抗凝治疗的患者血栓栓塞发生率为 $1\%\sim7\%$,而正规抗凝患者的血栓栓塞发生率为 $0\sim1\%$。各种短暂性心律失常都可能出现,尤其是期前收缩、心动过缓和短暂窦性停搏。低血钾、洋地黄中毒、严重心脏疾患时室性心律失常发生的可能性更大。电复律前应考虑患者是否有窦房结和房室传导功能障碍,尤其是永久性房颤患者,复律前需准备阿托品,必要时需预防性临时起搏。复律后,心电图上可能会出现一过性 ST 段抬高,心肌酶也可能升高。

七、心房颤动的导管消融治疗

（一）概述

房颤导管消融治疗在近几年取得了巨大的进步,为药物和电复律效果不佳房颤患者的治疗提供了广阔的应用前景。

（二）适应证及禁忌证

2006 年 ACC/AHA/ESC 房颤指南及 2008 年经导管消融房颤中国专家共识意见中,现阶段导管消融适应证主要是心房不大或轻度增大、抗心律失常药物治疗无效或无法耐受的症状性房颤。指南中将导管消融定位于二线治疗,但对部分病例经导管消融可作为一线治疗。共识建议,对于症状明显的阵发性房颤,导管消融可以作为一线治疗;对于病史较短、药物治疗无效、无明显器质性心脏病的持续性房颤,导管消融可以作为首选治疗;对于病史较长、伴有器质性心脏病的持续性房颤,导管消融可以作为维持窦性心律或预防复发的措施之一。

（三）导管消融策略

目前房颤消融的策略、方法较多,以肺静脉和(或)肺静脉前庭作为靶区域仍是房颤消融的基石。

1.节段性肺静脉电隔离(SPVA)　法国 Haissaguerre 电生理中心所倡导的肺静脉电隔离方法。是指在环状标测电极指导下,消融肺静脉开口部或开口近端的一个或若干个节段,完全阻断肺静脉和左心房之间的电学联系的方法,消融终点为肺静脉完全隔离。节段性肺静脉电隔离应尽量在肺静脉开口心房侧进行,避免在肺静脉内消融以减少肺静脉狭窄的发生。

2.环肺静脉线性消融(CPVA)　意大利 Pappone 首先报道。核心为三维标测系统指导下环肺静脉前庭的线性消融。辅以左心房其他部位进行线性消融,如上下肺静脉之间连线、左心房后顶部连线等。消融过程中,每个点消融的终点是局部双极电位幅度减少 $\geqslant90\%$ 或 $<0.05\text{mV}$,并不追求肺静脉电隔离。由于其报道的高临床成功率不能为多数电生理医生所复制,故该方法广受质疑。

3.环肺静脉电隔离(CPVI)　该方法消融线在肺静脉口外 $0.5\sim1.0\text{cm}$,消融终点是同侧上下肺静脉的环状标测电极记录到的所有肺静脉电位消失或分离。如能达到左心房-肺静脉电位传入与传出双向阻滞,疗效可能会更佳。

4.心房复杂碎裂电位(CFAEs)消融　Nademanee 等于 2004 年首先报道,在房颤心律下通过三维标测系统重建左右心房的三维构型,在心房内选择呈现复杂碎裂电图(CFAEs)的部位进行消融。CFAEs 定义为:①心房波的碎裂电图由 2 个或 2 个以上的波折组成和(或)心房波连续 10 秒以上无恒定基线且伴有延长的连续心房激动波;②连续 10 秒心房激动平均周长≤120 毫秒。CFAEs 电位振幅为 0.05～0.25mV,双极电图记录滤波 30～500Hz。CFAEs 消融终点是 CFAEs 电位消失,房颤及其他房性心律失常终止且不再被诱发。

5.组合术式

(1)环肺静脉电隔离加心房复杂碎裂电位消融:主要针对慢性房颤采用的策略,文献报道,采用该组合式导管消融成功率高于单纯行环肺静脉电隔离。现阶段,对于慢性房颤患者,兼顾触发灶及心房基质的环肺静脉消融电隔离附加碎裂电位(或线性)消融的策略有了更为广泛的接受度。

(2)环肺静脉电隔离加心房线性消融:即在环肺静脉电隔离的基础上,附加相关线性消融,如房顶线、二尖瓣峡部线、三尖瓣峡部线等,并追求消融径线的双向阻滞。

(3)递进式消融策略:法国波尔多中心采用该术式治疗慢性房颤,即节段性电隔离肺静脉、左心房碎裂电位消融、左心房线性消融、右心房消融,消融过程中房颤转为窦性心律或者房性心动过速高达 84%,半数以上患者经过再次消融后随访(20±10)个月,成功率接近 90%。此术式较为激进,手术时间、X 线曝光时间长,消融损伤范围大,对术者导管操作技术要求相对较高,难以大规模推广。

6.其他术式　如自主神经节(丛)消融、去迷走神经消融、"7"字形消融等策略亦有应用。

(四)导管消融的终点

必须达到肺静脉电隔离,如能达到双向电隔离则最佳。心房线性消融应尽量完整、连续,尽可能达到双向阻滞。持续性房颤是否消融至房颤终止尚存争议。诱发试验可以在预设消融完成后和(或)房颤终止后常规进行,其在阵发性房颤的意义超过持续性房颤。

(五)导管消融围术期处理

房颤导管消融的围术期并无确切定义,一般指从患者拟行消融进行术前准备开始至术后 1～3 个月。

1.抗凝

(1)术前抗凝:2006 年 ACC/AHA/ESC 房颤指南指出房颤的复律可采用传统的复律策略,即"前三后四"抗凝复律方案;或采用经食管超声心动图指导下的复律方案。两种复律策略的栓塞率均较低,并且差异无显著性。

对于术前服用华法林的患者应于术前 3 天停用华法林,并以低分子肝素替代,要求手术当日 INR<1.5。

尽管目前也有不用低分子肝素替代华法林而直接进行导管消融的报道,其出血并发症并不高于目前常用的方案,但不做常规推荐。

(2)术中抗凝:2007 年 HRS/EHRA/ECAS 房颤导管和外科消融专家共识建议,在穿间隔之前或穿间隔当时就应予 100U/kg 的负荷量肝素,并以 10U/(kg·h)剂量补充肝素。

应用肝素后应每 10～15 分钟测定 1 次活化凝血时间(ACT)直至达到抗凝靶值,以后每

30 分钟测定 1 次。整个操作过程 ACT 至少应为 300～350 秒,对于心房显著增大或者具有左心房自发显影的患者,推荐 ACT 为 350～400 秒。

为避免鞘管内形成血栓,鞘管应以肝素盐水持续灌注。术中消融导管或标测电极撤出鞘管时应注意从鞘管外侧阀门抽吸血液至少 5ml 以上,并注意观察抽吸液内有无血栓。手术结束后应当待 ACT＜200 秒再拔除鞘管。

(3)术后抗凝:拔管后 4～6 小时开始应用低分子肝素抗凝,同时合并应用华法林直至 INR 达标后停用。

2007 年 HRS/EHRA/ECAS 专家共识建议术后所有患者均应服用华法林至少 2 个月,消融术 2 个月后应根据脑卒中风险评估来决定是否继续服用。对于 CHADS2 评分≥2 分的患者即使是窦性心律也不应停用华法林,而对评分为 1 分的患者可应用华法林或阿司匹林。

对植入冠状动脉支架且行房颤导管消融患者的抗凝策略目前尚无定论。现阶段,对于有长期服用华法林指征而需植入冠状动脉支架的患者,需慎重权衡出血和血栓的风险,选择个体化的抗凝策略。

2.术中麻醉或镇静 术中适当的镇静既可以保证患者呼吸平稳,还可以避免术中因疼痛引起体位改变而影响三维电解剖标测系统定位的准确性。南京医科大学第一附属医院单纯采用芬太尼镇静,芬太尼 $100\mu g$ 稀释后,准备消融前可先推注 $50\mu g$,继以 $100\mu g/h$ 微量泵泵入,术中在电复律前一般不静脉推注地西泮。

3.术后抗心律失常药的应用 对于阵发性房颤患者消融术后不再使用抗心律失常药物,除非出现相关症状或再发心律失常。

对于持续性房颤患者建议消融术后常规应用抗心律失常药物(胺碘酮或普罗帕酮)3 个月,似乎有利于逆转心房重构和窦性心律的维持。

房颤消融复发后不能或不愿意再次消融的患者,是否停用抗心律失常药物没有研究依据,可根据临床情况决定。

4.术后复发的处理 治疗消融后房性心动过速最为有效的方法是再次消融,2007 年专家共识建议如果早期复发患者的症状可以通过药物治疗控制,再次消融至少应于手术 3 个月后进行。

为明确心律失常机制并指导消融需要进行细致的三维电解剖标测,并根据房性心动过速不同的电生理机制采取不同的治疗措施。对于非肺静脉局灶性房性心动过速则应当采用标测并消融非肺静脉局灶最早激动点的方法,如果是传导裂隙引起的折返性房性心动过速,应复习前次消融过程,在前次消融径线上仔细寻找裂隙处的电位,并再次消融。对于肺静脉电位恢复的房性心动过速患者,再次隔离肺静脉十分必要。

(六)并发症

房颤导管消融术的各种方法均存在着风险,总体并发症发生率约为 3.9％～6.5％,严重并发症(如死亡、心包压塞、脑卒中等)发生率为 0.4％～2.2％。

1.血管并发症 穿刺相关的血管并发症是房颤导管消融最常见的并发症,而血肿最为常见。

房颤导管消融一般穿刺股静脉及锁骨下静脉,经验丰富的术者可避免损伤大动脉、中小动脉,但是皮下微小动脉的损伤取决于患者解剖特点,与操作经验无关,无法避免。

预防血肿并发症应以提高穿刺水平为基本,还应包括以下方面:①合理的穿刺入路:房颤消融慎用锁骨下静脉、颈内静脉入路,尤其对于老年、体形明显消瘦者,可通过左侧股静脉放置冠状窦电极。②合理制动与合理压迫:房颤导管消融术后拔除股静脉鞘后应当按股动脉压迫的方法,要压迫足够的时间。③早发现、早处理:如果患者出现穿刺点疼痛,则立即进行弹力绷带加压包扎。

2.肺静脉狭窄　　肺静脉狭窄是公认的房颤消融并发症,系由肺静脉肌肉组织的热损伤所致。尚缺乏有效扩张肺静脉的药物,所以对于有症状的肺静脉狭窄首选介入治疗,包括单纯球囊扩张、裸/药物涂层支架植入术。

鉴于目前尚无一种理想的肺静脉狭窄治疗措施,故现阶段的工作应重在预防,手术时术者须确定肺静脉口部,避免肺静脉内消融。对于肺静脉消融后出现呼吸系统疾病表现的患者,应特别注意肺静脉狭窄的可能性,必要时进行相应检查。

3.心房食管瘘　　此为房颤消融特有的一种极其严重的并发症,如不能早期诊断及治疗,死亡率接近100%。

对于房颤消融术后出现持续高热、心包炎样胸痛、多发性栓塞症状的患者必须高度警惕心房食管瘘的可能。术后2~4周内出现无原因的发热无论是否伴有神经系统症状均应怀疑此并发症的可能。

对于疑似心房食管瘘患者,禁止进行食管超声心动图及胃镜检查,否则可能造成气栓,使病情恶化甚至猝死。胸部增强 CT 扫描可作为确诊方法,并有助于观察有无纵隔积气,其他无创性检查如 MRI 等有助于诊断的确定。

尽管目前有用食管支架治疗心房食管瘘成功的报道,但多数学者认为,一旦确诊心房食管瘘,应立即进行外科手术干预,单纯抗感染治疗对于不断出现的气栓和菌栓毫无作用。

4.栓塞　　栓塞原因可分为鞘管内血栓、消融导管附着血栓、消融所致焦痂、原心房附壁血栓及气栓等,其发生率约为0~7%。消融相关栓塞常发生于消融术后24小时,但术后2周内亦属栓塞高危期。

盐水灌注导管有助于减少消融焦痂的形成。

抗凝治疗应该贯穿于术前、术中和术后。

房颤导管消融术中可发生气栓,多数与术中操作不谨慎有关,也可能系导管快速抽出引起负吸所致。气栓可阻塞冠状动脉(多数为右冠状动脉)及颅内血管,引起急性冠状动脉缺血和(或)房室阻滞及神经系统相关症状。

5.膈神经麻痹　　膈神经损伤是消融房颤的可逆性并发症,右侧膈神经损伤更常见于超声球囊消融时。

热损伤是膈神经麻痹最为广泛接受的机制,深刻理解膈神经与心脏各部分的解剖关系是避免膈神经损伤的关键。

一般情况下,膈神经功能在1天至1年内恢复,少数患者留下永久性膈神经损伤,目前尚无有效治疗方法。

6.心脏压塞　　心脏压塞的处理重在及时发现,经穿刺引流或必要时开胸修补多不威胁生命。

心脏压塞的发生通常与过多的心内导管操作、消融、两次或多次穿刺房间隔和肝素抗凝有关。

心包填塞有时表现却很隐蔽,术者需高度警惕,手术过程及术后 24 小时内需密切监测血压和心率,一旦发现血压下降或心率增快,应立即透视心影或行超声心动图检查,如确定为急性心脏压塞,应立即在透视或超声引导下行心包穿刺引流,引流完毕并稳定后保留猪尾导管至少 24 小时。

心房壁的穿孔多数情况下可避免开胸手术,但左心耳穿孔难于自行闭合,多需外科手术修补。

7.其他并发症　如急性冠状动脉损伤、心肌损伤后综合征、急性肺水肿、食管周围迷走神经损伤、标测电极或消融导管卡瓣、窦房结功能损伤、冠状动脉痉挛、三度房室阻滞、左心房壁内血肿及右侧输尿管损伤等均有报道。

(七)导管消融能量

1.射频消融　射频能源对心肌损伤局限,损伤程度可靠,安全性较高,为目前主流的治疗方法。为了达到稳定的消融效果,同时又尽量减少栓塞等并发症的发生,在房颤导管消融时主张使用冷盐水灌注的消融电极导管。

2.冷冻消融　冷冻消融可以保持组织结构,减少血栓形成,减少或避免肺静脉狭窄的发生。然而其临床应用总体疗效并不理想,但在减少肺静脉狭窄方面具有一定优势。

3.高能量共聚焦超声球囊(HIFU)　未能显示出较以往超声球囊明显的优势。设计上还有待进一步改进。

4.微波消融　数据有限,多应用于心脏外科消融术中。

(八)标测系统及导航技术

目前主要有 CARTO 系统和 Ensite 系统,尽管标测原理不同,但均可提供三维解剖标测、激动标测、电压标测及碎裂电位自动标测等功能。随着技术的革新和进步,目前磁导航系统及机械手导管操作系统已应用于房颤导管消融手术。

(九)新型导管

1.高密度 Mesh 消融导管　Bard 公司生产,头端类似一个小网篮,兼具标测和消融功能。

2.Frontier 环状标测消融导管　Ablation Frontier 公司生产,头端类似环状标测电极,兼具标测和消融功能。

3.压力感应导管　Endosense 公司研制,该导管头端有一个压力感应器,可提供实时的导管与心脏接触界面的接触数据,尤其是压力,该导管具有良好的应用前景。

八、心房颤动的外科治疗

(一)概述

20 世纪 80 年代初期开始,人们对外科手术治疗房颤进行了探索。多年来外科治疗房颤的手术方法、手术工具不断改进，从经典 Cox 迷宫术Ⅲ型到改良迷宫术，从各种新型能源如射频、微波、冷冻等替代传统迷宫手术"切和缝"的模式，发展到通过胸腔镜等微创心外膜手术治疗阵发性房颤，使房颤的外科手术治疗不断简化。

（二）左心房隔离术

Williams 于 1980 年首先开展，术后 80％左右患者能维持窦性心律。

1.手术方式　房间沟取与房间隔平行切口切开左心房，切口两极向前、向后分别向二尖瓣环方向延伸，在距瓣环数毫米处停止，以防损伤冠状动脉，切口与瓣环之间的组织用冷冻法阻断。

2.主要缺陷　左心房处于电机械静止或颤动状态，血栓风险仍较大；同时左右心房失同步，影响血流动力学。现已经不再应用。

（三）心房走廊术

Guiraudon 于 1985 年倡导，术后窦性心律维持率在 70％左右。

1.手术方式　左心房加右心房隔离，保存一走廊状的房间隔组织及少许心房壁与房室结相连，走廊内组织与其余心房组织相隔绝，二尖瓣环及三尖瓣环旁的组织采用冷冻法阻断电传导。

2.主要缺陷　同"左心房隔离术"，且因右心房也丧失收缩和传导功能，故对血流动力学影响更大。同时，手术过程中极易损伤心脏传导系统，术后起搏器植入率较高。现亦已不再应用。

（四）迷宫手术

20 世纪 80 年代后期，Cox 等又发明了一种根除房颤而非仅仅"隔离"房颤的外科方法——房颤迷宫术（迷宫术Ⅰ型），在左右心房都进行一系列切开缝合，既能保留从窦房结至房室交界区的正常电传导，同时又能阻止房颤波的扩散。但是，迷宫术Ⅰ型存在着两个难以接受的术后问题：①在大运动量活动时不能引起相应的心率增加；②左心房功能不全较为常见。为此，Cox 等在 1991—1995 年，将原始技术改良了两次，最终成为经典的 Cox 迷宫术Ⅲ型。

手术方式：

1.迷宫术Ⅰ型　环肺静脉线性切割线和上下腔静脉切割线，二尖瓣和三尖瓣峡部切割、左心耳切除、连接肺静脉线性切割、右心耳切除、连接上下腔静脉切口和左右心房顶部切割线。

2.迷宫术Ⅱ型和Ⅲ型　因研究发现去除左右心房顶部切割线并不影响效果，逐渐改良迷宫术Ⅱ型和Ⅲ型，均不行心房顶部切割。迷宫术Ⅱ型和Ⅲ型的主要区别是跨间隔切口不同，前者跨间隔后与上腔静脉开口相连，后者跨间隔后与上下腔静脉的连线相连，位置低，相对更安全。

3.手术优点　迷宫术Ⅲ型术后窦性心律转复率极高；长期改善窦房结功能和心房传输功能，较少需要安装起搏器，心律失常复发率低；左右心房功能影响有限。目前为止，Cox 等报道了行 Cox 迷宫手术的最大样本病例，共 346 例患者，病死率为 2％，存活的病例中，99％转复为窦性心律，仅 2％的病例需要术后长期服用抗心律失常药物。38％的手术病例术后出现短暂的房颤，但这不影响其远期手术成功率。

4.手术缺陷 手术过程复杂,主动脉阻断时间长,心脏表面切口多,术后易发生出血。

(五)改良迷宫手术

经典迷宫术式的复杂性限制了其在临床上的广泛应用,故诸多学者对经典迷宫术进行改良。改良主要体现于两个方面,即减少手术切口和新型能源替代物理切开。基于以肺静脉为核心的左心房在房颤发病机制中的地位,改良迷宫术在切口减少方面主要体现在由双心房迷宫术简化为左心房迷宫术。目前新型能源主要有低温冷冻、射频、微波、超声等。随着手术技术的不断提高,腔镜和机器人等精密操作器械的应用,房颤微创外科治疗方法应运而生。

(1)改良迷宫术的优点:手术过程简化,尤其是明显缩短手术时间及体外循环时间,减少并发症发生率。

(2)改良迷宫术的缺陷:成功率低于经典迷宫术,可能与采用新型能源消融时损伤的透壁性较物理切开差有关。

1.射频消融 射频消融在临床应用最广,其既可以进行局灶性消融,也可以建立消融线以替代迷宫手术的心房切口。最早采用的射频装置是硬电极和较长、可弯曲的电极,射频通过单电极与心房内膜接触,加热心房组织使心房肌细胞皱缩、变性,造成透壁性损伤,形成瘢痕以阻断维持房颤的常见折返通路,但很难判断消融是否达到透壁的效果,且常因为心房表面组织过热、炭化,导致阻抗增大,从而影响射频的穿透力,造成手术失败。冲洗式射频消融在消融的同时连续用生理盐水溶液冲洗以降低心房组织表面温度,使射频产生的热能可向心房组织纵深穿透约 4mm,基本达到透壁损伤的效果。电极可设计成笔状,便于手术操作。2004 年 Wolf 等报道了在胸腔镜辅助下行小切口微创肺静脉隔离及左心耳切除术。手术方法为患者全麻,双腔气管内插管,取左侧卧位,单侧左肺通气。术中持续吹入约 8mmHg 正压二氧化碳气体使胸腔术野清晰。于右侧腋前线第 6 肋间做 1cm 切口,插入 10mm 套管,胸腔镜经此进入胸腔,平行于此孔做一同等大小的切口(肺静脉分离器及消融钳操作孔),于腋前线第 3 肋间做约 6cm 切口(操作孔),切开胸壁全层提供直接术野。在胸腔镜监视系统下使用微创操作器械切开心包并悬吊,肺静脉分离器钝性分离肺静脉,使用双极射频消融钳隔离右上下肺静脉(消融钳放在心房侧而不是肺静脉上),置胸腔闭式引流管,右肺通气,关闭胸壁切口;左侧胸部切口同右侧,消融隔离左肺静脉,并切除左心耳。此术式可在心脏跳动下操作,避免了体外循环,胸壁仅有 3 个小切口。所有患者均在手术室内拔管,住院时间短,术后并发症明显减少。Wolf 迷宫术由于随访时间短,远期效果有待进一步评估。

2.冷冻消融 与射频相比,冷冻可保持心房组织结构的完整性及内膜表面的平整,同时降低术后血栓形成的危险。2000 年,Cox 等报道了小切口冷冻消融迷宫术,于右前外侧第 4 肋间做一长约 7cm 的乳下切口,由于心脏跳动、心房内血流的影响,单纯心外膜消融不能达到透壁的目的,所以在心房的关键部位置荷包缝线使冷冻探头进入心房内,从而对心内膜进行冷冻消融,路线为 4 个肺静脉口进行环状消融、左右下肺静脉连线至二尖瓣环水平、冠状窦。冷冻消融代替了传统的心房切口,这种小切口与胸骨正中切口相比,患者在重症监护病房监护时间、住院时间明显缩短,手术期间房颤的发生率也明显降低。

3.微波 微波是高频电磁波,使组织中水分子震荡,电磁能转化为热能而造成心肌损伤。微波能产生更深的损伤而不引起组织表面的炭化,组织表面的平整也降低了术后血栓形成的危险。微波既可用于心内膜面消融,又可用于心外膜面消融。Knaut等报道行二尖瓣手术合并心内膜微波消融迷宫手术的105例患者,消融时间仅为13分钟,术后1年窦性心律恢复率为58%。

4.其他能源　激光能源的穿透力强,动物实验显示可以透过心外膜脂肪,理论上适用于心内膜和心外膜消融,但有心房穿破的危险而较少应用于临床。共聚焦超声的损伤穿透力与激光类似,其在外科房颤消融中尚属起步阶段,有待进一步检验其有效性和安全性。

(六)其他术式

1.放射状术式

(1)手术优点:由于切口与心房的激动顺序接近,故心房的激动和收缩功能与生理状态较为接近,手术成功率与迷宫术相当。

(2)手术缺陷:经验有限,有待进一步证实。

2.保留双侧心耳的迷宫术式

(1)手术优点:保留具有心房利钠肽分泌功能及心房收缩功能的心耳,可避免水钠潴留和心房收缩功能障碍,手术成功率与迷宫术相当。

(2)手术缺陷:经验有限,有待进一步证实。

第十二章　原发性恶性室性心律失常

第一节　QT 综合征

一、概述

长 QT 间期综合征(LQTS)，指心电图上从 QRS 波起始至 T 波结束的一段时间延长，一般＞0.44 秒，易出现尖端扭转型室性心动过速(Tdp)以及晕厥和猝死的综合征。在大多数病例中，Tdp 可自发终止，但某些情况下，Tdp 可恶化成心室颤动，导致心脏骤停以至猝死。体力和情绪应激可触发 LQTS 患者的致命性心律失常。根据病因分为先天性(遗传性)和获得性(继发性)两类。

LQTS 是一种离子通道病。离子通道病由离子通道的亚基蛋白或调控蛋白功能异常所致。离子通道可选择性地允许特定带电粒子(诸如钠、钾、钙离子等)通过细胞膜。心电图(ECG)的 P-QRS-T 波就是心脏离子通道活动在体表的反映。异常的钠、钾、钙通道导致异常的离子流动，可能延缓心室复极，表现为 QT 间期延长。

二、长 QT 综合征的分类

(一)先天性 LQTS

先天性 LQTS 是一种常染色体遗传性心脏病，发生率为 1/5000～1/7000。临床上分两型，即伴有先天性聋哑的 Jervell-Lang-Nielsen 综合征(J-L-NS)；不伴先天性聋哑的 Rom-Ward 综合征(R-WS)。这两型共同的特征是 QT 延长，容易发生 Tdp 导致晕厥和猝死。大多数先天性 LQTS 有家族聚集性，极少数是由自发的新发突变引起。心脏事件(如晕厥、心脏骤停或猝死)常发生在其他方面都健康、无心脏结构异常的年轻患者身上。LQTS 患病率估计为 1：2500。

1.J-L-NS　又称聋心综合征，为常染色体隐性遗传，是较罕见的遗传形式。1957 年

Jervell-Lang-Nielsen 首次描述一家兄妹 4 个聋哑儿童,在运动和情绪激动时多次发生过晕厥,其中 3 个分别在 4 岁、5 岁和 9 岁游戏中猝死,生前唯一的异常是心电图上 QT 间期延长。LQTS 在聋哑青少年中发病率为 0.28%～0.3%,晕厥发生年龄多在 20 岁以下,以 10 岁以内最常见。先天性聋哑患者中有 2%～3% 的 LQTS 未被认识,死产或乳幼儿期死亡者,有可能是 QT 延长引起的猝死。

J-L-NS 是由钾通道的基因突变导致,根据致病基因的不同,J-L-NS 可被分为两种亚型——JLN1 和 JLN2。KCNQ1 和 KCNE1 的复合杂合突变或纯和突变均被报道可导致 JLN1 和 JLN2。J-L-NS 和其他复合突变导致的 LQTS 比较罕见。据估计,一个以上基因参与导致的 LQTS 通常有更严重的临床表现,如显著延长的 QT 间期,与心律失常性猝死高度相关的 T 波异常。

2.R-WS　又称无聋哑 LQTS,为常染色体显性遗传,是 LQTS 最常见的遗传形式。1963 年 Romano-Ward 报道 1 例 3 个月的婴儿因心室纤颤发生数次晕厥,而这个婴儿的哥哥和 1 个姐姐分别在生后 44 天和 4 个月猝死,证明晕厥发生与 QT 间期延长有因果关系。1963 年 Ward 又报道 1 例家族性 QT 间期延长发生晕厥和猝死。Romano-Ward 报道的病例听觉都正常,故称无聋哑 LQTS。R-WS 心电图上易出现 R-on-T。R-on-T 现象是诱发 Tdp 导致晕厥的原因。晕厥发生的年龄平均在 3 岁,女性占多数。

已知至少 12 个基因以上的杂合突变可导致 RWS,其中 6 个基因编码钾通道,并且大多数已知突变都发生在钾通道基因上。钾通道是多亚基蛋白,由 4 个相同的 α-亚基与数个 β 亚基构成,每种亚基都由一个特定基因编码。α 亚基构成了可让钾离子通过的孔道,β 亚基则协助调节钾通道功能并与细胞内外多种蛋白相互作用。RWS 中的其他突变基因包括 4 个编码或调控钠通道的基因和 1 个编码钙通道的基因。

(1)LQT1:其是 RWS 中最常见的基因型,由 KCNQ1 基因突变导致。KCNQ1 基因编码电压门控钾通道的 α 亚基。该钾通道在多种细胞上表达,如心肌细胞和内皮细胞。在心脏中,KCNQ1 蛋白与 KCNE1 蛋白组合组成 Kv7.1,形成缓慢激活延迟整流钾电流 I_{Ks}。大多数突变是单个核苷酸的改变,导致通道蛋白中的单个氨基酸替换(错义突变)。LQT1 的突变具有负显性与功能丧失的特点。其次 I_{Ks} 是肾上腺素能敏感性钾电流,所以 LQT1 患者中的心脏事件往往由体力应激所诱发,如潜水或游泳。运动可加重 QT 间期的延长。因此,LQT1 患者对 β 阻滞剂的治疗反应非常好。

(2)LQT2:其是 RWS 中第二常见的基因型,由 KCNH2 即人 ether-a-Go-Go 相关基因(hERG)突变导致。该基因编码 Kv11.1 通道的 α 亚基,此通道与心脏中的快速激活延迟整流钾电流(I_{Kr})相关。KCNH2 突变导致 Kv11.1 通道的功能丧失。不同的突变通过不同的机制导致通道功能障碍,这些机制分别为:干扰 Kv11.1 通道的合成(1 类)、运输(2 类)、门控(3 类)、离子通道(4 类)和通过无义介导的 mRNA 降解作用使包含提前终止密码子的 mRNA 降解(5 类)。其中第 2 类机制,即干扰 Kv11.1 通道运输从而导致到达细胞膜的通道蛋白减少,是导致 hERG 功能障碍中最常见的机制。

（3）LQT3：其比 LQT1 和 LQT2 少见，由 SCN5A 基因突变导致。SCN5A 基因编码 I_{Na} 相关通道（Nav1.5）的 α 亚基（此 α 亚基构成了 Na 通道的孔道）。此电压门控 Na 通道是一种跨膜蛋白，形成与心电活动中去极化相关的快速内向钠电流 I_{Na}。这种 Na 通道在正常心律的启动、传播、维持中起重要作用，同时还可产生动作电位晚期的去极化电流，从而延长了动作电位时程（APD）。产生这种晚钠电流的原因是钠通道不能保持其失活状态，发放了一个不该产生的显著内向电流。

Nav1.5 的突变可引起 LQT3 与婴儿猝死综合征（SIDS），其机制为 Na 通道功能放大（Gain-of function）。这种生物物理学特征与前述两型 LQTS 不同（前两种都是功能丧失）。致 Nav1.5 通道功能丧失的突变则导致了 Brugada 综合征和心脏传导性疾病。Nav1.5 通道的功能放大与功能丧失都可导致窦房结功能障碍、心房停搏、心房颤动和扩张型心肌病。这种心脏 Na 通道疾病的重叠综合征反映在 SCN5A 突变患者就有许多不同的表现型。

（4）LQT4：其比较少见，由编码锚蛋白 B（ANKB）的基因突变导致。相比于 LQT1、LQT2 和 LQT3，LQT4 的表型不具有特异性，QT 间期延长也不是其标志。因此 LQT4 应被更准确地称为 ANKB 综合征。锚蛋白是一种衔接蛋白，与多种离子通道蛋白连接在一起，如 Cl^-/ HCO_3^- 交换器、Na^+-K^+-ATP 酶、电压敏感性钠通道，Na^+-Ca^{2+} 交换器和钙释放通道。ANKB 突变干扰了这些通道的正常功能，导致 LQT4 广泛的 ECG 表型，主要有病态窦房结综合征、心房颤动、T-U 异常和运动诱发的室性心律失常。大部分 LQT4 患者并无 QT 间期延长的表现。

（5）LQT5：其是由 KCNE 基因家族的 KCNE1 突变引起。KCNE1 编码 minK-Kv7.1 通道的 β 亚基，其与 α 亚基结合共同形成 I_{Ks} 通道。KCNE1 是一个调节基因，其基因产物可调节 Kv7.1 和 Kv11.1 通道的功能。KCNE1 突变导致了 I_{Ks} 和 I_{Kr} 功能丧失，因此减小了外向钾电流从而造成复极延迟。

（6）LQT6：其是由 KCNE 基因家族的第二个成员 KCNE2 突变引起。KCNE2 编码 minK 基因相关肽（MiRP），其与 hERG 蛋白共同组成了 Kv11.1 通道。与其他 KCNE 亚型相似，KCNE2 也是一个调节基因。因此 MiRP 突变导致了 hERG 的功能丧失，减低 I_K，从而延长了 QT 间期。KCNE2 也可影响 Kv7.1 的生物物理学性质。

（7）LQT7：其也称 1 型 Andersen-Tawil 综合征（ATS1），由 KCNJ2 突变引起。KCNJ2 编码 Kir2X 通道中的 Kir2 1 亚型的 α 亚基，Kir2X 通道负责内向整流钾电流 I_{K1}。基因转录和蛋白质翻译研究表明，Kir2 1 是人类心室 Kir2X 通道中数量最多的亚型。I_{K1} 在复极化末期和维持静息电位中起主要作用。当与野生型共表达时，KCNJ2 突变通过负显性机制影响了 Kir2 1 通道的正常功能。ATS1 的特征性 ECG 变化是 U 波明显和 QU 间期延长。由于大多数 ATS1 患者并无 QT 间期延长，所以 LQT7 或许应被更准确地称为长 QU 综合征。ATS1 患者通常身材矮小伴面部畸形，如耳位低下、小下颌。这种面部畸形是 ATS1 的特征性表现，提示 Kir2 1 在生长发育的信号转导中起主要作用。约 50% 的患者有周期性麻痹，其中以低钾型最为常见。

(8)LQT8 也被称为 Timothy 综合征(TS)：是由 CACNAIC 突变引起的一种少见的 LQTS。CACNAIC 编码电压门控钙通道的 α 亚基，此通道负责 L 型钙电流。Splawski 等报道了两种 TS 的亚型。1 型 TS(TSl)是由外显子 8a 上的错义突变(G406R)导致，此突变位点与 8 号外显子的选择性拼接有关。大多数 TS1 儿童的遗传特点为新发突变，然而在一个病例中，发现患儿的亲代为嵌合体。TS1 患儿表现为多器官功能障碍，包括显著延长的 ST 段与 QT 间期、致命性心律失常、并指(趾)、先天性心脏病、免疫缺陷、间歇性低血糖、认知异常和孤独症。因为有多器官功能障碍的并发症，TS1 患者平均死亡年龄为 25 岁。2 型 TS(TS2)在两个无亲缘关系的患儿中找到了 CACNAIC 基因 8 号外显子上两种突变，G406R 和 G402S，这两个患儿均表现为严重的 LQTS 表型，但无并指(趾)畸形。其中一个孩子还有重度精神发育迟滞和线杆状骨骼肌病。功能研究表明 G406R 突变减缓了通道失活，因此延长了 APD；G402S 引起通道失活减少，因此产生了持续去极化的 L 型钙电流。

(9)LQT9：是由小凹蛋白 3(CAV3)基因突变引起。CAV3 基因编码衔接蛋白，其产生的功能放大性突变与婴儿猝死综合征相关。

(10)LQT10：由 SCN4B 突变造成。SCN4B 基因编码电压门控钠通道四个 β 亚基中的一个。β 亚基通过与 α 亚基相互作用来改变钠通道的动力学特性。此跨膜蛋白通过链间二硫键与 SCN5A 相连。该基因突变可导致 LQTS。

(11)LQT11 是由 Yotiao 蛋白突变导致。Yotiao 是一种激酶 A 锚定蛋白(AKAP)，帮助 I_{Ks} 通道、激酶 A(PKA)、磷酸酶 1(PP1)形成大分子复合物。干扰此复合物形成的突变会使 I_{Ks} 通道无法对应激做出调节反应，因而可导致死亡。在一个高加索人种的 LQTS 家系中，研究人员发现了 AKAP9 基因的一个杂合突变 S1570L。

(12)LQT12 是由互生蛋白(SNTA1)突变 A390V 引起。它通过激活神经一氧化氮合酶(nNOS)-SCN5A 大分子复合物从而导致 LQTS。A390V 可干扰此复合物结合到 nNOS 抑制子质膜 Ca^{2+}-ATP 酶亚型 4b(PMCA4b)上，从而解除 nNOS 被抑制的状态，导致 SCN5A 的 S-亚硝基化，使晚钠电流增加，最终导致钠通道的生物物理学功能障碍，此功能障碍的表现与 LQT3一致。研究表明通过 SNTA1 结合的 nNOS-SCN5A 复合物是钠通道的关键调节器，从而提示 SNTA1 是 LQTS 的易感基因(图 12-1～图 12-3)。

3.先天性 LQTS 的临床表现　多在幼年甚至婴儿期发病，少数在 20～30 岁以下开始发病，患者平时有窦性心动过缓。晕厥发作可 1 日、数日或数年发作 1 次，发作后可有恶心、呕吐和定向障碍，发作后乏力欲睡。发作诱因多与剧烈运动或在情绪激动有关。发作前常有胸闷、心悸等先兆，也可无前驱症状。发作时类似癫痫样，面色苍白，出汗，严重者神志昏迷、抽搐，多数在数分钟内自行恢复，也有在发作中猝死，发作轻者仅有心悸、头晕或腹部不适。

4.先天性 LQTS 的诊断标准　主要条件：①QTc＞0.44 秒；②精神和肉体创伤易诱发晕厥；③家庭成员内有 LQTS 和/或有猝死者；次要条件：①有先天性聋哑；②T 波或 QT 有交替变化；③心律缓慢(特别是小儿)；④心室复极异常，即出现特别形态的 T 波和 U 波。上述两个主要条件或一个主要条件加两个次要条件，即可诊断为先天性 LQTS。

5.先天性 LQFS 治疗　　首先避免激动、惊吓、剧烈活动等诱因,药物治疗首先 β 受体阻滞剂适当补钾、补镁。β 阻滞剂对预防 LQTS 患者发生心脏事件最为有效,因此,其也是过去 30 年 LQTS 的首选治疗。推荐对儿童特别是青少年要进行 1 年 1 次的随访,以调整剂量与监测体重增长,依从性是有效治疗的关键。患者无明显心动过缓或房室传导阻滞者,普萘洛尔每天 30~60mg,渐增量至完全控制症状为目标。以下情况不适用 β 阻滞剂治疗:明显心动过缓,特别是与窦房结功能障碍相关;对 β 阻滞剂不耐受;β 阻滞剂治疗后仍有症状。

使用 β 受体阻滞剂期间发生心脏骤停,应植入心脏复律除颤器(ICD),ICD 可自动感知致命性心律失常并立即对心脏进行点治疗或发放挽救生命的电击。这种治疗方式对终止心律失常性猝死十分有效,但考虑到其对发病率及生活质量的潜在危害,尚不清楚其益处到底有多大。

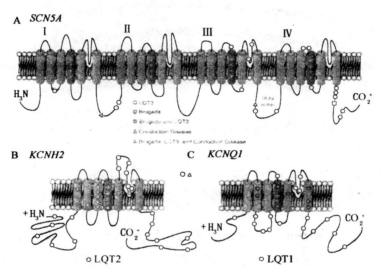

图 12-1　A:示 LQT3 相关的 SCN5A 四个结构域(Ⅰ~Ⅳ);B 和 C 分别示 LQT2 和 LQTI 相关的亚基

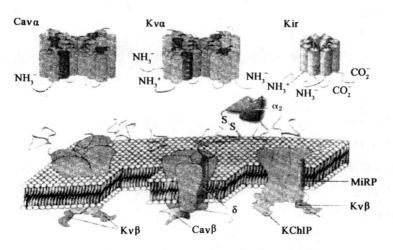

图 12-2　心脏 Cav 和 Nav、Kv 和 Kir 通道的结构模型

　　1971年,Moss等首先应用左心交感神经切除术(LCSD)治疗了1例不愿接受药物治疗的LQTS患者。此后,手术方法不断改进,如今广泛采用的是高位LCSD,切除范围包括左侧星状神经节下半部与左胸1～4或1～5交感神经节。此方法保证切除了足够的心交感神经,同时引起Homner综合征的可能性也很小。对于高危的LQTS患者,LCSD可起到显著的保护作用。

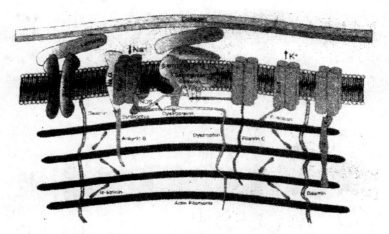

图12-3　蛋白之间相互作用以调节/调整心脏离子通道表达、分布与功能的结构模型

(二)获得性LQTS

　　获得性LQTS指药物、电解质紊乱、心脑血管疾病等原因所致的QT间期延长伴有T波或U波异常引起的Tdp,导致晕厥或猝死的一个心脏综合征。获得性LQTS远较先天性LQTS常见。

　　1.引起LQTS的常见原因　随着心脑血管病的增多,临床抗心律失常的药物应用也渐多,成为引起LQTS的最常见病因。此外,大环内酯类抗生素、抗组胺类、三环和四环类抗抑郁药、胃动力药等药物;以及有机磷中毒、电解质紊乱(低钾、低镁)、心脏病、脑中风、中枢性疾病、颈动脉内膜切除术、经腹部迷走神经切除术等,其中抗心律失常药物和电解质紊乱,引起QT间期延长(LQT)致Tdp最常见。

　　(1)I_a类抗心律失常药物奎尼丁、普鲁卡因酰胺、双异丙吡胺等Na^+通道阻滞剂,常引起心动过缓、传导阻滞等心律失常。其中奎尼丁治疗房颤时出现的奎尼丁晕厥,可能就是奎尼丁引起的LQT,导致的Tdp或室颤的结果。

　　(2)Ⅱ类抗心律失常药物索他洛尔,属于钾通道阻滞剂,既有阻滞β受体预防心律失常的作用,又有延长心肌复极的作用。促心律失常的发生率为4.3%,其中Tdp占1/2,一般应用一周后出现LQT,易发生心律失常事件,与此剂量有明显正相关。

　　(3)Ⅲ类抗心律失常药物胺碘酮,常引起心动过缓和LQT,有统计仅有0.7%引起Tdp。由于胺碘酮对浦肯野纤维动作电位延长低于心室肌,因而减少了心室复极不一致性,故不易发生Tdp。

　　(4)大环内酯类抗生素红霉素、克拉霉素有引起LQT并促发Tdp的报道,有先天性

LQTS 的患者应用红霉素后心肌复极改变会进一步恶化,容易诱发 Tdp。

(5)抗组胺类药物特非那定和阿司咪唑(息斯敏),有阻滞心肌复极电流导致 Tdp 和晕厥的报道,缘于息斯敏引起 LQT 导致心源性猝死。英国一项为期 6 年的研究,在 5 种有镇静作用的抗组胺药物(阿伐斯汀、阿司咪唑、氯雷他定、特非那定、西替利嗪)中,阿司咪唑发生室性心律失常的危险相对高。50 岁以上的人用阿司咪唑者,发生室性心律失常的机会是年轻人的6 倍。

(6)抗精神病及抗抑郁药的氯丙嗪、吩噻嗪等常有致 LQT 伴室性心动过速,LQT 呈剂量依赖性。同时服利尿剂可导致低血钾增加 Tdp 发生。心脏病患者应用心理治疗作用的药物应加强心电图监护,以防出现继发性 LQTS 发生猝死。

(7)胃肠动力药西沙比利在服用期间,可出现不同程度的 LQT。

(8)脑血管病包括蛛网膜下腔出血、脑卒中、脑炎以及颅脑手术、损伤等,常出现 T 波增高加宽和 U 波增大,导致继发性 LQT。蛛网膜下腔出血患者有 3.8% 发生 Tdp,LQT 多为一过性,数天或数周内 LQT 可以恢复正常。

(9)冠心病急性心肌梗死,充血性心力衰竭、心肌病心室肥大、缓慢性心律失常、低钾、低镁等,都有引起 LQT 导致 Tdp 晕厥、猝死的危险。

2.获得性 LQTS 的发病机制

(1)药物致 LQTS 的分子生物学机制包括直接阻滞 hERG 通道与阻止 hERG 通道蛋白转运到细胞表面。

1)直接阻滞 I_{Kr} 最为常见,见于许多化学结构不同的药物如多种抗心律失常药、抗组胺药、抗精神病药与抗生素。hERG 易被小的有机分子阻滞,这是因为 hERG 通道有如下特性:①hERG 的药物高亲和力结合位点在其中央孔道中。当胞内通道活化门打开后,中央孔道可运输水和钾离子至通道的选择性滤过部位。结果,在通道打开后,阻滞剂与通道结合,阻塞了hERG 的中央孔道。②hERG 还有另一个重要的药物高亲和力结合位点,它源于芳香族氨基酸侧链组成的两个同心圆结构,他们堆积在通道的中央孔道中。

2)阻止 hERG 通道蛋白运输的机制见于多种药物,包括热休克蛋白-90 抑制剂如格尔德霉素、根赤壳菌素、17-AGG、非金属三氧化二砷和较小的有机分子如喷他脒、普罗布考和氟西汀。其中这些有机小分子既可阻止 hERG 通道蛋白的运输,又可同时阻滞 hERG 通道。

(2)电解质紊乱:①低钾血症是最为常见的电解质紊乱相关的 LQTS。血清钾浓度是心脏离子电流的关键生物性调节剂,例如 hERG 钾通道需要血清钾浓度来维持其膜的稳定性,其较低时,细胞膜上的 hERG 陷入胞质内并被降解。对于某一个 hERG 通道,钾结合与非结合状态的平衡由血清钾浓度决定,当其降低时,通道处于钾非结合状态的可能性增大。因此,血清钾浓度严格控制着细胞膜上 hERG 的密度。此外,钾与钠竞争结合 hERG 的孔道外口,在血清钾浓度降低的情况下,不仅通道活性减弱,同时钠的抑制作用也增加,最终导致 I_{Kr} 减低。在细胞水平上,低的血清钾浓度导致 I_{Kr} 减小,从而延长动作电位 3 相期,使早期去极化(EAD)易于发生。再者,细胞内外钾离子共同调节 I_{K1} 的生物学行为;②低镁血症会增加胞内钾外流。细胞失去的钾随后被肾脏排走,从而引起低血钾。镁的缺乏会抑制甲状旁腺激素的释放,后者可引起甲状旁腺功能低下和低钙血症。镁是一种常被忽略的对所有已知五种的所有细胞都很重要的电解质。镁在酶促反应中起重要作用,并参与能量代谢、葡萄糖利用、蛋白质合成、脂肪酸合成与降解、三磷酸腺苷(ATP)酶功能以及所有的激素反应。通过和钠、钾、钙的相互作用,镁也和维持细胞离子平衡紧密相关,尤其是在转运粒子通过生物膜时。镁的缺乏很容易导致细胞去极化引发自发性心律失常。低镁的临床表现和低钾血症类似,特点是 QTU 延长、Tdp 甚至猝死。

3.获得性 LQFS 的遗传易感性　类似于 KCNE1、KCNE2 和 KCNE3 是 KCNE 基因家族中第三个修饰基因,表达于心肌细胞上,并与 KCNQ1 相互作用以改变通道性质。定位于 C 末端与 N 末端的两种 KCNE3 错义突变与药源性或低钾血症导致的 Tdp 有关。沉默 LQTS 基因携带者和某些遗传修饰因子如某些功能性 SNPs,可影响心脏离子通道的生物物理学特性,从而导致所谓的"复极储备减少"的隐匿状态。在致 QT 延长的药物、电解质紊乱、缺血或其他获得性因素的作用下,隐匿状态会表现出来,干扰心脏离子通道的正常功能。

4.获得性 LQTS 的治疗　停用导致心室复极延迟的药物,静注异丙肾上腺素提高心率消除长间期心搏。但有冠心病、高血压、心绞痛、心肌梗死者禁用。LQTS 所致的恶性心律失常,可试用阿托品、利多卡因、胺碘酮等;慢性心衰的患者 QT 离散度多有增加,容易发生心脏性猝死,应用 ACEI 可减少 QT 离散度及心脏体积,可望降低死亡率。

三、短 QT 综合征

短 QT 综合征是近来被认识的一种遗传性心律失常综合征,以持续性 QT 间期缩短,家族性心悸、晕厥、猝死和阵发性房颤发生率高,有效不应期缩短和电生理研究中诱发心室颤动为特征。

(一)发病机制

QT 间期是心室除极和复极过程的表现,心室除极一般过程较快。因此,除非除极过程明显延长,QT 间期可以大致代表心室复极过程并且和心室肌动作电位时限及有效不应期对应。心室肌动作电位时限的过度延长和不均匀延长易于以后除极所触发,以折返机制维持的心律失常,在心电图上表现为长 QT 综合征和尖端扭转性室速,而根据现有的基础电生理知识推测,任何引起心肌细胞复极过程中外向离子流强度与密度增加或动力学过程加快,任何引起内向离子流强度与密度降低或动力学过程减慢的基因突变,都可能导致动作电位时限,有效不应期和 QT 间期缩短,进而引起心室肌和心房肌的易损性增加,增加心室壁或心房壁跨壁不应期的离散度,可能是患者发生心室颤动或心房颤动的重要原因。

对于短 QT 综合征的研究,目前已确定了与复极过程有关的三个致病基因——编码 I_{Kr} 的基因(KCNH2),编码 I_{Kr} 的基因(KCNQl),编码 I_{Ki} 的基因(KCNJ2)和三个错义突变位点。

(二)诊断标准

最常采用的标准是依据 Bazett 校正公式得出的 QTc,QTc≤300 毫秒可诊断为 SQTI。根据全球范围内已报道的 3 个家系和 15 例患者,可以初步把短 QT 综合征的特点概括为:①所有受累及的短 QT 综合征家系成员均无器质性心脏病证据;②所有患者的 QTc 间期均<300

毫秒；③在接受有创电生理检查期间，患者的心室有效不应期均＜170 毫秒，大部分患者的心室易损性明显增加；④部分患者有阵发性心房纤颤且这部分患者的心房不应期也明显缩短；⑤患者心脏性猝死的家族史较为明显，但也存在散发病例；⑥从婴儿，青少年到中老年均可发病；⑦男女均可发病，提示该综合征以常染色体显性遗传方式传递。

（三）治疗方法

初步的数据表明药物治疗或许有效。然而，猝死的高发率要求植入复律除颤器，尤其是幸免于死的猝死患者。QT 间期缩短可能是因为外向电流的增加，用第Ⅲ类抗心律失常药物阻滞电流（它有已知的延长 QT 间期的作用）或许是一种治疗短 QT 综合征的途径。

四、QT 综合征的研究进展

LQTS 的典型临床症状是尖端扭转型室性心动过速引起的反复短暂性晕厥和心脏性猝死，常无前驱症状。尽管有些 LQTS 患者晕厥和猝死发生在睡眠和休息时，但大多数患者出现在运动（如跑步、游泳等）、情绪激动（如恐惧、害怕、生气和惊吓等）时，晕厥一般持续 1～2 分钟。以上症状与 LQTS 的基因类型有关，LQT1 和 LQT5 大约 90% 的症状发生在运动和情绪激动时，LQT3 约 90% 的猝死发生在睡眠时，LQT2 患者症状的出现几乎均在运动、情绪激动、熟睡和唤醒之间。LQT1、LQT2、LQT5 大多于运动中发病，与其致病的离子流基础 I_{Kr}、I_{Ks} 对肾上腺素和儿茶酚胺的反应有关，也为 β 受体阻断剂及左心交感神经切除术治疗提供了依据。尖端扭转性室性心动过速的诱发原因可能有两个，一是伴 QT 间期显著延长的心动过缓；二是窦性心动过速加上交感神经张力亢进，且后者常可自行终止。尖端扭转型室性心动过速转变成心室颤动是猝死的主要原因，但转变的机制仍不清楚。

QT 间期延长是 LQTS 的主要特点，其程度有很大的差异，平均 QTc 为 0.49 秒，范围是 0.41～0.60 秒，女性平均比男性长 0.02 秒，LQT1（0.49 秒）和 LQT2（0.48 秒）的平均 QT 基本近似，LQT3 的平均 QTc 较长，为 0.52 秒。约 12% 的 LQTS 基因携带者 QT 正常，其中 LQT2 占 17%，LQT1 占 12%，LQT3 占 5%，因此 QTc 正常并不意味不是 LQTS，约 30% 的患者 QTc 在临界范围（0.45～0.47 秒），故 40% 左右的患者不能单用心电图诊断。

T 波和 U 波异常也是 LQTS 的主要表现，且与基因型有关，T 波宽大是 LQT1 的特点，T 波双峰或低平是 LQT2 的特征，LQT3 很少出现 T 波双峰，但却表现出 ST 段延长和 T 波狭窄高耸。以上 T 波表现也常在各基因型间出现重叠，而且 LQT1 和 LQT2 的 T 波也可表现正常。

大多数 LQTS 的心律失常表现为"全或无"形式，其标志性表现是 Tdp。在长 QT 情况下，各种原因导致的心室不均一性复极和/或早期/延迟后去极化（EAD、DAD）均可诱发 Tdp。Tdp 最常见的 ECG 表现包括：心律失常发生前最后一次窦性心搏时 QT 间期显著延长（间歇依赖性）；进行性 QRS 波群围绕假想基线扭转，每隔 10～12 次心搏（150～300bpm）发生 180° 扭转；每一个窦性心动周期中 QRS 复合波振幅按正弦波方式改变。Noda 等对 24 例先天性 LQTS 患者的 111 次 ECG 记录的 Tdp 分析中，观察到 3 种不同的启动模式：①间歇依赖式；②窦律增快式，表现为逐渐增快的窦性心律伴或不伴 T 波电交替；③去极模式改变式，表现为短联律间期的室性早搏后突然出现长联律间期的室性早搏或融合搏动。

虽然大部分 LQTS 是单基因离子通道病,但大多数突变为家族特异性的,只很少一些为热点突变。至今,已发现 12 个基因中的 1200 多个突变。因此筛查所有基因是不现实的。由于 LQTS 患者中大部分为 LQT1～3,且大部分 LQT1～3 患者表现为基因特异性 ECG 波形,此波形较易被临床医生识别。因此可根据 ECG 预测基因型来指导靶向基因的筛查。在已知基因上的筛查若为阴性结果,需检查是否为基因缺失或基因重复。总之,基因检测是诊断 LQTS 一个很重要的方面。未来 LQTS 患者与其家族成员的基因型检测将有希望提高治疗效果并改善疾病预后。

LQTS 患者是可有效治疗的,猝死也是可预防的。并不是每个 LQTS 患者都需 ICD,多达 50%的突变携带者终生不发生心脏事件。对患者进行危险分层可帮助他们选择最适合的个体化治疗方案并取得最佳的临床结果。

第二节　Brugada 综合征

Brugada 综合征(BrS)是遗传性心律失常的一种,构成心源性猝死的一个重要原因。此类心律失常常见于儿童、青年,可从偶然的心电图检查时发现心电图异常,也可在晕厥时复醒后在心电图检查时发现。心脏结构多为正常,少数可合并扩张型心肌病(DCM)、肥厚型心肌病(HCM)、致心律失常性右室心肌病(ARVC)。

一、流行病学

1.BrS 在东南亚比较多见,但人群发病趋势并不清楚。心电图有隐匿性或有间歇性出现,有 Brugada 样心电图表现,但不等于 BrS,据近期文献 meta 分析报告 Brugada 样心电图表现介于人群的 0.12%～0.2%。

2.男女发病比例约为 8:1。

3.BrS 为男性晚间自然死亡常见的原因,多数见于<50 岁。

二、基因筛选

1.BrS 为常染色体显性遗传,现所知只有 7 种基因突变,比 Brugada 兄弟报告病例时所想的复杂得多,现推荐基因筛查诊断 BrS,并筛查家族成员的基因携带。

2.BrS1 为 SCN5A 基因突变,造成钠通道 α 亚单位功能丧失,I_{Na} 电流降低,它是 BrS 中最多见的一种类型,占总的 BrS 的 15%～30%。SCN5A 基因定位于 3 号染色体,它第 1623 位置上单个氨基酸替换构成 LQT3,第 1620 位置上氨基酸替换构成 BrS。

3.BrS2 为甘油-3-磷酸脱氢酶 1-同类酶基因(GPD-1L)突变,它也降低 I_{Na},此类为少见的 BrS,仅占 BrS 的 1%。

4.BrS3 和 BrS4 分别为 L 型钙通道的 α_1 亚单位 CACNAIC 基因突变,和 β-亚单位 CAC-NB2B 基因突变,占总的 BrS 8%~10%,此类 BrS 常伴短 QT 综合征(SQTS)。

5.BrS5 为 KCNE3 基因突变,KCNE3 编码 I_{to} 外向电流的 β-亚单位,该基因突变使 I_{to} 电流加大。

6.BrS6 为 KCNIB 基因突变,KCNIB 编码是心脏钠通道的 β_1-亚单位,该基因突变使 I_{Na} 电流降低。

7.BrS7 为 KCNH2 基因突变,使 I_{Kr} 电流加大,造成 BrS 和 SQTS。

三、心电图特征和电生理机制

1.Brugada 综合征在右心前导联上复极表现　有三种类型。

(1)Ⅰ型穹隆样 ST 抬高≥2mm,伴>1 个胸前导联($V_1 \sim V_3$)的 T 波倒置,加用钠通道阻滞剂可加重心电图的改变。

(2)Ⅱ型鞍背样 ST 抬高,高峰部分≥2mm,低窝处≥1mm,伴直立或双向 T 波。

(3)Ⅲ型鞍背样或穹隆样 ST 抬高<1mm。

(4)Ⅱ型、Ⅲ型特征还不足以诊断 BrS,当Ⅱ/Ⅲ型改变出现在 2 个胸前导联,并应用钠通阻滞剂转化成Ⅰ型特征,才能确认为 BrS。

BrS 的其他心电图包括了:PR 间期延长,P 波、QRS 增宽,Ⅰ、Ⅱ、Ⅲ 导联出现 S 波,$V_1 \sim V_3$ QT 间期延长。

2.心电图改变的电生理机制

(1)心外膜心肌动作电位失去平坦期(圆隆)、心内膜心肌保留动作电位的平坦期,造成心电图上 ST 抬高或早期复极特征。

(2)动作电位Ⅰ相 I_{to} 激活,或平坦期 I_{Na} 降低,抑制了 I_{Ca-L},造成平坦期的外向电流加大,使 APD 缩短。

(3)乙酰胆碱(ACh)抑制 I_{Ca-L}、加强 I_{to},造成平坦期缩短,β 激动剂增加 I_{Ca-L},可抵消上述改变。

(4)基因突变或钠通道阻滞剂削弱钠内流,显出外向电流加大,造成 APD 缩短,因此总体上 BrS 的 QT 间期不延长。

(5)迷走激活或Ⅰ类药物可使 ST 抬高,β 受体激动可抵消上述改变。

(6)右室心外膜下心肌 I_{to} 电流加大,缩短平坦期,造成 ST 抬高,2 相折返诱发室颤,奎尼丁抑制 I_{to},恢复动作电位 2 相平坦期,恢复复极均质性,可抵抗室性心律失常。

(7)I_A 类药物如普酰胺、阿义马林阻滞 I_{Na},但不影响 I_{to},加重 BrS 的电生理异常。

(8)I_{to}、I_{KATP} 基因突变,造成外向电流加大,或 I_{Ca-L}。基因突变造成钙内流降低,都可形成 BrS 的电生理改变。

(9)自主神经受体的基因突变,也可造成 Brugada 样心电图改变。

四、BrS 临床表现

1.Brugada 的心电图表现可在常规心电图检查时发现,突出地表现为 $V_1 \sim V_3$ 导联 ST 抬高。

2.晕厥、猝死常为首发临床表现,高发年龄平均在 40 岁左右,心脏结构正常的 SCD 病例,20％为 BrS。

3.SCD 常发生于休息和晚间睡眠中,也有发热可加重疾病的表现,升高体温可使 SCN5A 提前失活。

4.低 K^+ 也有助于发生 SCD,东方国家碳水化合物消耗过多,胰岛素滴注都可诱导低血钾,加重 BrS 表现。

5.BrS 有 20％伴心房颤动。

五、BrS 诊断

1.典型的 I 型心电图改变,不论是自发的或钠通道阻滞剂诱发的,伴下列表现之一者可诊断 BrS。

(1)记录到 VF 或多形性室速(VT);

(2)PES 电刺激诱发 VT;(3)晕厥;

(3)晚间频死状的呼吸(呼吸暂停);

(5)＜45 岁年轻者猝死家族史;

(6)家庭成员中有胸导联 ST 抬高和 T 波倒置者。

2.诱发试验显示 Brugada 心电图表现

(1)普酰胺 10mg/kg 10 分钟静注或氟卡尼 2mg/kg 10 分钟静注或 Ajmaline 1mg/kg 5 分钟静注,或 Pilsicainide 1mg/kg 10 分钟静注。

(2)阳性标准:静注时必须有心电图监测,当出现 I 型心电图表现,必须立即停止注射,也可出现室性早搏和其他心律失常,QRS 波增宽,超过用药前的 30％。

(3)异丙肾上腺素和乳酸钠可抵消钠通道阻滞剂的作用。

(4)有传导障碍者药物试验可加重房室传导阻滞,尤其老年人,在试验前已有 PR 延长,QRS 增宽者,宜植入暂时起搏器再作药物试验。

六、鉴别诊断

1.大多数 BrS 心脏结构正常,它与心律失常源性右室发育不良(ARVD/C)都具 ST 改变,二者的区别。

2.相似于 Brugada 心电图改变的还有以下情况:急性心肌缺血或梗死;急性心包炎;心律失常源性右室发育不良;不典型 RBBB;夹层动脉瘤;Duchenne 肌营养不良;早期复极;高钙血

症;高钾血症;低温;左室肥大;纵隔肿瘤压迫右室流出道;变异型心绞痛;肺栓塞;维生素 B_1 缺乏;胸壁下陷;颅内和自主神经系统异常。

3.药物引起 Brugada 样心电图

(1)抗心律失常药物:Flecainide、propafenone、Ajmaline、Procainamide、disopyrarrude.

(2)钙通道阻滞剂:Verapamil、Nifedipine、diltiazem。

(3)β 阻滞剂:Propranolol、Nadolol。

(4)硝酸酯类:isosorbide、dinitrate、Nitroglycerineo

(5)钾通道开放剂:Nicorandil。

(6)三环抗抑郁剂:Amitriptyline、Nortriptyline、desipramine、Clomipramine.

(7)四环抗抑郁剂:Maprotiline、Perphnazina、Cyamemazine。

(8)吩噻嗪杀蠕虫剂:Perphenazine、Cyamenazme。

(9)选择性组织胺再摄取抑制剂:Fluoxetine。

(10)其他:Cocaine、滥用 Alcohol。

七、危险分层

1.BrS 首次 SCD 后为复发高危者,未来 5 年中复发率 70%。

2.Ⅰ型 ST 抬高者为晕厥高危者,SCD 高出 8 倍。

3.PES 能诱发 VT/VF 者,SCD 高出 8 倍。

4.男性为 SCD 高发者,SCD 高出 5 倍。

八、治疗

1.ICD 为唯一的治疗措施

(1)SCD、晕厥发作者,具自发的Ⅰ型心电图改变,植入 ICD。

(2)无症状的 BrS,PES 诱发出 VT/VF,具Ⅰ型心电图改变,植入 ICD。

(3)钠通道阻滞剂引发Ⅰ型心电图改变,植入 ICD。

(4)无症状 BrS,但有家族 SCD,PES 又发出 VT/VF,植入 ICD。

2.消融室性早搏可减少 ICD 放电次数。

3.奎尼丁、Tedisamil 阻滞 I_{to},恢复 APD,提供有效治疗。

奎尼丁恢复动作电位2相平坦期,使 ST 正常化,预防2相折返和多形性 VT,推荐 1200~1500mg/d 大量剂应用。

4.儿茶酚胺增加 L 型钙流,也能恢复动作电位的平坦期。

5.I_{to} 阻滞剂和 I_{Ca-L} 增强剂可使 ST 段正常化,控制 BrS 室性心律失常复发(电风暴)。

6.Tedisamil 是有力的 I_{to} 阻滞剂,不阻滞内向电流,与奎尼丁有所不同。

7.Cilostazol 为磷酸二酯酶Ⅲ抑制剂,增加钙内流,使 ST 正常化,可增加心率而降低 I_{to}。

第三节　婴儿猝死综合征

一、概述

　　婴儿猝死综合征(SIDS)指貌似健康的1岁以内的婴儿或新生儿(常发生于出生后3周~8个月)在睡眠中突然发生的,或通过病史、环境调查和尸检等仍不能明确原因的意外死亡。

　　最初,各家对SIDS的定义并非完全一致。直至1969年在美国西雅图召开的第二届国际婴儿猝死专题讨论会正式提出SIDS的定义:任何婴幼儿包括新生儿突然意外死亡,但死后经全面检查仍无法确定确切死亡原因。此定义也被称为西雅图定义。英美等国文献也将其称之为摇篮死亡,或"摇篮死"、"睡床死"、"摇床死"。1989年美国国立儿童健康与发展研究中心(NICHD)组织专家委员会上修改了SIDS的定义,即婴幼儿改为1岁以内的婴儿。从此SIDS的概念得到一致认可。随着对SIDS认识的加深,相关专家于2004年再次修正了SIDS的定义,即在原有概念中增加时间状语"在睡眠中",并对其进行了分型。

　　SIDS的发病率各国报道不一。美国发病率为1.5‰~2‰,英国、法国、丹麦、新西兰等国与美国相似。亚洲地区SIDS报道少见,曾报道我国香港地区发病率为0.04‰,日本发病率为0.09‰。约90%的SIDS发生于6个月内,2~4个月为发生高峰。1个月以内和6个月以上的SIDS不常见。男婴稍高于女婴,美国黑人婴儿高于白人婴儿。

二、临床表现

　　SIDS发病突然,毫无预兆,多在睡眠中。患儿生前无特异性临床表现,临床症状多被忽视。其主要特征有:①对环境反应差。②在喂养时易有呼吸暂停或衰竭。③有异常的啼哭声,患儿啼哭音调常突然改变,如音调增高或短促无力的呻吟,这或许意味着患儿喉及喉以上发音管道或脑干功能存在异常。④睡眠中发生呼吸停顿,早期症状轻,可仅为呼吸不规则,偶发暂停,严重者呼吸长时间停止,>15秒,并可有突发青紫,特别是轻度呼吸道感染时。⑤睡眠中脉搏不规则,缓慢或停搏,并出现青紫或苍白现象。患儿也可有四肢软瘫、肌张力减退等表现。

三、诊断与鉴别诊断

　　SIDS应排除各种其他导致新生儿死亡的原因后进行诊断。病史询问、死亡调查和尸体解剖是诊断的关键。SIDS死亡有内在和外在因素,内在因素包括男性、早产儿、父母抽烟酗酒;外在因素包括俯卧位、软床、摇晃和中重度感染等。在诊断前需要排除外伤、虐婴、中毒等死亡原因,并排除心、肺、肝、肾等重要脏器的器质性病变。

　　SIDS主要和婴儿窒息、机械性损伤、中毒、感染等原因导致的新生儿死亡鉴别。

四、病因和发病机制

迄今为止,有关 SIDS 的病因、病理及发病机制等尚不清楚。尽管各种发病机制的研究均存在一定局限性,但研究结果的重要性仍不容忽视。

1.睡眠体位因素 早期曾有学者提出俯卧位睡眠是婴儿猝死的危险因素,但当时未引起足够的重视。随着研究进展,目前认为俯卧位睡眠是导致 SIDS 发生的重要机制之一。最新研究结果显示:婴儿仰卧位及自由位睡眠面临的风险最小。俯卧位睡眠导致 SIDS 的主要机制可能是由于俯卧位睡眠时,CO_2 弥散受限制,过多吸入呼出的 CO_2,导致体内 CO_2 潴留,引起低氧血症和高碳酸血症,交感神经的紧张性增高和(或)副交感神经的紧张性下降。缺氧使婴儿对周围环境的反应性下降,外周血管舒张、血压下降也与 SIDS 的发生有关。呼吸、循环和神经系统功能异常是使 SIDS 危险增高的主要机制。

2.呼吸障碍 感染及胃食管反流所致的呼吸暂停是导致婴儿猝死于睡眠过程中的重要因素。呼吸道感染引起 SIDS,可能是呼吸道病变触发了高危儿呼吸停止而导致死亡。如腺样体增生、鼻腔分泌物黏稠或其他因素堵塞鼻腔时,可造成气道阻塞、呼吸暂停。当呼吸暂停时间过长,可致低氧血症,造成婴儿发生猝死。新生儿食管下括约肌张力降低,易使胃内容物流入食管,其诱发的喉痉挛或通过迷走神经的刺激作用引起支气管狭窄、气道阻塞,产生的呼吸暂停和心动过缓是导致 SIDS 发生的重要机制。

3.心脏病变 心脏发育缺陷引起血流动力学改变使脑干血流供应不足时,引起生命中枢功能障碍,或心脏离子通道功能障碍引起传导系统异常而导致的恶性心律失常是患儿易于发生 SIDS 的重要机制。最近文献报道,部分 SIDS 猝死患者死于先天性心脏病。研究显示,部分患儿复苏前后及死前有 QT 间期延长现象,这说明遗传因素决定的 QT 间期延长可能是猝死的因素之一。如编码心脏钾通道的基因突变后,可致钾通道功能异常,心肌复极变化过程中 K^+ 内流减少,复极速度减慢,QT 间期延长,心肌细胞稳定性下降,兴奋性增加,易发生折返,婴儿可发生恶性心律失常而致死。

4.代谢障碍 研究发现肉碱缺乏、脂肪酸氧化功能缺陷、维生素 B_1 及铁代谢紊乱均是 SIDS 的危险因素。肉碱可辅助脂肪酰辅酶 A 穿过线粒体内膜以进行氧化,当其转运功能发生障碍时,脂肪酸氧化受到影响。脂肪酸氧化失调时,脂肪将在肝脏、心脏广泛浸润,肝糖原代谢也有异常,导致患儿出现高血氨低血糖症,呼吸功能异常,易发生猝死。此种婴儿猝死疾病呈一定家族遗传性。维生素 B_1 及铁代谢紊乱都因影响呼吸功能而致 SIDS。

5.中枢神经系统病变 研究显示 SIDS 患者因中枢性呼吸功能障碍而导致猝死。原因未明的 SIDS 患者的中枢神经系统的中间外侧核存在不同程度的发育异常,而影响正常呼吸运动;尼古丁可通过收缩胎盘小血管,减少胎儿血供,致胎儿缺血、缺氧,影响其脑干的发育,导致自主神经中枢功能障碍。晚近研究发现,死于 SIDS 的婴儿的大脑内血清素水平比其他死亡婴儿平均低 26%,从而影响睡眠、呼吸及心率的调节作用。

6.遗传因素 已有研究发现,本病与常染色体显性遗传有关,约 10% SIDS 由基因变异或基因突变导致。

(1)突变基因

1)离子通道及相关致病基因:LQTS 或 SQTS 某些致病基因突变与 SIDS 发生有关,这些基因包括 KCNQ1、KCNH2、SCN5A、SCN3B、SCN4B、KCNE2、CAV3 和 SNTA1。这些编码钠、钾、钙离子通道的基因突变,可导致相应的离子通道功能异常,改变心肌细胞的去极化及复极化过程,严重时可触发致死性心律失常,致使婴儿猝死。

2)脂肪酸代谢酶及糖代谢相关基因:脂肪酸代谢障碍与 SIDS 存在相关性,脂肪酸代谢酶相关基因及调节糖代谢关键基因的突变可能参与 SIDS 的发生过程。如中链乙酰辅酶 A 脱氢酶(MCAD)基因突变引起 MCAD 缺乏,可导致脂肪酸代谢障碍,肌磷酸化酶基因突变可导致糖代谢异常,进而通过相应机制诱发婴儿猝死。

3)血栓形成相关基因:有研究显示,SIDS 患者凝血因子 V 基因突变的发生频率高于正常婴儿。但血栓形成相关基因突变是否为 SIDS 的致病基因,仍需进一步的研究加以证实。

(2)多态性

1)一氧化氮合成酶-1 衔接蛋白基因(NOSIAP):尸检研究结果显示,与 NOSIAP 基因 TG 及 GG 基因型相比,TT 基因型与 SIDS 发生有明显相关性。最近的全基因组连锁分析表明,GG 基因型携带者的 QT 间期延长,其机制可能为 NOSIAP 产物与 NOS1 相互作用,通过抑制 L 型钙通道而延长心肌细胞复极化过程。

2)HLA-DR 基因:有研究发现 SIDR 患者 HLA-DR2 出现频率显著低于正常婴儿,但也有 2 例 SIDR 患者 HLA-DR2 与对照组之间无差异的报告。

3)补体 C4 基因:很多 SIDS 患者在猝死前存在轻微上呼吸道感染症状,检测到此类患者存在 C4A 或 C4B 基因缺失现象,这似乎提示 C4 基因缺失伴上呼吸道感染的患者具有发生 SIDS 的风险。

4)IL 基因:IL 是一种炎症介质,在感染性疾病的发生、发展中具有重要作用。某些 IL 是 SIDS 患者发生猝死的危险指标。有报道 SIDS 患者 IL-10 ATA 单倍体和 ATA/ATA 与感染造成的死亡之间存在关联。在死于感染的患者中,患者死亡前发热症状与 IL-8-781CT/TT 存在某种关联。

5)5-羟色胺(5-HT)转运基因:有文献报道,5-HT 基因内含子处等位基因变异可能与 SIDS 有关。研究表明,5-HT 等位基因为 SIDS 的危险标志,这些等位基因被命名为 L 和 XL。最近又有文献报道,5-HT 多态性与 SIDS 无关。有人认为 5-HT 多态性在非洲裔婴儿中不具有致病的危险性,似乎是一个正常现象。

6)离子通道相关基因:KCNE1 基因多态性影响动作电位的复极过程,引起恶性心律失常而导致猝死。

7)水通道蛋白基因

7.其他　目前研究提示,免疫缺陷、糖皮质激素长期不足、母亲滥用药物、过敏因素、氧化应激反应均与 SIDS 有关。

五、预防及治疗

SIDS 发病突然,常常是多种因素的共同结果,且抢救困难。SIDS 临床表现缺乏特异性,增加了早期识别的难度,为有效预防 SIDS 的发生,应重视高危患儿监护。给予早期干预,降低其发病率。对有晕厥史、家族性心律失常史、心肌病以及猝死家族史的婴幼儿,因目前尚无有效的预防措施,在加强婴儿生命体征监护的同时,应竭力避免其触发因素。

治疗的目的在于防止呼吸暂停的发作,主要针对 SIDS 的高危患儿及有呼吸停止病史或曾发生过 SIDS 而被及时抢救存活的婴儿。首先应解除呼吸道梗阻,必要情况下,进行手术治疗。出现呼吸循环衰竭时,应立即建立人工肺功能。目前,茶碱为治疗呼吸暂停较为有效的药物。从小剂量开始逐渐增加到维持剂量。氨茶碱可改善呼吸中枢对高碳酸血症和低氧的敏感性及呼吸中枢觉醒功能,还可改善肌肉收缩力,且能增加肺泡表面活性物质的合成与释放,改善呼吸功能。

随着相关研究的进展,对 SIDS 的研究从特征的归纳到概念的明确,目前已进入分子、基因水平。迄今为止,尚未明确其病因和发病机制,对高危患者的早期诊断十分必要,尤其是对疑有心脏疾病的婴儿,应采取积极的监护及预防措施。

第四节　J 波综合征

自心电图(ECG)J 波首次报道以来,人们对 J 波的认识经历了一个由浅至深的过程。随着心电图检测技术的普及和基础电生理研究的深入,发现 J 波可见于生理和病理状态。J 波综合征是新近提出的、与 J 波有关的一个临床症候群,包括早期复极综合征(ERS)、Brugada 综合征(BrS)、特发性心室颤动等。J 波综合征与恶性心律失常和心源性猝死的关系已越来越受到关注。尽管专家对 J 波综合征的概念和定义存在争议,但是了解 J 波的电生理机制及临床意义具有重要的意义。

J 点在心电图上表现为 QRS 波与 ST 段的交点,标志着心室除极结束,复极开始。若 J 点从基线上移$\geqslant 0.1 mV$、时程$\geqslant 20$毫秒,在 QRS-ST 连接处出现的一个向上的圆顶状或驼峰状波称之为 J 波,以往称为 Osborn 波。

J 波最早报道见于高钙血症和低温患者。1953 年,有研究报道低温时出现的 J 波与室颤发生有关,当时研究者推测 J 波是由损伤电流引起,预后不良。后来研究者发现左心室与右心室的心内、外膜细胞的动作电位明显不同,与心室内膜相比,右心室外膜细胞动作电位 1 相与 2 相之间有一更显著的切迹,推测这种不同可能与心外膜细胞上存在较大的瞬时外向钾电流(I_{to})有关。直至 20 世纪 90 年代,心电学者揭示了 J 波产生的电生理机制,即 J 波形成与 I_{to} 介导的 K^+ 外流密切相关。虽然有不同观点存在,但该理论机制已被广泛接受。

J 波在普通人群中大约有 $1\%\sim 2\%$ 的发生率。常见于年轻人或男性(77%)、黑人及其他种族。2007 年,我国报道了局部地区 J 波流行性状况。来自 2009 年欧洲心血管病会议(ESC)

的最新报道,与早期复极化有关的 J 波在法国健康女性的流行率是 17.2%,在德国健康人群的流行率是 35%。

一、临床表现

(一)特发性 J 波综合征

1.早期复极综合征　ERS 的典型心电图表现之一为下壁或侧壁至少两个导联 J 点抬高 >0.1mV,持续时间≥20 毫秒(图 12-4),并伴有临床表现的症候群。ERS 是半个世纪前提出的概念,是一种常见的心电图表现,通常被认为是良性的。临床医生对 ERS 的临床兴趣源于它的心电图特点及机制与致恶性心律失常疾病 BrS 相似。引人注目的是 2008 年英格兰杂志连续 3 篇报道了 ERS 与心源性猝死的关联。其中一篇文章回顾了 22 个中心的 206 例特发性室颤导致心脏骤停复苏后患者,发现 ERS 在特发性室颤的患者中发生率高于正常对照者,晕厥史和睡眠中发生心源性猝死的发生率较无 ERS 组高,从而得出有特发性室颤的患者有较高的 ERS 发生率。

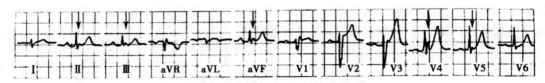

图 12-4　早期复极心电图改变

实验室研究发现 ERS 左心室前侧壁外膜 I_{to} 密度较右心室外膜小,但程度较 Brs 弱。

Ⅱ、Ⅲ、aVF、V_4、V_5 导联箭头所示为 J 点抬高或 J 波。

2.Brugada 综合征　BrS 以心电图上特征性的 Brugada 波,即右胸前 V_1～V_3 导联 ST 段穹隆型抬高并 T 波倒置为特征,伴致死性室性心律失常或心源性猝死或家族史,并具有遗传异质性的心脏电紊乱疾病。BrS 的表现型有较大的年龄范围,最小者只有 2 天,最大为 84 岁。据估计,由 BrS 引起的猝死占所有猝死病例的 4%～12%,至少占心脏解剖结构正常猝死病例的 20%。BrS 右胸导联有三种复极图形:1 型的诊断标准为 ST 段穹隆样抬高≥0.2mV,伴 T 波倒置;2 型的诊断标准为 ST 段马鞍型抬高≥0.2mV 或下斜形 ST 段抬高≥1mV,T 波直立或双向;3 型诊断标准为 ST 段马鞍型或穹隆样抬高<1mV。这三种类型可以在同一个患者中顺序出现或由特殊药物引发。BrS 是心源性猝死的危险因素之一。因为其临床特征和心电图表现与 J 波的电生理机制相似,有学者提出将 Brugada 波归属于 J 波,从而将 BrS 归属于 J 波综合征。

BrS 呈常染色体显性遗传,但有 2/3 的患者呈散在发病。到目前为止已经发现 7 个 BrS 的致病基因,分别是编码心脏钠通道 α、β 亚单位的 SCN5a 和 SCN1b,钠通道调节因子 GPD1L、编码钙通道的 α、β 亚单位的 CACNA1C 和 CACNB2b,编码 I_{to} 通道的 KCNE3,编码 I_{Kr} 通道的 KCNH2。

3.特发性室颤　特发性室颤首次报道年月已久,但该病的病因仍然成谜。许多不同的研究显示,特发性室颤为离子通道疾病。据报道,BrS 可误诊为特发性室颤事件,需进行鉴别诊断。研究发现,特发性室颤患者心电图多处导联均可见 J 点抬高、异常 J 波,以下壁 Ⅱ、Ⅲ、aVF 导联最常见。特发性室颤患者心电图 J 点抬高的比例明显高于对照组。心内膜描记结果显示,触发特发性室颤患者发作多形性室性心动过速或室颤的 R on T 期前收缩很可能起源于心室内的局灶性位点,可自发性终止。部分特发性室颤患者在诱因作用下有发作心律失常风暴的风险。

(二)获得性 J 波综合征

1.缺血性 J 波综合征　急性心肌梗死早期,心肌细胞急性缺血、缺氧,代谢异常,心肌离子的主动性跨膜转运可出现障碍,影响正常的心电活动。患者心电图可出现新 J 波或原有 J 波振幅增高或时限延长,即缺血性 J 波,此为心肌严重缺血时伴发的一种超急性期的心电图改变。研究显示,缺血梗死区的外膜心肌和 M 细胞动作电位 2 相外向电流增加,内向电流（Na^+、Ca^{2+}）减少,外膜心肌 I_{to} 密度高于内膜导致的 K^+ 外流增加发挥着主要作用,造成梗死区外膜心肌细胞和 M 细胞平台期消失,动作电位时程缩短,与非缺血区之间形成较大的复极电压梯度差,引起 J 点抬高,J 波形成。此时心脏电活动处于不稳定状态,可通过局部再除极发生 2 相折返,易诱发多形性室性心动过速、室颤等恶性心律失常,甚至发生心脏性猝死,预后不良。

2.低温性 J 波综合征　低温 J 波首次由 Tomashewski 于 1938 年描述。1943 年,一些低温动物实验也记录到 J 波。1953 年 Osborne 提出 J 波与室颤可能关联,也称为损伤电流。1958 年,Emsile-Smith 发现心室内外膜对低温反应的差异,并发现外膜 J 波更明显。这些结果被后来的动物模型和动脉灌注楔型组织块模型证实。

二、J 波综合征的心电图标准

不同的临床情况下,J 波的具体表现可有不同,其形态、幅度、持续时间等诸方面可存在差异,且有时呈动态改变。J 波综合征主要心电图特点包括:①J 点抬高,QRS 波群后 J 波抬高;②J 波和 ST 段、T 波上升支融为一体,ST 段可缩短和抬高,QT 间期及 T 波多正常;③不同个体 J 波出现在心电图中的导联位置存在差异;④其他特点:J 波受多种因素的影响,如低温、心率变化、高钙、运动试验,及自主神经调节等。

三、致恶性心律失常的机制

人们对事物的认识总是在不断深化和进步。随着心电生理学研究的深入,有学者认为 J 波的产生是局部心室外膜除极时程缩短而过早复极所致。具体表现为心室外膜动作电位常表现为明显的"切迹",即有一个峰和穹隆,这主要源于 I_{to} 电流。由于心室内膜的 I_{to} 电流较小,从而导致动作电位缺乏"切迹"。心室内外膜之间动作电位的差异可产生心室复极早期跨室壁电位差,心电图上表现为 J 波或 J 点抬高。心率缓慢或迷走神经增强时,J 波变大、ST 段抬高;心率加快或交感神经增强时,J 波变小,ST 段恢复正常;动作电位穹隆丢失使跨室壁复极离散度增加所致的 ST 段抬高成为室性心动过速或室颤的基质;心外膜动作电位穹隆不均一性丢失,心脏电活动处于不稳定状态，可通过局部再除极发生 2 相折返，表现为联律间期极短的室性期前收缩（R on T 现象），心室内微折返现象易诱发严重心律失常，如室性心动过速或室颤，严重者发生猝死。

Antzelevitch 研究组提出右心室心外膜有较大的、由 I_{to} 介导的动作电位峰和穹隆，而且男性比女性心外膜有更大的由 I_{to} 介导的动作电位峰和穹隆，从而解释了 BrS 的发病电生理基础和男性发病率高的原因。

四、J 波综合征分型和异同

2010 年美国心脏节律杂志发表一文，将 J 波综合征分为遗传性和继发性两种。遗传性分为早复极综合征 I 型、早复极综合征 II 型、早复极综合征 III 型和 BrS 四型；继发性分为缺血性和低钾性 J 波综合征。

五、分子遗传学基础

研究者们试图从发病机制来解析 J 波综合征，目的是从根源上解析长期以来人们对之的争论焦点，即 BrS 和 ERS 是两种疾病，还是同一种疾病的不同临床发展阶段，及 BrS 是否属于 J 波综合征。Haissaguerre 等报道了 1 例 14 岁的室颤女孩，其心脏各项检查均提示心脏结构正常，而心电图提示下壁和侧壁导联 J 波。他们对该患者的 DNA 进行了 21 个候选基因的筛查，结果发现 KCNJ8 基因的一个错义突变 C1265T，在 422 位点的 S 氨基酸变为 L。该患者母亲未发现突变，父亲拒绝接受遗传学筛查。同时他们在 156 个同类患者中筛查该致病基因，无一例发现 KCNJ8 基因突变，说明此致病基因的显性率只有 0.6%。遗憾的是，该研究小组当时未对 KCNJ8 基因突变 S422L 进行电生理功能分析，因而无法更透彻地剖析 KCNJ8 导致此类疾病现象的电生理致病机制。幸运的是，最新研究资料从功能分析证实 KCNJ8 是 J 波综合征的致病基因。梅奥临床中心的 Ackerman 研究组表明，针对 87 例 BrS 患者和 14 例 ERS 患者进行致病基因筛查，发现 KCNJ8 基因的 S422L 突变所致的 IKATP 通道功能获得与 1 例 BrS 和 1 例 ERS 有关。

影响复极化的离子通道有钠通道（SCN5A、SCNlb）、钾通道（I_{Kr}、I_{Ks}、I_{KATP}、I_{to}）、钙通道（L 型钙通道 α 和 β 亚单位）等，及最近报道的与复极化异常有关的一氧化氮调节因子 CAPON 变异，这些都有可能是 ERS 的候选基因。

六、J 波综合征是复极化还是去极化异常

最近发表的专家综述提出：BrS 是否属于 J 波综合征，无论从临床和基础实验均存在争议。BrS 以右胸导联 I 型 Brugada 波为特征，临床报道 BrS 涉及去极和复极化异常问题，最新临床观察 91 例 I 型 Brugada 心电图患者，通过三个非介入心电检查技术（心电图、向量心电图和体表电位标测）证实了 BrS 的去极化异常，显然与复极化 J 波的理论有矛盾。从

Antzelevitch 研究组的 BrS 动物研究模型证实,右心室比左心室具有较高 I_{to} 密度,而且 J 波的细胞电生理机制与 BrS 相似,那么如何解释 J 波(复极化异常)和 BrS(去极化和复极化异常)间的概念归属有待于进一步研究证实。最近 Brugada 兄弟在多篇文章中强调了 $V_1 \sim V_3$ 导联 Brugada 波与恶性心律失常发生的重要关联,Brugada 波出现于其他导联的致死率低。因此,仍有许多未解之谜有待心脏病学专家、心电学者和基础研究者继续深入研究加以明确。如特发性 J 波中的 BrS 和 ERS 已证实有共同的遗传发病机制,但是否为同一种疾病的不同临床表型有待进一步证实。

　　无论 J 波还是 J 波综合征,临床观察结果表明,心电学指标 J 波预测恶性心律失常发生有重要警示作用。早期识别异常 J 波的高危患者,将有助于提高医务人员的防范意识,进行早期预防和治疗,减少猝死的发生。至于 J 波是去极化还是复极化、BrS 是否属于 J 波综合征,需要多中心合作进一步加以阐明。

第十三章　晕厥

　　晕厥是由多种原因导致的突然、短暂的意识丧失，能自行恢复，是临床上常见的综合征。晕厥的发生是快速的，随后的恢复也是自发的、完全的，其基本机制是短暂的大脑低灌注。欧洲心脏病协会晕厥的诊断和处理指南（2009 版）中将晕厥归于引起一过性意识丧失（T-LOC）的众多原因之一，定义为因短暂的弥漫性大脑低灌注导致的一过性意识丧失，具有一过性、发作迅速、持续时间短和自行恢复四大特点。晕厥发生前可以有预兆，如轻微头晕、恶心、出汗、乏力和视觉异常，但常常是无预兆的突然发生，因此经常引起摔伤，在老年人中尤其常见。

一、晕厥的病因

　　大脑的灌注压很大程度上取决于体循环的动脉压，任何使心排出量降低或总外周血管阻力降低的因素都能使体循环动脉压和脑灌注压降低。心排出量降低的最主要的原因是静脉充盈，过多的血液储存在身体的外周部位，以及血容量减少都可以产生晕厥。心排出量减少还可以由于心动过缓、心动过速或瓣膜病变引起。在外周血管阻力方面，广泛和过度的血管扩张在降低动脉压方面起了重要的作用（是神经介导性晕厥的一个主要原因）。站立时血管阻力增加的能力受损是直立性低血压的原因，也是用血管活性药物及自主神经受损患者发生晕厥的原因。脑的低灌注也可以由于脑血管阻力异常增高引起。脑血流突然停止 6～8 秒就足以引起完全的意识丧失。

　　晕厥发生的基本机制是大脑的低灌注，因此任何引起心排出量下降或脑血管阻力增加的原因都可以引起晕厥。一般把晕厥分为以下三类：反射性（神经介导性）晕厥、直立性低血压引起的晕厥、心脏性晕厥（表 13-1）。

表 13-1　晕厥的原因

反射性（神经介导性）晕厥
血管迷走性
颈动脉窦综合征
场景性
—咳嗽、喷嚏性
—胃肠道刺激（吞咽性、排便性、内脏疼痛）

　　—运动后

　　—餐后

　　—其他(如大笑、演奏管乐、举重)

直立性低血压

　　原发性自主神经功能失调

　　继发性自主神经功能失调

　　药物诱导的直立性低血压

　　容量不足(出血、腹泻、呕吐等)

心脏性晕厥

心律失常性

心动过缓

—窦房结功能不全(包括慢快综合征)

—房室阻滞

—植入型器械功能障碍

心动过速

—室上性

—室性(原发性、继发于结构性心脏病或离子通道病)

药物诱发的心动过缓或心动过速

结构性疾病

心脏:心脏瓣膜病变、急性心肌梗死和(或)缺血、肥厚型心肌病、心脏肿瘤、心包疾病、心包填塞、先天性冠状动脉异常、人工瓣膜功能障碍

其他:肺栓塞、急性主动脉夹层、肺动脉高压

二、晕厥的病理生理机制

　　很多疾病都可以引起晕厥,其病理生理基础是全身血压降低,脑血流灌注不足。如果大脑血流灌注突然中断6~8秒或收缩压降低到60mmHg以下即可出现晕厥。血压由心排出量和周围血管阻力决定,二者之一降低即可导致晕厥,但实际晕厥过程中往往都是二者同时降低,只是所占比重不同。

　　周围血管阻力降低可以见于异常的反射活性,后者可以导致血管扩张和心动过缓,表现为心脏抑制型、血管抑制型和混合型反射性晕厥。周围血管阻力降低也可见于功能性或结构性自主神经系统疾病,原发和继发的自主神经障碍,使直立位时交感缩血管途径不能正常增加外周血管阻力,在重力和血管收缩功能不全双重作用下血液淤积于膈肌以下的静脉系统,静脉回

流减少,最终发生晕厥。

一过性心排出量降低有 3 个原因。第一是异常的反射活性导致的心动过缓,即反射性晕厥中的心脏抑制型。第二是心血管疾病,如心律失常、结构性心血管疾病,包括肺栓塞、肺动脉高压。第三是静脉回流不足,包括容量不足和静脉淤血。

根据晕厥的病理生理机制不同,晕厥可进行如下分类。

(一)反射性晕厥/神经介导性晕厥

正常情况下,心血管反射有助于维持循环稳定。反射性晕厥,是指机体对应某个触发因子,出现不恰当的心血管反射,导致血管扩张和(或)心动过缓,继而动脉血压降低,脑灌注不足,从而诱发晕厥的多种情形。

反射性晕厥通常根据主要的受累传出神经途径进行分类,即交感或副交感性。如果以血管收缩张力异常为主要表现,称为血管抑制型,如果以心动过缓或心脏停搏为主要表现,称为心脏抑制型,如果两种情形并存称为混合型。

反射性晕厥也可以根据其触发因子来分类,即传入神经途径。但这种分类过于简单,因为在同一种情形下,如排尿性晕厥或排便性晕厥时,可能存在多种不同机制。在同一个人身上或不同人之间,这种触发环境可以多种多样。在大多数情形下,传出途径并不由触发因子决定,例如排尿性晕厥和血管迷走性晕厥(VVS)都可以同时表现为心脏抑制型或血管抑制型晕厥。了解这些触发因子对临床诊疗非常重要,因为其对确定晕厥的诊断非常重要。

1.血管迷走性晕厥(VVS)　由情绪或体位诱发,晕厥之前往往伴有自主神经激活的症状(出汗、面色苍白、恶心)。

2.情境性晕厥　传统上指的是与某些特殊场合相关的反射性晕厥,年轻运动员可能发生运动后晕厥,这是反射性晕厥的一种形式,中年和老年人也可能发生运动后晕厥,但这是自主神经障碍的早期表现,其后可能进一步出现典型的直立性低血压。情境性晕厥诱因包括:咳嗽、喷嚏、胃肠道刺激(吞咽、排便、腹痛)、排尿后、运动后、进食后、其他(如大笑、演奏管乐、举重等)。

3.颈动脉窦晕厥　需要特别注意,少数情况下可由机械刺激颈动脉窦触发,但大多数情况并无明确的机械刺激发生,必须通过颈动脉窦按摩来诊断。

4.不典型反射性晕厥　指那些触发因子不确定,甚至表面看来没有触发因子的反射性晕厥。诊断主要依靠排除其他可能引起晕厥的病因(排除器质性心脏病),并且在倾斜试验时可以再次诱发出类似症状。患者可能同时有典型的反射性晕厥发作和不典型发作。

(二)直立性低血压(OH)和直立不耐受综合征

直立性低血压定义为站立时收缩压异常降低。与反射性晕厥相比,自主神经障碍患者的交感传出神经受到慢性损害,所以缺乏适当的血管收缩功能,因此在站立时,血压会下降,从而出现晕厥或先兆晕厥。

从病理生理学的机制来讲,反射性晕厥和直立性低血压之间并不存在交叉,但是这二者的临床表现常常是相似的,难以鉴别。"直立不耐受"指站立时由于循环异常导致的症状和体征。

晕厥是其中一种症状,其他的症状和体征包括:①眩晕、头晕、先兆晕厥;②虚弱、乏力、昏睡;③心悸、出汗;④视力障碍(包括视力模糊、光亮增强和管状视野);⑤听力障碍(包括听力下降、耳鸣);⑥颈部疼痛(枕部、颈旁和肩部)、低背部痛或心前区痛。根据临床表现特征,直立性低血压可进行如下分类。

1.经典直立性低血压　站立后 3 分钟内收缩压下降＞20mmHg、舒张压下降＞10mmHg。可见于单纯自主神经障碍、低血容量或其他形式的自主神经障碍。

2.早期直立性低血压　是站立时血压降低超过 40mmHg,然后自发迅速恢复至正常,整个低血压及发生相应症状的时间很短(＜30 秒)。

3.延迟/进展性直立性低血压　特点是处于直立姿势时收缩压发生缓慢而逐渐加重的降低。与反射性晕厥的不同之处在于前者不同时发生心动过缓(迷走性)。然而,延迟性直立性低血压发生之后可以继发反射性心动过缓。多见于老年人,由于老年人代偿性反射功能不全,同时心脏顺应性较年轻人差,对前负荷降低较敏感,是发生此类低血压的主要原因。

4.姿势性直立性心动过速综合征(POTS)　多见于青年女性,主诉为明显的对直立体位的不能耐受,表现为显著的心率增加(增加 30 次/分或达到 120 次/分以上)和血压的不稳定,但无晕厥发生。POTS 常常与慢性乏力综合征有关,其内在病理生理学机制尚不清楚。

(三)心源性晕厥

根据发生晕厥的具体病理生理机制,可分为心律失常性、心脏结构性和其他类型。

1.心律失常性　心律失常是引起晕厥的最常见的心脏病。心律失常可以导致血流动力学紊乱,心排出量下降和脑供血不足。然而,心律失常是否导致晕厥,还受多个相关因素的影响,包括心率、心律失常的类型、左心室功能、体位、血管代偿能力,后者包括心律失常诱发的压力感受器反射,与直立性低血压时的血管反应相似。如果心律失常是晕厥的主要原因,必须对心律失常进行专门治疗。

(1)病态窦房结综合征:晕厥的机制是窦性停搏或窦房阻滞、同时未能出现逸搏心律,从而导致的长间歇,最常见于房性心律失常突然终止时,即慢快综合征。

(2)获得性房室阻滞(二度Ⅱ型、高度和完全性房室阻滞):也与晕厥密切相关,在这些患者中,心律决定于次要或逸搏起搏点(常常是不稳定的),如果逸搏出现之前的延迟太长,即会发生晕厥。另外,由于次要起搏点的频率相对较慢(25～40 次/分),心动过缓可能导致复极延长,从而易发生多形性室性心动过速(VT),特别是尖端扭转型室性心动过速,这也是晕厥的发生机制之一。

(3)阵发性心动过速:当阵发性心动过速开始发作而血管代偿又未能充分建立时可以发生晕厥或近似晕厥,一般来讲,在心动过速终止之前意识即能恢复。但如果心动过速导致持续血流动力学紊乱,意识丧失不能恢复。此时,不再称为晕厥,而属于心跳骤停。

(4)药物相关缓慢性或快速性心律失常:许多抗心律失常药能够影响窦房结功能或房室结传导,导致缓慢性心律失常。尖端扭转型室性心动过速引起晕厥并不少见,尤其多见于女性,多是由于药物延长 QT 间期引起,在患有长 QT 综合征的患者中更为多见。能够使 QT 间期延长的药物很多,像抗心律失常药、血管扩张药、精神治疗药物、抗微生物药物、非镇静类抗组胺药等。

2.结构性心脏病　当心排出量不能满足循环需要时,结构性心脏病即可导致晕厥,如果存在左心室血流受阻,要特别注意晕厥的发生,其机制是机械性阻塞导致的血流不足,然而,在一些病例中,晕厥并不仅仅是因为心排出量受限,还部分与反射不当或直立性低血压有关。例如,在主动脉瓣狭窄患者中,晕厥的发生并非完全由于心排出量受限,也可能部分由于不恰当的反射性血管扩张和(或)原发的心律失常。因此,结构性心脏病引起晕厥的机制可能是多因素的。

三、晕厥的临床表现

对于晕厥患者,病史及体检非常重要,详细的病史询问及体格检查可以提供重要线索,有助于医生明确诊断。比如根据患者和目击者所叙述的病史一般足以区分血管迷走性晕厥和癫痫,癫痫患者发作时面色发紫、口吐泡沫、舌咬伤、肢体强直阵挛,发作后嗜睡、肌肉疼痛、有定向障碍,神志丧失可持续5分钟以上;而血管迷走性晕厥患者发作前有头晕、恶心、出汗、乏力等预兆,发作时面色苍白、大汗,一般倒地即醒,发作后无定向障碍。另外根据病史可初步判断是否为心脏性晕厥,心律失常性晕厥发病突然且终止也突然;左心室流出道梗阻性晕厥常由活动或情绪刺激诱发;主动脉瓣狭窄导致的晕厥出现于运动当时,而肥厚型心肌病引起的晕厥多发生在运动后不久;心房黏液瘤所致晕厥常与体位有关。

详细的病史询问包括以下几方面。

1.关于晕厥前患者所处环境的询问　①体位(平卧位、坐位或站立位);②活动情况(休息、改变体位、运动中或运动后、排尿中或排尿后即刻、咳嗽或吞咽、颈部转动);③易感因素(如拥挤或闷热的环境、持续站立等)和预知发生的事件(如恐惧、疼痛等)。

2.关于有无晕厥前症状的询问　恶心、呕吐、腹部不适、发冷、出汗、颈部或肩部疼痛、视觉模糊、眩晕、心悸。

3.关于发作情况的询问(目击者)　摔倒的方式、皮肤颜色(苍白、青紫)、意识丧失的持续时间、呼吸方式(鼾声)、肢体运动(强直、阵挛)和持续时间、有无摔伤和咬伤。

4.关于发作结束后的询问　恶心、呕吐、出汗、发冷、模糊、肌肉疼痛、皮肤颜色、受伤情况、胸痛、心悸、尿便失禁。

5.关于背景资料的询问　①有无猝死、先天性致心律失常的心脏病或晕厥的家族史;②既往的心脏病史;③神经系统病史(帕金森病、癫痫等);④代谢失调(糖尿病等);⑤治疗用药(抗高血压药、抗心绞痛药、抗抑郁药、抗心律失常药、利尿药和QT间期延长药)或其他药物,包括酒精;⑥对于晕厥复发的患者,需了解复发的次数以及距首次发作的时间。

通过详细询问病史,一部分患者可得出诊断,其余患者则可决定随后的检查步骤。例如:如果晕厥发作前有心悸或在平卧位或运动时发生的晕厥,则首先考虑心脏原因引起。相反,如果患者晕厥发作时有易患因素和伴随症状,几年中有反复多次晕厥事件,则首先考虑神经介导性机制。体检一般用来诊断特殊的疾病和排除其他的可能,有助于诊断直立性低血压、心脏性晕厥。如心脏杂音和严重的呼吸困难提示器质性心脏病和心脏性晕厥。

晕厥患者心电图检查大多数是正常的,如果出现异常(不包括非特异性 ST-T 改变),提示晕厥可能与心律失常有关,心电图异常是心脏性晕厥和死亡率增加的独立的预测指标,因此需要重视,进行相应的心脏检查以明确是否为心脏性晕厥。下面是可能与心律失常性晕厥有关的心电图异常表现:①双分支阻滞(左束支或右束支阻滞合并左前分支或左后分支阻滞);②其他的室内传导阻滞(QRS 时限≥0.12 秒);③二度Ⅰ型房室阻滞;④无症状的窦性心动过缓或窦房阻滞;⑤预激综合征;⑥QT 间期延长;⑦$V_1 \sim V_3$ 导联 ST 段抬高伴右束支阻滞(Brugada 综合征);⑧右胸导联 T 波倒置,epsilon 波和心室晚电位提示致心律失常性右心室发育不全(ARVD);⑨Q 波提示心肌梗死。

四、晕厥的检查方法

(一)颈动脉窦按摩(CSM)

在颈动脉分叉处施加压力可以使心率减慢、血压降低,这种按摩颈动脉窦引起的反射可能导致一些患者出现异常反应,如果心室停搏持续超过 3 秒和(或)收缩压降低超过 50mmHg,则定义为颈动脉窦过敏感。如果颈动脉窦过敏感导致自发性晕厥,则称为颈动脉窦性晕厥。

方法:在持续心率、血压监护下,卧位和立位分别顺序按摩右侧和左侧颈动脉窦 10 秒钟,若能诱发出自发症状,则可以诊断颈动脉窦性晕厥。

有 30% 的患者只在立位发生异常反射。需要注意,在老年男性当中颈动脉窦过敏感是常见现象,但颈动脉窦性晕厥则相对少见,在小于 40 岁的人群中更为罕见。

对颈动脉窦按摩的异常反应与晕厥之间的关系,人们通过两种不同方法进行了研究,结果提示晕厥患者若对颈动脉窦按摩有阳性反应,则高度提示有自发性心脏停搏的可能。

颈动脉窦按摩的主要并发症是神经系统方面的,三个研究的数据表明,在 7319 例患者中,21 例发生了神经系统并发症(0.29%),在之前 3 个月内发生过 TIA、卒中或听诊有颈动脉杂音(除非多普勒超声排除颈动脉严重狭窄)的患者应避免颈动脉窦按摩。

(二)体位改变

由卧位改为直立位可以导致血液由胸部向下肢重新分布,从而静脉回流减少,心排出量降低,如果没有适当的代偿机制,则可以引起血压下降,继而晕厥。

目前,有两种不同方法评估机体对体位改变(由卧位到直立位)的反应。一个是主动站立,患者自己由卧位改为直立位,另一种是头在上倾斜 60°或 70°(倾斜试验)。

1.主动站立试验　这个试验用来诊断直立不耐受的不同类型,通常仅需普通血压计。

2.倾斜试验　与倾斜试验相符的临床情形是长时间站立引起的反射性晕厥,然而,其他形式的反射性晕厥和病态窦房结综合征患者,这个试验也可以是阳性的。

（1）方法

1）试验环境：应安静、光线暗淡、温度适宜，尽量减少外来干扰或患者焦虑。试验前让患者安静平卧 20～45 分钟。必须配备急救药物及心肺复苏设备。

2）患者准备及试验记录：受试前禁食 4 小时（或 4 小时以上），开放静脉通路，停用心血管活性药物 5 个半衰期以上，检查时输注普通生理盐水。试验过程中，应连续同步监测心率与血压，并进行记录。

3）倾斜台：要求有支撑脚板.两侧有护栏，胸膝关节处有固定带，以免膝关节屈曲，并防止受试者跌倒。倾斜台变位应平稳迅速，它的变位角度应准确，能达到 60°～90°，并要求在 10～15 秒内到位。

4）倾斜角度：60°～80°，常用 70°。倾斜角度小，阳性率低；倾斜角度大，特异性低。

5）倾斜持续时间：成人通常为 45 分钟，儿科患者可适当缩短。

6）药物激发：可提高敏感性。静脉滴注异丙肾上腺素 $1\mu g/min$，起效后（心率增加 10%）再次倾斜 70°；10 分钟如果仍未激发，增加异丙肾上腺素剂量至 $3\mu g/min$（心率增加 20%），重复上述步骤。

（2）倾斜试验结果判读

1）患者出现血压下降和（或）心率减慢伴晕厥或近似晕厥，则为阳性。血压下降标准为收缩压<80mmHg 和（或）舒张压<50mmHg，或平均动脉压下降>25%。

2）患者血压下降未达到上述标准，但已经出现晕厥或近似晕厥，也应判为阳性。

3）仅有血压和（或）心率下降，没有晕厥或近似晕厥，不能判为阳性。

心率减慢包括窦性心动过缓（<50 次/分）、窦性停搏代以交界区逸搏心律、一过性二度及以上房室阻滞或长达 3 秒以上的心脏停搏。以心率减慢为突出表现者，为心脏抑制型；以血压下降为突出表现者，为血管抑制型；二者均明显者，为混合型。

（3）2009 年 ESC 晕厥指南建议最常用的方案

1）经静脉小剂量应用异丙肾上腺素方案，在该方案中，逐渐增加异丙肾上腺素剂量，使平均心率较基线升高 20%～25%（通常≤$3\mu g/min$）。

2）20 分钟的无药物期后再给予 300～400μg 硝酸甘油舌下含服。

老年患者也可以直接给予硝酸甘油开始测试，且能提高患者的依从性。两种方案的阳性率相近（61%～69%），特异性均较高（92%～94%）。

倾斜试验的终点是诱发出与晕厥或先兆晕厥相关的反射性低血压和（或）心动过缓或延迟性直立性低血压。倾斜试验阴性并不能排除反射性晕厥的诊断。但近来有人质疑倾斜试验中血压和心率的不同反应类型的临床意义，一些研究通过植入心电记录器比较了倾斜试验时和发生晕厥时的心电记录，当患者倾斜试验为心脏抑制型时，发生心脏停搏性晕厥的几率很高，但当患者倾斜试验为血管抑制型或混合型甚至阴性反应时，晕厥发作时也可以出现心脏停搏。

（4）适应证：在大多数研究中，倾斜试验主要用于那些怀疑反射性晕厥但未能证实的患者。

如果通过临床病史反射性晕厥已经可以诊断，或者如果该患者仅仅发生过 1 次或很少几次晕厥,并不需要常规进行倾斜试验。

(5)以下情况需考虑行倾斜试验

1)当高度怀疑有心血管事件或有资料提示心律失常性晕厥,但深入检查已排除心血管病因时。

2)一过性意识丧失伴抽搐时,倾斜试验可用于区分晕厥和癫痫发作。

3)频繁发作一过性意识丧失并疑诊有精神疾病时,倾斜试验可用于明确晕厥的反射性质。

4)还可用于老年患者以鉴别晕厥和失足摔倒。

在评估疗效方面,倾斜试验并无益处,然而,倾斜试验可用于判断患者发生反射性晕厥的易感性,从而启动治疗。

(6)并发症和禁忌证

1)倾斜试验是安全的,到目前为止尚未见到试验过程中发生死亡的报道,然而,有报道少数冠心病患者在给予异丙肾上腺素时发生威胁生命的室性心律失常,还有少数患者在倾斜试验过程中发生病态窦房结综合征,与使用硝酸甘油相关的并发症尚未见到。轻度的不良反应很常见,包括静滴异丙肾上腺素时发生心悸、含服硝酸甘油时发生头痛,在阳性的倾斜试验过程中或试验后,可能诱发出房颤,但通常是自限性的。尽管这是一个低危的检查,还是建议在试验中应准备好抢救设备。

2)使用异丙肾上腺素的禁忌证包括缺血性心脏病、未控制的高血压、左心室流出道梗阻和严重的主动脉狭窄,已知有心律失常的患者应密切注意。

(三)心电监护(非侵入性和侵入性)

心电监护可以用于诊断间歇性心动过缓和心动过速。目前可用的心电监护系统包括:传统动态心电图、院内监护、事件记录器、外置或植入式心电记录器和远程(家中)遥测仪。

症状与心律失常相关性的记录是诊断晕厥的金标准。有些专家认为,若能记录到一些严重的无症状的心律失常,包括长时间心脏停搏(>3秒)、快速性室上性心动过速(心率>160次/分,持续超过32跳)或室性心动过速,也有诊断意义。另一方面,若在晕厥发生时未能记录到心律失常的发生,可以排除心律失常性晕厥。

一般来讲,只有高度怀疑心律失常性晕厥时,才需要心电监护,然而,在大于40岁、反复发作晕厥又没有严重结构性心脏病、心电图也正常的患者中,晕厥时发生心律失常(通常是心脏停搏)的几率可以达到50%。

1.院内监护　　只有当患者有发生恶性心律失常的风险时,才需要院内心电监护(床边或遥测),如果该患者临床特征或心电图异常提示心律失常性晕厥,连续几天的心电监护有一定的价值,最好在晕厥发生后尽快开始监护。尽管在这种情形下,心电监护的诊断率可能只有16%,但却可以减少患者的短期风险。

2.动态心电图　　在实践当中,往往采用传统的24~48小时甚至7天的动态心电图记录,然而,因为多数患者在监测期间并不发生症状,在未经筛选的晕厥患者当中,动态心电图发现异常的仅有1%~2%。如果晕厥症状发生频繁,动态心电图的价值更大,每日1次或多次意识丧失发作,可能增加症状和心电图相关性的发现几率,经验表明,非常频繁发作的晕厥,很多是精神性假晕厥,毫无疑问,这些患者的动态心电图检查结果是阴性的,有助于证实其实际病因。

3.前瞻性外置事件记录器　出现症状时启用外置事件记录器,虽然这个仪器有助于心悸患者的诊断,但对于晕厥的评估却没有价值。

4.外置循环心电记录器　这类设备具有循环记忆功能,可以持续记录心电图并自动覆盖之前的心电图。当症状发作过后,患者激活机器,在激活之前5～15分钟的心电图将被储存,并且可以被导出以供分析。与动态心电图相比,外置循环心电记录器具有更高的诊断益处。然而,患者坚持数周之后往往依从性下降,如果晕厥发作频率不高,就很难获得症状.心电图相关性的记录。

5.植入式循环心电记录器(ILRs)　在局麻状态,于皮下植入循环心电记录器,其电池寿命达到36个月。晕厥发作后,患者或陪护激活心电记录器,或预先定义的心律失常会自动激活心电记录器,即能够储存之前的心电图记录。某些设备还具有经电话传输数据的功能。ILRs的优点是能够连续可靠地记录心电图,缺点是需要一个小的外科手术、有些时候难以鉴别室上性心动过速和室性心动过速、感知不良或过度感知、高昂的费用。以下情况需考虑植入ILRs:

(1)晕厥病因不清且所有检查均为阴性。

(2)怀疑癫痫但治疗无效。

(3)怀疑反复发作的神经介导性晕厥,为了解晕厥机制而改变治疗方案。

(4)束支阻滞患者,尽管电生理检查为阴性,但仍然怀疑存在阵发性房室阻滞。

(5)有明确的结构性心脏病和(或)非持续性室性心动过速的患者,尽管电生理检查为阴性,但仍然怀疑存在持续性室性心动过速。

(6)不明原因摔倒的患者。

6.远程(家中)遥测仪　最近,已经发展出新的外置和植入式心电记录设备,他们能够持续或24小时循环记录心电图,并实时无线传输到一个服务中心。服务中心将每日报告和针对事先设定的事件的警报发送给医生。初步数据表明,晕厥或先兆晕厥患者,院外心脏遥测系统比需患者激活的外置循环事件记录器诊断效率更高,但还需要更多研究来评价这类设备对晕厥患者的诊断价值。

(四)电生理检查

电生理检查对晕厥病因的诊断效果主要取决于两个因素:①心律失常的可疑程度;②电生理检查方案。

一般来讲,电生理检查的敏感性和特异性都不高。另外,近年来持续心电监护得到了很大发展,显示出更高的诊断价值,电生理检查作为诊断手段的重要性有所降低。然而,对于某些特殊的临床情形,电生理检查仍有一定价值(表13-2)。

表 13-2　晕厥患者电生理检查的适应证和诊断标准

适应证	推荐	证据级别
缺血性心脏病患者，初步评估提示晕厥病因可能为心律失常，则应行电生理检查，除非该患者已有明确的 ICD 植入指征	I	B
束支阻滞的患者，如果非侵入性检查不能明确诊断，应予电生理检查	II a	B
对于晕厥之前有突发短暂心悸的患者，如果非侵入性检查不能明确诊断，可能需要电生理检查	II b	B
部分特殊 Brugada 综合征、致心律失常性右心室心肌病、肥厚型心肌病患者可能需要行电生理检查	II b	C
高危职业患者，应采用各种手段除外心源性晕厥，部分特殊患者可能需要行电生理检查	II b	C
对于心电图正常、无心脏病、无心悸的患者，不推荐行电生理检查	III	B
诊断标准	**推荐**	**证据级别**
窦性心动过缓合并 CSNRT 延长（＞525 毫秒）	I	B
束支阻滞，合并基础 HV 间期＞100 毫秒，或递增性心房起搏或药物刺激诱发出二度或三度希氏束-浦肯野纤维阻滞	I	B
之前有过心肌梗死的患者诱发出持续性单形性室性心动过速	I	B
诱发出室上性心动过速，并且伴有低血压或自发症状	I	B
HV 间期 70～100 毫秒有诊断意义	II a	B
Brugada 综合征、致心律失常性右心室心肌病和心脏骤停心肺复苏后患者诱发出多形性室性心动过速或室颤有诊断意义	II b	B
缺血性心肌病或扩张型心肌病患者诱发出多形性室性心动过速或室颤无诊断意义	III	B

1.怀疑间歇性心动过缓　若已有心电图或心电监护发现无症状窦性心动过缓（＜50 次/分）或窦房阻滞，发生晕厥相关的心动过缓的可能性相对较高。

窦房结恢复时间（SNRT）延长的预后价值尚不确定，通常将异常定义为 SNRT＞1.6 秒或 2 秒，或纠正的窦房结恢复时间（CSNRT）＞525 毫秒。一个观察性研究表明电生理检查中 SNRT 延长，则起搏治疗对改善症状有效，另一个小规模前瞻性研究则表明 CSNRT＞800 毫秒的患者发生晕厥的风险是 CSNRT＜800 毫秒的患者的 8 倍。

2.存在束支阻滞的晕厥患者　存在束支阻滞的患者是发生高度房室阻滞的高危患者，有两个因素会增加房室阻滞的风险：一是有晕厥的病史，二是 HV 间期延长。

电生理检查的可能结果和意义。

（1）逐渐增加心房起搏频率，出现希氏束内或希氏束下阻滞高度提示将要进展为房室阻滞，但是敏感性较低。

（2）I 类抗心律失常药诱发希氏束内或希氏束下阻滞提示将要发展为自发房室阻滞，且敏感性更高。

（3）药物引起的 HV 间期延长至超过 120 毫秒，但尚未引起房室阻滞时，其预后价值尚不确定。

（4）电生理检查阴性的患者中大约 1/3 通过植入植入式心电记录器随访发现间歇性或永久性房室阻滞。因此电生理检查的敏感性和特异性都较低。

结论是，通过起搏或药物诱发出 HV 间期延长或房室阻滞可以发现一个将要发展成房室阻滞的高危群体，但没有异常发现并不能除外发展为房室阻滞的可能性。

3.怀疑心动过速　　如果晕厥之前有突发的短暂心悸，则提示室上性心动过速，为了明确病因，尤其是当考虑行导管消融治疗时，可以行电生理检查。

如果患者之前有心肌梗死病史但左心室射血分数不低，若能诱发出持续性单形性室性心动过速，则强烈提示为晕厥的病因，然而诱发出室颤则缺乏特异性。如果未能诱发出室性心律失常，则该类患者发生心律失常性晕厥的风险较低。

对于怀疑 Brugada 综合征的晕厥患者，电生理检查和使用 I 类抗心律失常药进行药物诱发存在争议。在一个纳入 1036 例患者的全球性荟萃分析中，54% 的患者在心室刺激时诱发出室性心动过速或室颤，但在 34 个月的随访中并未观察到预后差异。

（五）三磷酸腺苷试验

这个试验需要在心电监护下快速（<2 秒）注射 20mg ATP（或腺苷），如果诱发出房室阻滞的同时伴有心室停搏持续>6 秒，或房室阻滞持续>10 秒，则认为异常。该试验的预测意义不大，不宜根据其结果决定是否给予患者心脏起搏治疗。内源性腺苷在触发阵发性房室阻滞性晕厥（即所谓的腺苷敏感性晕厥）中的作用尚在研究中。

（六）超声心动图和其他影像学技术

当存在结构性心脏病时，需要同时进行其他检查以明确晕厥是否源于心脏病，只有在极少数情况下不需其他检查，单凭超声心动图即可确定晕厥原因（如主动脉狭窄、心房黏液瘤、心包填塞等）。在某些特殊患者（如主动脉夹层和血肿、肺栓塞、心脏占位、心包和心肌疾病、冠状动脉先天畸形），可能还需要经食管超声心动图、计算机断层扫描（CT）和磁共振（MRI）检查。

（七）运动负荷试验

运动诱发的晕厥比较少见，如果患者在运动中或停止运动后短时间内发生晕厥，应进行运动试验检查。在试验期间和试验后的恢复阶段都需要密切监测心电图和血压，因为晕厥既可以发生于运动过程中，也可能发生于运动后即刻。但这两种情形是有区别的，实际上，运动中发生的晕厥可能是心源性的（虽然也有一些病例报道表明可能是过度的反射性血管扩张引起），然而运动后发生的晕厥则几乎全部都是反射性的。运动诱发的心动过速相关的二度和三度房室阻滞，病变定位于房室结远端，这样的患者进展为永久性房室阻滞的可能性很大，静息心电图常常显示为室内传导异常。不建议所有晕厥患者都常规给予运动试验检查。

阳性判断标准如下。

（1）运动时或运动后出现晕厥，伴心电图异常或严重的低血压症状。

（2）运动时出现二度或三度房室阻滞，即使不伴有晕厥也有诊断价值。

（八）心导管检查

当怀疑存在心肌缺血或心肌梗死，以及需除外缺血引起的心律失常时，可行冠状动脉造影。

（九）精神评估

晕厥和精神疾病的关联主要在以下几个方面。

1. 很多精神药物可能会引起直立性低血压和 QT 间期延长，从而发生晕厥，但贸然停用精神药物可能会导致精神疾病严重恶化，所以只有具有相关经验时才能调整。

2. 精神疾病的"功能性发作"与晕厥相混淆，所谓功能性是指临床表现在表面上看起来很像已知的躯体疾病，但又找不到躯体疾病的证据，猜测这种发作是精神机制所致。"功能性发作"与晕厥患者都表现为对外界反应消失、不能控制自主运动。需要与一过性意识丧失相鉴别的功能性发作见于以下两种情况：

（1）患者有大的动作，像癫痫发作，这种情形被称为假性癫痫、非癫痫的癫痫发作、精神性非癫痫的癫痫发作。

（2）患者没有大的动作，发作很像晕厥或较长时间的意识丧失。

上述这些发作被称为精神性晕厥、假性晕厥，和不能解释的晕厥。功能性一过性意识丧失并不存在脑灌注不足，这是与晕厥的根本区别。

功能性一过性意识丧失和其类似疾病的主要区别是前者没有相应躯体疾病的特异机制；假性癫痫患者没有癫痫样脑电活动，假性晕厥患者没有血压和心率的明显降低，发作时脑电图没有 δ 波活动或扁平波。

通常假性晕厥持续时间比晕厥长，患者可以在地板上躺好几分钟，即使 15 分钟也不算少见。其他线索包括发作频繁，一天之内可以有多次发作，并且缺少明确的触发因素。功能性一过性意识丧失也可以发生损伤：超过 50% 的假性癫痫发作时可导致外伤。假性癫痫和晕厥发作时眼睛往往是睁开的，而功能性一过性意识丧失发作时眼睛往往是闭着的。发作时的记录能够帮助诊断：需要注意的参数包括体位和肌肉张力（通过视频记录或神经系统检查）、血压、心率和脑电图。在倾斜试验中，意识丧失、不能控制自主运动，血压、心率和脑电图正常可以排除晕厥和多数癫痫。

对于高度怀疑假性晕厥的患者，建议其去精神专科就诊。

（十）神经评估

本部分主要讨论导致晕厥或类似晕厥的神经系统疾病，以及晕厥方面的神经系统检查。

1. 晕厥或类似晕厥的神经系统疾病的鉴别

（1）自主神经障碍：在自主神经障碍患者中，自主神经系统不能恰当处理生理需要，从而表现为直立性低血压。运动后低血压表现为体力活动停止后很快出现低血压，也与自主神经障碍相关。自主神经障碍包括三类。

1）原发性自主神经障碍：主要为退行性神经系统疾病，如单纯自主神经障碍、多系统萎缩、帕金森病和 Lewy 体痴呆。

2)继发性自主神经障碍:为其他疾病导致的自主神经受损,如糖尿病、淀粉样变性、各种多发性神经病。

3)药物诱发的直立性低血压:是直立性低血压中最常见的类型,容易诱发直立性低血压的药物有降压药、利尿剂、三环类抗抑郁药、吩噻嗪和酒精。

原发性自主神经障碍必须进行神经评估,早期性无能和排尿障碍、后期帕金森病和共济失调都是信号。继发性自主神经障碍和药物诱发的直立性低血压的神经系统评估则可由治疗原发病的医生进行。

(2)脑血管疾病

1)锁骨下动脉窃血:是指由于锁骨下动脉狭窄或阻塞,脑组织的血流通过椎动脉进行代偿,在这个过程中,如果椎动脉血流不足以同时供应上肢和部分脑组织,则会发生 TIA。窃血最常见于左侧。在超声检查发现窃血的患者中,64%是无症状的。只有在 TIA 与一侧肢体运动相关且属于椎基底动脉时,才要怀疑是由窃血引起。由于锁骨下动脉窃血引起的一过性意识丧失中,一般都会合并局灶性神经系统症状和体征。

2)一支颈动脉相关的 TIA:一般不会导致一过性意识丧失。只有在非常罕见的情况下,当几乎所有脑血管都阻塞,剩下的通过侧支循环供应很大面积的血管发生一过性阻塞,而患者又处于立位时,可能影响意识。这种情况下,更应有局灶性神经体征。

3)椎基底动脉系统的 TIA:可以导致一过性意识丧失,但总会合并局灶性体征,如肢体无力、特殊步态、共济失调、动眼神经麻痹和口咽功能不全。出于临床实践方便,一般有局灶性症状或体征而不伴一过性意识丧失称为 TIA,反之则为晕厥。

(3)癫痫:癫痫引起意识丧失时一般不会出现完全性肌肉松弛。"弛缓性癫痫"是一个例外,但后者非常少见,而且只见于儿童,往往之前即有神经系统异常,发作时没有触发因素。癫痫和晕厥发作时都可以并发肢体运动,癫痫时运动一般持续 1 分钟,而晕厥时则只有数秒钟。癫痫时的抽搐是粗大的、有节奏的、通常同步的,而晕厥时的肢体运动则往往是不同步的、小的、无节奏的。然而,晕厥时也可以出现同步性抽搐,有时目击者也不能正确描述运动性质。晕厥时,运动只会发生于意识丧失并摔倒之后,这也与癫痫不同。

癫痫患者出汗和面色苍白比较少见。癫痫发作时患者往往会出现咬舌,而且多咬舌头的一侧,而在晕厥患者中咬舌相对少见,且所咬的一般是舌尖。癫痫和晕厥都可以发生尿失禁。癫痫发作后患者仍然可以在很长时间内意识不清,而晕厥发作后患者很快恢复清醒。头痛、肌肉痛、肌酸激酶和催乳素升高更多见于癫痫发作后。

(4)其他发作:猝倒一般是轻瘫或瘫痪,由情绪改变通常是大笑诱发,患者是清醒的,所以没有记忆缺失。如合并白天嗜睡,可以诊断发作性睡眠。

摔倒可能是晕厥引起,老年患者不一定意识到自己发生了意识丧失,有些患者姿势、步态和平衡方面的异常可能提示晕厥时的摔倒。

"猝倒症"这个术语用于各种梅尼埃病、弛缓性癫痫发作和无法解释的摔倒。这个术语最明确的应用对象是突然发现自己摔倒的中年女性(极少情况下是男性),她们可以清楚地记得摔倒到地上的情形。

2.神经系统检查

(1)脑电图:晕厥患者的发作间期脑电图是正常的。发作间期脑电图正常不能除外癫痫,还需要结合临床实际情况。

如果考虑一过性意识丧失最可能的原因是晕厥时,不推荐脑电图检查,但如果首先怀疑癫痫或临床判断无倾向性时,应行脑电图检查。

(2)CT 和 MRI:尚没有研究评价脑影像学检查在晕厥患者中的应用价值,简单的晕厥患者不需要行 CT 或 MRI 检查,应根据神经系统评估决定是否进行影像学检查。

(3)脑血管检查:尚没有研究证实典型晕厥患者行颈动脉多普勒超声的价值。

五、晕厥的诊断流程

对于一过性意识丧失患者的初始评估包括详细的病史、仔细的体格检查(包括立位、卧位血压测量)和心电图检查。然后再根据上述发现,进行进一步的检查,包括以下内容。

40 岁以上的患者进行颈动脉窦按压试验。

当已知有心脏病、怀疑有结构性心脏病或怀疑心脏性晕厥时,需检查超声心动图。

怀疑心律失常性晕厥时,即刻行心电监测。

当晕厥与站立有关或怀疑是反射机制的,行立位-卧位血压测量或倾斜试验。

只有怀疑非一过性意识丧失不是晕厥时,才进行一些少见的特异性检查,如神经性评估或抽血。

通过初始评估可以确立晕厥的诊断、晕厥的病因诊断以及晕厥患者的危险分层(晕厥病因不明者)。初始评估可以使 23%~50%患者明确晕厥的原因,还可以提供晕厥病因诊断的线索。图 13-1 显示了晕厥评估的流程图。

通过病史、体检以及心电图检查,有部分患者可以据此作出明确诊断:如血管迷走性晕厥、直立性低血压等,不需要进一步的检查评估,可直接给予相应治疗。而在大多数情况下,经过上述评估,提示某一诊断,但不能确诊的,此时需要进行进一步检查,包括基础疾病的检查以及晕厥的诊断试验以明确诊断,并给予相应处理。有少数患者经过上述检查后,仍然不能明确诊断,称之为不明原因的晕厥。这类患者如果有器质性心脏病或心电图异常,需高度重视,因为器质性心脏病或心电图异常,与 1 年内心律失常发生率高及死亡率高有关。这些患者需进行心脏评估,包括:超声心动图、负荷试验、Holter、植入型循环心电监测仪(ILR)和心内电生理检查(EPS)。若心脏检查显示不是心律失常性晕厥,则需对那些严重的或复发的晕厥患者进行神经介导性晕厥的诊断试验,包括倾斜试验、颈动脉窦按压。大多数有过一次或很少几次晕厥的患者为神经介导性晕厥,对此类患者不主张治疗,因此可不予评估而给予严密随访。另外对于无器质性心脏病、心电图正常的患者还需考虑心动过缓或精神神经性疾病。

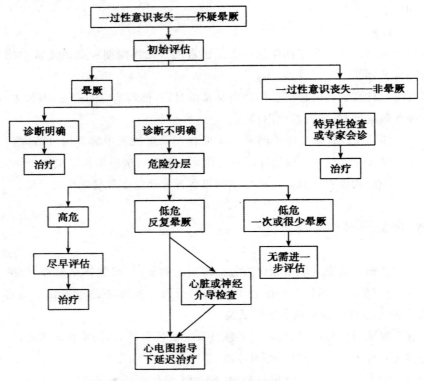

图 13-1 　晕厥的诊断流程图

六、反射性晕厥

反射性晕厥(神经介导性晕厥)是引起晕厥的最常见原因,它是指多种因素触发不同类型的神经反射,引起周围血管扩张、低血压与心动过缓所致的晕厥发作。包括:血管迷走性晕厥、情境性晕厥、颈动脉窦晕厥和不典型反射性晕厥。根据血压与心率的反应,又可以分为血管抑制型、心脏抑制型和混合型。

(一)血管迷走性晕厥

1932 年,Lewis 首先提出"血管迷走"这一概念,认为血管迷走性晕厥的产生是由于突发的迷走神经活性增强引起心率显著减慢、突然的交感神经活性降低或消失引起血管显著扩张,强调血管和心率两因素共同参与晕厥的发生。患者以年轻人多见,常无器质性心脏病,往往有明显的诱因,如恐惧、紧张、疼痛以及预见可能发生的创伤或疼痛、站立时间过久以及拥挤闷热的环境等,在晕厥发生前常出现头晕、乏力、恶心、出汗、腹部不适、视物模糊等先兆症状,发作时面色苍白伴大汗,一般能马上恢复意识,有倒地即醒的特点,尽管 30%～40% 患者反复发作,但预后较好。血管迷走性晕厥发作时,可表现血压下降及缓慢性心律失常,后者可为窦性心动过缓、窦性停搏,窦房阻滞、房室阻滞、交界区逸搏等,甚至心脏停搏。多数患者为血压下降和心率减慢同时出现(混合型,占 65%),但也有部分表现为血压下降为主(血管抑制型,占

25%)和心率减慢为主(心脏抑制型,占10%)。典型发作通过病史询问即可诊断,不能确定的可以通过倾斜试验帮助明确诊断。

(二)颈动脉窦晕厥

又称为颈动脉窦综合征,指对颈动脉窦刺激的过度神经反射导致心动过缓和(或)血压下降,从而引起晕厥。常见诱因为局部炎症、外伤、肿物、衣领压迫、颈部肌肉加压、其他刺激颈动脉窦的动作等。颈动脉窦晕厥多见于老年人,大多数伴有冠状动脉疾病和高血压。晕厥发作前常无预兆,以心脏停搏和心动过缓为特点,血管抑制型较少见,发作多与体位无关,直立位或平卧位均可发生。对疑诊患者可予颈动脉窦按摩试验。

(三)情境性晕厥

1.咳嗽性晕厥　晕厥多发生于一阵剧咳之后,有短暂的意识丧失。多发生于中年男性,多数有饮酒、吸烟和慢性肺病病史。迷走传入神经将冲动传到中枢神经系统,迷走传出神经导致心动过缓和血压下降,另外,阵咳时胸腔内压力增高,使静脉回流减少,血压下降,胸腔内压力传导到蛛网膜下腔,也会加重脑灌注不足,从而导致晕厥。

2.排尿性晕厥　晕厥多发生于晨起排尿时或排尿后即刻,无先兆症状。诱因包括进食减少、近期上呼吸道感染、疲劳、饮酒等。多见于青年男性,但也可见于部分伴有直立性低血压的老年患者。排尿时,膀胱突然减压,膀胱机械感受器被牵拉,同时,腹腔内压力下降,排尿时的屏气动作、睡眠时的温暖环境都使静脉回流减少,从而心排出量减低,诱发晕厥。

3.排便性晕厥　在排便时发生晕厥。多见于老年人,尤其是夜间起床排出嵌顿于直肠内的积便时易发生。主要原因是直肠内突然减压和屏气动作诱发迷走神经兴奋和心排出量减少,从而发生晕厥。

4.吞咽性晕厥　吞咽时和吞咽后即刻发生晕厥。多数患者有食管或心脏结构异常。考虑吞咽时神经冲动经舌咽或迷走神经传到中枢神经系统,反射性引起缓慢性心律失常。

5.其他晕厥　包括运动后晕厥等,情境性晕厥的发生除了神经反射起主要作用外,往往合并其他多重因素。

七、晕厥的预后

判断晕厥的预后时需考虑两个重要因素:①死亡和危及生命的恶性事件的风险;②晕厥反复发作和受伤的风险。

晕厥的预后与基础心脏病有关而与晕厥本身无关。结构性心脏病和原发性心电疾病是晕厥患者发生心脏性猝死和全因死亡的最主要的预测因子。20世纪80年代的研究资料表明,心脏性晕厥的一年死亡率(18%~33%)高于非心源性晕厥引起的(0~12%)或不明原因的晕厥(6%)。心脏性晕厥的一年猝死发生率为24%,其他两组为3%~4%。经心率和其他病变校正后,心脏性晕厥仍是死亡和猝死发生的独立预测因子。然而,最近的研究直接比较晕厥和无晕厥的相匹配人群发现,尽管心脏性晕厥的死亡率高于非心脏性晕厥或不明原因性晕厥,但心脏性晕厥与那些有同样心脏病变而无晕厥的患者比较,死亡率并不增加。此研究显示器质性心脏病是死亡的最重要的预测因子。在另一组进行性心力衰竭、平均 EF 为 20％的患者中,有晕厥者一年猝死率为 45％,明显高于无晕厥者(12％)。因此,器质性心脏病是晕厥患者猝死和总死亡率最主要的预测因子。

(一)预后差的晕厥患者

包括主动脉狭窄伴晕厥的患者,若不换瓣,平均存活期为 2 年;肥厚型梗阻性心肌病、年轻、晕厥史、严重呼吸困难及猝死家族史,是猝死的最好预测指标;致心律失常性右心室发育不良;室性快速心律失常的患者死亡率和猝死率均高,但明显增高的死亡率则与基础心脏病有关;严重心室功能不全预后最差

(二)预后好的晕厥患者

包括无器质性心脏病、心电图正常的年轻患者(45 岁以下),其一年内的死亡率和猝死率较低,与同样的非晕厥者比较,其死亡率并不增加。这些患者主要因以下原因导致晕厥。

1.神经介导性晕厥　大多数队列研究表明,经倾斜试验诊断的神经介导性晕厥患者随访的死亡率接近 0。大多数患者无器质性心脏病,没有研究报告患者猝死。

2.直立性低血压　直立性低血压的死亡率取决于引起自主神经功能失调的原因,多数诱因(容量缺失、药物引起)是暂时的,经治疗后无长期后果。直立性低血压的老年患者的预后很大程度上取决于伴随疾病。

3.不明原因晕厥　不明原因晕厥的患者在 1 年内的死亡率大约为 5％,在各文献报道中基本一致。其死亡率取决于基础病变,但此类患者有外伤的危险,并且影响了生活质量。

八、晕厥的治疗

晕厥患者的主要治疗目标是延长生存时间、减少身体损伤和预防复发。

这些不同目标的重要性由晕厥的病因决定。例如,室性心动过速导致的晕厥,应首先考虑猝死的风险,而反射性晕厥,则主要考虑预防复发和减少身体损伤。

对晕厥病因的了解是选择治疗方案的关键。一旦病因确定,第二步就是评估晕厥的病理生理机制。对晕厥病因和机制的研究一般是同时进行的,其结果决定了不同的治疗方案。例如,下壁心肌梗死急性期的晕厥一般是反射性的,继发的严重心动过缓、低血压只是心肌梗死的一部分表现,必须作为心肌梗死的并发症进行治疗。另一方面,非急性起病,但反复引起反射性晕厥的严重心动过缓、低血压需要治疗原发病。总的来说,针对晕厥的最佳治疗是治疗引起广泛脑灌注不足的病因。

(一)反射性晕厥的治疗

1.生活方式干预　反射性晕厥非药物治疗的基石是教育患者使其认识到反射性晕厥的良性本质。起始治疗包括患者教育,使其对该疾病有所认识,同时避免触发因素(如拥挤的环境、容量不足、咳嗽、小心或避免使用降压药),早期发现先兆症状,采取行动避免发作(如平卧、身

体抗压动作）。对以下情况可能需要进一步治疗：①难以预测、发作频繁的晕厥，影响生活质量；②反复发作、没有先兆或先兆非常短的晕厥，增加患者外伤的风险；③在高危活动（包括驾驶、操作机器、飞行、竞技体育等）时发生的晕厥。

2.反射性晕厥

（1）身体抗压动作（PCMs）：身体抗压动作正在成为反射性晕厥的一线治疗。两个临床试验表明，在反射性晕厥即将发生时，PCMs能够升高血压，在大多数情况下能使患者免于或推迟意识丧失。这个结果在一个多中心前瞻研究中得到证实。

（2）倾斜锻炼：对于反复发生血管迷走性症状的年轻患者，且其触发因素为直立应激的，如果患者积极配合，可以强制患者处于直立姿势并逐渐延长直立时间（所谓的"倾斜锻炼"），该方法可以减少晕厥复发。然而，这个治疗的缺点是很多患者很难坚持长期锻炼，而4个随机对照试验都未能证明短期锻炼的效果。

（3）药物治疗：曾有很多药物尝试用于反射性晕厥的治疗，但多数结果不能令人满意。包括β受体阻滞剂、丙吡胺、东莨菪碱、茶碱、麻黄碱、依替福林、米多君、可乐定和5-羟色胺再摄取抑制剂。尽管一些非安慰剂对照试验或短期安慰剂对照试验结果令人满意，那些长期安慰剂对照前瞻性研究却未能证实这些药物的疗效。

（4）心脏起搏：在反射性晕厥中起搏治疗的作用有限，起搏治疗只对血管迷走反射中的心脏抑制部分有效，而对血管抑制部分无效。如果在长期心电监测中发现患者有严重的自发心动过缓，则起搏治疗有效。

3.直立性低血压和直立不耐受综合征　治疗的基本策略同反射性晕厥，具体方法如下。

（1）关于该疾病本质的宣教和关于生活方式的建议可以显著改善直立性症状。

（2）避免使用扩血管药、降压药等。

（3）药物诱发的自主神经障碍的基本治疗策略是停用相关药物。

（4）增加细胞外液容量是治疗的重要目标。如果患者没有高血压，应当教育患者多摄入盐和水，最好达到每天2~3L液体和10g氯化钠。据报道快速饮用凉水可以有效改善直立不耐受和餐后低血压。睡眠时抬高床头（10°）可以减少夜尿，使体内液体分布更佳，改善夜间高血压。

（5）老年人的重力性静脉液体潴留可以用腹带或弹力袜来治疗，如果患者情况许可，还应该鼓励出现先兆症状的患者行PCMs。

（6）对于慢性自主神经障碍的患者，在一线治疗的基础上加用α受体激动剂盐酸米多君是有益的。它虽然不能治愈慢性自主神经障碍，也不是对所有患者均有效，但确实对部分患者相当有效。米多君能同时升高卧位和直立位血压，能改善直立性低血压的症状。已有3个随机安慰剂对照研究证实米多君（5~20mg，每天3次）有效。

（7）氟氢可的松（0.1~0.3mg，每天1次），促使肾脏发生钠水潴留。观察性研究证实用药后血流动力学获益，患者血压更高、症状更少。

（8）其他较少应用的治疗，包括夜尿增多的患者使用去氨加压素、贫血患者使用促红细胞生成素、溴吡斯的明,使用拐杖、少食多餐和锻炼腿部、腹部肌肉。

(二)心律失常性晕厥

治疗目标是预防症状再发,改善生活质量,延长生存时间。

1.窦房结功能不全   证实心动过缓是自发晕厥的病因,则心脏起搏治疗是非常有效的。在长期随访中发现,即使给予充分的起搏治疗,仍然有20%的患者晕厥会复发。这是由于窦房结疾病往往合并血管抑制性反射机制。

2.房室传导系统疾病   房室阻滞引起的晕厥需要心脏起搏治疗。这些患者如果合并左心室射血分数下降、心力衰竭和QRS间期延长,应考虑双心室起搏。

3.阵发性室上性和室性心动过速   与晕厥相关的阵发性房室结折返性心动过速、房室折返性心动过速或房扑,应首选导管消融治疗。在这些患者中,药物治疗只是在导管消融之前或导管消融失败之后应用。

尖端扭转型室性心动过速导致的晕厥并不常见,多数是由于药物延长QT间期所致。应立即停用可疑药物。如果是室性心动过速引起的晕厥,且患者心脏结构正常或轻度心功能不全,应考虑给予导管消融或药物治疗。晕厥且心功能不全的患者,如果室性心动过速或室颤病因无法纠正,需要行ICD植入。尽管这些患者植入ICD后通常仍然会有晕厥复发,但可以减少心源性猝死的风险。

(三)结构性心血管病继发的晕厥

在部分晕厥患者中可以见到结构性心脏或心肺疾病,在老年患者中其发病率更高。仅仅存在心脏病并不能说明晕厥与该心脏病相关。其中有些患者是很典型的反射性晕厥,但有些患者,如下壁心肌梗死或主动脉狭窄,其原发病可能在晕厥的发病机制中起着重要作用。另外,这类患者中很多原发病可以引起室上性或室性心律失常,从而继发晕厥。

与结构性心脏病相关的晕厥,其治疗随着诊断不同而有很大的区别。

1.继发于严重主动脉狭窄或心房黏液瘤的晕厥患者,应行外科手术治疗原发病。

2.继发于急性心血管疾病如肺栓塞、心肌梗死或心包填塞的晕厥患者,也应以治疗原发病为主。

3.肥厚型心肌病(合并或不合并左心室流出道梗阻),通常应专门给予针对心律失常的治疗,多数情况下应植入ICD以预防心源性猝死。减少左心室流出道压力阶差对改善晕厥有无帮助,目前尚缺乏研究。

4.对心肌缺血相关的晕厥,显然大多数患者应给予药物和(或)再血管化治疗。

(四)心源性猝死高危患者不明原因的晕厥

经过充分检查,可能晕厥的具体机制仍不确定,但如果该患者为心源性猝死的高危患者,则仍应给予原发病的治疗,以减少死亡或致死事件的风险。这类患者的治疗目标是减少死亡风险。

1.缺血性和非缺血性心肌病   急性或慢性冠心病且心功能不全的患者死亡风险是明显增加的,需要对心肌缺血情况进行评估,如果有指征应给予再血管化治疗。有心力衰竭并符合

ICD 植入指征的患者,应在评估晕厥发生机制之前即接受 ICD 治疗。这类患者包括:缺血性或扩张型心肌病且左心室射血分数降低(根据目前的指南,LVEF＜30％～40％,心功能＞NYHA Ⅱ级)。

2.肥厚型心肌病 对肥厚型心肌病患者来讲,病因不明的晕厥是心源性猝死的主要危险因素,尤其是当晕厥发生在近期(距今＜6 个月)时。肥厚型心肌病患者发生晕厥的机制包括室性心律失常、室上性心动过速、严重的流出道梗阻、心动过缓、运动引起的低血压和反射性晕厥等。在判断心源性猝死的风险方面,危险因素还包括频发非持续性室性心动过速、运动时低血压、显著的心肌肥厚。肥厚型心肌病的高危患者应植入 ICD。

3.致心律失常性右心室心肌病/发育不良 致心律失常性右心室心肌病(ARVC)患者 1/3 发生过晕厥。年轻、广泛右心室功能不全、左心室受累、多形性室性心动过速、晚电位、Epsilon 波、有猝死家族史的患者,应行 ICD 植入。

4.原发性离子通道疾病 对遗传性心脏离子通道疾病的患者,病因不明的晕厥往往是最早出现的症状。在没有其他诊断或不能排除室性快速性心律失常时,可以谨慎考虑 ICD 植入。然而,晕厥的机制可能有多种,可能是恶性心律失常,也可能是相对良性的如反射性晕厥。因此,这种情况下,晕厥并不一定意味着发生恶性心脏事件的风险高,其敏感性要低于有记录的心脏停搏。

然而,对于遗传性疾病,用传统检查方法来区分其良恶性往往非常困难。因此,在植入 ICD 之前,某些患者需要更精确的诊断(通过植入式事件记录器)以明确晕厥的机制。

第十四章　心脏性猝死

一、心脏性猝死的流行病学

心血管疾患作为首位死亡原因,占全部死因的30%,2005年世界卫生组织的全球死亡率研究计划显示该数字为17000000例。

心脏性猝死(SCD)又是心血管疾病的主要死亡原因。SCD是指由各种心脏原因引起的非暴力自然死亡,发病突然、进展迅速,死亡发生在症状出现后1小时内。

据估计,全球每年约有3000000例SCD事件发生,发生率远远高于艾滋病、乳腺癌、肺癌、脑卒中等。文献显示,美国SCD年发生率为0.1%~0.2%,每年有20万~45万人死于SCD,约占总死亡人数的13%。欧洲和日本的数据与之接近,亚太部分地区和国家的调查提示,SCD发生率为0.01%~0.18%。

中国每年心脏性猝死的总人数超过50万。中国一项国家十五攻关项目公布了中国SCD流行病调查结果。该项目采用人群监测的方法,在北京市、广州市和新疆维吾尔自治区分别选取20.6万、14.9万、16.0万城市居民,在山西省选取16.2万农村居民进行SCD发病情况监测。监测时间从2005年7月1日至2006年6月30日。监测总人数为67.8万,总死亡人数为2983人,其中SCD人数为284人,SCD发生率为41.84/10万,约占总死亡的9.5%。若以13亿人口推算,中国猝死的总人数约为54.4万/年,总的SCD人数多于美国。此次调查还显示,在中国SCD发生率男性高于女性,发生率分别为44.6/10万和39.0/10万。

各种疾病都可导致SCD,但SCD主要相关的疾患是冠心病和心力衰竭。不论是否合并心肌梗死,冠心病都是SCD最为常见的原因,约占全部SCD的75%。心力衰竭的主要死因,一是血流动力学恶化,二是SCD,后者约占全部心力衰竭死亡的1/3。目前,随着人口老龄化速度的加快和生活水平的改善,中国冠心病和心力衰竭的发病率日益增高,相应的,SCD即成为直接危及人们生命的一大杀手。临床实践中,患者发生猝死事件前可以有心脏疾病表现,但有相当数量的心脏病患者以猝死为首发表现。而且,绝大多数SCD病例发生在医院外,猝死事件一旦发生,存活比例甚低,世界平均水平抢救成功率低于1%,在发达国家接近5%,往往难以进行及时有效的救治。SCD对人民的生命造成了巨大危害,给社会造成了巨大的损失。正是由于心脏性猝死对生命的巨大危害,SCD已成为当代医学高度关注的公共健康问题。因此,采取必要的措施进行有效地预防就具有特别重要的意义。

二、心脏性猝死的病理生理机制

在大多数发生心脏性猝死的患者中,心脏结构性的异常是猝死的基础。然而,结构异常基础上的功能变化也常可导致电活动的不稳定,甚至发生致命性的快速性或缓慢性心律失常。心脏结构与功能是相互作用、相互影响的,当一个瞬间出现的心电学事件打破他们之间的平衡状态,就可能发生心律失常甚至猝死。

心脏性猝死也可发生于心脏"看起来"正常的患者,其机制大部分是心律失常,如室性心动过速或心室颤动,而未显示出心脏结构方面的病变。未发现心脏结构的异常可能是当前临床检查的敏感性较低,从而使潜在的疾病或变化始终隐藏着。一些微小的心脏结构的改变可能是致命性心律失常甚至是心脏性猝死的潜在危险因素,如冠状动脉非阻塞性斑块基础上的冠状动脉痉挛、局部心肌炎症、部分心肌病以及传导系统的异常。在证明相应组织结构损伤的基础上才能最终确立诊断,因此需要组织学检查或心内膜活检,甚至尸检,而在此之前,这些病损一直不为医生所知。另一方面,心脏性猝死也可能是结构正常的心脏电活动不稳定所致,有几个试验显示大约 5% 的心脏性猝死患者的心脏结构未发现任何组织学或显微镜下检查的异常。Strain 等对 18 个室性心动过速或心室颤动并且心脏大体正常的患者进行心内膜活检,大部分患者(其中 16 例)均存在以下一种或多种组织学异常:有意义的心肌疾病、心肌细胞肥厚等改变、间质或血管周围纤维化、血管硬化、右心室心肌被脂肪组织替代。

除此之外,心脏性猝死可能还存在遗传基础,基因的异常可能导致个体心脏蛋白或离子通道的改变。长 QT 综合征、Brugada 综合征、扩张型或肥厚型心肌病都被认为是可以导致心脏性猝死的单基因疾病的范例。冠状动脉病变基础上的血栓形成和心肌梗死患者是发生致命性心律失常的主要人群。基因多态性在急性斑块破裂中所扮演的角色逐渐被认识,新的线索也逐渐出现,例如对可以降解斑块纤维帽的基质金属蛋白酶的观察发现其遗传性改变。另外,血小板黏附、血栓形成和凝血瀑布通路中的分子多态性可能都与心脏性猝死易感性相关。另外,大规模的流行病学调查显示心脏性猝死有家族易患性,这种易患性包括家族的环境,如饮食、精神、发育等因素。遗传机制可能不一定是 DNA 的变异,而可能是一个或多个 DNA 多态性导致了心脏性猝死的易患性。

因此,这些因素的相互作用是心脏性猝死病理生理的一个重要方面。自主神经系统的激活是关键性事件,导致交感神经张力增加和副交感神经影响减弱,其结果是血压、心率、血小板凝聚和血液黏稠度增加。这些改变使心室颤动阈值降低,趋于使动脉粥样硬化斑块破裂、血小板凝聚,从而引起缺血性事件(心绞痛或心肌梗死)或心电性事件(心律失常),导致心脏性猝死。其中主要机制是致命性心律失常,约 80%~90% 为室性心动过速或心室颤动,其余少数为严重缓慢性心律失常、心脏停搏及电机械分离。极少数心脏性猝死机制属非心律失常性(心脏或主动脉破裂、心脏压塞、心内机械性梗死和主动脉夹层等)。根据直接导致心脏性猝死的心律失常的类型,简要将其病理生理机制分别介绍如下。

(一)室性快速性心律失常

心脏性猝死的患者中 80%～90% 为冠心病基础上出现的快速心律失常,多数为心室颤动。室颤的患者较无脉性电活动或心室停搏的患者预后更好。室颤需要的抢救较为特定,如果在合适的时间窗内进行充分的除颤则效果良好。已经有研究显示室颤可以被基础生命支持(如胸外心脏按压)所延长,从而起到心跳骤停到除颤器救护之间的桥梁作用。另外,心肺复苏也被认为会对心室颤动波的特性产生影响,从而使除颤成功率更高,易于恢复循环。

在心脏性猝死中,80% 患者的电生理机制为心室颤动,很少表现为持续性室性心动过速。这两种致命性心律失常通常发生在心脏结构异常和心电结构缺陷患者,并由某种触发因素诱发。心室颤动大多数由室性心动过速引起,自发性心室颤动少见。急性心肌梗死后的 1 小时内死亡的最重要原因是心室颤动,在这段时间内心室颤动发生率可能较入院后高 25 倍。一项由 157 例在急救车上的患者参与的试验中,当患者发生心跳骤停的时候正在进行心电监测,显示初发心律失常即为室颤的患者仅占 8%,由室性心动过速转变为心室颤动,从而导致心跳骤停的比例为 62%,另外尖端扭转型室性心动过速占 13%。

致命性快速性心律失常的发生是触发事件与易感心肌相互作用的结果,在无心肌易激性情况下,许多事件(如频发和复杂的室性期前收缩)可以是无害的。一旦心肌缺血,受影响的心肌细胞跨膜静息电位和动作电位振幅以及动作电位时限降低,加上其他许多因素,将引起心肌传导减慢和电生理不稳定,使之与邻近非缺血组织间易于发生折返性心律失常,此时如有提前冲动(室性期前收缩),则可进一步加剧心肌缺血或增加异常心肌与正常心肌间的复极离散度,最后导致室性快速性心律失常(心室颤动/室性心动过速)。

(二)缓慢性心律失常和心搏停止

在救护车上突发死亡的患者中,心电监测显示初始心律失常即为缓慢性心律失常的占 17%。其他数据显示缓慢性心律失常导致心脏性猝死的患者约占 20%,其机制主要是窦房结和房室结失去正常功能,下级自律性组织不能起到发放正常逸搏的功能,多种结构性(器质性)和功能性异常均能导致上述情况的发生。严重器质性心脏病者多表现为显著心动过缓和心室停搏,提示长期严重缺血可引起心内膜浦肯野纤维弥漫性损害。

(三)无脉性电活动(电-机械分离)

无脉性电活动是指心脏依然存在有规律的电活动现象,但无有效的机械收缩功能。Frozzara 将其分为原发性和继发性两种类型,其特点是摸不到脉搏,听不到心音,心脏无泵血功能,但心电图仍可记录到心电活动。心电图表现为频率 30～40 次/分、宽大畸形的 QRS 波群。无脉性电活动患者预后很差,存活率很低,常为严重心脏病的终末期表现。

原发性无脉性电活动多见于严重器质性心脏病,特别是心肌缺血、心搏骤停、骤停复苏后及重症充血性心力衰竭末期。继发性无脉性电活动可见于心脏静脉回流突然中断,如大面积心肌梗死、人工瓣膜急性功能不全、大失血、心脏破裂和心包填塞等。有研究显示,无脉性电活动和心脏电活动静止在 30% 的心脏骤停患者中出现,而这一数据常常与患者症状发作和心电监测之间的时间间隔有关,因此提示无脉性电活动和心室停搏是心脏骤停的晚期表现。

由于心脏性猝死发病突然、致死率高,因此寻找可用于预测心脏性猝死的因素显得尤为重要。目前认为以下人群为心脏性猝死的高危人群:心脏骤停的幸存者,曾有过室性心动过速发作、心肌梗死、冠心病者,有心脏骤停家族史者,任何原因引起的左心室射血分数低下、慢性缺血性心脏病有室性期前收缩、心室肥厚、肥厚型梗阻性心肌病、扩张型心肌病和心力衰竭、长QT综合征、致心律失常性右心室心肌病及 Brugada 综合征。对上述患者,临床医生常联用动态心电图、LVEF 测定、心室晚电位、心率变异性、QTd、T 波电交替等无创性检查指标结合临床综合判断,并进行危险度分层。有创的电生理检查更有助于发现高危患者,而且可进一步选择适当的预防措施,如进行导管消融术、抗心律失常外科治疗或植入型自动复律除颤器,从而改善预后。

三、心脏性猝死的危险因素

(一)常见危险因素及病因

1.冠心病、心肌梗死　是心脏性猝死最常见的危险因素虽然 20%～25% 的冠心病患者以心脏性猝死为第一临床表现,但多达 75% 的既往有心肌梗死的患者死亡是突然发生的。心肌梗死者有如此之高的猝死发生率使得人们寻找和研究预测心肌梗死后以及有其他冠心病临床表现患者猝死的因素。

2.左心室射血分数低下　对于慢性缺血性心脏病患者是一个最强的预测因子,射血分数等于或少于 35% 是一个独立的心脏性猝死预测因子,但是它的特异性不高,还依赖于心律失常等其他因素。

大多数室性期前收缩对于无心脏病者是良性的,预后是好的。但对于年龄超过 30 岁,室性期前收缩在某些亚组人群可能高度提示冠心病以及猝死的危险性。特别对于心肌梗死后出现频发的形态多样的室性期前收缩,高度提示在日后随访中发生猝死的危险。很多研究均强调了"频发"和"多形"可提示高危险性,但如何分级尚没有统一标准。以往多采用室性期前收缩＞10 个/小时作为危险性标准。多形性提示高危险性的标准包括:多种形态室性期前收缩,成对出现,较短的偶联间期(R on T 现象)等,许多研究结果是基于动态心电图的观察。

心肌梗死后心功能不全和出现室性期前收缩是主要的危险预测因子。在心肌梗死后出现多形性室性期前收缩以及左心室心功能不全均是最有力的独立的预测猝死的危险因子。心肌梗死后出现频发室性期前收缩具有猝死的危险,当出现左心功能不全,其危险性进一步增加。

遗传因素也与心脏性猝死相关。心脏性猝死在某种程度上是冠心病的一种表现,而某些遗传因素影响着冠心病的发生,因此,非特异的影响心脏性猝死的发生。

在心脏性猝死的原因中,一些不常见的原因与遗传有关,例如先天性 QT 综合征,肥厚型梗阻性心肌病,以及家族性婴儿和青年人猝死等。遗传性心脏传导系统异常已被证明有发生心脏性猝死的高度危险性。家族系谱分析 QT 综合征使我们更进一步理解了某些基因与猝死的关系。目前先天性 QT 综合征的基因研究取得了明显的进展,为将来的基因治疗展现了乐观的前景。

(二)心脏性猝死病因

在西方国家,80%的心脏性猝死是由冠心病引起的,即使在冠心病发病率不高的地区和国家,仍然是猝死的主要病因,因此,充分理解冠心病与心脏性猝死的关系,在猝死发生前予以识别及治疗、干预,有助于减少猝死的发生。

1.冠状动脉异常　虽然非冠状动脉粥样硬化引起的冠状动脉异常并不常见,但一旦发生,具有较高的心脏性猝死的危险。非冠状动脉粥样硬化引起的冠状动脉异常包括先天性冠状动脉畸形、冠状动脉栓塞、冠状动脉硬化、冠状动脉机械损伤或梗阻。先天性冠状动脉畸形,如左冠状动脉起源于肺动脉并不少见,如果不进行外科手术纠正,婴儿发生猝死的危险性很高。其他先天性畸形,如左冠状动脉起源于主动脉的蝶窦也具有心脏性猝死的危险。此外冠状动脉先天性狭窄、发育不良等较为少见,也具有较高的猝死危险性。

冠状动脉栓塞最常见于主动脉瓣以及二尖瓣病变,产生血栓,栓子也可以来自外科手术操作或心导管操作。发生冠状动脉栓塞主要症状和临床表现是心肌缺血或心肌梗死。发生猝死的原因大多为栓塞导致急性心肌缺血,引起心肌电生理异常,而发生猝死。Kawasaki 病可导致冠状动脉性猝死,多发动脉炎累及冠状动脉也可引起猝死。

冠状动脉的机械损伤及梗死也是引起猝死的原因之一,马方综合征出现冠状动脉夹层(可伴有或不伴有动脉夹层)具有较高的猝死危险。其他较少见的原因,包括主动脉瓣黏液瘤脱垂、撕裂或穿孔阻塞冠状动脉开口均可导致猝死。

冠状动脉痉挛可引起严重的心律失常及猝死,冠状动脉痉挛可发生于粥样硬化或正常冠状动脉,无痛性心肌梗死与冠状动脉痉挛或狭窄病变有关,可能是一部分不能解释的猝死原因,不同类型的(例如完全无症状的、心肌梗死后的,以及无痛的及心绞痛混合型的)无痛性缺血具有不同的临床表现及预后。

2.肥厚型梗阻性心肌病　早期的临床及血流动力学研究已经证实了肥厚型梗阻性心肌病发生心脏性猝死的危险性,两组较大系列的研究得出了相似的结果,Goodwin 等对 254 例肥厚型梗阻性心肌病患者平均随访 6 年,观察到 48 例死亡,其中 36 例的死亡(67%)为突然发生的。Shah 等在对 190 例肥厚型梗阻性心肌病患者的随访中发现,49 例死亡患者中有 26 例为猝死(55%)。这些心脏骤停存活者与其他病因引起者相比,长期预后略好。在一组平均随访 7 年的研究中,心脏骤停幸存者再次发生骤停为 33%(11/33)。

虽然在发病年龄小、有家族史、症状严重的患者中,似乎更能提示发生猝死的危险性,但在个体病例无特异预测猝死的临床指征。研究表明,约 54% 的猝死发生于无心功能异常的患者。最初认为肥厚型梗阻性心肌病发生猝死的机制是左心室流出道梗阻,但最近研究表明,致命性心律失常是这些患者的主要猝死原因。研究证明这些患者进行动态心电图检查时大多出现室性期前收缩或短阵室性心动过速,或在心电生理检查中诱发出致命性心律失常。然而稳定的、无症状的、非持续性室性心动过速对于猝死的预测有限,而多形的、有症状的非持续性室性心动过速具有更强的预测价值。

问题是心律失常是否是肥厚的心肌产生血流动力学异常而导致电生理异常的结果。研究表明,非肥厚型梗阻性心肌病患者具有发生心律失常的高危险性以及猝死的危险性,提示肥厚本身起着重要作用。Stafford 等报道了运动相关的猝死发生于非肥厚型梗阻性心肌病患者,心室颤动在电生理检查中可诱发。在 35 岁以下运动员中,肥厚型心肌病是猝死的最主要原因,而 35 岁以上的运动员,缺血性心脏病是最常见的猝死原因。

3.扩张型心肌病和心功能衰竭　对于充血性心力衰竭治疗的进展改善了患者的长期预后,可是部分血流动力学稳定的心力衰竭患者突然死亡率再增加,研究资料表明,多达 40% 的心力衰竭患者死亡是突然发生的,发生猝死的危险性随着左心功能恶化而增加。心律失常机制(VT/VF 及心动过缓、心脏停搏)与猝死相关。对于心肌病患者,心功能较好者(Ⅰ级或Ⅱ级)总死亡率较心功能差者(Ⅲ级或Ⅳ级)低。可是,猝死的发生率在心功能较好者更高。心肌梗死后,室性心律失常与射血分数降低,二者均为导致猝死的危险因素,对于慢性充血性心力衰竭的研究主要集中在缺血性、特发性及酒精性心肌病。

4.电生理异常　获得性房室结、希浦系统传导障碍以及房室旁路传导是两类结构异常,可能与心脏性猝死有关。流行病学调查显示,冠心病患者出现室内传导障碍是影响猝死的因素之一。一个特异的临床例子是前壁心肌梗死伴有传导阻滞患者在梗死后 30 天内具有出现 VF 的高危险性。Lie 等报道 47% 在医院后期发生 VF 的患者为前间壁心肌梗死伴有束支阻滞。希浦系统原发纤维化(Lengres 病)或继发性机械损伤常出现室内阻滞,但较少发生心脏性猝死。当确认患者有猝死的危险,应及时植入人工心脏起搏器。先天性房室阻滞或室内阻滞的患者发生猝死的危险性不高,但先天性室内阻滞进行性恶化时,则猝死的危险性增加。WPW综合征及 Maham 束导致的旁路前传通常不是致命的,但若发生心房颤动,且旁路不应期缩短,可导致快的心室率而产生心室颤动。遗传性心脏传导系统异常已被证明有发生心脏性猝死的高度危险性,例如先天性 QT 综合征、肥厚型梗阻性心肌病,以及家族性婴儿和青年人猝死等。

(三)心脏性猝死高危患者的识别

阐明 SCD 原发疾病及相关的危险因素和诱发因素,对其采取相应的干预措施。SCD 的原发疾病和诱发因素很多,结构性心脏异常是 SCD 的基础病因。尸检发现,在各种结构异常中,冠心病仍是最常见的病因(占 75%),其次是扩张型和肥厚型心肌病(10%～15%),此外,心脏瓣膜病、先天性心脏病、原发性电生理异常,以及由于神经体液和中枢神经系统疾病导致的心脏电生理不稳定、急性心包填塞、主动脉夹层等亦可引起 SCD。冠心病与 SCD 的关系主要与以下三个方面有关:急性心肌梗死、非梗死性心肌缺血以及继发于梗死或缺血的心室重构。

斑块破裂、继发性血栓形成或血管痉挛可导致冠状动脉急性阻塞,引起急性心肌梗死,诱发致命性心律失常。急性冠状动脉事件常发生于已有轻度至中度粥样斑块形成者,多数患者无症状或有非特异性胸痛,但不知自己已患冠心病,这可能正是 SCD 大多发生于一般人群而非已有明确心肌梗死病史、严重心功能不全或既往有心脏骤停史等高危人群的原因。反复心肌缺血以及心室重构导致心肌电生理不稳定，心肌除极不一致，易于发生致命性心律失常而造成 SCD。扩张型心肌病患者心内膜下瘢痕形成、间质和血管周围斑片状纤维化，这为折返性室性心动过速提供了基础。肥厚型心肌病患者发生 SCD 的机制尚不清楚，可能与原发性电生理异常导致的心律失常伴血流动力学异常有关。

原发疾病的预防及治疗是预防 SCD 的一项重要措施，其中冠心病是最重要的原发疾病，故应严格控制冠心病所有的危险因素，如改变不良生活方式及不健康饮食习惯，积极控制高血压，严格控制血脂，防治糖尿病及肥胖，戒烟，适当运动，避免不良因素的刺激，保持良好的心理状态等；对已患有冠心病的患者也应积极进行干预。

一般人群中 SCD 年发生率低于 2‰，如何有效筛选 SCD 高危人群成为一个重要的课题。研究表明，心脏性猝死与下列危险因素有关：低射血分数、室性期前收缩、心率变异性、压力反射敏感性、心率震荡、复极异常指标（QT 间期、QT 离散度、T 波电交替）、信号平均心电图、QRS 时限和心功能指标。目前，虽然特异性较低，左心室射血分数（LVEF）仍然是最为常用，也是最强的 SCD 和全因死亡预测因素。纽约心功能分级（NYHA）是一种简单、有效的床边 SCD 危险分层指标。2006 年 ACC/AHA/ESC 联合发布的室性心律失常和心脏性猝死指南表明，T 波电交替是判断室性心律失常患者是否发展为致命性室性心律失常的唯一的危险分层指标（Ⅱ_a 类推荐），而信号平均心电图、心率变异性、压力反射敏感性以及心率震荡等为不可靠的检测技术（Ⅱ_b 类推荐）。最近研究发现，脑钠肽也是室性心律失常事件的预测因子之一，但其在 SCD 危险分层中的作用尚待更多临床研究证实。不过，上述危险因素预测 SCD 的能力还是很有限的，联合多种预测因素或建立一套系统的预测模型十分必要。

四、心脏性猝死的预测

心脏性猝死预测的关键是高危患者的识别。由于心脏性猝死具有发病突然、进展迅速、病死率高等特点，因此，临床上如能做到早期预测、加强预防、快速识别、及时救治，就可能达到降低死亡率的目的。

心脏性猝死的发生主要与心脏结构的变化、心电易损性增加及自主神经系统调节障碍有关。既往认为心内电生理检查是评估和预测恶性心律失常相对科学的方法。能否诱发出室性心律失常甚至室性心动过速、心室颤动，可作为早期预测及危险分层的指标。但 ICD 的临床试验结果表明心内电生理检查对恶性室性心律失常和心脏性猝死的预测价值有限，并且该方法为一种有创性检测方法，不能常规使用。近年来在无创心电图领域，发展了一些新的预测方法和指标，这些指标对预测恶性室性心律失常有特殊意义，另一方面对这些心电图指标发生机制的研究，又推动了心律失常发病机制和治疗措施研究的进展。

1. 心脏骤停复苏病史　既往有过心脏骤停复苏史的患者被认为是心脏性猝死高危患者。在这些患者中，有 50% 会在首次心脏性猝死事件后 1 年内再次发生心脏性猝死。一旦心脏性猝死发生在医院外，患者生存率将不及 15%。

2.心肌梗死　心肌梗死作为独立危险因素。心肌梗死患者心脏性猝死的发生率是正常人的 4～6 倍,使心脏性猝死的危险增加 5%。若同时合并左心室功能低下或室性心律失常,心脏性猝死危险性增加 10%～15%。心肌梗死后 LVEF<40%,伴有非持续性或可诱发、药物不可抑制的室性心动过速的患者,心脏性猝死 5 年发生率为 32%。

3.心力衰竭　尽管在心力衰竭的病理生理机制、药物治疗及器械治疗方面都取得了重大进展。但心力衰竭患者心脏性猝死的发生率并无明显降低。缺血性心脏病出现心力衰竭的患者有发生心脏性猝死的高度风险性。左心室功能不全的器质性心脏病患者是心脏性猝死的强预测因子。

4.心室晚电位(VLP)　VLP 是位于 QRS 波终末部的高频低幅的碎裂电位,是心室肌内存在非同步性除极和延迟传导的电活动表现。其预测心肌梗死伴恶性心律失常的敏感性为 58%～92%,特异性为 72%～100%。阳性预测值准确率偏低,假阳性率高。

5.心率变异性(HRV)　HRV 是指心率快慢随时间发生的变化。HRV 缩小提示心脏自主神经受损,恶性心律失常和心脏性猝死发生的几率大。HRV 降低预测心肌梗死患者发生心律失常事件的敏感性为 58%,阳性预测值为 53%。目前认为 HRV 是心脏性猝死的独立预测指标,但主要用来预测与自主神经调节障碍有关的心律失常事件。

6.压力反射敏感性(BRS)　BRS 通过计算弹丸注射去氧肾上腺素后的收缩压和血压反应性升高后的 RR 间期关系的斜率测定。研究表明低 BRS 与心脏性死亡率的增加有显著相关,但仍需进一步研究证实。

7.QT 离散度(QTd)　QTd 是指标准 12 导联心电图最大 QT 间期与最小 QT 间期之差。QTd 预测心肌梗死患者发生 VT 或 VF 的敏感性为 70%,特异性为 78%。在不同的疾病中,QTd 的预测价值差别很大,如对慢性心力衰竭患者,QTd 不能预测恶性心律失常的发生。目前尚无统一的 QTd 的测定方法,其实际应用价值有限。

8.QT 间期延长　QT 间期延长的病因可能与遗传、电解质紊乱、药物作用及自主神经张力失衡体有关,病理检查可见心脏窦房结动脉中层明显增厚、窦房结和右心房处出血,窦房结纤维化和脂肪变性等。体表心电图 QT 间期延长多见于心力衰竭患者,迄今为止研究已证实长 QT 综合征、Brugada 综合征与致命性室性心律失常和心脏性猝死的发生密切相关。先天性长 QT 综合征,运动、激动、惊恐等交感神经张力增高是危险因素,可诱发尖端扭转型室性心动过速,若短期内自行终止,则仅表现为晕厥,若转变为室颤则极易导致猝死。Brugada 综合征心电图 ST 段呈穹隆型或马鞍型改变,易反复发作多形性室性心动过速及心室颤动。

9.T 波电交替(TWA)　TWA 是指 T 波或 T、U 波的形态、幅度甚至极性发生交替性改变,而不伴 QRS 波形态和心动周期的明显改变。其发生的机制可能与心肌细胞复极不一致及心肌细胞离子通道功能障碍有关。T 波电交替对预测电生理检查中诱发的恶性心律失常,其敏感性为 81%、特异性为 84%、相对危险度为 5.2、阳性预测值为 76%、阴性预测值为 88%。近年来发展的微伏级 T 波电交替检测技术比传统 T 波电交替检测技术更为灵敏,在缺血性心脏病伴发心律失常的预测中有较高价值。

10.心率震荡(HRT) HRT 是指在室性期前收缩发生后,窦性心律出现短期的波动现象,是自主神经对单发室性期前收缩后出现的快速调节反应,它反映了窦房结的双向变时性功能。1999 年首次有研究发现 HRT 是心肌梗死后患者死亡的独立危险因素,可用于心肌梗死患者危险分层且效果优于目前临床应用的 HRV。震荡初始(TO)和震荡斜率(TS)两项指标对心肌梗死高危患者有一定预测价值,TO 和 TS 均异常时其阳性预测值分别是 33% 和 31%,阴性预测值可达到 90%。

11.早期复极改变(ERV) ERV 为下壁或侧壁导联 J 点抬高至少 0.1mV,表现为 QRS-ST 处粗钝或有切迹,即为 J 波。研究发现 ERV 在特发性室颤的患者中发生率高于对照组,而且有 ERV 的患者男性多见,晕厥史和睡眠中发生心脏性猝死的发生率较无 ERV 组要高。因此目前认为 ERV 存在潜在的致心律失常性,与心脏骤停或心脏性猝死有关。

12.动态心电图(Holter 监测) 可连续记录受检者在不同状态下的心电图,是临床常用的重要监测手段。已经证明室性期前收缩(PVDs)是 OMI 患者总死亡率升高的一个重要标志。在心肌梗死后第 1~2 年,Holter 监测记录复杂的 PVDs 常有突发心脏性猝死的危险趋势,其形态学变化或 PVDs 多形态的反复出现亦可作为心脏性猝死的一个预测标志。室性期前收缩心电图中有以下特征者猝死风险性增加:①QRS 波群不光滑,有明显的切迹或顿挫;②QRS 波幅<1.0mV;③室性期前收缩总宽度>0.16 秒;④ST 段有水平段,或 T 波与 QRS 主波同方向,且 T 波变尖并双肢对称;⑤多源性、多形性或 R on T 型室性期前收缩;⑥不同类型期前收缩同时存在和(或)传导阻滞并存;⑦室性期前收缩起源于左心室或左束支,而呈完全性右束支阻滞型。

13.左心室舒张末内径(LVEDD)及左心室射血分数(LVEF) LVEF 的敏感性和特异性不佳,阳性预测值约为 16%,LVEF 联合 VLP 可增加其对心律失常事件的预测价值。临床试验也发现 LVEF 联合 VLP 是多种心脏病患者发生室性心律失常的独立预测因子,其结果与心内电生理检查结果高度一致。心力衰竭患者左心室射血分数越低,预后越差,其发生心脏性猝死的危险性也越大。

14.钠尿肽或 N-末端钠尿肽前体(BNP 或 NT-proBNP) BNP 水平预测心脏性猝死和室性心律失常的价值较好,荟萃分析表明 BNP 上升预测心脏性猝死的相对危险度为 3.68,因此 BNP 也是心脏性猝死的独立预测因子。

总而言之,决定心脏性猝死防治效果的关键是高危人群的认定,上述几项检查在预测心脏性猝死时均存在一定的价值,因此全面认识心脏性猝死的危险因素,进行心脏性猝死的危险评估或预测是有效防治心脏性猝死的关键因素,联合多项指标进行综合评估是非常必要的。

五、心脏性猝死的预防

针对猝死高危人群开展药物治疗(包括抗心律失常药物如 β 受体阻滞剂以及非抗心律失常药物如血管紧张素转换酶抑制剂、醛固酮拮抗剂等)、植入植入型心律转复除颤器(ICD)、导管消融治疗、外科及血运重建等针对性的干预措施以降低发生 SCD 的危险。其中 ICD 是目前唯一被大规模临床试验证实能有效降低高危人群 SCD 发生率的治疗方法,因而对于有 ICD 应用指征的患者应推荐应用 ICD 治疗。

公众的心肺复苏教育与社会配置方面对于 SCD 的预防也是很重要的。研究表明,心脏骤停患者如果在 4～6 分钟内开始心肺复苏,存活率为 43%～53%;8 分钟内开始心肺复苏,存活率为 10%;10 分钟内开始心肺复苏则几乎无存活。提示心肺复苏开始的时间越早,存活率越高。随着中国公共卫生防御的日益健全,自动体外除颤器(AEDs)和装备有 AEDs 的应急医疗反应体系提供了一个可选择的 SCD 的治疗措施。ICD 治疗已被大量的研究证实是预防 SCD 最有效的方法,ICD 的发展已经对 SCD 的防治产生了深远影响。

SCD 的病理及病理生理过程极为复杂,现有的研究和可用的方法尚不能针对其机制进行有效控制,但最终的心脏骤停阶段则以心电活动紊乱或丧失作为主要表现。近年持续心电监测的研究结果显示:SCD 多数是由心室颤动引起的,大部分患者(>80%)先出现室性心动过速,随后恶化为室颤。基于上述对于 SCD 机制的认识,医学界试图从 SCD 发生、发展的各个阶段去预防其发生,但结果并不理想。

(一)院外急救

由于绝大多数 SCD 发生于院外,所以对高危患者的预防及发病后早期干预至关重要。通过基于社区的基本生命保障系统,可以使患者得到及时的心肺复苏,主要是人工胸外按压以及人工呼吸,同时应及时进行电除颤,但是实际情形中大部分患者不能得到及时有效的心肺复苏措施。据 2004 年美国 NCHS 数据,每年有 310000 例冠心病死亡发生在院外和急诊室;北美院外心脏性猝死发生率为 0.55%,估计每年院外心脏性猝死 166000 例。其中,仅有约 60% 接受了紧急医疗服务。数据显示,心脏节律异常导致的院外心脏性猝死患者中,抢救出院生存率平均仅为 6.4%。而上述数据在中国甚或更低。

心肺复苏最重要的概念是"生存链"。生存链由四"早"组成,即早进入急救系统、早初级心肺复苏、早除颤、早高级心肺复苏。其中早除颤最为关键,时间短暂、宝贵(6～8 分钟)。上述任何一个环节出现问题,生存的机会都会减少。其成败的关键是时间。

(二)心脏性猝死的预防——ICD 的应用

针对导致 SCD 的罪魁祸首——恶性室性心律失常,ICD 的应用已经给 SCD 的治疗带来了革命性的影响(图 14-1)。20 世纪末,关于 SCD 一级和二级预防临床试验的结果已充分证明 ICD 治疗能有效降低 SCD 高危患者的总死亡率和 SCD 发生率。应用 ICD 进行心脏性猝死二级预防已经在中国应用,但一级预防基本尚未开展。

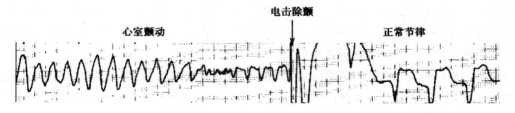

图 14-1　植入型心律转复除颤器通过发放电击终止危及生命的心室颤动

1.ICD 的结构和功能　ICD 系统主要包括两个基本部分:脉冲发生器和识别心律失常、释放电能的电极导线系统。脉冲发生器的能源由两个锂.银、钒五氧化物电池提供,其外壳由钛金属制成,连接头由环氧化物制成。连接头有 3～4 个电极插孔,可以与除颤以及感知电极连接。不同 ICD 生产厂家 ICD 设计有所不同,目前脉冲发生器的重量为 70～110g,体积为 30～80ml。所有 ICD 系统均使用心内膜或心外膜电极来感知心律失常,新一代的 ICD 系统大多采用心内膜电极,不仅用这些电极感知心律失常,而且用它进行抗心动过速起搏以及 VVI 或 DDD 起搏治疗,这类电极还可以释放电能量进行除颤。心内膜电极集感知、起搏和除颤于一身,最远端为一对起搏和感知电极,其后为心内膜弹簧除颤电极,电极固定方式有主动固定和被动固定两种。应根据植入手术时除颤阈值测定结果决定电极的类型。

目前的 ICD 系统绝大多数采用心率作为心律失常的感知参数,也有些系统除了心率外,还应用其他参数。应用心率作为心律失常感知参数时,当心率超过 ICD 预先设定的心律失常心率标准,则心律失常被感知,并触发 ICD 系统充电及通过除颤电极释放电能除颤,如果第一次电击不成功,则 ICD 系统重新工作和释放另外的电击进行除颤,一般可连续释放 3～6 次电击,直至除颤成功。最新一代的 ICD 系统除了转复/除颤功能外,还具有抗心动过速起搏治疗以及抗心动过缓起搏治疗,这些系统可以对一种或多种心律失常产生不同的反应。例如,对于持续性室性心动过速,ICD 系统识别后首先进行抗心动过速起搏治疗以终止心动过速,若无效或心动过速恶化,则进行低能量的心律转复电击治疗,若仍无效则进行较高能量的除颤治疗,除颤治疗后,若心率慢,还可进行心室起搏治疗。所有这些治疗方式可以通过体外程控加以选择以及设定参数。除颤能量大小可以通过体外程控设定,对于室颤,通常除颤能量为 15～30J,对于单形性室性心动过速的转复则选择更低的能量。下面介绍一下 ICD 的一些基本功能。

(1)室性心动过速和室颤的识别:抗心动过速起搏,心脏复律及除颤均依赖于 ICD 自动对 VT 和 VF 的精确识别。已有多种判断指标被用来自动识别 VT 和 VF,但到目前为止,以单纯的心率作为判断心动过速的主要标准仍是抗心动过速起搏器和自动埋置式心律转复除颤器中应用的最主要的方法。预先在 ICD 设置室性心动过速和室颤的识别频率,当心动过速频率超过室性心动过速识别频率(例如 160 次/分),则被 ICD 判断为室性心动过速而进行治疗。当心动过速或室颤频率超过室颤的识别频率(例如 220 次/分),则被 ICD 判断为室颤而进行治疗。

除频率以外,可程控指标尚有发作的突发性、心率稳定性及心率持续性等,用于鉴别室上性快速心律失常和室性心动过速。当然单一的识别参数不可能正确地识别所有的心律失常,而根据每一位患者的具体情况选定组合参数将会更切合实际。另外,应用双腔 ICD 的 PR 逻辑分析指标可明显减少不适当的误识别。

(2)心动过缓心脏起搏功能:部分植入 ICD 的患者在除颤后,心跳缓慢需要快速心脏起搏以尽快恢复正常的血流动力学,此外一部分患者合并窦房结或房室传导障碍,同时需要心脏起搏治疗,目前的 ICD 均具有心动过缓心脏起搏功能,通过右心室的心内膜电极进行感知和起搏,起搏方式为 VVI,起搏频率及电压等参数可以根据需要通过程控仪调整。

（3）抗心动过速起搏（ATP）：是一种程序期外刺激或短阵快速刺激起搏心室以终止心动过速的方法。和高能电击一样,抗心动过速起搏可有效终止室性心动过速,但抗心动过速起搏不引起患者疼痛、不适,而且电能消耗少。因而和高能电击相比,患者能更好地耐受抗心动过速起搏并相应延长起搏器的使用寿命。另外还能缩短高能电击充电所需时间。主要方式包括：①固定频率的短阵快速刺激；②自动递减扫描刺激,此外,还有一些其他扫描刺激方式,较少应用。

（4）低能量复律：低能量复律的电击能量一般在 5J 以下。1982 年 Zipes 首次证实了低能量转复 VT 的可行性。低能量复律起初用于重症监护病房（ICU）和电生理实验室,后来研制成功低能量复律的埋置式装置用以代替抗心动过速起搏器,期望该装置能最大限度地减少高能量电击带来的不适,而同时又能克服抗心动过速起搏所具有的使 VT 加速的危险性,然而埋置式低能量复律器也同样被证明具有使 VT 加速恶化为 VF 的危险性。由于没有支持性的高能量除颤,这种复律器不能安全地被使用。多数研究表明,虽然低能量复律和快速心室起搏一样能有效终止室性心动过速,但如与支持性抗心动过缓起搏和高能量除颤一起应用时,将会更加安全、更加实用。

（5）高能量除颤：目前,大多数除颤器最大释放能量为 30～34J。ICD 在感知并确认发生室颤后,经过几秒钟的充电后释放高能量除颤脉冲,目前新一代 ICD 可连续释放 1～6 个高能量除颤脉冲。

（6）信息储存记忆功能：ICD 还具有信息储存记忆功能,可将心律失常发作以及治疗过程的信息（包括数据以及心内电图）储存起来,医生可根据临床需要,随时通过体外程控仪读取储存的信息,以帮助临床诊断,判断 ICD 治疗效果,以及时调整诊断和治疗参数。随着技术进步,ICD 的信息储存容量不断增加,目前新一代的 ICD 可储存长达 30 分钟的心内电图,为医生判断和分析 ICD 的工作情况提供了有价值的信息。

2.ICD 应用于心脏性猝死的二级和一级预防

（1）心脏性猝死的二级预防循证医学证据：应用 ICD 进行心脏性猝死的二级预防临床研究主要有抗心律失常药物与植入型心律转复除颤器对比试验（AVID）、加拿大植入型心律转复除颤器研究（CIDS）、汉堡心脏骤停研究（CASH）等。这些临床试验是将 ICD 与抗心律失常药物治疗进行比较分析,研究结果均显示,对于心脏骤停幸存者和血流动力学不稳定的室性心动过速或心室颤动患者,ICD 比抗心律失常药物更有效。AVID 和 CASH 研究是在心室颤动幸存者中,对比 ICD 与抗心律失常药（胺碘酮、索他洛尔、美托洛尔和普罗帕酮等）的疗效,随访 2～3 年,发现 ICD 在提高生存率方面优于抗心律失常药物,可以使 SCD 的相对风险下降约30%,且患者射血分数越低,ICD 治疗获益越大。CIDS 研究将 659 例晕厥患者随机分为 ICD组和胺碘酮组,随访 3 年,两组患者全因死亡和心律失常性死亡的相对危险度降低比较差异无统计学意义,但随访 11 年发现,ICD 组较胺碘酮组能明显降低 SCD 发生率。AVID、CASH 和CIDS 试验荟萃分析显示,植入 ICD 的患者与抗心律失常药物治疗的患者比较,前者死亡风险下降 28%。结果表明 ICD 治疗可有效降低心律失常性猝死的发生率。因此,对于致命性室性心律失常患者,SCD 二级预防中 ICD 明显优于抗心律失常药物,应作为治疗的首选。

(2)心脏性猝死的一级预防循证医学证据:充血性心力衰竭心脏性死亡的原因主要是进行性心力衰竭和(或)心脏性猝死,而后者大多数是由恶性室性心律失常(室性心动过速、心室颤动)引起的。MERIT-HF 研究中不同 NYHA 分级患者的死因分析表明,近一半的心力衰竭患者死于心律失常,特别对于轻中度心力衰竭患者,猝死占总死亡的 50% 以上。因此 ICD 对心力衰竭患者而言非常重要。

充血性心力衰竭的病因主要是缺血性心肌病和非缺血性心肌病。针对不同病因的充血性心力衰竭患者,一系列的临床试验已经证实了 ICD 在猝死一级预防中的作用。已发表的缺血性心肌病患者 ICD 一级预防临床试验主要有 MADIT-Ⅰ、MUSTT、MADIT-Ⅱ、CABG-patch、DINAMIT 和 SCD-HeFT 等。MADIT-Ⅰ试验的目的是比较心肌梗死后的高危患者预防性植入 ICD 和传统药物治疗对总死亡率的影响。MADIT-Ⅰ试验在仅入选 196 例患者后就提前终止了,原因是 ICD 治疗使心肌梗死后高危患者的总死亡率降低了 54%。MADIT-Ⅱ研究发现,心肌梗死后左心室功能减退的高危患者预防性植入 ICD 较常规药物治疗的死亡风险降低 31%。MUSTT 试验是评估冠心病伴无症状的非持续性室性心动过速患者,LVEF ≤40%,ICD 和电生理指导下的抗心律失常药物治疗降低病死率的情况。研究结果显示,ICD 治疗较心内电生理指导下的抗心律失常药物治疗总死亡率降低 31%。心力衰竭患者心脏性猝死试验(SCD-HeFT)是具有里程碑意义的 ICD 研究。研究结果显示,ICD 治疗可使中重度心力衰竭患者的死亡率降低 23%,其疗效不因心力衰竭病因(缺血性心肌病或非缺血性心肌病)不同而不同。2006 年公布的 ACC/AHA/ESC 关于室性心律失常和心脏性猝死指南也支持 ICD 有选择的应用于这部分人群。

(3)ICD 一级预防的适应证:随着 ICD 的临床广泛应用和大规模随机对照研究的相继发布,ICD 适应证逐步扩大。ICD 最早植入的适应证:患者患有顽固性 VT/VF,药物治疗无效,并且至少两次发生心脏停搏。后来这个严格的标准被放宽为:患者只发生一次心脏停搏,或患者患有持续性室性心动过速伴有血流动力学改变,而药物治疗无效并不适合外科手术治疗。1999 年,ICD 适用范围扩展到有自发或可诱导出的持续性室性心动过速;到 2003 年,ICD 适用范围再次扩展,包括对缺血性心肌病 SCD 高危患者(有陈旧性心肌梗死病史,LVEF 低、QRS 波群时限增宽)的预防性应用;到 2005 年,ICD 适应证扩展到对缺血性或非缺血性心肌病、LVEF≤30%～35% 的 SCD 高危患者的应用。

2006 年 ACC/AHA/ESC 共同制订了室性心律失常及心脏性猝死治疗指南,强调了 ICD 对于猝死一级预防的重要性,将其列为Ⅰ类适应证,规定如下:①符合以下条件的缺血性心肌病患者,推荐植入 ICD 作为一级预防减少心脏性猝死,从而降低总死亡率:心肌梗死后 40 天以上;LVEF≤30%～35%;长期最佳抗心力衰竭药物治疗基础上 NYHA 分级Ⅱ级或Ⅲ级;合理预期生存期超过一年且功能良好(证据水平:A)。②符合以下条件的非缺血性心肌病患者,推荐植入 ICD 作为一级预防减少心脏性猝死,从而降低总死亡率:LVEF≤35%～40%;长期最佳抗心力衰竭药物治疗后 NYHA 分级Ⅱ级或Ⅲ级；合理预期生存期超过一年且功能良好（证据水平：B）。

2008 年 5 月 ACC/AHA/HRS 公布了最新的心脏节律异常器械治疗指南，对 ICD 植入Ⅰ类适应证进行了更新，规定如下：①非可逆性原因引起的心室颤动或血流动力学不稳定的持续性室性心动过速导致的心脏骤停（证据水平：A）；②器质性心脏病的自发持续性室性心动过速，无论血流动力学是否稳定（证据水平：B）；③原因不明的晕厥，在心电生理检查时能诱发有显著血流动力学改变的持续性室性心动过速或室颤（证据水平：B）；④心肌梗死所致左心室射血分数（LVEF）＜35％，且心肌梗死后 40 天以上 NYHA 分级Ⅱ级或Ⅲ级（证据水平：A）；⑤NYHA 分级Ⅱ级或Ⅲ级，LVEF≤35％的非缺血性心肌病（证据水平：B）；⑥心肌梗死所致 LVEF＜30％，且心肌梗死后 40 天以上 NYHA 分级Ⅰ级（证据水平：A）；⑦心肌梗死后非持续性室性心动过速，LVEF＜40％，且心电生理检查能诱发出室颤或持续性室性心动过速（证据水平：B）。

SCD 是心血管疾病的主要死亡原因之一。目前用于筛选 SCD 高危患者的检测方法和指标还不尽完善，特别是对一般人群中 SCD 风险的筛查方法，因此联合多项指标进行 SCD 风险综合评估似乎更为科学。然而，临床试验结果已充分证明了对于缺血性和非缺血性心肌病中度心功能不全的患者，预防性植入 ICD 可明显改善患者的生存率。因此，对于中度心功能不全的患者应用 ICD 进行心脏性猝死的一级预防是十分必要的。

在中国，早在十余年前，ICD 已经开始应用，然而由于价格昂贵及可开展医院的条件限制严重制约了它的临床应用。从下面的数据可以看出 ICD 应用在中国的严重不足：美国目前大约为 2 亿人口，2005 年 ICD 植入量为 18 万台，中国猝死发生率为 41.84/10 万，猝死总人数约为 54.4 万/年，约占总死亡人数的 9.5％，但直到 2005 年，ICD 在中国植入总量都不过 1000台，每年新植入仅数百台。如果说目前 ICD 是预防 SCD 的唯一有效方法，那么中国 SCD 的预防则是一个十分严峻的问题。在美国，年植入 ICD 病例超过 10 万，2005 年 ICD 植入量达 18万台。尽管中国每年死于 SCD 的人数多于美国，而中国每年植入 ICD 的人数仅有几百人。在国外，大部分 ICD 是猝死的一级预防；在中国，绝大多数 ICD 是猝死的二级预防，即患者已经发生过心脏骤停。

六、心力衰竭与心脏性猝死

（一）概述

2008 年 AHA/ACC/ESC 共同修订了心脏性猝死（SCD）的定义，即发生在医院外、急诊室或送往医院的途中，任何心脏疾病导致的，症状发作 1 小时内的死亡。死亡原因可能是心室颤动、室性心动过速、心室停搏或非心律失常原因。心力衰竭，尤其是终末期心力衰竭仍是引起心血管疾病死亡的重要原因。血管紧张素转换酶抑制剂、血管紧张素受体拮抗剂和 β 受体阻滞剂在心力衰竭的治疗上取得了较大进展，大大改善了心力衰竭的预后，但是心力衰竭患病率及死亡率仍逐年升高,稳定的慢性心力衰竭患者年死亡率为 10％,5 年死亡率高达 50％～70％,五年存活率与恶性肿瘤相仿,全世界每年死于心力衰竭的患者有 30 万。心力衰竭时由于心肌细胞肥厚、炎症细胞浸润和间质纤维化等均可形成灶性病变或折返通路,形成心律失常的病理基础。

(二)流行病学背景

心脏性猝死是欧美国家人群的主要死亡原因。美国每年约有 25 万～40 万人死于心脏性猝死,欧洲心脏性猝死的发病率为每年 36～128/10 万。近年,由阜外心血管病医院牵头的全国 31 家医院参加的国家十五科技攻关项目第一次初步得出了我国 SCD 的流行病学资料,提示我国心脏性猝死的发病率为每年 41.84/10 万,但每年心脏性猝死的总人数已超过美国,达 54.4 万人,说明心脏性猝死是严重威胁我国人民健康的杀手。MERIT-HF 试验显示,30％～50％心力衰竭患者出现心脏性猝死,其原因大都与心律失常相关,非心律失常原因所致的猝死仅占 2％左右,主要为脑血管意外和肺栓塞。心力衰竭患者的心脏性猝死死亡率为普通人群的 6～9 倍,占慢性心力衰竭患者死亡原因的 28％～68％。

(三)心力衰竭 SCD 易患因素

1.纽约心功能分级(NYHA)　NYHA 是预测心脏性猝死的重要指标,心脏性猝死的危险随临床心功能的恶化而增加。

2.左心室射血分数(LVEF)　LVEF 是评价 SCD 的独立预测因子,LVEF 每下降 5％,SCD 或心脏骤停的危险增加 21％。左心室收缩功能损伤与致命性心律失常的发生率密切相关,当 LVEF＜40％时,心律失常大量增加,当 LVEF＜30％时,SCD 的风险会随着 LVEF 的下降呈指数级增加。

3.晕厥　晕厥是血流动力学不稳定的临床表现之一,是心力衰竭猝死的一个重要危险因素,常被忽略,有晕厥史的患者常伴有心律失常或传导阻滞,SCD 的风险性增加。

4.QRS 波增宽　QRS 波宽度是反映心室内及心室间传导障碍的稳定指标,广泛的心脏不同步进一步导致心功能恶化,而临床最简便的反映心室不同步的指标即 QRS 波群显著增宽,其中大多数是左束支阻滞,而 QRS 波是心力衰竭患者 SCD 的独立危险因素。

5.QT 间期延长和 QT 离散度　QT 间期延长的病因可能与遗传、电解质紊乱、药物作用及自主神经张力失衡有关,病理检查可见心脏窦房结动脉中层明显增厚、窦房结和右心房处出血,窦房结纤维化和脂肪变性等。体表心电图 QT 间期延长及 QT 离散度增加,表明心脏复极异常,易导致室性心动过速和室颤。长 QT 综合征和 Brugada 综合征与致命性室性心律失常和 SCD 的发生密切相关。

6.室性心律失常　心力衰竭患者可发生各式各样的心律失常,频发的、多形性、非持续性或持续性的室性心律失常与 SCD 的相关危险性增加,而其形态学变化或 PVDs 多形态的反复出现亦可作为 SCD 的一个预测标志。慢性心力衰竭合并非持续性室性心动过速的患者发生 SCD 的风险性增加。

7.信号平均心电图(SAECG)　信号平均心电图可用于体表检测心室晚电位(VLP),晚电位代表部分心肌延迟除极,可能与折返相关,是无创检测心肌梗死后恶性心律失常的可靠指标。

8.心率变异性(HRV) 心率变异性反映自主神经调节功能,它是指窦性心律在单位时间内周期性变化的现象,是反映交感、副交感神经张力及其平衡性的指标,可反映神经激素与窦房结的交互作用,而且随着心力衰竭患者交感神经活动的增强而降低。研究显示短期的 HRV 降低也是心力衰竭 SCD 的强有力的预测因子。

9.压力感受器的敏感性(BRS) 压力感受器的敏感性(BRS)是关于心率的另一种自主神经系统功能的测定,观察 RR 间期对血压变化的适应能力,了解压力反射机制在调节中的作用。BRS 减低与室性心律失常的发生密切相关,但仍需更多临床试验明确其临床应用价值。

10.T 波电交替(TWA) T 波电交替是指体表心电图上 T 波形态、极性和振幅的逐搏交替变化,与恶性室性心律失常和 SCD 有极为密切的关系,单独应用或与 LVEF 等其他指标联合应用对 SCD 均有较好的预测价值,可作为心力衰竭 SCD 危险因素分层的方法之一。

11.程序电刺激 程序电刺激实验用于评价在不同条件下 VT 危险性的变化。在有诱发 VT 能力的患者中 SCD 的发生率为 30%,而在无诱发 VT 能力的患者中,SCD 的发生率仅为 2%~6%,其阴性预测值为 90%,阳性预测值为 10%~20%。

12.脑利钠肽 脑利钠肽(BNP)也是 SCD 的独立预测因子,它与左心室功能不全的程度和死亡的危险因素密切相关。研究发现,BNP 是急性心肌梗死后出现心力衰竭和死亡的独立预测因子,且 BNP 水平升高,SCD 风险增加;若高 BNP 结合 QTc 延长(>440 毫秒),可更准确预测心力衰竭患者 SCD 危险。

(四)心力衰竭心脏性猝死的防治手段

1.药物治疗

(1)血管紧张素转换酶抑制剂(ACEI)和血管紧张素Ⅱ受体拮抗剂(ARB):2005 年及 2009 年的 ACC/AHA 关于 HF 的指南均指出:ACEI 是唯一被推荐适用于 HF 所有 4 个阶段(包括 A 期、B 期、C 期、D 期)的治疗药物。多项大型临床试验(SOLVD、SAVE、TRACE 等试验)证实 ACEI 可显著降低心力衰竭猝死率,降低再入院率,提高患者的生活质量,已作为一线药物用于心力衰竭的治疗。ACEI 通过抑制血管紧张素系统、抑制缓激肽的降解,从而扩张血管,抑制交感神经兴奋,从而降低心力衰竭患者的死亡率。

ARB 亦作用于 RAAS,但它阻滞的是血管紧张素Ⅱ受体,从而阻滞 RAAS 的主要活性物质——血管紧张素Ⅱ的几乎所有神经内分泌效应,包括血管收缩、肾脏对水钠的潴留、醛固酮和 ADH 的释放、交感神经激活、内皮素分泌增加,以及细胞增生、心室及血管中层肥厚、动脉粥样硬化的新生内膜形成及肾动脉硬化等。ARB 治疗 HF 有效,但未能证实其疗效相当于或优于 ACEI,仍需更多的循证医学证据验证。

(2)β受体阻滞剂:β受体阻滞剂可通过抑制心力衰竭过程中过度兴奋的交感神经,改善心肌细胞肥厚、心室重构等,减少它对 HF 患者引起的不良作用。3 项大规模临床试验 CIBIS-Ⅱ、MERIT-HF 及 COPERNICUS 已经证实,β受体阻滞剂对心力衰竭患者可以改善临床症状,显著降低死亡率(34%～35%)及住院率(41%～45%)。CAPRICORN 研究证实,在急性心肌梗死合并左心室收缩功能不全(LVEF<40%)患者,卡维地洛可显著降低总死亡率,进而减少 SCD 的发生。

(3)醛固酮受体拮抗剂:过量的醛固酮对心力衰竭患者特别是对心脏的结构和功能可产生有害作用,除可引起钾和镁的丢失外,可激活交感神经,抑制副交感神经,减弱压力感受器效应,促进心肌和血管的纤维化以及心室重构。因此,应用醛固酮受体拮抗剂(常用螺内酯)除了可产生利尿作用外,还可以阻滞醛固酮诱导的心肌纤维化,同时它具有抗心律失常作用。EPHESUS 试验证实,应用醛固酮受体拮抗剂可使总死亡率下降 15%,心脏性猝死下降 21%。

2.非药物治疗

(1)植入型心律转复除颤器(ICD):ICD 对猝死有一级和二级预防作用,大规模临床试验证实 ICD 通过终止快速室性心律失常而防止心力衰竭时的心脏性猝死。SCD-HeFT 研究发现 ICD 可降低 NYHA Ⅱ级/Ⅲ级、左心室射血分数(LVEF)≤35%及接受优化药物治疗 HF患者的全因死亡率,并肯定了缺血性或非缺血性心力衰竭患者植入 ICD 对预防心脏性猝死的益处。适应证:①心力衰竭伴低 LVEF 者,曾有心脏停搏、心室颤动(VF),或伴有血流动力学不稳定的室性心动过速(VT),推荐植入 ICD 作为二级预防以延长生存期(Ⅰ类,A 级)。②缺血性心肌病患者,MI 后至少 40 天,LVEF≤30%,长期优化药物治疗后 NYHA Ⅱ级或Ⅲ级,合理预期生存期超过一年且功能良好,推荐植入 ICD 作为一级预防减少心脏性猝死,从而降低总死亡率(Ⅰ类,A 级)。③非缺血性心肌病患者,LVEF≤30%,长期最佳药物治疗后 NYHAⅡ级或Ⅲ级,合理预期生存期超过 1 年且功能良好,推荐植入 ICD 作为一级预防减少心脏性猝死,从而降低总死亡率(Ⅰ类,B 级)。④对于 NYHAⅢ～Ⅳ级、LVEF≤35%且 QRS>120毫秒的症状性心力衰竭患者可植入 CRT-D,以改善发病率和死亡率(Ⅱ₍ₐ₎类,B 级)。

(2)心脏再同步治疗(CRT):心脏再同步治疗通过模拟生理的房室间期和室间间期激动顺序,使起搏器顺序发放电脉冲以刺激心脏恢复正常传导及收缩顺序,保持心脏运动同步性,主要用于伴有室内传导障碍的心力衰竭患者。当心力衰竭患者合并室内阻滞,尤其是左束支阻滞时,左心室的收缩期运动明显滞后于右心室,当左心室游离壁开始收缩时室间隔已完成收缩而开始舒张,它与左心室游离壁在收缩期呈同向运动而形成心室内分流;同时二尖瓣也不再能与左心房、左心室的顺序舒缩协调启闭,加重了二尖瓣反流。这种心室同步性的功能丧失使心力衰竭恶化。在一项充血性心力衰竭患者的药物、起搏和复律的比较研究中发现,与药物治疗比较在 12 个月内 CRT 技术能使所有病因的死亡率降低 24%,如采用复合双心室起搏加复律可使死亡率降低 36%。适应证:凡是符合以下条件的慢性心力衰竭患者,除非有禁忌证,均应该接受 CRT:LVEF≤35%,窦性节律,左心室舒张末期内径(LVEDD)≥55mm,尽管使用了优化药物治疗,NHYA 仍为Ⅲ级或Ⅳ级,心脏不同步(目前标准为 QRS 波群>120 毫秒)(Ⅰ类,A 级)。

(五)总结

心力衰竭患者应常规选用 ACEI、β 受体阻滞剂、醛固酮受体拮抗剂,从而改善预后和降低发生 SCD 的危险性。防治心力衰竭患者发生 SCD 的关键是预防致命性心律失常的发生,结合危险因素分层将有助于确定 SCD 的危险性,必要时选用 ICD 及 CRT-D,对于降低猝死的发生率效果肯定。熟练地识别各种发生 SCD 的危险迹象,采取有效的治疗措施,从而使心力衰竭患者受益,更加简单、有效的危险因素分层方法仍需更多临床试验验证。

七、心脏性猝死的临床试验

20 世纪 90 年代早期是确定 ICD 对高危患者有恰当治疗作用的关键时期。3 个临床试验-AVID、CIDS 和 CASH 几乎在同一时间进行。工程技术的进展和导线的经静脉植入使得 ICD 的应用更加容易和可行,经静脉导线植入和胸肌下器械(除颤器)的植入技术开始于 1993 年。植入技术的变化使得电生理专家逐渐代替胸外科医生成为植入器械手术的主要医生。正是由于上述技术的进步,才使得预防性应用 ICD 变得更加迫切和可行。从 20 世纪 80 年代末期到 90 年代末期,ICD 临床试验明确地肯定了 ICD 在室性心律失常治疗中的地位。

植入型心律转复除颤器的临床试验

ICD 的临床试验可分为二级预防试验和一级预防试验两类。前者主要研究 ICD 对已有晕厥病史或持续性室性心动过速病史患者的 SCD 预防作用,后者主要观察 ICD 对无严重心律失常患者 SCD 的预防作用。

(一)植入型心律转复除颤器二级预防有关试验

二级预防有关试验的主要研究对象是缺血性心肌病患者。主要有 3 个临床试验:抗心律失常药物与植入型心律转复除颤器对比试验(AVID)(1997 年)、加拿大植入型心律转复除颤器研究(CIDS)(1998 年)、汉堡心脏骤停研究(CASH)(1994 年)。

AVID 得到美国国家心、肺和血液研究会的支持,入选对象为 1016 例心脏停搏的存活者(由非急性心肌梗死或其他可逆性原因引起)或伴有晕厥和严重血流动力学障碍的持续性室性心动过速并且射血分数小于 0.40 的患者,由可逆性原因引起的心律失常患者除外。患者随机分为 ICD 组和药物治疗组(主要是胺碘酮,很少一部分为电生理指导下应用索他洛尔)。试验开始于 1993 年 6 月,1997 年 3 月结束。平均随访(18.2 ± 12.2)个月,研究数据和安全监测委员会发现,ICD 组的死亡率为$(15.8 \pm 3.2)\%$,而药物治疗组的死亡率为$(24 \pm 3.7)\%$。与药物治疗组相比,ICD 组所有原因死亡率的相对危险性下降 29%,故提前终止试验。CASH 入选对象与 AVID 相似,研究中将 ICD 与其他抗心律失常药(胺碘酮、索他洛尔、美托洛尔和普罗帕酮)进行比较,随访 2~3 年,发现 ICD 在提高生存率方面优于抗心律失常药物,可以使 SCD 的相对风险下降约 30%,射血分数小于 0.26 者 ICD 治疗获益最大,而对于射血分数超过 0.35 者,ICD 未显示更大益处。CIDS 将 659 例晕厥患者随机分为 ICD 组和胺碘酮组,随访 3 年,ICD 组病死率从每年 10.2% 降至 8.3%,胺碘酮组病死率从每年 14.5% 降至 13%,两组相对危险度降低(20%)比较差异无统计学意义,但随访 1 年发现,ICD 组较胺碘酮组能明显降低 SCD 发生。

上述三个试验的荟萃分析研究表明,对有血流动力学障碍的室性心动过速和心脏停搏,ICD 可以降低死亡率的相对危险性达 28%($P=0.0006$,亚组分析生存率的改善在左心室射血分数<35% 的患者似乎更为明显)。这些试验将 ICD 与抗心律失常药物治疗进行比较分析,研究结果均显示,对于心脏骤停生存患者和血流动力学不稳定的室性心动过速或心室颤动患者,ICD 比抗心律失常药物更有效。以上 1963 例患者的 3 个临床试验的荟萃分析表明,ICD 可使猝死的相对危险性下降 50%,总死亡率下降 24%。根据以上的结果,1998 年美国 ACC/AHA 将 ICD 作为此类患者的 I 类适应证。

(二)植入型心律转复除颤器一级预防相关试验

以缺血性心肌病为研究对象的临床试验,包括多中心自动除颤器植入试验(MADIT)、多中心非持续性心动过速试验(MUSTT)、随机多中心自动除颤器植入试验(MADIT-II)、冠状动脉旁路手术补片试验(CABG-Patch)、急性心肌梗死自动除颤器试验(DINAMIT)等。

关于 ICD 在 SCD 一级预防中应用最早的两个随机对照研究是 1996 年的 MADIT 和 1999 年的 MUSTT。两个试验的患者入选标准相似,均为自发的非持续性室性心动过速伴有低左心室射血分数(分别为≤35% 和≤40%),电生理检查可诱发持续性室性心动过速或室颤。2/3 患者 NYHA II 级或 III 级。MADIT 将 196 例患者随机分为 ICD 组与胺碘酮治疗组,随访 2 年发现,ICD 组较胺碘酮治疗组病死率下降 54%(ICD 组 15 例死亡,胺碘酮治疗组 39 例死亡)。然而由于样本量小,ICD 组美托洛尔的用量较大,胺碘酮因其自身致心律失常作用对生存率的不良影响,许多人对 ICD 治疗在一级预防中的作用表示怀疑。亚组分析表明,ICD 组获得的更大生存益处仅见于射血分数<26% 的患者,并进一步在 MADIT-II 中得到证实。根据此试验的结果,1998 年美国 ACC/AHA 将 ICD 作为此类患者的 I 类适应证。

MUSTT 分为对照组(电生理检查不能诱发心律失常,不用药物或 ICD 治疗)、抗心律失常药物治疗组(704 例,电生理检查诱发出持续性室性心动过速,用胺碘酮或在电生理指导下应用药物治疗)和 ICD 治疗组(161 例,电生理检查诱发出持续性室性心动过速,但一种或一种以上的药物不能抑制心律失常的诱发)。随访 5 年的结果显示,所有原因的死亡率,对照组为 48%,抗心律失常药物治疗组为 55%,ICD 治疗组为 24%,死亡的相对危险性降低 49%。而且 ICD 可以显著降低 SCD 的发生率和总病死率。MUSTT 亚组分析评价电生理检查可诱发性心律失常对于预后的影响,可诱发组 5 年病死率为 48%,而不可诱发组为 44%,提示电生理检查可诱发性心律失常对于心肌梗死后伴左心室功能下降的患者预后的预测价值有限。

1.MADIT-II　心肌梗死后左心室功能不全的患者具有充血性心力衰竭以及心律失常相关猝死的危险。1996 年报道了植入型除颤器可改善冠心病心功能不全,伴有非持续性室性心动过速,并可诱发持续性室性心动过速患者的生存率。这一发现在 1999 年被进一步证实。在这两项研究中,患者均进行了有创的电生理检查来决定心律失常的危险性。电生理检查对于评估冠心病患者发生室性心律失常危险的预后价值是不明确的。研究者推论,既往发生心肌梗死及左心室功能不全的患者,瘢痕组织可能是一个重要的恶性室性心律失常的触发因素。多中心自动除颤器植入试验 II 用于评价既往心肌梗死伴有左心室射血分数<30% 的患者预防

性植入除颤器(不进行电生理检查诱发心律失常)潜在改善生存率的效果。

(1)试验方法:试验于 1997 年 7 月 11 日开始,入选患者来自 76 个医学中心(其中 71 个在美国,5 个在欧洲)。

(2)患者入选标准:患者年龄>21 岁(无年龄上限);进入研究之前 1 个月或更长时间发生过心肌梗死(通过发现心电图异常 Q 波,疑诊心肌梗死住院期间实验室检查心肌酶水平升高,铊扫描有固定缺损,或心室造影有局限性运动障碍及血管造影术证实有阻塞性冠状动脉病变);入选试验前 3 个月内左心室射血分数≤30%(通过血管造影术,放射性核素扫描或超声心动图检查评价)。潜在合格的入选患者由当地的心血管专科医生、内科医生及家庭医师提供。入选患者不需要进行电生理检查诱发室性心律失常。

患者提供书面知情同意书后,在获得基本病史、12 导联心电图,以及体格检查后,被随机按 3∶2 比例分配接受植入型除颤器治疗或常规药物治疗。

试验中应用的经静脉除颤器系统已获 FDA 批准。植入除颤器采用标准的技术,在植入除颤器过程中进行测试,并要求达到有效除颤能量标准以及 10J 安全界限。除颤器的程控以及患者药物的使用由患者的医生决定。在受试的两组患者中,强力推荐应用 β 受体阻断剂、ACEI 以及降脂药物。

(3)试验终点:各种原因引起的死亡。

(4)结果:入选患者共 1232 例。平均随访 20 个月(6 天至 53 个月)。在最后随访时间两组患者的基础特点及心血管用药是相似的。试验中,共有 8749 次按时间表随访,常规治疗组94%,除颤器组 97%。

应用 Kaplan-Meier 方法评价两组间生存率,两条生存曲线在大约 9 个月时开始分开,此后持续分离($P=0.007$)。这些生存曲线提示除颤器治疗后死亡率减少。第 1 年减少 12%,第2 年减少 28%,第 3 年减少 28%。

此项研究提示植入除颤器可改善既往心肌梗死后左心室射血分数≤30%患者的生存率。与常规药物治疗相比,除颤器治疗可减少 31%的死亡危险性。电生理检查或诱发室性心律失常并不作为本试验入选标准。两组基本特点是平衡的,且均接受了标准的心血管药物治疗,两组中较高比率的患者接受了 ACEI、β 受体阻断剂、利尿剂和降血脂制剂治疗。

此次试验显示植入除颤器可以改善既往心肌梗死伴左心室功能不全患者的生存率。因此,预防性植入除颤器在这些患者中是值得推荐的。

2.COMPANION　约 30%的心力衰竭患者由于传导系统阻滞导致心脏功能失同步。对于合并 QRS 波增宽的 25%～30%的严重心力衰竭患者,CRT 改善收缩功能并逆转左心室重构,两者均为扩张型心肌病(DCM)临床表现的病理生理机制;对于缺血性心肌病伴或不伴心力衰竭患者,ICD 治疗降低了病死率(MADIT-Ⅱ)。从理论上讲双心室同步起搏+植入型除颤器治疗可降低心力衰竭患者的死亡率。

2003 年 3 月在美国 ACC 年会上,由 Bristow MR、Saxon LA、Boehmer J 等领导的心力衰竭患者药物、起搏和除颤器治疗对比研究 COMPANION 临床试验指导委员会正式公布了

COM-PANION 的结果。心脏再同步治疗(CRT)降低慢性心力衰竭患者住院次数,心脏再同步治疗＋植入型除颤器(CRT＋ICD)可降低病死率。

(1)COMPANION 主要入选标准

NYHA Ⅲ级或Ⅳ级

NSR,QRS≥120 毫秒,PR 间期＞150 毫秒

LVEF≤35％,LVEDD≥60mm

适宜的药物治疗

包括 β 受体阻滞剂(至少 3 个月)、利尿剂、ACEI/ARB。

(2)主要终点:死亡或再次入院(均包括所有原因)。再次入院定义:除为行 CRT 或 CRT-ICD 治疗外所有原因入院;包括在急救室使用血管活性药物治疗失代偿性心力衰竭超过 4 小时。

(3)次要终点:所有原因的病死率、心脏疾患患病率、极量运动试验(亚组研究)。

首例患者于 2000 年 1 月 24 日入选。入选患者 1520 例,随机分为药物治疗组、双心室起搏治疗(CRT)组、双心室起搏＋除颤器治疗(CRT＋ICD)组,进行前瞻性随访。2002 年 11 月 18 日研究管理委员会认为:研究已达到主要终点事件(N1000)的靶目标数,中位随访时间为 16 个月。对于主要终点事件(CRT 组与 CRT-ICD 组),以及病死率(CRT-ICD 组)已接近或超出预定的有效性监测界限。建议终止病例入选,并于 2002 年 12 月 1 日停止有效性随访。

(4)COMPANION 初步研究结果

CRT 与 CRT-ICD 均可减低联合终点事件[总死亡率和(或)心力衰竭入院率]。

CRT 治疗使病死率呈下降趋势(12 个月病死率降低 24％)。

联用 ICD 与 CRT 治疗使病死率进一步下降,导致后者明显降低(12 个月病死率降低 43％)。

CRT-ICD 组中,缺血性与非缺血性心肌病患者病死率无明显差别。

3.SCD-HeFT　2004 年 3 月 8 日在新奥尔良举行的第 53 届美国心脏病学院年度科学大会上具有里程碑意义的心力衰竭心脏性猝死试验(SCD-HeFT)的结果公布,显示植入型心律转复除颤器(ICD)治疗能延长心功能不全患者的寿命。本研究共收入 2521 例患者,是目前最大规模的 ICD 临床试验。结果显示,中度心功能不全,接受 ICD 治疗的患者死亡率较未植入 ICD 者下降 23％。NIH 研究显示对于有心脏性猝死危险的患者应给予更积极的诊断和治疗。本试验也提示作为预防性用药,胺碘酮不能提高生存率。

SCD-HeFT 是一个安慰剂对照,分三个亚组的试验。1997 年开始收入患者,直至 2001 年。研究 ICD 和抗心律失常药物对中度心功能不全(纽约心脏病协会心功能分级 Ⅱ～Ⅲ级)伴有左心室泵功能损害患者的疗效。研究中,1/3 的患者接受了由 Medtronic 公司提供的 ICD;1/3 的患者接受胺碘酮治疗,用于控制快速性心律失常;1/3 的患者接受安慰剂治疗。所有的患者都给予了合适、可耐受的心功能不全药物治疗,例如 ACEI、β 受体阻滞剂、利尿剂、他汀类药物和阿司匹林。

八、心肺复苏指南

（一）成人基本生命支持（BLS）

1.现场复苏程序　如图14-2所示，包括一系列评价和处理。

（1）判断反应（程序1）：目击者应迅速判断患者有无意识和呼吸。

（2）启动EMS（程序2）：若单一抢救者发现无反应患者，应该先启动EMS，取得AED，然后迅速对患者实施CPR和除颤。如果有多人在场，二者可同时进行。但对因严重创伤、溺水、中毒等导致呼吸心跳停止的患者，应先行CPR，再行电话呼救。

（3）开放气道（程序3）

1）非专业急救者：无论是否为外伤患者均用仰头抬颌法。不推荐使用托颌法。

2）专业急救者：应该在无外伤患者中使用仰头抬颌法，若怀疑有颈部受伤，可使用托颌法。

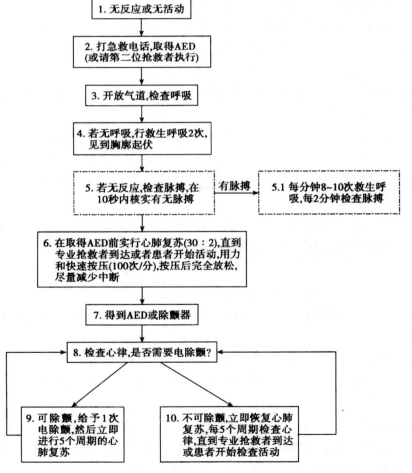

图14-2　成人初级心肺复苏流程图（BLS）框内为专业人员操作；虚框内为非专业人员操作

(4)人工呼吸:急救者如果不能在 10 秒钟内确认有无自主呼吸,应先进行 2 次人工呼吸。当急救者不愿意或不会进行人工呼吸时,应立即开始胸部按压。人工呼吸均应持续吹气 1 秒钟以上,以保证进入足量的气体并明显抬高胸廓,但应避免过度通气,因为过度通气有害。无论是否进行人工呼吸,均不应停止胸部按压。因为在室颤的前几分钟内,救生呼吸不如胸部按压重要。

1)检查呼吸:要通过观察、听和感觉等方式来维持气道开放。非专业急救者不需要确定正常的呼吸。医务人员如果不能在 10 秒钟内确认呼吸是否正常,那么先进行 2 次人工呼吸;非专业急救者如果不会或不愿意进行人工呼吸,那么应进行胸外按压。

2)口对口呼吸:首先开放气道,并捏住患者的鼻孔,急救者和患者形成口对口密封状,缓慢吹气,每次吹气应持续 1 秒钟以上,确保观察到胸廓起伏,然后"正常"吸气(而不是深吸气),再进行第二次呼吸,通气频率应为 8～10 次/分。

3)口对鼻呼吸:当患者无法进行口对口呼吸时,推荐采用口对鼻呼吸。

4)口对隔离设备:口对隔离设备并不能减少污染的可能,但增加了通气的阻力。有 2 种隔离设备:面罩隔离膜和面罩。这种情况下应尽快改用球囊面罩通气。

5)球囊面罩装置:球囊面罩装置可在无人工气道的情况下进行正压通气,但同时可能会导致胃胀气。一般球囊充气量约 1000ml,每次挤压的容量在 1L 的球囊为 1/2 或 2/3。专业的急救者应该使用氧气(40% 的氧浓度,最小流量为 10～12L/min),理想的球囊应连接一个贮氧袋,可以提供 100% 的氧气。

6)气管插管:使用了气管插管后,要持续以 100 次/分的速率按压,同时每分钟通气 8～10次。注意不要过度通气。2 个及 2 个以上抢救者可以每 2 分钟交换以防疲劳。

7)自动转运呼吸机:自动转运呼吸机可用于有气管插管且有脉搏的患者,院内院外均可用。

8)环状软骨压迫:可以将气管向后推,将食管压向颈椎而避免胃肠道通气、反流和误吸。需要由第三位抢救者进行,只适用于深昏迷患者。

(5)循环支持

1)脉搏检查(程序 5):当非专业急救者遇到呼吸停止的无意识患者时,应立即开始连续胸部按压,无需进行生命体征的评估。专业急救者检查脉搏的时间也不应该超过 10 秒,应立即开始胸部按压。

2)不按压的人工呼吸(仅适用于专业急救者,程序 5.1):如果有自主循环但需要支持通气,则按 8～10 次/分的频率通气,每次 2 秒,胸廓有起伏。每 2 分钟检查 1 次脉搏,但不要超过10 秒。

3)胸部按压(程序 6)

①按压技术:患者仰卧于坚实的平面,抢救者跪在患者胸部一侧。按压部位是胸部正中胸骨下部,乳头之间。抢救者应将一只手的掌根部置于按压处,另一只手的掌根置于其上,使 2只手重叠并平行。下压胸骨约 4～5cm,然后使胸部完全回弹。下压与放松的时间相等。按压

频率为 100 次/分。要尽量减少因检查脉搏、分析心律或做其他事情而中断按压。非专业急救者在 AED 或 EMS 抢救人员到达之前应该持续进行 CPR,不应该停下来检查循环或反应情况。专业急救者也应尽量少地中断 CPR,中断时间不超过 10 秒。如果不是环境危险或一定要紧急手术,在 CPR 的进程中不要搬动患者。按压中应尽量减少中断。推荐的按压-通气比值为 30:2,当有 2 位抢救者进行儿童和婴儿心肺复苏时可以使按压,通气比值达到 15:2。最理想的按压效果是可触及颈动脉或股动脉搏动。但按压力量以按压幅度为准,而不仅仅依靠触及脉搏。

②单纯按压心肺复苏:成人无通气的单纯按压心肺复苏比不复苏结果要好。非专业急救者如果不愿或不会进行通气,应鼓励其行单纯按压心肺复苏。但最好的办法还是两者都使用。

③其他复苏措施:①"咳嗽"心肺复苏:当患者已经无反应时,咳嗽心肺复苏没有价值,不要对非专业急救者进行此项培训。可用于监护下发生室颤或室性心动过速的清醒患者。②俯卧位 CPR:患者无法被放置为仰卧位,尤其是对于已行气管插管的患者,可行俯卧位 CPR。

人工呼吸的并发症有胃扩张、胃内容物反流。胸部按压的并发症有肋骨骨折、胸骨骨折、继发心血管损伤、气胸、血胸、肺挫伤、肝脾撕裂伤、胃内容物反流和脂肪栓塞等。

2.除颤与除颤方法　电除颤(程序 8~10),早期除颤对于 SCA 患者的抢救至关重要。

(1)除颤与 CPR:由于多数成人非外伤性心脏骤停都是室颤,所以所有实行初级心肺复苏的人员都要接受除颤的训练。如果能够立即开始心肺复苏并在 3~5 分钟内除颤,将能获得较高的生存率。对院前非目击的心脏骤停,应该在检查脉搏前先给予 5 个周期(约 2 分钟)的心肺复苏,然后除颤。如果非专业急救者手头有除颤器,或者心脏骤停发生在医院内,或专业人员目击心脏骤停,则应该立即除颤。

(2)除颤方案:推荐 1 次(而非 3 次)除颤方案。

1)在实施 CPR 期间,当确认患者发生 VT 或无脉性室性心动过速时,急救者应立即给予 1 次电除颤,电击时所有人员应远离患者。

2)如患者带有自动电击功能的埋藏式复律除颤器(ICD),则在实施人工电除颤前,允许 30~60 秒的时间让 ICD 自行处理。如果 ICD 未自动除颤,应给予 1 次电击。

注意事项:电除颤前后中断胸部按压的时间要尽可能短,胸部按压和电击间隔时间越短,除颤成功的可能性越大。实施 5 个周期的 CPR 后再次检查脉搏或评估心律。

(3)除颤波形和能量水平:除颤能量选择:目前推荐优先使用较低能量双相波除颤(<200J)以减少对心肌的损伤。室颤或无脉性室性心动过速的双相波除颤的建议能量为 150~200J,此后再次电击采用相同的能量或增加能量。单向波除颤能量为 360J。单形性室性心动过速,不论有无脉搏,予单相波电击除颤,能量为 100J,如不成功可增加能量再次除颤。不稳定的多形性室性心动过速处理与室颤相同。

(4)除颤效果的评价:电击后 5 秒内 VF 终止即为除颤(电击)成功。电击成功后 VF 再发不应视为除颤失败。电击后 5 秒心电显示心搏停止或非室颤无电活动均可视为电除颤成功。

（二）高级生命支持（ACLS）

高级生命支持是指进一步生命支持，内容包括继续进行的初级心肺复苏、除颤、给氧、通气和气道支持的辅助装置、循环辅助装置、药物治疗。

1.氧供与辅助呼吸

（1）吸氧：在 SCA 最初数分钟后，组织缺氧逐步进展。组织缺氧导致无氧代谢和代谢性酸中毒，酸碱失衡常会导致患者对化学治疗和电击反应迟钝。为了改善氧合功能，应在基础生命支持和循环支持过程中吸入 100% 浓度的氧。吸入高浓度氧可使动脉血氧饱和度达到最大值，从而达到最佳的动脉血氧含量，同时这种短期的氧疗方案不会造成氧中毒。

（2）辅助呼吸：通气的辅助设施包括面罩、气囊.活瓣装置、自动运送呼吸器、气道支持装置（口咽及鼻咽导气管和气管插管）。

CPR 期间的通气目的在于保持足够的氧合，并使二氧化碳得以充分排出体外。在施救过程中，急救者应避免引起过度通气，因为 CPR 时过度通气可能会影响静脉回流并减少心排出量。在 VF 所致 SCA 最初数分钟内，胸部按压相对人工呼吸更为重要，因为 SCA 时氧气向心脏、大脑和其他组织的输送受到血流的限制，血流下降对脑组织的负面影响超过了动脉氧含量下降带来的影响。对于 VF 导致的持续 SCA 以及窒息缺氧引起的呼吸骤停（包括淹溺、药物过量导致的原发性呼吸骤停），人工通气和胸部按压同等重要。当高级气道（如气管内插管、食管气管插管或者喉罩气道）建立后，急救者应每分钟给予 8～10 次通气，每次通气维持 1 秒钟，同时给予 100 次/分的胸部按压。对于存在严重的阻塞性肺疾病以及呼气阻力增加的患者，应用低呼吸频率（6～8 次/分）。

2.循环支持　人工循环的辅助设施包括阻阈设备、间断腹部按压心肺复苏、高频心肺复苏术（＞100 次/分的胸部按压）、主动按压-减压心肺复苏术、充气背心心肺复苏术、机械心肺复苏术、开胸心脏按压等。使用这些替代技术需要额外的人员、培训及设备。经过专业人员实施这些技术，可能会改善一些患者的血流动力学和短期生存。目前这些技术仍限于医院内应用。不应在复苏的晚期应用或作为高级心肺复苏失败后的最后努力。目前尚无资料说明院前的初级心肺复苏中这些技术优于普通 CPR。

3.心脏骤停的药物治疗　发生 SCA 时，基本 CPR 和早期电除颤是最重要的，然后才是药物治疗。药物治疗目前以血管加压药和抗心律失常药为主。

（1）给药途径

1）中心静脉与外周静脉给药：复苏时大多数患者不需要植入中心静脉导管，只需植入一根较粗的外周静脉导管。外周静脉给药到达中心循环需要 1～2 分钟，药物峰浓度低、循环时间长，但建立外周静脉通道时无需中断 CPR，操作简单，并发症少，也可满意地使用药物和液体，所以复苏时首选外周静脉给药。如果从外周静脉注射复苏药物，则应在用药后再静脉注射 20ml 液体并抬高肢体 10～20 秒，促进药物更快到达中心循环。

2）骨内给药：骨内导管植入能提供一条不塌陷的静脉丛，能起到与中心静脉给药相似的作用。骨内给药对液体复苏、药物输送、血标本采集都是安全有效的，适用于各年龄组。如果静脉通道无法建立,可进行骨内(IO)注射。

3)如果除颤、外周静脉给药、骨内静脉丛给药均不能恢复自主循环,急救者应立即进行中心静脉穿刺给药。注意,卒中或急性冠状动脉综合征溶栓后是中心静脉置管的相对禁忌证。

4)气管内给药:如果静脉或骨内穿刺均无法完成,某些药物可经气管内给予。同样剂量的药物,气管内给药比静脉(IV)给药血浓度低。气管内给药产生的低浓度肾上腺素,可能产生β肾上腺素能作用,这种作用是有害的,能导致低血压和低冠状动脉灌注压。因此,复苏时最好还是采用静脉给药或骨内给药,以达到更高的药物浓度和更好的药理学效应。

(2)治疗药物与使用方法

1)心血管支持药物:到目前为止,在无脉性 VT、VF、PEA 或心脏停搏患者的复苏中,尚无研究显示任何一种血管加压药能增加无神经功能障碍患者的存活出院率。但有证据表明,使用血管加压药有助于自主循环的恢复。

①肾上腺素:由于肾上腺素可刺激 α 肾上腺素能受体,产生缩血管效应,增加 CPR 时冠状动脉和脑的灌注压,因此在抢救 VF 和无脉性 VT 时能产生有益作用。但高剂量肾上腺素并不改善患者的存活出院率或神经功能。在 SCA 的复苏中,每 3～5 分钟使用 1mg 肾上腺素(IV/IO)是恰当的。大剂量肾上腺素可用于某些特殊情况,如 β 受体阻滞剂或钙通道阻滞剂过量时。如果 IV/IO 通道延误或无法建立,可用肾上腺素 2～2.5mg 气管内给药。

②血管加压素:为非肾上腺素能血管收缩药,也能引起冠状动脉和肾血管收缩。

目前没有足够的证据支持联合使用血管加压素和肾上腺素。专家共识:施救者可以考虑用血管加压素治疗心脏停搏患者,肾上腺素每 3～5 分钟 1 次用于复苏,第 1 次或第 2 次可用血管加压素替代肾上腺素。

③多巴胺:是儿茶酚胺类药物,兼有 α、β 及多巴胺受体刺激作用,其药理作用呈现剂量依赖性。

当剂量为 $2～4\mu g/(kg \cdot min)$ 时,主要作用于多巴胺受体,扩张肾及肠系膜动脉,有利尿作用,但增加尿量并不表明改善肾小球滤过率。现在不推荐应用于急性无尿性肾衰竭。当剂量达到 $5～10\mu g/(kg \cdot min)$ 时,主要为 β 受体激动作用,有正性肌力作用,心排血量增加。具有 5-羟色胺及多巴胺介导的静脉血管收缩作用,而无明显的肺动脉压升高作用。当使用剂量达到 $10～20\mu g/(kg \cdot min)$ 时,为 α 受体激动作用,增加系统和内脏血管收缩力,更大剂量则和其他肾上腺素能药物一样减少内脏器官血流量。在复苏中,多巴胺常用于治疗低血压,尤其是有症状的心动过缓或 ROSC 之后的低血压。如在补足血容量后血压仍低,可联合变力和升压药如肾上腺素。

④非洋地黄类正性肌力药物,有多巴酚丁胺、氨力农和米力农。

⑤去甲肾上腺素只适用于严重低血压及周围血管阻力低的患者。

⑥硝酸甘油:可以舒张血管平滑肌,低剂量以扩张静脉为主,高剂量以扩张动脉为主,持续应用可以产生耐受性。主要用于急性冠状动脉综合征、高血压急症及与心肌梗死有关的心力衰竭,尤其是容量超负荷引起的。不良反应有低血压(可以补充液体纠正)、心动过速、低氧血

症、头痛。

⑦硝普钠：是一种作用于外周血管的强力、快速、直接的血管扩张剂，常用于心力衰竭、高血压危象。血流动力学监测有助于硝普钠的应用。硝普钠的并发症是低血压，患者可能会出现头痛、恶心、呕吐、腹绞痛。用法：初始剂量为 $12.5\mu g/min$，根据反应提高剂量，剂量范围为 $0.1\sim5\mu g/(kg\cdot min)$。最大剂量可用至 $10\mu g/(kg\cdot min)$。患者有肝肾衰竭或需长时间用药，可能有氰化物及硫氰酸盐蓄积。当硫氰酸盐水平超过 $12mg/dl$，可能出现意识模糊、惊厥、抽搐。此时应立即停止输注，如有中毒症状和体征可应用硫代硫酸钠或亚硝酸钠。

⑧钙：对心脏骤停患者未发现钙离子应用的益处，且高钙可能有害，因此钙剂不常规用于心脏骤停患者的循环支持。适应证：低钙血症、高钾血症、钙拮抗剂过量等。使用时，应监测患者的钙离子浓度。

⑨洋地黄：通过减慢房室结传导速度而减少房颤、房扑患者的心室率。当存在低钾时，容易引起严重的室性心律失常和心脏骤停。

⑩碳酸氢钠：碱性药物趋于不用或晚用。应用指征：原有代谢性酸中毒、高钾血症、三环类抗抑郁药或苯巴比妥过量。应用首次剂量为 1mEq/kg，不必完全纠正，必须严密监测碳酸氢根浓度，防止发生碱中毒。碳酸氢钠最好不与肾上腺素类药物混合，以免后者失活。

2)抗心律失常用药

①血流动力学稳定的宽 QRS 波心动过速应尽量根据病史、12 导联心电图、食管心电图明确诊断，在无法明确诊断时可经验性使用胺碘酮、普鲁卡因胺、索他洛尔。

②血流动力学稳定的室性心动过速可首先静脉应用胺碘酮、普鲁卡因胺、索他洛尔。心功能不好的患者首先考虑胺碘酮，也可以直接使用电转复。

③多形性室性心动过速可转变为室颤。血流动力学稳定者应进一步鉴别是否有 QT 间期延长。QT 间期延长所致尖端扭转型室性心动过速应停止使用可致 QT 间期延长的药物、纠正电解质紊乱，亦可采用静脉注射镁剂、临时起搏、β受体阻滞剂（在应用临时起搏后可作为辅助措施）和利多卡因。不伴 QT 间期延长的室性心动过速先行病因治疗。其他情况的室性心动过速治疗可静脉应用胺碘酮、利多卡因、普鲁卡因胺、索他洛尔、β受体阻滞剂。

④室颤/无脉搏的室性心动过速首先进行除颤，不能转复或无法维持稳定灌注节律者，通过应用呼吸辅助设施如气管插管等改善通气，应用药物，如肾上腺素、血管加压素等措施后，再行除颤 1 次。如果仍未成功，可用抗心律失常药物改善电除颤效果，首选胺碘酮。已有证据表明此时应用胺碘酮可以改善电除颤的效果。

⑤血流动力学不稳定的快速房颤、房扑。不论持续时间长短，应立即电转复血流动力学稳定的快速房颤、房扑，用药控制心室率。心功能正常时可选择β受体阻滞剂、钙拮抗剂、地高辛。对常规控制心室率措施无效或有禁忌时可考虑静脉应用胺碘酮。心功能受损时（LVEF ＜ 40％）可选择地高辛、地尔硫䓬、胺碘酮。

⑥心动过缓：有症状的窦性心动过缓、房室阻滞可使用阿托品。对阿托品无效的患者应考虑起搏治疗。其他可应用的药物是肾上腺素 2～ $10\mu g/min$。在阿托品和肾上腺素无效的心

动过缓患者中,可应用多巴胺 $2\sim 10\mu g/(kg\cdot min)$ 静滴。β 受体阻滞剂或钙通道阻滞剂诱导的心动过缓可用胰高血糖素治疗($3mg$,IV,必要时 $3mg/h$ 维持)。

(三)复苏后生命支持

已恢复自主循环的患者应在 ICU 实施监测与治疗。重点是维护患者的心肺功能及器官和组织的有效灌注,特别是脑灌注。努力寻找引起心脏骤停的原因,积极预防 SCA 再发。

1.体温诱导　心肺复苏后,体温高于正常,使氧供/氧需失衡,不利于大脑功能的恢复。在缺血后期,应积极治疗发热。

(1)低温:低温是抑制脑组织代谢活动的有效办法。轻度低温可增加神经组织的耐受性,有助于神经系统的恢复,而不增加严重并发症的危险。总而言之,心脏骤停后血流动力学稳定者,应保持体温轻度降低($> 33℃$)不应主动升高体温。降温治疗的不良反应:凝血紊乱、心律失常、心功能受损、对感染敏感性增加。

(2)体温:升温所有 SCA 患者均应避免高热。

2.血糖控制　自主循环恢复后 12 小时内无需严格控制血糖于正常水平,但 12 小时后应用胰岛素控制血糖浓度,注意防止低血糖。

3.器官功能评价及支持治疗

(1)呼吸系统:部分患者仍需要机械通气和高浓度氧疗,注意避免过度通气。进行胸部 X 线检查,及时发现与处理复苏后心肺并发症(如气胸、气管导管移位等)。适当镇静,尽量少用肌肉松弛药。应注意避免使用常规的高通气治疗方法,以免加重脑损伤。

(2)心血管系统:尽早进行心电图、生命体征、胸部 X 线、超声心动图、电解质和心肌标志物检查及有创血压监测(桡动脉、股动脉、肺动脉有创血压监测)。

(3)肾脏系统:监测尿量,检查尿常规、血尿素氮和肌酐。对非肾前性肾功能不全,若血压稳定,宜早期进行血液净化治疗。谨慎应用肾毒性药物和经肾脏排泄的药物。

(4)中枢神经系统:经 CPR 存活的患者中,80% 都经历过不同时间的昏迷,其中 40% 患者进入持续植物状态,80% 患者在一年内死亡,脑功能完全恢复的很少见。因此,复苏后的脑保护治疗显得尤为重要。目前常用的脑保护措施包括:对无意识患者维持正常或略高于正常的平均动脉压;控制高热,诱导低温(亚低温治疗),尤其注意保持头部低温;酌情应用脱水剂和神经营养药;积极进行高压氧治疗。不推荐预防性使用抗癫痫药,但一旦出现抽搐应立即采取抗惊厥治疗。

第十五章　心脏电复律和电除颤治疗心律失常

心脏电复律是经胸壁、心外膜或心内膜,将一定量的电能导入整个心脏,消除异位性快速心律失常,使心脏恢复为窦性心律的一种电治疗方法。心脏电除颤是应用瞬间高能电脉冲对心脏进行紧急非同步电击,以消除心室颤动(包括室扑动)及心房颤动。电复律是一个比较广泛的概念,除用于心房颤动和心室颤动的复律外,还包括各种心动过速和扑动的复律。

一、简史

1956 年 Zoll 等第一次应用交流电除颤器进行体外电除颤的临床研究,同年苏、美学者开始了直流电转复的研究。1961 年 Lown 首次报道用直流电转复室性心动过速获得成功,并且在一年后报道了直流电同步电转复心房颤动。20 世纪 70 年代以来,Mirowski 等先后经静脉导线电极心脏内低能电除颤,1980 年 2 月研究成功并植入了第 1 例心律转复除颤器(ICD)。

二、电复律/除颤的机制

电复律能非常有效的终止折返相关的心动过速,心脏电复律/除颤的基本原理是在短时间内给心肌高能电脉冲,使所有可兴奋心肌去极化,并延长心肌不应期,中断折返环,并且重建电同步性以终止折返。从而使心脏起搏传导系统中具有最高自律性的窦房结得以重新控制整个心脏活动,恢复窦性心律。但成功终止室颤的机制尚未完全阐明。临床实践证实,电复律对属于折返机制的心律失常疗效最佳。

心脏电复律能否成功与很多因素有关,如电极板的位置、电极板与胸壁接触的紧密程度、胸腔的阻抗、心律失常发生的时间、基础心脏病情况、窦房结起搏功能情况、异位节律的兴奋性、用于复律的量的选择。另外,电复律发放的电脉冲的波形对电复律影响也很大,过去的电脉冲波形以单向波为主,这种电流如果采用低能量,复律很难成功,如果选择的能量较大,容易损伤心肌组织和心律失常。单向波电流沿着一个方向运行,而双向波电脉冲发放时极性发生了逆转,电流先后沿着两个相反方向运行,即一次放电产生两个序贯的方向相反的电脉冲。经胸电复律时,双向电脉冲明显优于单向波,双向波电复律所用电流比单相波电复律减少 60%,50J 双向波电能与 200～300J 的单相波电能复律的成功率相似。现在国际上趋向采用双向波直流电,以减少对心肌的损伤作用。

三、电复律的分类

1.根据复律器所用电源分类　20 世纪 60 年代早期曾应用交流电进行电除颤,但交流电放电时电流量大,放电时间长达 20 毫秒,不易避开心室易损期,易引起心肌损伤和严重心律失常,很快便废弃不用。直流电容器充电后可在非常短的时间(2.5～4.0 毫秒)释放很高的电能,可以设置与 R 波同步放电,反复电击对心肌损伤较轻,适于进行电转复和电除颤。

2.根据电脉冲是否由 R 波触发分类

(1)同步电复律:是指复律/除颤器通过特殊装置检测心电图的 QRS 波,感知 R 波后经过一段较短时间的延迟后,在 R 波的降支发放电击脉冲,避开心室的易损期,以免复律时发生心室颤动。室上性和室性心动过速、心房扑动、心房颤动应使用同步电复律。

(2)非同步电复律:是指按电钮后立即向心脏放电,电脉冲可落在心动周期的任何时相内,而落在 T 波前 30 毫秒易损期的概率常高达 2%,当电脉冲一旦在易损期内放电会诱发严重的心律失常。心室颤动和心室扑动发生后,应使用非同步电复律。

3.根据电极板与患者接触部位的不同分类　可分为胸外电复律、胸内电复律、心内电复律和经食管电复律。

(1)胸内电复律也称心外膜电复律:常用于心脏手术或急症开胸抢救的患者。一个电极板置于右室面,另一个电极板置于心尖部。由于电极板直接紧贴心室壁,故所需电能较小,并可反复应用,电能常为 20～30J,一般不超过 70J。若一次电击无效,先继续按压心脏并准备行再次电除颤,必要时提高电能。除颤方式采用非同步除颤。

(2)心内膜电复律:经静脉插入临时电极至心内膜进行电复律,所用电能量较开胸手术时心外膜电击复律更小,一般 5～30J 或更小的电能就可以成功复律。心内电生理检查时经常采用各种程控和非程控心房或心室刺激,有目的和/或无意引起的心房或心室颤动,为消除心房颤动或心室颤动,可采用经导管心内膜电复律。通常采用四极电极导管,在 X 线透视下将导管电极通过肘前或颈静脉插入右心,该导管可兼作起搏、程序刺激和电复律之用。

近年来,经静脉置放心内膜除颤电极已取代了早期开胸置放心外膜除颤电极。植入式心脏复律除颤器(ICD)的体积也明显减小,植入体内后,可自动识别心动过速和颤动,采用超速抑制或电复律的方法消除心动过速和颤动。根据植入部位的不同有 IAD 和 ICD 之分,植入心房者称 IAD;植入心室者称 ICD。

(3)胸外电复律:直接经胸壁电击复律是目前临床上最广泛的电复律途径。

(4)经食管左心房电击复律:经食管左心房电击复律,应用较少。经食管电复律所需能量较低,对患者的损伤小,只用镇静剂即可完成复律过程,对已经存在或有潜在窦房结功能障碍的患者,复律后会出现一过性或永久心动过缓的问题,经食管复律时可用电极自身行心房起搏,提供了安全保障。

4.根据是否人为控制发放电脉冲分类　人工电复律和自动电复律。人工电复律都由人来操纵电脉冲的发放、发放的时间、能量的选择等。埋藏式自动复律除颤器属自动复律器的一种。一种新型自动体表除颤器(AED)开始问世,主要用于心脏骤停的急救,它能自动识别心律失常是否需要电除颤,而且能自动充电放电,在一些国家已经得到广泛的应用。

四、电复律的临床应用

1.心房颤动　心房颤动的病因以风湿性心脏病、心肌病、冠心病和甲状腺功能亢进最为常见,由于心房颤动患者病因不同、病程长短不一、心功能程度不等,对药物反应差异较大,在选择电复律患者时应全面衡量。

(1)适应证:①风湿性心脏瓣膜病变出现慢性心房颤动持续时间在1年以内,得到明显改善;②心房颤动时心室率快(超过120次/分),药物难于控制;③基础病变(如甲状腺功能亢进)去除后仍持续心房颤动;④二尖瓣分离术或人工瓣膜置换术后,4～6周仍有心房颤动者;⑤预激综合征并发心房颤动者:心房内的颤动波可直接经房室旁路下传心室,因此心室率接近或等于心室颤动波频率,导致血液动力学急剧恶化,而由于洋地黄可加速房室旁路的传导而禁忌使用,应行电复律治疗。

多个大型临床试验结果表明,与控制心室率联合抗凝治疗相比,维持窦律并没有生存率上的优势,因此,对于新发房颤的患者治疗需个体化。

(2)禁忌证:①慢性心房颤动病史超过5年,心脏明显增大,心胸比例超过55%,超声心动图示左心房内径>50mm;②洋地黄中毒所致的心房颤动:洋地黄中毒患者心肌应激性高,致颤阈值明显降低,电复律易导致心室颤动,另外,低钾血症时暂不宜用电复律;③风湿性心脏病患者伴风湿活动或亚急性细菌性心内膜炎;④电复律后依靠药物未必能维持窦性心律,或不能耐受胺碘酮或其他有关抗心律失常药物者;⑤伴有高度或三度房室传导阻滞及考虑心房颤动前有病态窦房结综合征;⑥孤立心房颤动,未发现明确的基础疾病。电复律后尽管应用抗心律失常药物,仍难以维持窦性心律;⑦有外周动脉栓塞病史或怀疑心房内有血栓者,是同步电复律的相对禁忌证,可在2～4周抗凝治疗后施行心脏电复律。

以上所列适应证和禁忌证都是相对的,在临床上须全面评估患者的情况,决不能根据某一项决定取舍。

(3)心房颤动电复律中应注意的问题:①电复律的成功率和复发率:心房颤动同步电复律即刻成功率在70%～96%,但复律后长期维持窦性心律者不到50%;②电复律前抗凝药物的应用:无论药物复律还是电复律,栓塞的发生率均为1%～3%,栓塞常发生于复律后几天或几周。心房颤动患者电复律前是否须应用抗凝药物治疗意见不统一。绝大多数学者认为对下列患者应积极应用抗凝治疗,如近期心肌梗死、心肌病、风湿性心脏病瓣膜置换术后、近期有动脉栓塞史、超声心动图特别是经食管超声心动图发现心房有血栓形成。至于抗凝时间,有人主张复律前常规抗凝治疗3周(国际标准化比值2.0～3.0),复律后维持1个月;也有人主张应时间短些，即复律前 3 周，复律后 1 周；③电复律前常规使用抗心律失常药物：可以明确患者能否耐受所用药物，以利电复律后维持药物的选择，使血液、心肌组织达到一定药物浓度，预防电复律后心房颤动迅速复发，提高电复律的成功率和减少所须电能。目前常用的抗心律失常药物是乙胺碘呋酮，通过延长动作电位治疗快速心律失常，特别是心房颤动转复和维持窦性心律。正规的服药方法为口服乙胺碘呋酮 0.2g，3 次/日，总量达到 6g 后进行电击复律。

2.心房扑动　心房扑动是药物难以控制的快速心律失常，当心房扑动以 1∶1 比例下传时，由于心室率加快，会导致血液动力学迅速恶化，甚至危及生命，此时若进行电复律往往会取得成功。心房扑动是同步电复律的最佳适应证，其成功率几乎达 100％，而所须电能较小。但部分患者常很快复发，窦性心律难以维持。如果复发后，心房扑动仍以 1∶1 比例下传，伴心室率加快，有人主张将心房扑动通过电刺激诱发为心房颤动，采用低能量电刺激心房易损期诱发心房颤动。通常电能 5～10J，这种方式安全，有效且迅速。其机制是根据心房扑动是环形运动机制，一部分心房肌处于除极化状态，另一部分心房肌处于复极化状态，在心房扑动的一个周期中，任何时间释放低能电量均可使心房扑动转为心房颤动，成功率至少 50％。心房扑动时心室率自然缓慢，伴高度或三度房室阻滞，或伴病态窦房结综合征者，不宜进行电复律。

3.阵发性室上性心动过速　绝大多数阵发性室上性心动过速不需要首选电复律，应当根据当时具体情况选用其他非电复律方法纠正阵发性室上性心动过速，例如兴奋迷走神经的方法、药物、经食管心房超速抑制或程序刺激等，绝大多数能立即控制。如果以上处理不能使室上性心动过速纠正，且因发作持续时间长，血液动力学受到影响，例如出现低血压等，应毫不犹豫地采取电复律。临床上常遇到一些患者，室上性心动过速已出现几小时，甚至几天，经过包括洋地黄在内的药物处理，其中部分患者的阵发性房性心动过速可能是由于洋地黄过量引起，对这类患者电复律有潜在的危险性。文献中有对洋地黄诱发的室上性心动过速者电复律后发生死亡的报道，因而这种情况属于电复律的禁忌证。如果根据临床表现及有关检查，不能明确这种心律失常是否系洋地黄过量所致，可以进行诊断性电复律，如用低能量电复律后未恢复窦性心律，并同时出现室性早搏或高度房室阻滞，则提示洋地黄过量，应立即采取其他的相应治疗。当前，导管射频消融术对这种心律失常的治愈率高，对发作频繁，药物预防发作效果不佳者，应争取做消融术治疗。同步电复律转复阵发性室上性心动过速的成功率约为 90％，但转复成功后很容易复发，故仅为一种备选治疗方法。

4.室性心动过速　室性心动过速多由于心室内存在异位兴奋灶或折返环所致。发生室性心动过速时，心室率超过 150 次/分，应立即处理，尤其对老年患者或基础心脏病较严重者，由于心脏储备功能较差，不能耐受长时间的室性心律失常，可迅速导致心功能恶化或发展为心室颤动。患者发生室性心动过速后，如果对血液动力学影响不明显，情况不紧急，可首先选用药物治疗，如果经药物治疗后不能很快纠正或血液动力学受到严重影响，应立即采用同步电复律。若患者发生室性心动过速后病情危急，例如急性心肌梗死伴意识障碍、严重低血压、急性肺水肿等，应首选电复律，不要因选用药物处理而延误抢救。室性心动过速的电复律者成功率达 98％～100％，常用的电能量为 100～150J。如果室性心动过速不能成功转复或转复后反复发作,应注意有无缺氧、电解质紊乱或酸碱不平衡的因素。有的在转复前静脉注射一定剂量利多卡因或溴苄胺后可提高转复成功率并能减少复发率。如果室性心动过速频率很快,心室QRS波宽大畸形,甚至 T 波与 QRS 波难以区分,呈现心室扑动型室性心动过速,放电不能完全同步,可能会在心室易损期放电,此时可采用低电能如 100J 做非同步电除颤。

5.心室颤动与扑动　心室颤动与扑动是心脏电除颤的绝对适应证,一旦发生就意味着心脏已丧失有效的机械性收缩功能,超过 4 分钟以上急救的患者均出现了严重的神经系统后遗症。因此,一旦出现心室颤动,应争分夺秒,在采取其他心肺复苏措施的同时,准确无误地实施电除颤,一旦循环停顿超过 4 分钟,电除颤的成功率极低。心脏停搏时间越长,全身组织特别是大脑经受缺氧的损伤就越严重,维持生命的可能性就越小。影响电除颤成功的因素还有心室颤动波波幅的大小,有无电解质紊乱、酸碱平衡失调及缺氧等。故电除颤时应尽量纠正低血氧、酸中毒及电解质紊乱。心脏骤停时,即使当时无法确认心脏骤停是否系心室颤动所致,也可迅速做电除颤,不必等待常规或监护导联心电图观察到明显心室颤动波后再行除颤。因为心室颤动是心脏骤停最常见临床类型,如果要弄清楚是三者中的哪一类型时,就必须做心电图,而这样做就会延误抢救时机,因为心室颤动在 1 分钟内电击者可完全恢复,2 分钟或超过 2 分钟者除颤成功率仅为 1/3,由此看来,争取时机是很重要的。若患者心室颤动波的心电向量与所取导联方向近乎垂直时,则该导联心电图的心室颤动波不明显。对其他类型(心搏停止或心肌的无效电活动)的心脏骤停患者行电除颤,未发现对机体造成显著危害,而对心室颤动患者若未能及时除颤,则将延误宝贵的抢救时机而致不可逆的严重后果。

体外电除颤是治疗心室颤动和心室扑动最有效的方法。心室颤动发生的早期通常为粗颤,电除颤容易成功,若心室颤动发生时间已超过 2 分钟,则心肌因缺氧及酸中毒,可由粗颤转为细颤,此时除颤不易成功,应先做心脏按压及人工呼吸,同时静脉注射肾上腺素 0.5～1mg 和碳酸氢钠 0.5mmol/kg,也可静脉注射溴苄胺 2mg/kg 或利多卡因 1mg/kg 后,重复电击除颤。首次电击无效者可加大电能直至 360J,对重复电除颤无效,或心室颤动反复发生的患者,应迅速查明引发心室颤动的原因,如低钾血症、酸中毒、缺氧、休克及急性心肌梗死等,并迅速予以相应对症处理。

第十六章　导管消融治疗心律失常

第一节　房室结折返性心动过速的电生理特点与导管消融治疗

房室结折返性心动过速（AVNRT），是相当常见的一种阵发性室上性心动过速，约占成人室上性心动过速病例的半数以上。AVNRT 更常见于女性、成人患者。典型 AVNRT 的心电图中，P 波往往看不见，或位于 QRS 波终末，使 QRS 波形态发生改变（图 16-1），提示心房、心室几乎同时激动。AVNRT 患者的食管和心腔内电图也证实了这一特点，并发现典型 AVNRT 具有长 AH 间期、短 HA 间期。早期的研究提示典型 AVNRT 是房室结内的折返活动，通过慢径前传、快径逆传，并出现了选择性消融慢径、避免损伤快径的消融方法。目前较多的研究证据提示除房室结部分外，AVNRT 的折返环可能包括结前心房组织或房室结的输入端；而且 AVNRT 存在不同类型。

一、解剖

1.房室结　房室结位于右心房的 Koch 三角中。三尖瓣的间隔叶相当于 Koch 三角的前缘；上缘是室间隔的膜部，即 Koch 三角的尖端；三角的后缘是 Todaro 腱；下缘是冠状窦（CS）口（图 16-2）。对于成年人，房室结通常长 5～7mm，宽 2～5mm，位于右房心内膜下。致密房室结位于 Koch 三角的顶端、Todaro 腱融入中央纤维体处。与慢径传导有关的结前区域位于 Koch 三角的下部。慢径的射频消融部位通常在三尖瓣环与 CS 口之间。

2.房室结的心房输入端　目前比较重视房室结的心房输入端在 AVNRT 中的作用。虽然有房室结内纵向分离、各向异性传导等理论，但房室结心房输入端模式可更好地解释房室结在消融时的生理特点。但尚未有任何一个理论被完全证实。

人类心脏房室结的心房输入端有三个主要来源：上方、下方和左心房。上方和下方的输入端被认为是典型慢快型房室结折返形成的关键（图 16-2）。致密房室结接受来自右心房卵圆窝前缘的心房激动，以及房间隔的左心房侧靠近房室结的过渡细胞的心房激动。上方输入端被认为是快径，到达致密房室结的大部分区域。在此处消融会严重影响房室结传导，因此上方输入端是通向房室结的主要传导部分。下方输入端为通过三尖瓣环和冠状窦口的过渡细胞并从冠状窦口附近的区域进入房室结,是慢径来源。下方输入端可能并不是一束,而是分散存在的。有研究发现,房室结的下方输入端向后延伸,可向右后到达三尖瓣环冠状窦口附近,向左后到达二尖瓣环,这可能在房室结折返的慢-慢型和快-慢型中起作用,但这些输入端是否通过提供折返的出入口参与 AVNRT 的不同形式,仍未明确。

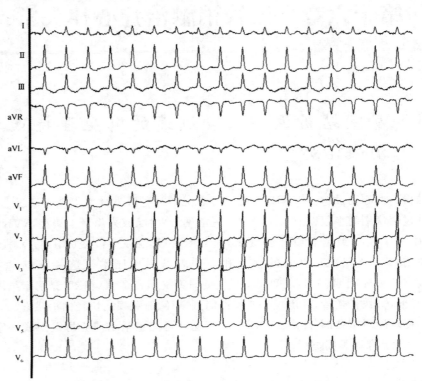

图 16-1　典型慢快型 AVNRT 的 12 导联心电图

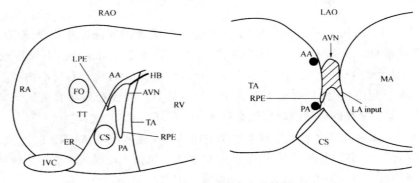

图 16-2　Koch 三角内房室结的图示

房室结的右后延伸部分到达冠状窦口,左后延伸部分到达二尖瓣环。RAO:右前斜位;LAO:左前斜位;TT:Todaro 腱;TA:三尖瓣环;CS:冠状窦;AA:前侧进路;PA:后侧进路;AVN:房室结;RPE:右后延伸;LPE:左后延伸;ER:欧氏嵴;FO:卵圆窝;IVC:下腔静脉;RA:右心房;RV:右心室;MA:二尖瓣环;LA input:左房输入端;HB:希氏束。

在一些动物实验中,发现激动从心房传导至房室交界时,从快径通过中间径路缓慢传导到慢径,呈现连续的房室结功能曲线,这也许可以解释一些 AVNRT 患者的房室结的电生理表现。

二、病理生理学

房室结折返的形成需要房室结传导在结构或功能上的纵向分离,以形成折返环路。在 AVNRT 患者的治疗中,手术可以终止快径或慢径,保持剩余径路的完整性,证实了慢径和快径的分离。研究提示,快传导纤维位于上方,处于房室结和 Todaro 腱、卵圆孔之间,构成房室结上方输入端;慢传导纤维位于下方,从冠状窦口部,沿三尖瓣环,向致密房室结延伸,与房室结下方输入端一致。在电生理方面有以下几个特点:第一,快径传导快于慢径。第二,快径前传的有效不应期通常长于慢径,这点有许多例外。第三,典型的 AVNRT 患者快径逆传没有递减传导的特点,例如,心室程序性刺激通常伴有 VH 间期的延长,而 HA 间期变化很小;对于没有 AVNRT 的患者,典型的逆传 HA 间期是递减的。第四,快径和慢径对自主神经以及药物的反应不同。例如,肾上腺素刺激通常使快径(前传和逆传)的有效不应期缩短的程度大于慢径;给予异丙肾上腺素常改善快径的前传和逆传,而慢径传导在静息时占优势。对于高儿茶酚胺状态的患者,如果快径的有效不应期短于慢径,可能不显示慢径传导,而给予 β 受体阻滞剂通常使快径前传有效不应期的延长大于慢径,从而显示慢径传导。虽然快径逆传时心房最早激动点在 Koch 三角顶部,而慢径逆传时心房最早激动点在三角基底接近 CS 口部,但也有例外。

1.折返环路　房室结折返包括经下方输入端向房室结的前传(慢径)以及经上部浅层纤维(快径)逆传心房。在 Koch 三角中,前传通过下方输入端进入房室结。在 CS 近端或 CS 与三尖瓣环间可记录到最早的电位,这与右后延伸的位置一致。Todaro 腱阻断了激动向右心房传导,直到激动到达 Koch 三角顶部并通过快径传出。Koch 三角内 CS 近端被激动,产生近端向远端的 CS 传导。电活动通过快径激动房间隔的右侧与左侧,然后经一些可能的路线包括左侧房间隔再进入房室结的下方输入端。

2.上方及远端共同通路　折返环内的快径和慢径有近端与远端的连接。这些连接的解剖和功能特点仍不明确。关于是否存在上方和下方共同通路,以及折返环是完全在房室结内还是包括心房输入端,也仍不明确。在房室结内的快慢纤维近端存在上方共同通路的证据是,在以慢于 AVNRT 的频率起搏心房时,少数患者存在房室文氏阻滞。但是缺乏其他支持上方共同通路存在的重要证据。

针对远端共同通路的研究较多,其存在于房室结较低的部位、希氏束的近端。Miller 等记录了 28 例 AVNRT 患者分别在 AVNRT 时和在心室起搏时的 HA 间期。28 例中,19 例(68%)起搏时的 HA 间期长于 AVNRT 时,平均为 25ms,提示在希氏束和快慢径远端交界处存在心房组织。此外,2 例患者在慢于 AVNRT 的心室起搏频率时发生室房文氏阻断。AVNRT 时由近端向希氏束自发的 2∶1 房室传导阻滞也强烈提示远端共同通路的存在。

3.心房是否存在于折返环路中   外科手术时的标测研究提示人类 AVNRT 折返环路的维持需要部分心房组织。研究显示,通过在房室结近端、大约离致密房室结 10mm 处进行消融,可以治疗 AVNRT。近期研究应用视觉标测技术已肯定了快慢传导具有解剖学上独立的区域,并且在慢快区域间存在过渡区。研究也提示,结前心房组织和过渡细胞确实存在于折返环路中。组织学分析显示快慢径的区域并不是分离的、特异的心肌纤维,而是节前区域融入致密房室结,有不同的传导速度和不应期。因此,不能简单将心房独立于折返环路外,因为在电学与解剖学上,这些组织更接近于连续体。

三、AVNRT 的临床分类

至少有四种 AVNRT:(1)慢-快型;(2)快-慢型;(3)慢-慢型;(4)左侧变异的慢-快型。迄今为止,最常见的 AVNRT 是慢-快型。对于所有类型的房室结折返,消融慢径都有治疗作用。可通过解剖学方法或心内电图的指引完成慢径消融或改良。

四、诊断和鉴别诊断

(一)诊断

1.典型慢-快型房室结折返的诊断标准如下

(1)出现房室结双径的表现(典型的);

(2)心动过速的开始依赖于关键 AH 间期;

(3)心动过速时最早的逆传心房激动在希氏束(心动过速时可能出现偏心性冠状窦激动,类似左侧旁路);

(4)心室起搏后间期比心动过速时的心动周期长 115ms 以上;

(5)心动过速时的室房(VA)间期与按心动过速周期心室起搏的 VA 间期相差大于 85ms;

(6)心动过速时的 HA 间期小于心室起搏时的 HA 间期;

(7)心动过速时,出现房室分离(常见);

(8)排除了房性心动过速以及房室折返性心动过速。

在体表心电图上,慢-快型房室结通常表现为规则的、窄 QRS 波心动过速,P 波不明显。许多患者的逆传 P 波重叠在 QRS 波中,表现为 V₁ 导联的假 r′波,或下壁导联的假 Q 波或 S 波,通过比较窦性心律和心动过速时的心电图形态,可以识别这些 P 波。房室结折返时,束支传导阻滞并不常见,而心动过速时的心率在很大程度上受到自主神经张力的影响。

腔内心电图的记录中,任何单独的一项表现都不能诊断 AVNRT。腔内电图中,慢-快型房室结折返的诊断通常取决于规则的室上性心动过速(室上速)伴最早的向心性心房激动位于希氏束。HA 间期通常较短,为 25～90ms(平均 50ms),VA 间期通常短于 60ms。但是,VA 间期也可长于 60ms,在 6% 的患者中,逆传心房激动为偏心性,最早激动位于 CS 的中到远端。

偶尔,在心动过速时可出现 AV 阻滞、没有心室波;但 VA 阻滞、没有心房波极为罕见。大多数患者出现房室结双径前传,且心动过速的起始取决于关键 AH 间期。在可诱发 AVNRT 的患者中,60%~85%的患者在程序性心房刺激时出现房室结双径前传。不出现房室结双径现象可能是因为快-慢径不应期相似,心房进入功能性不应期,或存在房室结中间径路。虽然心电图很有特征性,诊断仍需要通过起搏的方法来明确。

2.**房室结双径或慢径传导的特点**

(1)房室结双径

①当 A_1-A_2 降低≤10ms 时,A_2H_2 间期增加>50ms;②心房起搏间期减少 10ms 时,AH 间期增加>50ms;③房室结传导曲线的斜度突然改变,但不伴"跳跃"(特别在儿童中)。

(2)慢径传导

①不用异丙肾上腺素、没有文氏传导阻滞的情况下,PR 间期一直大于起搏的 PP 间期;

②心室起搏时,VA 间期>RR 间期(慢径逆传);

③AH 间期>200ms。

在没有旁路时,心动过速不会被处于希氏束不应期的心室期前刺激重整。心室起搏拖带终止时,典型慢-快型房室结折返表现为 V-A-V 反应。在心动过速时,心室作为旁观者,因此心室起搏后间期长于心动过速周期 115ms 以上。长起搏后间期反映信号逆传回希氏束,激动房室结,再返回经希-浦系统向下前传需要的时间。而且心室起搏期间的 VA 间期长于心动过速时的 VA 间期 85ms 以上。此外,1:1 传导的心动过速终止后立即以等同于心动过速周期长度起搏时,出现前传或逆传房室传导阻滞也提示房室结折返。

(二)鉴别诊断

典型房室结折返的鉴别诊断包括来源于房间隔的房性心动过速(房速),间隔旁路型房室折返性心动过速,以及加速性交界性心动过速。心室拖带停止时出现 V-A-A-V 反应以及偏心性心房激动顺序支持房速的诊断。心动过速时 HA 间期变化是房速的特点,但不常见于房室结折返性房速。当心动过速时,突然终止心室起搏拖带,因为慢径的递减传导,典型 AVNRT 的下一跳的周期长度稍长于心动过速时,但是 HA 间期相同。通过于希氏束不应期行心室起搏使心房激动提前,可以鉴别出间隔旁路房室折返性心动过速。对于房室折返性心动过速,心动过速时心室起搏后间期长于心动过速周期,但不超过 115ms,而且心室起搏时 VA 间期也长于心动过速时,但不超过 85ms。

房室结折返伴偏心性 CS 激动的患者,房室结折返可能被误诊为左侧旁路。房室结折返可以通过以下诊断:①房室结双径现象;②在大部分患者同样可以诱发向心性心房激动的 AVNRT,或出现可变的逆传心房激动形式;③在没有异丙肾上腺素时,没有室房逆传;④在希氏束不应期的心室期前刺激不能使心房激动提前;⑤只有 VA 递减传导;⑥心动过速时房室分离。AVNRT 与房室折返性心动过速的鉴别诊断特点见表 16-1。

表 16-1   AVNRT 与间隔旁路顺行性房室折返性心动过速（ORT）的鉴别

方法	间隔旁路 ORT	AVNRT
希氏束旁起搏	未夺获希氏束时，刺激到 A 波间期不变	未夺获希氏束时，刺激到 A 波间期延长
希氏束不应期心室期前刺激	心房激动提前	心房激动不提前
心室起搏后间期减去心动过速周期	<115ms	>115ms
按心动过速周期起搏心室时的 VA 间期减去心动过速时的 VA 间期	<85ms	>85ms
心室基底部起搏的 VA 间期 vs.心室心尖部起搏的 VA 间期	心室基底部起搏时 VA 间期较短	心室心尖部起搏时 VA 间期较短
VA 逆传	无递减	递减
按心动过速周期起搏心房或心室	1：1 传导	可能发生文氏传导
心动过速时 VA 分离	不可能出现	可能
心动过速时的 VA 间期	>65～70ms	典型的<65～70ms
心动过速时的 HA 间期	固定	可变

加速性交界性心律也可能需要与 AVNRT 鉴别。两类心动过速 HA 间期都短而恒定，最早逆传心房激动位于 Koch 三角顶点。加速性交界性心动过速通常较慢但可与慢-快型 AVN-RT 的频率重叠，尤其对于老年患者。拖带可以清楚地确定心动过速为 AVNRT。

（三）不同类型 AVNRT 的诊断（表 16-2）

表 16-2   不同类型 AVNRT 的诊断标准

慢-快型

大部分患者有房室结双径现象，但不是全部；

心动过速时，长 AH 间期（>180ms）；

心动过速的起始依赖于通过慢径前传的关键 AH 间期；

心动过速时最早逆传心房激动在 Todaro 腱后，His 束的左后方；

排除房速和房室折返性心动过速

慢-慢型

除了最早逆传心房激动接近 CS 口部，其他与慢-快型相同

快-慢型

心动过速时短 AH 间期（<180ms）；

心动过速的开始取决于慢径逆传的关键 HA 间期；

最早的逆传心房激动靠近 CS 口部或在 CS 内近端（CS 的激动顺序可能类似于后间隔或左侧旁路传导）；

按心动过速周期起搏心房，AH 间期比心动过速时长>40ms

左侧慢-快型

除了以下特点，其他与慢-快型相同

从心房右侧或 CS 不能消融慢径路；

可能出现短 HA 间期（<15ms）；

对于心房期前刺激可能出现双重反应

（1）慢-快型：VA 间期＜60ms 通常可排除房室折返性心动过速。心动过速的诱发通常通过心房期前刺激或快速心房刺激。少数情况下，心室刺激也可诱发慢-快型 AVNRT。

（2）慢-慢型 AVNRT：房室结慢径之一被用于前传路径，而另一房室结慢径作为逆传路径。最早的逆传心房激动接近 CS 口部或 CS 内近端。心动过速可通过心房或心室刺激诱发，通常需要异丙肾上腺素。虽然 HA 间期通常长于慢-快型 AVNRT，但常可见两者有重叠。

慢-慢型 AVNRT 的特点是存在下部共同通路。有部分房室结位于折返环路的远端。通过比较心动过速时到最早心房激动时的 HA 间期与按心动过速周期起搏心室的 HA 间期，可以证明下位共同通路的存在。对于慢-慢型 AVNRT 的患者，心室起搏时的 HA 间期（从 His 电位的末尾量起）长于心动过速时。需与房速以及隐匿性后间隔旁路的房室折返性心动过速鉴别。

房室折返性心动过速时，较晚的心室期前刺激即使不提前逆传 His 电位，也可使心房电位提前，只要心室刺激接近最早的心房激动处。1∶1 房室传导的房速通过比较心动过速时与按心动过速周期起搏心室时的心房激动顺序，可与 AVNRT 鉴别。房速时的心房激动顺序与 1∶1 室房传导的心室起搏时不同，在心室起搏停止后表现为 V-A-A-V 反应。AVNRT 患者如逆传时间长，也可发生 V-A-A-V 反应，这发生于逆传 VA 间期超过起搏的 RR 间期，心动过速时心房激动在心室激动之前。

（3）快-慢型 AVNRT：快-慢型 AVNRT 时，房室结快径被用做前传路径，而一或多个房室结慢径被用做逆传路径。与慢-慢型相似，快-慢型可通过心房或心室刺激诱发，常需要异丙肾上腺素的作用。此外，低位共同通路导致心动过速时的 HA 间期短于心室刺激时。以心动过速的周期起搏心房，AH 间期比心动过速时要长＞40ms。对于房室折返性心动过速，AH 间期与心动过速时相差 20～40ms；而房速时则＜20ms。

五、标测

在标测和消融前，必须进行彻底的电生理检查以确定诊断，并明确消融终点。消融前易于诱发的心动过速，消融后不能被诱发是一个重要的消融终点。但是一些患者的心动过速难以反复诱发，对于这样的患者，慢径功能的改良可能是唯一的终点，但这需要消融前有房室结双径现象。

其次，应注意 VA 逆传。与典型慢-快型 AVNRT 相比，慢-慢型和快-慢型 AVNRT 通常由心室起搏诱发。如果需要的话，可给予异丙肾上腺素评估前传、逆传功能，并使 AVNRT 更易于被诱发。

一些患者在程序性心房刺激时，并没有房室结双径现象。如快径传导受抑，心房起搏时表现为长 AH 间期或心室起搏时表现为 VA 阻滞。给予异丙肾上腺素后，快径传导改善，可出现房室结双径现象，诱发 AVNRT，有时也可使用阿托品。如果这些方法都不能诱发 AVNRT，可尝试程序性心房刺激 S_1、S_2、S_3。减少镇静剂使用、过度通气等可能会使心动过速更易被诱发。

少数情况下,有持续性室上速病史的患者手术时不能诱发持续性 AVNRT。但只要能诱发两个房室结回波,就有完整的折返环路的基础,可以采用导管消融房室结慢径。如果没有回波或只有一个房室结回波,但快速心房起搏时,PR 间期长于 RR 间期,也可以经导管消融慢径。如果没有两个及以上的房室结回波或 PR 间期短于 RR 间期,应谨慎处理,不应经验性对房室结慢径进行消融。

1.慢径的解剖定位　一旦 AVNRT 的诊断确定,消融导管置于三尖瓣环 CS 前,虽然被称为解剖消融方法,实际上也要用腔内心电图来指导消融。右前斜位(RAO)可显示 Koch 三角,对于导管放置极为有用。优化的 RAO 角度上 CS 导管垂直于心脏长轴及透视平面。消融靶区是三尖瓣环与 CS 口部之间的峡部组织。最好在窦性心律下放导管,因为窦性心律时更易识别三尖瓣环处的心房、心室波。先将消融导管放入右心室,向下移动导管,使其位于 CS 口的前部,然后向三尖瓣环回撤导管,直到远端电极记录到小心房、大心室电位波形。近端电极常显示为心房电位大于心室。窦性心律下远端电极记录的心房、心室电位的比例(A∶V 比例)约为 0.7∶1 到 1∶5。成功消融处的心房电位通常由多个小波组成,很少像 CS 处记录到的尖锐高频信号。此外,如果消融导管记录到的心房电位的起始在 His 束导管记录心房电位后 20ms 以内,发生房室传导阻滞的可能性较高。

慢径的有效消融靶点最常见位于 CS 口前的三尖瓣环附近的区域。95% 的 AVNRT 在这些区域可成功消融慢径。有时需将导管沿三尖瓣环下移到 CS 口下方,以消除慢径传导。如果这些位置慢径消融不成功,可再将消融导管沿三尖瓣环移向 CS 口上方。极少数患者需要在其他位置消融以终止慢径,如 CS 口内、CS 口部上方。房室传导阻滞的危险与 Koch 三角内消融的高度位置有关。一般来说,CS 口部与 His 之间,中点以上位置消融时房室传导阻滞的发生率高。如果需要在靠近房室结的部位消融,可考虑冷冻消融,其房室结传导阻滞的发生率较低。对于非常害怕出现风险的患者,不应在过高的部位消融。

2.解剖消融的合理性　一些研究者报道慢径激动与一些分离的电位有关,常被称为"慢径电位"。在这些研究中,慢径电位被用于定位慢径,以作为消融的靶点。但这些电位的起源并不清楚,他们并不特异存在于慢径区域。而长时间的标测以寻找慢径电位可能延长手术时间、增加患者 X 线暴露。McGuire 等在猪与狗的心脏中发现这些电位是 Koch 三角不同部位肌束的不同步激动产生的。电位形态多变,可为尖锐快速、也可是慢而低幅,在心动周期中慢径电位的时间可紧跟于 CS 口局部心房激动之后,或在 AH 间期之间。这种电位并不特异性地出现于 Koch 三角,也不是特异性地只出现于 AVNRT 的患者。Niebauer 等研究发现,伴或不伴 AVNRT 的患者心房后间隔区域慢径电位发生的数目、形态无差异。此外,Koch 三角外也可有慢径电位。这些均支持慢径电位并不特异地存在于 AVNRT 的患者。但在有效慢径消融部位记录到慢径电位的可能性较高,可能超过 90%。慢径电位预测有效消融位点的特异性可能很低。在没有记录到慢径电位的位置消融也可能消除慢径传导。

3.心内电图指导消融的方法　Jackman 和 Haissaguerre 等提出了两种电生理方法。这两种方法使用不同的激动电位确定解剖环路的关键位置,从而减少消融次数。Jackman 描述了窦性节律时 CS 口部附近低振幅心房电位后的一个尖锐晚电位,认为此电位代表房室结慢径的心房连接处。当房室结慢径逆传时,此尖锐电位位于心房电位之前。此电位通常在冠状窦口前方或冠状窦口内被记录到。Haissaguerre 提出的慢电位通常在 Jackman 描述的电位稍上方处记录到。Haissaguerre 电位在快频率刺激时,出现延迟并且振幅降低,与房室结特点一致。某些部位可同时记录到两种电位。慢径消融的电生理指导靶点为:①晚心房激动电位(慢径的心房端),通常位于 CS 口的解剖学前缘与三尖瓣之间;②慢-慢型或快-慢型 AVNRT 时最早的逆传心房激动处。

这些电位可能代表接近房室结或房室结右下延伸的移行细胞的激动。这些电位也可出现于没有 AVNRT 的患者。这些电位可能使慢径前传的导管消融更为容易,减少所需的消融次数。

冠状窦口范围可能大于冠状窦导管的所在位置,因此,消融前,可用导管探明冠状窦口部的大小与位置。上述电位通常在冠状窦的解剖学前缘与三尖瓣之间。如果消融不成功,将导管缓慢回撤到冠状窦口处,在冠状窦口的解剖学前缘消融。如果仍未成功,在冠状窦近端内部消融,导管指向左心室(逆钟向旋转)。很少情况下需要通过穿间隔途径行二尖瓣环上的消融。

房室结慢径前传的消融可以使用纯解剖学方法或纯电生理方法,但最常用的是两者结合。

4.快径的位置　目前不推荐进行选择性房室结快径消融。快径消融时完全房室传导阻滞的发生率约为 8%,与其相比,选择性慢径消融时完全性房室传导阻滞的危险显著较低,低于 1%。而且慢径消融避免了术后长 PR 间期。选择性快径消融术后,房室传导通过慢径,PR 间期很长。如果慢径传导导致 RP 间期短于 PR 间期,患者可出现与 VVI 起搏类似的症状(假性起搏器综合征)。

快径消融的位置在最大的 His 束电位的近端稍上方。在记录到最大的 His 束电位后,回撤消融导管直到 A/V 比例>1。靶点位置常见小 His 束电位(波幅<100μV),也可能无 His 束电位。心动过速时最早的心房激动是有用的靶点,但因为局部心室电位的覆盖,最早的心房激动难以判断,实际记录的心房激动远离房室结的输入处。

5.快径消融的地位　快径消融的理想结果是消除快径逆传功能,但快径前传功能常同时受到影响。快径消融的指征局限于曾经进行了消融且消融后没有快径前传功能或前传功能严重受损的患者。大多数术前 PR 间期较长的患者,慢径改良有效,完全房室传导阻滞的发生率低。但是,对于完全没有快径前传功能的患者,慢径消融可能导致完全性房室传导阻滞,这种情况下,可考虑以快径逆传为靶点。因此,对于曾行消融治疗后复发的患者,应评估进一步消融的影响。

六、消融

Strickberger 等研究发现,成功消融时电极与组织间温度为(48.5±3.3)℃,不成功时为

(46.8±5.5)℃。成功与不成功消融的平均阻抗无明显差异。Calkins 等研究发现,心动过速复发与消融时导管最高温度间没有关系。

可使用 4mm 头端消融导管,建议从低能量开始(20~30W),在 15s 后,能量可逐渐增加到 50W,持续 60s,注意持续监测阻抗,因为相对导管头端温度,阻抗的降低是组织温度更好的指标,阻抗突然升高或有房室传导阻滞迹象时停止消融。在温控模式下,目标温度通常是 55~60℃。通过透视或实时三维监测导管位置。在有效慢径消融位置,常出现加速性交界性心律。此外,消融时 VA 逆传阻滞提示有房室传导阻滞的危险,应仔细监视。如果发生逆传阻滞,应立即停止放电,评估传导情况,以及消融导管的位置。如果放电时 PR 间期延长或房室前传阻滞,也应立即停止放电。

加速性交界性节律并不只出现在慢径消融时,在消融房室结以及快径时,通常也会出现加速性交界性节律。在每次消融后,应行电生理检查确定有无慢径传导或 AVNRT 可否诱发。

1.消融时房室传导阻滞的预测　消融时房室结节律(结节律)的频率并不是即将发生房室传导阻滞的可靠指标。结节律时 VA 阻滞的发生更有用,其敏感性高,但特异性低。Hintringer 等研究发现,结节律时 VA 阻滞中 23% 与前传受损有关,虽然其特异性低,但提示结节律时逆传阻滞必须严密监测,适时考虑停止消融。此外,消融处的心房电位与 His 处的心房电位相差小于 20ms 与房室传导阻滞相关。在远离致密房室结处消融,也可能出现房室传导阻滞,其可能的解释是损伤了位于三尖瓣环和冠状窦口之间的房室结动脉。

2.慢径消融时加速性交界性节律(结节律)的重要性　成功的慢径消融常伴有加速性结节律。在消融时没有结节律通常是无效位点,因此消融 10~15s 无加速性结节律可考虑停止消融。在消融时,应仔细监测窦性心律时的 AH 间期以及结节律时的逆传。如结节律未能逆传心房,可能是房室结受损,应停止放电。需要强调的是,加速性结节律对于慢径消融而言并不是特异性的,它是致密房室结或房室结前慢快径输入端受到热量损伤时的反应,在房室结消融时也常有加速性结节律。在一些病例,房室结的慢径消融可能没有结节律,但成功消融。然而,成功的消融更常见的是伴消融时结节律逐渐减少。

3.房室结慢径消融的终点　房室结慢径消融后,AVNRT 不再能被诱发,但可能仍有慢径传导的表现。在房室结慢径消融后不再诱发 AVNRT、但仍有房室结跳跃现象和单个房室结折返的大多数患者中,多年随访没有复发 AVNRT。因此,成功的慢径消融不需要去除所有慢径传导的表现。但是,如果去除了所有慢径传导的表现,AVNRT 复发的可能性更低。成功的慢径消融术后,仍有慢径传导的表现是 AVNRT 复发最强的预测因素。虽然去除所有慢径传导的表现是理想的状态,但消除所有慢径传导以降低心动过速复发的益处应与消融引起并发症的危险相权衡。此外,消融时没有加速性结节律也提示心动过速复发风险增加。

4.慢径消融对房室结传导的影响　选择性慢径消融可消除典型的房室传导跳跃现象,但不损伤快径功能。在一些病例中,慢径消融后快径的有效不应期(ERP)实际是缩短的,快径的前向传导经常在消融房室结慢径后改善。Strickberger 等研究发现只有在完全消除慢径传导(无跳跃现象及折返)后快径的 ERP 才缩短。这提示在慢径消融后快径 ERP 的变化继发于慢径对快径电紧张抑制的消除。一般来说,快径逆传不受慢径消融的影响。但是,如果消融位点较高(接近房室结),快径逆传可能会受到影响。如果常规低位消融(CS 口部),快径逆传不受损。

5.慢-慢型和快-慢型 AVNRT 的导管消融　房室结慢径逆传的消融

慢-慢型和快-慢型 AVNRT 的消融需要去除逆传的房室结慢径。逆传的房室结慢径与前传的房室结慢径常有不同。

慢-慢型和快-慢型 AVNRT 的患者消融目标是去除 1:1 房室结慢径逆传。

消融以最早心房激动逆传处为靶点,对于快-慢型 AVNRT,通常位于三尖瓣环与 CS 口之间;对于慢慢型 AVNRT,通常在 CS 近端的前壁。对于一些有几种不同类型共存的 AVNRT 患者,前传和逆传的慢径常在不同部位被消融。可在心动过速时或心室起搏时标测与消融从而终止 1:1 房室结慢径逆传。先在 Koch 三角的低位处、CS 口与三尖瓣环之间标测,然后在 CS 的近端内标测。最早的逆传心房激动处为消融靶点。如果在 CS 近端消融,应从低能量(如 20W)开始。监测阻抗,逐渐增加能量输出。成功的消融可终止房室结慢径逆传。

慢-慢型和快-慢型 AVNRT 的患者通常无房室结快径逆传。因此,在消融时,结节律可能没有经房室结快径逆传,无法据此评估房室结功能。对于这些患者,可采用短时间放电,以评估房室结传导;亦可考虑使用心房超速起搏以连续性监测消融时的房室前传功能。

6."左侧"AVNRT 的导管消融　少见情况下,右心房和 CS 消融都不能去除慢径。此时,可尝试在二尖瓣环后部标测消融。二尖瓣环后部的左心房期前刺激常可重整心动过速,提示接近折返环。左侧成功消融位点可观察到与典型慢-快型 AVNRT 消融时相似的结节律。在左侧 AVNRT 型患者,有时可出现短 HA 间期($\leqslant$15ms),并且在心房起搏时可发生双重前传反应。

七、临床结果

1.伯明翰阿拉巴马大学的研究　伯明翰阿拉巴马大学分析了从 1990 年 6 月到 2005 年 1 月 2333 例 AVNRT 行导管消融的患者。1627 例(70%)是女性,707 例(30%)是男性。典型 AVNRT(慢-快型)约占 97%,非典型 AVNRT(快-慢型或慢-慢型)约占 1%,两种都有约占 1%。研究显示选择性消融慢径的成功率大于 95%。

2.随访　手术成功的 AVNRT 患者中复发率约为 1.7%,较常见于慢-慢型 AVNRT。99.7%的患者不用抗心律失常药物可长期保持无 AVNRT 复发。

3.并发症　总体并发症的发生率约为 0.5%。常见的并发症包括完全性房室传导阻滞、心脏压塞、腹股沟血肿、股动脉假性动脉瘤、深静脉血栓等。

第二节　房室折返性心动过速的消融治疗

一、定义与分类

房室环在胚胎发育过程中,心房与心室未被纤维成分完全隔开,残留下来的异常通道,称为旁路。当旁路与正常的传导途径(AVN-HPS)构成折返,即形成房室折返性心动过速(AVRT)。

旁路有多种类型:房室旁路可直接连接于心房与心室,绕过房室结-希氏束浦-肯野纤维(AVN-HPS),在以往的文献中,这种房室旁路被称为 Kent 束。房结旁路连接心房至房室结的远端或致密部,被称为 James 束,其生理意义尚不明了。房希旁路比较罕见,连接心房至希氏束(HB)。不典型的旁路包括希-束旁路、房束旁路、结束旁路或束室旁路,其电生理特点是不应期长,有递减传导,有时被统称为 Mahaim 纤维。

典型的房室旁路不应期短,传导速度快,呈全或无传导(非频率依赖性),因此 PR(P-预激波)间期缩短,且不随心率改变。心室兴奋始于房室旁路的心室插入点,通过心肌间直接传导扩布,因此,心室最初的兴奋发生较早,但整个心室的兴奋延长,QRS 复合波群由预激引起的心室早期兴奋和 AVN-HPS 传导形成的心室晚期兴奋共同组成。旁路的传导速度越快,提前兴奋的心肌数量越多,QRS 波就越宽大。

除左、右纤维三角之间的区域,房室旁路可沿二尖瓣环和三尖瓣环的任何地方跨越房室沟,按其在房室沟的分布可分为:左游离壁旁路(46%～60%)、右游离壁(13%～21%)、后间隔(25%)、前间隔(2%)(见图 16-3)。

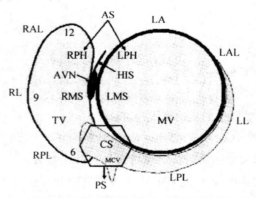

图 16-3　房室旁路(AV BT)的解剖定位

左前斜位观下的三尖瓣和二尖瓣。显示冠状窦、房室结、希氏束的位置。房室旁路可以在所示的任何位置上连接心房至心室。MV:二尖瓣;TV:三尖瓣;CS:冠状窦;AVN:房室结;HIS:希氏束;RAL:右前侧壁;RL:正右侧壁;RPL:右后侧壁;LA:左前壁;LAL:左前侧壁;LL:正左侧壁;LPL:左后侧壁;RPH:右侧希氏束旁;LPH:左侧希氏束旁;RMS:右中间隔;LMS:左中间隔;MCV:心中静脉;AS:前间隔;PS:后间隔。

旁路通常为很细的肌束（几乎不超过 1～2mm），偶尔也可呈宽带状，常倾斜地进入房室沟平面，其心房插入点与心室插入点在水平距离上可以相差数厘米。某些后间隔旁路可插入冠状窦（CS）的肌系统，对冠状静脉系统，或其分支的口径有调节作用。

5％～10％的患者存在多旁路。当旁路彼此间距离超过 1～3cm 时就可以称为多旁路。最常见的多旁路组合是后间隔旁路和右游离壁旁路。

大部分（约 60％）房室旁路都能够双向传导，有前传功能的旁路称为显性旁路，但只有前传功能的旁路并不常见（不到 5％），多位于右侧；只能逆传的旁路发生率为 17％～37％，又称为隐匿性旁路。

房室旁路前传引起心电图异常（短 PR 间期、预激波）而无症状者称为预激。当伴有心动过速时即为预激综合征（WPW 综合征）。

LGL 综合征仅仅是一种心电图描述，表现为短 PR 间期、无预激波及 QRS 波增宽。它并不存在明确解剖基础，可以为房希旁路，也可以由房室结传导增强引起。

AVRT 是基于解剖环路的折返性心动过速，一条路径为正常的房室传导途径，另一条为房室旁路，连接于共同的近端组织（心房）和远端组织（心室）。AVRT 是与 WPW 综合征相关的最常见（80％）的心动过速。根据冲动在 AVN-HPS 的传导方向可将 AVRT 分为顺行性与逆行性（图 16-4）。顺行性房室折返性心动过速（OAVRT）指冲动经 AVN-HPS 前传，房室旁路逆传（图 16-4）。95％的 AVRT 和 35％的阵发性室上性心动过速（SVT）为顺行性。逆行性房室折返性心动过速（AAVRT）指冲动经房室旁路前传，AVN-HPS 逆传（图 16-4）。心动过速时 QRS 波复合波充分预激，表现为宽 QRS 波心动过速。不典型的 AAVRT 可以通过另一条旁路逆传。旁路与房室结之间的距离超过 4cm 时容易发生 AAVRT。因此，大部分 AAVRT 都是通过外侧旁路（右或左）前传，而后间隔旁路很少参与。近 50％～70％的 AAVRT 患者有多旁路（显性的或隐匿性的）。

二、房室折返性心动过速的流行病学

普通人群中预激心电图的发生率为 0.15％～0.25％，在直系亲属中为 0.55％，提示预激有遗传倾向。据调查，普通人群中每年新确诊的预激发生率为 0.004％，其中 50％是无症状的。男性发病率是女性的 2 倍，在出生后第一年内发病率最高，至青年期又是一个发病高峰。黄宛的《心电图学》中提到典型的预激综合征（即 WPW 综合征），发生率为 0.01％～0.31％。

预激的心电图表现可以是间歇性的，甚至可以随年龄增长而永久消失（近 40％）。间歇性预激和（或）预激消失提示旁路的有效不应期相对较长，易受到自主神经张力改变的影响。

WPW 综合征的发病率明显低于只有心电图异常的预激。在一项对 22500 例健康飞行员的回顾性研究中，预激心电图的出现概率为 0.25％；这其中仅有 1.8％的人发生过心律失常。在另一项对 228 个预激心电图者随访 22 年的研究中，心律失常的发生率仅为 1％/人年。

诊断预激的年龄越早，发生心律失常的可能性越大。在明尼苏达 Olmsted 郡人群中，40

岁之前确诊的无症状年轻患者,在随访中有 1/3 出现了心律失常,而 40 岁以后确诊的患者中却无人发病。

大多数预激综合征者的心脏无器质性病变。Ebstein 畸形是 WPW 综合征中最常见的先天性心脏病,约 10％的 Ebstein 畸形患者有一条或多条旁路,常位于右游离壁和右后间隔。

隐匿性旁路的发病率不明,但引起顺行性房室折返性心动过速(OAVRT)的旁路中约50％为隐匿性旁路。隐匿性旁路的发生率无性别差异,更多见于年轻患者。

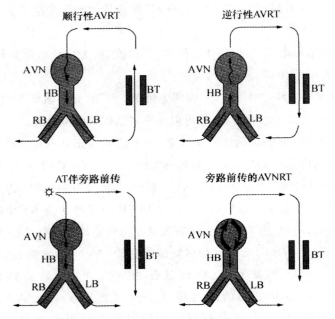

图 16-4　顺行性房室折返性心动过速(AVRT),逆行性房室折返性心动过速(AVRT),房性心动过速(AT)伴旁路前传,以及左侧旁路(BT)参与的旁路前传的房室结折返性心动过速(AVNRT)中折返环的模式图
HB:希氏束;LB:左束支;RB:右束支;AVN:房室结。

三、旁路合并其他心动过速

旁路还能与房性心动过速(AT)、房扑(AFL)、房颤(AF)以及房室结折返性心动过速(AVNRT)同时存在。在这些情况下,旁路作为兴奋的辅助传导途径,并非心律失常的启动和维持所必需。

大约在 8％～40％的 WPW 综合征患者中可见到房室结双径路,但合并 AVNRT 者较为少见。当 WPW 综合征患者伴发 AVNRT 时,除非进行电生理(EP)检查,否则很难与 AVRT 鉴别。

WPW 综合征患者中最常见的规则旁路前传的心动过速是房扑(60％)。在某些患者中,AVRT 可转化为房扑。房扑时由于可通过旁路前传导致 1∶1 的房室下传,难以和室性心动过速(VT)鉴别。

　　WPW 综合征患者中 50％可伴发阵发性房颤,发病率为 20％,而合并慢性房颤者很少见。AAVRT、多旁路以及旁路前传不应期短的患者容易发生房颤,AVRT 亦可转化为房颤。房室旁路本身促发房颤的机制尚不清楚。可能与旁路复杂的几何分布、旁路周围的局部折返有关。此外,血流动力学的改变以及心房扩张也起了重要作用。曾经有研究指出,旁路并非房颤发生所必需,但可使房颤更易于持续。消融旁路可治愈 90％以上的房颤患者;但旁路消融后其房颤的易感性仍然高达 56％。

　　WPW 综合征患者房颤时的心室快速反应可导致室颤,但心脏猝死的发生率相当低,在一项 3～10 年的随访中,WPW 综合征患者发生猝死的概率为 0.15％～0.39％。心脏性猝死通常不是 WPW 综合征的首发症状。发生室颤的高危因素包括症状性的室上性心动过速、间隔旁路、多旁路、旁路不应期短以及男性。旁路前传的有效不应期极短(ERP＜250ms),则会发生心室快速反应,导致室颤。房颤时旁路前传的 RR 间期≤220ms 可以作为预测儿童发生猝死危险的临床指标,但是对于成人其预测价值只有 19％～38％。

四、心电图特征

　　1.预激的心电图表现　　心电图典型的预激表现包括:①短 PR 间期(P-δ)(＜120ms);②QRS波上升支粗钝(δ 波);③宽 QRS 波(＞120ms)。

　　预激的程度取决于许多因素,包括 AVN-HPS 的传导速度,冲动从窦房结传至旁路的心房插入点的时间,以及旁路的传导时间。某些药理或生理方法(例如颈动脉窦按摩、Valsalva 动作、腺苷)可以改变房室结传导,从而改变预激程度,可用于房室旁路的诊断。

　　2.不显性预激　　有些房室旁路尽管能够前传,但心电图上却并没有预激的表现,称为不显性预激。引起不显性预激的原因包括:①房室结传导增快,快于旁路传导;②心房内传导延迟,即从心房刺激部位至旁路插入点的传导时间延长(左外侧旁路时常见);③旁路传导延迟,慢于AVN-HPS 的传导。

　　3.间歇性预激　　在同一记录中预激波时而出现时而消失,而心率无明显改变,心电图表现为间歇性 PR 间期延长(正常化),QRS 波群正常化。出现间歇性预激的原因包括:①旁路的 3期(依赖于心动过缓)或 4 期(依赖于心动过速)阻滞;②室性期前收缩(PVC)、房性期前收缩(PAC)引起的隐匿性传导;③旁路的长有效不应期和房性期前收缩代偿间歇现象;④旁路的长有效不应期和异常传导。

　　4.顺行性房室折返性心动过速(OAVRT)　　OAVRT 时,P 波落在 ST-T 上,RP 间期＜PR 间期,RP 间期不随心房频率改变,QRS 波群形态一般正常,当伴有功能性的束支传导阻滞(BBB)时增宽,心率在 150～250 次/分。约38％的患者有 QRS 电交替,尤以心率加快时明显。

　　OAVRT 时可见到缺血性 ST 段压低,其发生率大于房室结折返性心动过速(57％ *vs.*25％),一般与冠状动脉疾病关系不大。可能由多种原因引起,包括自主神经功能紊乱、室内传导干扰、室房(VA)间期延长,以及重叠于 ST 段的逆行性 P 波时限增宽等。发生 ST 段变化的导联与旁路的位置相关,V₃～V₆ 导联 ST 段压低一般见于左外侧旁路,而下壁导联 ST-T

改变则与后间隔或后侧旁路有关。

5.逆行性房室折返性心动过速(AAVRT)　AAVRT 时心电图表现为宽 QRS 复合波(完全预激),RR 间期通常规则,心室率可达 250 次/分,RP 间期>PR 间期,逆行 P 波在心电图上通常不易辨认。即使心动过速时心房频率改变,PR 间期(P-δ 间期)也不变。

6.持续性交界性反复性心动过速(PJRT)　PJRT 为一种少见的 AVRT,通常表现为无休止的心动过速,心率在 120～200 次/分,QRS 波时限一般正常,RP 间期>PR 间期。逆行 P 波在心电图上易于辨认,在 Ⅱ、Ⅲ、aVF、V_3～V_6 导联上倒置。由位于后间隔区域的、具有缓慢和递减传导特性的、仅有逆传功能的慢旁路参与。多于青少年时期发病。

7.房颤　房颤时心律绝对不规则伴快速心室率,当心室率持续维持在 180～200 次/分时,可产生 RR 间期规则的假象。QRS 波群的时限可以变宽,也可能正常化,这与旁路和 AVN-HPS 的传导有关。预激和(或)正常的 QRS 波群常常成簇出现,这可能与冲动隐匿性逆传入旁路或房室结有关。预激时旁路的有效不应期越短,前传的速度越快,预激程度越大,QRS 波就越宽大。如旁路的有效不应期极短,则极有可能恶化成室颤。通过阻断旁路前传,阻断进入房室结的逆传,可使房室结进行前传;房室结前传的冲动又能使旁路隐匿性逆传,导致旁路前传阻断,从而减慢心室率。

8.旁路的心电图定位　通常根据预激波定位(图 16-5、图 16-6)。体表心电图对左游离壁旁路定位的准确性高于对其他部位旁路的定位。

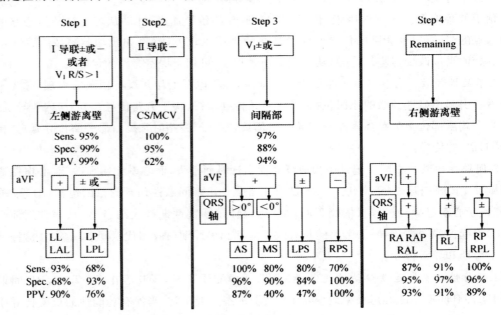

图 16-5　以心电图上预激波极性定位旁路(BT)的法则

＋:正向预激波;±:等电势预激波;－:负向预激波;AS:前间隔;CS/MCV:冠状窦/心中静脉;LL:左外侧;LAL:左前外侧;LP:左后侧;LPL:左后外侧;LPS:左后间隔;MS:间隔侧;PPV:阳性预测值;RA:右前侧;RAL:右前外侧;RL:右外侧;RPL:右后外侧;RP:右后侧;RPS:右后间隔;R/S:R 波与 S 波比值;Sens:敏感性;Spec:特异性。

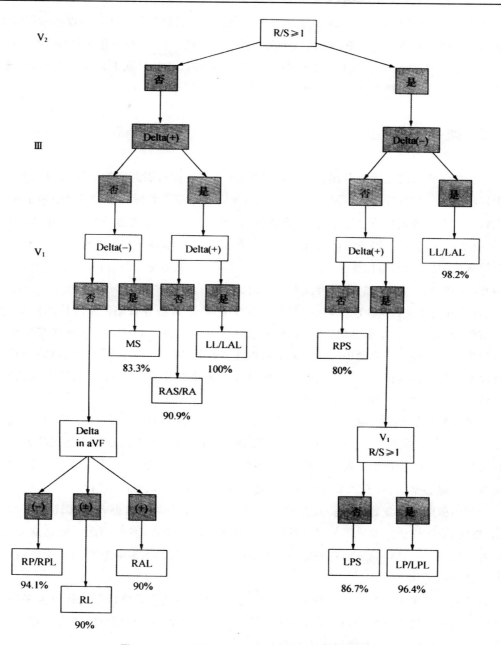

图 16-6 以预激波极性定位旁路（BT）的渐进法则

数字表示该法则对于各个旁路定位的准确性。LAL：左前外侧；LL：左外侧；LP：左后侧；LPL：左后外侧；LPS：左后间隔；MS：间隔侧；RA：右前侧；RAL：右前外侧；RAS：右前间隔侧；RL：右外侧；RP：右后侧；RPL：右后外侧；RPS：右后间隔侧。

OAVRT 时，逆行 P 波的方向取决于旁路在心房插入的位置，通常，Ⅰ、V$_1$ 及下壁导联中 P 波的形态最有意义。Ⅰ 导联 P 波负向，提示左侧游离壁旁路的可能性极大，而正向 P 波则提示右侧游离壁旁路；V$_1$ 导联 P 波负向提示为右侧旁路；下壁导联 P 波正向提示旁路位于前方,负向则提示位于后方。V_1、aVR、aVL 导联 P 波正向,下壁导联 P 波负向提示后间隔旁路;左后侧旁路的 P 波在下壁导联中也是负向的,且 Ⅱ 导联的负向 P 波比 Ⅲ 导联深,aVR 导联的正向 P 波比 aVL 导联的 P 波高。左侧旁路位置较靠前时,aVL 导联 P 波是负向的,Ⅲ 导联的 P 波正向,且比 Ⅱ、aVF 导联的 P 波更高。

五、处理

大多数无症状的预激患者预后较好,有创性的电生理检查因其阳性预测价值太低而不列为无症状患者的常规检查。美国心血管协会(AHA)和欧洲心血管协会(ESC)的指南建议,对无症状的预激患者进行导管消融为 Ⅱ_a 类指征(B 级证据)。导管消融应当限定在高危职业人群(如校车司机和飞行员)以及职业运动员。根据北美心脏起搏与电生理学会(NASPE)专家协会的意见,对只有心电图预激表现而无明确心动过速的患者进行导管消融,在 5 岁以上的儿童为 Ⅱ_b 类指征,5 岁以下的儿童为 Ⅲ 类指征。

然而,有些研究指出,在无症状的 WPW 患者中,电生理检查若能诱发出持续性房颤伴快速心室率,尤其是存在多旁路时,发生猝死的危险性很高,实施旁路消融以预防猝死是必要的。大量的研究表明在有经验的中心进行电生理检查和射频消融(RF)不会引起致命的并发症,因此建议所有的无症状性 WPW 患者都应该接受电生理检查以进行危险分层,其中能诱发房室折返性心动过速和房颤的患者应该进行旁路消融。

对于有症状的 WPW 综合征患者,NASPE 将导管消融列为首选治疗(Ⅰ 类指征),成功率达 95% 以上,并发症很少,还避免了药物治疗的副作用。对于不愿接受导管消融的患者,可以选择阻断旁路的抗心律失常药物,如钠通道阻滞剂或钾通道阻滞剂、β 受体阻滞剂等。对阵发性房颤伴快速心室率者,不能单独长期应用地尔硫䓬、维拉帕米、地高辛治疗。

导管消融同样也是隐匿性旁路所致的阵发性室上性心动过速患者的首选治疗(Ⅰ 类指征)。然而,隐匿性旁路并未增加患者发生心脏性猝死的危险性,导管消融可能是众多有效措施中的一项。若选择药物来治疗隐匿性旁路,β 受体阻滞剂、钙通道阻滞剂、Ⅰ_c 类的抗心律失常药物都是合适的。

急性期处理无论是顺行性还是逆行性房室折返性心动过速都可以采用针对旁路(伊布利特、普鲁卡因胺、氟卡尼)或房室结(β 受体阻滞剂、地尔硫䓬、维拉帕米)的药物治疗。应用腺苷需谨慎,因其可能会诱发房颤伴快速心室率。

在房性心动过速、房扑或房颤伴旁路前传时应慎用房室结阻滞剂。如果药物治疗失败,或出现了血流动力学不稳定,则应进行电复律。

六、电生理检查

电生理检查常用来明确旁路的性质、位置、数量以及与之相关的心动过速。

(一)窦性心律的基本表现

窦性心律时,预激表现为短希室(HV 间期)或短 H 预激波间期。HV 间期可以为负值,或希氏束电位被局部的心室电位图所掩盖。8%～40%的 WPW 患者可见到房室结双径路现象。

心房增频起搏和程序起搏可使显性旁路预激程度逐渐增强,HV 间期逐渐缩短,直至心室完全预激,希氏束被逆行兴奋,H 波落在 V 波之后。

心室期前刺激可同时通过旁路或房室结逆传。在窦性心律下进行心室刺激,心房的兴奋呈离心性,且室房传导时间(VA 间期)恒定,提示通过旁路逆传。在希氏束不应期内给予心室刺激,如果能够激动心房,则肯定存在房室旁路;给予心室刺激时无室房逆传或呈递减传导,则旁路存在的可能性不大。

(二)心动过速的诱发

1.心房刺激　多部位心房期前刺激、快速心房起搏及旁路附近起搏等有助于诱发心动过速。一般情况下,如果心房刺激能诱发 AAVRT,往往存在多旁路。HPS-AVN 完整的逆传功能是诱发 AAVRT 的限制因素。

心房刺激部位对诱发 AVRT 有着重要作用,刺激部位越靠近旁路,越容易诱发 OAVRT;相反,刺激部位越靠近房室结,则越容易诱发 AAVRT。

PJRT 通常是持续性的,由自发增快的窦性心律诱发,心动过速可被房性期前收缩或室性期前收缩暂时终止,但往往在几个窦性搏动后再发。

2.心室刺激　心室程序刺激能诱发 60%的 OAVRT,心室增频刺激的诱发率为 80%。心室刺激不易诱发 PJRT。

(三)心动过速的电生理特征

AVRT 的折返环包括心房与心室,因此 1:1 的房室比例是 AVRT 维持的必要条件。

1.OAVRT　OAVRT 时,心房最早兴奋部位取决于房室旁路的位置,心房兴奋次序与以相近频率起搏心室时相同。旁路传导时间为 30～120ms,虽然 RP 间期较短,但长于典型的 AVNRT。如 VA 间期<70ms,或 V 高位右心房间期<95ms,则基本上可排除 AVRT。后间隔房室旁路参与的 OAVRT 与慢慢型 AVNRT 相似,但慢慢型 AVNRT 时 RP 间期要明显长于 OAVRT,因此,ΔRP 间期(V₁-Ⅲ)>20ms 提示为慢-慢型 AVNRT,其敏感性为 71%,特异性为 87%,阳性预测值为 75%。

OAVRT 时伴束支传导阻滞的情况较常见(90% 伴 LBBB 的室上性心动过速为 OAVRT)。用心室刺激诱发时更易出现束支传导阻滞(与心房刺激相比:75% vs.50%)。出现与房室旁路同侧的束支传导阻滞时,VA 间期延长(图 16-7),但在旁路插入点处测得的局部 VA 间期恒定。室上性心动过速伴束支传导阻滞引起的 VA 间期延长超过 35ms 时,提示存在与束支传导阻滞同侧的游离壁旁路;延长超过 25ms 时,则提示为间隔部旁路(后间隔旁路与左束支传导阻滞有关,前间隔附近旁路与右束支传导阻滞有关)。右心室起搏诱发 OAVRT,VA 间期延长超过 45ms 时,提示左侧旁路(VA 延长继发于右心室起搏引起的左束支传导阻滞)。旁路对侧的束支传导阻滞不影响 VA 间期及心动过速周长。

　　OAVRT 时 RR 间期的变化可≥15ms,这与房室结前传递减有关。此外,房室结双径路参与的 OAVRT,由于房室结(AVN)的前传可表现为慢-快径交替传导的现象,因此心动过速周长可有规律性变化(长-短周长交替),或形成两个频率各自稳定的心动过速,但无论出现哪种情况,心动过速时的 RP 间期是恒定不变的。

　　2.持续性交界性反复性心动过速(PJRT)　　最早心房兴奋部位最常见于邻近冠状窦的 Koch 三角后间隔区,RP 间期大于 PR 间期,与慢-慢型的 AVNRT 相似。由于该旁路传导有递减性,因此 RP 间期不固定,受自主神经及生理活动的影响,心动过速的频率常有所波动,心率的变化来自 PR 间期和 RP 间期的变化。

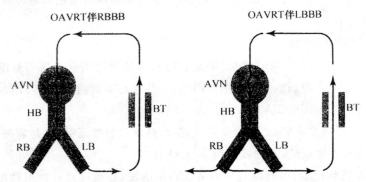

图 16-7　左侧旁路(BT)的顺行性房室折返性心动过速(AVRT)折返环中束支传导阻滞(BBB)的模式图解

　　左束支(LB)阻断(与旁路同侧)引起折返通路的延长,引起室房(VA)间期延长。相反,右束支(RB)阻断(在旁路对侧)对折返环无影响。AVN:房室结;HB:希氏束;RBBB:右束支传导阻滞;LBBB:左束支。

　　3.逆行性房室折返性心动过速(AAVRT)　　最早心房兴奋部位取决于逆传途径(房室结或另一条旁路),而旁路前传的 PR 间期固定。如果 HV 间期或 VH 间期≤10ms,特别是 HA 间期≤50ms 时,提示 AVNRT 伴旁路前传的可能性大于 AAVRT。AAVRT 的 RR 间期可以不规则,其原因可能为:①希氏束-浦肯野纤维不同路径的逆传变化(伴有 VA 间期改变);②房室结路径的逆传变化(伴有 HA 间期改变);③不同旁路的逆传变化(伴有 VA 间期改变)。

　　当典型的 AAVRT 和 OAVRT 发生于同一患者时,那么前者心动过速的周长常小于后者。对于多旁路参与的 AAVRT,其周长大于 OAVRT 或典型 AAVRT,这是因为两条旁路通常位于不同的心室,形成的折返环比较大。

(四)旁路的诊断方法

　　心动过速时以稍快于心动过速频率的周长起搏心房常可拖带 OAVRT,拖带终止后若 VA 间期恒定不变,与心动过速时相似(相差小于 10ms),提示为 OAVRT。

　　心房期前刺激终止心动过速的可能原因为:①阻断 AVN-HPS 前传(即房室阻滞);②心房处于不应期,使来自房室旁路逆传的冲动受阻(即室房阻滞);③刺激沿 AVN-HPS 下传,使 QRS 波提前出现,然后受阻于仍处在不应期的房室旁路或心房(室房阻滞)。

　　心房期前刺激在区别 AAVRT 与旁路前传的 AVNRT 上有重要意义。心动过速时,在希氏束处于不应期时给予心房刺激,若能真正夺获心室,且不影响 VA 间期,则可以排除 AVN-

RT。

心室期前刺激对 AVRT 的影响程度取决于心室刺激部位与旁路插入点之间的距离以及期前刺激的联律间期。刺激旁路对侧的心室对折返环不产生影响。

在 OAVRT 中,起搏旁路同侧心室(例如,左游离壁旁路在左心室起搏,右侧或间隔侧旁路在右心室起搏),若见到 QRS 融合波,则可排除 AVNRT。在希氏束不应期给予心室刺激,若能终止心动过速且不伴有心房兴奋则可诊断为 AVRT。

用与 OAVRT 周长相似的频率起搏心室,心房激动顺序及 VA 间期与 OAVRT 时相同。如果 ΔVA 间期(心室起搏的 VA 间期-室上性心动过速的 VA 间期)>85ms,提示为 AVNRT,如果<85ms,则为 OAVRT。

多旁路并不常见,必须进行详细的电生理检查。大部分多旁路只有在第一条旁路消融后才被发现。另有 5%~15% 的患者,电生理检查无法诊断出多旁路。

(五)希氏束旁起搏——主要用来鉴别间隔侧旁路

1.方法 将两个四极导管(一个用于起搏,一个用于记录)或一个八极导管(用于起搏和记录),放置在希氏束-右束支的远侧端,采用高能量超速心室起搏,记录希氏束-右束支远端兴奋。如起搏时 QRS 波群变窄,提示单纯的希氏束右束支夺获。接着减小起搏的能量输出和脉宽,直到 QRS 波群变宽,提示希氏束-右束支夺获消失,但仍存在局部心室夺获。希氏束旁起搏的部位很特别,它在解剖上接近希氏束,但由于希氏束和右束支与邻近的心肌组织相互绝缘,因而在电传导上却远离希氏束。高能量的希氏束旁起搏可夺获希氏束或右束支近端,同样也能夺获邻近的心室肌。希氏束旁起搏可表现为心室夺获(宽大的 QRS 波群),或心房夺获、希氏束夺获(窄 QRS 波),或以上三者的任意组合。必须注意起搏电极中记录到的心房波必须为最小,以保证起搏时不会夺获局部心房。

2.窦性心律时希氏束旁起搏 SA 间期定义为起搏部位至心房电位之间的传导时间。在正常情况下希氏束(或希氏束+右心室)夺获时的 SA 间期小于只有心室夺获时的 SA 间期。如果 SA 间期始终是固定的,则逆传只发生于房室旁路;如果 SA 间期逐渐增加(包括心房最早兴奋部位),逆行性传导发生于房室结。

当希氏束旁起搏 AVN 和旁路都发生逆向传导时,各自逆传引起心房兴奋(心房混合兴奋),其逆传所占比重的变化可以改变心房逆行兴奋的次序。

无论希氏束右束支是否夺获,相同的心房逆行兴奋次序提示逆传发生在相同的部位。如果心房逆行兴奋次序在希氏束-右束支不夺获时出现改变,则提示旁路和房室结都参与了逆向传导。

在起搏时无心房夺获对于结果分析尤为重要,如果在起搏导联记录到极短的 SA 间期则提示存在心房夺获。

3.SVT 时的希氏束旁起搏(希氏束旁拖带或重置) 用希氏束导管以小于心动过速周长 10~30ms 起搏拖带心动过速,心房兴奋次序无变化,且起搏不终止心动过速。在 OAVRT 中,SA 间期在希氏束-右束支夺获与非夺获时没有明显的差别,一般 ΔSA 间期均<40ms;若

ΔSA 间期>40ms,则通常为 AVNRT。

(六)旁路的定位

1.多部位心房起搏　起搏部位越靠近旁路的心房插入点,预激的程度就越大,P-预激波间期也越短。

2.预激时最早心室兴奋部位　沿着三尖瓣和二尖瓣环标测心室最早兴奋部位可以确定旁路的心室插入点。双极电图能够显示局部兴奋的各个成分和旁路电位。单极电图能够准确地反映局部心室兴奋(QS 复合波起始部分为又深又陡的负向波)。

3.心房电位极性翻转的标测　对于逆行性旁路(OAVRT 或心室起搏),心房电位极性翻转的部位就是旁路在心房的插入点。当双极电极恰好位于插入点时,心房电位振幅变小并且碎裂。当导管从插入点的一侧移至另一侧时,心房电位极性发生翻转。该方法的敏感性为70%,特异性为 46%,阳性预测值为 75%。

4.直接记录旁路电位　旁路前传时,旁路电位在预激波之前 10～30ms 出现,在 OAVRT或心室起搏时,旁路电位出现在心室电位与最早的心房电位之间,无论单极或双极电极记录到的旁路电位都是又尖又窄的高频电位,平均振幅在 0.5～1mV 之间。

七、消融

(一)消融靶点

最佳的消融部位是旁路穿过纤维环的地方。显性旁路的靶点特征:局部 AV 间期小于其他任何部位,局部心室电位领先于预激波的起始部位(右侧旁路 18ms±10ms;左侧旁路 0±5ms),单极电图上明显的 QS 波形(Q 波下降支快而深)。

(二)消融技术

对于大多数游离壁旁路,用普通的 4mm 消融导管,50W 能量、60℃目标温度可达到完全性双向阻断。有效的消融温度在 55～60℃之间。50℃时旁路可发生暂时性阻断,对于温度未超过 50～55℃的可疑部位不应放弃消融。相反,若温度已达到 55℃或更高仍未阻断旁路,则应另外寻找靶点。

通常达到目标温度后,旁路在 1～6s 内被阻断。如果射频开始 15s 后仍未见任何效果,则需要重新调整导管确定靶点。

若存在旁路前传,消融应该在窦性心律下或心房起搏时进行;对于隐匿旁路,则在心室起搏时进行消融;应尽量避免在心动过速时消融。有时,旁路的传导会在消融后的几个小时至几天内恢复。

消融是否有效还取决于导管与组织的接触情况。导管接触是否良好可以通过电极温度、导管稳定性、靶点图稳定性来判断。如果射频消融时能量>25W、电极温度持续>50℃,那么导管接触良好;如果电极温度在较低能量(<10W)下>50℃,则导管尖端可能有血痂形成;如果能量>25W、电极温度<50℃或不稳定,提示导管接触不良。

1.左游离壁旁路的消融　　大部分的左侧游离壁旁路斜向穿过二尖瓣环,心房侧插入点的范围通常较窄(1～3mm),而心室侧插入点往往是分叉状的,朝向心尖部。心房插入点至心室插入点的距离通常为4～30mm。

左前斜位(LAO)时冠状窦可以用于指导二尖瓣环的标测,由于冠状窦多位于纤维环上方2cm处,因此,冠状窦记录到的电位图只能作为心房和(或)心室插入点的参考。

(1)经主动脉(逆行)途径:右侧股动脉是最常用的途径。导管进入动脉后立即给予肝素5000U抗凝,随后1000U/h静脉滴注,使活化凝血时间(ACT)保持在250～300s之间。导管经主动脉在右前斜位30°(RAO30°)投照下,跨过主动脉瓣进入左心室后,将导管退至左心室流出道,逆时针转动并勾起,形成"J"形弯曲,使尖端能够在二尖瓣环标测;顺时针旋转导管使顶端转向前方(前游离壁),逆时针旋转使顶端转向后方(靠近冠状窦口)。

导管置于心室侧时最为稳定,但操作起来可能受到腱索结构的限制。将导管置于心房侧能更自由地在二尖瓣环上移动,但不太稳定。电位图上 A/V 比值<1.0 提示导管顶端位于二尖瓣环下方。

(2)跨间隔途径:跨间隔途径与经主动脉途径的消融效果是一样的。与经主动脉途径相比,跨间隔途径有利于前外侧旁路的定位。其优点包括在左心房内易于操作、损伤冠状动脉风险较小、无需经过动脉、血管损伤的恢复较快。缺点为导管的稳定性较差、发生心脏穿孔和空气栓塞的危险性较大,且费用较高。

2.右游离壁旁路的消融　　三尖瓣环的周长大于二尖瓣环(12cm *vs*. 10cm)且不完整,有许多不连续的地方。因此右侧旁路消融难度较高,复发率较高,但并发症较少。标测消融过程中的主要困难是导管不稳定、标测不到位、消融温度偏低、存在多旁路或异常旁路等。三尖瓣的结构使消融导管很难进入三尖瓣的下方;并且右心房和右心室之间存在折叠(但不存在于心脏的左侧),使导管很容易滑入折叠囊内。旁路可沿折叠囊在任何位置连接右心房与右心室,有时旁路的心房插入点距离三尖瓣环可达 1cm,因此精确定位心房插入点成为消融成功的关键。如果选择下腔静脉途径,使用长鞘对于稳定导管、保持与组织良好接触特别有帮助。

与左侧旁路相比,右侧旁路射频后复发更为常见。

在 Ebstein 畸形中,由于三尖瓣的后叶下移,右后间隔、后侧壁及后外侧壁旁路最常见。近25%的 Ebstein 畸形伴 WPW 综合征者有多旁路。旁路通常连接于真正解剖上的三尖瓣环(不论三尖瓣下移至何处)。由于这些患者三尖瓣环附近记录的电位延长且分离,因此要确定真正的三尖瓣环位置十分困难。

消融时通常采用 LAO45°投照进行标测。下腔静脉(IVC)途径可标测右后侧、后外侧及外侧旁路,一般也能到达右前和前外侧;但采用上腔静脉(SVC)途径,导管组织接触更好,导管更稳定。在 LAO45°投照下,希氏束位于 1 点位置,冠状窦口位于 5 点位置;右游离壁旁路在 6 点至 12 点之间。右前旁路位于三尖瓣环的最上方,右前间隔旁路接近希氏束,右后侧游离壁旁路位于三尖瓣环的最下方,而右后间隔旁路邻近冠状窦口。

3.后间隔旁路的消融　　由于后间隔的解剖结构复杂,因此后间隔旁路的消融比其他部位的旁路困难。

后间隔区域的右侧包括冠状窦口周围和 Koch 三角上方的区域；左侧离冠状窦口 2～3cm；距离冠状窦口 1.5cm 的旁路位于后间隔，距离冠状窦口 1.5～3cm 可能位于左游离壁或后间隔，距离冠状窦口＞3cm 为左游离壁旁路。

大多数后间隔旁路是从右心房连接到左心室的旁路，心室插入点在左心室的后上方。但有些后间隔旁路是左间隔附近的（连接左心房和左心室）或右间隔附近的（连接右心房和右心室）。

尽管心外膜旁路可以位于瓣环的任何地方，但最常位于后间隔及左后间隔附近的区域。约 20％的后间隔旁路和 40％消融失败的旁路为心外膜旁路。罕见的旁路通过冠状窦憩室的心肌套和左心室相连。如果最早的心室兴奋发生在预激起始波之后，或在冠状窦电图上能记录到明显的旁路电位，则提示旁路位于心外膜上。

消融后间隔旁路需在三尖瓣环的后间隔区域、冠状窦口及相邻的部位、右心房的正下方进行详细标测，如果在该部位消融失败或找不到适合的消融位点，则需要标测左后间隔区域。如果心电图和电生理检查结果提示为左侧旁路，则先考虑左侧消融途径。如果心内膜标测失败，则应考虑心外膜旁路（见下文）。

PJRT 通常与后间隔的慢旁路相关。该慢旁路 50％位于左后侧或左游离壁，其余 50％位于左右心房后方，在心包斜窦形成的圆锥底部。

4.前间隔附近和中间隔旁路的消融　Koch 三角的后缘为冠状窦口，前缘为三尖瓣隔瓣的附着点。房室结致密部位于 Koch 三角前顶部，Todaro 腱（Koch 三角的上缘）在这里与中心纤维体相遇。希氏束在其前上方通过中心纤维体在房室膜部后侧穿越房室交接区。Koch 三角属于间隔结构，组成了肌性房室间隔的右心房面。冠状窦口的前方旁路是中间隔旁路，事实上，这些旁路是真正的间隔旁路。

如果旁路电位与希氏束电位同时被希氏束部位的标测导管记录到，则这些旁路在前间隔附近。最佳消融位点是在能够记录到心房和心室电位以及旁路电位，但没有或只能记录到很小的希氏束电位（＜0.1mV）的位置。通常以旁路的心室插入点为消融靶点，以尽量减少房室结损伤的危险。首先尝试从右侧消融。如果无效或射频消融后早期复发，可尝试从左侧消融。如果消融导管记录到明显的希氏束电位（＞0.1mV），则不能进行消融。

在 Koch 三角区域内消融，发生房室传导阻滞的风险为 5％，将导管置于三尖瓣环上或三尖瓣环的心室侧，使用较低的射频能量可减少该并发症。对于希氏束附近旁路可采用渐进式的射频能量输出，起始能量为 5W，以后每 10s 增加 4W，直至达到 40W。对于其他的前间隔附近旁路，起始能量可为 30W，预设目标温度为 50℃或 60℃。如果旁路在射频消融进行 10～15s 后未被阻断，则应该终止消融以减少对房室结-希氏束的损害。

如为显性旁路，则在窦性心律或心房起搏时进行消融。如为希氏束附近的隐匿性旁路，在OAVRT 时进行射频消融，导管可能在心动过速终止时移位导致房室结-希氏束损伤；消融时AVRT 的终止方式极为关键，有心房波的终止提示折返环的前传途径（即房室结）损伤，应立即停止射频消融;而无心房波的终止提示阻断折返环逆传途径(即旁路),应继续进行消融,同时密切观察房室传导。另一个方法治疗 OAVRT 是在心房拖带时进行消融,这个方法能够有效观察射频消融对旁路(如 P 波形态、心房兴奋次序改变提示旁路被阻断)、房室传导的影响,同时避免室上性心动过速终止时心室频率的突然改变。

为了避免房室传导阻滞,出现以下情况时应立即停止射频消融:①阻抗突然增加(>10Ω);②PR 间期(窦性心律或心房起搏时)延长;③房室传导阻滞;④出现交界性心律伴逆传阻滞;⑤快速交界性心动过速(心动过速周长<350ms)。

5.心外膜旁路的消融　心外膜旁路可位于瓣环的任何位置,最常见于后间隔和左后区域。近 20% 的后间隔旁路(包括 40% 消融失败的后间隔旁路)、4% 的左外侧旁路(包括 10% 的消融失败的左外侧旁路)是心外膜旁路。提示可能为后间隔心外膜旁路的心电图表现包括:① Ⅱ 导联深陡的负向预激波;②aVR 导联高尖的正向预激波;③V$_6$ 导联的深 S 波。

心外膜旁路可以是冠状窦心肌套和心室之间的连接。这些旁路的消融只能在冠状窦的分支内进行,以心中静脉最为常见。如果心内最早心室兴奋不是发生在预激波的起始之前,则提示旁路位于心外膜上。当心内标测无效时,应该考虑心外膜旁路的可能。另一种类型的旁路与 Marshall 韧带相连,可通过标测 Marshall 韧带来进行消融。

在冠状窦内进行消融,通常需要冠状静脉窦造影,明确其解剖特点和指导消融;同时还必须进行冠状动脉造影,以确定消融点附近是否有冠状动脉分支。如果冠状动脉分支与消融靶点的距离<2mm,则射频消融时发生冠状动脉损伤的危险性极大。

应用普通消融导管在冠状窦内消融时,能量设置为 20~30W,温度设定为 55~60℃,持续时间为 30~60s,消融导管顶端在冠状窦内朝向心室(使消融导管保持逆时针旋转弯曲)。消融时导管可能会引起冠状窦完全闭塞,容易产生血痂,使阻抗增加,如果阻抗(>130~140Ω)显著增加,则应终止消融。

6.旁路消融失败的原因　最常见的原因包括导管操作不到位及导管不稳定,偶尔与消融能量不够有关,这些情况在消融右侧旁路时较常见。可应用引导鞘管稳定导管、使用不同弯度和韧度的导管、改变消融的途径或改变消融方式来解决上述问题。

旁路消融失败的第二个常见原因是标测错误。标测错误在很大程度上与旁路的倾斜走向有关。逆行心房兴奋时在心室侧定位,记录到的最早心房兴奋并非心室插入点。同样记录到心室最早兴奋部位亦非心房插入点。在这些情况下,应该在心房侧记录最早心房兴奋部位,或在心室侧记录最早心室兴奋部位进行消融。

未能鉴别左侧后间隔旁路,以及位于心外膜的左侧或后间隔旁路,是导致消融失败的潜在原因。此外,非典型旁路(房束旁路)以及解剖上的异常(先天性心脏病)也是旁路消融失败的原因。

导管机械性损伤旁路也是消融失败的原因之一。导管机械压迫损伤旁路导致标测和消融中断,旁路复发的风险将增加。前间隔和房束、室束旁路最易发生机械性损伤,其次是左游离壁旁路。

7.结果　射频消融是治疗 AVRT 的有效方法(有效率＞90％),消融后传导恢复较为少见(4％)。旁路相关的心动过速复发通常发生在消融1个月后,较晚出现的心动过速(消融后3个月出现的心悸)强烈提示与旁路无关。

一项针对 6065 例患者的研究显示,射频消融的成功率为 98％,需重新消融的占 2.2％。并发症(心脏压塞、房室传导阻滞、冠状动脉损伤、腹膜后出血、猝死)的发生率为 0.6％,死亡1例(0.02％)。因此,导管消融安全有效,对于可能出现致命性心律失常的 WPW 综合征患者,导管消融是最好的选择。

旁路位置不同,消融的成功率和危险性亦不同。右游离壁旁路消融的成功率为 93％～98％,复发率是 2％,并发症少于其他位置的旁路。后间隔旁路消融的成功率相当高(98％),复发率为 12％。对于前间隔旁路,成功率接近 97％,发生右束支传导阻滞的可能性为 5％～10％。中间隔旁路的消融成功率为 98％,发生一度、二度房室传导阻滞的可能性均为 2％。经主动脉途径消融左游离壁旁路的成功率为 86％～100％,复发率为 2％～5％。此方法的并发症包括血管并发症(腹股沟出血、主动脉剥离、血栓;占 50％),心脏压塞,猝死,冠状动脉剥离(导管操作相关),左冠状动脉损伤(射频相关),血管损伤,以及栓塞(主动脉硬化、导管顶端血痂或消融部位血栓形成)。跨房间隔途径的成功率为 85％～100％,复发率为 3％～6.6％,并发症的发生率为 0～6％,包括冠状动脉痉挛、心脏性猝死、栓塞。

心外膜旁路消融(冠状窦内)成功率为 62％～100％,并发症的发生率为 0～6％,包括冠状动脉痉挛、冠状静脉窦痉挛、心脏压塞、右冠状动脉阻塞以及心包炎。

八、特殊类型的房室折返性心动过速

(一)Mahaim 纤维

1.定义　1937 年,Mahaim 和 Bentt 在心脏的病理检查中发现从希氏束(HB)连接至心室肌的独立传导组织,被称为 Mahaim 纤维或束室纤维。目前将束室纤维、结室纤维、结束纤维(从房室结至右束支)统称为 Mahaim 纤维。这些旁路具有递减传导的特性,又被称为非典型旁路。

绝大多数(80％)的非典型旁路是具有递减传导特性的长房室旁路和房束旁路,心房的插入点位于右心房游离壁,从外侧、前外侧或前方穿过三尖瓣环(占 84％),沿右室游离壁延伸进入右束支的远端(房束旁路)或右束支邻近的心室肌(长房室旁路)。这些旁路的组织结构类似正常的房室交界区,由类房室结的结构衍变为类希氏束结构。因此,在快速心房起搏时,这些旁路有递减传导(传导延迟发生在旁路的心房内部分)、文氏现象,并且对腺苷敏感。旁路电位至心室电位之间的传导时间恒定。

另一部分旁路是始于房室环,插入房室环附近右室心底部,为具有递减传导特性的短旁路。尽管这些旁路具有递减传导和文氏现象,但他们对腺苷的反应并不一致,提示其结构不类似于房室结组织。结室旁路起自正常房室结,插入邻近房室交界区的心室肌。结束旁路起自正常房室结,插入右束支。束室旁路是最罕见的旁路类型(占非典型旁路的 1.2%～1.5%),为比较特殊的一种非典型旁路(详见下文)。

临床上与心动过速相关的非典型旁路具有以下特征:①单向(只能前传)传导;②传导时间长;③递减传导。

非典型旁路占所有旁路的 3%～5%。在伴有左束支传导阻滞图形(LBBB)的室上性心动过速患者中,这个比例稍高(6%);合并多旁路者占 10%,合并房室结双径路者约占 40%。

通常以非典型旁路前传、HPS-AVN 逆传,或非典型旁路前传和另一条旁路逆传构成 AAVRT。以结室旁路或结束旁路作为前传途径的 AVRT 通常以另一条房室旁路作为逆传途径。

非典型旁路亦可参与房室结折返性心动过速(AVNRT)、房性心动过速(AT)、心房扑动(AFL)、心房颤动(AF)等心律失常,完全或部分参与心室兴奋,或仅为旁观者。

2.心电图特征 窦性心律下(NSR),大部分非典型旁路患者的心电图 QRS 波群正常或仅有最小程度的预激。如果 I、aVL 和 V_5～V_6 导联的间隔波(小 q 波)消失,在 III 导联出现 rS 复合波,则应该怀疑有预激可能。非典型旁路具有递减传导的特性,因此增频心房起搏使 P 预激波间期延长。

对于房束旁路和结束旁路,完全预激时 QRS 波群比较窄(133±10)ms,其经典形态是典型的 LBBB,QRS 电轴在 0～75°之间,胸导联移行延迟(在 V_4 或 V_5,有时在 V_6 导联)。而长房室旁路的 QRS 波群比较宽(166±26)ms,LBBB 的图形不明显(V_1 导联出现宽 r 波)。结室旁路或递减传导的短房室旁路比房束旁路或长房室旁路的 QRS 波更宽,LBBB 的图形更不明显。

心动过速时的心电图表现为 LBBB 伴电轴左偏。心电图特征包括:①QRS 电轴 0～75°;②QRS 波时限≤150ms;③I 导联为 R 波;④V_1 导联 rS 波;⑤胸导联 R 波移行出现在 V_4 导联或更晚。

3.电生理检查

(1)基础状态:预激的程度很小或没有预激,希氏束心室(HV)间期正常或稍短。心房增频起搏或心房程序刺激可以见到非典型旁路和房室结传导递减,而房室结递减传导的程度更大,心房-希氏束(AH)间期延长,QRS 波的预激程度逐渐增大,向 LBBB 图形转变,而 HV 间期缩短。当预激达到最大程度时,继续增频心房起搏可使 A-预激波(AV)间期继续延长,但心室-希氏束(VH)间期固定(旁路前传,AVN 逆传)。

由于这些旁路无逆传功能,所以心室刺激对于旁路的诊断及定位没有帮助。

(2)心动过速的诱发:逐渐缩短心房起搏周长(尤其是右心房起搏)引起 AV 间期逐渐延长,预激程度逐渐增加直至到达最大限度,此时继续起搏将诱发室上性心动过速。心室起搏可以诱发 85% 的室上性心动过速。

(3)心动过速的特征:对于房束旁路、结束旁路以及递减传导的长房室旁路,心室最早兴奋部位为右室心尖部附近。而结室旁路和递减传导的短房室旁路,心室最早兴奋部位在三尖瓣环附近。

对于房束旁路和结束旁路,心动过速时 VH 间期很短(16±5)ms,明显短于窦性时的 HV 间期和心室起搏时的 VH 间期。对于递减传导的长房室旁路,由于旁路的心室出口在右束支附近,因此 VH 间期也较短(37±9)ms,虽比房束旁路长,但仍小于窦性心律时的 HV 间期。结室旁路或递减传导的短房室旁路介导的 AAVRT,VH 间期稍延长,长于窦性心律及右室心尖部起搏时的 HV 间期,这是因为冲动必须从右室心底部的旁路出口通过右室心肌传导至右束支远端。

结束旁路和结室旁路参与的心动过速,由于心房并非是折返环的必需成分,因此可以出现非 1∶1 的房室传导比例。

(4)旁路的标测:标测房束旁路、递减传导的长房室旁路的心室插入点很困难,因为这些旁路在心房内走行较长,远端插入点在周围心室肌内形成分枝状,直径为 0.5～2cm。

在三尖瓣环上寻找旁路电位是定位消融非典型旁路最准确和最常用的方法。在三尖瓣环上记录到的旁路电位通常是低幅、高频的希氏束样电位。窦性心律心房起搏或室上性心动过速时,可成功记录到旁路电位。但是接近 48% 的患者记录不到旁路电位。此外,这个方法易导致旁路被机械性阻断。

导管的机械性压迫容易对非典型旁路造成损伤,在标测过程中,旁路前传突然消失提示旁路机械性损伤,这个现象可用于旁路的精确定位(损伤定位)。在导管压迫使旁路前传消失的部位射频消融能成功阻断旁路;但是由于操作过程中导管有移位的可能,因此最好等到旁路的传导恢复以后再进行消融。

(5)消融:在三尖瓣环上记录到旁路电位的部位即为消融的靶点。但是当沿着三尖瓣环记录不到旁路电位时,消融旁路的远端插入点是可行的方法之一,但是常会引起右束支传导阻滞(57%)。

非典型旁路消融成功的靶点大多位于三尖瓣环外侧,有小部分位于三尖瓣环的间隔侧,或位于心室内。

一旦合适的消融靶点被确定,射频(RF)消融可以在窦性心律、心房起搏或 AAVRT 时进行,以心房起搏时消融效果最佳。

使用长鞘有助于标测和与组织稳定接触,消融时能量设置在 50W,温度 55～60℃,旁路阻断后继续消融 30～60s。在射频消融过程中,常常会出现加速性旁路前传的心律,被称为 Mahaim 逆行性房室折返性心动过速,类似于房室结改良中见到的加速性交界性心律。在这种心律消失后,消融应该继续持续一段足够长的时间。

消融即刻的成功率接近 90%～100%,短期复发率小于 5%。

(二)束室旁路

1.概述　束室旁路是最罕见的预激类型(占非典型旁路的 1.2%～5.1%)。旁路位于前间隔处,连接希氏束及心室肌。这些纤维不参与任何折返性心动过速,不需要特殊治疗。

2.心电图特征　窦性心律下始终可见到预激。心电图表现类似于显性预激,尤其类似于前间隔附近的房室旁路。

下述心电图 V_1 导联的表现支持存在束室旁路：①PR 间期＞110ms；②R 波宽度＜35ms；③S 波振幅＜20mV；④预激波平坦或负向；⑤S 波下降支出现切迹。

3.电生理检查　窦性心律时，AH 间期正常，HV 间期缩短。最早心室兴奋发生在希氏束区域。

心房增频起搏或心房期前刺激时 PR 间期和 AH 间期逐渐延长，预激程度固定不变，即 HV 间期不变。房室结的文氏现象不影响预激程度及 HV 间期。心房期前刺激可阻断束室旁路，表现为预激突然消失，HV 间期延长至正常。

第三节　局灶性房性心动过速的消融治疗

局灶性房性心动过速（房速）指激动起源于心房内小面积的异位灶，向整个心房呈离心性扩展。局灶性房速与器质性心脏病无关，其发作往往呈反复性或持续性，可于左右心房的不同部位起源，其发病机制包括自律性增高、触发活动和微折返。之前有较多文献描述了各种特殊解剖结构起源的房速的电生理特征及射频消融结果，但是关于局灶性房速总体的分布特点的数据较少，有研究表明右房起源的房速明显多于左房，前者约占 63%，而后者约占 37%。右心房以界嵴、三尖瓣环以及冠状窦口部位起源的情况多见，而左心房以肺静脉、二尖瓣环部位起源的情况多见。

一、局灶性房速的特点及机制

局灶性房速通常起源于心脏的局部，其特点有：①激动标测显示心内膜激动顺序由最早激动点向四周传播；②局灶性房速的频率由局部兴奋灶的频率或微折返的周长（CI）决定，与心房肌的传导速度无关；③运用三维标测系统于心腔内标测总的局部激动时间（LAT）常小于房速 CL，这点是与大折返性房速有本质的区别，因为局灶性房速的 LAT 总时程由心房肌的传导速度决定，CL 由局部病灶的自律性或微折返的周期决定，而折返性房速的 LAT 就是由主导折返环的传导周期（CL）决定的；④局部微折返性房速，心内膜靶点附近局部电位明显碎裂，持续时间可能接近整个心动过速周长。

局灶性房速的发病机制包括自律性增高、触发活动和微折返。自律性机制的特点为异丙肾上腺素能够诱发，程序刺激不能诱发和终止房速，超速起搏能够短暂超速抑制，普萘洛尔能够终止所有房速，而腺苷三磷酸、维拉帕米（异搏定）不能够终止。触发机制的特点是心房起搏能够诱发房速，其起搏周长有一定的窗口，能够观察到延迟后除极，程序刺激能够终止房速，腺苷三磷酸、异搏定能够终止所有房速。微折返机制特点有程序刺激能够诱发和终止房速，可以显性或隐匿性拖带，早搏的联律间期和房速发作的第一跳间期呈反相关，腺苷三磷酸、异搏定能够终止部分房速,但亦有不敏感者。

二、局灶性房速的常见起源部位

局灶性房速趋向产生于与解剖结构相关的特征性部位。常见的右房起源部位是界嵴,房间隔右侧,包括房室结附近、三尖瓣环、冠状窦口、右心耳和上腔静脉。在左心房,大多局灶起源点在肺静脉口、左心耳、房间隔左侧和二尖瓣环(图 16-8)。其他少见的起源部位有主动脉窦、Marshall 韧带或左上腔静脉等。

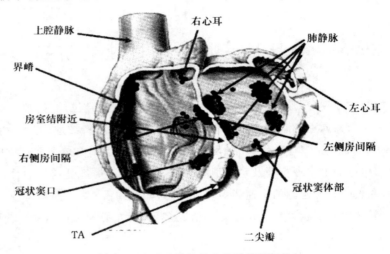

图 16-8　常见局灶性房速的起源部位

三、体表心电图的指导意义

在标测前分析窦性心律和房速时体表心电图 P 波的形态对局灶性房速有指导定位的意义(图 16-9,图 16-10),对体表 12 导联心电图 P 波形态或向量进行分析,可大致判定局灶性房速的起源部位,对术前准备和指导消融靶点的标测具有帮助。aVL 和 V_1 导联的 P 波形态对鉴别右心房和左心房房速的价值最大,V_1 导联的正向 P 波对判定左心房房速的敏感性和特异性分别为 92.9% 和 88.2%。Ⅰ导联正向 P 波对诊断左心房房速特异性高,敏感性差,aVL 导联的双向或正向 P 波判断右心房房速的特异性和敏感性较高。Ⅱ、Ⅲ 和 aVF 导联的正向 P 波,提示房速位于心房的上部,如:右房耳、右房高侧壁、左房的上肺静脉或左房耳;反之,则提示房速位于心房的下部,如:冠状静脉窦口、下肺静脉等。有时体表心电图的 P 波辨别不清,此时可给予少量的心室刺激或静脉推注腺苷就可以将 P 波清楚地显示(前提是房速不终止),同时在 P 波的起始部位和终末部位分别画线,有利于分辨出各个导联 P 波的形态。

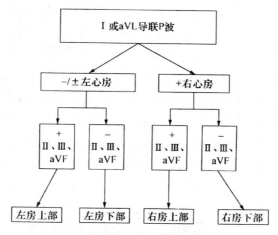

图 16-9 简单的体表心电图定位房速的方法

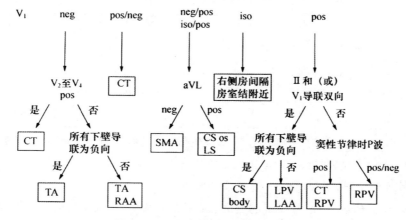

图 16-10 胸导联和肢导联联合定位

neg,负向;pos,正向;ISO,等电位线;CT,界嵴;TA,三尖瓣;RAA,右心耳;SMA,二尖瓣前瓣;CS Os,冠状窦开口;LS,左侧房间隔;CS body,冠状窦体部;LPV,左侧肺静脉;LAA,左心耳;RPV,右侧肺静脉。

四、不同起源部位的局灶性房速体表心电图 P 波形态特点

1.界嵴起源房速 界嵴所有部位均有可能产生房速,由于起源部位高低不同,心电图 P 波形态亦不同。aVR 导联 P 波负向可除外三尖瓣环和间隔部房速,初步定位于界嵴;Ⅰ、Ⅱ 导联 P 波正向,V₁ 导联呈正负双向,或窦性心律下及房速时 V₁ 导联 P 波均为正向预测房速起源于界嵴的特异性和敏感性均较高,而下壁导联正向 P 波的高低可进一步区分起源部位的高低。起源于高位界嵴的房速与上腔静脉、右上肺静脉起源的房速有时难以区别,有研究认为,若窦性心律时 V₁ 导联 P 波为双向,而房速时变为正向,可判定为右上肺静脉口部起源的房速,而界嵴起源的房速无该特征。

2.上腔静脉起源房速 上腔静脉由于解剖结构毗邻窦房结,故房速时 P 波形态与窦性 P

波较为接近,下壁导联 P 波正向,并且振幅稍高于窦性 P 波,aVR 导联 P 波负向,Ⅰ 导联上 P 波多数为正向,aVL 导联 P 波形态不确定,V₁ 导联上 P 波可为正负双向或等电位线,后者明显与右上肺静脉起源的房速不同,其 V₁ 导联上 P 波均为正向。

3.间隔起源房速　间隔房速的识别具有挑战性,局灶房速可以来源于房室结附近房间隔的任何一边。这一区域的射频消融具有很大的引起房室传导阻滞的危险性。若来源于右侧房间隔,V₁ 导联 P 波呈等电位线或者双向;若来源于左侧房间隔,V₁ 导联 P 波正向,且 aVL 导联 P 波负向多见。如果最早右心房激动电位比 P 波起始提前≤15ms,或者房速在 V₁ 导联有单一正向 P 波,那就应该尽早进入左心房进行标测,寻找更早激动点,而不是在房间隔右侧面再尝试。此外,房间隔可分为前、中、后三个范围,不同区域起源的房速其 P 波形态有所区别(表 16-3)。

表 16-3　房间隔不同区域起源的房速的 P 波形态特点

起源部位	V₁	Ⅱ	Ⅲ	aVF
前间隔	双向	正向	正向	正向
	少数负向	少数负向		
中间隔	双向	负向	负向	负向
		少数双向		
后间隔	正向	负向	负向	负向

4.冠状静脉窦口起源房速　冠状静脉窦口较低,故其房速特点为下壁导联 P 波深倒,且Ⅱ、Ⅲ 导联 P 波倒置的幅度较 aVF 导联明显加深,aVL 导联和 aVR 导联 P 波正向,V₁ 导联 P 波负向或者呈等电位线,于 V₂ 至 V₆ 导联逐渐变负向。

5.右心耳起源房速　右心耳在解剖上位于心脏的右前侧壁,故房速时心电图 V₁ 导联 P 波负向,V₂ 至 V₆ 导联逐渐变正向,而下壁导联 P 波为低幅正向波。

6.三尖瓣环起源房速　三尖瓣环位置相对靠右前下,起源于三尖瓣环的房速多数位于瓣环的前下壁。心电图上 V₁ 导联 P 波负向,V₂ 至 V₆ 导联 P 波负向或者双向,下壁导联至少有一个 P 波为负向,尤其是Ⅲ 导联 P 波多为负向,aVL 导联 P 波正向或呈等电位线。

7.Koch 三角起源房速　起源于 Koch 三角的房速,由于左右心房同时激动,其 P 波时限常较窄,心电图上各导联 P 波形态以等电位线居多。

8.肺静脉起源房速　肺静脉口内的肌袖可产生肌袖性房速,不同肺静脉起源的房速体表心电图有不同的特点。V₁、aVL、Ⅰ、Ⅱ 导联的 P 波形态对于鉴别肺静脉起源的房速意义较大。aVL 导联 P 波正向,Ⅰ 导联 P 波正向(振幅≥0.05mV),窦性心律时 V₁ 导联 P 波为双向,房速时为正向,提示右上肺静脉起源;Ⅰ 导联 P 波负向或呈等电位线,Ⅱ 导联 P 波有切迹,V₁ 导联 P 波正向(时限≥80ms)或Ⅲ 导联 P 波振幅/Ⅱ 导联 P 波振幅≥0.8 预测为左肺静脉起源;下壁导联 P 波有切迹提示下肺静脉起源,Ⅱ 导联 P 波振幅≥0.1mV 提示上肺静脉起源。

9.左心耳起源房速　左心耳位于心脏的左上部,与肺静脉相比,更接近左房前壁,激动时除极向量背离于胸前导联,故于 V₂ 至 V₆ 导联呈等电位线或者低振幅向上,其 V₁ 导联 P 波向上或者双向,下壁导联 P 波向上,且振幅较高。左心耳起源房速需与左上肺静脉起源房速鉴别,后者 V_1 至 V_6 导联 P 波通常正向,但振幅逐渐变低。

10.二尖瓣环起源房速　二尖瓣环相对于肺静脉来说位于前方,并较左心耳低,故有其特征性心电图 P 波形态,V_1 至 V_6 导联 P 波双向,通常为先负后正,肢体导联 P 波多为低振幅。肺静脉起源房速 V_1 导联上 P 波多为正向,左心耳起源房速时下壁导联上 P 波通常较高,这些特征与二尖瓣环起源房速有明显不同。

11.主动脉窦起源房速　主动脉窦起源房速相对少见,无冠窦、左冠窦及右冠窦起源的房速均有报道。Ouyang 总结无冠窦起源房速心电图特点为 I、aVL 导联 P 波为正向,V_1、V_2 导联 P 波呈负/正双向,下壁导联 P 波以负/正双向多见,但亦可为负向,或者表现为 II、aVF 导联正向,III 导联低平。左冠窦、右冠窦起源房速罕见,前者心电图特点为 I、aVL 导联 P 波为负向,V_1 导联 P 波以正向为主,下壁导联 P 波正向,有时难以与左心耳起源房速相鉴别;后者心电图 T 导联 P 波呈等电位线,V_1 导联 P 波呈等电位线,终末部分负向,V_2 至 V_6 导联 P 波双向,初始部分有小的负向曲折,下壁导联 P 波先负向后正向。

12.其他部位起源房速　少见的局灶性房速还可起源于 Marshall 韧带、左上腔静脉、卵圆窝、左房体部、主动脉干等部位,体表心电图无明显特征,需应用三维标测系统仔细进行激动顺序标测方可明确起源病灶。

五、局灶性房速的消融

由于三维标测系统的广泛应用,局灶性房速现在多采用三维标测系统指引下激动顺序标测法寻找最早激动点,消融过程中房速可先加速后终止,亦可无加速效应而终止。通常,消融开始 $10\sim20s$ 内房速快速终止是靶点正确和消融成功的标志。对于上腔静脉、肺静脉等入心静脉而言,电隔离是治愈此类房速的有效方法。一般而言,局灶性房速消融的急性成功率为 $60\%\sim100\%$,复发率为 $14\%\sim25\%$。左房房速成功率比右房房速成功率低。多灶房速比单灶房速复发率高。患者年龄是一次消融后出现多灶房速和复发房速的独立指标。严重并发症发生率约占 1%,包括心脏压塞、房室传导阻滞、肺静脉狭窄、膈神经损伤和窦房结功能障碍等。

第四节　心房扑动的消融治疗

一、典型(峡部依赖性)心房扑动

(一)右心房解剖特点

右心房心内膜面有多个复杂的开口和胚胎时期的存留,其内部结构是不规则的平面。上下腔静脉的开口分别位于右心房的上端和下端。三尖瓣环位于右心房体部的前方。右心房内膜面可以分成位于前外侧部分的肌小梁右心房区和位于后部的光滑右心房区,前者由胚胎时期的"真性"右心房演化而来,后者则由胚胎时期的冠状静脉窦演化而来。这两部分不同的解剖结构在侧壁由界嵴分隔,在下壁则由欧氏嵴分隔。

界嵴由冠状静脉窦部和"真性"右心房在侧壁相互融合所形成,"真性"右心房同时向前形成右心耳和右房前壁。界嵴从上腔静脉口起始沿着高位间隔、侧后壁向下延伸,其下部向前直至下腔静脉开口甚至下腔静脉内。在心房下部,界嵴横行延伸为欧氏嵴(胚胎时期的冠状静脉窦瓣),随后向前上终止于冠状静脉窦口,两者融合形成 Todaro 腱。

右心房下部的三尖瓣环位于欧氏嵴前方,根据个体化差异,两者间的距离约 1~4cm。有些患者,这部分右心房结构甚至出现分隔,分开的两部分分别终止于冠状窦口的前部和后部。冠状窦口位于下腔静脉开口中线水平,右房下部向上延伸形成房间隔,卵圆孔在房间隔的中下部形成。

(二)峡部依赖性心房扑动

1.顺钟向及逆钟向典型心房扑动　典型心房扑动(房扑)是大折返性房性心动过速的一种,右房峡部是其激动环路的关键部位,限定这一传导关键部位的界限包括三尖瓣环、界嵴、下腔静脉、欧氏嵴、冠状窦口,目前卵圆孔的作用尚不明确。这些传导阻滞线既有永久解剖性的又有功能性的,但他们是房扑折返环路中的必需组成部分。三尖瓣环构成房扑折返环峡部的前壁,峡部的宽度随着前后壁间的距离不同而变化,靠近欧氏嵴的部分最窄而右房的前壁部分最宽。

三尖瓣峡部总体呈由前侧向后内方向走行,连接右心房前下部和低位房间隔。它的宽度与肌层厚度是不均一的,最窄及最宽部分别可达几毫米至几厘米,厚度多为 1cm 左右。峡部后壁由侧壁的下腔静脉口和靠近冠状窦口的欧氏嵴组成。由此形成的三尖瓣峡部构成了房扑折返环中的关键缓慢传导区。跨越峡部的激动传导速度因人而异,典型房扑患者的起搏传导速度要慢于没有房扑发作史的人群。峡部激动传导速度较心房游离壁和房间隔慢,这一缓慢传导速度出现的机制目前尚不完全明确,但多数认为同峡部肌纤维分布方向的异质性有关。随着衰老及心房扩大,细胞间的纤维化过程将改变缝隙连接的密度,并由此造成跨越三尖瓣峡部肌纤维传导的各向异性。同时,观察发现典型房扑患者的峡部较正常人群明显宽大。

典型房扑可以分为顺钟向及逆钟向两个类型。逆钟向典型房扑由下至上沿房间隔、三尖瓣环向界嵴激动,并在侧壁由上至下沿着界嵴直至三尖瓣侧壁,跨越右房峡部完成一次激动(于左前斜位由心室向心房观察)。整个折返环均位于右心房内,左心房作为"旁观者"随着由冠状窦、Bachmann 束或卵圆窝传导的兴奋而激动。顺钟向房扑的激动方向与逆钟向房扑完全相反(图 16-11)。

顺钟向房扑仅占自然发作典型房扑的 10% 左右,但在电生理检查中,程序性刺激很容易诱发其发作,大约一半接受电生理检查的逆钟向典型房扑患者可以诱发出顺钟向典型房扑。逆钟向房扑的高发生率可能与位于房间隔峡部并靠近右心房峡部的部分区域存在传导不稳定性有关。逆钟向房扑更容易由冠状窦内快速心房起搏所诱发,而顺钟向房扑更易由心房低位侧壁的快速起搏所诱发。这些观察所见可由三尖瓣环峡部肌层的各向异性及由此产生的频率依赖性传导延迟所形成的单向阻滞所解释，它既是折返形成的关键同时也受不同的起搏部位的影响。

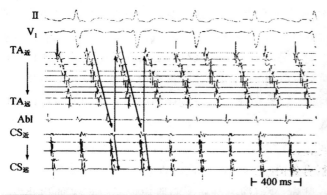
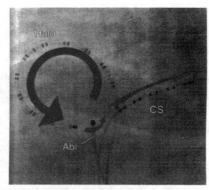

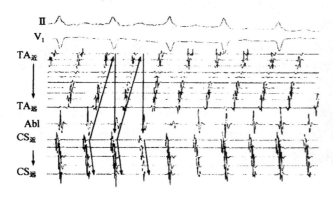
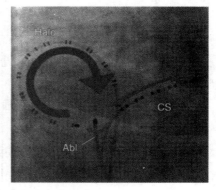

图 16-11   逆钟向及顺钟向典型房扑的腔内激动顺序图示

消融导管（Abl）放置在三尖瓣峡部上，Halo 多极导管环绕三尖瓣环放置。TA：三尖瓣环；CS：冠状窦。

2.双重波折返   典型房扑因存在较大的可兴奋间隙，故特定时间间隔内发放的心房期前收缩可以进入房扑折返环，而同典型房扑激动本身共存，我们称此现象为双重波折返。

发生双重波折返时，房扑表现为心动过速的频率加快但体表心电图和腔内电图维持一致。它可通过三尖瓣环上下部分的同时顺序激动所证实。这种特殊的节律一般仅维持数个激动周期，但却可以触发心房颤动（房颤）发生。因为这种特殊激动的关键部分同时依赖右房峡部，所以峡部消融同样可以对其进行有效治疗。

3.低位（下部）环折返   低位环折返也是峡部依赖性房扑的一种，它的折返围绕下腔静脉口进行，局限于右心房的下部。它通常同顺钟向或逆钟向典型房扑共存。低位环折返同样可绕下腔静脉行逆钟向或顺钟向激动（由侧壁向间隔跨过右心房峡部或反之）。它的发生多因界嵴下部或欧氏嵴连接处出现断裂，导致激动可由此向后壁传导而取代了绕三尖瓣环的激动方式，但因此处的传导为横跨组织传导，故传导速度减慢。顺钟向激动时，激动可由 Koch 三角顶点传出并沿欧氏嵴后方折返,最终传导回三尖瓣峡部。

这种特殊的折返激动往往自行终止或转化为房扑或房颤。同样,因该折返环依赖右心房峡部,所以峡部消融可以对其进行有效治疗。

4.峡部内折返　峡部内折返是近期被发现和报道的,其折返环仅局限于峡部中部和冠状窦口之间。对于这一特殊类型的折返,低位右心房侧壁的起搏拖带显示一个相对较长的起搏后间期(PPI),提示低位右心房侧壁不是折返环的一部分;低位右心房间隔部及冠状窦口周围的起搏则显示房扑被隐匿性拖带,同时局部常可标测到可以被拖带的碎裂电位及双电位。尽管目前无法于解剖上证实这种特殊的折返类型,但靠近间隔或峡部中部的消融径线可以消除这种折返,靠近侧壁的消融方式则无效。

(三)临床特征

1.流行病学　阵发性典型房扑可以发生在无器质性心脏病的患者中,但慢性房扑则多发生于确诊心脏病的患者,包括瓣膜性心脏病、缺血性心脏病及心肌病。大约60%的房扑发生于急性心脏疾病过程中,如心肺外科手术后出现肺动脉高压或急性心肌梗死。房扑占整体室上性心动过速发生率的15%,常和房颤并存或作为房颤的前兆。

2.临床症状　房扑患者的临床症状多种多样,可有心悸、头晕、乏力、呼吸急促、急性肺水肿,甚至是急性冠状动脉综合征。症状的严重程度取决于心室率的快慢,有无基础心脏疾病或左心功能不全。25%~35%的房颤患者同时发生房扑,且往往因房扑时更快的心室率而加重原来的症状。

3.初诊评价　多数典型房扑可通过体表心电图得到诊断,但有时体表心电图也可能误诊。超声心动可以评价患者的心功能及是否存在基础心脏疾病。为明确房扑的触发因素,有时需要进行更多的相关检查(如肺功能、冠状动脉造影等)。

(四)治疗原则

1.急性期治疗　房扑的急性期治疗取决于患者的临床症状,可以通过减慢心室率的药物或恢复窦性心律来改善。复律(电复律或药物复律)在急性期治疗时较常被应用,电复律终止房扑的成功率很高且不需高的能量就能实现(通常<50J)。药物复律可通过静脉应用伊布利特等药物实现,成功率为38%~76%,依布利特的复律成功率高于胺碘酮、索他洛尔及其他 I_c 类抗心律失常药物。通过经食管或静脉心房快速起搏抑制通常也可有效地终止典型房扑,但同时也存在转化房扑为房颤的风险。复律前后应认真考虑是否进行抗凝治疗,由房扑的持续时间和患者的卒中风险而定,沿用房颤相关的诊疗标准。

应用静脉房室结阻滞剂如维拉帕米、地尔硫草、β受体阻滞剂及洋地黄类药物,可以有效地实现心室率控制。相对于房颤,房扑时较慢的心房激动频率使药物控制心室率的成功率相对降低。

2.长期治疗　伴随急性心脏疾病发生的房扑通常无需长期治疗,基础疾病好转后,房扑转复为窦性心律后无需进一步治疗。从长期看,药物治疗预防房扑复发效果有限,因此导管消融三尖瓣峡部是典型房扑的首选治疗措施。无论是阵发性、持续性或慢性典型房扑,长期药物治疗应慎重考虑。

Ⅰ_A类(奎宁丁、普鲁卡因胺及双异丙砒胺),Ⅰ_c类(氟卡尼及普罗帕酮)和Ⅲ类(索他洛尔、胺碘酮及多非利特)抗心律失常药物对于预防房扑复发有一定效果。如不存在器质性心脏病,Ⅰ_c类药物是较好的选择。预防复发类药物应酌情与减慢心室率的药物同时应用,以预防因房扑复发后较慢的心房激动速度导致出现更快的心室率。

房室结消融加永久起搏植入的治疗策略仅应用于房扑消融及药物治疗(节律及频率控制)失败的患者。依照房颤诊疗常规,根据患者的卒中风险,应用阿司匹林或华法林预防血栓栓塞事件。

(五)心电图特征

1.典型房扑

(1)P波:典型房扑发生时,心房波形态、极性和周期始终保持一致,通常在下壁导联(Ⅱ、Ⅲ、aVF)和 V_1 导联较为明显。下壁导联上,倒置房扑波呈现锯齿样,由下斜行曲线紧接一陡峭负向切迹及随后的陡峭正向转折组成,波形的形态和幅度可因人而异。

逆钟向典型房扑(图 16-12)的心电图表现多为下壁导联先负后正的锯齿样房扑波,V_1 导联以高大正向或双向 P 波为主。下壁导联波形的正向成分的幅度同基础心脏疾病或左房扩大程度相关。Ⅰ、aVL 导联多为低电压波形。顺钟向典型房扑下壁导联多为宽大正向波形,V_1 导联多为较宽的负向波形。

典型房扑的激动周期通常为 190～250ms,心房率为 240～340 次/分,周期变化率在 2% 左右。需要注意的是,已应用抗心律失常药物患者的心房激动频率往往较慢(图 16-13)。部分患者可以同时存在逆钟向及顺钟向房扑,顺钟向房扑的激动频率稍慢。

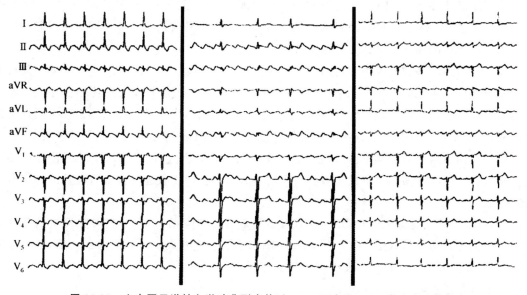

图 16-12　心电图示逆钟向激动典型房扑以 2∶1、不定比、4∶1 发生房室传导

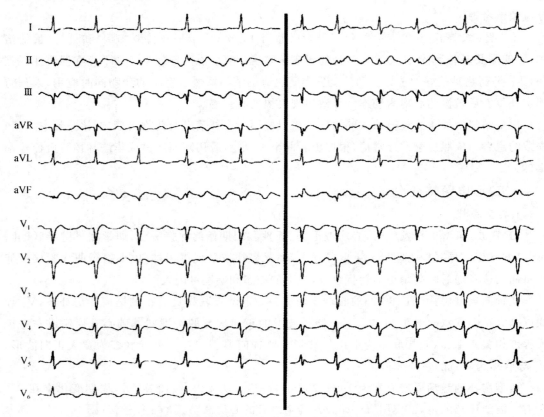

图 16-13　心电图示应用氟卡尼治疗后的典型房扑，房扑激动缓慢（周期 350ms），波形明显

当房室结传导为 2：1 时，房扑波的辨认较为困难，因为其经常与 QRS 波或 T 波重叠（图 16-12）。通过与窦性心律时的 QRS 波及 T 波比较，可以帮助辨认房扑波。同时通过刺激迷走神经的方法也可减慢房室结传导显露房扑波。

（2）房室传导：多数情况下，房扑伴随 2：1 的房室传导，但不等比下传并不少见。其机制为房室结连续发生隐匿性传导，2：1 多发生于房室结的上部而不等比文氏传导往往发生在房室结的下部。多数情况下，房扑波于房室结水平发生阻滞，但房室结远端希氏束水平同样可发生阻滞，特别是在基础状态下存在希氏束传导延长或应用Ⅰ类抗心律失常药物的患者。

药物应用后房扑激动频率的减慢可能导致心室率的加快，这可以用房室结区传导功能的改善来解释。伴有预激综合征的患者如发生房扑，可出现 1：1 快速下传致较快的心室激动（图 16-14）。

（3）QRS 波形态：房扑时的 QRS 波形态多与窦性心律时相一致，但当束支发生功能性阻滞而出现差异性传导时，QRS 波形态会发生变化，多数出现右束支传导阻滞的图形，房扑波同 QRS 波的重叠也可导致其形态发生不同程度的变化。

2.其他类型的峡部依赖性房扑

（1）双重波折返：房扑波的形态在各个导联上与典型房扑相一致，但激动速率更快。

（2）低位环折返：房扑波的形态变化较多，有时也可与典型房扑波相似，随着界嵴突破部位的不同,房扑波的幅度发生变化,下壁导联正向房扑波振幅可降低,同向下激动的向量相呼应。

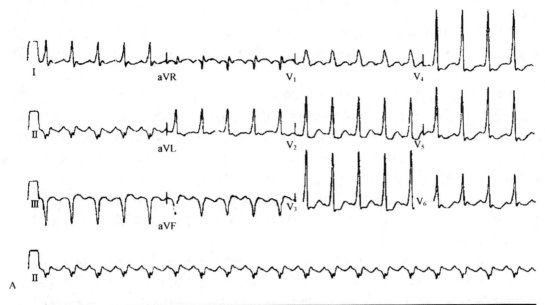

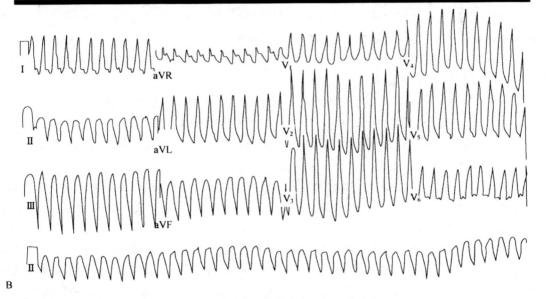

图16-14 心电图示典型房扑伴左后间隔旁路传导

A:2∶1房室结传导及旁路传导的融合表现。B:1∶1旁路下传。

(六)电生理检查

1.**房扑的诱发** 房扑的标测可通过放置10极冠状窦导管(近端位于冠状窦口)和20极Halo导管(沿三尖瓣环放置)实现。将Halo导管的远端置于三尖瓣环6点位置(左前斜位观),可实现对右房低位侧壁、三尖瓣环前上部、房间隔及冠状窦口的标测。有些电生理室应用一种特殊导管替代Halo导管和冠状窦导管,这一特殊导管沿三尖瓣环侧壁、峡部摆放,其远端深入冠状窦口内；该导管可全程标测间隔、峡部及侧壁的激动，并可以简单实现对不同部位的起搏。

不同的程序性刺激方案可实现房扑的诱发，比如发放一个至多个房性期前收缩及心房快速起搏（至出现 2∶1 传导）。静脉滴注异丙肾上腺素（0.5～4μg/min）可以增加房扑诱发的成功率。

大多数有房扑发作史的患者容易被程序性刺激所诱发，95%的患者可被诱发出逆钟向房扑。通常，快速心房起搏刺激较单个心房期前收缩更易诱发房扑，两个或两个以上的期前收缩诱发成功率类似于快速心房刺激法。冠状窦口侧的刺激多诱发出逆钟向房扑，而侧壁的刺激则多诱发顺钟向房扑。需要注意的是，快速心房刺激的速率越快、期前收缩的偶联间期越短，越容易诱发房颤的发生，多数情况下这种房颤自动终止，但少于 10%的患者可能出现持续性房颤。

2.**房扑特点**　发生典型逆钟向房扑时，右房内激动沿右房侧壁、界嵴前缘向下穿越峡部到达冠状窦口后向上至房间隔，沿三尖瓣环顶部回到右房侧壁完成一次折返（图 16-11）。顺钟向房扑激动方向相反。

典型房扑的激动扩布不同于窦性心律及其他局灶性房性心动过速，来自心房高位的激动，在典型房扑时沿某一特定方向向下激动，而不是同时沿侧壁及间隔两侧同时向下激动，可通过Halo 导管的激动来证实。

特殊情况下，心电图房扑波形态表现为典型房扑，但电生理检查显示心房呈房颤样激动，这种节律可通过Ⅰ、Ⅲ类抗心律失常药物转化为典型房扑。

房扑患者中，沿界嵴及欧氏嵴可标测到双电位，提示局部存在功能性或解剖性传导阻滞。

（七）房扑电生理鉴别诊断方法

1.**房扑程序性刺激的目的**　房扑程序性刺激的目的包括：①证实该心动过速为大折返环性心动过速，②证实三尖瓣峡部为该心动过速折返环中的关键部位。

（1）发放心房期前收缩（房早）：在高位右房及冠状窦口发放期前收缩，以较房扑周期短10ms 的偶联间期开始，逐级缩短 10～30ms。

通常房早会重整房扑激动，刺激部位离房扑折返环越近，重整越容易发生。典型房扑因存在可兴奋间隙（占 15%～30%的心动过速周期）故存在折返激动可被重整的特性。位于房扑折返环以外的激动可以重整房扑激动但不改变房扑激动时间。

通常，单个房早很难终止房扑折返，因房扑折返环的可兴奋间隙较小（占 15%～30%的心动过速周期），故单个房早在不改变心房不应期的同时很难进入折返环并在特定的偶联间期终止房扑。位于三尖瓣环峡部的房早相对容易终止房扑激动，因其仅需一很短的偶联间期（该处组织的有效不应期）即可夺获峡部，同时不影响周围组织的传导。房扑的终止总是因峡部的传导阻滞而发生的。

（2）心房快速起搏：快速刺激起搏通常在高位右房或冠状窦口以略短于房扑周长的周期开始（>10～20ms），逐渐缩短起搏周长。

当起搏周期小于房扑周长 10～30ms 时，房扑拖带即可显示。在测量 PPI 之前，必须确定房扑已被成功拖带。拖带技术通常被用来确定起搏部位距折返关键部位的远近（表 16-4，图16-15）。

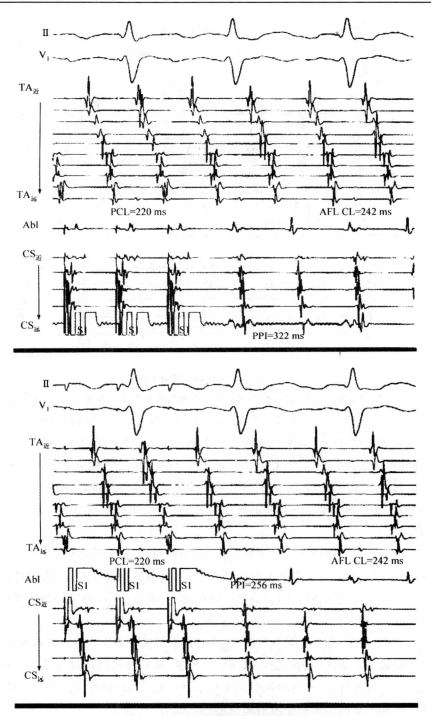

图 16-15　逆钟向典型房扑拖带标测

上图：由冠状窦导管远端电极起搏拖带显示显性心房融合及较长的起搏后间期（PPI－AFL＝80ms），冠状窦远端不在折返环路内。TA：三尖瓣环；CS：冠状窦；Abl：消融导管。下图：标测导管于三尖瓣峡部起搏拖带显示隐匿性心房融合及短 PPI（PPI－AFL＝14ms），峡部是折返环的一部分。

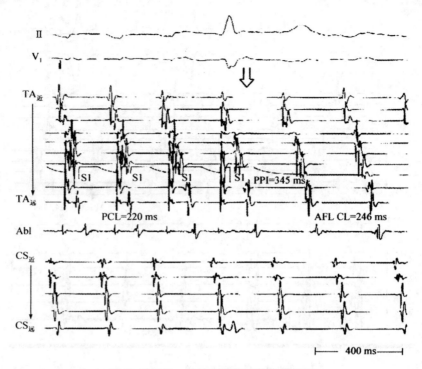

图 16-15(续) 逆钟向典型房扑拖带标测

峡部:尝试由右心房侧壁起搏拖带,箭头处指示最后一个起搏刺激未成功夺获心房,因此无法测量 PPI。

多数情况下,过快的心房起搏(>20～50ms)会终止房扑。快速起搏时房扑终止,经常会伴随心电图 P 波的突然改变以及腔内电图冠状窦和 Halo 导管激动顺序的改变。在逆钟向典型房扑中,高位右房起搏终止房扑,心电图下壁导联负向房扑波突然变为高大正向 P 波,反映了高位心房起搏时右房侧壁及间隔同步向下激动的向量。尽管如此,当折返环外的大部分心房组织被夺获时(冠状窦远端起搏),房扑并不终止,但心电图仍可显示 P 波形态的明显改变(先显性融合)。

房扑不能被终止通常由以下几个原因导致:①起搏时间过短或起搏周期过长——起搏周期同房扑周长越接近,房扑终止所需的时间越长;②起搏部位远离折返环,折返环周围心肌的保护作用使得刺激无法进入折返环;③心电图显现的"典型房扑"可能实际为房颤或局灶性房速时右心房的被动激动所致。

快速心房起搏可能将房扑转化为房颤,但当起搏周期较长或房扑折返环内起搏时,发生房颤的可能性相对较小。快速的刺激也可以使房扑加速,从而将其转换成双重波折返或低位环折返。发生双重波折返时,房扑激动频率加快但体表心电图及腔内激动顺序均保持不变,可通过三尖瓣环上部和下部的同步顺序激动来确定。

2.电解剖标测 三维高密度电解剖标测可以很好地显示典型房扑右心房内激动顺序,并可以为明确峡部关键位置提供帮助。激动顺序图(图 16-16)可以清晰显示围绕三尖瓣环的连续颜色渐变(红至紫)提示激动围绕三尖瓣环进行。同时通过显示局部最早激动及最晚激动相互连接的关系,反映心动过速符合大折返的特性。激动波阵面沿三尖瓣环间隔侧向前上激动,后沿侧壁向后下激动,并于侧壁后部呈线性阻滞,此处的双电位分布与界嵴相吻合(图16-16)。激动波继续围绕上腔静脉扩布,与围绕三尖瓣环的激动相融合,并最终传导至右心房前侧壁,进入三尖瓣峡部的侧壁部分。

三维电解剖标测同时可以提供峡部组织的电压等相关参数。局部电压越低,达到局部传导阻滞越容易。所以三维电解剖标测可以辅助选定合适的消融路径,有时并不是最短的线路。

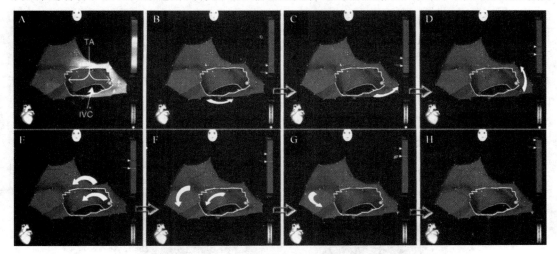

图16-16 典型房扑,右房CARTO三维电标测系统构建的右房三维激动模型

激动图显示:激动波阵面沿三尖瓣环(TA)呈逆钟向连续激动(由红至紫),最早及最晚激动部位相连。IVC:下腔静脉。

表16-4 典型房扑的拖带标测

房扑折返环外起搏
显性心房融合:心电图形态或腔内激动顺序发生改变(激动周期固定,房扑波形态及激动顺序逐渐改变)。房扑拖带过程中,任何心房激动顺序的改变都应视为显性融合。
起搏后间期(PPI)>30ms:起搏信号至房扑波起始的间期长于起搏局部电图至房扑波起始的间期。
房扑折返环内起搏
隐匿性心房融合(起搏后心房波的心电图形态及腔内激动顺序与典型房扑完全一致)。PPI<30ms:起搏信号至房扑波起始的间期等于起搏局部电图至房扑波起始的间期。

3.非接触性标测 典型房扑的消融通常采用最常规的策略,但非接触性标测可以明确房扑折返环的解剖位置,减少X线照射时间,证实峡部阻滞。同时非接触性标测还可以清楚显示峡部消融后残余组织传导所导致的不完全性阻滞。因其可以同步记录多个不同部位的激动,非接触性标测可以迅速定位消融线上的传导间隙。通过消融线一侧的起搏,可以快速定位残留传导间隙,从而缩短复发的房扑的再次手术时间。基础三维模型上的快速二次标测,可以清晰地显示峡部双向阻滞后的右房传导过程。针对放电过程中的标记,可以显示消融线的部位和完整性,为再次回到关键点指路。

（八）房扑消融

1.消融目标　通常,我们选定三尖瓣环峡部作为理想消融目标,因为其位于右房峡部的中间部位,导管容易到达,宽度相对较窄,消融安全,同时最为重要的是,它是典型房扑折返环的关键缓慢传导区(并不因其为病理区域)。

右房峡部中部(左前斜位观 6 点位置)通常为最狭窄处(13~26mm),同时也是肌肉最薄的部位,射频消融容易成功。另一个原因是,随着峡部向间隔部的延伸,大约 10%患者的房室结组织或房室结动脉走行于此;而随着峡部向侧壁延伸,右冠状动脉在此处更接近心内膜面(最近至内膜下 4mm)。

另外,三尖瓣环至冠状窦口或下腔静脉至冠状窦口也可作为消融目标(图 16-17),但消融难度更大。因多需要在冠状窦内消融,故该方法的成功率较低。与峡部其他部位相比,越靠近间隔部,峡部越厚,且更加靠近房室结组织及其营养血管;越靠近侧壁部,峡部越宽,且更加靠近右冠状动脉。故这两种方法均不作为首选。

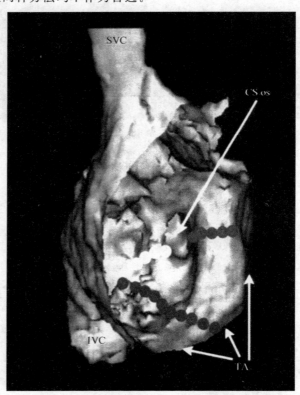

图 16-17　右房 CT 断层扫描三维重建图
SVC:上腔静脉;CSos:冠状窦口;TA:三尖瓣环。

2.消融技术

(1)导管位置:通常选用 4mm 或 8mm 可控弯度消融导管。所选导管的弯度大小和形状可能影响导管与峡部位置的贴靠,应用塑形长鞘(Daig SR0,SL1)可帮助增加导管的稳定性,减少导管滑脱至下腔静脉或右心室的发生率。

　　通过电解剖标测可以构建峡部局部模型.消融导管打弯后由右心室下壁逐渐向下腔静脉回撤直到腔内图显示小 A 波大 V 波为止。然后通过 X 线透视或电解剖模型调整消融导管头至三尖瓣环峡部中点(左前斜位 45°观 6 点位置)(图 16-18)。

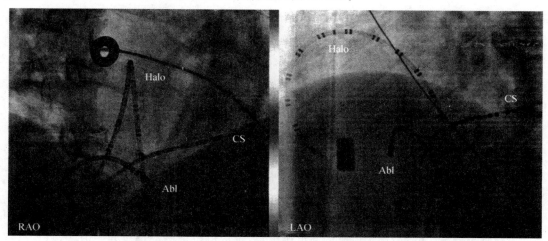

图 16-18　X 线透视右前斜位(RAO)及左前斜位(LAO),消融导管(Abl)位于三尖瓣峡部上

CS:冠状窦。

　　心房波(A)和心室波(V)比例大小可帮助判断导管位置,A/V<1:4 提示靠近三尖瓣环,A/V 接近 1:1 或 2:1 提示在峡部上,A/V>1:4 提示靠近下腔静脉。导管于三尖瓣峡部的定位也可依据心房隐匿性拖带来证实。

　　(2)射频消融技术:明确消融导管于目标消融部位后,可采取连续能量释放下逐渐回撤导管的方法(目标温度 55~60℃,能量设定为 50~70W,每一点消融 60~120s)或采用逐步移动导管间断释放能量的方法(目标温度 55~60℃,能量设定 50~70W,每一点消融 30~60s)。能量释放应从靠近三尖瓣环侧开始,逐渐延伸至下腔静脉直到形成一条完整的消融路线。在每一点消融后,局部电位幅度减低并转化为碎裂样提示消融有效,可以移动至下一处出现高大电位的位点直至电位消失为止。这一消融策略既可通过常规 X 线透视实现,也可借助三维标测系统完成。

　　消融能量释放过程中,房扑的激动周期可发生短暂或永久性的变化,从间隔至低位右房的激动时间发生明显延迟。这表明射频能量释放有效,应继续消融,直至形成跨越整个峡部的完整消融阻滞线。有时,一次消融并不能实现峡部的阻滞,这就需要通过旋转导管,适当偏离起始消融部位重新进行线性消融,直至形成完整阻滞。在消融过程中,注意局部电图电压幅度是否减低,是否出现碎裂电位或双电位。

　　完全的传导阻滞可通过沿整个峡部消融线所标测到的双电位来证实,双电位间应出现一等电位线。一旦局部出现双电位,表明已达到完整的传导阻滞,无需对该处进行进一步的消融。消融线中出现单向、多向碎裂电位,或双电位的等电位线上出现小碎裂电位往往提示局部存在传导缝隙(残存的传导细胞),应对其进行进一步消融直到局部出现完全阻滞。在大约20%的患者中,形成完整的峡部传导阻滞存在一定的困难,原因包括:①欧氏嵴宽大;②峡部心肌组织较厚,射频能量穿透困难;③局部组织水肿,或出现凝血块,导致射频能量无法穿透至更深层的组织中。

升级换代的导管设计可以简化消融过程,提高峡部消融的成功率。因不同的峡部组织可存在陷窝及肌肉突出等结构,应用常规 4mm 消融导管可能无法成功消融。在血流速度过高或过低的部位,应用 8mm 消融导管,可实现更为宽大的消融范围,从而达到减少消融次数、缩短消融手术时间及 X 线照射时间的目的。盐水灌注导管同样可以在相似的组织条件下应用,有研究证实,与常规消融导管相比,经灌注导管消融形成的峡部阻滞线更为持久可靠,操作时间更短。

(3)最高电压指引消融技术:有研究者认为峡部深处存在的潜在肌纤维束在房扑折返传导中发挥重要作用,因此提出以最高电压指引消融的技术。峡部标测到的高大心房电位提示局部存在肌束,并以此作为消融目标指导消融能量的释放。相较于常规的解剖指导法,该消融技术方法可大大缩短消融能量释放的时间。

该技术要点如下:首先于 X 线透视或三维系统指导下,在窦性心律或冠状窦起搏下,从中部开始仔细标测整个峡部;标记所有的高电压位点,选取电位最高的部位开始消融,每点持续 40~60s;当局部电位电压幅度下降大于 50% 或形成传导阻滞后,重新选取新的最高电位处进行消融,直至峡部完整阻滞。应用该方法消融,有时并不出现峡部连续的消融线,但可以实现峡部的双向传导阻滞。

(4)冷冻消融技术:三尖瓣峡部消融同样可以采用冷冻消融技术。尽管目前尚无法证实冷冻消融较常规射频消融更为有效,但在冷冻消融过程中,患者的疼痛感明显减少,且目前的研究指出峡部冷冻消融的近期或远期成功率与射频消融相同。需要提出的是,冷冻消融的平均耗时较射频消融明显延长,这可能与冷冻消融系统每次能量释放需用时 4 分钟相关。

(5)三维电解剖标测系统的作用:三维标测系统(CARTO 或 NavX)可以展示导管在心房内的精确空间位置,同时可以记录每一个消融位点,借此实现减少 X 线照射时间和手术时长的作用。随着手术的进行,三维系统可以清晰地显示逐渐形成的连续线性消融线,这样就避免了遗漏点和重复消融的可能,大大减少了消融线上出现缝隙传导的可能(图 16-19)。

三维系统不仅能减少 X 线暴露时间,显示三维模型,同时能记录三维结构的电压、阻抗及局部激动时间;通过整合相关数据,以电压图、电位图、激动扩布图等多种形式为射频消融提供辅助,术者综合这些数据,可选择最短或最合适的峡部消融路线。

对于复发患者,三维系统在二次手术中发挥特殊作用。通过再次构建高密度的峡部三维模型,残存高电位区域及局部激动电图可将传导突破缝隙容易地辨认出来,在选定的感兴趣部位直接消融,操作更为精确,同时减少不必要的反复消融。

同时,三维系统可以轻松地借助已构建模型而进行二次构图,简单快速地验证峡部是否实现双向阻滞。

3.消融终点　消融可以在房扑发作时进行亦可在冠状窦内起搏下进行。但房扑持续发作时,消融的第一步目标是终止房扑;房扑终止后,必须继续于起搏下验证峡部是否实现双向阻滞;快速心房起搏尝试再次诱发房扑发作并不是必需的。如果线性消融结束,房扑并未终止,则需再次消融。需要注意的是,消融能量释放过程中的房扑终止,往往不同时伴随峡部的双向阻滞,故验证峡部的阻滞线是否完整是最为可靠的消融终点。当明确峡部形成双向阻滞后,等待30分钟后再次验证,对减少房扑复发有重要意义。

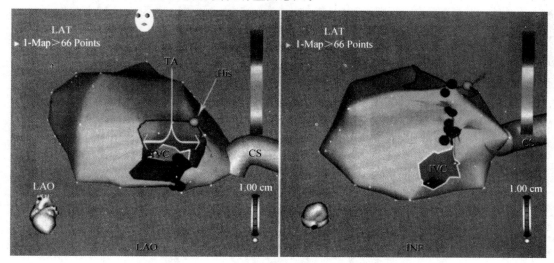

图 16-19　CARTO 系统指导的三尖瓣峡部消融图示

左前斜位(LAO)及足位观(INF),消融线位于三尖瓣环(TA)及下腔静脉(IVC)之间。CS:冠状窦。

窦性心律下的消融通常需冠状窦起搏来辅助,以观察术中跨越峡部的激动次序是否发生改变。多数情况下,消融中能够观察到峡部自间隔到侧壁的激动时间逐渐延长直至完全阻滞。

验证峡部双向传导阻滞

(1)心房起搏下的激动次序:通过分别观察于右房侧壁及冠状窦口起搏下的峡部激动顺序,我们可以验证峡部消融线是否实现双向阻滞,通常以 600ms 周期进行起搏。

在冠状窦口处起搏时,消融前的右房激动次序为:激动传导分别从峡部及房间隔向右心房侧壁进行,两个激动阵面多数在高位右心房侧壁碰撞融合(实际的融合部位取决于峡部及心房其他部位的传导速度之差)(图 16-20)。当顺钟向阻滞形成后,间隔部位起搏的传导次序表现为:单纯由右心房侧壁向下激动直至峡部阻滞线终止(Halo 导管显示由近端至远端的激动顺序),同时可以观察到跨越峡部的传导发生显著延迟(图 16-20)。当峡部阻滞不完全时,来自间隔部的激动仍然可以跨峡部向侧壁传导,最终的传导阵面融合发生在低位右心房侧壁的附近,而不是消融线的侧壁旁,Halo 导管上表现为,Halo1、2 激动提前于 Halo3、4。

需要注意的是,仅观察右心房侧壁的激动次序,经常导致双向阻滞判断错误。原因在于,当峡部传导被显著延迟时,来自间隔部的激动有足够的时间提前于跨峡部传导从而到达消融线的侧壁旁。同时,因峡部的宽度不一,部分传导缝隙无法被 Halo 等多极导管记录到,所以应尽量将 Halo 导管的远端放置在消融线旁,并在起搏验证时前后移动 Halo 导管以更全面地标测整个峡部传导过程。

在低位右心房侧壁起搏时,消融前的右房激动次序表现为:激动传导分别从峡部及右房侧壁向房间隔进行,两个激动阵面多数在高位右心房侧壁碰撞融合,来自峡部的激动由冠状窦口向高位间隔传导,因此冠状窦口的激动提前于希氏束部位的激动(图 16-21)。同时,低位右心房的激动可以迅速自冠状窦口向左心房传导,冠状窦电极表现为由近端向远端的激动传导,在心电图上表现为下壁导联倒置的 P 波。当逆钟向阻滞形成后,低位右心房侧壁部位起搏的传导次序表现为:单纯由高位房间隔向下激动直至峡部阻滞线终止(Halo 导管显示由远端至近端的激动顺序),房间隔激动顺序较基础状态发生翻转,由上升的激动变为向下的激动。因峡部的逆钟向阻滞,造成冠状窦口的激动延迟于希氏束的激动,右房激动经 Bachmann 束向左心房传导,冠状窦电极表现为自远端向近端的传导,心电图表现为下壁导联 P 波终末部分正向。

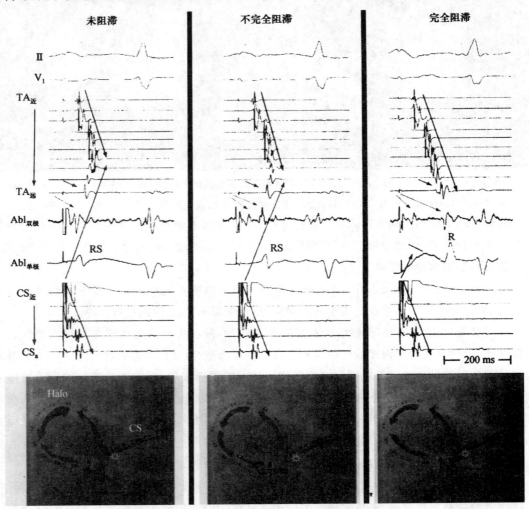

图 16-20　通过冠状窦导管不同部位起搏验证峡部传导是否阻滞

上图:腔内激动图,右房、冠状窦及峡部。下图:X 线透视左前斜位。峡部未阻滞时,传导碰撞融合发生在右房侧壁(蓝红箭头指示)。峡部不完全阻滞时,传导碰撞融合发生于低位右房侧壁。峡部完全阻滞时,冠状窦起搏,最晚激动部位位于峡部消融线侧壁一侧。TA:三尖瓣环;CS:冠状窦;Abl:消融导管。

(2)跨峡部传导间期:通过分别于间隔及低位右心房下起搏,测量峡部两侧的传导间期可以帮助判断峡部是否被完全阻滞,通常这一间期较基础状态下延长 50％以上(或消融后绝对值>150ms)。这一间期指标具有较高的灵敏性和几乎 100％的阴性预测能力,但其特异性和阳性预测值低于 90％。

(3)双电位:消融后,沿整个峡部消融线两侧标测到双电位提示峡部阻滞成功,双电位的等电位线部分>30ms,多数研究者将其作为判断峡部完全阻滞的金标准(图 16-20)。当峡部存在传导缝隙时,导管越靠近该缝隙,双电位间距越窄,到达缝隙处,双电位消失,取而代之的是较碎裂的慢电位。有研究指出,当双电位时程大于 110ms 时,峡部完全阻滞;当其时程小于 90ms 时,双向阻滞不成立。需要注意的是,因峡部消融线附近可能被反复消融,所以对双电位的精确测量有时具有一定难度。

(4)单极电图形态:未经滤波处理的单极电图形态可以体现局部激动传导的方向。正向折返(R 波)提示激动朝向记录局部进行,负向折返(QS 复合波)由离开记录部位的激动产生。当由冠状窦近端起搏时,基础状态单极电图显示典型 RS 波形态,提示激动跨越峡部向侧壁传导;因激动传导跨越整个峡部,所以每一个电极的单极电图起始部分均显示同一方向的波形。当峡部发生顺钟向阻滞时,峡部消融线间隔一侧的电极保持相同的电极电图方向,但波形变为单纯正向 R 波,提示激动由间隔传导至此并阻滞于消融线上;而消融线侧壁一侧的电极电图因激动传导变为相反的逆钟向,而发生极性翻转(图 16-20)。逆钟向阻滞可通过侧壁的起搏方法进行验证。另外也有研究提出,双极电图也可用于判断激动的传导方向。但应注意,双极电图主要反映局部激动的时程,通过信号相减所得出的双极电图往往丢失部分形态特征;因此,双极电图的极性翻转可用于辅助判断峡部的双向阻滞(图 16-20)。

(5)鉴别起搏:当峡部存在单向传导时,沿消融线两侧记录到的双电位特征可用于判断阻滞是否完整。双电位的起始部分代表起搏同侧的激动,终末部分代表消融线起搏对侧的激动,随着起搏逐渐远离消融线,双电位起始部分的激动也发生延迟,但终末部分的表现则依据是否存在峡部阻滞。如果峡部存在缓慢传导,则终末部分同起始部分发生相同程度的激动延迟;如果峡部完全阻滞,因双电位的前后两部分分别代表消融线的两侧,终末部分则发生提前激动(激动传导从相反的方向进行)。

分别从消融线的两侧进行起搏,观察冠状窦口及低位右心房的激动间期变化,可用来鉴别是否存在峡部双向阻滞。发生逆钟向阻滞时,自消融线向侧壁移动起搏下,冠状窦口至起搏信号的间期逐渐缩短,反之则逐渐延长。发生顺钟向阻滞时,自消融线向间隔移动的起搏下,低位右心房至起搏信号的间期逐渐缩短,反之则逐渐延长(图 16-21)。

(6)频率依赖性峡部阻滞:峡部不完全性阻滞时,极度缓慢的传导可以表现为同峡部完全阻滞相一致的激动次序。残存的峡部传导功能多为递减性的,随着起搏频率的加快,消融线两侧的激动将发生传导延迟及方向翻转。应用这一方法可以识别局部极度缓慢的峡部传导。当峡部残存局部传导延迟时,冠状窦口起搏速率的递增会导致低位右心房激动时间的逐渐延迟,当峡部传导延迟部位最终发生文氏阻滞时,递增的起搏频率将不再伴随低位右心房的激动延迟,因为此时低位右心房激动通过正常的心房间隔及侧壁传导而来。相反方向的阻滞可通过低位右心房的起搏递增来验证。

（7）三维电解剖标测系统：三维电激动图（图 16-22）亦可被用来验证峡部的双向阻滞。当形成双向阻滞时，三维激动图的最晚（颜色最深）部分发生在沿消融线的起搏对侧；如果残存传导时，峡部激动仍呈连续性（颜色由红至紫渐变），右心房前侧壁激动最晚（冠状窦起搏时）。同时峡部激动图可以直接显示传导缝隙所在处，但需注意，当局部电图呈多相甚至碎裂时，判断电图的真正起始部分是很难的。

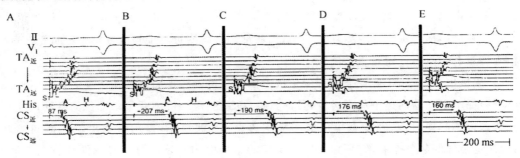

图 16-21　右房鉴别起搏判断峡部是否完全阻滞

A 图，Halo 导管 1、2 电极起搏（峡部消融线侧壁部）；B 图：Halo 导管 3、4 电极起搏；C 图：Halo 导管 5、6 电极起搏；D 图：Halo 导管 7、8 电极起搏；E 图：Halo 导管 9、10 电极起搏。峡部阻滞后的侧壁起搏沿三尖瓣环顺时针向冠状窦传导。

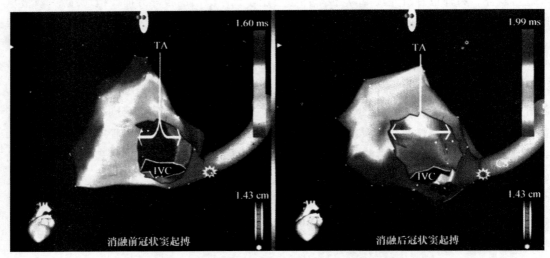

图 16-22　CARTO 激动模型显示峡部阻滞前（左）后（右）三尖瓣环激动顺序

TA：三尖瓣环；CS：冠状窦；IVC：下腔静脉。

（九）结语

随着导管技术、标测系统及消融能量的不断发展，以及使用更为精确的"武器"，我们可以更简单地实现峡部成功消融，因典型房扑复发而需再次手术的患者也大大减少。目前，典型房扑的近期消融成功率可达 99%。大约 5%～15% 的患者因复发接受再次消融，整体远期成功率达 97%。复发患者的主要原因为：未能成功实现双向阻滞，双向阻滞验证不精确，峡部传导功能恢复等。在接受房扑消融术后,随访一年时,大约 20%～30%的患者出现房颤;随访 4 年后,大约 82%的患者出现房颤。

房扑消融术中,严重并发症的发生是罕见的(约 0.4%),其中包括:房室传导阻滞(0.2%左右)、心脏压塞、穿刺点血肿、一过性 ST 段抬高(损伤右冠状动脉所致)、血栓栓塞事件和室性心律失常。

二、非典型(非峡部依赖性)心房扑动

(一)病理生理

典型房扑特指一类围绕三尖瓣峡部进行顺钟向或逆钟向折返的房性心动过速,它是大折返性房性心律失常的一种特殊类型,右房三尖瓣峡部是其折返的关键部位。除该特殊的房扑类型以外,所有其他的心房大折返性房性心律失常均被定义为非典型房扑。

大折返性房扑是指一类折返环范围较大的心律失常,通常其折返环直径为数厘米。折返环的传导屏障可为正常或异常的组织结构,其传导屏障的功能可以是暂时的也可以是固定的。折返环没有固定的激动出口,心房组织可被折返环的不同部分所激动。

描述一种大折返性房扑时,必须指出其所处的心房位置、传导屏障的组成以及关键峡部所在。典型的慢性、持久性房性心律失常多为大折返性;局灶性房性心律失常往往具有不规则的特性,自发性终止及反复发作通常是其区别于大折返性房性心律失常的特性。

(二)右心房非峡部依赖性房扑

1.损伤性右心房大折返性房扑 这种类型的大折返性房扑,其传导屏障通常为心房肌瘢痕、房间隔修补片、外科缝合线或既往的射频消融阻滞线;当瘢痕阻滞靠近上下腔静脉时,两者也可成为折返的传导屏障。某些少见的患者心房存在静默区域,这些区域区别于外科手术或其他损伤所致,多数存在于右心房侧后区或侧壁。这些特殊的静默区域通常可导致多种类型的房速。窦性心律或房速下,在这些区域均可标测到低电压、双电位或阻滞线等瘢痕病理性电位。

对于外科手术后的成人患者,他们的大折返性房扑折返环通常位于侧壁的外科切口瘢痕附近、间隔部的外科补片附近、三尖瓣峡部。位于左心房的折返环在这一类患者中比较少见。复杂的多折返环性房速可以在外科迷宫术后、房颤导管消融术后及外科 Fontan 修复术(法洛四联症修复术)后的巨大心房中出现。

围绕右房侧壁外科切口瘢痕形成的房速非常清晰地展示了大折返性房扑的特点(图 16-23),它常见于先天性心脏病或瓣膜性心脏病外科术后。绝大多数情况下,这种房扑的折返传导屏障为外科瘢痕,有时因功能性阻滞的出现,上腔静脉也可成为传导屏障的一部分。右心房前壁通常由上至下被激动,类似于典型房扑,但右心房间隔往往缺乏典型房扑时由下至上的激动特点。通过拖带标测,当局部起搏后间期(PPI)与房速周期一致时,可以验证右心房前壁是折返环的一部分。侧壁标测往往发现线性分布的双电位,由上至下走行,此处的双电位较典型

房扑更为明显,且电压幅度更低。在上下腔静脉、瘢痕的上下界线及三尖瓣环之间,甚至是瘢痕内部,我们通常可以标测到狭窄的传导通道——关键峡部(图16-24)。这些峡部传导缓慢,峡部内的稳定起搏通常是困难的,且经常导致心动过速终止。峡部的定位通常是靠导管操作终止了房速,或尝试性消融后无法再次诱发房速来证实。在低位右心房侧壁,靠近下腔静脉的折返环关键部位,通常可以标测到一个单一、宽大的碎裂电位。双电位线、低电压、碎裂电位在窦性心律下也可被标测到,借此可辅助判定瘢痕的定位。

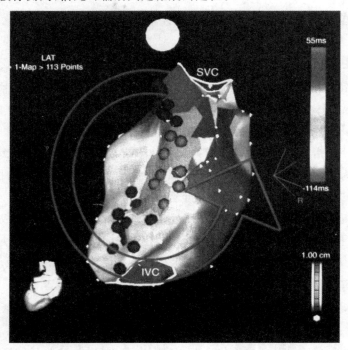

图16-23　大折返性房扑的三维电激动图(患者为房间隔缺损外科修补术后)

　　心脏手术后的患者中,典型房扑也是房速的一部分,而且常常是发生几率最高的一种(图16-25)。消融去除一种房速后,常可以暴露其他的房速发生,因此,完全消融所有的房速才能达到临床治疗成功。术中仔细观察体表心电图形态及腔内电图激动顺序的改变,对发现所有的房速起到关键的作用;同步记录多个部位的激动可以帮助发现房速的变化。在约76%的此类患者中,三尖瓣峡部是房扑折返环的一部分;有报道指出,单纯消融三尖瓣峡部可以治愈27%的此类患者。

　　2.高位环折返　这种类型的非典型房扑的折返环位于右心房上部,可跨界嵴传导,房扑时右心房内的激动波阵面碰撞发生在低位右心房甚至是三尖瓣峡部。高位环折返最初被发现时,研究者曾认为其折返环位于上腔静脉、卵圆孔及界嵴之间;随后的非接触性标测系统显示,该类型房扑的大折返环围绕界嵴进行激动,界嵴因发生功能性阻滞而成为该折返环的传导屏障。该房扑可以以顺钟向或逆钟向的方式围绕界嵴折返,三尖瓣峡部并不是该折返环的内在组成部分。高位环折返可同典型的三尖瓣峡部折返或低位环折返同时存在,通过线性消融消除界嵴上的传导缝隙,可以消除这种房扑。

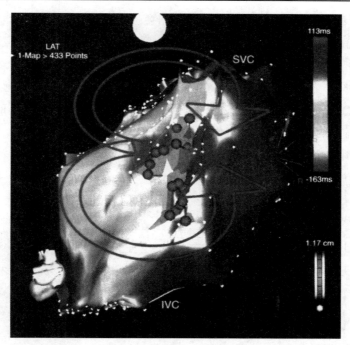

图 16-24　大折返性房扑的三维电激动图（患者为房间隔缺损外科修补术后）

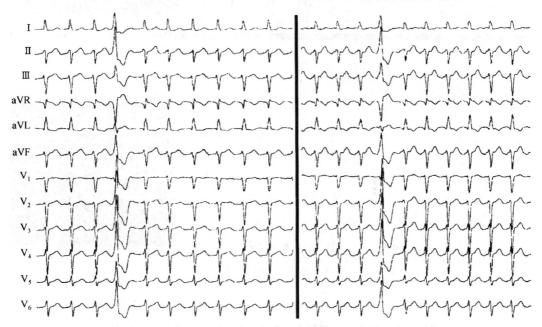

图 16-25　两种不同形态的房扑心电图，均为外科房缺修补术后

左图：非典型房扑消融成功后，演变为典型房扑，室早时的房扑波显露更加清楚；右图：大折返性非典型房扑。

（三）左心房大折返房扑

左心房房扑通常与房颤相关或与房颤并存。针对心脏的外科手术，可以产生多种左心房房扑,但有些患者的左心房房扑与外科手术并不相关。电解剖标测系统显示:在未接受外科手术的患者中,他们的左心房存在部分低电压区域,这些区域可能是左心房房扑的折返环传导屏障。

1.二尖瓣环折返　这一心动过速围绕二尖瓣环进行顺钟向或逆钟向折返(图 16-26),常见于器质性心脏病患者。有研究者通过三维电解剖系统发现,部分无心脏疾病的患者,左心房后壁存在低电压瘢痕样区域,这些区域可作为折返环的后传导屏障发挥作用。二尖瓣环房扑同时也是房颤导管消融术后最为常见的大折返性房扑。

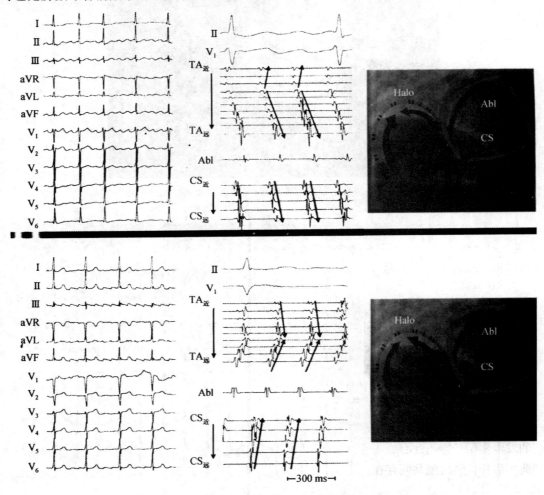

图 16-26　二尖瓣环折返房扑的体表心电图、腔内激动图及 X 线透视图

上组图为逆钟向折返,下组图为顺钟向折返。TA:二尖瓣环;CS:冠状窦。

2.肺静脉旁折返(瘢痕或非瘢痕性)　在器质性心脏病或房颤导管消融术后的患者,可以观察到围绕一个或多个肺静脉口进行折返的房扑,特别是在进行了线性左心房消融的患者中更为常见。同样,肺静脉旁的低电压区域是"健康"患者发生这类房扑的原因。

3.左心房间隔折返　这一类型房速折返环位于左心房间隔部,右肺静脉可作为其后传导屏障,二尖瓣环作为可能的前传导屏障。在接受房间隔修补的患者中,房间隔修补片可能成为折返的基础。

4.迷宫术后房扑　在接受了房颤外科迷宫术后的患者中,大约10％可以发生房性心律失常。最常见的是左心房大折返房扑,其折返环通常包括前壁或后壁等外科阻滞区域,有时还包括切除左心耳的部位。

(四)临床特征

1.流行病学　非典型房扑由多种左心房或右心房的大折返房扑所组成,他们的发生机制各不相同。他们的发生多见于器质性心脏病、心天性心脏病、外科心脏手术或房颤导管射频消融。通常,非典型房扑伴随房颤共同存在。在少数患者中,并不存在明确的心脏器质性改变。

房间隔缺损外科修补术造成的右心房切口瘢痕是最常见的折返发生机制,同时Fontan术、Mustard术及Senning术后,大折返性房扑也很常见,且发生随着术后时间的延长而增多。法洛四联症修补术后的房速是比较常见的(12％～34％),所以在随访中应给予关注。需要指出的是,在以上存在基础病变的患者中,典型房扑仍然是最常见的大折返性房扑类型,且常与非典型房扑共存。

大折返性房扑是先天性心脏病患者中最常见的症状性心律失常。通常,房扑发生于外科手术后多年。随着心脏外科手术复杂程度的增加,其房速的发生率和复杂程度也相应增加,可能与更大的心房和更广泛的心房瘢痕相关。其他的危险因素包括:病态窦房结综合征,高龄及较长的术后随访时间。大折返性房扑更多见于接受Mustard术、Senning术或旧式Fontan术后,与其术中留下的较大右心房侧壁切口瘢痕及其所引起的长期血流动力学异常相关。

2.临床表现　与房颤和典型房扑相似,非典型大折返房扑通常是慢性的。患者症状多与快速的心室率、心律失常性心肌病或潜在心脏疾病恶化相关。

一般来说,在成人患者中,非典型大折返性房扑较典型房扑频率更慢,心房率往往在150～250次/分之间。当房室结功能正常时,这样的心房率通常会发生1:1心室下传,对于本身已经存在先天性心脏病的患者,常常造成严重的症状,如低血压、晕厥甚至是休克。在部分心室率控制适当的患者中,非典型大折返性房扑依然是有害的,因其丧失了正常的房室同步收缩。同时,长时间的房扑还增加了血栓栓塞事件的风险。

3.临床评估　除了典型房扑,临床医生在面对非典型房扑时会遇到大量问题,需要他们通过更多的检查来了解患者基础心脏疾病及心功能状态。因房速的多样性,单纯心电图常无法给出精确的诊断,电生理检查常常是必需的。详细了解房扑的类型、先天性心脏病的具体异常及既往的外科手术和导管消融手术情况对治疗方法的制订有重要作用。

4.治疗原则　非典型房扑的药物治疗原则同房颤治疗原则一致,I_A、I_c、Ⅲ类抗心律失常药物是首选方案,同时需要对慢性患者进行预防抗凝治疗。是否单纯采取心室率控制治疗,由多个因素决定:症状严重程度、对心室率控制药物的反应、心功能及全身疾病状态等。

导管消融治疗非典型房扑通常是有效的,但目前研究设计中所包含的患者数量少,成功率和并发症等还未完全明确。而且相较于典型房扑,非典型房扑的消融难度可能更大。因其机制的复杂性,往往涉及多个复杂折返环,这就需要对心房解剖有深入的了解;同时需要拥有丰富的心律失常分析经验。导管消融治疗通常应用于有明确心脏结构异常且对药物治疗反应差的患者,每一位患者的治疗方案应个体化选择。

对心室率控制药物反应差的患者,当导管消融无法实现或失败时,消融房室结加起搏器植入的治疗方法是正确选择。

(五)心电图特点

1.右心房切口性大折返性房扑　对于接受过右心房外科手术的患者,其房速的心电图表现是多种多样的,既可有典型房扑样表现,又可有局灶性房速样图形。

2.高位折返环　心电图表现类似于典型房扑的表现。

3.左心房大折返性房扑　体表心电图表现根据患者折返环所在位置的不同而变化。部分患者表现为局灶性房速样心电图:低平的 P 波伴等电位线;部分患者可呈典型房扑样波形。

4.二尖瓣环房扑　大多数患者心电图 V_1、V_2 导联显示明显的正向 F 波,下壁导联 F 波低平(图 16-26)。位于左心房后壁的瘢痕可导致沿二尖瓣环逆钟向或顺钟向折返,可与典型房扑心电图表现相似,但较低的胸前导联 F 波往往可帮助区分。在房颤导管消融术后的患者中,二尖瓣环逆钟向房扑在 I,aVL 导联往往呈负向波形。I、aVL 导联的正向波形通常可将顺钟向二尖瓣环房扑同逆钟向峡部依赖性房扑和左肺静脉房速相区分。

5.肺静脉相关房扑　因该类型房速与肺静脉周围瘢痕和损伤相关,所以其心电图波形多为低电压,或以宽大平坦的波形为主,形态多样。

6.左心房间隔房扑　因折返环位于左心房间隔,所以心电图上 V_1、V_2 导联通常显示正向 F 波,其他导联 F 波多低平(图 16-27)。

(六)电生理检查

1.房扑的诱发　程序性刺激应包括高位右心房快速刺激、冠状窦 2:1 刺激和单个至多个房性早搏发放等。可通过静滴异丙肾上腺素($0.5\sim4\mu g/min$)的方法来帮助诱发房扑。大折返性房扑的电生理检查目的见表 16-5。

表 16-5　大折返性房扑的电生理检查目标

1.验证心律失常是房速
2.验证房速为大折返性房扑
心房激动跨越整个房速周长
具有折返激动的重整现象
拖带标测证实折返激动
3.排除典型三尖瓣峡部依赖性房扑
通过三尖瓣峡部拖带标测进行验证

4.确定折返环位于右心房或左心房

　　体表心电图的心房波形

　　右房存在独立性周长

　　右房激动周期<50%心动周期

　　右心房不同部位进行拖带起搏

5.明确折返环路特性

　　拖带标测

6.确定折返环内的关键峡部

　　拖带标测

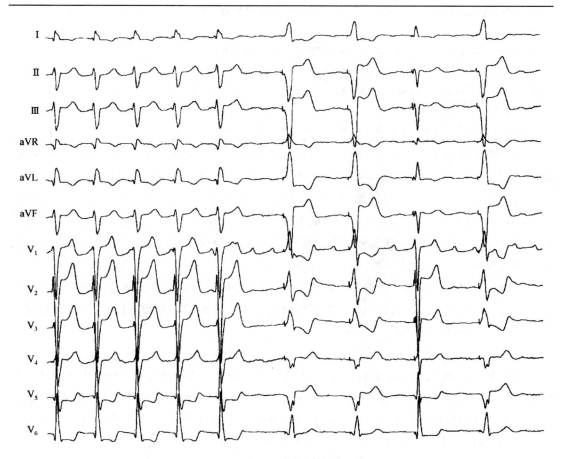

图 16-27　左心房间隔部折返房扑的体表心电图

当房扑以 2∶1 房室传导比例下传,房扑波被 QRS 波及 T 波所遮盖。除 V₁ 导联外,其他导联均为低平波形。

　　2.房扑电生理诊断方法

　　(1)心房起搏:拖带标测。拖带标测可以为确定左心房或右心房是否是折返环的一部分提供信息(图 16-28)。通常在三尖瓣峡部、高位右心房、右心房侧壁等部位起搏;应避免于间隔部起搏,因起搏可能同时夺获左心房从而无法判断右心房和左心房房扑的差别。

拖带结果分析。我们通常以短于房速周长10~30ms的周期于心房的不同部位进行起搏;是否发生拖带,需要首先通过解读PPI来判定。成功的拖带可以排除触发性因素或异常的自主激动活动等因素。同时,拖带标测还能准确判断起搏部位距折返关键峡部的距离(表16-6)。

表16-6   大折返性房扑的拖带标测

房速折返环外起搏,表现显性拖带
1.体表心电图呈显性心房融合表现。任一腔内电图发生心房激动次序变化。
2.PPI-AFL CL(起搏后间期-房扑周期)>30ms
3.起搏信号至房扑波起始的间期长于起搏局部电图至房扑波起始的间期
房速折返环内起搏,表现显性拖带
1.体表心电图呈显性心房融合表现。任一腔内电图发生心房激动次序变化。
2.PPI-AFL CL<30ms
3.起搏信号至房扑波起始的间期等于起搏局部电图至房扑波起始的间期
房速折返环内关键峡部起搏,表现隐匿性拖带
1.体表心电图呈隐匿性心房融合表现。无腔内电图发生心房激动次序变化。
2.PPI-AFL CL<30ms
3.起搏信号至房扑波起始的间期等于起搏局部电图至房扑波起始的间期

拖带标测的局限性。对于外科术后的房扑患者,切口局部的低电压区常难以被起搏夺获。因起搏信号和QRS波的重叠,心房波形难以辨别,特别是本身存在病理情况的患者。

同时,错误的测量方法可以给出错误的PPI;递减性传导可能造成PPI的延长,给出假阴性的结果;少数情况下,远场电位对PPI的测量也产生影响。完整地描绘整个关键峡部经常是困难的,峡部内的操作经常造成房扑周长或形态的改变。将拖带标测同三维电解剖标测系统相结合可以减少其局限性,因此,建议两者联合应用。

(2)标测:因非典型房扑折返环可以包括任一解剖屏障,所以在典型房扑消融中的解剖定位指引法无法实现。标测的目的是精确了解折返环路及其关键峡部的电位和范围,并以这些资料个体化地制订消融策略。

(3)定位折返环路(右心房或左心房内)

①病史资料:患者既往心脏病史、房扑发作史及外科手术史对决定重点标测腔室及部位起到重要作用。非典型大折返房扑可能涉及多个腔室或解剖结构,造成双环或多个折返环。

因先天性心脏病修补术及瓣膜置换术由右心房入手,所以房扑发生于右心房的可能性大于左心房,特别是患病数年造成心房扩大后右心房房扑更为常见。左心房房扑常见于左心房疾病后,包括高血压性心脏病、二尖瓣置换术后及房颤消融术后。近来发现,在这类患者中,左心房部分组织常出现自发传导功能异常或电静默区域。

②心电图表现:在无既往心脏外科手术史或导管消融史的患者心电图上,V_1导联房扑波常表现为完全负向的波形(特别是当全部胸前导联均为负向波形时),提示房扑折返环位于右心房游离壁。相反,无典型房扑的患者心电图如出现V_1导联正向或正负双向波形时,折返环

多数位于左心房。少数左心房低电压区域组织相关的房扑常表现为：除 V_1 导联外所有其他导联无明显房扑波。

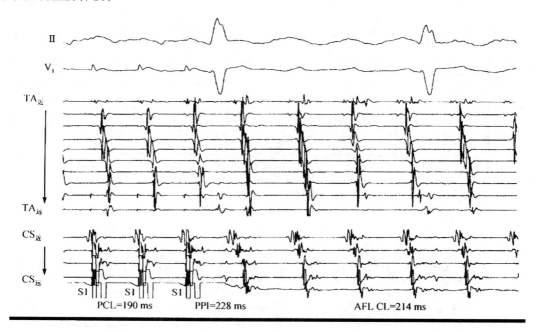

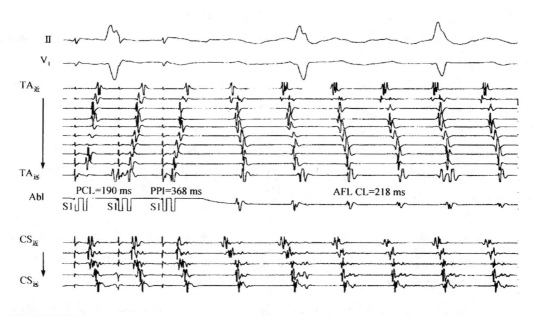

图 16-28　二尖瓣环逆钟向折返房扑的拖带标测

上组图：冠状窦（CS）远端电极处起搏，心电图表现为心房显性融合（同时伴随 CS 电极激动顺序的改变），PPI-AFL CL＝14ms，提示 CS 远端靠近折返环；下组图：三尖瓣峡部起搏，心电图表现为心房显性融合，PPI-AFL CL＝150ms，提示三尖瓣峡部远离折返环。

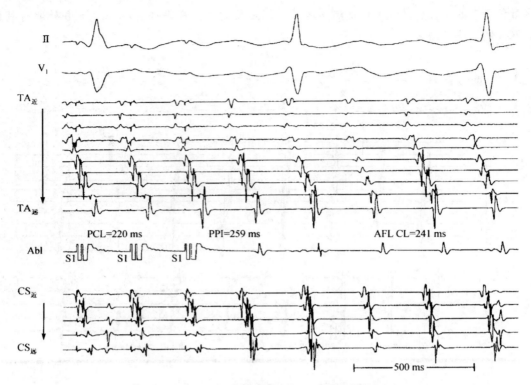

图 16-28(续)　二尖瓣环逆钟向折返房扑的拖带标测

二尖瓣峡部起搏,心电图表现为心房隐匿性融合,PPI-AFL CL=18ms,提示二尖瓣峡部是折返环关键峡部。TA:三尖瓣环。

③右房出现独立的房扑周长变化:右心房出现自主性房扑周长变化(30~125ms)或右心房内呈 2:1 的房扑激动,同时伴有冠状窦电极小于 20ms 的周长变化,以上特征提示房扑大折返环位于左心房(图 16-29)。

④排除三尖瓣峡部依赖性房扑:可通过以下方法予以排除:A.房速时三尖瓣峡部存在双向传导,传导波阵面可于峡部发生碰撞融合(图 16-26);B.存在跨越整个峡部的双电位,双电位间存在等电位线;C.峡部拖带表现显示显性融合伴延长的 PPI(图 16-28)。

(4)激动标测

①右心房激动时间:在右心房内平均分布的 10 点处进行激动标测(需包括 3~4 个位于三尖瓣环的位点),同冠状窦电极激动相比较,如整个激动时长短于 50% 的房扑周期,则提示房扑折返环不在右心房内,唯一的例外是右心房内局限性小折返环房速。

②左心房房扑时的右心房激动次序:与典型大折返房扑所不同,右心房的整个激动时长大大短于整个房扑激动周期,且标测显示右心房内激动呈类局灶性激动特点。右心房间隔部激动相对提前既可提示间隔起源房速,也可以表明房速来源于左心房(图 16-26 和图 16-29)。少数情况下,阻滞的峡部或界嵴会对标测产生干扰,局部的拖带标测可以帮助明确其与折返环的关系。

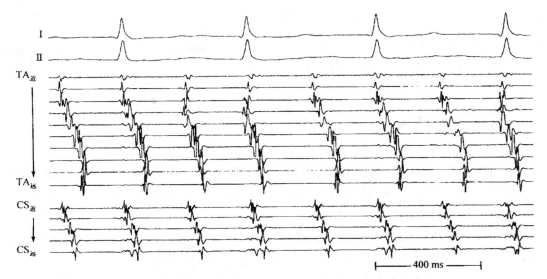

图 16-29　左心房房扑的部分心电图及腔内激动图

房扑周期自发性改变伴随腔内激动顺序的改变,CS导管显示左房固定的激动顺序。TA:三尖瓣环。

③冠状窦电极激动次序:冠状窦电极的激动次序经常被用来判断房扑来源腔室。需要注意的是:典型右心房房扑时,冠状窦激动由近端向远端,少数局限于高位右心房的折返环产生的房速会造成冠状窦由远端向近端的激动;少数左心房房速,如逆钟向二尖瓣房扑造成冠状窦由近端向远端的激动图形(图 16-26)。

④拖带标测:右心房内多个位点处的 PPI-ATCL>40ms 提示折返环位于左心房。当拖带标测无法明确折返环在左心房或右心房时,需考虑是否存在局灶性房速或小折返性房速。

(5)识别潜在的传导阻滞线(传导屏障):对于右心房房扑,三尖瓣环经常是传导屏障之一;其他天然的屏障包括:上、下腔静脉,冠状窦口等。对于左心房房扑,二尖瓣环及肺静脉常是传导屏障。获得性传导屏障包括:外科切口、外科补片及电静默区等。

传导阻滞线常表现为线性分布的双电位区,较大范围的低电压区往往提示电静默区。较小的传导阻滞线或区域常需要多个不同部位起搏下的多次标测来证实。

(6)确定完整折返环:完整的折返环应该是空间上连接跨越整个房扑周期距离最短的两处间的区域,同时该区域内应该表现为单向传导及相连的最早和最晚激动。心电图上,折返环处的激动往往位于房扑波等电位线的中间。整个折返环内均可标测到提前的激动,因此没有绝对的最早激动部位;可以通过选定某个参考部位,来确定不同部位的提前程度,但需明确其相对性。

不能满足以上特点的激动区域为激动折返的旁观者,欠精细的标测常对判断是否为旁观者或关键峡部起到混淆作用。因此高密度的标测和拖带标测的应用可以帮助辨别。

对于左心房房扑,完整识别整个折返环常很困难。首先应确定折返环是否覆盖整个房扑激动周期,应仔细标测二尖瓣环周围,以排除左心房常见的二尖瓣折返。有些情况下,特别是先天性心脏病术后房扑,标测无法明确整个折返环的分布,这时可尝试应用拖带标测确定哪些区域位于折返环内,并通过隐匿性融合来确定关键峡部所在。需要注意的是,因房扑心电图常无法辨别明显的房扑波,心房内多个部位的激动记录是必要的。

(7)确定关键峡部:当明确了心房瘢痕和传导屏障后,他们在房扑折返中发生的作用决定是否应围绕他们进行消融。可通过于稳定房扑下,峡部的激动标测或拖带标测来确定关键峡部。

当心房内存在多个传导屏障时,提示可能存在多个折返关键峡部。不同的房扑可能因不同峡部的出口发生阻滞所致。

(8)房扑表现:不伴激动周期变化的房扑心电图变化往往提示多个关键峡部的存在。这种表现往往因折返环中的旁观者部位发生激动方向改变所致。房扑周期变化可以由激动路径发生变化所致,亦可由传导时间发生变化所致。

(9)电解剖系统标测:电解剖系统可精细显示房扑大折返环激动及心房的激动次序,因此可用于鉴别房扑是否为大折返性或局灶性。同时,电解剖系统可清晰显示折返环与传导屏障或外科瘢痕之间的关系,帮助识别缓慢传导路径,制订消融线,指导导管操作,验证消融是否实现了传导阻滞。

①CARTO系统标测技术:通常选定冠状窦作为参考电极,并通过构建三维模型,标记出具有解剖定位意义的位点,如腔静脉、希氏束、冠状窦、瓣环及肺静脉等。通过激动顺序标测明确心房内激动过程。

在左心房或右心房的不同部位均匀标测一定数量的点来构建三维模型。选定一个固定的腔内电图(通常为冠状窦电图)作为参考电极,在三维模型上以每一点的局部激动时间(LAT)创建激动顺序图;每一个采取的点需满足空间及局部激动稳定的条件,空间稳定取值<2mm,激动时间稳定取值<2ms。双电位线常需特殊标记从而帮助识别可能的传导屏障,同时可以为设计有效的消融径线提供信息。局部电压低于0.05mV的点被标记为心房瘢痕(静默区),如右心房侧壁及间隔部的外科术后瘢痕区,这些区域在三维模型上将以灰色显示(图16-23,图16-24)。激动顺序图提供的信息将简化拖带标测的过程,以简化手术的过程。在出现两个以上电位的区域,需仔细辨别远场电位和近场电位,通常可通过局部的起搏及拖带来精确鉴别。

②激动顺序图:以不同颜色(从红至紫)显示的激动顺序图,可以初步提示最早激动部位及最晚激动部位,借此资料可以帮助判断大折返性房扑来源于哪一侧心房(图16-30)。局灶性房速往往表现为以最早激动部位为中心向四周扩散的图形,同时最早激动所在腔室的激动时程小于房速周长。

③电压图:电压图通常用来显示心房瘢痕区的分布,瘢痕区通常需满足两个条件:局部电压<0.05mV及以20mA能量无法夺获局部心房组织。

④激动扩布图:三维系统可将模拟的激动扩布图显示在构建的三维模型上,借此我们可以直观了解激动扩布顺序,同时依据等时激动图获得不同部位激动速度的信息。激动扩布图上,已激动部位以红色显示,未激动部位以蓝色显示。

⑤三维电解剖标测系统的局限性:当房速本身激动周长发生>10%的变化时,CARTO图

往往无法给出正确的激动信息,因此需在手术中仔细观察房速的变化。当房速无法持续时,三维系统无法对其进行评价,这种情况下可应用蓝状电极导管或非接触标测系统来研究房速。部分情况下,可应用氟卡尼或胺碘酮滴注来尝试稳定心动过速,但也存在抑制房速的可能。当房速周期变化过大过频繁时,需考虑房颤的可能。

(10)非接触标测系统:当房速无法持续或无法反复诱发时,可考虑应用非接触标测系统,它可以同步记录多部位的电活动信息(如 EnSite 3000 系统),该系统可通过整合多部位同步电激动信息来判断最早激动部位。

EnSite 3000 系统应用一个 9Fr 多电极阵列式球囊导管作为参考和记录电极,以 7Fr 标测消融导管来构建三维模型及消融。首先将球囊导管用导丝在 X 线透视下放置于感兴趣部位,通过含造影剂的盐水充盈和显示阵列球囊;球囊不必直接接触标测腔室的内膜壁即可直接记录相对应部位的信息。因球囊导管的特殊构造,术中往往需要监测活化凝血时间(ACT)来保证充分的抗凝,特别是进行左心标测时,ACT 需控制在 300~350s。

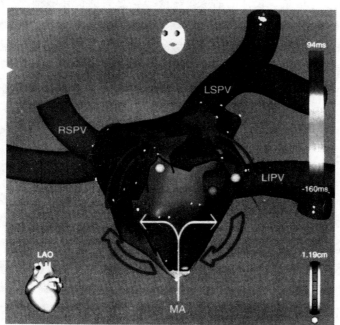

图 16-30　左心房二尖瓣房扑的三维电激动电图(LAO)

当球囊阵列放置到位后,可以应用常规标测消融导管来构建局部三维模型;通过标记心腔内固定的解剖标志(腔静脉、冠状窦、瓣环等),可以建立更为精确的三维模型。在三维模型基础上,球囊导管记录短暂的房速激动活动,系统将自动计算模拟出局部激动顺序。与 CATRO 系统不同,非接触标测系统不需要患者有持续性房速。

在非接触系统标测过程中,球囊阵列导管可同步记录 3000 点的单极电图,并以此为基础创建激动顺序图。术者可于创建的激动顺序图上随意选定房速周期中不同时期的某个位点,系统将给出该部位的虚拟单极电图以帮助判断激动传导的方向。需要注意的是,因系统的非接触标测特性,当所标测部位远离球囊导管时,信息的准确性会下降,因此术中需仔细判断。

非接触系统对于显示缓慢传导区及激动突破点有较大的帮助。

非接触标测系统的局限性为当局部电压过低时,系统无法记录该部位的电活动信息,特别是当所标测区域距离球囊导管超过 40mm 时。因系统本身的特点,目前的非接触系统所创建的三维模型常存在不同程度的"变形",这与导管操作、环境电干扰等原因相关,进一步的系统升级可能是必要的。因该系统需另一根导管进行三维模型构建,所以在部分狭小的心腔结构内标测有一定的难度。

(七)消融技术

1.消融靶点　完成房速标测及激动分析后,通常选定折返传导环的可能关键区域进行消融。需要注意的是,非典型大折返性房扑折返环常涉及部分解剖屏障,所以在这些解剖屏障周围进行消融时,要最大程度地减少对正常组织的损伤(如膈神经、窦房结及房室结等部位)。

消融应以较明确的关键传导峡部为目标,选择距离最短的关键峡部部位进行消融,同时应考虑局部导管接触度等因素。设计的消融线需横跨整个关键传导峡部,连接解剖传导屏障或电静默区域(如腔静脉、瓣环及肺静脉等)。如果标测的激动图不完整,起搏及拖带标测的结果对指导消融路径有重要作用。例如消融右心房外科切口性房扑时,常选择将瘢痕区延伸至最近的解剖传导屏障的消融策略。

在靠近双电位阻滞线的部位,精细标测发现的连续碎裂电位常提示阻滞线的结束部位,折返激动可能由此穿越形成折返。缓慢的连续碎裂电位往往提示局部存在封闭的慢传导通道,单个高电压的激动图提示局部消融可能需扩大范围。当起搏及拖带标测确定的关键区域较三维系统指示的关键区域小时,前者的准确性更高,因标测和消融所应用的导管为同一大小的导管。在电压图提示的低电压内消融,获得完全透壁的消融效果较容易实现。

2.右心房房扑消融　非典型右心房房扑折返环多位于右心房游离壁,这与外科术后瘢痕及自发性传导阻滞区相关。对于这一类房扑,应采取以下消融策略:①消融三尖瓣峡部,它在大部分患者的右心房房扑中起重要作用;②消融缓慢传导区;③延长外科瘢痕区至下腔静脉;④延长外科切口区域至上腔静脉,因上腔静脉附近有窦房结组织,故首选下腔静脉。

极少数情况下,先天性心脏病外科 Mustard 或 Senning 修补术后常导致围绕间隔切口或补片的复杂折返环;对于这一类房扑,消融策略依然是连接缓慢传导区至解剖屏障。

3.左心房房扑消融

(1)外科术后及自发性瘢痕相关性房扑:首先应准确定位瘢痕区及传导阻滞线的范围,同样选取连接这些部位至解剖屏障的消融策略。尽管多数情况下,消融径线可以完成,但应尽量避免连接左心房低位间隔及二尖瓣环的消融策略,因为此部位的心肌组织往往较厚,透壁性损伤很难完整,如必须进行这一区域的消融时,建议选用灌注消融导管提高消融效果。

(2)房颤消融术后非典型房扑:这一类型的房扑经常因恢复传导功能的肺静脉肌袖组织所导致;同时,围绕二尖瓣环的房扑也可能是原因之一;少见的情况下,因房颤环肺静脉消融线存在传导缝隙,可出现环绕单个或多个肺静脉的复杂折返。所以,针对这一类房扑患者,首先应验证肺静脉阻滞线是否完整,是否存在恢复的肺静脉电位,然后排除环二尖瓣房扑及环肺静脉房扑。

（3）单纯性左心房房扑：这一类型的房扑常因心房内有自发性缓慢传导区所致，但不能忽略环二尖瓣房扑的可能；同时，近期有研究报道少见的左心房环卵圆窝房扑。

（4）环二尖瓣房扑：可通过在二尖瓣环及左肺静脉等解剖屏障间建立消融阻滞线进行治疗（图 16-31），部分情况下，也可选择连接二尖瓣环前壁及右肺静脉的策略，但消融难度较大。

（5）环右肺静脉房扑：这一类型的房扑会产生与二尖瓣环相碰撞融合的激动波阵，二尖瓣环处的拖带标测 PPI 较左心房房顶明显延长。随着目前房颤消融的增加，这种类型的房扑也越来越多见。目前的消融策略常包括连接两侧肺静脉的消融线，这条消融线上的残留传导缝隙可导致环右肺静脉房扑。再次连接两侧肺静脉消融线，并明确消融线两侧的传导阻滞是最佳选择。选择房顶消融线较左心房后壁线产生心房食管瘘的可能性更小。

（6）环左肺静脉房扑：这一类型的房扑相对少见，可采取连接左下肺静脉至二尖瓣环或连接两侧上肺静脉的消融策略。

（7）左心房间隔房扑：可选择连接右肺静脉至卵圆孔或至二尖瓣环的径线进行消融。

（8）无法标测的左心房房扑：这一类型的房扑少见，多表现为多变的形态及激动周长。当常规标测及三维标测无法提供有效的信息时，可选择房顶消融线及二尖瓣峡部消融线相结合的消融策略，绝大多数房扑在消融实现完全阻滞后会终止。

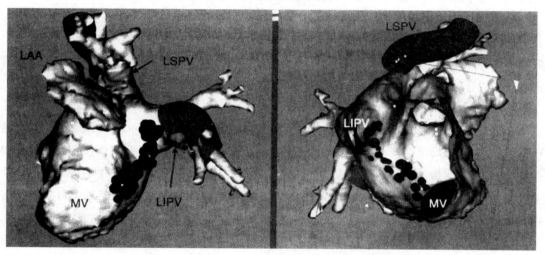

图 16-31　左心房房扑峡部消融的三维电激动电图及左心房 CT 重建图的整合图形

4.消融技术　一旦确定了合适的消融靶点后，应仔细完成设定的消融径线。可采取点到点的消融策略或连续消融策略，每一点的消融时间应持续 60～120s 直至局部电压幅度出现＞80％的降低，或局部出现双电位。明确的消融效果需达到消融部位的完整透壁损伤，通常当局部电位变为双电位后最好坚持消融 30～40s 以达到稳定的结果。消融过程中，房扑的激动周期发生变化或房扑终止均提示消融可能有效，应继续消融直至完成预先设定的消融径线。应用三维系统指导的消融对实现连续的线性消融有较大的辅助作用，同时可以清楚看到瘢痕或解剖屏障的位置。

二尖瓣峡部消融

二尖瓣峡部通常较短(2～4cm),由二尖瓣环、左下肺静脉及左心耳围绕形成(图16-31),通常选择连接二尖瓣环侧壁至左下肺静脉的消融径线。

将冠状窦(CS)导管尽量深入放置,使二尖瓣峡部消融线位于 CS 导管的远端电极和近端电极之间;将消融导管通过穿间隔置入左心房后,可采取从心房向心室或相反的方向进行消融。从心室向心房消融时心室侧一般从 AV 电图比例为 1:1 至 2:1 开始,心房侧消融至左下肺静脉口前缘结束(图16-32),反之亦然。从 X 线透视 LAO 面观,消融线一般从 3～4 点处开始向上延伸至 2～3 点部位,少数情况下需要连接左心耳至左心房后壁的消融线辅助实现阻滞。

消融能量设定为 40W、50℃,每一点一般消融 90～120s。消融过程中,通过透视及腔内电图变化来监测导管的稳定,以避免误消融左下肺静脉及左心耳。

窦性心律下消融时,通常通过同步起搏 CS 导管的近端来监测二尖瓣峡部的阻滞情况,将 CS 近端电极置于消融线的间隔侧,消融终点为远端电极激动时间的最大化延长。局部电图碎裂化及双电位化都提示消融有效,实时测量起搏信号至 CS 远端电极的激动时间决定消融是否完成。完成消融后,沿整个消融线的两侧通过标测及起搏来验证消融阻滞线的完整,局部电图出现间隔窄的双电位及碎裂电位均提示消融效果不满意。

少数情况下,因过厚的二尖瓣峡部心肌组织,明显的传导延迟仅显示在心内膜的消融导管上,心外膜 CS 导管依然提示传导功能残留,此时可能需从冠状窦心外膜途径进行消融去除二尖瓣峡部传导缝隙。在冠状窦内进行消融一般选用较低的能量设置 20～30W(图16-32),避免冠状窦血管的损伤及血栓形成。

5.消融终点

(1)射频消融中,房速终止:不休止性房速在消融中的突然终止提示消融部位可能为折返环关键部位,应于局部继续消融。需要注意的是,部分房速本身具有自我发作终止的阵发性特点,房速终止可能给出错误信号造成不必要的多余消融,同时消融过程中产生的房早也可在特定情况下终止房速。房速的突然终止有时还会导致导管的移位,致使消融能量误释放或关键峡部一过性阻滞,而导致复发。

(2)房速再次诱发困难:术前固定条件下可反复成功诱发同一房速时,可以考虑将房速能否再次诱发作为消融终点指标之一。当消融前房速本身就存在诱发困难时,能否再次诱发就不能作为判断消融是否成功的指标。机械损伤及一过性阻滞均可导致心动过速短暂无法诱发,但远期复发率较高。

(3)明确消融线完全阻滞:消融线两侧持久稳定的传导阻滞是消融成功最客观及有效的判断指标。但同典型房扑消融相比,非典型房扑的消融阻滞难度较大。通常通过消融导管于消融线两侧精细标测及起搏来验证双向阻滞是否完整;不同部位的消融线需要不同的验证方法,如右心房切口性房速,往往借助 Halo 导管观察整个右心房游离壁消融后激动顺序从而帮助判断,跨右心房侧壁瘢痕传导的消失往往可以用来判定传导的阻滞。

（4）二尖瓣峡部阻滞的验证：对于环二尖瓣房扑来说，二尖瓣峡部是有效的消融靶点。因二尖瓣峡部靠近冠状窦导管的走行部位，所以同三尖瓣峡部一样，可以简单通过消融线两侧的鉴别起搏来判定双向阻滞是否存在，同时可以帮助排除缓慢传导的可能缝隙。

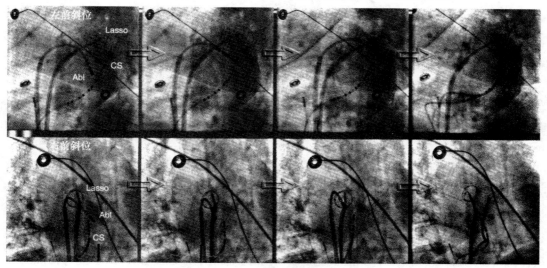

图 16-32　二尖瓣峡部双向阻滞的验证

上组图：消融导管于消融线的侧壁部起搏，Lasso 导管位于左下肺静脉口部，二尖瓣峡部未阻断前激动呈顺钟向进行（CS 远端向 CS 近端）；二尖瓣峡部传导阻滞时，CS 激动次序发生反转。下组图：鉴别起搏，CS 近端及远端均位于峡部消融线的近间隔一侧，CS 近端起搏较远端起搏时 Lasso 记录的左下静脉口处激动时间更短，提示峡部阻滞，激动沿左房前壁进行，无法沿二尖瓣直接逆钟向激动左下肺静脉口。

以下标准可用于证实二尖瓣峡部的双向阻滞。

①CS 近端起搏下，整个消融线附近标测到宽等电位间隔的局部双电位（150～300ms）。

②于 CS 近端起搏时，激动沿二尖瓣环间隔及侧壁两侧向消融线靠近；消融导管于心内膜 CS 远端起搏时，可观察到 CS 导管由近至远的激动过程。三维系统可帮助判断。

③鉴别起搏排除缓慢传导缝隙的存在。将 CS 导管放置于远端电极位于消融线间隔侧的位置，标测导管在消融线的侧壁部进行测量。当起搏部位由 CS 远端移至 CS 近端时，起搏信号至标测导管间隔出现缩短证实完全双向阻滞。

6.射频消融失败　严重扩张的心房常影响射频能量的释放、导管的稳定接触及能量的丢失；消融局部因存在较低的血流速度，常导致局部组织消融能量过低；外科术后部分心房组织存在纤维化、增生等情况，射频消融在这些部位达到透壁损伤难度较大。

（八）结语

1.成功率　房扑的近期手术成功率是较高的，大约 90%；但复发率较高，54% 的患者需要接受第二次消融。长期成功率约为 72%，单一心脏结构缺损（如房间隔缺损）的房扑消融成功率较高，可达 76%。对于二尖瓣峡部消融，76%～92% 的患者可获得房扑的缓解，但其中 68% 的患者需要术中于冠状窦内进行消融。

尽管这类患者大多存在心脏结构异常，合并房颤的患者比例并不高，大约 9%～21%。可能与这类患者心房大多存在较大电静默区及消融产生的阻滞线,在不同程度上减少了同步心房激动的区域,致使房颤基质相对减少所致。在验证了存在双向完全阻滞的患者中,长期随访中房颤发生率同样较低。

2.左心房房扑消融的安全性　左心房消融时,可通过以下措施减少血栓栓塞事件的风险:①术前至少4周的抗凝;②术前行经食管超声心动图检查排除心房内血栓;③术中保持左心房长鞘持续盐水灌注(2～4ml/min);④术中(可选择穿间隔后)持续给予静脉肝素,维持ACT于250～350s;⑤应用灌注消融导管。

消融术中穿间隔及导管操作均可能导致左心房穿孔,特别是组织较薄的左心耳部位。术中需严格控制消融能量,监测导管位置,特别是于左心房后侧、肺静脉周围消融时注意避免过热产生爆裂。

肺静脉狭窄也是潜在的风险之一,选用灌注导管以合适的能量进行消融可以减少其发生。左侧膈神经损伤并不常见,多于左心房前壁近心耳基底部消融时出现。右侧膈神经损伤主要见于右上肺静脉前缘消融时。

3.右心房房扑消融的安全性　右心房侧壁及上腔静脉前缘消融时,存在发生右侧膈神经损伤的风险。膈神经损伤的即刻症状包括咳嗽、呃逆或膈肌呼吸运动的降低,早期识别这些症状终止射频消融对预防永久性膈神经损伤发挥重要作用。消融前通过标测导管局部起搏排除膈神经夺获对预防膈神经损伤也有作用,较低的能量(20～25W)及经常性地观察膈肌运动能最大限度地减少膈神经损伤的出现。

第五节　特发性室性心动过速和室性期前收缩的消融治疗

一、室性心动过速分类

室性心动过速(VT)通常与结构性心脏病有关,冠心病和心肌病是最常见的原因。约10%的VT患者没有明显的结构性心脏病,称为特发性VT。如果心电图、超声心动图和冠状动脉造影等全都正常,通常提示没有结构性心脏病。但是,也有一些结构性异常不易被识别,需要其他的检查以明确如磁共振成像等。

特发性VT可分为多种类型,按VT来源,分为右室VT、左室VT;按VT形态,分为左束支传导阻滞型VT、右束支传导阻滞型VT;按对运动试验和药物的反应,分为腺苷敏感型VT、维拉帕米敏感型VT;按VT的持续时间,分为非持续性VT、持续性VT。

二、腺苷敏感型(流出道)室性心动过速

(一)病理生理学

1.腺苷敏感型室速的机制　多种证据提示,大部分流出道 VT 都是腺苷敏感的,由磷酸腺苷(cAMP)介导的后除极延迟以及触发活动所引起。程序性刺激,如心室或心房的快速起搏,或给予儿茶酚胺类药物,可使心率加快,VT 更易发生。而通过钙通道阻滞剂直接阻滞二氢吡啶受体或其他降低 cAMP 的方法(如以腾喜隆或迷走刺激方法激动 M_2 毒蕈碱受体,或用 β 受体阻滞剂抑制 β 肾上腺素受体,或用腺苷激动 A_1 腺苷受体),可终止 VT。此外,室速发生前室性期前收缩的联律间期或心室起搏周期长度(CL)与第一个室速节律的联律间期存在直接的关系。VT 的开始是周期长度(CL)依赖性的,起搏的 CL 长于或短于关键 CL 窗口不能诱发VT。关键 CL 窗口受自主神经影响。

2.腺苷敏感型室速的类型　约 90% 的特发性 VT 是腺苷敏感型室速两种类型中的一种。非持续性、反复发作性、单形性 VT 的特点是有频发室性期前收缩(PVC)、簇发非持续性 VT、间隔短时间的正常窦性心律(NSR)(图 16-33)。这种类型的 VT 发生在静息时或运动后,可能频繁发作,运动时 VT 减少,这是最常见的类型(占 60%~90%)。另一种运动诱发性 VT 的特点是由运动或情绪应激诱发,VT 持续发作,间隔长时间的 NSR,PVC 少见(图 16-34)。有证据提示,两种类型的 VT 都是 cAMP 介导的触发活动引起的特发性 VT,两种类型间有相当大的重叠性。此分类虽然有用,但并不一定精准,取决于节律记录的方法和持续时间。

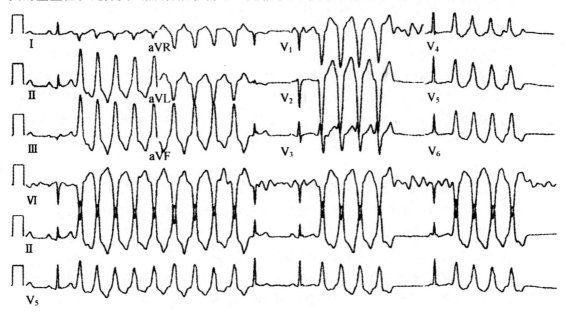

图 16-33　反复发生的单形性右室流出道室速的体表心电图

室速反复发生,间隔出现窦性心律。

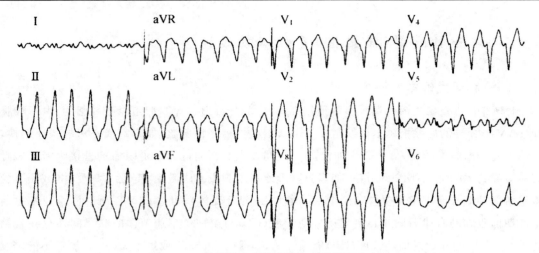

图 16-34　持续性右室流出道室速的体表心电图

(二)临床特点

1.流行病学　特发性 VT 中约 60％～80％来源于右室[其中大部分来自右室流出道(RV-OT)]。此类患者的年龄通常为 30～50 岁,女性更多见。

2.临床表现　大多数患者有心悸,50％有头晕,少数(10％)有晕厥。症状大多与频发 PVC 或非持续性 VT 有关。一小部分情况下,出现由运动或情绪应激引起的持续性 VT。临床过程为良性,预后良好,心脏性猝死罕见。5％～20％的患者 VT 自发缓解。

3.初步诊断　诊断的特点包括①结构正常的心脏;②来源于 RVOT(特发性 VT 也可能来源于右室流入道、右室心尖或左室);③LBBB 形态的 QRS。特发性 VT 的诊断是一个排除性诊断,必须排除结构性心脏病、冠状动脉病变、儿茶酚胺性 VT 以及致心律失常性右室发育不良性心肌病(ARVD)等。

运动试验有助于复制部分患者的临床 VT,但对多数病例并无临床益处。大部分患者超声心动图正常。罕见 RV 轻度扩大。ARVD 的诊断应仔细考虑。对于特发性的 RVOT 室速,其室速信号平均心电图、右室 MRI、右室活检以及右室造影无显著变化,有助于与 ARVD 区别。

4.治疗原则

(1)急性期治疗:可通过迷走神经刺激方法或经静脉给予腺苷终止流出道室速。如果患者血压尚可,已诊断为维拉帕米敏感性室速,可选择经静脉给予维拉帕米。如血流动力学不稳定则需要即刻进行心脏复律。

(2)长期治疗:流出道 VT 的长期治疗包括药物治疗和导管消融。轻中度症状的患者可考虑药物治疗,对于有症状、药物无效的 VT 患者,以及无法用药或不愿长期进行药物治疗的患者,可选择导管消融。药物(包括 β 受体阻滞剂、维拉帕米以及地尔硫䓬)有效率为 25％～50％。其他可选择的药物包括 Ⅰ$_A$ 类、Ⅰ$_C$ 类和 Ⅲ 类抗心律失常药物。射频消融治愈率为 90％,对于大部分流出道 VT 患者可能是更合适的方法。

（三）心电图特征

1.正常窦性节律时的心电图（ECG）　NSR 时的 ECG 通常是正常的。至多有 10％的患者可有完全性或不完全性 RBBB。

2.VT 时的 ECG 特征　反复性单形性 VT 的特征是频发 PVC、非持续性 VT,间隔短时间的 NSR（见图 16-33）。运动引起的阵发性 VT 的特征是运动或情绪应激促发的持续性 VT（见图 16-34）。两种类型都特征性地表现为 LBBB 形态,伴心电轴向右下（更常见）或左下。心动过速频率通常很快（CL＜300ms）。不管是 VT 还是 PVC,都为单形性。

3.LBBB 形态 VT 的鉴别诊断　特发性 RVOT 来源的 VT 需要与其他呈 LBBB 形态的 VT 鉴别,包括 ARVD 的 VT,束支折返性（BBR）VT,先天性心脏病外科修补后的折返性 VT,以及来源于 I-V 间隔的心肌梗死后 VT。此外,逆行房室折返性心动过速也可表现为 LBBB 形态的宽 QRS 波心动过速。RVOT 室速应特别注意与 ARVD 鉴别,因为 ARVD 的临床预后更为严重。ARVD 患者的 VT 也可发生于年轻人,通常儿茶酚胺可促发.并可来源于 RVOT。ARVD 患者 VT 的形态与 RVOT 室速相似（LBBB,心电轴向下）,但腺苷无法终止。ARVD 患者静息 12 导联心电图在右胸导联特征性地表现为 T 波倒置。由于右心室传导延迟引起的 Epsilon 波有助于 ARVD 的诊断,V_1 和 V_2 导联易见。此外,多个自发性或可诱导的 VT 形态是 ARVD 的特征。

4.运动 ECG　临床 VT 患者中,＜25％～50％的患者通过运动试验可复制 VT。VT 可表现为非持续的,少见情况下为持续性的。有两种阳性反应形式:在运动中发生 VT、在恢复过程中发生 VT。反复发作性单形性 VT 患者,运动时通常抑制 VT。儿茶酚胺性 VT 也是运动依赖性的,但心电轴可出现 180°的变化,也称为双向 VT,可恶化为多形性 VT 以及心室颤动（VF）。

5.监护记录　监护记录可观察到多种特发性 VT 的特征。室性异位心律特征性地发生于一定的心率范围内（CL 依赖性）。第一个 PVC 的联律间期相对较长（约为基础窦性 CL 的 60％）。VT 前的窦性心律的频率与 VT 持续时间存在相关性。此外,VT 为簇发,而且大多发生于醒来时以及早上和下午晚些时候。VT 对自主神经的影响极为敏感,导致重复性差。

6.流出道 VT 来源的 ECG 定位　RVOT 定义为上至肺动脉瓣、下至右室流入道的上缘（三尖瓣）。室间隔和右室游离壁分别组成了后中和前侧部分。

RVOT 室速呈 LBBB 形态,胸前导联出现 QRS 波移行（第一个胸前导联 R/S＞1）不早于 V_3 导联,更常见于 V_4 导联。结合额面心电轴、胸前导联 R/S 移行、QRS 宽度以及下壁导联 QRS 波形态可准确定位 RVOT 室速的起源。大多数 RVOT 室速来源于间隔的前上部分,低于肺动脉瓣处。此心动过速有特征性的 12 导联心电图表现:Ⅱ、Ⅲ、aVF 为大的正向 QRS 波,aVR 和 aVL 导联为大的负向 QRS 波。Ⅰ导联的 QRS 波形态典型的表现为多相、QRS 净向量为零或仅轻度正向（见图 16-34）。

但是,不是所有 LBBB 形态、心电轴向下或正常的 VT 都可在 RVOT 成功消融。一些 VT

来源于肺动脉瓣上、左室流出道(LVOT,10％～15％为腺苷敏感性 VT)以及少数在主动脉根部。QRS 心电轴向上的特发性右室 VT 通常位于右室体部,位于前游离壁或间隔的中远部。

对流出道 VT 准确来源的预测仍很困难,因为流出道区域不同结构在解剖位置上很接近。例如,特发性流出道 VT 患者常见 R/S 移行区在胸前导联 V_3,RVOT 室速 R/S 移行区出现在 V_3 导联的发生率与 RVOT 以外其他流出道来源的 VT 没有统计学差异。因此,该 ECG 标准的预测价值低。约 50％的流出道 VT 且 R/S 移行区在 V_3 导联的患者在 RVOT 可以成功消融;但是,相当一部分患者需要在其他部位消融以获得成功,包括 LVOT、主动脉瓣、冠状窦、肺动脉以及经心包穿刺到达心外膜等。

(1)右室流出道 *vs.*左室流出道:V_1 导联没有 R 波,胸前移行区在 V_4、V_5 或 V_6 导联提示 RVOT 来源。而 V_1、V_2 导联出现 R 波,并且 R/S 移行区在 V_1、V_2 导联是 LVOT 来源的特点(见图 16-35)。但是 R/S 移行区在 V_3 导联没有特异性。Ⅰ 导联出现 QS 波也提示为 LVOT 来源的。

(2)RVOT 间隔部 *vs.*游离壁:Ⅱ 和Ⅲ 导联 QRS 间期＜140ms、没有切迹的单相 R 波(例如,无 RR′或 Rr′),胸前导联移行早(V_4 导联前),提示间隔部起源。游离壁来源的室速激动从右室游离壁到左室,QRS 波较宽,常为三相 RR′或 Rr′形态。

(3)RVOT 的左侧(前中部分)*vs.*右侧(后侧部分):一般来说,Ⅰ 导联的 QS 波来自前间隔(RVOT 最左侧)或附近。当起源点向右移时,不管是间隔还是游离壁,Ⅰ 导联的 R 波逐渐明显,QRS 电轴更向左。相似的,QS 幅度在 aVL＞aVR 导联提示来自 RVOT 左侧,QS 幅度在 aVR＞aVL 导联提示来自 RVOT 右侧。

(4)RVOT 上 *vs.*下:RVOT 上部偏左部位的 V_1、V_2 导联 R 波幅度往往较大;当起源点移向右下时,胸前导联 R 波幅度变低,移行区左移。V_2 导联 R 波幅度或 V_1 和 V_2 导联 r 波幅度大于 0.2mV 提示上方来源。起源点越接近肺动脉瓣,心电轴越向下向右;起源点越向下向后,心电轴越左偏。

(5)肺动脉瓣上起源的 VT:肺动脉瓣上起源的 VT,V_2 导联 R/S 比例以及下壁导联 R 波幅度显著高于 RVOT 室速。而且,aVL 导联的 Q 波幅度显著大于或等于 AVR,Ⅰ 导联出现 QS(或 rS)波。

(6)三尖瓣环来源的 VT:来源于三尖瓣环的 VT 表现为 LBBB 形态的 QRS 波,Ⅰ、V_5 和 V_6 导联 QRS 波正向。与来源于 RVOT 的 VT 相比,任何下壁导联无正向 QRS 波是三尖瓣环来源 VT 的特征。Ⅰ 导联 QRS 波无负向部分,而且三尖瓣来源的 VT 的Ⅰ 导联 R 波幅度要比来自 RVOT 的室速高许多。此外,来源于三尖瓣环的 VT 在 aVR 导联呈 rS 或 QS 波形,如同来自 RVOT 的室速;但与 RVOT 室速相比,三尖瓣环来源的 VT 在 aVL 导联的 QRS 波几乎都为正向(89％)。

(7)主动脉瓣来源的 VT:起源于右冠瓣的 VT 较左冠瓣更常见,而无冠瓣来源罕见。此类 VT 的机制可能是来源于右或左冠瓣基底部的心室肌束。无冠瓣基底部为二尖瓣延续的纤维组织。

对于 LVOT 室速，V_5 或 V_6 导联没有 S 波提示瓣上来源，而有 S 波提示瓣下来源（见图 16-35）。与来源于 RVOT 的室速相比，因为主动脉瓣位于 RVOT 的右后侧，V_1 和 V_2 导联有较宽和较大的 R 波强烈提示来源于主动脉瓣尖（R/QRS 间期＞50％，R/S 波幅＞30％）。

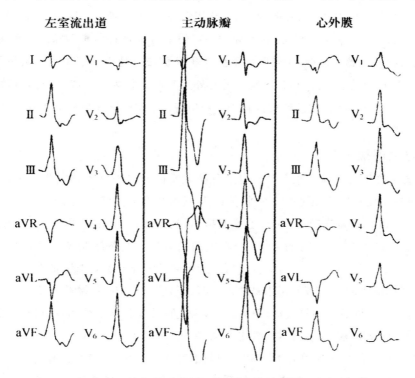

图 16-35　左室流出道、主动脉瓣、心外膜来源的室性期前收缩心电图

左主动脉瓣尖 VT 从左室除极开始，V_1 导联特征性的表现为 W 形态或有切迹，提示经间隔激动。右主动脉瓣尖来源的 VT 在 V_2 或 V_3 导联 R 波正向，左主动脉瓣尖来源的 VT 在 V_1 或 V_2 导联 R 波正向。此外，左主动脉瓣来源的 VT 在 Ⅰ 导联通常为 QS 或 rS 波，而右主动脉瓣的位置越偏右后，通常 VT 在 Ⅰ 导联 R 波越大。对于有悬垂心的年轻患者，在左右主动脉瓣区域及附近，Ⅰ 导联 QRS 波可能为负向。对于水平心患者，主动脉瓣附近的区域位于左室心尖-侧壁的右侧，Ⅰ 导联 QRS 波可为正向。

有研究发现来源于主动脉瓣的 VT 常（25％）向 RVOT 优先传导，这使起搏标测或通过 ECG 特点判断起源点的方法可靠性下降。实际上，20％ 来源于主动脉瓣的 VT 的 QRS 移行区在 V_3 导联以后。这些病例中，可能存在跨心室流出道间隔的心肌纤维。

（8）心外膜 VT：心外膜来源的左室 VT 有多个 QRS 特点，包括粗钝的上升支（假性 delta 波≥34ms），类本位曲折时间（R 峰时间、室壁激动时间：从 QRS 起点测至 R 波顶端垂直线间距）较长（≥85ms），最短胸前导联 RS 波≥121ms（见图 16-35）。Ⅰ 导联出现 Q 波提示左室基底上部和心尖上部来源的 VT；下壁导联无 Q 波提示左室基底上部 VT；下壁导联有 Q 波提示左室基底和心尖下部 VT。前冠状静脉附近的心外膜 VT 在 V_1 和 V_2 导联常无 R 波，$V_3 \sim V_6$

导联为宽 R 波。来源于右室的 VT,出现 Ⅰ 导联 Q 波和 V_2 导联 QS 波提示心外膜来源可能。

(9)腺苷敏感性 VT 的左心室起源点:VT 可起源于 LVOT、室间隔左侧基底段上部、主动脉二尖瓣连接处、二尖瓣环、主动脉瓣、心大静脉和室间静脉区域的心外膜位置。这些起源位置的 VT 大多数伴 LBBB 形态、心电轴向下。LBBB 形态伴胸前移行区位于 V_1、V_2 导联提示左室间隔基底段来源。RBBB 形态、胸前导联的宽的单向 R 波提示主动脉二尖瓣连接处来源。二尖瓣环上的起源点越向侧壁,Ⅰ 导联和下壁导联 R 波波幅越小。LVOT 游离壁 VT 移行较早,胸前导联以 R 波为主。LVOT 室速罕见心外膜起源。如为心外膜 LVOT 起源,则 V_1 导联有 R 波,V_2 导联有 S 波,胸前移行区在 $V_2 \sim V_4$ 导联,aVL 导联呈深 QS 波,下壁导联为高 R 波。

(四)电生理检查

1.心动过速的诱发　局灶性 VT 在电生理实验室的环境中常不易发生。因此,电生理检查前,抗心律失常药物应停用至少 5 个半衰期,尽量减少麻醉深度。程序性电生理检查包括右室心尖部和 RVOT,进行递减的 burst 心室起搏(直到无法 1∶1 夺获或起搏 CL 到达 220ms),以及不同 CL(600 和 400ms)时的 1～3 个心室期前刺激。儿茶酚胺类药物可使 VT 更易诱发,常用异丙肾上腺素(使心率上升 30% 左右)。如果异丙肾上腺素未诱发 VT,应重复快速心室起搏和心室期前刺激。如 VT 仍未被诱发,应停止使用异丙肾上腺素,VT 可能在停用异丙肾上腺素后发生,如同运动后恢复时间内发生 VT。如果 VT 仍未被诱发,可再次给予异丙肾上腺素、阿托品或氨茶碱,并进行程序性电刺激。

不到 65% 的患者心室刺激可诱发 VT,与折返性 VT 相比,心室快速起搏常比心室期前刺激更有效。反复性单形性 VT 患者较少能诱发出持续性 VT。所有诱发 VT 的方法再复制率低于 50%,而单个或两个心室期前刺激诱发 VT 的再复制率约 25%。心房起搏诱发不常用。

心室起搏 CL 长于或短于关键 CL 窗口都不能诱发 VT,该关键窗口随自主神经张力改变。心室刺激的位置对于 VT 触发活动的开始并无影响,只要起搏脉冲到达 VT 的局灶处(与折返性 VT 不同)。

VT 的诱发可重复性较低,因为诱发对于患者即刻自主神经状态很敏感。因此,一次电生理检查无法诱发并不足以将心律失常归入非触发活动的机制。

2.心动过速的特点　VT 可以是持续性的或反复发生的单形性 VT。QRS 常呈 LBBB 形态,心电轴向右下或左下,心率通常较快(CL<300ms),但变化范围大。

VT 时,His 电位在 QRS 波开始之后,常埋藏于局部心室电图中。室房(VA)传导可有可无。VT 对于腺苷、Valsalva 动作、颈动脉窦按摩、腾喜隆、维拉帕米以及 β 受体阻滞剂敏感。

(五)标测

RVOT 是右室心腔的管形部分,在室上脊的上方。RVOT 的厚度约 3～6mm,在肺动脉瓣部位最薄。RVOT 来源的 VT 可分为前后、左右和上下几类。在左前斜位(LAO)60°时,前部为影像上的前侧(游离壁),后部为影像上的后侧(间隔部)。右前斜位(RAO)30°时,流出道的后部为影像的右侧,前部为影像的左侧。肺动脉瓣 1cm 内为上部(远端),超出 lcm 的区域定义为下部(近端)。因为大多数 VT 来源于 RVOT,标测从 RVOT 开始,如果未确定 VT 起源,再延伸至肺动脉。如果激动标测和起搏标测提示 RVOT 和肺动脉外的局灶起源,标测冠状窦(CS)可提供关于是否有左侧心外膜来源可能的信息。经 CS 成功消融缺血性 VT 已有报道,对于特发性 VT 也有可能。如果经静脉途径失败,通常下一步经逆行主动脉途径标测 LV-OT 和主动脉瓣。

最后,如果所有途径都未成功,应考虑经皮心包穿刺标测心外膜。提示心外膜起源的标测所见包括心室内膜起搏标测没有很好的位置,距离 QRS 波前没有大于 15ms 的尖锐电位,最早的心内膜部位记录到低幅远场信号,非常粗钝的上升支和宽 QRS 波(提示心外膜或间隔内起源的可能性),CARTO 或其他激动图上有大片等时或稍早的收缩前位点。

1.激动标测　开始时,应通过 ECG 提示查找异位点起源的大致区域。分析心电图上的 12 导联,VT 或 PVC 时 QRS 起始最早最易识别的导联应作为下一步标测的参考点。然后将标测电极导管置入 RVOT,从多个心内膜位点取样双极信号。

在 VT 时进行心内膜激动标测以确定 QRS 波相对起始最早的激动位点。在插入导管前应记录 VT 或 PVC,因为导管可能引起类似 VT 或 PVC 的异位点波形。VT 的起源位置定义为最早的双极电位部位,此处导管远端电极显示最早电位以及最早 QS 单极电图。

起源点的双极电图较体表 QRS 波提前 10～45ms。碎裂电位和舒张中期电位少见,如有,应考虑潜在器质性心脏病。一旦确定最早的信号位置,应参考消融导管远端单极信号,单极信号应表现为单向 QS 波形伴快速下降支。单极信号对于成功消融位点的敏感性高,但特异性差(70% 的非成功消融位点也表现为 QS 波形)。QS 波形区域可大于局灶,相差可超过 1cm,因此,QS 波形不应作为指导消融的唯一标测标准。但是,当单极电图呈 RS 波形时,一般远离病灶,难以成功消融。应将双极电图的最早电位与单极电图快速下降支的 QS 波形相结合来分析。此外,单极电图上 ST 段抬高,并且单极起搏可夺获,提示电极接触良好。

2.起搏标测　起搏标测用于确定激动标测的结果,特别在 VT 难以诱发时,有较大价值。

(1)技术:如果可能的话,应在 VT 时起搏标测(起搏 CL,较心动过速 CL 短 20～40ms),这样,在起搏结束时的 12 导联 ECG 上可与 VT 比较。如果不能诱发持续的 VT,起搏的 CL 应接近自发的 VT,起搏标测用单极刺激较好(10mA,2ms),远端电极为标测电极(阴极),阳极位于下腔静脉,或用间距近的双极起搏,能量为 2 倍舒张期阈值以避免远场刺激。

(2)解读:起搏标测 VT 形态在所有 12 导联体表 ECG 与 VT 形态相同或几乎相同提示 VT 起源位点。应在相同的增益和滤波设置下回顾 ECG。即使一个导联上起搏与自发 VT 的 QRS 形态不同也很重要。如果只考虑 QRS 形态的主要变化,相隔超过 15mm 起搏位点的 QRS 波形也可能相似。

(3)缺陷:10mA 以上的电流对单极起搏 ECG 形态影响小。而双极起搏可引起起搏 ECG 的形态变化,通过降低起搏输出、减少电极间距(≤5mm)可使影响最小化。此外,起搏 QRS 的形态受起搏 CL 的影响,因此起搏 CL 应接近 VT 的 CL,否则,频率依赖性 QRS 形态变化可混淆标测结果。

（六）消融

1.消融靶点　消融靶点为 VT 或 PVC 时最早激动且起搏标测最好的位点。激动标测和起搏标测高度相关,都用于选择消融位点,所取得的信息确切,起源点越有可能落入射频消融的范围。虽然普遍认为起搏标测对于局灶性特发性流出道 VT 空间定位更好,但没有证据证明这一点。

2.右室流出道来源的 VT　标测消融导管开始时置于肺动脉近端,缓慢回撤人 RVOT 直到记录到局部心内膜电位,此处在肺动脉瓣下,是大多数 RVOT 室速起源的部位。注意当导管头端与 RVOT 垂直时,勿推送导管,以免引起心脏穿孔、心脏压塞。如 RVOT 内彻底的标测未能定位 VT 的起源点,应将标测延伸入肺动脉。

3.来源于左室流出道和主动脉瓣的 VT　如 RVOT 和肺动脉内彻底的标测和消融未能定位或终止 VT,应标测 LVOT、主动脉瓣上的主动脉根部以及 Valsalva 瓣内的区域,直至记录到较早的心室电位,并且起搏的 QRS 波形与临床 VT 形态相同。在这些位置起搏常需要高输出。偶尔左室的其他部位也可潜藏 VT 的起源点。

在一些主动脉瓣来源的 VT,向 RVOT 有优先传导,导致起搏标测不可靠。因此,当 RVOT 内局部心室激动不足以提前于 VT 或 PVC 的 QRS 波起始,或射频消融无效,虽然起搏标测图很好,应考虑标测 LVOT。此外,有研究提示 27% 主动脉瓣起源的 VT 在 RVOT 内的局部心室激动早于 VT 或 PVC 时的 QRS 波起始。因此,当在 RVOT 内无法获得良好的起搏标测或射频消融无效,虽然局部心室激动足够提前于 VT 或 PVC 的 QRS 波起始,仍应考虑标测主动脉瓣。

当确定最早心室激动位于主动脉瓣,最好插入 5F 猪尾导管于主动脉根部,行主动脉根部造影确定左右冠状动脉开口。左右冠状动脉窦分别靠近左右心耳,因此常可见心房电位伴随心室电位。主动脉内射频能量应从低输出开始(15W),不应超过 25W,靶点温度在 55℃ 左右。消融时应连续透视以观察导管运动。即使稍有移位,也应停止消融。消融 10s 后 VT 不终止或仍反复发作,也应停止消融。消融术后常立即进行冠状动脉造影以排除冠状动脉痉挛、夹层或血栓。

4.心外膜 VT 的消融

(1)经皮心外膜标测:在 LAO15°,以 8.9cm、17gauge 的硬膜外穿刺针缓慢进入胸骨下区,间歇注入少量造影剂,当注入的造影剂位于心包时,提示穿刺针进入心包。通过穿刺针放入软导引钢丝,经钢丝置入 8F 鞘,再经鞘置入 7F、4mm 可弯曲导管,通过三维电解剖标测系统标测 VT。

(2)消融能量:对于来源于 RVOT 和 LVOT 的室速,可设置上限 60~70℃ 、50W。对于主动脉瓣来源的 VT,应限于 15~25W。成功位点的消融常引起快速心室反应(与 VT 相同的 QRS 波形),随后逐渐减慢至完全消失。这种表现对于成功消融位点的特异性高,但敏感性低。在 VT 时成功位点消融通常在 10s 内使 VT 终止。

少数情况下，在数次消融后，原来的 VT 形态变为另一种不同但相似的 VT，这可能表示有毗邻的第二个局灶，或者局灶的出口发生了改变。这种情况下，在原消融位点的 1～2cm 范围内消融可终止第二种 VT。

（3）消融终点：成功的消融终点被定义为在消融后至少 30min 内不能诱发 VT。

（4）结果：急性期成功率超过 90%。复发率约为 7%～10%，其中 40% 在消融术后 24～48h 复发。消融 1 年后 VT 复发少见。

并发症较少，2% 出现 RBBB，心脏压塞罕见。在消融 LVOT 或主动脉瓣 VT 时可能损伤冠状动脉和主动脉瓣。

三、维拉帕米敏感型（分支性）室性心动过速

（一）病理生理

维拉帕米敏感型左室 VT 是折返型心动过速。VT 通过程序性电生理刺激可反复诱发并终止，可拖带和重整，心室起搏 CL 与 VT 起始的联律间期呈相反关系。

关于维拉帕米敏感型 LV 室速折返环的确切本质，有些研究者认为是左后分支区域内的微折返，也有人认为折返限于浦肯野系统。目前，较多证据提示，VT 是由后部浦肯野系统内的折返环路引起的，有可兴奋间隙以及缓慢传导区。由左后分支与异常浦肯野组织组成的大折返，可能成为 VT 的基质。缓慢传导区的入口被认为位于左室间隔基底附近，出口（最早心室激动处）位于靠近心尖的左室间隔下后部（左后分支区域）。折返环的逆传支由来自左后分支或其延续的浦肯野组织组成，形成浦肯野电位；前传支由异常浦肯野纤维组成，表现为缓慢、递减传导，对维拉帕米敏感，在中间隔部出现晚舒张期电位，可能与毗邻心室肌绝缘。缓慢传导区可能依赖于缓慢的钙内流，因为维拉帕米减慢心动过速的程度完全取决于其对慢传导区域的负性传导作用。

（二）临床方面

1.流行病学　典型的发病年龄在 15～40 岁（55 岁以上少见），男性多见（60%～80%）。分支性 VT 是特发性左室 VT 最常见的类型，占特发性 VT 的 10%～15%。

2.临床表现　多数患者有轻中度心悸及头晕症状。临床过程为良性，预后良好。罕见心源性猝死。VT 可能自行缓解。

分支性 VT 的诊断特点包括心房起搏可诱发、RBBB 伴心电轴左偏（右偏少见），心脏结构正常，对维拉帕米敏感。但诊断前必须排除器质性心脏病。

3.治疗原则

（1）急性期治疗：静脉用维拉帕米可成功终止 VT。腺苷终止的情况罕见，除非是电生理检查时用异丙肾上腺素诱发的心动过速。

（2）长期治疗：对于轻度患者维拉帕米长期治疗有效，但是对症状明显的患者，维拉帕米长期使用几乎无效。射频消融疗效较好，推荐用于症状严重的患者。

4.心电图特点

（1）正常窦性节律时的 ECG：静息时的 ECG 通常是正常的。在 VT 终止后可出现 T 波对称性倒置。

（2）室速时的 ECG：VT 时的 ECG 为 RBBB 伴左前分支阻滞，在少见的情况下为左后分支阻滞（5％～10％）（见图 16-36）。VT 频率约为 150～200 次/分。VT 为阵发性，可持续数分钟到数小时。偶尔 VT 可不停歇地持续很长时间（数日），无法自行转复为为窦性心律。

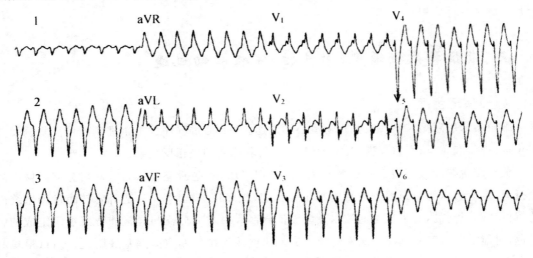

图 16-36　维拉帕米敏感型左室室速的体表心电图

RBBB 伴左前分支阻滞。

（三）电生理检查

1.心动过速的诱发　VT 可由房性期前刺激、室性期前刺激、心房起搏、心室起搏诱发。异丙肾上腺素或结合程序性刺激，使 VT 更易诱发。

2.最早的心室激动部位　左室 VT 时，90％～95％最早的心室激动部位在左后分支（左室间隔下后部）（呈 RBBB、QRS 心电轴向上），5％～10％在左前分支（左室间隔前上部）（呈RBBB，QRS 心电轴右偏）。希氏束并不是折返的组成部分，常在最早心室激动后 20～40ms 记录到逆传希氏束电位（His 电位）。

3.浦肯野电位　浦肯野电位（PP）是最早心室激动前 15～42ms 的离心性、高频电位，窦性心律和 VT 时，在 LV 间隔部的后三分之一，可记录到浦肯野电位。因为该电位于窦性心律时也在心室激动之前，一般认为来源于一部分左后分支的激动，代表折返环的出口。

4.晚舒张电位　晚舒张电位（LDP）是 VT 时 PP 前不连续的电位，在间隔的基底部、中部或心尖部可记录到。LDP 被认为来源于入口到异常浦肯野组织的激动，作为折返环的前传支。与 PP 形状不同，LDP 相对低幅、低频。LDP 的记录区域较局限（0.5～1.0cm^2），被包括在

PP 电位的记录区域中(2～3cm²)。LDP 常与 PP 在同一电极上同时记录。在 LDP 记录部位 LDP、PP、局部心室电位相对 QRS 起始的激动时间分别是(−50.4ms)±18.9ms,(−15.2ms)±9.6ms,(3.0±13.3)ms。VT 时最早心室激动位置(出口)比 LDP 区域在间隔部位上更靠近心尖。

5.对药物的反应　静脉给予维拉帕米使 VT 频率减慢并终止。地尔硫䓬效果相同。在终止后一段时间仍可能发生非持续性 VT。在维拉帕米后,一般 VT 不易被诱发。维拉帕米显著延长 VT 的 CL、LDP-PP 间期以及 VT 时的 PP-LDP 间期。但是,从 PP 到 QRS 起始的间期保持不变。

VT 对利多卡因、普鲁卡因胺、胺碘酮、索他洛尔、普萘洛尔的反应并不一致,而且这些药物通常无效。颈动脉窦按摩和 Valsalva 动作对分支性 VT 无效。分支性 VT 对腺苷无反应,但是,对于儿茶酚胺刺激(异丙肾上腺素)诱发的 VT,可以是腺苷敏感的。

6.拖带　心室起搏可顺行或逆行夺获拖带 VT。当从 RVOT 起搏拖带时,常能实现拖带。因为 RVOT 接近左室间隔基底部折返环缓慢传导区的入口区域。从右室心尖部起搏较难拖带,此处起搏也不表现为融合,因为距离折返环入口较远,而且折返环可激动的间隙窄。拖带时,LDP(代表折返环的入口)被夺获,当起搏频率上升,LDP-PP(代表异常浦肯野组织区域)间期延长,而刺激到 LDP 的间期和 PP 到心室激动的间期(PP-V 间期)通常恒定。拖带通常以比心动过速 CL 短 10～30ms 的周期起搏,分析不同部位的拖带有助于确定这些部位与 VT 折返环的关系(表 16-7)。

表 16-7　维拉帕米敏感性左室 VT 的拖带

VT 折返环外位点起搏(RV 心尖或 RVOT)
体表 ECG 上表现为室性融合或完全起搏 QRS 形态
PPI-VT CL>30ms
刺激信号到 QRS 起点的间期>起搏导联上局部心室电位到 QRS 起点的间期
VT 折返环内位点起搏(LV 后下间隔)
体表 ECG 上表现为室性融合
PPI-VT CL<30ms
刺激信号到 QRS 起点的间期=起搏导联上局部心室电位到 QRS 起点的间期
VT 折返环内峡部起搏(记录到 PP 和 LDP 的部位)
隐匿性心室拖带(例如,起搏的 QRS 与 VT 时的 QRS 相同)
PPI-VT CL<30ms
刺激信号到 QRS 起点的间期=起搏导联上局部心室电位到 QRS 起点的间期
刺激到 LDP 的间期长,LDP 可被夺获

7.鉴别诊断　诊断特发性左室 VT 前应排除分支间 VT,分支间 VT 的特点是:①VT 时呈双分支阻滞的 QRS 形态,与窦性心律时相同;②VT 时希氏束(HB)和左束支(LB)激动顺序颠倒;③因 LB-LB 间期改变引起 VT 周期的自发性变化。分支间 VT 通过室性期前收缩或消融阻滞左前分支(LAF)或左后分支(LPF)可使其终止。

当分支性 VT 伴 1：1 的室房（VA）传导时，因为其对维拉帕米有反应，可被心房起搏诱发，可能被误诊为伴双分支差异性传导（差传）的室上速。室上速伴差传的希氏束-心室（HV）间期等于或轻度长于窦性心律时。而分支性室速的 HV 间期为负值或短于窦性心律时。而且，室上速时希氏束是前向激动，而分支性室速时，希氏束是逆向激动。

（四）消融

1.消融靶点　确定合适的消融靶点需要较好地理解此类 VT 的解剖结构。开始时的消融靶点被定义为最佳起搏标测和 VT 时心内膜心室最早激动处。因此，结合起搏标测，室速时可能代表左后分支电位和 VT 出口的最早 PP 电位是成功消融的标志，因为该电位位点被认为是折返环的出口。在 QRS 开始前 30～40ms 可记录到 PP 电位处可成功消融。VT 时记录到的 LDP 可能代表参与折返环的关键缓慢传导区的激动，也有报道它是成功消融的有用标记。

目前，消融的靶点在可记录到最早 PP 和 LDP 的 LV 间隔中部或心尖下部。可用隐匿性拖带及随起搏频率加快而显著延长的 LDP-PP 间期来证实这些位点。此外，LDP 区域导管头端的压力偶尔会导致 VT 终止，因为 LDP 与 PP 间传导被阻断。

应认识到成功的消融不需要以最早的 LDP 为靶点，实际上可通过消融最早电位远端的LDP，减少损伤左主干的危险。如果找不到此 LDP 电位，最早心室激动伴 PP 融入的位置可能是靶点。

2.消融技术　消融采用 4mm 头端消融导管，经主动脉以逆行的方式进入左室，朝向室间隔，标测开始集中于室间隔心尖下部，如果没有找到理想位点，则向中间隔区域移动。应缓慢移动导管并避免机械性损伤折返环。应进行心内膜激动标测及拖带以证实消融靶点。

一旦靶点确定，从 20～35W 开始试消融 20s，目标温度 60℃。如果 VT 在 15s 内终止或减慢，应再放电 60～120s，如果需要，能量可升至 40W 以达到目标温度。如果导管接触良好但无效，应更换消融位点，以减少对左后分支及左束支区域的损伤。

成功消融通常伴 LDP-PP 间期的逐渐延长，VT 终止同时，两电位间的传导阻断。少见情况下，需要用到 50W 或使用冷盐水或 8mm 头端导管才能成功消融。

3.消融终点　成功的消融定义为在消融后 30min 内，不管是否用异丙肾上腺素，VT 不能被诱发。

4.结果　急性期成功率超过 90%。复发率约为 7%～10%，最常见在消融术后 24～48h 后复发。并发症少见，包括不同程度的束支传导阻滞、心脏压塞（少见）、主动脉反流、消融导管嵌顿于二尖瓣腱索引起腱索撕裂。

5.不可被诱发的 VT 的消融　传统的激动标测依赖于左室 VT 的诱发与持续。但 VT 在电生理导管室可能不能被诱发。此外，左室 VT 的关键基质如因导管操作受到机械损伤，也会使 VT 不易被诱发。在这种情况下，建议进行基质标测并于窦性心律时消融。以下两种方法用于窦性心律时基质标测。

（1）消融窦性心律时记录到最早 LDP 的位置（PP 后 15～45ms），成功消融位点处的 PP-

QRS 间期相对较短。

(2)解剖线性消融横断左后分支中远部分,破坏左室 VT 的基质。

四、频发室性期前收缩的消融

频发的单形性室性早搏患者临床上较为多见,如发生在没有明确器质性心脏病而且心功能正常者,其预后一般是良好的。有些患者的不适症状,仔细分析是心律不齐所致,或是由于对病情不够了解,产生恐惧感、焦虑等情绪引起的。对此类患者应给予耐心的解释和安慰,以减轻患者的精神负担。这类患者是否为射频消融治疗的适应证,应根据患者的不同情况酌情而定。总的原则要严格掌握适应证,治疗的对象应是频发单形性室性早搏和(或)非持续性室速,小时动态心电图显示早搏次数非常多和(或)短阵室速阵次较多,且与其相关的症状非常明显,而多种药物正规治疗无效或希望获得根治者。

起源于右室流出道和左室间隔或左室流出道部位的室性早搏,12 导联心电图 QRS 波形态与上述特发性室速相同,因此体表心电图定位、心内膜标测与消融方法也是相同的。而且从某种意义上讲,室性早搏比特发性室速的射频消融治疗相对要容易些,因为频繁出现的室性早搏更便于消融靶点的标测和消融终点的判定,成功消融后即刻室性早搏完全消失,心律恢复正常,疗效非常直观;同时血流动力学稳定,消融术更为安全。对符合适应证的频发室性早搏患者进行射频消融治疗的临床疗效较为满意。随着射频消融技术与经验的成熟,目前对频发室性早搏的射频消融指征已经放宽,近期有专家提出,应积极开展室性早搏的射频消融作为心室颤动的预防性治疗。

第六节 导管消融常见并发症识别和处理

作为介入性操作,虽然与传统手术相比,对患者的损伤更小,但毕竟存在各种并发症,其中一些具有致命性,临床必须加以重视。

一、房室阻滞

对靠近心脏传导系统的快速性心律失常进行消融时,均有导致不同程度房室阻滞的风险。临床上以房室结折返性心动过速、靠近房室结附近的房性心动过速、邻近希浦系统的室性心动过速消融时发生房室阻滞的风险较大。尤其是在左心室室间隔上部消融时,因此处希浦系统最表浅,也最细,受损后发生不可逆阻滞的几率相当高,需要特别警惕。

房室阻滞的诊断和识别没有难度,但后续的处理往往比较棘手。最主要在于预防。临床一旦有房室阻滞的征象就应当即刻终止消融。发生房室阻滞后可以酌情静脉注射肾上腺皮质激素 3～7 天以减轻局部组织水肿和炎症反应,但要注意勿给予过大剂量,也勿长期用药,以免因药物不良反应导致新的麻烦,尤其是股骨头坏死并发症。其他类似细胞活化剂或心肌营养剂只能说是聊胜于无,恐怕对医生的安慰效应大于对患者的实质帮助。

消融术中发生的房室阻滞,临床上确实有相当多的病例可以恢复,一般多发生在术后 2 周内,因此建议观察 2 周。不过,这也取决于消融部位。相对而言,在房室交界区消融时出现房室阻滞后期恢复的可能性要高一些,但左心室间隔高位希浦系统消融时发生房室阻滞更典型的表现是术后可以一过性地恢复正常,随后转为永久性的房室阻滞,这种情况反而更加值得警惕。

二、心包积液/心脏压塞

在房颤消融并发症中最常见,其发生率为 1.2%～5%。也可见于心室内消融时,这种情况往往更危急。患者可因心房组织受损致血液渗出或心房穿孔导致出血而出现心包积液,严重的导致急性心脏压塞,处理不当或不及时可导致死亡。

导致急性心脏穿孔的常见原因包括:房间隔穿刺点过于偏后(穿透右心房后壁)或偏前(误伤三尖瓣环或主动脉)、导管直接机械损伤及左心房顶部消融过度出现爆裂伤等。在很大程度上患者心房的解剖结构异常(尤其是心房局部有薄弱者)、术者操作手法和消融强度相关。除了消融的功率和温度之外,消融时导管与心肌接触的张力过大也是导致心包积液的主要原因,此种情况更多见于初学者。

心包积液时患者多表现为突发呼吸困难、烦躁、淡漠,血压下降(脉压减小)、心率减慢,症状的轻重与出血速度有关。特征性 X 线表现为心影增大、心脏搏动减弱或消失,这也是在导管室里未接受心脏超声检查前最值得警惕的心包积液信号;有时可见积液影,表现为心影内距边缘 0.5～1cm、随心脏搏动的半环状透亮带。

及时发现是处理的关键。术前应记录包括整个心脏在内的心影搏动情况;术中必须监测血压,若为无创性监测,其测量间隔不应长于 5 分钟。如患者血压减低,应即刻观察心影搏动情况并与术前相比较,尤其当导管出了心影之外或患者有不适表现时,应首先明确有无心脏穿孔,并给予阿托品 0.5～1mg 静脉注射以除外迷走神经反射。心脏超声检查是最可靠的诊断方法,但若症状严重已出现心脏压塞时,应立即在 X 线下穿刺引流,而不应等待超声检查结果以免延误病情。同时,由于术中应用了大剂量的肝素,出血量大时应立即给予鱼精蛋白中和肝素,鱼精蛋白与肝素的用量比一般为 1mg:100U。穿刺后应留置引流管 24～36 小时,超声复查无积液至少 12 小时以上再拔除引流管。若穿孔较大或出血不止,应该立即行外科开胸修补术。为了避免心脏穿孔的发生,术中应避免多次穿刺房间隔;因经房间隔鞘管送导管时力量易传导至头端,尤其是送入左心耳时,因此经鞘送入电生理导管时应尽早透视;操作导管应该轻柔,遇到阻力不可用力;密切注意放电的功率和温度,若发生焦痂粘连电极,适当旋转电极后方可撤出。

三、栓塞

与消融有关的栓塞可分为血栓栓塞和气体/焦痂栓塞。栓塞的部位包括肺、脑、各个脏器或四肢。其中以肺、脑的栓塞最危险。脑梗死是非常严重的并发症。血栓形成主要见于术中消融导管和鞘管上的附壁血栓形成或原有的心房血栓脱落,如果在左心系统则导致脑梗死,也可能因为股静脉血栓脱落而发生肺栓塞,后者是所有导管消融操作最可能发生的并发症。术中肝素用量不足可能导致血栓形成。消融局部温度过高使得大头电极表面形成血痂炭化。临床症状因栓塞部位不同而异。

使用开放式盐水灌注消融导管可以防止头端炭化焦痂形成,更换鞘管时注意抽吸和冲洗房间隔鞘管可有效防止其他栓子形成。

围术期和术中的合理抗凝至关重要。术前 72 小时内患者应进行经食管心脏超声检查。若心房内有血栓形成或有血栓高危因素(糖尿病、脑卒中或一过性脑缺血发作史等),应至少华法林有效(INR 2～3)抗凝 3 周,并且重复超声检查。若超声除外了血栓,均给予低分子肝素皮下注射 3 天,至术前 12 小时停用;术前服用华法林的患者于术前 3 天停用华法林。术中左心房内多根鞘管易于形成血栓,且房间隔穿刺后很快在鞘管上附着血栓,因此 HRS/EHRA/ECAS 关于心房颤动消融的共识建议在房间隔穿刺时首先充分肝素化,一般以 70IU/kg 负荷剂量后,之后每小时追加 1000IU。每次给予肝素后测定凝血酶原时间(ACT)并使其维持于 300～350 秒。术后 4～6 小时开始低分子肝素皮下注射 3 天,同时口服华法林,使得 INR 维持于 2.0～3.0,至少使用 2 个月,并进一步根据 CHADS2 评分决定之后是否继续抗凝。脑梗死的诊断和识别相对较容易。但肺栓塞的识别相对困难。

1.肺栓塞的症状和体征　典型的肺栓塞发生在患者术后首次下地并如厕后,轻者为突发胸痛、胸闷或呼吸困难,严重者可导致意识丧失。肺栓塞时患者往往面色苍白、窦性心动过速、低血压或测不到、脉搏弱或消失、氧分压和饱和度明显降低。超声可显示右心扩大,心电图在早期可以有Ⅰ导联 S 波,Ⅲ导联 Q 波和 T 波倒置。

2.肺栓塞的预防　防止肺栓塞的主要措施除了术中足量肝素之外,术后局部压迫时应该对穿刺侧下肢进行按摩,另外应该尽早让患者在医护人员监视下下床活动。如果判断或怀疑肺栓塞,应该即刻大流量吸氧,意识丧失者应尽快心肺复苏以期通过机械按压促使肺动脉内的新鲜血栓破碎流到远端小的血管分支。可能的话,应该尽快进行肺动脉造影并行血栓机械捣碎术。我们对 2 例患者采用此种措施获得了良好的效果。对有肺栓塞的患者应该建议长期抗凝治疗并定期复查。

四、消融术后的心律失常

主要见于房颤消融术后,大约会有 2.9%～31% 的患者发生房性心律失常,通常为不典型房扑或房性心动过速。多见于术后数日至数月内,心室率通常为 120～150 次/分,且往往顽固性持续致使患者耐受性更差。

其机制多与消融的术式有关,主要包括以下几点。

1.消融线上的传导恢复或不彻底(传导"缝隙")相关的心律失常,是目前多数电生理中心报道的环肺静脉消融后最主要的机制。

2.环绕解剖屏障或某一消融环或心房内瘢痕的折返。

3.心房内局灶异位兴奋灶发放冲动,多见于肺静脉节段隔离术后。

最新的实验研究证实,即使消融线上存在仅 1mm 的缝隙亦足以导致房颤消融失败或引发房扑/房性心动过速。虽然不少学者将此视为消融所致的并发症,但根据我们采用非接触式激动标测的结果,房颤的机制实质上是随机传导的大折返性心律失常,而非典型性房扑实质上是房颤基质被大大改善而仅残存少许缝隙的标志,不应当笼统地视为并发症。

研究表明,部分患者的房性心律失常可于术后 2～6 个月自行消失。而对于那些反复发作、不能耐受且药物治疗效果不佳的持续房性心动过速患者,可考虑进行二次消融,采用拖带标测及三维标测方法明确心律失常的电生理机制,并进行相应的消融。由于缝隙相关的房性心律失常以传导缝隙为主要机制,寻找关键的传导缝隙至关重要,理论上传导缝隙可出现于消融线上的任何部位,但是我们采用非接触式标测的研究发现,在左心耳,左上肺静脉间的嵴部、左心房顶部及二尖瓣环峡部最易出现缝隙,可能与局部心房解剖组织较厚或纤维化严重、不易贴靠导致很难形成透壁损伤有关。因此,在导管消融术中,应该尽可能形成透壁连续的消融线,对防止术后新发的房性心律失常至关重要。然而,这样做的结果则可能导致心包积液,甚至心脏穿孔的风险增高。

在等待再次手术之前,根据我们的经验,钙离子拮抗剂(维拉帕米)加 β 受体阻滞剂对此类心律失常的效果较为突出。

五、心房-食管瘘

是房颤消融术中不常见但最为严重的并发症,国际、国内均有相关报道。事实上,此种并发症仅见于在后壁进行消融的术式,不幸的是,目前居于绝对主流地位的大环形隔离术正强调对后壁的消融。由于食管紧贴左心房后壁,与消融径线重叠,而且解剖变异较大,因此在左心房后壁消融时的热量可直接损伤食管,其损伤的程度与消融电极的构型和放电功率有关。

患者表现为术后数日至 1 周内出现高热、惊厥、胸痛、白细胞计数明显增加等症状、体征。对疑似心房-食管瘘的患者,禁行食管超声或胃镜检查,以防气栓形成导致死亡。胸部 CT 是确诊的手段。

一旦确诊应立即行开胸修补术。预防的措施包括降低左心房后壁的放电功率、将后壁消融线移至左心房顶部以避开食管、实时监测食管温度等,对于后者的可靠程度目前有争议。也有采用三维标测系统与 CT/MRI 影像融合标记食管腔、心腔内超声(ICE)监测、术中食管钡餐造影等以降低食管损伤的风险。

六、假性动脉瘤和动静脉瘘

局部穿刺部位的血肿和假性动脉瘤是介入操作常见的并发症。临床表现为局部的肿胀、疼痛，假性动脉瘤局部张力高且局部听诊可闻及收缩期喷射性杂音。动静脉瘘者因为血液经静脉回流，局部肿胀可不明显，但听诊可闻及杂音。超声是确诊的金标准。

对于假性动脉瘤，我们的做法是在局部包扎撤出时常规局部听诊，一旦发现局部假性动脉瘤形成，则尽早在压迫股动脉近端的同时穿刺抽吸积血，若成功则局部血肿消失，张力明显减小，此时再重复标准的压迫和加压包扎程序，一般均可消除。

对于动静脉瘘，成年人如瘘口在 2mm 以下则建议观察 2 个月，多数可以闭合。但部分接受抗凝的患者或青春发育期患者则不容易闭合。必要时可行外科手术。

另一种值得警惕的血管并发症是通过高位（腹股沟韧带以上）血管穿刺破口导致腹膜后出血，因其发展相对慢且症状隐蔽，有较高的风险。血压、心率和血红蛋白监测是尽早发现的关键。当然，最重要的是正确掌握穿刺要领。

七、膈神经损伤

发生率约为 1%，且多为可逆性。由于膈神经毗邻右上肺静脉及上腔静脉，在此处消融导致的热损伤是膈神经损伤的主要机制。主要发生于房颤、右心房瘢痕性房性心动过速和室性心动过速的心外膜消融中。

患者可无症状，也可表现为呼吸困难、呃逆、咳嗽、胸痛，主要诊断依据是：术中 X 线发现一侧膈肌运动减弱或消失；术后 X 线发现一侧膈肌上抬或一侧肺容积减少。

对膈神经损伤的治疗仅为对症，呼吸困难者可能需机械辅助呼吸。为了预防膈神经损伤，术中在右上肺静脉或上腔静脉消融时应非常注意，观察 X 线下膈肌的运动度，一旦患者出现上述症状或膈肌运动减弱应立即停止放电，必要时缩小放电的功率和时间。此外，采用术前高频膈神经刺激或三维标测系统预先确定膈神经走行，对预防膈神经损伤具有一定的作用。

八、肺静脉狭窄

此种并发症曾经是房颤消融最常见的并发症。主要是 20 世纪 90 年代后期最早出现的围绕肺静脉口的节段性隔离术所致的瘢痕性挛缩所致，发生率甚至可达 40%。Kato 等根据螺旋 CT 扫描的结果将肺静脉狭窄分成 3 度：轻度（≤50%），中度（50%～70%）及重度（≥70%）。

肺静脉狭窄的发生与在肺静脉内放电或口部放电的功率、温度过高有关。患者可出现呼吸困难、胸痛、咳嗽、咯血及反复的肺部感染；部分患者可无明显的症状，胸部 CT 检查是诊断肺静脉狭窄程度和位置最有效的手段。多数患者出现于术后 2～3 个月，部分患者可延迟至术后 6～12 个月才出现。目前尚无治疗肺静脉狭窄的药物，因此单纯肺静脉球囊扩张及植入肺静脉支架成为主要的治疗方法，但是这些介入治疗仍具有很大的风险。

　　显然避免在肺静脉内消融、提高术者的经验及降低肺静脉口部消融的能量输出对预防肺静脉狭窄具有重要意义。事实上，在肺静脉口进行节段性隔离术仅仅着眼于起源于肺静脉的触发子的消除，其成功率仅 30％左右，随着能够同时破坏房颤部分基质的左心房内大环形隔离术的出现，既大大提高了消融成功率，也淘汰了肺静脉口节段性隔离术，因此，肺静脉狭窄的发生率也大大降低。

第十七章　心房颤动的消融治疗

房颤导管消融治疗在近几年取得了巨大的进步,为药物和电复律效果不佳房颤患者的治疗提供了广阔的应用前景。

第一节　阵发性心房颤动

荟萃分析显示房颤导管消融较抗心律失常药物疗效显著,尤其对于阵发性房颤患者,2010年 ESC 及 2011 年美国心脏病学会基金会/美国心脏学会/心脏节律协会(ACCF/AHA/HRS)房颤指南均明确将导管消融作为药物无效的症状性阵发性房颤患者的首选。尽管阵发性心房颤动导管消融方法有多种,如环肺静脉前庭解剖学消融、节段性肺静脉电隔离、心房复杂碎裂电位消融等,但目前主流术式仍为环肺静脉电隔离术(CPVI)。本节将着重阐述环肺静脉电隔离术的技术要点。

一、肺静脉定口

1.肺静脉走形　通常情况下,左侧肺静脉(LPV)分为上、下两支,左上肺静脉(LSPV)走行通常向左、前、上,但其向前和向上的角度因人而异。通常情况下,LSPV 位于左心耳(LAA)的后上方;左下肺静脉(LIPV)走行通常向左、后、下,其向后和向下的角度也因人而异。通常情况下,LIPV 位于左心耳的后下方。右侧肺静脉(RPV)一般也分为两支,右上肺静脉(RSPV)走行通常向右、前、上;而右下肺静脉(RIPV)走行通常向右、后、下。

2.肺静脉定口及相关导管操作　和普通电生理的导管操作不同,左房内的导管操作一般都是在使用鞘管的基础上调控消融导管,其基本动作除了推送或回撤导管、转动导管和调节导管头端弯度外,还有鞘管的推送或回撤以及鞘管的转动,总共 5 个环节。左房内导管操作的要点是:先调整鞘管的高低和朝向,再调整消融导管;左手控制鞘管,右手控制消融导管,双手配合微调;同时注意鞘管对消融导管的限制作用。

(1)本中心 RPV 定口的顺序是:右前上(顶部)→右后下(底部)→右后中(后壁)→右后上(顶部)→右前中(前壁)。右侧肺静脉定口主要参考 RAO30°造影,所以通常在同一体位透视下进行。①右前上（顶部）定口先通过选择性造影分析 RSPV 的走行和开口大体位置,在影像上初步确定 RSPV 的开口位置,消融导管保持与鞘管同轴,送到右上肺静脉内（可能需要稍增加导管弯度）,松开导管弯度,同步顺时针转动导管和鞘管（以保持导管和鞘管同轴）,使导管头端贴靠在 RSPV 前壁顶部,回撤导管靠近造影提示的开口位置时,利用三维标测系统的空间记忆功能标记右前上（顶部）开口的三维位置。②右后下（底部）定口,通过选择性造影分析 RIPV 的走行和开口大体位置,在影像上初步确定 RIPV 的开口位置,消融导管保持与鞘管同轴,边送边加大消融导管弯度到右下肺静脉内,同步回撤鞘管和导管使消融导管头端贴于右下肺静脉底部,稍逆时针转动导管和鞘管,使导管头端贴靠在 RIPV 后壁开口,在导管头端靠近造影提示的开口位置时,给予标记,如果位于 LIPV 较深部位,在适当回撤导管的同时注意逆钟向转动导管和鞘管保持在后壁的贴靠。③右后中（后壁）定口,肺静脉造影不能直接显示右肺静脉后壁中点的位置,但是可以参照肺静脉顶部点和底部点的位置来确定该点,松开消融导管头端弯曲度,并将鞘管和导管同时向上推送沿右肺静脉后壁向上滑动,可以比较顺利到达后壁中点,注意保持适当的逆钟向旋转使消融导管头端与 RIPV 后壁紧密接触。④右后上（顶部）定口,在 RA03O°RSPV 选择性造影上,右后上和右前上的位置几乎重叠,可以直接通过逆钟向旋转鞘管和导管转向右后上。⑤右前中定口,通过 RAO30°选择性造影可以确定 RSPV 开口的底部和 RIPV 开口的顶部,两者通常重叠但如果右中肺静脉较大,两者间也可以有较大距离,前壁中点就定在该两者之间,而其和后壁中点在 RAO30°造影下经常并不重叠,定口时,鞘管仍放置在右上肺静脉水平,增加消融导管弯度到两肺静脉中间,同时顺钟向转动鞘管和导管使导管头端贴靠在右上下肺静脉中间的部位,在导管头端靠近造影提示的开口位置时,给予标记。

　　(2)本中心 IPV 定口的顺序是:左后上（顶部）→左后下（底部）→左后中（后壁）→左前中（前壁）→左前上（顶部）→左前下（底部）。左侧肺静脉定口主要参考 LAO45°左肺静脉造影。①左后上定口,先通过选择性造影分析 LSPV 的走行和开口大体位置,在影像上初步确定 LSPV 的开口位置。由于 LPV 的后上开口往往没有明确的转折,不能准确定位在一个点,通常的做法是通过垂直线法来确定,该方法在右侧肺静脉顶部定口的时候有时也采用。左后上（顶部）定口时,鞘管指向左房后壁,消融导管保持与鞘管同轴,送到左房后壁,这时多在后壁中部,可以采用两种方式操作导管顶端到达左后上:一种是固定鞘管,顺钟向转动导管使其沿后壁向上滑动,同时送导管并加大弯度,可到左后上;另一种方式是同时将鞘管和导管向上送,也可到达左后上肺静脉开口。消融导管到达造影提示的左后上开口位置附近时,加大弯度可以使导管头端向口外移动,减小弯度则可以使导管头端向口内移动,局部微调后利用三维标测系统的空间记忆功能标记左前上（顶部）开口的三维位置。②左后下定口,通过选择性造影分析 LIPV 的走行和开口大体位置,在影像上初步确定 LIPV 的开口位置,左后下（底部）定口时,鞘管指向左房后壁,消融导管保持与鞘管同轴,送到左下肺静脉内,弯曲消融导管,保持顺钟向扭力,缓慢逐渐后撤,到 LPV 底部开口外时会有一个明显滑落感,反复几次尝试,在消融导管快滑出左下肺静脉时定口。③左后中定口,通过选择性造影分析 LSPV 和 LIPV 的走行和开口大体位置,在影像上初步确定 LPV 的后壁开口位置,LPV 后壁开口没有影像学的直接标记,一般都根据 LPV 顶部和底部的开口来间接确定,需要指出的是,本中心后壁消融时多在定口外侧 0.5～1cm 左右的部位进行,操作手法是鞘管稍向前送,消融导管顺钟向转动沿后壁向上,送到左肺静脉后壁中部,此时多数情况需要回撤一些导管,注意这时加大弯度可以使导管头端向外移动(左房侧),减小弯度则可以使导管头端向内移动(肺静脉侧)。④左前中定口,通过选择性造影分析 LSPV 的走行和开口大体位置,在影像上初步确定 LPV 的前壁中点开口位置,由于左上肺静脉的前壁消融通常从左前中开始向上消融,因此前壁中部定口非常重要,一般情况下可操作导管先到后壁中点附近,再逆时针转动鞘管及导管使之靠向 LSPV 的前壁,此过程中一般需要前送导管到 LSPV 内,然后通过加大弯度伴或不伴回撤导管,使其头端贴靠在前壁中点。⑤左前上(顶部)定口,通过选择性造影分析 LSPV 的走行和开口大体位置,在影像上初步确定 LSPV 的开口位置,导管头端位于左前壁中部时,直接逆时针转动导管可到达左上肺静脉前顶部,但容易从开口滑出,可先松弯度将导管头端置于肺静脉内,再逆钟向转向房顶,然后给弯度调节导管和肺静脉开口的距离。⑥左前下定口,通过选择性造影分析 LIPV 的走行和开口大体位置,在影像上确定 LIPV 的开口位置,先将消融导管回到左侧肺静脉底部,直接逆钟向转动鞘管和导管,此时稍向前送导管以保持导管在肺静脉内而不至于向外滑到嵴的心房侧,缓慢回撤导管并保持这种逆钟向力量,使导管沿左下肺静脉前壁回撤到嵴的肺静脉侧,此过程中注意:一是尽量逆钟向转动鞘管和导管贴紧前壁,二是勿使导管突然从嵴上滑出肺静脉,三是不能在左下肺静脉内过深,以防肺静脉狭窄。

二、环肺静脉电隔离术

1.环肺静脉消融电隔离的术前准备

(1)常规准备同普通导管射频消融,如患者应进行 X 线胸片、经胸超声心动图、出凝血时间、血常规、肝肾功能等检查和碘过敏试验,以及备皮和术前禁食等。

(2)术前 48 小时内经食管心脏超声心动图检查排除心脏血栓。如有条件可行多层螺旋 CT 或核磁肺静脉成像检查,更准确地了解肺静脉的解剖变异、肺静脉近段的直径及位置情况、心房内特别是左心耳内有无血栓,并作为术后判断有无肺静脉狭窄的参照资料。

(3)24h 动态心电图检查除可以了解伴随的心律失常类型而做出术前的基本诊断外,还可以了解窦房结和房室结的功能,手术前后的对比便于术后分析消融治疗效果和发现可能的心律失常并发症。

(4)由于多数患者房颤发作频繁、症状明显,术前常已服用多种抗心律失常药物,故除临床研究需要外,不强调术前停用抗心律失常药物。

(5)特殊器械准备包括房间隔穿刺针、穿刺鞘、环形标测导管、三维标测系统、冷盐水灌注消融导管或其他特殊的消融器材(8mm 温控消融导管、超声球囊、冷冻球囊等)。

(6)射频发生仪设置:采用冷盐水灌注导管进行消融,预设温度 40～45℃,功率 30～35W。

术中可根据患者的反应及具体情况适当进行调节,应尽可能避免高功率、高温度设置下长时间放电。

(7)冷盐水灌注导管的连接与设置:在冷盐水灌注消融导管的尾端侧孔,通过三通管与流量泵相连。放电时通过流量泵快速(17ml/min)给予冷盐水,以达到为消融导管的远端电极降温,从而产生较大和较深损伤的目的。在标测时以低流量(2ml/min)冷盐水持续输注以保持灌注通路的畅通。流量泵中的液体为低浓度肝素盐水(500U/500ml)。

(8)建议多导电生理记录仪记录通道排列顺序为:体表心电图Ⅰ、V_1导联,环状标测导管的电极依次排列(从 L12、L23、L34…L910),冠状静脉窦导管的电极由近端至远端排列、消融导管的电极由远端至近端排列。

(9)患者愿意选择导管射频消融电隔离治疗,对该治疗的疗效和危险性认知和理解,签署手术知情同意书。

2.环肺静脉电隔离的方法和步骤

(1)普通导管放置:经锁骨下静脉或颈内静脉途径放置冠状静脉窦导管;经股静脉途径放置标测电极到右心室心尖部,远端可连接临时起搏器(设置基础起搏频率在 50 次/分,方便在消融产生迷走反射时自动起搏支持),近端记录心内电图。

(2)房间隔穿刺(详见本章第三节),一般采取两次房间隔穿刺放置两根外鞘管,也可以进行一次房间隔穿刺放置一根外鞘管作为造影和送入环形标测电极的途径,而消融导管直接通过穿刺孔送入左心房。完成穿刺后及时静脉注射肝素(75~100U/kg),并在操作过程中每小时补充 1000U 或根据 ACT 调整剂量(目标值 300~350s)。

(3)选择性肺静脉造影:了解肺静脉的大小和开口部位的位置,对环肺静脉消融时判断消融线距离肺静脉口的距离很有帮助。造影后根据肺静脉开口部的直径,选择合适的环状标测电极导管,最常选用的是 15mm LASSO 电极。

(4)环状标测导管的放置:环状标测导管的放置原则是临近开口部和尽可能与静脉长轴垂直。应利用不同的投照体位判断环状标测导管与静脉开口的相对关系。通常在左侧肺静脉放置 LASSO 电极时选用左前斜位 45°~60°,有助于判断其深浅,右前斜位 30°~45°则有助于确定 LASSO 电极和右侧肺静脉之间的关系。

(5)左心房三维解剖模型重建和定口:利用 CARTO 系统或 EnSite/NavX 标测系统,通过专用标测消融导管于左心房取点行左心房三维解剖重建,然后结合造影、导管操作以及电位特征确定肺静脉开口的位置,即各支肺静脉前、后缘以及上肺静脉的上缘和下肺静脉的下缘。

(6)环肺静脉消融:在确定的开口部位的心房侧 0.5~1.0cm 处行环同侧肺静脉的逐点消融和标记,积点成线,连线成环,每点消融终点是局部双极心内膜电图振幅降低 80%以上或有效放电至 20~40s。消融过程中或完成预设消融环后可通过环形标测电极判断同侧上、下肺静脉的电位变化,以证实是否达到了肺静脉与左房完全电隔离的消融终点,即消融环内的肺静脉电位完全消失。

三、并发症的预防、识别和处理

1.血管并发症　穿刺相关的血管并发症是房颤导管消融最常见的并发症,而血肿最为常见。国内黄从新牵头的全国注册资料表明,1998 年至 2005 年间国内 40 家医院共 3196 例房颤患者消融除心房扑动外房性心动过速等心律失常的并发症发生率为 7.48%,其中皮下血肿 3.04%,占总并发症的近 50%。Cappato 报道的 8745 例房颤导管消融中血管并发症的发生率为股动脉假性动脉瘤 0.53%,动静脉瘘 0.42%,主动脉夹层 0.3%~1%,但该注册研究未提到皮下血肿的发生率。

房颤导管消融一般穿刺股静脉及锁骨下静脉,经验丰富的术者可避免损伤大动脉、中小动脉,但是皮下微小动脉的损伤取决于患者解剖特点,与操作经验几乎无关,无法避免。此外,房颤导管消融后进行低分子肝素联合应用华法林强化抗凝是术后血肿发生率较其他介入操作明显增加的重要的医源性原因。预防血肿并发症应以提高穿刺水平为基本,还应包括以下方面:

(1)合理的穿刺入路:穿刺锁骨下静脉后如若出现血肿可能面临无法压迫止血的棘手问题,颈内静脉穿刺如果引起颈部血肿可致气管塌陷或血肿压迫颈动脉窦造成心搏骤停。因此,房颤消融应慎用锁骨下静脉、颈内静脉入路,尤其对于老年、体形明显消瘦者。通过左侧股静脉放置冠状窦电极可减少因穿刺入路选择不当引起的血肿风险,因后者穿刺部位可压迫。

(2)合理制动与合理压迫:我们的经验是,房颤导管消融术后拔除股静脉鞘后应当按股动脉压迫的方法,要压迫足够的时间,在穿刺部位以弹力胶布或绷带加压包扎至术后 24 小时,并在穿刺处以沙袋压迫 8 小时并床上制动 8~12 小时,术后 24 小时根据穿刺点渗血情况决定是否松脱弹力胶布或绷带。

(3)早发现、早处理:血肿的发生、发展具有一定的规律性,出血早期因为血液渗入肌间隙,此时仅表现为深部疼痛并逐渐加剧,而超声检查无血肿形成,如若继续强化抗凝治疗,巨大血肿几乎不可避免。所以,我们的经验是如果患者出现穿刺点疼痛,则立即进行弹力绷带加压包扎,并根据血栓/出血风险权衡适当将抗凝药物减量,多可避免巨大血肿的形成。

(4)合理的抗凝:Morady 实验室经验显示术后 1mg/kg 依诺肝素血肿发生率不可忍受,0.5mg/kg 的剂量则较适宜。最近,Cleveland 的经验显示术前 2 个月开始服用华法林,持续服用至术后并维持 INR 在 2.0~3.5 较术后开始联合应用华法林和低分子肝素出血的并发症显著降低。

2.肺静脉狭窄　肺静脉狭窄是公认的房颤消融并发症,系由肺静脉肌肉组织的热损伤所致。尽管明确的病理生理机制尚不清楚,但已经在犬动物实验上表明是一种渐进的血管反应导致胶原组织取代了坏死的心肌组织,主要原因是误在肺静脉内消融,其次为射频能量过大和消融时间过长。目前根据肺静脉造影、CT 或 MRI 显示的狭窄程度将肺静脉狭窄分为轻度(狭窄≤50%)、中度(50%~70%)和重度(≥70%)。肺动脉狭窄表现为胸痛、呼吸困难、咳嗽、咯血、继发感染和与肺动脉高压相关的临床表现,症状与严重程度相关。但由于同侧肺静脉代偿性扩张作用,有时肺静脉极重度狭窄甚至完全闭塞,患者也可以没有症状,临床上无症状性肺静脉狭窄者可占 40%～50%。Packer 等报道了 23 例严重肺静脉狭窄病例(共 34 根肺静脉),其中 52% 的患者因房颤复发进行了 2 次消融,22% 的患者进行了 3 次消融。肺静脉狭窄的临床症状在最后一次消融术后 1～3 个月内出现。最常见的临床症状为活动后呼吸困难(83%),其后依次是静息时呼吸困难(30%)、反复咳嗽(39%)、胸痛(26%)、流感样症状(13%)和咯血(13%)。CT、经食管超声心动图(TEE)及肺部同位素通气灌注扫描作为无创性检查均能有效地确诊肺静脉狭窄,但不同的检查方法对于肺静脉狭窄的检出率存在差异,CT 是鉴别狭窄部位和程度的最有效的检查,而 TEE 仅检出 47% 的狭窄肺静脉,并且对于右肺及左下肺静脉的狭窄评价存在偏差。同位素扫描检查中通气异常仅见于 26% 的狭窄肺静脉,而灌注异常则见于所有狭窄肺静脉,且表现类似于肺栓塞。此外,值得注意的是肺静脉狭窄有迟发现象存在,症状出现的时间也相差较大,早者在消融过程中即可出现,多数发生于术后 2～3 个月,有些患者的症状也可以晚到术后半年才出现。肺静脉狭窄的治疗尚缺乏有效扩张肺静脉的药物,所以对于有症状的肺静脉狭窄首选介入治疗,包括单纯球囊扩张、裸/药物涂层支架置入术。鉴于目前尚无一种理想的肺静脉狭窄治疗措施,故现阶段的工作应重在预防,手术时术者须确定肺静脉口部,避免肺静脉内消融。对于肺静脉消融后出现呼吸系统疾病表现的患者,应特别注意肺静脉狭窄的可能性,必要时进行相应检查。

3.消融术后房性心动过速　第一次房颤消融术后房性心动过速(AT)的发生率文献报道不一,为 5%～25%,其中部分 AT 会在术后 3～6 个月自行恢复。关于房颤消融术后早期复发机制的研究少见,目前有关文献推测其机制主要与消融术后早期心房肌细胞水肿、炎症反应、心房肌细胞不应期不均一、心脏自主神经功能不平衡等有关。此外,房颤消融术后心房逆重构需要一个过程,因此早期复发可能是一过性的,随着随访时间的延长可逐渐减少和消失。但是这仅仅是理论上的推断,缺乏客观电生理研究的依据。尽管有学者提出不同意见,但多数学者及本中心也认为消融术后房性心律失常复发与肺静脉电传导恢复有关。

4.栓塞　房颤消融相关性栓塞并发症是房颤导管消融严重并发症之一,栓塞原因可分为鞘管内血栓、消融导管附着血栓、消融所致焦痂、原心房附壁血栓及气栓等,其发生率约为 0%～7%。几乎所有临床研究的文章中均有报道,消融相关栓塞常发生于消融术后 24 小时,但术后 2 周内亦属栓塞高危期。心腔内超声监测发现,在活化凝血时间(ACT)>250s 的抗凝状态下,在消融导管及鞘管上仍可见到 24/232 例(10.3%)有附壁血栓形成,提示我们不可轻视血栓栓塞的风险。多项研究表明,静脉应用肝素使 ACT 维持在 300～400s 以上及保持高流量肝素(180ml/h)经房间隔鞘管滴入能明显减少左心房血栓形成和栓塞事件的发生。为了减少这一并发症,抗凝治疗应该贯穿于术前、术中和术后。对于持续性房颤患者,术前口服华法林 1 个月,使 INR 保持在 2.0～3.0,入院后皮下注射低分子肝素 1 周;对于发作持续时间小于 48 小时的阵发性房颤患者,只需入院后皮下注射低分子肝素 1 周;如持续时间大于 48 小时,处理同持续性房颤,所有患者术前 1～2 天(不要提前超过 3 天)作经食管超声心动图检查以排除心房及左心耳血栓。术中一方面要充分肝素化,手术开始根据体重以 75～100U/kg 的剂量应用肝素,以后每小时追加 1000U(未测 ACT 时),术中最好能有 ACT 检测,根据 ACT 决定术中肝素的应用。术中消融导管或标测电极撤出鞘管时应注意从鞘管外侧阀门抽吸血液至少 5ml 以上,并注意观察抽吸液内有无血栓。术后皮下注射低分子肝素 3～5 天,并同时口服华法林,随访 INR,直至达标。

房颤导管消融术中可发生气栓,多数与术中操作不谨慎有关,也可能系导管快速抽出引起负吸所致。气栓可阻塞冠状动脉(多数为右冠状动脉)及颅内血管,引起急性冠状动脉缺血和(或)房室传导阻滞及神经系统相关症状。因气栓并发症与术者操作明显相关,故术者应对此并发症有一定认识,肺静脉造影时要注意不要把气泡注入鞘管,从鞘管内移除导管速度不宜过快,抽吸血液要充分,术中出现下壁导联的 ST 段抬高或与迷走反射无关的房室传导阻滞,要注意有无右冠状动脉气栓的可能。若患者出现气栓引起的脑栓塞,应让患者头低脚高位,高流量吸氧,必要时行高压氧治疗;若出现冠状动脉气栓,如为一过性,则无需处理,如症状持续或进行性加重,应紧急穿刺股动脉,送入冠状动脉造影导管于气栓的冠状动脉,反复抽吸、推注血液,尽量将气栓冲到冠状动脉远端。

5.膈神经麻痹　膈神经损伤是消融房颤的可逆性并发症,发生率约为 0%～0.48%,右侧膈神经损伤更常见于超声球囊消融时。目前,热损伤是膈神经麻痹最为广泛接受的机制。深刻理解膈神经与心脏各部分的解剖关系是避免膈神经损伤的关键,比如右侧膈神经临近上腔静脉和右上肺静脉并于右心房的后侧游离壁穿行而过,因而在此处进行消融治疗极易发生右侧膈神经损伤;左侧膈神经靠近心大静脉、左心耳、左心室游离壁,消融这些部位均可引起损伤。另外,消融能量也与膈神经损伤密切相关,相对于射频能量来说,微波在理论七导致膈神经损伤的风险要高,而冷冻和超声似乎可降低膈神经损伤的潜在危险,但是实际应用中,无论冷冻还是超声在行肺静脉隔离时均有引起膈神经损伤的报道。尽管膈神经麻痹发生率低,但术者仍应高度重视,因为永久性膈神经麻痹可导致患者持续性气短、咳嗽、呃逆、肺不张、胸腔积液和胸痛。术中,尤其在消融两上肺静脉静脉前壁时应注意 X 线透视检查膈肌情况,放电时通过 X 线观察膈肌运动,一旦膈肌运动消失,立即停止放电。国外有学者,在相关部位消融前,通过起搏刺激有无膈肌收缩来辨别膈神经位置,从而减少膈神经麻痹并发症的发生。一般情况下,膈神经功能在 1 天至 1 年内恢复,少数患者留下永久性膈神经损伤,目前尚无有效治疗方法。

6.心脏压塞　心脏压塞是房颤消融的严重并发症,Mayo Clinic 的报道显示 632 例房颤消融中 15 例(2.4%)发生心脏压塞,2 例需开胸修补。心脏压塞的处理重在及时发现,经穿刺引流或必要时开胸修补多不威胁生命。心脏压塞的发生通常与过多的心内导管操作、消融,两次或多次穿刺房间隔和肝素抗凝有关。心脏破裂导致的心脏压塞与消融时局部温度过高并产生爆破声("pop"音)有关,或为直接的机械损伤所致,特别是穿刺房间隔时穿刺点过于偏前(主动脉根部)或过于偏后(右心房后壁)。心脏压塞典型者可表现为血压下降、颈静脉怒张和心音遥远的 Beck 三联征,并有呼吸困难、烦躁、意识模糊或意识丧失。但有时表现却很隐蔽,血压缓慢下降甚至不降(机体代偿或补液),容易漏诊,之后突然下降。X 线下心影搏动消失和出现透亮带,超声心动图可确诊。术者需高度警惕,穿刺房间隔之前记录心影搏动,穿刺针突破后要轻推造影剂确认进入左房,再推送外鞘管。导管经房间隔进入左房后,要注意根据消融导管的电位及影像位置,辨别左心耳,防止左心耳穿孔。手术过程及术后 24 小时内需密切监测血压和心率,一旦发现血压下降或心率增快,应立即透视心影或行超声心动图检查,如确定为急性心脏压塞,应立即在透视或超声引导下行心包穿刺引流,引流完毕并稳定后保留猪尾导管24 小时。需要指出的是,尽管采用这一措施对于心房壁的穿孔多数情况下可避免开胸手术,但因左心耳缺乏收缩力,其穿孔难于自行闭合,加之抗凝原因,少数心房穿孔出血不止,故与心脏外科密切配合必不可少。值得注意的是,部分患者术后出现心包反应性渗出,可伴有胸痛、呼吸困难、发热、白细胞升高,这与消融时射频能量透过心肌引起心包炎症有关,有作者称之为"心脏损伤后综合征(PCIS)"。这类患者如血压平稳、无急性失血征象,可不必紧急行心包穿刺引流,短期应用皮质激素,严密观察生命体征,超声心动图随访心包积液量,必要时再行心包穿刺引流。

7.其他并发症   如急性冠状动脉损伤、心肌损伤后综合征、心房-食管瘘、急性肺水肿、食管周围迷走神经损伤、标测电极或消融导管卡瓣、窦房结及房室结损伤等,尽管这些并发症相对少见,但仍需引起足够重视。

第二节   持续性心房颤动

阵发性房颤的导管消融方法学已经相对成熟,但是导管消融治疗持续性房颤仍然处于深入探索阶段,导管消融的方法学和疗效尚未形成较为一致的意见。

一、导管消融治疗持续性房颤的术式及评价

目前,慢性房颤的导管消融的主要方法有:环肺静脉电隔离,单纯碎裂电位消融以及环肺静脉消融电隔离附加碎裂电位(或线性)消融等。

1.环肺静脉电隔离(CPVI)   房颤消融开展早期这一术式主要用于阵发性房颤的导管消融,但随后在慢性房颤消融开展早期也曾被采用。Ouyang 等采用环肺静脉消融电隔离治疗40 例持续性房颤,随访 8±2 月的临床成功率高达 95％,但必须指出的是其入选的患者房颤持续时间均小于 12 个月,其中房颤持续时间小于 6 个月的更占到 73％(29/40)。Natale 中心应用心腔内超声(ICE)指引下环肺静脉电隔离治疗房颤,报道 315 例房颤行 ICE 指引下环肺静脉电隔离,其中约 150 例为慢性房颤,近 1/3 合并器质性心脏病,平均随访 11 个月成功率为90.2％。慢性房颤及器质性心脏病房颤的消融成功率与阵发性房颤无明显差异。ICE 指引环肺静脉电隔离实质上仍为单纯的环肺静脉电隔离,并未进一步涉及心房其他部位的基质消融,因此理论上治疗慢性房颤的效果有限。但是据 Natale 中心的随访结果,慢性房颤的消融成功

率高达 90%以上,合并器质性心脏病或心脏外科术史的房颤消融成功率高达 93%,如此高的消融成功率似乎令人难以置信。进一步观察 Natale 术式可以发现,该术式消融肺静脉前庭的范围可能较三维标测系统引导下前庭消融更大,整个左房后壁、房顶、右肺静脉外前间隔均被彻底消融。

2.环肺静脉消融术(CPVA) 2000 年意大利米兰 Pappone 医生率先将三维电解剖标测应用于房颤导管消融,开创了房颤导管消融新的一页,该术式不强调肺静脉电隔离,曾一度引起电生理学者的极大兴趣,但是迄今少有其他电生理中心重复出如此高的成功率,因此也备受争议。Pappone 医师的 CPVA 术式自被提出以来,不是一成不变的,而是处于不断修正改进中。大致分成三个阶段。第一阶段为 2000—2001 年,消融围绕每一个肺静脉进行,消融线径距离肺静脉开口 0.5cm 以上,成功标准是消融线内电位振幅降低(0.08 ± 0.02mV)和隔离线两侧激动时间相差 58 ± 12ms。第二阶段为 2003 年,此时消融环线包绕同侧肺静脉,并在同侧上下肺静脉之间做消融连线,形成"8"字形消融,消融终点为消融线内电压降低 80%或<0.1mV。第三阶段是 2004 年,在第二阶段的基础上增加左房内三条消融线径:左房后上壁连接双侧肺静脉消融线、左房后下壁连接双侧肺静脉消融线以及左肺静脉至二尖瓣环(二尖瓣峡部)消融线。消融线内电压降低 90%或<0.05mV。2004 年以后,其核心的 CPVA 术式不再变化,融合其他电生理中心的经验做的某些改进和微调。例如,强调肺静脉隔离(仍坚持不用环状电极标测),增加碎裂电位消融,房间隔消融等。其消融采用 8mm 标准大头:能量设定为 55~65℃、100W,消融后壁时减少到 55℃、55W。采用盐水灌注导管:标测和消融时均采用恒定流速(20mm/min),消融时能量设定为 40W,温度 50℃,每点消融时间为 5~10s,取决于电位是否明显降低,基本是边放电边移动导管。完成上述消融线后,若房颤未转复,则行直流电复律,不常规验证消融线的双向阻滞。2006 年,新英格兰杂志发表了 Oral 和 Pappone 联合进行的慢性房颤(chronic AF)导管消融研究结果,研究入选 146 例慢性 AF 患者,随机分为药物组(n=69)和导管消融组(n=77),意向性分析显示消融组 74%以及药物组 58%患者无房性心律失常发作(不服用抗心律失常药物),但是药物组 69 例中有 53 例(77%)因药物治疗失败交叉入消融组。实际仅 3 例(4%)患者不用药物随访 1 年维持窦性心律。

3.心房复杂碎裂电位(CFAEs)消融 2004 年 Nademanec 首次提出 CFAEs 消融方法治疗房颤,CFAEs 的定义:①由 2 个或 2 个以上碎裂电图构成的心房电图,或(和)在 10s 以下记录中存在由延长激动波形成的连续曲折所造成的基线紊乱;②在 10s 以上记录中,存在极短周长(平均≤120ms)的心房电图。研究入选 121 例房颤患者,其中慢性房颤 64 例,选择 CFAEs 的部位进行消融,将 CFAE 在左右房的分布分为 9 个区:房间隔、二尖瓣环左后间隔和冠状静脉窦口、肺静脉、左房顶部、二尖瓣环、三尖瓣峡部、界嵴、左右心耳、上腔静脉与右房连接处。根据 CFAE 的分布将房颤分为:Ⅰ类:CFAE 仅分布在一个区域,心房其他部位显示相对规则清晰的心房电图,CFAE 区的心房激动周长显著短于心房其他部位的周长,射频消融一个区域即可去除 CFAE、终止房颤;Ⅱ类:CFAE 分布在 2 个区域,射频消融两个 CFAE 区域方可终止房颤;Ⅲ类:CFAE 分布区>3 个,消融这些区域的 CFAE 后有时转为房性心动过速甚至需要其他的治疗。慢性房颤消融终点是消除 CFAEs 或（和）恢复为窦性心律。结果显示碎裂电位主要分布于房间隔、肺静脉、左房顶部、二尖瓣后瓣环、冠状窦口等。慢性房颤 7 例为 Ⅰ 类房颤，22 例为 Ⅱ 类房颤，35 例为 Ⅲ 类房颤。消融 CFAEs 终止慢性房颤比例为 80% 以上，随访 1 年窦性心律保持率为 87.5%（30% 患者再次消融）。在此前几乎所有的消融术式均围绕肺静脉展开的情况下，以 CFAEs 为靶点的消融术式的出现无疑给房颤导管消融带来新思路。但同样由于未有其他大的电生理中心复制出如此高的成功率，因此也颇受质疑。

4.环肺静脉电隔离加心房复杂碎裂电位（或线性）消融　现阶段，对于持续性房颤患者，兼顾触发灶及心房基质的环肺静脉消融电隔离附加碎裂电位（或线性）消融的策略有更为广泛的接受度。2008 年 Estner 等报道单纯碎裂电位消融和碎裂电位消融＋环肺静脉隔离治疗持续性房颤的对照研究，研究入选 77 例持续性房颤患者，碎裂电位消融组 23 例，碎裂电位消融组合环肺静脉消融组 54 例，术后平均随访 13±10 个月，单纯碎裂电位消融组仅 2 例（9%）维持窦性心律，而碎裂电位组合环肺静脉消融组 22 例（41%）不服用抗心律失常药物维持窦性心律。另有作者报道 35 例持续性房颤采用环肺静脉隔离＋碎裂电位组合术式消融，术中房颤消融终止 23 例（66%），平均随访 19±12 个月，26 例（74%）患者维持窦性心律。北京安贞医院马长生所倡导的持续性房颤"2C3L"术式，为环肺静脉电隔离加左房顶部线、二尖瓣峡部线及三尖瓣峡部线消融的组合术式，亦取得较好的临床疗效。

5.步进式消融术式　2005 年 Haissaguerre 报道了一种激进的步进式消融术式，对 60 例持久性房颤（AF）患者以随机顺序进行四步消融，平均房颤病程 1 年，平均左房内径 47±6mm，半数患者合并器质性心脏病。消融过程包括肺静脉电隔离和上腔静脉隔离（终点为肺静脉和上腔静脉电隔离）、冠状静脉窦隔离（终点为冠状窦口 3cm 范围内尖峰电位分离或消失）、左房基于电位的消融（包括连续电位、碎裂电位、消融导管远近端存在激动顺序阶差的电位、与左心耳相比激动周长短的电位，终点为局部电位激动规律化或频率变慢），以及左房顶部和二尖瓣、三尖瓣峡部线性消融（严格实现峡部双向阻滞），结果 87% 消融中房颤终止，但术后 3 个月时复发性房速发生率达 40%（24/60）。其中 16 例存在多种房速。再次消融发现折返性和局灶性机制房速，折返性房速多由于线性消融线上的传导缝隙有关，而局灶性房速多位于左心耳、冠状静脉窦、肺静脉、卵圆窝等部位。随访 11±6 个月，成功率 95%。但手术时间和 X 线透视时间分别达 264±77min 和 84±30min。该方法融合了心脏大静脉隔离、基于电位的消融和线性消融等多种方法，操作复杂，消融范围更广，但术后依然有很高的房速发生率，且这种房速的标测和消融均十分复杂。由于此种术式的高度复杂性，难以大规模推广。

Haissaguerre 提出分步式消融术以来，消融程序也经历了一些调整和改进，目前基本上稳定为以下的消融顺序：

第一步，环状电极引导下肺静脉隔离。经验性隔离所有肺静脉，环状电极放置于每一个肺静脉开口，消融导管放电部位在右肺静脉和左肺静脉后壁离环状电极 1～1.5cm，因此消融部位位于肺静脉前庭。盐水灌注温度 48℃，功率 25～30W，每点放电 30～60s。盐水流速 20ml/min，所有肺静脉实现电隔离后，消融环状电极撤至右心耳测定平均房颤周长。消融导管保持在左房。

第二步,左房顶部线性消融连接左、右肺静脉。此消融线径较短,消融应尽量靠近房顶部,远离左心房后壁。消融能量当导管与房顶部平行贴靠时为 30W,当为垂直贴靠时降至 25W,以减少组织爆裂和心脏穿孔风险。房颤状态下顶部线消融终点为消融线上所有电位消失,消融线的双向阻滞需要在窦性心律下经起搏手段验证。

第三步,冠状窦、左房下部和左房其他部位的消融。几乎左房内所有的部位均可能作为消融靶区,房间隔、卵圆窝、后壁、前壁、左心耳基底部、左房峡部、冠状窦,消融靶点的心电图特征包括连续电位、碎裂电位、消融导管远近端存在激动顺序阶差的电位、与左心耳相比激动周长短的电位,等等。上述各部位中,临床消融实践发现左心耳基底部和左房下壁/冠状窦两个区域对于慢性房颤消融非常重要。

第四步,二尖瓣峡部消融。二尖瓣峡部消融通常在上述三步消融不能终止房颤或经标测证实的围绕二尖瓣峡部的大折返,这主要是由于二尖瓣峡部消融难度高,而且约三分之二的患者需要在冠状窦内消融方能实现峡部阻滞,增加心脏压塞和冠状动脉回旋支损伤的风险。具体二尖瓣消融的方法要点包括右前斜位从二尖瓣环开始消融(此处 A∶V 振幅比为 1∶1 或 2∶1),然后逐点边消融边顺时针转动导管和鞘管,直至达到左下肺静脉开口,有时消融线需要向上延伸至左心耳基底部方能实现二尖瓣峡部阻断,消融能量较左房其他部位能量都高,为 38～40W,盐水流速可达 60ml/min。二尖瓣峡部双向阻滞需要在恢复窦性心律后通过起搏和激动标测加以证实。

此外,部分患者需要消融左房以外的结构(如右房、上腔静脉)方能达到房颤终止,如何判断右房是否需要消融和何时消融非常重要。Haissaguerre 中心研究显示,左房消融存在所谓"天花板效应",亦即左房消融到一定阶段和程度,房颤终止率不再增加。该中心认为右房需要进行标测的指征:①右心耳测得的平均房颤周长短于左心耳平均房颤周长 15～20ms 以上;②可见左心耳或冠状窦记录的房颤波出现较长间歇而同步记录的右心耳没有类似长间歇。右房标测和消融的靶点与左房类似,包括连续电位、碎裂电位、局部激动周长短于其他部位、消融导管远近端存在激动时间梯度的电位,若上腔静脉存在高频电位或存在消融导管置于上腔静脉显示远端向近端传导顺序则提示需要消融隔离上腔静脉。该术式最后还需进行三尖瓣峡部阻断,与二尖瓣峡部阻断一样,需要通过窦性心律下起搏标测加以验证。

二、现阶段对多种持续性房颤消融术式并存的认识、选择

目前多种持续性房颤消融术式并存的现状多少使广大电生理医生无所适从,随着时间推移还可能有新的消融术式出现,更使人应接不暇,难以取舍。各大电生理中心都建立了自己的独特术式,并且其本身报道的慢性房颤消融效果都较理想,因此存在一个如何认识不同术式的问题。其实,持续性房颤消融术式纷繁复杂、不断推陈出新的现象背后,反映的是目前对于持续性房颤确切机制认识不甚明了的事实。可能的情况是,不同的消融术式都包含科学、合理的

成分,都是对持续性房颤机制的反映和针对性的消除,但又不是全面的反映,亦即各有其缺陷和不足。与阵发性房颤相对明确的肺静脉触发机制不同,持续性房颤机制复杂,肺静脉触发机制的作用有所下降,而心房机械重构和电重构造成的心房基质是更重要的机制。有鉴于此,持续性房颤最合理的消融术式应当为目前各种行之有效的消融术式的有机组合。目前普遍采用的持续性房颤消融术式多为肺静脉隔离消除触发灶的基础上附加心房基质改良,即采用线性消融(二尖瓣峡部、三尖瓣峡部、左心房顶部线、左心房间隔面)等或者采用心房碎裂电位消融的方法,从这个意义上说,法国 Haissaguerre 中心"stepwise"消融策略就是一种包括了肺静脉隔离、线性消融、基于电位消融(碎裂电位、连续性电位、高频电位等)三者的"组合"术式。在持续性房颤机制没有重大突破的情况下,此种消融术式包含的内容是最丰富、最完备的。

　　纵观持续性房颤各种消融术式,Pappone 医师采用 CPVA 术式是较容易被复制的,因为该术式终点较容易实现。随着导管操作的熟练,大多数电生理医师完全能实现该术式的消融线径。然而 Pappone 报道该术式可以达到 85% 以上的成功率,而且如此高的成功率并不随病例数的积累和随访时间延长而下降,这样高而且稳定的成功率却不是容易复制的,也曾引起不小的质疑,事实上迄今为止能重复该术式效果的持续性房颤导管消融研究鲜见报道。德国 Kuck 中心的环肺静脉电隔离术式是目前国内各大电生理中心广泛采用的术式,改进之处是采用单环状电极而不是双环状电极,每年采用该术式完成的病例数约 6000～7000 例。导管消融临床实践已经充分证明了该术式的可行性、隔离肺静脉的有效性和安全性,然而临床实践也证明环肺静脉电隔离治疗持续时间短于 1 年、左心房内径扩大不显著的持续性房颤效果较好,而治疗持久性房颤效果不佳,这促使电生理学者认识到治疗慢性房颤,必须在隔离肺静脉之外消融破坏心房基质。Nademanee 碎裂电位消融被认为是重要的基质改良方法,该中心报道的治疗慢性房颤总成功率在 80% 以上,但是 Oral 报道单独采用碎裂电位消融慢性房颤成功率仅33%,目前多数学者将碎裂电位消融作为组合术式中的一个环节。法国 Haissaguerre 中心采用的"stepwise"术式在隔离肺静脉基础上,结合线性消融、碎裂电位、连续性电位消融,消融慢性房颤术中终止率可达 87% 以上,二次消融成功率可达 95% 以上。然而该术式耗时较长,消融时间长达 264±77min,由于不采用三维标测系统,X 线透视时间长达 84±30min,不利于临床推广;另一方面,该术式要求极高的导管消融技巧和深厚的电生理基础,二尖瓣峡部线性消融导管操作难度很高,风险较大;碎裂电位、连续性电位识别,特别特别是房颤转变为规律性房速或房扑时,针对房速或房扑的诊断难度往往很大,由于不采用三维激动标测,诊断有赖于深厚的电生理基础,使得进一步消融较为困难。由于上述因素,目前鲜见有其他电生理中心重复该中心的临床报道。

　　总之,现阶段持续性房颤导管消融尚未确立统一的标准术式,可以说仍然处于"百花齐放、百家争鸣"的局面,采用组合术式可能较合理。

第三节　房间隔穿刺术

　　房间隔穿刺导管操作在心脏介入治疗如二尖瓣球囊成形术、左房房性心律失常的射频消融中起重要作用。这项技术最早从动物实验开始,后来在临床应用中不断得到改进和完善,成为一项成熟的技术。近几年,由于房颤导管消融的兴起,使房间隔穿刺术这个本来被渐渐遗忘的心脏介入基本技术重新获得了重视。本节着重阐述 RAO45°透视下房间隔穿刺的方法学。

一、房间隔穿刺的解剖基础

1.房间隔的大体解剖　房间隔位于左、右心房之间,由两层心内膜夹以少量心肌和结缔组织构成,厚度约为 3~4mm,其前缘对向升主动脉中央,后缘与房间沟一致。房间隔平面与矢状面平均夹角 45°±8°(30°~75°),与冠状面平均夹角为 47°±8°(25°~60°),所以相对于其他透视角度,RAO45°透视能较大限度地展开房间隔,便于指导穿刺。从右房面观察,房间隔呈"叶片"形状,由前缘、后缘和下缘 3 个缘组成。"叶片"的顶端指向上腔静脉,前缘内凹与升主动脉走形基本一致,止于室间隔膜部之后的纤维三角,前缘和右心耳之间有一段平滑的右心房壁组织。后缘呈弧形绕过卵圆窝后缘止于冠状窦口。下缘较短,自冠状窦口附近至室间隔膜部之后的纤维三角。下缘和三尖瓣环之间有右心房心内膜和室间隔膜部相隔。从左房面观察,房间隔上缘与升主动脉后缘走形一致,宽阔平滑的左心房游离壁将房间隔上缘与左心耳分开。房间隔后缘呈弧形沿右肺静脉内侧下行,右上肺静脉与房间隔后缘的顶端接近。房间隔前缘由二尖瓣环构成。房间隔的左侧面较平坦,只在前缘上部附近可见一肌性弓状边缘,此为原发隔(第一房间隔)的残余,当房间隔未完全闭合时,此处可呈一小的半月形裂隙使左、右心房相通。

2.卵圆窝的解剖　房间隔右侧面中下部有一浅凹,称卵圆窝(FO),此处组织最薄,其中央仅厚约 1mm 左右。卵网窝边缘隆起,多呈倒"U"形,称为卵圆窝缘。卵圆窝位于房间隔右侧面的中下部,呈浅凹形。面积在儿童(1~10 岁)和成人中分别为 64mm² 和 240mm²;其前缘与房间隔前缘间的距离在儿童和成人中分别为 3.6mm 和 5.0mm;其后缘与房间隔后缘的距离分别为 3.9mm 和 6.1mm,所以卵圆窝位于右房前后缘中间。来自国内尸体解剖的资料报道,卵圆窝位于房间隔右侧面中下部,多为椭圆形(65.51%)或圆形(17.24%),少数为长条形(10.34%)或不规则形(6.91%),其纵轴长 23.6±4.5mm(15~35mm),横轴长 15.5±6.8mm(9~34mm)。卵圆窝中点距上腔静脉口 28±8mm,距下腔静脉口 24±8mm,距冠状窦口中点平均为 19mm,距三尖瓣隔瓣中点平均为 25mm,距主动脉隆突底部中点平均为 24mm,其前缘与主动脉升部最近距离为 12±5mm,后缘距房间沟对应的心房壁为 3±3mm。由卵圆窝中心水平方向穿刺,达到对侧心房壁之间的距离为 28.4±6.4mm。卵圆窝可被覆膜组织覆盖,一般情况下,左心房压力高于右心房,覆膜组织被压在房间隔上,没有分流;当有右房压力超过左心房时,则可形成右向左分流,覆膜组织也可表现为部分覆盖和完全缺如。理想的穿刺点其实就是卵圆窝部位,所以明确卵圆窝的解剖位置尤其是影像上的位置,熟悉其与各个解剖标记的相对关系,这对房间隔穿刺的指导意义很大。

二、房间隔穿刺术的适应证、禁忌证与术前准备

1.房间隔穿刺术的适应证　左侧旁路穿间隔途径消融;心房颤动的导管消融;左房房性心动过速的消融;左房心房扑动消融;左室有关心律失常消融的替代途径和必要补充;二尖瓣球囊扩张术;经皮左心耳堵闭术;先天性心脏病导管介入治疗;左心房一股动脉循环支持;潜在的需经房间隔途径的治疗技术,如经皮经导管主动脉瓣及二尖瓣置换术等。

2.房间隔穿刺术的禁忌证　明确的左房血栓;明确的左房黏液瘤;严重心脏、胸廓或脊柱畸形;凝血机制严重障碍或不能耐受抗凝治疗;下肢静脉、股静脉或髂静脉血栓形成;下腔静脉梗阻,肿瘤压迫等;血流动力学不稳定;既往曾行房间隔缺损(金属)伞堵术,现在也有学者尝试在封堵器边缘的心房组织进行穿刺并获得成功;既往曾行房间隔缺损补片(人造补片)手术,虽然穿刺困难,但是在经验丰富的术者操作下穿刺成功率仍很高。

3.房间隔穿刺的术前准备

(1)患者的准备:血流动力学稳定,空腹6小时以上;术前停用华法林至少3天以上,并换用低分子肝素抗凝治疗;未服华法林者,术前3～5天常规给予低分子肝素抗凝治疗;术前24小时内进行经食管超声心动图检查,除外左心房血栓;经胸超声心动图检查,明确心脏结构和功能变化;进行X线胸片及其他常规化验检查,了解身体脏器功能状态;控制不稳定心绞痛或治疗活动性感染等相关辅助治疗措施。

(2)对术者的要求:掌握心脏,特别是房间隔及其毗邻解剖知识;经过房间隔穿刺培训,熟悉操作过程及相关并发症的识别和处理;初学者需有经验丰富医师指导,学习曲线通常需要30～50例;术前充分熟悉患者心脏结构变化(有无心脏转位、心房大小…)。

三、房间隔穿刺的详细步骤

1.房间隔穿刺术的器械准备　用于房间隔穿刺的长鞘管:可选用Swartz鞘管(STJUDE公司)或Mullins鞘管或Preface(Biosense Webster公司)鞘管,本中心通常采用8.SF的Swartz L1鞘管(SL1),穿刺前用肝素盐水充分冲洗房间隔穿刺鞘管的外鞘管和内鞘管(扩张管),并注意锁紧内外鞘管。

Brockenbrough房间隔穿刺针:穿刺针原始弯度通常都偏小,先将穿刺针前端弧度加大,以确保在回撤穿刺针和鞘管的时候始终保持与房间隔的紧密接触。通常情况下,Brockenthrough房间隔穿刺针初始状态下前端弯度都较小,约15°～20°,本中心常规加大穿刺针弯度约30°,以利于针尖贴紧房间隔。少数情况下(右房太大,穿刺针回撤过程中与房间隔贴靠不紧密)可进一步加大弯度到45°～60°。

连接注射器,观察造影剂注射是否通畅。将房间隔穿刺针送入内鞘管内,观察推送过程中有无阻力,以及穿刺针顶端距离内鞘管顶端的距离。需要注意的是,最好在穿刺针和鞘进入体

内前先进行"组装",一是检验一下两者的契合度,二是在穿刺针初次通过内鞘管时,会有少量的"刨花"产生,如果是在体内"组装","刨花"会沉积到肺血管床。还需要注意的是,在穿刺针通过内鞘管过程中,需要保持针和鞘弯曲方向一致(穿刺针尾部的指示器和外鞘管的输液皮条方向一致),否则可能会造成穿刺针卡在内鞘管,无法通过,甚至有可能刺破鞘管的危险。

2.房间隔穿刺过程

(1)房间隔穿刺装置到上腔静脉:通过直径为 0.032inch 的 145cm 长导丝将 SL1 送到上腔静脉,退出导丝,送入房间隔穿刺针(保持穿刺针的指示器指向 12 点钟),注意尾部留有适当距离(2cm 左右),以确保穿刺针尖在内鞘管内,然后注射造影确保穿刺针通畅。

(2)调整房间隔穿刺装置角度:左右手同时顺钟向转动鞘管和穿刺针,使穿刺针尾部指示器指向 4～5 点钟,此时鞘管远端开始贴向房间隔方向。

(3)保持穿刺针和鞘管的距离同步后撤:使内鞘管头端沿间隔下滑向卵圆窝方向,后前位透视下从上腔静脉回撤导管过程中,内鞘管的头端会出现 2～3 次向左的突然摆动(或跳动),分别发生在该装置进入右心房、越过右心房主动脉根部位置及进入卵圆窝时,其中最后一次突然向左摆动是其滑入卵圆窝的可靠征象,应仔细观察寻找。需要注意,约有 20% 的卵圆窝组织与周围的房间隔组织厚度相当,难以发现此征象。通常术者通过调节指示器来控制穿刺针的指向,使其不偏离理想的下滑轨迹,这时候注意应通过透视下内鞘管的运动轨迹来调整穿刺针,通常保持顺钟向扭力(指示器指向 4～5 点)就可以。但有时回撤过程中会感觉张力很大,内鞘管头端不自主地偏移,这时需要根据透视下内鞘管头端的位置来及时调整穿刺针的方向,时而保持顺钟向扭力,时而需要保持逆钟向扭力,而不是机械地将穿刺针保持指向固定的度数回撤;这就好比开车,驾驶员应随道路情况来控制车辆的方向,而不是机械地保持方向盘在某一个位置。如果穿刺装置回撤过程中,术者感觉内鞘管前端阻力很小,头端很"空",往往提示穿刺针弯度不够,需要加大弯度;如果回撤过程中,内鞘管头端控制不住地前后摇摆,往往提示穿刺针弯度过大,需减小弯度。穿刺装置回撤到后前位透视下沿脊柱中线左心房影下缘上 1 个椎体高度左右(0.5～1.5 个椎体高度),有一个较明显的跳动感,通常说明穿刺装置落到卵圆窝,这时候需要继续稍回撤后前送,使内鞘管头端顶在卵圆窝中心。左房影下缘一般都是冠状窦口稍偏高的位置,这样就可以通过冠状窦电极大体了解左房下缘,帮助定位卵圆窝。但是有 10% 左右的患者冠状窦位置距离真正的左房下缘较远,这时候可通过肺动脉造影确定左房影,但多数情况下,经验丰富的术者凭借穿刺装置跳入卵圆窝的特征性影像就可准确定位卵圆窝。

(4)右前斜透视下进一步确定房间隔穿刺点的位置:①穿刺点前后位置:右前斜位 45°透视下穿刺点位于心影后缘前方的一定范围内,该范围的前部边界为心影后缘与房室沟影的中点,后部边界距心影后缘相当于直立位 1 个椎体的高度。②穿刺针指向:右前斜 45°穿刺针及鞘管远段弧度消失呈直线状或接近直线状,穿刺针指向左后。后前位透视下难以准确判断穿刺点的前后位置,该体位下认为理想的穿刺点在右前斜位 45°透视下可能明显偏离卵圆窝。右前斜位 45°透视指导下穿刺的最大优势是易于判断穿刺点的前后位置,从而可最大限度避免穿刺点过于偏前或偏后。穿刺进针的前后方向不正确时,一方面穿刺鞘管不易穿过房间隔,即使穿过房间隔也会增加操作困难；另一方面易穿破心房，导致心脏压塞或刺入主动脉。右前斜位 45°并非适用于每一例患者，但此角度对于绝大多数患者适用。少数患者由于心脏转位、左心房增大或主动脉根部扩张等情况，需要增加或者减少右前斜的角度。此时，可首先确定房间隔与术者视线（即 X 线投射）平行时的左前斜位角度（此角度下 His 束电极远端走行呈直线），然后据此角度选择与之垂直的右前斜位透视角度。例如，左前斜位 50°透视下房间隔平面与术者视线平行，那么右前斜位就需要选择 40°透视，此角度下的房间隔平面必然与术者视线垂直。

（5）穿刺房间隔：在右前斜 45°下确定穿刺位置后开始房间隔穿刺，我们中心在这个环节上强调两点，一是出针前内鞘管顶紧房间隔，二是穿刺针稍指向后穿刺。内鞘管顶紧房间隔时，往往可以感受到穿刺针顶端传来的和心脏节律一致的"搏动感"，有经验的术者仅仅凭这种搏动感就可以肯定穿刺位点在卵圆窝。这时因为心室收缩造成心房被动扩张，而左心房内压力通常高于右心房，故心室收缩时卵圆窝处覆膜组织是向右心房侧摆动，在右心房内也只有在与左心房毗邻的卵圆窝才会有这种特殊的与心率一致的搏动感，具有很高的特异性。20％的病例内鞘管顶紧房间隔，不用穿刺针就穿过房间隔，通常女性患者多见。内鞘管顶紧房间隔使得卵圆窝上的覆膜组织弹性度减少，张力增加，利于穿刺针轻松"破膜"。内鞘管顶住房间隔后穿刺针穿刺的方向往往需要再向"后"一点，这是因为左房高于右房，所以房间隔并不是垂直于水平面，右前斜 45°穿刺针及鞘管远段弧度消失呈直线状或接近直线状的穿刺方向往往不能顺利穿过房间隔，而在内鞘管顶紧房间隔后，加大顺钟向扭力使穿刺针稍向"后"穿刺可以更顺利穿过房间隔。需注意内鞘管先顶住房间隔再向后转动调整穿刺方向，如果未顶紧就调整可能造成穿刺位点的移动。

（6）确认穿刺针尖进入左心房：推注造影剂，如造影剂呈线状喷出证实已穿入左心房。如果连接压力检测，则会出现一个先是平台后下降但仍高于右房压力的特征性压力曲线。如果推注造影剂有阻力应回撤鞘管，重新穿刺，避免过分用力造成局部造影剂潴留，影响以后的穿刺。

3.房间隔穿刺时心脏压塞的预防

（1）如果穿刺针有明显跳动感，位置很好但是前送无阻力，需要推少量造影剂，以鉴别此时房间隔穿刺装置顶端在左房或右房或其他部位。本中心 1/2 房间隔穿刺造成的心脏压塞病例是由于房间隔穿刺装置已经在左房内而术者不知，继续前送后顶到左房后壁进行穿刺而造成的心脏压塞。

（2）如果造影剂快速向上飘散，则可能穿刺入主动脉，应及时撤出穿刺针，多无严重并发症。

（3）如果造影剂局部潴留但逐渐减淡，需鉴别穿刺针是否在冠状窦内。可通过左前斜体位鉴别，这通常见于巨大冠状窦，特别是伴有左上腔静脉的患者。本中心多采用左锁骨下静脉穿刺放置冠状窦电极，所以往往能在穿刺前就鉴别出左上腔静脉，对其进行造影后指导房间隔穿刺，穿刺要点是在冠状窦口的后上方穿刺。

（4）少见情况时，穿刺针已经滑入右心室，这时候如果还贸然穿刺，就有可能穿入左心室。

（5）穿刺位点如果过高且偏后，可直接穿透右心房后壁到心包腔，由于右心房压力较小，通常不会引起严重并发症。

（6）房间隔穿刺术中，当针尖已进入左心房，为避免继续前送扩张管及外鞘管过程中左心房后壁穿孔，通常需要轻轻逆钟向旋转导管，使针尖更偏向左心房左前方，这样前送穿间隔装置的空间会更大。

4.再简单回顾房间隔穿刺基本步骤　①后前位透视下通过长导丝将 SWARTZ L1 鞘管送至上腔静脉；②经 SL1 鞘管送入房间隔穿刺针（头端不超过鞘管，指示器指向 12 点钟），推注少量造影剂；③顺钟向旋转穿刺针和 SL1 鞘管，至指示器指向 4～5 点钟；④后前位透视下缓慢回撤 SL1 鞘管和穿刺针，回撤过程中注意调整穿刺针方向，直至 SL1 鞘管尖端落入卵圆窝，（影像上有跳动感）；⑤右前斜位 45°透视下调整 SL1 鞘管头端的前后方向，使之位于卵圆孔中央，轻轻整体推送 SL1 鞘管，使扩张管尖端顶紧卵圆孔；⑥透视后前位定高低，通常在左房底部上 0.5～1.5 个椎体，右前斜位定前后，通常在心房影后缘和冠状窦电极之间的中点稍偏后；⑦前送穿刺针（同时顺钟向转动稍指向后穿刺），推注造影剂证实针尖已在左房内；⑧固定穿刺针，推送扩张管，使其尖端覆盖穿刺针；⑨固定扩张管及穿刺针，推送外鞘管进入左房；⑩固定外鞘管，将扩张管和穿刺针一并撤出体外。

5.一针穿刺失败后重新定位穿刺点的方法

（1）微调穿刺点：将穿刺针撤入鞘管内，在右前斜位 45°透视确保前段伸直前提下，适当旋转鞘管，调整穿刺点位置并再次穿刺。需要注意：如果向前微调，可以直接逆钟向转动鞘管和穿刺针；如果向后微调，由于房间隔的阻力，直接顺钟向转动鞘管和穿刺针会有阻力，通常需要向后撤穿刺装置，使其顶端游离，然后向后转动鞘管和导管，再前送顶紧房间隔。如果仍失败需将鞘管送至上腔静脉重新按原方法定位。

（2）导丝引导下将鞘管送至上腔静脉：将鞘管撤至右心房下部并撤出穿刺针，经鞘管送入导丝至上腔静脉，注意常会出现导丝反复被右心耳阻隔，不能顺利送到上腔静脉，此时通常外鞘管的输液皮条侧孔指向上（钟面 12 点左右），转动鞘管使其指向 6～9 点钟左右再送导引钢丝就可顺利通过。

（3）直接将鞘管和穿刺针送至上腔静脉：将鞘管撤至右心房中部，保证穿刺针头端撤至鞘管内，同步旋转鞘管和穿刺针，使方向指示器指向 12 点方向，然后边左右摆动鞘管和穿刺针边推注造影剂，边向上腔静脉方向推送，以避免或及时发现鞘管刺入心房壁。该方法需技术熟练者可使用，不建议常规应用。

6.二次穿刺房间隔　本中心的房颤导管消融常规两次穿刺房间隔，用两根 SL1 鞘分别送入 LASSO 电极和冷盐水灌注大头电极。第二次穿刺房间隔的步骤和技术要点和初次穿刺一致，但是第一次穿刺的 SL1 鞘管对再次穿刺可能会有阻碍，但多数情况下可以指示更好的穿刺位置。通过第一次穿刺的鞘管判断穿刺位置：往往通过第一次鞘管放置 LASSO 电极到左上肺静脉的同时，就可以判断第一次房间隔穿刺的位置是否合适。

四、房间隔穿刺术的复杂情况与对策

1.左心房内径偏小 容易误穿卵圆窝周围毗邻结构,应仔细选择穿刺点,避免尝试性穿刺;卵圆窝右心房面仍存有凹陷,反复从上腔静脉回撤导管的过程多可根据导管的特征性移动确定卵圆窝位置;针尖刺入左心房后,在前送穿刺装置的过程中应格外小心,以免针尖刺破左心房后壁。

2.左心房内径显著增大 房间隔及卵圆窝凸向右心房,此时的房间隔穿刺类似于在一个球面上穿刺,进针时导管易于向前滑向主动脉-房间隔间隙或者向后滑向右心房后壁-房间隔间隙或者滑向房间隔上方,这时候穿刺针弯度太大不易操纵,宜将穿刺针弯度减小;因为房间隔向右房面凸出,卵圆窝的凹陷不明显,后前位从上腔静脉回撤导管过程中,可无明显的导管特征性移动;低于常规穿刺点的位置,即在左心房影的下缘上方穿刺易于成功,此时穿刺点有时甚至位于脊柱右缘;左心房增大时,向后、向右扩张,房间隔与矢状面夹角增大,因此成功穿刺点穿刺针方向多指向5~6点,穿刺点比正常要偏后下;因在心房低位穿刺,切勿偏前,应警惕误穿冠状静脉窦;穿刺点部位勿过偏后,否则易于经过右心房进入左心房,从而导致心脏压塞(多发生于穿间隔操作之后或者撤出穿间隔装置后)。

3.卵圆孔未闭 先天性卵圆窝未闭约见于10%的患者。虽然此时导管可以不经穿刺即可直接进入左心房,但由于未闭的卵圆孔多位于房间隔的前上方,因此导管经此孔进入左心房后可能会给其后的导管操作带来困难(如房颤消融),而且经此孔前送导管时应慎防左心房前壁穿孔。按正常程序进行穿刺,调节穿刺装置稍偏后下滑,通常可以避开未闭的卵圆孔。

4.主动脉根部显著扩张 常见于主动脉瓣狭窄、马方综合征等,术前应明确诊断,同时充分了解扩张形态及程度(超声心动检查),对于指导术中穿刺裨益良多。由于扩张的主动脉根部(位于房间隔前部后方)对房间隔的挤推作用,导致房间隔平面与矢状面的夹角变小,严重者接近垂直。因此,针尖方向多指向2~3点钟。

5.巨大右心房或下腔静脉与右心房成角异常 巨大右心房时(如三尖瓣严重反流),针尖常难以贴靠在房间隔上,均可通过手工加大房间隔穿刺针远端的弯度得以解决。但很多情况下,巨大右心房同时也伴有左房增大,这时候增加穿刺针的弯度无益于穿刺,需要在回撤穿刺装置过程中感受穿刺针和房间隔之间贴靠的感觉来决定穿刺针的弯度大小,如果贴靠很紧,感觉穿刺针不易掌控方向容易偏前或偏后,则需要减小穿刺针弯度;如果感觉不到贴靠在房间隔上,穿刺针前端很"松",则需要增加穿刺针弯度。

6.冠状静脉窦口显著扩张 特别常见于永存左上腔静脉患者。左侧锁骨下静脉穿刺放入导丝时就可发现该畸形。穿刺鞘管进入冠状窦后,可表现为像冠状窦电极一样有特征性摆动。因此,对于可疑者暂缓进针,并进行左前斜位透视观察,如为永存左上腔静脉,房间隔穿刺前应对其进行造影,以确定开口位置。穿刺位置在冠状窦口上缘的后上。

7.卵圆窝处组织增厚,质地变韧 常见于心脏外科部分术后房间隔处瘢痕形成,如房间隔外科修补术后、瓣膜置换术后等情况时,穿刺针常难以刺透房间隔。这时只要穿刺点选择和进针方向正确,适当增加推送力量后多能成功,前提是要求术者能够完全掌握推送穿刺针前进的幅度。若针尖已进入左心房,鞘管却难以跟进。此时,用力推送穿刺装置虽然增加鞘管通过的概率,但同时也增加左心房后壁穿孔的风险。较保险的方法是经鞘管送入 PBMV 术中专用的左心房导引导丝(俗称"两圈半"钢丝),该钢丝质地较硬,支撑力好,以其为轨道,辅以多次小幅前送扩张管扩张穿刺孔,最终多能将鞘管置入左心房。

第十八章　心脏起搏治疗

第一节　心脏起搏治疗的适应症

起搏器作为缓慢性心律失常的有效治疗手段已经有很多年的历史了,近些年起搏器的功能及治疗适应证有了根本性的变化。2008 年欧洲心脏学会/美国心脏协会/美国心脏病学会(ESC/AHA/ACC)颁布了心律失常起搏治疗的新指南,为规范化治疗提供了依据,但目前我国起搏器的植入量与国外相比还有较大的差距,去除经济原因,医生自身对起搏器植入指征理解的不同也是一个原因。

要很好地理解起搏器植入的适应证必须先明确以下三类指征的意义。

Ⅰ类指征:是指有大量且明确的循证医学证据证明植入起搏器将对患者有益、有用或有效,并得到专家的一致认同。

Ⅱ类指征:是指植入起搏器是否能给患者带来益处或对患者目前所患疾病有效尚缺乏足够的循证医学证据或尚未达成专家共识。又分为两个亚类:Ⅱₐ类指倾向于植入起搏器对患者有益;Ⅱᵦ类倾向于植入起搏器对患者无益或无用。

Ⅲ类指征:是指起搏治疗对患者无效甚至有害,因此不需要或不应该植入心脏起搏器。

下面针对各种疾病在哪些情况下需要植入起搏器进行简单的叙述。

一、缓慢性心律失常

缓慢性心律失常包括病态窦房结综合征和房室传导阻滞(包括束支传导阻滞),目前还缺乏有效药物可以应用,所以起搏治疗是其根治手段。植入起搏器后可以缓解心动过缓引起的相应症状,改善患者的生活质量,挽救患者生命。

(一)病态窦房结综合征

病态窦房结综合征有多种形式,包括严重的窦性心动过缓、窦性停搏、窦房传导阻滞、快慢综合征等,是目前起搏器植入最常见的适应证。

Ⅰ类适应证:有严重心动过缓并引起相应临床症状或必须使用某些药物进行治疗,但这些药物可引起或加重心动过缓并引发相关症状;有症状的窦房结变时功能不良。

Ⅱₐ类适应证:自发或药物诱发的窦房结功能不良,心率<40次/分,但其临床表现未证实与心动过缓有关;有不明原因晕厥同时合并窦房结功能不良或经电生理检查发现有窦房结功能不良。

Ⅱᵦ类适应证:清醒状态下长期心率<40次/分,但症状轻微可耐受。

Ⅲ类适应证:长期无症状的心动过缓(心率<40次/分),包括药物所致;已证实临床症状与心动过缓无关;非必须应用的药物引起的症状性心动过缓。

需要指出的是,必须使用的药物不仅仅指抗快速性心律失常的药物,还包括某些抗高血压及抗心力衰竭等药物。如β受体阻滞剂已成为治疗心力衰竭(心衰)必不可少的药物,但它可引起心动过缓,因此合并心衰的患者因必须使用β受体阻滞剂,而心率又不能耐受时就要考虑植入心脏起搏器。有心动过缓又必须使用地尔硫草或维拉帕米者也要考虑起搏治疗。还有快慢综合征患者,当快速性心律失常发作引起相应症状,患者又存在窦性心动过缓或窦性停搏者,必须考虑起搏治疗。

另外,严重心动过缓多可引起乏力、头晕、记忆力减退等,尤其是老年患者心脏功能逐渐减弱,更易产生上述症状。但临床上易将此类症状误认为是老年性改变或神经衰弱所致,因此,临床医生应该仔细询问病史及进行相应检查以明确其症状与心动过缓的相关性,尤其是有多次腔隙性脑梗死又合并心动过缓的患者,及时植入起搏器可改善患者症状。

病态窦房结综合征患者中有相当一部分人同时合并窦房结变时功能不良。窦房结变时功能是指机体在代谢变化时,通过自主神经的调节可引起相应的心率变化。例如人在紧张、激动及运动时,都可出现心率加快,当运动后,心率不能达到或超过预测值,就称为变时功能不良。在诊断变时功能不良时,一般以运动后心率<120次/分,或以运动后心率小于最大预测心率的80%为诊断标准,最大预测心率(次/分)=220-年龄。有症状的变时功能不良是植入起搏器的Ⅰ类适应证。

(二)房室传导阻滞

房室传导阻滞(AVB)根据阻滞程度可分为一度、二度和三度 AVB,其中二度又可分为二度Ⅰ型 AVB 和二度Ⅱ型 AVB。

Ⅰ类适应证:包括任何阻滞部位的三度和高度房室传导阻滞,同时引起症状性心动过缓或引起心力衰竭;合并有其他心律失常或其他疾病需要药物治疗,而所用药物又可导致症状性心动过缓;高度房室传导阻滞虽无症状,但已证实心室停搏>3.0s 或清醒状态时逸搏心率<40次/分;射频消融术后引起的三度或高度房室传导阻滞;心脏外科手术后发生的不可逆的房室传导阻滞;神经肌源性疾病伴发的房室传导阻滞,无论是否有症状均应植入心脏起搏器。

Ⅱₐ类适应证:任何部位的无症状三度 AVB,清醒时平均心率>40次/分,尤其合并有心肌病和左室功能不良;二度Ⅱ型 AVB 伴窄 QRS 波;无症状的二度Ⅰ型房室传导阻滞,但电生理检查发现阻滞部位在希氏束内或以下水平;一度或二度 AVB 伴有类似起搏器综合征的临床表现。

Ⅱb类适应证：显著一度 AVB(PR 间期＞0.30s)合并有左室功能不全或充血性心力衰竭症状，缩短 AV 间期可能降低左心房充盈压而改善心力衰竭症状；神经肌源性疾病伴发的任何程度的房室传导阻滞，无论是否有症状，可考虑植入心脏起搏器。

Ⅲ类适应证：无症状的一度 AVB；无症状且电生理检查发现阻滞发生在希氏束水平以上的二度Ⅰ型 AVB；预期可以恢复且不再复发的房室传导阻滞(如药物中毒、莱姆病等)；或无缺氧症状的睡眠呼吸暂停综合征。这些患者不建议植入心脏起搏器。

简而言之，所有三度 AVB 和二度Ⅱ型 AVB 患者，无论有无临床症状，均应植入心脏起搏器。而对于二度Ⅰ型 AVB 患者关键在于阻滞部位，希氏束以下阻滞者应植入起搏器。而严重一度 AVB 引起心力衰竭或类似心力衰竭症状者，可考虑植入起搏器。

有部分慢性双分支及三分支阻滞的患者：包括间歇性三度房室传导阻滞、二度Ⅱ型房室传导阻滞、交替性双侧束支阻滞者，因患者症状间歇性出现，易引起晕厥和猝死风险，危害大，必须植入心脏起搏器(为Ⅰ类适应证)。传导阻滞患者若阻滞部位在房室结水平，则逸搏点较高，患者心率较快，变时性好，QRS 波较窄，电生理检查可见 AV 间期阻滞。若阻滞发生在双侧束支，则逸搏点位置低，心率慢，QRS 波增宽，变时性差，可见心房-希氏束(AH)间期阻滞，危险性更大，应及时进行起搏治疗。

部分晕厥待查患者，虽未证实晕厥由房室传导阻滞引起，但可排除其他原因(如室性心动过速)引起的晕厥。另外，无临床症状，但电生理检查发现希氏束-心室(HV)间期≥100ms 或者在电生理检查时发现由心房起搏可诱发希氏束以下非生理性阻滞，针对以上患者也应考虑植入起搏器治疗(Ⅱa类适应证)。

因神经肌源性疾病引发的任何程度的分支阻滞，无论是否有症状，因为传导阻滞随时会加重而有引起心脏停搏的危险，可考虑起搏治疗(Ⅱb类适应证)。

患者心电图示有分支阻滞但不伴房室传导阻滞或无症状以及无症状的分支阻滞伴一度 AVB 不建议进行起搏治疗。

需要提醒大家的是，传导阻滞引起的症状不仅仅是指心动过缓所引起的相应症状，还包括心力衰竭。而临床判断是否需要起搏治疗，了解传导阻滞的部位的意义要比传导阻滞的程度来得更重要。例如心电图示二度Ⅱ型 AVB，若 QRS 波增宽则为Ⅰ类适应证，QRS 波窄则为Ⅱa类适应证。二度Ⅰ型 AVB 若阻滞部位在希氏束以下也要考虑植入心脏起搏器。间歇性高度房室传导阻滞易引起晕厥，并伴发猝死，可能需要考虑进行起搏治疗。

二、急性心肌梗死伴传导阻滞

急性心肌梗死的患者在早期极易合并不同程度的传导阻滞，若患者有持续性或有症状的二度或三度 AVB 应进行起搏治疗。房室结以下暂时性高度房室传导阻滞或伴有束支传导阻滞，如果阻滞部位不清楚则应进行电生理检查，根据阻滞部位决定是否进行起搏治疗。

若患者属于下列情况：不伴室内阻滞的短暂性房室传导阻滞；伴左前分支阻滞的短暂性房

室传导阻滞；获得性左前分支阻滞不伴房室传导阻滞；持续性一度房室传导阻滞伴有慢性或发病时间不明的束支传导阻滞等则不建议进行起搏治疗（Ⅲ类适应证）。

三、颈动脉过敏综合征及神经介导性晕厥

血管迷走性晕厥常见于女性患者，发作时可伴有心率减慢、血压下降或两者兼有，其机制尚不完全明了。血管迷走性晕厥若只是一次孤立性事件可以随访而不需要特殊治疗。但若1年内发生两次或两次以上的晕厥，则晕厥再发概率大大增加。相关指南中指出如下。

Ⅰ类适应证：反复发作的颈动脉窦刺激导致的晕厥；在未用任何抑制窦房结或房室传导药物的前提下，轻微按压颈动脉即可导致>3s的心室停搏，此部分患者应该考虑起搏治疗。

Ⅱ$_a$类适应证：诱因不明的反复发作性晕厥，伴有颈动脉窦高敏性心脏抑制反射；已被证实的与自发的或倾斜试验诱发的心动过缓有关的有明显症状的反复发作性神经-心脏性晕厥。此部分患者应行起搏治疗。

Ⅲ类适应证：颈动脉窦刺激引起的高敏性心脏抑制反射，但无明显症状或仅有迷走刺激症状如头昏、眩晕者；有反复发作晕厥、眩晕或头昏，但缺乏颈动脉窦刺激引起的高敏性心脏抑制反射；有场景性血管迷走性晕厥，回避场景刺激后晕厥不再发生。这部分患者应密切随访，不考虑起搏治疗。

四、儿童、青少年患者和先天性心脏病

Ⅰ类适应证：低龄患者有二度至三度房室传导阻滞合并有症状的心动过缓、心功能不全或低心排血量；有窦房结功能不良的症状并表现为与年龄不相称的心动过缓；心脏手术后出现二度至三度房室传导阻滞，预计不能恢复或持续>7天；先天性三度房室传导阻滞合并宽QRS波，并有复杂室性期前收缩（早搏）或心功能不全；婴儿的先天性三度房室传导阻滞，心室率<50～55次/分，或合并先天性心脏疾病，心室率<70次/分；心动过缓依赖性持续性室性心动过速（室速），伴或不伴长QT综合征，起搏治疗被证明有效。这些患者应植入起搏器，对幼儿的生长发育有益。低龄患者可考虑心外膜起搏。

Ⅱ$_a$类适应证：快慢综合征，需长期药物治疗（地高辛除外）者；1岁以上的先天性三度房室传导阻滞，平均心率<50次/分或有突然心室停搏，间期是基础心率的2倍或3倍，有与变时功能不良相关的症状；长QT综合征合并有2：1传导的二度或三度房室传导阻滞；无症状窦性心动过缓合并复杂性先天性心脏病，静息时心率<40次/分或有>3s的长间歇；先天性心脏病患者，血流动力学由于心动过缓和房室不同步而受损。

Ⅱ$_b$类适应证：手术后暂时性三度AVB，恢复窦性心律后残留室内双分支阻滞；先天性三度AVB的婴儿和青少年患者，无症状，其心率可接受，窄QRS波，心功能正常；青少年合并先天性心脏病同时伴有窦性心动过缓，静息时心率<40次/分或有>3s长间歇但患者无症状；神

经肌源性疾病伴发任何程度（包括一度）的房室传导阻滞，无论是否有症状，因为传导阻滞随时会加重。

Ⅲ类适应证：手术后暂时性房室传导阻滞，其传导已恢复；无症状的手术后室内双分支阻滞，伴或不伴一度房室传导阻滞；无症状的二度Ⅰ型房室传导阻滞；青少年无症状的窦性心动过缓，最长间歇＜3s或最慢心率＞40次/分。暂不考虑起搏治疗。

五、肥厚型梗阻性心肌病

肥厚型心肌病包括梗阻性和非梗阻性两类，为一种具有遗传倾向的疾病。对梗阻性心肌病患者，右室心尖部起搏可改变左室除极模式，增加左室流出道内径，降低左室流出道压力阶差，减轻患者的症状。相关指南中指出如下。

Ⅰ类适应证：窦房结功能不良和（或）房室传导阻滞中的一类适应证的各种情况。

Ⅱₐ类适应证：无。

Ⅱ♭类适应证：药物治疗困难伴有症状的肥厚型心肌病，在静息或应激情况下有明显流出道梗阻者。

Ⅲ类适应证：无症状或经药物治疗可以控制的肥厚型梗阻性心肌病及虽有症状但无左室流出道梗阻的证据的患者，暂不考虑起搏治疗。

肥厚型梗阻性心肌病患者有一定的猝死风险，因此，埋藏式心脏复律除颤器（ICD）是预防患者猝死的最佳治疗手段。

六、长QT综合征及心动过速的起搏治疗

长QT综合征是一种遗传性疾病，常以伴有多形性室性心动过速（室速）和易发心脏性猝死为特征，危害较大。长QT综合征患者尖端扭转型室速更多见，可能与肾上腺素刺激或心动过缓或心脏停搏有关。虽然β受体阻滞剂是首选药物，但其减慢心率，且可成为加重心脏停搏及诱发尖端扭转型室速的危险因素。有研究发现，年龄＜50岁，有晕厥病史，静息时心率＜60次/分，QTc＞0.5s的患者猝死的发生率明显增加。因此，起搏治疗可给患者带来益处。

Ⅰ类适应证：心动过缓依赖性持续性室速，伴或不伴QT间期延长，起搏治疗证明有效。

Ⅱₐ类适应证：先天性长QT综合征高危患者。

Ⅱ♭类适应证：药物或消融治疗无效的房室折返或房室结折返性心动过速；合并窦房结功能不良的有症状的药物难治的阵发性心房颤动患者。

Ⅲ类适应证：在无QT综合征的情况下，有频发或复杂室性异位活动不伴持续性室速；由可逆原因引起的尖端扭转型室速。

目前随着起搏器功能的不断完善，心脏起搏通过超速抑制可减少房性期前收缩（早搏）的发生率，同时心脏起搏避免了早搏前的心动过缓或心脏停搏，可防止心房率的骤降，从而减少

了心房内微折返的发生。因此,指南中将起搏治疗心房颤动归入Ⅱ_b类适应证。

针对室上性心动过速(室上速)患者,部分可被起搏终止。反复发作的有症状的室上速,且导管消融和(或)药物治疗无效或产生不可耐受的副作用时,可考虑进行起搏治疗(Ⅱ_a类适应证)。部分可被起搏终止的反复发作的室上速或心房扑动,起搏治疗可作为药物治疗或消融的替代方法(Ⅱ_b类适应证)。

七、埋藏式心脏复律除颤器(ICD)植入适应证

现今心脏性猝死的发生率在逐年升高,ICD 已成为预防心脏性猝死的最有效治疗手段。随着循证医学及临床研究的进展,指南中对 ICD 的适应证也在不断扩大。

八、双心室起搏治疗心力衰竭

扩张型心肌病可引起左室扩大,左右心室收缩不同步,逐渐发展至不可逆的心力衰竭,目前药物及非药物治疗手段均有了较大的进展。双心室起搏的重要性在指南的变化中逐步得到肯定,并被国内外专家广泛接受。

Ⅰ类适应证:合并窦房结功能不良及房室传导阻滞的起搏器植入Ⅰ类适应证患者,在最佳药物治疗基础上,如果纽约心功能分级(NYHA)Ⅲ~Ⅳ级,窦性心律,QRS 间期≥120ms,左室射血分数(LVEF)≤35%,应该作为心脏再同步治疗-起搏/心脏再同步治疗-除颤(CRT-P/CRT-D)植入的工类适应证,证据级别为 A。

Ⅱ_a类适应证:对有症状、药物难治的扩张型心肌病或缺血性心肌病患者,其 NYHAⅡ级、QRS 波时限≥120ms,LV 舒张末期内径≥55mm,LVEF≤35%,包括心房颤动患者,可考虑植入 CRT-P/CRT-D(2009 年中华医学会电生理与起搏分会专家共识)。

Ⅱ_b类适应证:无。

Ⅲ类适应证:无症状的扩张型心肌病,有症状的扩张型心肌病但药物治疗可以缓解症状者,有症状的缺血性心肌病但可行介入治疗者,暂不考虑起搏治疗。

心脏再同步治疗(CRT)的临床研究已充分证明了 CRT 治疗可改善充血性心力衰竭患者的心功能和生活质量,降低死亡率。心房颤动患者植入 CRT 必须保证心室起搏概率>95%,因此部分心房颤动患者植入 CRT 前应行房室结消融术,以保证足够的心室起搏概率。最新观点认为,对 NYHAⅢ~Ⅳ级的心力衰竭患者,若预计生存期 1 年以上,尤其合并有完全性左束支传导阻滞,应该选择 CRT-D 治疗,但是左心室扩大不能作为植入 CRT-P/CDT-D 的绝对适应证条件。对于具有常规心脏起搏适应证的心力衰竭患者,如果 NYHA 仅有Ⅱ级,但有 QRS 波间期≥120ms,LVEF≤35%,也应该作为 CRT-P/CRT-D 植入的Ⅰ类适应证,且证据级别为 A。若患者为起搏依赖且已有心功能受损,应尽早植入 CRT 而不建议双腔起搏。针对已经植入双腔起搏器者,若出现心功能恶化,应及早升级为 CRT。

在指南更新中,对 QRS 时限作了修改。即在最佳药物治疗基础上,如果 NYHA Ⅱ级,窦性心律,QRS 间期≥150ms,LVEF≤35%,应该作为 CRT-P/CRT-D 植入的Ⅰ类适应证。Angllo Auricchio 教授在 2010 年欧洲心脏学会(ESC)会议上对患者进行 CRT-P/CRT-D 治疗时 QRS 波群的时限作出了定义。他认为,正常 QRS 间期<120ms;QRS 时限≥120ms 定义为不正常的 QRS 间期;QRS 间期<150ms 定义为窄 QRS 间期;QRS 时限≥150ms 定义为宽 QRS 间期。但这种流行病学定义与以往 QRS 时限的定义相悖,在临床上意义如何,该如何把握还有待进一步研究。

九、心脏移植

心脏移植患者是一类比较特殊的人群,现在随医学发展此部分患者也越来越多。在这些患者中,存在有预计不能恢复的有症状的心动过缓或变时功能不良者应采取起搏治疗(Ⅰ类适应证)。若存在暂时性有症状的心动过缓或变时功能不良,但可能持续数月又需要进行干预治疗者,为安全起见也应该考虑起搏治疗。针对手术后无症状的心动过缓患者可密切随访观察,暂不考虑起搏器植入。

第二节　心脏起搏器植入技术

一、起搏器植入手术的准备

1.手术人员安排　早期心脏起搏器均需开胸植入心外膜电极导线,起搏器埋藏在腹部,起搏器的安置由心脏外科医生在手术室完成。随着经静脉心内膜电极导线的应用及起搏器体积的大大缩小,现多由心脏内科医生在导管室内完成。麻醉方式也由全身麻醉改良为局部麻醉。

手术医生应接受起搏器植入和随访的正规培训,要求达到一定的年植入量。

除了手术医生外,常规应配备一名有经验的护士,一名可以协助参数测试和程控的技术员以及一名放射科技术员。必要时需有麻醉师的协助。

2.手术设备要求　手术需在导管室内进行。必需的设备包括 C 臂 X 线机或数字减影血管造影(DSA),起搏分析仪,心电血压监护仪,血氧饱和度监测仪,除颤器及必要的抢救药品。

3.手术器械准备　必需的手术器械包括:手术刀,撑开钳,拉钩,若干止血钳,无齿镊,有齿镊,持针器,缝线。

4.术前准备

(1)采集临床资料:通过病史,体格检查,胸片、心电图(ECG)和超声心动图等辅助检查,血常规和电解质等化验检查,评判手术的必要性和可行性。注意有无可能影响起搏器植入途径和位置的事项,如患者的优势手(通常将起搏器放置在优势手的对侧),先天性畸形(如先天性心脏间隔缺损,异常的静脉引流,永存左上腔静脉),三尖瓣疾病和是否有三尖瓣的手术史等。

(2)签署知情同意书:告知手术风险和获益,起搏模式的选择等。

(3)术前手术区域备皮。

(4)如服用华法林,应停用 3 天。必要时可改用低分子肝素皮下注射,术前 6h 停用。如无禁忌,术前应停用抗血小板药物数日。

(5)术前患者禁食 6h。

(6)术前建立静脉通路,并予以心电血压监护。因行 ICD、CRT/CRT-D 植入的患者往往一般情况较差,手术时间较长,必要时应予以吸氧和血氧饱和度监测。

(7)手术多选用局部麻醉方式。如植入 ICD 则需在麻醉师的协助下进行静脉麻醉以进行诱颤测试。

(8)预防性抗生素的使用:目前尚存争议。目前普遍接受常规术前给予预防性抗生素治疗。对于有人工瓣膜植入史,先天性心脏病史或更换起搏器的患者等易感人群,以及手术时间超过 2h 的情况,建议术前预防性使用针对革兰阳性菌(尤其是葡萄球菌)的抗生素。

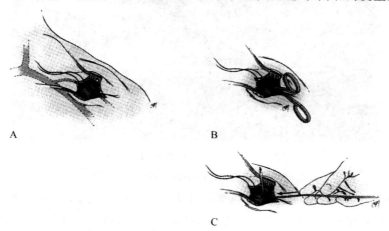

图 18-1　头静脉路径植入电极导线示意图

A.分离暴露头静脉;B.切开头静脉;C.沿头静脉送入电极导线。

二、埋藏式起搏器的植入技术

目前 95% 使用的是局部麻醉(局麻)下经静脉途径的心内膜电极导线,仅在心内膜电极导线无效或不适宜时才选择需开胸手术的心外膜电极导线植入方式。

(一)心内膜起搏导线植入途径

1.经头静脉切开行起搏电极导线植入　切开左侧或右侧头静脉是最常用的电极导线植入路径。头静脉走行于三角肌胸大肌沟的脂肪垫中,该脂肪垫外侧为三角肌中缘,内侧为胸大肌外缘。沿此沟表皮行斜切口或垂直于此沟行横切口,逐层钝性分离,暴露头静脉后,在近端和远端各放置一根结扎线,结扎远心端,在两线之间用眼科剪切开静脉后用静脉拉钩将头静脉提起,送入电极导线(图18-1)。

头静脉路径的优点是安全,是所有静脉途径中并发症最少者。缺点是约有10%的患者因头静脉过细、痉挛、走行扭曲畸形或缺如而不能使电极导线顺利进入锁骨下静脉。另外经头静脉同时送入两根以上电极导线的成功率不高。

2.经锁骨下静脉穿刺行起搏电极导线植入　经皮穿刺血管植入电极导线需用专用的穿刺导入器(图18-2),包括穿刺针,10ml注射器,弹性指引导丝,静脉扩张管和可撕性外鞘管。一般使用7-9F口径的导入器即可通过目前各厂家的电极导线。

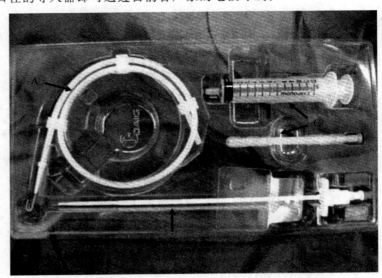

图18-2　St.Jude可撕性穿刺导入器

A.J形指引导丝,B外鞘和扩张器,C.穿刺针。

锁骨下静脉是腋静脉的延续,它跨越第一肋骨走行于锁骨内侧1/2,位于锁骨下动脉的前下方。穿刺点通常在锁骨与第一肋交互成角的间隙内。穿刺针与皮肤呈15°角,针头指向胸骨上窝(图18-3)。该穿刺点因静脉相对较粗,且在肺尖内侧,故成功率较高而气胸等并发症较少。但该部位由于受锁骨、第一肋骨、锁骨下肌肉和胸锁韧带的压力发生所谓"锁骨下挤压现象"导致电极导线断裂或其绝缘层磨损的情况并不少见。Byrd等报道了一种"安全带"穿刺路径(图18-4)。

穿刺时,进针同时缓慢负压抽吸注射器,直至抽到静脉血,继而从针腔插入指引导丝,在X线透视下送至下腔静脉处,确定指引导丝在静脉系统内,再沿导引钢丝插入含有扩张管的可撕性鞘(如未经确认即插入扩张鞘有误入锁骨下动脉风险,有可能造成严重血胸并发症),拔除导丝及扩张管后快速送入电极导线,随后撕弃鞘管。指引导丝有时易进入颈内静脉,此时可回撤至两静脉交界处并转动导丝,通常能顺利进入无名静脉。

锁骨下静脉路径的优点是快速、可靠,且可同时送入多根电极导线。缺点是非直视下进行,有一定的近、远期并发症。近期有锁骨下动脉损伤、气胸、血胸、空气栓塞、臂丛神经损伤等。远期主要为电极导线可能在锁骨下入口处发生磨损、断裂。

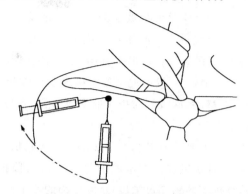

图 18-3 锁骨下静脉穿刺体表定位

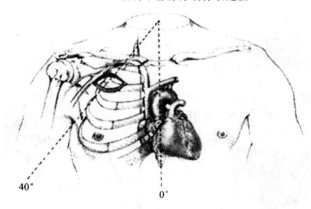

图 18-4 锁骨下静脉穿刺"安全区域"的解剖示意图

3.经腋静脉穿刺行起搏电极导线植入 锁骨下静脉穿刺虽然比较成熟且成功率很高,但存在潜在的并发症。由于"锁骨下挤压现象"导致的电极导线绝缘层故障甚至电极导线断裂并不少见。近年来双腔及多部位起搏的推广应用,要求植入的静脉粗大以便同时送入多根电极导线。因此近年来有人提倡采用腋静脉植入途径,既可避免锁骨下静脉穿刺导致的远期故障的可能性,又因腋静脉粗大,具有能同时放置多根电极导线的优势。

腋静脉实际上是锁骨下静脉的胸外段,是锁骨下静脉出上纵隔,横过第一肋时的延续。腋静脉前方有胸小肌、胸大肌和胸锁筋膜覆盖。平行于胸三角沟,起点位于锁骨中点下方锁骨与第一肋的间隙,向外侧喙突下三指处延伸。文献报道腋静脉穿刺法主要有以下几种:通过体表解剖标准进行"盲穿";通过深部胸大肌等解剖标注进行"盲穿";以第一肋为定位标志在透视下穿刺;经静脉造影定位穿刺;血管多普勒指引下定位穿刺;血管超声定位穿刺。目前多采用解剖标志定位进行"盲穿",Belott 描述的方法如下:以喙突和三角肌胸大肌沟为解剖定位标志,在锁骨下喙突水平行一切口与三角肌胸大肌沟垂直,暴露三角肌胸大肌沟后在其内 1～2cm 处与皮肤呈 45°进针(图 18-5),如未能穿刺到腋静脉,可在透视下找到第一肋,然后沿着第一肋向外向后进针,直至进入静脉。腋静脉穿刺应避免在第一肋和第二肋间隙进针,以免导致气胸。

穿刺成功后,指引导丝、扩张管和外鞘以及电极导线的植入方法同锁骨下静脉穿刺。

(二)起搏导线放置技术

1.心房导线的放置技术　常用"J"形翼状被动固定电极导线固定于右心耳。先将直的指引导丝插入心房电极导线内,当导线进入右心房近三尖瓣水平时,部分回撤指引导丝,使其顶端靠自然张力向上成 J 形,旋转电极导线使 J 形头部向左向前朝向胸骨方向,继而稍后撤电极导线即可使导线钩入右心耳。后前位 X 线透视可见电极导线顶端指向左前上(图 18-6),并随心房收缩左右移动,随呼吸上下移动,深吸气时由 J 形变成 L 形,深呼气时由 L 形变成 J 形,则提示电极导线在右心耳固定牢固。

使用 PSA 检测起搏参数,要求 P 波感知振幅>2mV,起搏阈值<1.5mV,斜率>0.5V/s,系统阻抗在 500~1000Ω。右心耳房壁腔内心电图 P 波高大,PR 段抬高。由于双极电极导线的广泛应用及目前起搏器具有较高的感知灵敏度,P 波振幅的要求标准也可适当放宽。

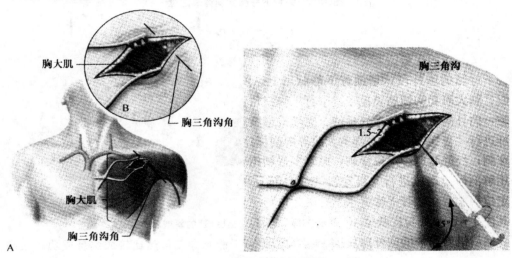

图 18-5　腋静脉穿刺示意图

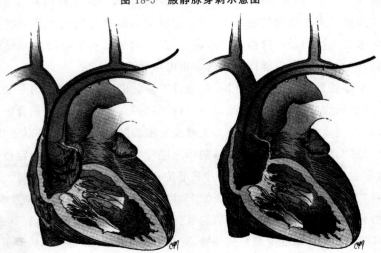

图 18-6　心房电极导线植入示意图

如固定困难、反复脱位、能固定的位置起搏参数不满意以及右心耳已被切除，可使用主动螺旋固定电极导线，术中在"J"形指引导丝的协助下将电极导线固定在适当的位置。

2.右室导线的放置技术 右室电极导线的放置需依靠指引导丝的塑形以及指引导丝与电极导线的相对运动来实现电极导线顶端运动方向的改变。

(1)定位于右室心尖部：右室心尖部是常规应用的心内膜起搏部位，其优点是操作简便，易于固定，脱位率低。

将指引导丝塑形成一定的弧度（根据心脏大小和位置决定指引钢丝前段弯度的大小），插入电极导线指引其到达右房三尖瓣口上方，通过旋转指引导丝令导线头端指向脊柱侧，稍推力即可进入右室流出道。之后部分回撤电极导线使其头端沿室间隔右侧下滑（此时可引起室性期前收缩或非持续性短阵室性心动过速），当其位于室间隔下三分之一时，回撤指引导丝 2～3cm，这时导线头端会随着三尖瓣的开闭和右室的收缩而上下摆动。换用直的指引导丝顺势即可将电极导线送入右室心尖部（图 18-7）。该方法可避免电极导线误入冠状静脉窦。亦可通过右前斜位或左前斜位透视来确认电极导线是否位于右室内。头端指向前方提示在右心室（图 18-8），如指向后向脊柱并越过脊柱则提示进入冠状窦，室性期前收缩（早搏）也是判断电极进入右心室的简单、可靠的方法。

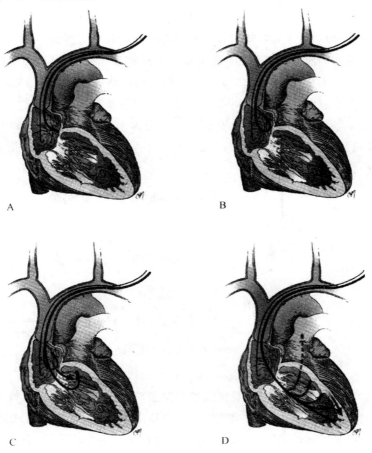

图 18-7 心室电极导线植入示意图

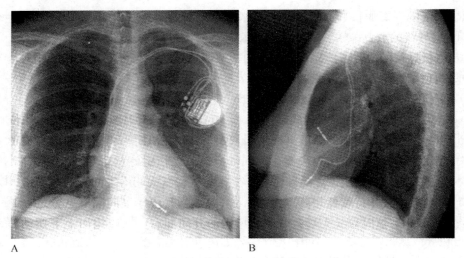

图 18-8 透视下心室电极导线的定位

A 正位；B.左侧位（箭头所指）。

（2）定位于右室流出道间隔部：鉴于目前越来越重视生理性起搏的观念，右室流出道起搏由于较好的血流动力学效果，其应用越来越广泛，尤其针对心功能不全患者或起搏依赖的患者。右室形状近似锥体，室上嵴将流出道分为固有心室肌和上方的漏斗部。右室流出道起搏实际上是流出道固有心肌的间隔部或后部起搏。由于该处无肌小梁，所以只能用主动固定电极。与一般右心室心尖部起搏相同，但跨过三尖瓣后需将电极导线头部送到右室流出道，指引导丝的头端往往塑形成"鹅颈"样，也可应用电极导线定位器来操作（图 18-9）。其定位主要靠起搏心电图和 X 线影像学来判断。起搏心电图表现为 I 导联主波向下，aVF 导联主波向上（图 18-10）。X 线影像投照选择左前斜位（LAO）40°，透视下电极导线头端指向脊柱并与之垂直（不超越脊柱）（图 18-11）。

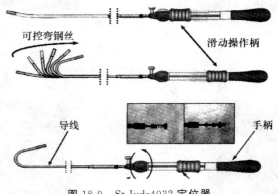

图 18-9 St.Jude4032 定位器

无论是心尖部还是右室流出道，导线到位后必须确认电极导线固定良好。当导线顶端遇到阻力或轻微回撤导线有牵拉感时，表明导线固定稳定。也可在透视下通过患者深呼吸、咳嗽等动作来判断电极导线顶端的固定情况。而主动螺旋电极导线则不宜通过回拉电极导线来判断固定情况，否则易导致电极导线脱位并损伤局部心肌组织。

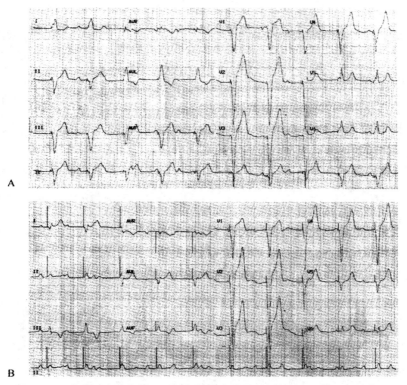

图 18-10　右室心尖部起搏（A）和右室流出道间隔部起搏（B）的心电图表现

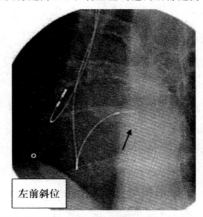

左前斜位

图 18-11　透视下心室电极导线右室流出道间隔部起搏定位（箭头所指）

一旦判断电极导线到位且固定良好后，通常要描记心腔内心电图，以确认电极导线接触于心室内膜。方法为肢体导联按常规与心电图机相连，用鳄鱼夹把心电图 V_1 导联或肢体导联与电极导线尾端连接器相连，获得单极心腔内心电图。正常右心室心内膜腔内心电图呈 ST 段抬高样电流表现。

用起搏系统分析仪（PSA）测试下列起搏参数。①起搏阈值：以比自主心率高出 10～20ppm 的刺激频率进行测试，用将输出电压逐渐降低或逐渐增高的方法来判断夺获心室的最小电压。现在通用的激素电极导线的起搏阈值多在 0.3～0.5V，要求起搏阈值＜1V。②R 波感知振幅>5mV。③斜率>0.75V/s。④系统阻抗在500~1000Ω。

　　一旦电极导线测试完毕,应当在电极导线进入静脉口或穿刺点处用非可吸收线结扎固定。注意不要用缝线直接结扎电极导线,而应结扎在电极导线固定保护套上或用周围组织包裹电极导线后结扎,以免对电极导线绝缘层造成永久性损伤。

　　从左侧静脉路径植入心室电极导线的线路较顺畅,如因某种原因需从右侧静脉路径植入,则由于有两个转折角度,相对不那么容易操作(图18-12)。

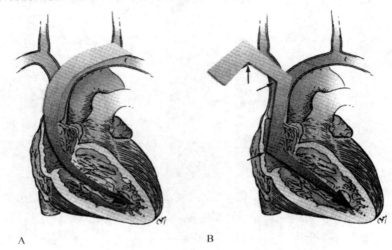

A　　　　　　　　　　　　B

图18-12　电极导线左侧(A)和右侧(B)路径示意图

(三)起搏器囊袋的制作

　　起搏器的脉冲发生器一般埋于电极导线同侧的胸部皮下。囊袋的制作通常在手术的最后进行,也有医师在电极导线放置前进行并认为这样做有利于囊袋的充分止血,并减少手术操作误损伤电极导线的风险。

　　局麻下依起搏器大小做皮肤切口,分离皮下组织至深筋膜下,在筋膜表面钝性分离一皮下囊袋,其内充分止血。将电极导线的尾端连接器与起搏器脉冲发生器的终端插孔相连接,拧紧附有密封盖的固定螺丝。将多余的电极导线盘绕并压于脉冲发生器下,之后再放入囊袋内,这样可避免多余电极导线因张力压迫表面皮肤以及将来更换起搏器时损伤原电极导线。用缝线通过脉冲发生器上的缝合孔将其固定于筋膜上,尤其在老年人和肥胖女性,以免日后发生起搏器下坠导致电极导线脱位。如伤口或囊袋渗血较多,或服用抗凝或抗血小板药物的患者,可放置引流条。最后逐层缝合皮下组织和皮肤。

三、双心室起搏治疗技术

　　循证医学已明确心脏再同步治疗(CRT)可以有效治疗顽固性心衰,减少心衰发作,提高生活质量,降低死亡率。而CRT治疗的核心是三腔(即右房、右室和左室)双心室起搏。右房和右室的起搏如前所述,左室起搏则有赖于将左室起搏电极导线经冠状静脉窦植入冠状静脉分支,在左室心外膜起搏左心室。

(一)冠状静脉窦开口及冠状静脉

冠状静脉窦开口于右房,沿左房室沟走行(图 18-13),其分支分布于左心室表面,主要有心大静脉、侧静脉、侧后静脉和心中静脉。

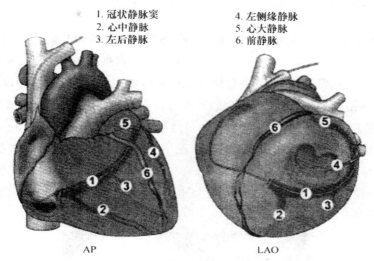

1. 冠状静脉窦　　　4. 左侧缘静脉
2. 心中静脉　　　　5. 心大静脉
3. 左后静脉　　　　6. 前静脉

AP　　　　　　　　　　　LAO

图 18-13　冠状窦及其分支示意图

(二)左室电极导线植入工具

左室电极导线递送系统包括:长指引导丝、长扩张管、长鞘、止血阀、造影球囊导管和切割刀(图 18-14)。长鞘用于制造插入 EP 导管、造影导管和左心室电极导线的通路,造影球囊导管用于冠状静脉造影。另外还需要经皮冠状动脉血管造影(PTCA)导丝用于指引左室电极进入靶冠状静脉分支。

目前常用的左室递送系统有 Medtronic 公司的 Attain™ 系列(切开性导引导管),St.Jude 公司的 Apeel™ CS 系列(可撕性导引导管)和 Biotronik 公司的 Scout™ CS 系列(切开性导引导管)。

目前常用的左室电极导线有 Medtronic 公司的 4193、4194 和 4195 电极导线,St.Jude 公司的 1056T 和 1258T 电极导线,Biotronik 公司的 Corox OTW75UP、Corox OTW-S75BP 和 Corox OTW75BP。

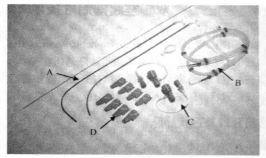
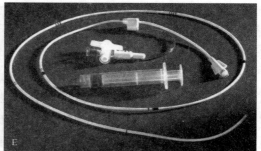

图 18-14　Medtronic Attain 左室递送系统和造影球囊导管

A.长鞘和扩张器;B.指引导丝;C.止血阀;D.切割刀片;E 造影球囊导管。

（三）左室电极导线植入技术

左室电极导线植入主要包括以下步骤：①寻找冠状静脉窦窦口并进行冠状静脉窦插管；②逆行冠状静脉造影；③冠状静脉电极导线植入；④参数测定；⑤撤除长鞘或冠状静脉窦指引导管。"植入过程的每一步都必须为可能出现的最复杂的解剖异常作好准备，这是 CRT 技术的黄金法则"。

通常经左锁骨下静脉通道送入左室递送系统，撤出扩张管保留长鞘，送入 EP 导管。在长鞘内操作 EP 导管进入冠状窦窦口后将长鞘沿 EP 导管向前推送并超出 EP 导管 2～3cm。然后移去 EP 导管，将造影球囊导管沿长鞘插入至长鞘远端。注入少量造影剂以明确造影导管的位置后，经充气孔对球囊缓慢充气直至感到有阻力。需强调的是应分别在后前位（AP）、左前斜位（LAO）和右前斜位（RAO）三个投射体位经注射孔注入造影剂（每次 5～8ml）进行逆行冠状静脉造影，以获得完整的静脉血管走向图（图 18-15）。将球囊放气后移去静脉造影系统。对照造影图像，结合术前组织多普勒超声显示的左室最晚激动区域，确定靶静脉，并根据靶静脉解剖特点选择左室电极导线。尽可能将左室电极送入与右心室电极导线头端有良好分开状位置的心侧后静脉。

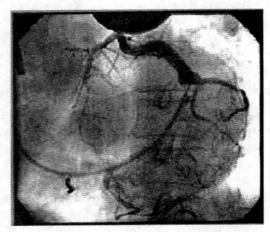

图 18-15　左前斜位（LAO）冠状静脉窦逆行造影图像

左室电极导线定位后，同样需测试阈值和感知灵敏度（要求基本同右心室电极导线），更要确定无膈肌刺激（左心室后壁靠近膈神经，故左室电极比右房、右室电极更加容易出现膈肌刺激，如出现，必须更换电极位置。目前有双极左室电极导线，也可通过程控极性来避免膈肌刺激）。最后，将左室电极导线外鞘管撤除。

注意事项：①由于植入的患者均为晚期充血性心力衰竭患者，心房、心室均扩大并常导致冠状窦入口的解剖位置发生改变，因此有时寻找窦口比较困难，要耐心。②左室电极导线和右房、右室电极导线不要通过同一静脉穿刺点通路植入，以免植入时相互影响；也可以选择两根电极导线经由锁骨下静脉或腋静脉，一根电极导线经由头静脉。③如患者合并存在房室传导阻滞或合并房颤拟行房室结消融，应先植入右心室电极导线。④撤除外长鞘时应在透视下进行以了解左室电极导线和长鞘的状态。⑤应先将长鞘撤至右房内然后再行外鞘的切开或撕开,撕开鞘时需助手固定导线/鞘管与穿刺入口处,如为切开鞘则先将导线嵌入切割刀片槽,术者必须固定持刀片的手,由另一手持外鞘快速将其撤出。⑥最后应于 LAO 透视下调整左室电极的张力。

如不能通过冠状静脉植入左心室电极导线(如找不到冠状窦窦口、左室电极导线电极植入及固定困难或起搏参数不满意等),可请胸心外科协助开胸或通过胸腔镜在左室侧后壁植入心外膜电极导线。

四、埋藏式自动复律除颤器的植入技术

除了前面所述的常规起搏器植入术前准备外,因埋藏式自动复律除颤器的植入术中需诱颤以测定除颤阈值,所以需有麻醉师协助静脉麻醉。期间必须进行氧饱和度监测,需配备面罩吸氧。此外,必须配备一台体外除颤仪,一旦 ICD 不能有效除颤,则可经体外除颤仪除颤。

(一)除颤电极导线的植入技术

与普通起搏器一样,除颤电极导线多通过头静脉、锁骨下静脉或腋静脉途径植入除颤电极导线。除颤电极导线较普通电极导线粗,故选择锁骨下静脉或腋静脉较为理想。植入方法同普通电极导线。

电极导线通常定位于右室心尖部,也可置于右室间隔部。多采用主动固定电极导线以避免除颤时电极导线移位。

(二)囊袋的制作

由于埋藏式自动复律除颤器的脉冲发生器体积较大,除了使用常规的皮下囊袋外,如果患者的皮下组织很薄,则应考虑在胸大肌和胸小肌之间制作脉冲发生器的囊袋。

目前常用胸大肌下囊袋的制作方法如图 18-16 所示,在胸大肌锁骨头和胸大肌胸骨头之间沿肌肉纹理方向钝性分离至胸大肌和胸小肌之间的疏松组织,用示指进入该间隙进行分离。注意避免损伤胸肩峰神经血管束,以避免出血、血肿形成或肌肉损伤。

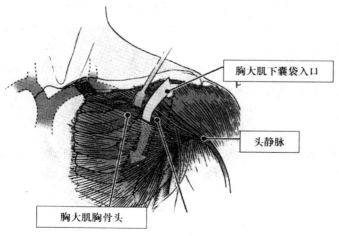

图 18-16　胸大肌下囊袋制作示意图

由于脉冲发生器的外壳通常被作为除颤电极的阳极,一般选择于左侧胸前制作囊袋,这样可使除颤电流通过大面积的心肌,提高除颤效果。

(三)术中测定除颤阈值

电极导线位置固定满意后如前所述应进行常规参数测试。之后将电极导线与 ICD 脉冲发生器正确连接并放入囊袋内,然后进行 ICD 植入术中最重要的步骤,即测试除颤阈值(DFT)。测试时需要麻醉科医生协助用异丙酚静脉麻醉,通常需要厂家技术代表的参与,用 ICD 厂家提供的测试仪进行 DFT 测试。将无菌塑料套包裹的测试探头放在植入的 ICD 囊袋上,用 T-shock 法(即 T 波易损期上用 1-0J 左右低能量电击诱发心室颤动)或直流、交流(50Hz)刺激方法诱发心室颤动(图 18-17)。可采用不同的方法测试 DFT。①逐级下降法:顾名思义即逐渐下调除颤放电值直到不能成功除颤。该方法得到的除颤阈值精确但需多次除颤,由于多数临床医生对反复除颤存在顾虑,此方法多不被采用。②范围确认法:选择连续两次都能成功除颤的能量并证实除颤的安全范围。一般此范围应比 ICD 最大放电能量小 10J。例如 ICD 最高放电除颤能量为 34J,如应用 15J 两次都能成功,则至少存在 19J 的安全范围。推荐至少术中保证测试两次,一方面验证除颤的阈值;另一方面,由于除颤可能会导致电极微脱位、除颤电极接触部位心肌损伤使局部除极振幅下降(由此导致感知功能障碍)等,因此进行第二次除颤还是很有必要的,如能再次除颤成功则能进一步证实 ICD 系统的工作正常。两次除颤的诱发间隔要>5min。

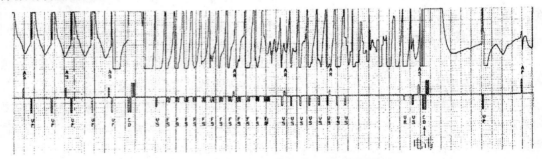

图 18-17　ICD 植入术中除颤阈值测试和诱颤过程

AS=心房感知;AR=心房不应期;AP=心房起搏;VS=心室感知;VP=心室起搏;VR=心室不应期;FS=室颤确认;CD=心律转复(电击)。

当除颤线圈电极导线植入术中测定除颤阈值不能达标时,可以用以下解决方案:①反转除颤放电电极的极性,即将右室除颤电极作为阳极,而脉冲发生器外壳作为阴极,有时反转后可使除颤阈值下降;②调整电极导线位置;③改用有两个除颤线圈的电极导线;④再植入皮下除颤电极贴片。

除颤阈值测试后建议对其他参数再重复进行测试以明确电极导线是否固定良好。

五、术后处理

随着起搏器、电极导线和植入技术的不断发展,手术创伤越来越小,并发症发生率已很低,植入术后并不需要常规及严格的心电监护。通常的术后处理及注意事项包括如下几方面。

1.观察心律/心率、血压和呼吸情况,观察切口囊袋局部有无渗血或血肿形成,观察有无发热等全身症状。

2.常规术后记录 12 导联心电图,判断起搏系统的感知、起搏功能,并作为资料保存以协助今后可能出现的诸如电极导线移位等并发症的判断。

3.拍摄后前位和侧位胸片以获得起搏器、电极导线位置和两者联结情况的资料,了解有无气胸、心包积液或胸腔积液。并可为以后随访提供参照。

4.囊袋处以沙袋加压 6～8h 以防止囊袋内出血。

5.及时更换敷料,观察切口愈合情况。如为普通缝线缝合,则 7 天可拆线。

6.患者可平卧数小时,并鼓励下肢活动,不宜平卧太长时间以免出现肺部感染、下肢静脉血栓形成或肺栓塞等并发症。也有人主张术后即可下床活动。

7.可预防性应用抗生素 3 天。

8.恢复抗凝治疗。华法林在手术后当天晚上即可重新恢复使用。由于植入早期有发生囊袋血肿的可能,因此抗凝药物宜从小剂量开始。

9.出院前作好宣教工作,包括如何识别起搏器囊袋的并发症(如感染、出血和血肿)的征象以及如何定期随访。告知患者植入起搏器的一侧上肢避免举重物或剧烈活动(尤其是剧烈的外展动作)。

10.提供患者有关起搏器的资料,包括注明起搏器和电极导线制造商、型号和序列号以及植入日期、植入医院和医生的卡片。

第三节　心脏起搏器和电极导线

一、心脏起搏器概述

1952 年,美国医生 Zoll 用体外起搏器,经过胸腔刺激进行人工心脏起搏,成功抢救了濒临死亡的心脏传导阻滞患者,开创了起搏器的临床应用,并推动了起搏器在临床的使用和发展。1958 年瑞典 Elmgrist,1960 年美国 Greatbatch 分别发明和临床应用了植入式心脏起搏器。从此心脏起搏治疗真正进入了植入式人工心脏起搏器的时代,并朝着长寿命、高可靠性、轻量化、小型化和功能完善的方向发展。

早期的起搏器是固有频率型(或非同步型),只能抢救和治疗永久性房室传导阻滞、病态窦房结综合征等病症,对间歇性心动过缓不适用,不能与患者自身心律同步,会发生竞争心律而导致更严重的心律失常。为此,20 世纪 60 年代中期先后出现了同步型起搏器,其中房同步触发型(VAT)起搏器是专门用于房室传导阻滞,而心室按需型(VVI)是目前国内外最常用的心脏起搏器。为了使心脏起搏器与心脏自身的起搏功能相接近,70年代又相继出现了更符合房室顺序起搏的双腔起搏器(DVI),以及能治疗各种心动过缓的全能型起搏器(DDD)。至此,起搏器的基本治疗功能已开发完全。

到了20世纪80年代,起搏器除了轻量化、小型化的改进外,还出现了程控和遥测的功能,利用体外程控器可对植入体内的起搏器进行起搏模式、频率、幅度、脉宽、感知灵敏度、不应期、心房-心室延迟等参数的程控调节;还可对起搏器的工作状态进行监测,将工作参数、电池消耗、心肌阻抗、患者资料乃至心腔内心电图,由起搏器发送至体外程控器中的遥测接收器进行显示。90年代,起搏器又在抗心动过速和发展更适应人体活动生理变化方面取得了进展,出现了抗心动过速起搏和频率自适应起搏器(DDDR),使人工心脏起搏器成为对付致命性心律失常的有效武器。随着科学技术的发展,目前已出现了性能更高的双心室/双心房同步三腔起搏器,以及具有除颤功能的起搏器(ICD)。

二、心脏起搏器的结构

心脏起搏器又称为脉冲发生器,由电池和集成电路组成。起搏器要求其使用的电池:寿命长、体积小、要有足够的开放电压,易于密封、安全可靠,电池构型要有一定的可塑性,电池自身放电应当极小、能量耗尽时应能预测、变换电压应准确可靠。起搏器电池的能源大致可分为3大类,即化学电池、核素电池和生物能源电池。化学电池是最早使用且目前仍是最普遍采用的电池,其中至今最为理想的是锂电池。目前用于临床的起搏器能源几乎均为锂碘-聚乙烯吡啶(PVP)电池,其阳极是金属锂,阴极是碘或碘与PVP的混合材料。放电过程生成碘化锂电解质。随着电池的放电,电解质就地生成的厚度逐渐增加,同时引起电池内阻抗逐渐增加,使得输出电压下降,成为电池使用结束的指征。锂碘电池在温度37℃时的开路电压在开始时是2.8V,当电池电压下降10%时,起搏器会失去部分程控遥测功能,或转换成一种节能安全的固定输出模式(如由DDD自动转换成VVI),即为建议更换时间。影响起搏器电池使用寿命的因素主要有:电池的化学结构,电池的体积,起搏输出脉宽和电压,起搏电极导线阻抗,起搏百分比,诊断信息的储存,和起搏器内在电路的耗电等。目前起搏器电池已达到可连续使用10年,且自耗电很低,每年约1%。

起搏器内置线路包括:输出放大器线路,感知线路,程控遥测线路,资料存储线路,保护线路。由于现在使用的埋藏式起搏器均为恒压输出,故使用起搏器的输出放大器线路,可以使起搏器按照设定的指令输出电压、脉宽和时间发放。感知线路,带有放大和滤波功能,能对心电信号进行持续的监测,并不但根据起搏器的感知调整脉冲发放周期,而且也能排除对T波、肌电位和脉冲后电位的误感知,确保起搏器的正常工作。程控遥测线路提供起搏器与程控器之间的双相信息交换,程控器不但可以调用起搏器存储器中的诊断资料,而且可以按照临床患者的个体化情况,设置起搏器的输出能量、感知幅度、房室间期及其他可程控的时间间期。资料存储线路,目前起搏器存储功能主要利用RAM(可读写存储器)和ROM(只读存储器),RAM

主要用于起搏器的诊断功能,ROM 主要用于起搏器的感知和起搏输出资料的存储。由于起搏器保护线路的功能不断发展和完善,起搏器能抵抗目前的普通家用电器,移动电话等的干扰,并有上限频率保护、电击除颤保护、特殊的抗核磁共振等功能。

ICD 除了具有与普通起搏器相似的电池和集成电路组成外,还装备有能发放高能量电压的电容器系统。ICD 的电池本身并不能快速释放足以除颤的电流与电压,而且电容器中的电流也会很快流失,因此电容器需在除颤前充电,当电池与电容接通时,电流通过一个特殊的高压电路,从电池流向电容,并将电池的电压转化为电容器中的高压。当电池与电容器断开时,电容器释放高压电流,完成高能量电击。ICD 系统长期不使用时,电容器的初次充电时间会延长,因此,电容器需要周期性的充放电,称为电容器重组,目前的 ICD 可程控电容器自动充电时间,常为 6 个月。

三、心脏起搏器的编码

人工心脏起搏用于心律失常的治疗已有近 50 年的历史了。起搏器也由早期的固定频率发放起搏脉冲的固定频率起搏器,发展为有多种感知、起搏脉冲频率发放和可程控的多功能起搏器。因此,为了能简单、准确且标准化地描述一个起搏器,早在 1974 年由国际心脏病学联合会(ICHD)推荐使用起搏器三位编码;随着起搏技术的不断发展和改进,三位编码逐渐不能满着对日益复杂的起搏器工作性能的描述,1981 年 ICHD 将三位编码扩展为五位编码;近年临床广泛使用的抗缓慢性心律失常起搏器编码(NBG),是 1987 年由北美起搏电生理学会(NASPE)和英国起搏电生理学会(BPEG)进行修改、补充的(表 18-1)。

表 18-1　NBG 起搏器编码

I	II	III	IV	V
起搏心腔	感知心腔	反应方式	程控和频率应答	抗心动过速功能
O＝无	O＝无	T＝触发	P＝简单程控	P＝抗心动过速
A＝心房	A＝心房	I＝抑制	M＝多项程控	S＝电击
V＝心室	V＝心室	D＝T+I	C＝遥测	D＝P+S
D＝心房+心室	D＝心房+心室	O＝无	R＝频率应答	O＝无
S＝单腔	S＝单腔		O＝无	

注:S＝单腔,仅供起搏器制造厂家使用

为了维持以往简单的起搏器编码,减少以往起搏器编码可能导致的混淆,删除一些已不需要的起搏器功能及表述,例如程控遥测功能(现在所有起搏器有该项功能),及抗心动过速功能(现在整合在埋藏式除颤器中),以及描述用于抗心律失常及心力衰竭的心脏多部位起搏,北美起搏电生理学会(NASPE)和英国起搏电生理学会(BPEG)对 1987 年颁布的起搏器编码进行修改,并于 2002 年发表(表 18-2)。

表 18-2   NASPE 和 BPEG 抗心动过缓起搏器编码

Ⅰ	Ⅱ	Ⅲ	Ⅳ	Ⅴ
起搏心腔	感知心腔	反应方式	频率应答	多部位起搏
O＝无	O＝无	O＝无	O＝无	O＝无
A＝心房	A＝心房	T＝触发	R＝频率应答	A＝心房
V＝心室	V＝心室	I＝抑制		V＝心室
D＝心房＋心室	D＝心房＋心室	D＝T＋I		D＝心房＋心室
S＝单腔	S＝单腔			

注:S＝单腔(心房或心室),仅供起搏器制造厂家使用

　　起搏器 NBG 编码的第一个字母表示起搏器起搏的心腔;第二个字母表示起搏器感知患者自身心脏电活动,或起搏器不应期以外的电信号的心腔;第三个字母表示对起搏器感知事件的反应,I 表示如果起搏器感知到心电信号即抑制起搏脉冲的发放,T 表示如果起搏器感知到心电信号即触发起搏脉冲的发放,D 表示起搏器在感知到心电信号后抑制一个心腔的起搏,触发另一个心腔起搏;第四个字母表示频率适应,其不同于第二个字母表示的对自身心电活动的感知,而是由体动感知器、每分通气量或 QT 间期感知器,对由于心脏变时功能不良的患者进行频率补偿。第五个字母表示心脏多部位,A 表示双心房起搏,或右心房多部位起搏,或两者组合;V 表示双心室起搏,或右心室多部位起搏,或两者结合。

　　虽然,五位编码是一个简洁的、完整的、标准的起搏器编码,但如果缺少频率适应功能或心脏多部位起搏功能,一般情况下前三位编码就够了。

　　埋藏式心脏复律除颤器(ICD),经过十几年的发展,不但具有高能量电除颤功能,而且同时还具有抗心动过缓、抗心动过速及低能量电复律等功能。1993 年北美起搏电生理学会(NASPE)和英国起搏电生理学会(BPEG),制定并推荐使用 ICD 编码(NBD 编码)(表 18-3)。

表 18-3   NBD 起搏器编码

Ⅰ除颤心腔	Ⅱ抗心动过速起搏心腔	Ⅲ心动过速探测	Ⅳ抗心动过缓起搏心腔
O＝无	O＝无	E＝心电图	O＝无
A＝心房	A＝心房	H＝血流动力学	A＝心房
V＝心室	V＝心室		V＝心室
D＝心房＋心室	D＝心房＋心室		D＝心房＋心室

　　埋藏式心脏复律除颤器 NBD 编码的第一个字母表示除颤电极导线所在的心腔;第二个字母表示能进行抗心动过速起搏治疗的心腔;第三个字母表示心动过速的探测方法,如使用心电图信号,或血流动力学方法(如血压、经胸阻抗等),但目前绝大多数 ICD 都采用心腔内心电图来探测心动过速;第四个字母表示抗心动过缓起搏心腔,或抗心动过缓起搏模式(NBG 编码),如具有抗心动过缓起搏频率适应功能的单腔心室除颤复律器,可以编码表示为 VOE-VVIR。除了上述繁琐的表示编码外,ICD 还可以用简单的编码表示(表 18-4)。但由于目前使用的 ICD 均同时具有抗心动过速、抗心动过缓治疗及除颤功能,故近来 ICD 的简单编码已不再

使用。

表 18-4　简单的 ICD 编码

ICD－S＝ICD 只具有除颤功能

ICD－B＝ICD 具有除颤及抗心动过缓功能

ICD－T＝ICD 具有抗心动过速、抗心动过缓治疗及除颤功能

四、心脏起搏器的功能类型

目前临床常用的起搏模式和起搏功能主要为以下几种类型。

1.单腔心室按需起搏器(VVI)　该起搏器具有感知和起搏心室的功能,起搏电极导线安置于右心室心尖部。VVI 起搏器的植入和随访相对简单,起搏电极导线的各项阈值参数稳定可靠,曾是应用最广泛的起搏模式;但由于其导致房室收缩不同步,而容易造成血流动力学的异常,引起临床不适症状。

2.单腔心房按需起搏器(AAI)　该起搏器具有感知和起搏心房的功能,起搏电极导线安置于右心耳。AAI 起搏器利用房室结的正常传导功能,保持房室同步,但潜在的房室传导阻滞的可能性局限了其临床应用。

3.心房 P 波触发心室 R 波抑制起搏器(VDD)　该起搏器的特点是由远端安置于右心室的心室感知和起搏电极,及近端游离于右心房腔内的心房感知电极,整合成一根起搏电极导线,由单根电极导线完成心房的感知和心室的感知、起搏功能,以达到心房、心室间的同步顺序收缩,获得良好的血流动力学疗效。VDD 起搏器的心房感知功能相对稳定,手术操作简单,适合于无需心房起搏的房室传导阻滞患者。其缺点是不能实行心房起搏。

4.房室全能型起搏器(DDD)　该起搏器具有房室顺序起搏、房室双重感知、触发抑制双重反应,需分别安置心房和心室起搏电极导线。根据自身心房率和房室结传导功能情况,DDD 起搏器可以自动采用各种不同的起搏工作模式。①自身心房或心室频率快于 DDD 起搏器设定的下限频率,自身 PR 间期短于设定的 AV 间期,则表现为自身心律;②自身心房频率快于 DDD 起搏器设定的下限频率,自身 PR 间期长于设定的 AV 间期,则以 VDD 模式进行工作;③自身心房频率慢于 DDD 起搏器设定的下限频率,自身 PR 间期短于设定的 AV 间期,则以 AAI 模式起搏心房;④自身心房或心室频率慢于 DDD 起搏器设定的下限频率,自身 PR 间期长于设定的 AV 间期,则表现为心房、心室顺序起搏的 DDD 工作模式。

5.频率适应性起搏器　频率适应性起搏器是为了模仿正常人,其心率可随躯体活动和心理状态的变化而波动,以适合不同的生理状态的需要。频率适应功能可以整合在以上任何一种起搏模式中,形成 AAIR、VVIR、DDDR 等起搏模式。频率适应性起搏器的感知器有最常用的对人体活动度进行感知的压电晶体或重力加速度球感知器,以及感知每分通气量和 QT 间期的感知器,其共同特点为无需特殊的起搏电极导线(仅每分通气量的感知需双极电极导线)。由于体动感知器的反应速度快,但易受干扰产生过度的误感知;而每分通气量及 QT 间期感知

器对人体活动的反应速度不及体动感知器,但可较精确地反应患者总的活动量,避免一些过度的快频率反应。因此,现在的起搏器厂商都把两种感知器整合在一个起搏器中。另外,近几年心肌收缩力(压力)感知器,也在临床得以应用,但其需在电极导线中加载特殊的压力感知器,其临床前景有待于进一步的证实。

6.心脏再同步起搏　目前常用的心脏多部位起搏是用于治疗心力衰竭的双心室起搏(CRT),其电极导线分别放置在右心耳、右心室心尖部、冠状静脉系统,可以改善或减轻伴有房室传导延迟、心室间传导延迟、心室内传导延迟或心室壁内传导延迟的心力衰竭患者的临床心衰症状,延长心衰患者的寿命,提高其生存率。

7.埋藏式心脏复律除颤器(ICD)　目前使用的埋藏式心脏复律除颤器,具有多种遥测程控功能,且在治疗上可提供抗心动过缓的支撑起搏、双心室起搏、抗心动过速起搏、低能量电复律及高能量电除颤。其治疗的目的是,识别心律失常的类型,预防持续性室速或室颤等致命性心律失常患者发生心脏性猝死。

五、心脏起搏器的选择应用

(一)病态窦房结综合征患者的起搏模式选择

国际上对病态窦房结综合征患者的起搏治疗的模式选择,进行了大量的研究。早期近期的对照研究显示,心房起搏(AAI 或 DDD 起搏模式)与单腔心室起搏(VVI)模式相比,可以提高患者的生活质量。近 10 年来,长期的非随机研究结果显示,心房起搏(AAI 或 DDD 起搏模式)与单腔心室起搏(VVI)模式相比,可以降低患者的心房颤动、心力衰竭及总死亡的发生率。但随机分组研究的结果却不完全相同,Andersen 等进行的首个随机研究显示,与单腔心室起搏(VVI)相比,单腔心房起搏(AAI)可以降低心房颤动、心力衰竭、血栓事件、心血管死亡及总死亡的发生率;Connolly 等的研究显示,心房起搏(AAI 或 DDD 起搏模式)与单腔心室起搏(VVI)模式相比,并不能降低脑卒中、总死亡及心力衰竭住院的发生率,但能降低房颤的发生率;用 DDDR 和 VVIR 进行的 MOST 研究结果为:与 VVIR 组相比,DDDR 组可以降低患者房颤、心力衰竭分级和住院发生率,即可以提高患者的生活质量,但在脑卒中和总死亡率之间无显著差异。

综合上述几个研究结果,不难发现,以心房为基础的心脏起搏治疗,可以降低心房颤动的发生率,可能降低心力衰竭的住院率,及起搏综合征的发生率,但不能降低总死亡率和脑卒中的发生率。虽然都能维持正常房室传导,但患者从 AAI 起搏模式中获得的益处,可能要远远大于 DDD 起搏模式。尽管 AAI 起搏器有上述优点,且使用简单、费用便宜,但由于对潜在的可能发生的房室传导阻滞的担忧,局限了其临床使用范围。有研究证实,病态窦房结综合征患者中植入单腔 AAI 起搏器的患者,发生房室传导阻滞的年发生率为 0.6%～5.0%,房室结文氏点并不是发生房室传导阻滞的可靠预测因素,而是已经存在的束支传导阻滞,可能是今后发生房室传导阻滞的可靠预测因素;而且频率适应性起搏,可能会在早期引起频率依赖的一度房室传导阻滞。近年来,具有能在 AAI 与 DDD 间进行起搏模式转换(MVP)的起搏器的临床使用,克服了单独使用上述两种起搏器的缺点,给病态窦房结综合征患者的起搏治疗带来了新的福音。

因此,对于病态窦房结综合征患者来讲,需根据其有否房室结传导异常、是否有心脏变时功能异常以及经济负担等具体情况,来做各种不同的选择。简要选择流程如图 18-18。

（二）房室传导阻滞患者的起搏器模式选择

在房室传导阻滞患者中,双腔起搏器与无频率适应功能的单腔心室起搏器相比能提高患者的运动耐量和改善症状;同样有频率适应功能的单腔心室起搏器与无频率适应功能的单腔心室起搏器相比能改善运动耐量和症状;但有或没有频率适应功能的双腔起搏器与有频率适应功能的单腔心室起搏器相比,在运动耐量方面无显著差异。可能维持房室顺序收缩对缓解休息或低运动量时的心动过缓症状占主要作用,而频率适应功能在提高运动耐量方面可能占有重要作用。

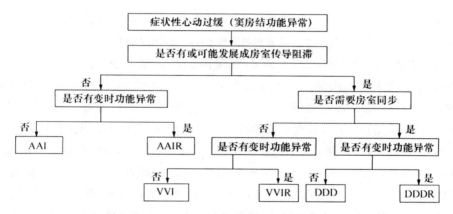

图 18-18　病态窦房结综合征患者的起搏模式选择

长期的非随机对照研究显示,在合并有心功能不全的患者中,房室顺序双腔起搏与单腔心室起搏相比,可以提高患者的生存率;在无心功能不全的患者中,房室顺序起搏并不能改善患者的生存率。另外,近期的随机对照研究发现,对于房室传导阻滞患者,房室顺序起搏可能可以降低心血管死亡、脑卒中及房颤的发生率,但与单腔心室起搏相比无统计学差异。

对于房室传导阻滞患者的起搏治疗,起搏模式选择只是一个方面,目前,研究比较多的是起搏部位的选择。众所周知,长期右心室心尖部起搏可能会引发起搏相关的心肌病。小规模的研究发现对于有左心室功能异常的患者,右心室流出道(或间隔)起搏与右室心尖部起搏相比,能减轻及阻止患者左心功能的进一步恶化;对于无左心功能异常的患者,这两个不同部位的起搏对左心功能的影响无显著差异。因此,近年来的研究重点转移到,比较右心室常规部位的起搏与双心室起搏对于有Ⅰ类起搏器植入适应证,伴或不伴左心功能异常的患者,其不同部位的起搏治疗的长期预后。

房室传导阻滞患者的起搏模式,简要选择流程如图 18-19。

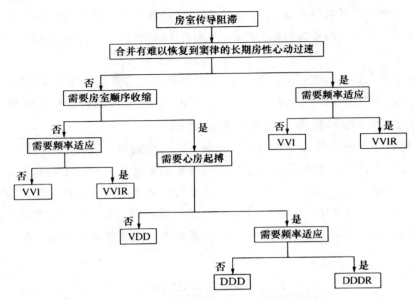

图 18-19　房室传导阻滞患者的起搏模式选择

（三）心脏再同步治疗（CRT）-双心室起搏的临床选择应用

根据前瞻性、随机的临床研究结果,确定能从 CRT 治疗中获益的患者为:①充分抗心力衰竭药物治疗后,心功能分级仍在Ⅲ～Ⅳ级,QRS 间期＞120ms,窦性心律,左室射血分数（LVEF）＜35％;②充分抗心力衰竭药物治疗后,心功能分级仍在Ⅱ级,QRS 间期＞150ms,窦性心律,LVEF＜35％;③具有Ⅰ类起搏适应证的心衰患者,心功能分级仍在Ⅲ～Ⅳ级,QRS 间期＞120ms,LVEF＜35％。使用 CRT 治疗的患者,70％的患者住院次数减少和运动状况改善,生存率也得以提高。但仅根据 QRS 波宽度进行植入患者的筛选,并不完全合适。目前,结合组织超声检查会更有利于患者的筛选,使更多的 CRT 治疗患者能从中获得益处。

（四）埋藏式心脏复律除颤器（ICD）的临床选择

ICD 主要用于因持续性室速或室颤等致命性心律失常心脏性猝死存活者,器质性心脏病相关的自发性持续性室速患者,冠心病、左心功能衰竭伴非持续性室速患者,难治的非器质性心脏病持续性室速患者。根据患者是否存在窦房结、房室结的病变,或是否存在心功能不全,而选择单腔 ICD、双腔 ICD 或具有心室同步化治疗功能的 ICD。

六、起搏电极导线

（一）起搏导线编码

植入式心脏起搏导线又称起搏电极,它的作用是将脉冲发生器的电脉冲传到心肌,并将心脏激动的电信号回传至起搏器的感知放大器,起搏系统即这样通过导线完成起搏和感知功能。为了能简单、准确且标准化地描述起搏电极导线,1996 年由北美起搏电生理学会（NASPE）和英国起搏电生理学会（BPEG）通过了第一个心脏起搏电极导线编码,简称为 NBL 编码（表 18-

5)。其由四位英语字母分别代表电极导线的结构,电极导线的固定机制,电极导线的绝缘材料,及有无药物释放功能。

表 18-5　NBL 起搏器编码

Ⅰ导线结构	Ⅱ导线固定机制	Ⅲ绝缘材料	Ⅳ药物释放
U＝单极	A＝主动	P＝聚氨酯	S＝激素
B＝双极	P＝被动	S＝硅胶	N＝非激素
M＝多极	P＝无	D＝P＋S	O＝无

(二)起搏导线分类

1958 年,人们开始采用心内膜导线植入技术。早期的心内膜导线形状单一,圆柱形,面积较大,直径较粗,且寿命短。20 世纪 60 年代,导线的头部面积约为 $100mm^2$,70 年代中缩小至 $25\sim50mm^2$,而现在已减小至 $6\sim12mm^2$,阻抗 $500\sim1000\Omega$,随着导线头面积减小,局部电流密度明显增加,起搏阈值降低,起搏器寿命延长。近十多年来,起搏导线的研究和设计有了诸多改进,如改进形状、缩小起搏面积、设计多孔和微孔的导线表面,以及选用高惰性材料,如铂、碳等制造导线。此外分型镀覆导线和激素释放导线,很大程度降低了起搏电能的消耗。

根据导线的形状和特定起搏部位分为楔形、翼状、叉状,"J"形心耳导线,螺旋导线,"J"形心室流出道导线,冠状静脉窦导线;根据导线结构可分为单极、双极和多极导线;根据固定方式分为主动和被动导线;根据绝缘材料分为聚氨酯、硅胶、聚乙烯和碳化硅胶导线;根据药物释放与否分为激素和非激素类导线。

1.按导线的结构分类

(1)单极电极:其头端作为一个阴极在心腔内,尾部与起搏器的负极输出部分相连接,可以与作为阳极的起搏器外壳,形成一个低电阻的刺激回路。起搏器电压释放后均匀地分布于两极之间,由于阳极起搏器外壳的面积比阴极电极的头端面积大 1000 倍,这样有利于电流流向面积较小的阴极头端,并降低起搏输出阈值。单极电极导线的优点为:导线细,柔韧性好,使用寿命长,起搏脉冲信号明显。其缺点为:抗干扰能力较差,使起搏器易受到肌电位及其他干扰电信号的抑制,给起搏依赖患者带来风险。

(2)双极电极:阴极和阳极均在一根电极导线上,阴极仍位于导线头端,阳极为居其后 $1\sim2cm$ 处的宽约 $0.5cm$ 的环状电极,两个极间由绝缘材料分隔,尾部能分别连接到起搏器相应的输出端。其优点为:抗干扰能力强,不易受电磁干扰,无局部肌肉刺激,可程控为单极电极使用。其缺点为:电极导线较粗、易折断,使用寿命短,起搏输出阈值往往高于单极导线,起搏脉冲信号较小。

2.按导线的固定方式分类

(1)被动固定电极:顶端多为翼状,较易嵌入心肌肌小梁,2～3 个月后导线顶端被心肌纤维包绕,完成导线的被动固定。被动固定电极在植入手术中定位时对心肌的损伤较小,但不适合于有严重三尖瓣反流、心脏扩大纤维化后肌小梁稀少或希望进行特殊部位(如右心室流出道或间隔)起搏治疗的患者。

(2)主动固定电极:也称为螺旋电极导线,依靠将电极导线顶端的螺旋拧入心肌而固定于心内膜。主动固定电极导线,对心内膜创伤较大,对于心肌较薄的患者易出现穿孔。主动电极导线的使用,能使患者根据病情需要获得多种特殊部位的起搏治疗。

(三)左室电极导线

伴随着心脏再同步治疗在心衰患者中的使用,经冠状静脉窦植入冠状静脉分支的左室电极导线也得到不断的完善和发展。早期的左室电极导线,其头端为柱状,除了稍有弯曲塑形外,其他部分的结构与右心室导线相似,是双极电极导线。之后,借鉴 PTCA 技术发明了中空的,可以通过 PTCA 导丝的,更细的单极导线,头端弯曲程度更复杂,更利于固定于冠状静脉窦分支中。但对于部分冠状静脉窦分支特别粗大及直的患者,近来,发明了左室主动固定导线,与右室主动电极导线不同的是左室主动固定不使用螺旋进行固定,而是在左室导线到达预定冠状窦分支后,推送绝缘层外层塑形支撑在血管壁上而达到主动固定导线的目的。由于左室导线从实质上来讲是定位于左心室心外膜的,故引起膈肌刺激的概率较高,为避免膈肌刺激,最近,又出现了所谓的双阴极左室导线、三阴极左室导线,其可以通过选择调整和改变发放刺激脉冲的阴极部位,而避免膈肌刺激。

(四)ICD 电极导线

ICD 的电极导线与普通起搏器的功能有所不同,其除了具有支持感知和起搏(抗心动过缓和抗心动过速)功能外,还支持电击除颤复律功能。但其同起搏电极一样,ICD 的电极导线也有主动固定电极导线与被动固定电极导线,心内膜电极导线与心外膜电极导线等。在结构上其与起搏器导线不同的是,根据有无环状电极,ICD 的心内膜电极导线分为真双极感知与整合双极感知。对于真双极感知的电极导线,感知与起搏发生在顶端电极与邻近的环状电极之间;而整合双极感知电极导线的感知与起搏发生在顶端电极与远端线圈之间。为了较好地感知到电击后的心室信号,远端线圈通常距离顶端电极较远,而且线圈本身较长,如作为感知电极的一部分,易对远场信号等发生过感知。因此,真双极感知电极导线的感知可能更为可靠。根据线圈的数量,ICD 的心内膜电极导线可分为单线圈电极导线、双线圈电极导线。ICD 的心内膜电极导线上至少有一个除颤线圈,通常位于电极导线的头端。如为双线圈电极导线,第二个线圈位于导线近端,植入后,远端线圈置于右室,近端线圈在上腔静脉与右心房之间,除颤时可构成金属外壳、上腔静脉线圈、右室线圈之间的组合,通常是金属外壳与上腔静脉线圈组成阳极,右室电极作为阴极,以获得较低的除颤阈值,有时也可反向设置。目前已有四极电极导线,即有两个除颤线圈,以及顶端电极与环状电极,从而构成双线圈真双极感知电极导线。具体的临床应用应根据患者的病情和植入医生的经验而定。

目前,起搏器电极导线的质量已远远高于早期临床上所使用的导线,随着人类寿命的不断延长,废弃或感染电极导线已越来成为突出的问题。如何能安全、简洁、规范地处理废弃或感染电极导线,已成为目前临床上最值得关注的问题之一。

第四节　心脏起搏器模式及计时间期

一、常用的心脏起搏模式

目前的心脏起搏模式有单腔、双腔和三腔(双房及双室)。

(一)单腔起搏

只有一根电极导线单独放置于心房或心室,连接单腔脉冲发生器 SSI(R)后形成 AAI(R)或 VVI(R)起搏模式。

1.AAI(R)模式　此模式的工作方式为心房起搏、心房感知,感知自身心房活动后抑制心房脉冲的发放。在 AAI 模式下,心室信号不被感知。

适应证:病态窦房结综合征(SSS)而房室传导功能正常者。

禁忌证:存在房室传导阻滞(AVB)、房颤和心房静止者。

优点:①能保持房室同步,符合生理;②用单根起搏导线,植入相对简单;③价格相对便宜。

缺点:如果疾病有进展,出现房颤或 AVB 则该心房起搏将不能有效起搏心室。

虽然 SSS 占永久性心脏起搏器植入原因的 50%,但由于 1/3 患者在植入起搏器时已伴有不同程度的 AVB,另外,即使在植入时没有 AVB 但日后亦不能除外在本次起搏器寿命内有发生 AVB 的风险,虽然发生概率很小(年发生率约 1%)。因此,在临床实际中更倾向于选择 VVI 和房室全能型起搏(DDD)起搏器模式。目前有些起搏器的起搏模式可在 AAI 和 DDD 之间进行自动转换,如 Medtronic 公司具有 MVP 功能的起搏器和 Ela 公司的 AAIsaferR 功能起搏器,有此功能的心脏起搏器避免了将来发生 AVB 的后顾之忧,又能最大限度保留心房起搏给患者带来的益处。

2.VVI(R)模式　此模式的工作方式为心室起搏、心室感知,感知自身心室活动后抑制心室脉冲的发放,又称 R 波抑制型心室起搏或心室按需型起搏。在 VVI(R)模式下,心房信号不被感知。VVI(R)只有在心室自身心率低于事先设置的起搏器标准时才发放脉冲信号。

适应证:各种类型的缓慢性心律失常。

优点:①只用单根电极导线,植入简单;②价格便宜。

缺点:主要为房室电机械活动不同步,由此可能会出现起搏器综合征并促发快速房性心律失常的发生和持续;如果为起搏器依赖,长期心尖部起搏可能会影响心功能,故建议最好用室间隔起搏方式。

3.其他单腔起搏模式

(1)AOO、VOO 模式:为非同步起搏模式,又称为固定频率起搏。心房、心室只有起搏而无感知功能。起搏器以固定频率（非同步）定期发放脉冲刺激心房（AOO）或心室（VOO），脉冲的发放与自身心率快慢无关。至于能否夺获心房或心室，则以脉冲发放与心房或心室自身电活动不应期的关系而定。当脉冲刺激落在心肌不应期以外时，引起心房或心室激动，否则不能激动心房或心室，是无效刺激脉冲。弊端为无感知功能，故可导致起搏脉冲与自身电活动的竞争而产生竞争心律。若刺激信号落入心房易损期，可引起房性快速性心律失常，而落入心室易损期则可能导致室性心动过速甚至心室颤动（实际上起搏刺激落在心室易损期，引起心室颤动的可能性甚小，除非存在心肌缺血、药物作用、严重电解质紊乱或其他电活动不稳定的情况）。

固定频率起搏模式早已不作为单独的起搏器存在。它是 AAI 或者 VVI 起搏器磁铁试验时出现的起搏模式。亦可暂时用于评估起搏器的起搏功能（如在自身心率快于起搏器设定频率时评价起搏器能否夺获心房或心室）、判断和预防电磁干扰造成的感知异常（通常为过感知）以及偶尔可用于竞争起搏心室以终止患者合并存在的某些室性心动过速。另外，起搏器电池耗竭时也可能会出现此工作模式。

（2）ATT、VTT 模式：为心房、心室触发型起搏模式。心房、心室均具有起搏和感知功能，但感知自身房室电活动后的反应方式为触发（T）心房、心室脉冲的发放（而非抑制）。通常在感知自身 P 波或 R 波后 20ms 发放刺激脉冲，后者落入心房、心室自主除极电活动的有效不应期内，不能夺获心房、心室，从而避免与自身心律竞争。如起搏间期内未感知到自身 P 波或 QRS 波，则在起搏间期末发放脉冲起搏心房或心室。弊端为耗电，目前通常不作为一种起搏模式，但可用于诊断，因起搏信号能标记每一个感知事件，故可用来评估判断感知不良或感知过度。

（二）双腔起搏

脉冲发生器具有两个导线输出孔，可将心房和心室两根导线分别放置在右心房和右心室。

1.DDD 模式　　又称房室全能型起搏，是具有房室双腔顺序起搏、心房心室双重感知、触发和抑制双重反应的生理性起搏模式。心房、心室脉冲的发放都能被心室感知事件抑制，如果在特定的时间周期内不出现自身的房室活动，脉冲发生器就会适时发放脉冲分别激动心房和心室。

DDD 双腔起搏会根据心脏自身的情况有四种工作方式：①心房起搏 AP，心室起搏 VP：VA 间期内未感知到 P 波，PAV 间期内未感知到 QRS 波；②心房起搏 AP，心室感知 VS：VA 间期内未感知到 P 波，PAV 间期内感知到 QRS 波；③心房感知 AS，心室起搏 VP：VA 间期内感知到 P 波，SAV 间期内未感知到 QRS 波；④心房感知 AS，心室感知 VS：VA 间期内感知到 P 波，SAV 间期内感知到 QRS 波。

适应证:SSS 和(或)AVB 者。

禁忌证:存在持续心房颤动和心房静止者。

优点:能最大限度地保持房室同步,符合生理状态。

缺点:价格贵,因耗电相对较大而使用寿命短于 SSI,手术略比单腔起搏器复杂。在完全房室传导阻滞的情况下会增加心室起搏的百分比。

2.VDD 模式　又称心房同步心室抑制型起搏器。心房、心室均具有感知功能,但只有心室具有起搏功能。特点:P 波感知后可被心室起搏跟踪,QRS 波感知后能引起心室起搏抑制。在整个 VDD 起搏系统中,P 波的正确感知是其正常工作的关键。

适应证:用于 AVB 而窦房结功能正常者(因心房不能被起搏)。如植入后进展为 SSS,则失去心房起搏功能,因此不用于伴有 SSS 的患者。

优点:只需放置单根特殊电极导线,安置简单、方便。

缺点:①心房感知的敏感性和特异性问题(感知线圈在右心房腔内,与右心房壁不能始终保持紧密接触);②不能进行心房起搏。

3.DDI 模式　心房、心室均具有感知和起搏功能,QRS 波感知后引起心室、心房起搏抑制,P 波感知后抑制心房起搏(与 DDD 相似),但不触发 AV 间期(I),即不出现心室跟踪。如患者有正常的 AV 传导,基本类似 AAI;如患者存在 AVB,则在心房起搏时房室可同步.而在心房感知时房室则不同步。心室脉冲是根据基础起搏频率间期(VV 间期)发放的,因此导致自身心房活动后房室延迟的时间长短不一。该起搏模式的特点为心房起搏时房室能同步,而心房感知时房室不同步。

它不作为一个单独的起搏模式而仅作为 DDD(R)发生模式转换后的工作方式。由于无心室跟踪功能,因此可避免房性心动过速导致的过快心室跟踪。对植入 DDD 起搏器患者出现快速房性心律失常时可程控为 DDI 模式。由于目前所应用的 DDD 起搏器均具有自动模式转换功能,当发生室上性心动过速时,可自动转变成频率较慢、无心房跟踪的模式,如 DDI(R)或者 VVI(R),一旦房性快速性心律失常终止,又能自动转成 DDD 或者 DDDR 模式。随访时只需要开启此功能即可。

4.DVI 模式　心房、心室都具有起搏功能,但只有心室具有感知功能。由于心房脉冲与自主 P 波无关,故此模式可能触发房性心律失常。房室可顺序起搏,但因心房无感知功能,故不出现心房激动后心室跟踪的现象。基本不作为永久起搏模式,只作为 DDD 起搏器可程控的一种模式。

5.VDI 模式　心房、心室都具有感知功能,但只有心室具有起搏功能;基本同 VVI,但其心房感知功能可用于诊断(如统计房性心动过速事件等)。基本不作为永久起搏模式,只作为 DDD 起搏器可程控的一种模式。

(三)三腔起搏器

包括双房右心室起搏及右心房双心室起搏。双房右心室起搏适用于有植入起搏器指征且存在房间阻滞参与的快速房性心律失常,可将两个心房电极导线与 Y 型转换器连接组成新的双极电极,并与双腔起搏器心房孔相连。右心房双心室起搏适用于存在心室不同步的心力衰竭患者,目前临床使用的脉冲发生器都具有三个孔,可分别与右心房、右心室和左心室相连,房室间期和两个心室之间的起搏间期都可以分别进行调整。

二、起搏器模式的合理选择

对具体患者选择何种起搏器是临床医师经常需要面临的问题。随着微电子工程的发展,起搏器功能越来越强大和多样化,也使起搏模式和工作方法的选择变得较以往复杂,目前的起搏器模式的选择注重生理性起搏,即除了传统的频率适应起搏外,还要关注最小化右心室起搏模式和具有预防心动过速多种算法的起搏器模式。结合患者情况有以下几种具体起搏模式选择方案。

1.如存在慢性持续心房颤动或存在心房静止者,选择 VVI(R)。

2.窦房结功能不全者如无 AVB 或预测近期 AVB 发生概率很低,选择 AAI(R),否则选择 DDD(R)或带有 AAI 与 DDD 模式互相转换功能的起搏器。

3.房室传导阻滞者,如:①存在持续性房性快速心律失常,选择 VVI(R);②存在 SSS,选择 DDD(R);③窦房结功能正常或预期发生窦房结功能不全的概率低,可选择 VDD 或 DDD(R)。

4.频率应答起搏器适用于慢心室率房颤或存在窦房结变时功能不全的患者。在植入起搏器时无变时功能障碍者也可选择植入具有 R 功能的起搏器,以备今后出现变时功能不全时开启此功能。

5.如为快慢综合征患者,建议植入带有预防房颤功能的起搏器,如存在房间传导阻滞,可应用房间隔起搏。

6.如因血管迷走性晕厥植入起搏器,建议选用具有频率骤降功能或闭环刺激系统的 DDD(R)起搏器。

7.如肥厚型梗阻性心肌病(HOCM)患者选择起搏治疗,应选择 DDD 而非 VVI,但心室电极需放置在右心室心尖部。

8.应根据患者具体心律失常的特点选择起搏模式。如预计植入后依赖心室起搏者(AVB 患者),更加倾向于植入 DDD(R)起搏器以达到房室同步,尤其是已存在心功能受损者(此时应选择起搏室间隔而非右心室心尖部)。而对于房室传导正常,因偶发长 RR 间期(因窦性停搏或窦房传导阻滞)而植入起搏器,预计术后很少依赖起搏者,植入 VVI 起搏器对其可能是一种更好的起搏模式(相对于 DDD,能减少心室起搏比例,减少费用,减少一根心房导线异物及使用寿命延长等)。

9.应结合患者的经济状况、年龄、一般情况及所合并的疾病进行综合考虑,如高龄、肿瘤晚期、长期卧床等患者可不必选择生理性起搏器以获得更加合理的性能-价格比。

三、起搏器计时间期

起搏器除了其发出脉冲刺激心脏外,它的复杂和灵巧还表现在能感知心腔的活动并作出相应的反应。起搏器能够保持正常的工作方式,其重要一点是其内部具有较复杂而完整的控时电路系统,使起搏脉冲在发放之前具有一段时间间隔。因而,起搏器的控时系统犹如一个"控时器",控制着心房、心室脉冲的发放时机。单腔起搏器有一个计时器,控制心房或心室脉冲的释放时机。而双腔起搏器具有两个计时器,分别控制心房和心室脉冲的释放时机,两者既相互独立,又相互制约。这种时间间隔的组合称为起搏器的计时周期,它以 ms 为计算单位。

起搏器计时间期对了解起搏心电图,判断是否有起搏故障以及了解自身心电活动情况都是不可缺少的,起搏器公司各厂家对起搏计时周期的设计原则基本相同。

(一)单腔起搏器的计时周期

以临床上常用的 VVI 起搏器为例,通常具有三个间期。

1.起搏间期　亦称基础起搏频率,为连续两个刺激信号之间的时间距离。

2.逸搏间期　刺激信号与其前自身心室搏动之间的距离。

理论上,起搏间期=逸搏间期,但实际上,起搏间期多<逸搏间期,这是因为:①自身心室除极的兴奋波到达感知电极所在部位的心肌需要时间,尤其是存在右束支传导阻滞(RBBB)或左心室起源的异位室性期前收缩时,通常自 QRS 波开始约 20ms。②感知并非发生在 QRS 波起始处,而是感知心腔内心室除极电位的快速本位曲折或快速上升速率(斜率,$\delta V/\delta t$)。如果自身电活动是起源于电极导线顶端处的室性期前收缩或逸搏,则逸搏间期就近似于起搏间期。因此,当一个刺激信号落在 QRS 波任何部位(起始、中间或终末),尤其是存在 RBBB 或左心室起源室性期前收缩时,并不表示起搏系统感知功能不良。

3.心室不应期(VRP)　发放起搏脉冲或感知自身心室激动后心室感知放大器对外来信号不感知的一段时间。外来信号包括心室脉冲的后电位、T 波、期前收缩等信号。心室不应期分为绝对不应期(空白期)和相对不应期(噪声采样期),前者对任何信号均不感知,即"看不见"任何活动,而在相对不应期内起搏器可感知心电信号外的干扰信号,并自动转换为干扰频率,一直持续到干扰消失为止。心室不应期可定义为任何信号都不能重置下限频率的一段时限,不管该信号是否被起搏器感知。设置 VRP 的主要目的是防止对上述非 QRS 波信号的过度感知。

(二)双腔起搏器的计时周期

以具有代表性的 DDD 起搏模式为例介绍。

1.房室延迟(AVD)　起搏器的房室延迟相当于心脏的 PR 间期。又可分为:①感知 AV 间期(SAV):自感知心房激动到发放心室脉冲之间的间期。②起搏 AV 间期(PAV):自发放心房脉冲到发放心室脉冲之间的间期。由于感知 P 波起始后而非起始处(由于激动自窦房结传导至右心耳心房电极处心肌需要时间,且需达到一定的幅度),故如设置 SAV＝PAV,则体表心电图上的 PAV(心房起搏、心室起搏)间期＜SAV(心房感知、心室起搏)间期。而如设置 SAV＜PAV,则体表上的 SAV＝PAV(PAV 延迟部分补偿了感知心房激动的时间滞后),因此无论在感知或起搏心房时总能保持心电图上房室延迟时间的一致。一些起搏器具有随起搏频率快慢而自动调节 AV 间期的功能(动态 AV 延迟功能)。

划分 PAV＞SAV 的意义:一方面保持了 AV 间期在体表心电图上的一致,另一方面是出于血流动力学方面的考虑,因右心耳起搏产生的 P 波传导至房室交界处的时间比窦房结冲动沿房间束下传至房室交界处的时间要长,因此应设置 PAV＞SAV。

就房室传导功能而言,DDD 起搏器相当于给患者植入了一个人工房室结,窦性或其他室上性激动可通过自体房室结或起搏系统使心室激动,究竟沿何下传取决于 PR 间期和起搏器设置的 AV 间期孰长孰短。就血流动力学而言,无疑前者更好,因为后者引起的心室激动顺序无论室内还是左右心室间均不符合生理状态。

2.下限(低限)频率间期 (LRL)又称基础起搏频率。为两个心室或心房事件之间的最长间期。其目的是维持心搏频率不低于规定的频率(LRL)。起搏器可以设计为以心室激动为基准(VV)或以心房激动为基准(AA)来安排起搏器的下限频率间期。VV 时间间期的特点是 VA 间期固定,心房率随房室传导时间而变化,因此,当有一个心房激动自身下传时,由于 SAV＜PAV,故实际心率可能快于程控频率。AA 时间间期则不管房室传导如何,保证固定一致的 AA 间期,即心房率固定。本节以心室为基准介绍,即以起搏器释放的 V 脉冲或感知自身 QRS 波作为下限频率周期的计时基准。通常以心房逸搏间期(AEI,或称 VA 间期)来控制下限频率间期。

在下限频率间期内通常可发生三种情况:①如果没有达到 AEI 而发生了 P 波(不在心房电路的不应期内),则起搏器触发 SAV,如在 SAV 内感知到自身下传的 QRS 波则抑制心室脉冲发放,并以感知到的 QRS 波重整 VA 间期,否则在 SAV 末释放 V 脉冲,并以此 V 脉冲重启下一个 VA 间期。②如果没有达到 AEI 而发生了 QRS 波(不在心室电路的不应期内),则起搏器被抑制,并以此 QRS 波重整 VA 间期。③如果在 VA 间期内没有 P 波或 QRS 波发生,则起搏器于 VA 间期末释放 A 脉冲,以此 A 脉冲触发 PAV。

3.心房逸搏间期(AEI) 即上述 VA 间期,为心室起搏或感知心室自主电活动后到发放下一个心房脉冲(A 脉冲)之间的间期。如上述,DDD 起搏时若在 VA 间期终止前自身 P 波被感知,则本次 AEI 终止并重新开始 SAV 间期。VA 间期由下限频率间期和房室延迟时间共同决定,即 VA 间期＝下限频率间期－房室延迟间期。

4.心室空白期(VBP) 这实质上是心室的一段绝对不应期,它开始于心房发放脉冲的同时,持续至心房除极后很短一段时间。心室空白期的时限各厂家的设计不同,一般 10～60ms,是可程控的。在这段时间内,起搏器的心室电路无感知功能。在此间期内,其他信号(包括心脏自身及外源性信号)均不会被心室电路感知。感知心房激动后不触发该间期。

设置心室空白期的目的是避免心室电路感知 A 脉冲后抑制发放心室脉冲,是避免交叉感知的重要时间间期。若 A 脉冲被心室电路感知,则起搏器不但不启动房室延迟,反而以此 A 脉冲为基准重整 VA 间期,如果在启动的 VA 间期内没有自身心脏激动出现,则在 VA 间期终末释放 A 脉冲,后者又被心室电路交叉感知并重复前面的过程,导致心室电路连续处于抑制状态,称之为起搏器的自我抑制。若心脏在这段时间内没有自身逸搏出现,又得不到心室起搏的支持,将发生严重的不良后果。

5.心室不应期　同上述的单腔 VVI 起搏器。

6.心室安全起搏(VSP)　是指在心房脉冲发放后 110ms 间期内,包括心室空白期与生理性房室延迟结束前的一段交叉感知窗口,这段时间内,除了心室空白期以外,心室电路有感知功能,称为"交叉感知窗口",又称为非生理性房室延迟(NPAVD),这时心室电路如果感知到心室自身激动(QRS 波)或者心外干扰信号(例如肌电),则不抑制心室脉冲的发放,而是将在 110ms 处触发起搏器释放心室脉冲。显然,感知心房自身激动后不启动该间期。

设置 VSP 的目的是为了保证患者的安全,防止"噪声"干扰导致心室脉冲被抑制:表现在以下两个方面:①如果感知到的是心室自身 QRS 波,则 V 脉冲正好落在 QRS 波中,此为心室绝对不应期而非心室电活动的易损期,故是安全的。②如果感知到的是心脏外干扰信号,则可避免心室被抑制而不发放心室脉冲(漏搏)的风险。因安全起搏的脉冲是在生理性房室延迟前发放的,AV 间期缩短为 110ms,故称其为非生理性的。其弊端是有时容易被误认为是起搏器故障。易引起 VSP 的常见原因包括室性期前收缩和心房感知不良。

从上述时间周期可见发放心房脉冲后可能发生四种情况:①在心室空白期之内起搏器对外界任何信号均不起反应。②在心室空白期之后和非生理性房室延迟之前感知到心室信号,触发心室安全起搏(在 110ms 处)。③在非生理性房室延迟之后和程控的生理性房室延迟之前感知到心室信号,抑制心室信号输出。④在程控的生理性房室延迟之内未感知到心室信号,则在房室延迟末发放心室脉冲。

7.心室后心房不应期(PVARP)　感知心室信号或发出心室脉冲后心房感知电路暂时关闭的一段间期,可程控。

其意义是防止心房感知电路对心室起搏脉冲、QRS 波、室性期前收缩及逆行"P"的感知。如果不设置 PVARP,一旦心房电路感知到上述信号,则在 SAV 末发放心室脉冲而使心室连续激动。特别是感知到 QRS 波逆传的 P 波后会引发起搏器介导的心动过速(PMT)。因此通常设置 PVARP 长于逆行 P 波的传导时间(VA 传导)而使之不被感知。因室性期前收缩后更容易发生逆传 P 波,故有些起搏器在感知到室性期前收缩后将自动延长 PVARP 以防止心房电极感知逆行 P 波而启动下一个房室延迟,以便更好地预防 PMT。另外,PVARP 可改变总心房不应期(=SAV+PVARP),从而影响上限跟踪频率。

8.总心房不应期(TARP)　指心房通道感知事件不引起心室跟踪起搏的一段时间。此窗口内心房感知电路不能感知外界信号或即或感知(不应期内感知)到心房事件均被视为噪声而不会被心室跟踪。包括两部分,PVARP 和房室延迟,即 TARP＝PVARP＋AVD。因此,AVD 心房感知电路总是在不应期内。

9.上限频率间期(URL)或称最大心室跟踪频率(MTRI)　跟踪正常窦性心律是 DDD 起搏的优势所在。但如果跟踪快速心房率则会引起患者不适。URL 为限制心室跟踪过快的心房频率而设置。MTRI 反映了与一个感知或起搏心室波之间的最短起搏间期,它决定了最大心室跟踪频率,为心房活动被 1∶1 跟踪的最大心室跟踪频率。当心房率间期逐渐缩短接近及小于 MTRI 后,跟踪频率会产生渐进变化。

通常有两种限制最大心室跟踪频率的方法:①某些起搏器,URL 由 TARP 自动决定,即 URL＝60000/TARP。TARP 延长,则 URL 下降,反之则 URL 上升。如 PAV＝150ms,PVARP＝300ms,则 TARP＝PAV＋PVARP＝150＋300＝450(ms),即 URL＝60000/450＝133 次/分。此时如果心房率＞133 次/分(即自身 PP 间期＜TARP),则有些 P 波会落在心房不应期内而不被感知,出现跟踪频率下降,称固定频率阻滞。②新一代的起搏器,均可独立程控上限跟踪频率,即 URL 不是由 TARP 计算所得,而是上限跟踪频率间期＞TARP(即上限跟踪频率＜由 TARP 决定的上限频率),两者之差即为起搏器文氏周期,这样可避免心室起搏频率的突然改变而引起患者的不适。

仍如上例,设置 URL＝100 次/分(600ms)(而此时由 TARP 决定的上限频率为 133 次/分),则起搏器对快心房率的反应表现为文氏现象,文氏周期为 600ms－450ms＝150ms。

综上所述,发放心房脉冲及感知心房信号后启动的时间周期不同。①心房起搏:发放心房脉冲后将启动 4 个时间间期:生理性房室延迟、心房不应期、心室空白期和非生理性房室延迟。②心房感知:感知自身心房激动后将启动两个时间间期:生理性房室延迟和心房不应期。

发放心室脉冲或感知心室信号后启动同样的四个时间间期:PVARP、VA 间期、心室不应期和上限频率间期。

在双腔起搏时间间期中,不论心房或心室在何处发生感知或发放脉冲,都将启动下一个计时周期。

(三)频率适应性起搏器的计时周期

对于双腔频率适应性起搏器(DDDR),其低限起搏间期由频率适应性传感器控制,并设置自适应频率的高限,其他参考与 DDD 方式相同。DDDR 方式时,机体受负荷而需氧量增高时,一方面引起自适应的起搏频率增快,另一方面也可能导致心脏自身搏动的频率增快,两者之间的关系可能发生下列情况。

1.自身心房频率增快,超过自适应的起搏频率　此种情况见于没有窦房结变时功能不良的患者。根据患者的房室结传导功能又可分为以下两种情况。

(1)房室传导正常:心房激动以 1∶1 的方式下传到心室。起搏器的 A、V 脉冲都被抑制。因此,完全表现为心脏自身的节律。

(2)房室传导障碍:心房激动不能传到心室,这时心室搏动是起搏的。此种起搏的心室搏动可以是 P 波触发的心室起搏(VDD 机制),它要服从设置的高限频率间期的制约。其起搏的心室搏动也可以是自适应机制的心室起搏搏动。属于哪一种,取决于哪一种机制的频率快,它就取得主导地位。

2.频率适应反应引起的心房起搏频率增快　当快于心脏自身的频率时，心房是起搏搏动。根据房室结功能又有以下两种情况。

(1)房室传导正常：心室搏动可以是心房起搏下传的心室搏动(AAI 机制)。

(2)房室传导障碍：这时心室搏动是起搏的。其起搏的心室搏动可以是心房脉冲启动的心室起搏搏动(DVI 机制)，它要服从设置的高限频率间期的制约；其起搏的心室搏动也可以是自适应机制的心室起搏搏动。属于哪一种，取决于哪一种机制的频率快。

在 DDDR 起搏模式中，若呈自适应的房室顺序起搏方式，当起搏频率增加达到一定程度时，如果自身的 P 波落在起搏器的心房不应期中，则它不被感知，起搏器的运行方式就表现为 DVI 模式。如果自身的 QRS 波也落在心室脉冲启动后的心室不应期中，则它也不被感知，起搏器的运动方式就表现为"DOO"方式。其实这不是起搏器的故障，而是计时间期的组合不合理，合理设置各种计时间期，可以减少或防止上述现象的发生。

第五节　心脏起搏器的程控与随访

对于起搏治疗而言，起搏器的植入只是一个开始，临床随访与程控应该贯穿于起搏器系统的整个使用期限。起搏器的程控随访，也就是定期在单位时间内，通过外部程控仪对患者体内起搏器系统工作的有效性、合理性进行评价；必要时，结合起搏器的诊断功能，针对每一个患者的不同情况进行参数调整。

随着现代工艺水平的不断提高，起搏装置日趋精密复杂，同时各种新型起搏器不断问世，程控参数增多，功能多样化，起搏器的随访和程控也更加复杂，同时也更需加强。目前我国尚无统一的随访标准，各家医院工作情况差异较大，因此，就需要有更多的对植入装置有全面了解的专业人员，并对接受起搏治疗的患者建立长期的随访计划。一般来说，如果脉冲发生器在整个使用期限中始终维持出厂参数或最初设定参数，患者是不可能从起搏器治疗中获得最大收益的。完善的随访管理对于患者的长期疗效有着同样的重要性。

心脏永久起搏器的随访方法有多种，如定期的起搏门诊随访；一定频率的门诊随访与电话传输监测(TTM)相结合；或者仅仅以电话传输监测作为随访的方法等。在我国还是以定期门诊随访为主。

一、随访目的

1.了解患者反应和起搏器治疗效果。

2.评价起搏器的工作状况和电极性能，及时发现和处理所发生的起搏系统故障及可能相关的并发症。

3.根据个体化要求,进行最优化的体外程控,充分发挥起搏器的功能,最大限度地适应患者需要,并确保适当的安全范围。

4.评估起搏器电池寿命,调整起搏参数以延长电池寿命。

5.患者宣教,资料管理,进行流行病学调查。

二、随访时间

由于患者和医院情况不同,植入起搏器后多长时间随访一次,难以统一。一般分为三个阶段,即近期随访、长期随访和更换前随访。近期随访的时间一般为植入术后3～6个月。原则上植入术后每1～3个月定期随访一次。植入近期和更换前期应加强随访,甚至1～2周一次,以发现早期故障和后期电池耗竭,便于及时处理;中间阶段由于电极导线和脉冲发生器性能稳定,可以适当延长随访期限,每6～12个月随访一次。对于 ICD 或 CRT 植入患者,应在患者临床情况发生变化时尽早进行随访,了解起搏器的工作状态,及时调整参数设置。

起搏器电池容量的设计通常能保证使用寿命在5～8年。但受各种因素的影响,各个型号间的设计寿命有较大差别。具体最终能用多长时间取决于个体的起搏器工作方式和工作状态。对于自然耗竭的起搏器,主要标准是起搏频率减慢10%。不同起搏器电池耗竭时的参数反应是不同的,如磁频率下降、电池电压下降、电池内阻抗升高等,达到一定程度时,起搏器会在程控时显示建议更换提示,如择期更换指征(ERI)、电池寿命终点(EOL),通常在没有出现起搏器工作异常的情况下就已经能够检测到电池的不足。因此患者的术后随访非常重要。

三、随访内容

起搏器植入术患者出院时或首次随访时,应建立随访卡,记录患者的详细资料。包括简要的病史、诊断、心律失常类型、手术日期以及起搏器厂家、型号、系列号、起搏方式、频率及脉宽等有关情况,以后记录每次随访的情况。

1.病史和体检　主要询问上次就诊以来的病情变化,以了解患者对起搏治疗的反应。如有无脑供血不足所致的眩晕、黑矇及一过性晕厥,有无心悸及心悸发作的情况,有无新的症状、是否与起搏器植入有关等。还要询问应用药物的情况,尤其是抗心律失常药物的应用等。体检主要是检查心率及节律、有无新的杂音等。随访早期要特别注意观察起搏器埋藏部位的局部情况,如皮肤颜色、温度、局部张力、有无压痛及波动感等。

2.常规心电图　心电图是简单易行而实用的诊断工具,一般3～6个月做1次。通过心电图能明确起搏系统功能是否正常,有无起搏和感知或其他故障等异常情况,具有重要的诊断价值。

3.动态心电图　间歇发生的起搏系统功能故障,常规心电图有时难以发现,动态心电图可以把患者症状发生时的心电图记录下来,证实或排除患者的症状是否与起搏系统故障有关,为进一步起搏参数的程控提供参考信息。

　　4.活动平板运动负荷试验　　可评价患者窦房结和房室结功能,确定可否采用 AAI、VDD 等工作方式,此外对程控适当的起搏器参数亦有帮助。

　　5.超声心动图　　可评价患者的心功能及血流动力学变化。了解起搏治疗前后的心脏大小、心脏结构的变化、心功能的变化、瓣膜反流情况以及有无心包积液等,指导调整不同起搏模式或起搏参数,优化血流动力学。

　　6.胸部透视和摄片　　建议每年 1 次,并与前一次及植入时胸片作比较,以观察起搏器位置、电极导线有无移位或断裂、有无心脏穿孔及心脏大小、有无心包积液等情况。对判断电极导线位置、导线断裂情况等极有帮助。

　　7.起搏器的遥测询问　　通过程控仪的遥测询问键,可以将起搏器存储的所有资料通过程控仪调出并打印出来,这些资料有助于获得最佳的程控和诊断间歇性出现的症状。并以此检查和核实起搏器各项功能及各项参数,发现可能出现的起搏器故障,以便及时处理。

　　8.磁铁试验　　常用于:①估计起搏器的电能,如起搏器的磁铁频率指示某一个特定需要更换的频率数值时,提示电能将耗竭。②当自身频率超过按需起搏器频率时,可用于测试起搏功能。③某些厂家的起搏器,可利用磁铁进行起搏阈值边缘试验。磁铁试验是检测起搏器功能的一种简单而重要的方法,尤其适用于完全为自身心律、无起搏信号的患者。

四、体外程控

　　体外程控是在体外通过程控仪将预先设置的参数传输至起搏器,达到改变起搏方式和调整各项起搏参数的目的。体外程控是起搏器患者随访中不可缺少的部分,起搏器的程控是无创的,可以反复进行。通过程控可以发挥起搏器最大治疗效果,某些起搏系统故障也可以通过程控解决,避免了再次手术;并且在安全的前提下,可达到节省电源,延长起搏器使用寿命的目的。目前所有的起搏器均具有程控功能,各个厂家也均有相应的程控仪,适用于本厂生产的起搏器。程控的内容非常多,可根据患者的需要选择不同的项目,例如输出能量(电压和脉宽)、起搏频率、感知灵敏度、不应期工作方式、AV 间期、特殊功能的启动与关闭等。以下对常用起搏参数的程控作一简单介绍。

　　1.起搏方式　　根据患者个体化需要,选择不同的起搏方式,主要分为单腔起搏和双腔起搏。具体又分为 AAI/VVI、AAT/VVT、AOO/VOO 和 DDD、VDD、DDI、DVI、DOO、VAT 等方式。应结合患者临床具体情况及需要,尽量选择生理性起搏,以优化血流动力学,避免起搏器综合征的发生。目前最常用的起搏方式是 AAI/VVI(R)和 DDD(R)方式。DDD 起搏器可以根据自身心率和房室结传导的情况,自动调整起搏工作模式:①自身心率快于起搏器设定的下限频率,自身 PR 间期长于设定的 AV 间期时,表现为心房感知、心室起搏的 VDD 模式工作;②自身心率慢于起搏器设定的下限频率,自身 PR 间期短于设定的 AV 间期,则以 AAI 模式起搏心房;③自身心率慢于起搏器设定的下限频率,自身 PR 间期长于设定的 AV 间期时,表现为心房心室顺序起搏的 DDD 工作模式。

2. 起搏频率　起搏频率是指每分钟起搏器所发放的电脉冲次数。包括基础起搏频率、睡眠频率、滞后频率、上限频率、下限频率等。

(1)基础起搏频率：一般出厂时默认设定为 60 次/分，具体可根据不同患者的临床个体化要求，通过体外程控选择适当的起搏频率，其可程控范围在 30～150 次/分。如对于某些心功能不全的患者、慢频率依赖的心律失常患者以及儿童等，可通过提高起搏频率，改善患者症状或满足其生理需求；而对于非起搏依赖的患者，可以通过适当降低基础起搏频率，以支持自身心律，达到最小化心室起搏，这样不但可以延长起搏器电池使用寿命，还可以减少由于起搏所带来的不良事件的发生。

(2)睡眠频率：在患者睡眠或静息状态时，起搏器通过特殊的感受器确认或在预先设定的时间内，以低于基础起搏频率 10 次/分或独立的低限频率起搏，从而适应患者的生理需求。程控设置为 ON/OFF，出厂默认为 OFF。

(3)滞后频率：起搏器感知自身心律以后，延长或缩短下次起搏脉冲发放的时间间隔。一般多为负滞后，使起搏频率下降，有利于鼓励患者的自身心律。而利用正滞后，使起搏频率加快，可以起到一定的抗快速性心律失常的作用。

(4)上限频率：起搏器允许的最大起搏心室率。DDD 起搏器一般均设有上限频率控制，也就是最大跟踪频率(MTR)，其目的就是为了防止过快的心室跟踪起搏。在上限频率内，心房感知后触发心室起搏，保持 1∶1 房室同步起搏；当心房频率超过上限频率(如快速性房性心律失常或肌电干扰等)时，起搏器通过固定型阻滞、文氏型阻滞、频率回退作用或频率平滑作用以及模式转换方式等限制心室跟踪起搏，避免过快的心室起搏造成血流动力学的改变。

3. 感知灵敏度　是起搏器能感知心房 P 波或心室 R 波的最小幅度。一般以毫伏(mV)作为计量单位。感知灵敏度设置数值越大，起搏器的感知灵敏度就越低，可能导致感知不足；感知灵敏度设置数值越小，起搏器的感知灵敏度就越高，可能导致感知过高，易受干扰。一般设置感知灵敏度在实测感知灵敏度阈值的 1/2 以下。一些具有感知保障功能的起搏器具有自动检测感知阈值的功能，并以此自动调整感知灵敏度。

4. 起搏输出能量　包括起搏输出电压和脉宽，起搏输出能量＝起搏电压×脉宽。起搏器出厂时起搏输出电压一般默认设定为 3.5～5.0V，可程控范围在 0.25～8.0V。起搏器植入术后 3 个月左右，起搏阈值趋于稳定，可通过程控将起搏输出电压适当调低，以节省起搏器用电，但至少保证在测定的起搏阈值的 2～3 倍以上，以确保安全。当起搏器植入术后有膈肌或胸大肌刺激时，也可以尝试通过降低起搏输出电压来解决，从而避免再次手术；而提高起搏输出电压则可以保证起搏夺获心肌。脉冲宽度出厂默认值为 0.5ms，可程控范围为 0.05～2ms。一般临床上较少程控脉宽。如果起搏输出电压提高后仍不能有效起搏，则可以尝试调宽脉宽；当然，在保证安全的前提下，调窄脉宽可以起到节能的作用。一些起搏器具有阈值管理或心室自动夺获功能，可以定时自动测定起搏阈值，并根据测定结果自动调整起搏输出能量。与传统的程控相比较，这些自动功能可以降低安全范围从而延长电池寿命。

5.导线极性的程控　双极起搏器一般均可程控为单极或者双极的工作方式,包括起搏单、双极和(或)感知单、双极的不同组合。单极起搏体表心电图记录的信号明显,易引起胸肌及膈肌的刺激,但对于某些导线断裂的患者,将双极改为单极起搏可能避开导线断裂部分形成回路,从而暂时恢复正常起搏功能;双极起搏体表起搏信号不明显,但对邻近组织刺激小,可以改善因单极起搏引起的局部肌肉刺激。同样,因为单极感知回路较大,容易受到外来电信号或干扰信号的影响;而双极感知回路小,可避免感知不期望的电信号或干扰信号,但有时可能会感知不足。如今很多起搏器都具有自动极性转换功能,可以根据临床情况自动转换。

6.不应期的程控　起搏器的不应期是指起搏器在发放一次电脉冲后或感知一次自身心律后的一段时间内,不再感知任何信号,也不再发放任何脉冲的时间间隔,以 ms 表示。起搏器不应期通常设为 300ms 左右,其可控范围在 150~500ms,可以根据需要进行程控调整。

设置不应期的主要目的是为了避免对自身或其他电信号的误感知,防止产生不必要的脉冲发放或抑制;以及避免因不应期设置不当造成的竞争心律。延长不应期主要用于:①防止 T 波误感知,当降低感知灵敏度仍不能避免 T 波感知时,可程控延长不应期;②防止感知起搏脉冲的后电位;③心房起搏时防止远场感知 QRS 波;④DDD、VDD 起搏时防止感知逆传 P 波而引发的起搏器介导的心动过速。调短不应期主要用于:①避免漏感知,例如当配对间期较短的室性早搏因落在起搏器的不应期而未被感知,起搏器按周期发放的电脉冲却可能正好落在室性早搏的 T 波上,可能造成不良后果;②当程控为较快频率起搏时,起搏器的不应期也应根据起搏频率相应缩短。

7.房室间期的程控　房室间期是指心房刺激脉冲至心室刺激脉冲或感知心房事件后至触发心室刺激脉冲发放之间的时间间期,相当于体表心电图上的 PR 间期,包括 PAV 和 SAV。SAV 是指起搏器感知自身心房事件后至触发心室脉冲起搏心室的时间。在 DDDR、DDD 和 VDD 模式,如果在 SAV 间期内未感知到心室事件或其他信号,心室刺激将在预定的 SAV 后发放。PAV 是指心房起搏至心室起搏的时间间期,只在 DDDR 及 DDD 模式中发挥作用,如果在 PAV 间期内未感知到心室事件或其他信号,心室刺激将在预定的 PAV 后发放。

目前的双腔起搏器可分别对 PAV 和 SAV 进行设置,出厂设置一般为 120~180ms,SAV 间期设置要短于 PAV 间期。因为心房线路对 P 波的感知并不在 P 波的起点,而是在 P 波的类本位曲折,两者相差 30~50ms。临床应用中,根据不同的目的调整 AV 间期:对于房室传导功能正常的患者,调长 AV 间期可以使更多的自身心律下传,以获得更好的血流动力学效应并节省起搏器耗电;而调短 AV 间期可以保证心室常处于夺获状态,例如用于治疗肥厚型梗阻性心肌病的患者。

正常的房室传导随着心率的变化而变化,心率加快时 PR 间期缩短,频率适应性的 AV (RAAV)模拟了这一特性,使 AV 间期随着心房率的变化而变化,这样可以更好地改善血流动力学;一些双腔起搏器还具有 AV 滞后的功能,当起搏器感知到自身窦性心律下传后 AV 间期自动缩短或自动延长,满足不同患者的起搏需要。

非生理性 AV 间期:也称为心室安全起搏,其设置目的主要是为了防止交叉感知抑制心室脉冲的发放而出现心室停搏的现象,对于起搏完全依赖的患者这可能会导致严重的后果。一般出厂设置在 100～120ms,不能被程控。

8.模式转换的程控　在双腔起搏的工作状态下,为了避免过快的心室跟踪起搏,当起搏器检测到快速的房性心律失常时,可以自动地由 DDDR、DDD、VDD 等心房跟踪模式转换成DDIR、DDI、VVI 等非心房跟踪模式工作,当心房扑动、心房颤动转复为窦性心律时,又可自动地转回心房跟踪模式工作。

程控步骤:将 AMS 功能置于 ON;设定房性心动过速检测频率(ATDR),ATDR 必须超过最大跟踪频率或最大感知器频率 20 次/分,一般设置在 175～200 次/分;程控心房导线极性、感知灵敏度、AV 间期和心室后心房不应期(PVARP)。

9.起搏器介导的心动过速(PMT)自动检测及终止的程控　PMT 是与起搏器相关的心律失常。当任何原因(最常见于室性期前收缩)导致房室同步分离,室房逆传产生的逆行 P 波如果被起搏器心房线路感知,启动 AV 间期以近似最大跟踪频率起搏心室,心室起搏可以再次引起室房逆传,形成持续性的快速折返环路。在这一折返环路中自身传导途径作为心动过速的逆传路径,而双腔起搏器则作为心动过速的前传路径。

目前多数双腔起搏器都设有 PMT 自动检测及终止的程控功能,其工作原理基本一致,主要通过延长心室后心房不应期(PVARP),使其足够长而不能感知逆传 P 波来预防 PMT 的发作;或者通过停止发放心室脉冲来终止这类心动过速。

10.频率适应性起搏的程控　频率适应性起搏能通过感知躯体运动或其他生理性参数的变化,调整合适的起搏频率,以适应患者在不同状态下的需要,是生理性起搏的方式之一。

可采用的传感器有多种,如体动感知、呼吸感知、QT 间期感知、中心静脉血温度/血氧饱和度感知、心室除极斜率感知、每搏量感知、$\delta p/\delta t$ 感知等。目前最常用的传感器有体动感知、每分通气量感知和 QT 间期感知等。单独应用任何一种传感器均有其优缺点,因此一些起搏器厂家设计了双传感器系统,将两种传感器组合在一起来扬长避短,既增加了敏感性又提高了特异性,使得起搏更为有效。

频率适应性起搏器的程控设置一般可在术后 6～8 周进行,通过参考这一阶段患者活动情况及起搏器内存储的活动时心率变化资料,同时结合动态心电图或运动试验进行相关参数的设定,一些具有双感知频率应答功能的起搏器术后会自动打开频率应答功能。

程控参数:

(1)感知反应阈值:指起搏器能感知到的引起起搏频率增加的躯体活动或其他生理参数的最小变化。以体动感知为例,也就是能引起起搏器频率增加的最低活动量,一般分 3～5 档,低档针对较小的活动量(如穿衣、刷牙等),高档是指针对相对较大的活动量(如快步行走等),出厂一般设置为中档,可根据临床需要及患者的适应情况作相应调整。程控为低档时敏感性增高,但容易受到其他因素的干扰。

(2)频率应答时间:包括加速时间和减速时间,加速时间是指从基础起搏频率上升到上限频率所需要的时间,一般为 0.25～1min;减速时间是指感知的躯体活动或其他生理参数变化停止后,起搏频率从上限频率恢复到基础频率所需要的时间,一般为 2.5～10min。具体可根据个体化要求分别进行程控。

(3)频率适应性起搏器上下限频率的程控:根据个体化的原则,依据患者年龄、性别、职业、活动量、心脏基础疾病、心功能情况的不同,并结合患者自觉症状和运动试验时心率的变化等指标进行综合设置,例如年纪轻的、活动量大的、无器质性心脏病的患者,可适当将上限频率设置高一点如 120～150 次/分;而老年人、日常活动量小或有冠心病心绞痛发作史的,应将上限频率设置相对低一些,既要考虑改善患者的活动耐量又要以不能诱发心绞痛为限。

五、ICD 的程控随访

ICD 的规范化程控与随访尤为重要,正确及时地识别和治疗参数适当的设置,可以有效地终止室性心动过速或心室颤动;ICD 的程控参数不适当或其他功能障碍都可能增加患者的痛苦甚至危及患者的生命。

ICD 的随访时间除了近期随访、长期随访和更换前随访等常规时间规定外,还应注意加强随访。例如发生 ICD 电击后,应在 24 小时内安排 ICD 随访;如发生 ICD 电击并伴有晕厥、胸痛等症状,或 24 小时内连续发生 2 次或 2 次以上的 ICD 电击,应立即联系 ICD 相关医务人员进行 ICD 程控检查,明确是否需要调整 ICD 设置或采用其他治疗措施;在开始使用某类作用于心脏的药物,或大幅改变其剂量或者发生其他显著临床变化时,也应联系相关人员安排 ICD 的随访;此外,对于要进行外科手术的患者.尤其是需要应用电灼能量时,为避免可能引起的不良后果,术前也应进行 ICD 的随访,并根据患者情况决定是否需要采用特定的临时设置,术中同时作好相应准备。

ICD 的随访内容还包括相关病史的采集,ICD 植入部位的体检,评估 ICD 电池电压、充放电时间以及电极状况,检查所有事件的文件和心电图记录,决定是否需要修改参数,最后保存相关报告存档。相关病史采集包括心律失常相关症状如心悸、胸痛、头晕、晕厥等,有无 ICD 电击感,近期生活或治疗上有无特殊变化等;因 ICD 体积较大,在 ICD 植入部位附近进行体检时,应注意囊袋附近皮肤有无红肿、溃破等感染征象,同时检查皮下附近可触及的导线情况;询问 ICD,了解 ICD 的电池电压、充电时间、电极阻抗(起搏阻抗与高压阻抗)等;进行 ICD 起搏、感知阈值的测试,判断 ICD 工作环路是否正常,导线有无移位或断裂等情况;检查所有事件的记录,包括近期室性心律失常发作情况,ICD 是否能够被正确地识别,治疗是否合适、及时、有效、有无误放电情况等,以及对于缓慢性心律失常治疗时起搏百分比的评估;其后决定是否需要调整 ICD 的识别与治疗参数,保存相关资料。此外,还应对患者和家属进行有关心脏性猝死的科普教育及 ICD 工作等知识的介绍,对患者进行心理疏导。

要进行 ICD 的程控随访,必须了解 ICD 的常见功能及基本设置原则,包括 ICD 对快速性室性心律失常的感知和识别功能以及 ICD 的分层治疗。

（一）ICD 对快速性心律失常的感知和识别功能

1.感知功能　ICD 的心室感知与抗心动过缓起搏器有所不同。因为 ICD 既要有足够的感知灵敏度以感知到低幅的颤动波，以便及时发放治疗；同时又要避免感知过度导致不适当的治疗发放。这就要求 ICD 在感知中采用动态的方式，常用的有自动调整感知灵敏度与自动增益控制两种。自动调整感知灵敏度，其设置的心室感知灵敏度是 ICD 在心室所能感知的最低振幅，在感知或起搏的心室波后，感知灵敏度数值会按一定规则升高（感知灵敏度降低），随后按一定的时间常数衰减，最低不低于设置的心室感知灵敏度数值（最高感知灵敏度），其中还设有一些空白期，从而既避免对 T 波等信号的误感知，又能感知到低幅的颤动波；对于自动增益控制，当主导节律由窦性节律转为室颤时，放大器的增益按一定规则自动增高，使低幅的颤动波被感知，恢复窦性心律时，心室波增大，增益自动下降，避免对 T 波等信号的误感知。目前临床常用的 ICD 主要采用自动调整感知灵敏度的方法。

2.识别功能　是 ICD 对最近出现的心室除极波进行逐跳的动态分析及诊断，并确定是否发生了心动过速且是否为快速性室性心律失常的功能。一旦诊断明确，再决定是否按预先设置的治疗方案给予治疗。分为识别指标和再识别指标两部分。

（1）ICD 的识别指标：包括基本识别指标和增强识别指标，基本识别指标主要用于识别室速和室颤，包括心率标准和持续时间标准。增强识别指标用于鉴别室速与室上性心动过速（室上速），常用的有突发性、稳定性、QRS 宽度标准等。

1）心率标准：是 ICD 用于自动识别室速和室颤的最主要及最基本的方法，达到设定的诊断标准时，其他标准则被启动。根据感知的心动过速的频率，ICD 系统设置诊断室速、快速室速、室颤的定义和心率标准，并相应地分为 3 个区。如果患者只有室颤而没有室速，也可以只设置室颤区，或只设室速、室颤两个区。识别室速的频率间期一般在 280～600ms 间进行选择，一般设置为小于 400ms（大于 150 次/分），识别室颤的频率间期标准在 240～400ms 之间，一般设置为小于 300ms（大于 200 次/分）。

2）持续时间标准：在确定了室速和室颤不同的心率标准后，还要预先设定心动过速持续时间（周期）的标准，通常用识别数目（NID）来表示。室速持续时间的诊断标准是连续性的，初次识别 NID 一般设置为 16/16 个（数值可在 12～100 之间程控），即连续 16 个心动周期均要满足室速的诊断标准，如果有 1 个心动周期未能达到标准，计数器即在未达标的周期清零。室颤的心室周期不规则，初次 NID 可设为 12/16，即 16 个心动周期中有 12 个 VV 间期符合室颤频率标准即可。为了缩短恶性室性心律失常持续时间并达到快速有效的治疗，再次识别的诊断标准要比初次识别宽松，例如对室颤的诊断标准，再次识别可设为 9/12，对于室速再次识别时可设定为 8 个周期。在临床实际中，设定识别数目时应根据 VT/VF 频率以及可能导致的血流动力学变化等指标进行调整。

3）突发性标准：为一种增强识别指标。该标准主要用于鉴别窦性心动过速，因为窦性心动过速发生时，心率逐渐增加，而绝大多数室速发作时心率突然增加，具有突发性，因此可以将两者进行鉴别。

4）稳定性标准：为一种增强识别指标。该标准主要用于鉴别伴有快速心室率的心房颤动（房颤）。其设计的原理是室速的频率间期是相对稳定的，而房颤是绝对不规则的，其 RR 间期的变化要明显大于室速。稳定性设定的数值可在 30～100ms 之间选择，一般为 50ms。心动过速发生时，检测 8～20 个心动周期，若心室的 RR 间期变化超过设定值，ICD 将其识别为房颤而不是室速。在设置稳定性数值时，应参考患者室速发作的特点，兼顾敏感性和特异性，因为室速发生时亦可能有一定范围的心率变异，当该值设定过低时（例如 30ms），可能会漏诊部分室速而延误治疗。

5）腔内电图（EGM）宽度标准：为一种增强识别指标。该标准通过对心动过速发作时心室除极波的宽度与窦性心律时 QRS 波群的宽度进行比较并鉴别诊断，当心动过速时的 QRS 波群宽度超过设定值时，室速的诊断成立，反之认为是室上性心动过速。设置前要预先测定室速未发作时的 EGM 宽度，并以此为依据设置室速的 EGM 时限。另外，要先设定斜率，QRS 波群宽度的测定值与受检测选定的波形斜率有关，斜率过大时 QRS 波群宽度值小，反之 QRS 波群宽度值增大。当患者室上速发作伴室内传导障碍（功能性束支传导阻滞或室内差异性传导），或服用抗心律失常药物时，可以导致 QRS 波群的宽度增加，使得 EGM 宽度标准无法进行鉴别。

6）形态识别标准：也就是 QRS 波形态标准，为一种增强识别指标。ICD 可以定期获取窦性状态下 QRS 波形作为模板，当心动过速发作时，ICD 将发作时的 QRS 形态与之前存储的标准 QRS 波形进行比较，包括比较 QRS 波的数目、顺序、极性、振幅以及波峰下的面积等，相似时得分，不相似时不得分，比较两者的匹配率。若两者匹配度达到一定程度时（如大于 70%），提示心动过速的 QRS 波与窦性心律 QRS 波相似而诊断为室上速，反之，则诊断为室速并发放相应的治疗。

7）P-R Logic 诊断标准：双腔 ICD 分别放置有心房、心室导线，可以各自感知心房信号 P 波和心室信号 R 波，通过分析 P 波和 R 波之间的逻辑关系，可以更准确地鉴别室上性心动过速和室性心动过速，并对远场 R 波等干扰信号进行识别。当心动过速的 P 波小于 R 波时，室速或室颤的诊断确定，立即发放相应的治疗；当心动过速的 P 波大于或等于 R 波时，心动过速的诊断不能确定，需要通过 QRS 波形态学及其他标准进一步进行鉴别诊断。

上述各项识别指标仍有一定的局限性，不能完全避免 ICD 误识别和误治疗的发生，尤其是在单腔 ICD 比双腔 ICD 中更常见。如稳定性标准可以用来鉴别快心室率房颤与室速，但与窦性心动过速、规则的快速室上性心律失常（如心房扑动、室上速等）无法鉴别。突发性标准可以鉴别窦性心动过速与室速，但不能完全区分心房扑动、阵发性室上速与室速的差别。另外，过多的或不合理设置室速的增强识别指标，虽然可以增加鉴别室速的特异性，但也会降低检测的敏感性。因此，临床上应根据个体化原则程控参数，合理选择、组合使用不同的增强识别指标。

（2）ICD 的再识别：再识别是任何一次 ICD 治疗发放以后的再次识别过程。通过监测可能有三种识别结果：①快速性心律失常已经终止；②心动过速未终止，再识别原来的心律失常；③心动过速未终止，再识别一个与原来不同的新的心律失常，也可能是室速的加速或恶化为室颤。再识别的时间比初始识别的时间更短。

（二）ICD 对快速性室性心律失常的治疗功能

针对不同的室性心律失常，目前大多数 ICD 可采用三种不同强度的方式进行分层治疗，即抗心动过速起搏（ATP）治疗、低能量同步电转复、高能量除颤。后两种方式实际上是一种形式，电转复是针对室速而言，而除颤电击仅针对室颤而发放。此外，有分层治疗功能的 ICD 也都具有抗心动过缓起搏的功能。

1.抗心动过速起搏（ATP）　抗心动过速起搏是一种通过发放比 ICD 识别到的心动过速更快的频率起搏，以超速抑制终止心动过速发作的方法。具有治疗发放快、患者无痛苦、电池消耗少等优点，通常能有效地终止折返引起的心动过速，可应用于一些单形性室速。但是抗心动过速起搏对于有些患者是无效的，甚至有加速室速或使之恶化为室颤的风险，需要有电转复或除颤作为后备治疗。

（1）常用的抗心动过速的脉冲发放方式有：短阵快速起搏（Burst）、周长递减起搏（Ramp）和 Ramp＋刺激等类型。

1）短阵快速起搏：是发放一阵相同间期的脉冲（常用 4～12 个），脉冲间期为室速心动周期的一个设置的百分比（如 70％～90％）或者是一个绝对数值。如果第 1 阵电脉冲不能有效地终止心动过速，则释放第 2 阵、第 3 阵，最多 10 阵，一般设置为 3～5 阵。各阵序列间的起搏间期可以相等或是递减，递减幅度可以程控设置（如 10ms、20ms、30ms、40ms）。

2）周长递减起搏：为一阵间期递减的起搏脉冲，每阵序列末增加一个脉冲。其联律间期也是室速心动周期的一定百分比，第 2 个起搏间期开始递减，一般每次递减 10ms，直至起搏间期达到设置的最小值（一般限定最小周长为 200ms）为止。如果第 1 阵电脉冲不能有效地终止心动过速，则第 2 阵序列末增加一个起搏脉冲，依此类推。

3）Ramp＋刺激：为 Burst 与 Ramp 的结合。例如：一阵 Ramp 序列（2 个脉冲）后紧跟一阵 Burst 序列，每阵序列末增加一个起搏脉冲。阵内起搏间期递减，各阵序列间的起搏间期也递减。

（2）可程控的参数

1）序列：一次治疗中 ATP 发放的次数（最多 10 阵），一般设置 3～5 阵。

2）脉冲：每阵序列中发放脉冲的个数（1～15 个），Burst 常用 4～12 个，Ramp 常用 3～4 个。

3）发放脉冲的频率：（％或 ms），通常设置为室速平均心动周期的一个百分比，如 70％～90％。

4）ATP 最小间期/频率限制：ATP 治疗允许的最快程控频率（最短间期），一般限定最小周长为 200ms。

5)输出能量:脉宽、电压振幅。ATP 治疗的振幅和脉宽不同于备用抗心动过缓起搏的振幅和脉宽,其能量必须设置在较高的水平,以保证 ATP 起搏夺获并侵入室速折返环路而终止室速。

2.同步电转复(简称 CV)　低能量电转复主要用于终止室速,特别是对于一些单形性室速,在 ATP 治疗无效后 ICD 可根据预先设置的治疗步骤,给予 5J 以下的低能量进行同步电复律,以避免高能量电击。电转复是非约定式的电击治疗,必须与一个感知的 R 波同步化放电,如果因心律失常终止而不能同步,则 CV 治疗无效。低能量同步电转复充电时间较短且节省能量,其成功率较高。但也有使室速加速甚至恶化为室颤的危险,在其后面一定要设置高能量电击作为成功治疗的保障。如果在随访中发现低能量电转复治疗不能有效终止室速甚至有恶化为室颤的可能性,必须要首先保证患者的安全,应在 ATP 治疗无效后直接设置高能量同步电转复,以免延误治疗。

3.高能量除颤(简称 CD)　高能量除颤是 ICD 治疗程序中最强的也是最后的选择。其能量的设置必须保证在除颤阈值以上一定的安全范围。所谓的 ICD 除颤安全范围是指 ICD 系统能释放的最高除颤能量应高于 ICD 植入术中所测定的除颤阈值的一个差值,通常该安全范围应大于 10J 以上。

目前,大多数 ICD 的最高除颤能量为 35~40J,ICD 在识别并确认室颤后,即进入自动充电除颤程序。除颤是约定式治疗,在第一个非不应期 R 波同步放电,如果不能同步,则在同步间期结束时非同步放电。目前应用较多的 ICD 可以连续发放电击治疗 6~8 次,除颤能量可以分别程控设置,可以根据除颤阈值选择从低能量逐渐依次增加,直到 ICD 能够提供的最大能量输出,也可根据临床情况直接从最高能量开始。除颤能量越高,转复室颤的可能性越大、成功率越高,两者实际上是一个量一效函数关系。终止的标准一般为 8 个慢于室速识别区的窦性心律和(或)起搏事件。

发放电击的波形有单相波(释放的能量向一个方向)和双相波(释放的能量从一个方向翻转至对侧)两种。目前 ICD 电除颤所采用的脉冲波形多为双相波,除颤时放电的方向可以进行选择。以 A 表示机壳,X 表示上腔静脉除颤电极,B 表示心室除颤电极。单线圈导线:A>B表示电流从机壳向心室除颤电极,B>A 则表示电流方向从心室向机壳。双线圈导线:AX>B表示电流从机壳、上腔静脉除颤电极向心室除颤电极,B>AX 则表示电流从心室向机壳、上腔静脉。

4.抗心动过缓起搏　目前的 ICD 也都有与传统起搏器相似的抗心动过缓起搏功能。对于没有显著心动过缓病史而植入 ICD 的患者,其起搏模式通常是 VVI,起搏频率可程控到相对较低水平(如 30~40 次/分),以减少不必要的右室起搏。但有些患者可能需要大剂量的 β 受体阻滞剂或使用其他抗心律失常药物,这可能导致症状性心动过缓,并需要改变起搏频率与模式。对于同时需要心脏起搏治疗的患者,可根据起搏器的常规程控原则来进行设置。

在 ICD 的各个心动过速区,都可按需要设置一系列的治疗程序。如室速区可先设置 ATP治疗与低能量同步电复律,但其后应设置高能量除颤作为保障。室颤区直接设置高能量除颤,有能量及除颤方向的选择。在设置 3 个快速性心律失常区的室速区,ATP 治疗可以被设置作为唯一的治疗方法,而关闭心律转复和除颤电击选择。如果这样,在所有的 ATP 治疗结束后,即使心动过速仍未终止也不会有进一步的治疗发放,除非原来的心动过速有新的变化而被识别在较高的区内。快速性心律失常发作一旦被识别,ICD 就按照预先的设置依次发放治疗,直到心动过速被终止或这一级别所设置的所有治疗全部发放完毕。每个相继的治疗程序,依次进行,其后一个治疗的能量设置必须大于或等于前一个治疗,也就是说如果电击治疗被发放,ATP 治疗就不能再发放,或者说高能量释放后不能再设置低能量释放,以确保安全。

ICD 植入术后应根据患者的不同情况进行个体化的程控设置。对于心动过速发作频率较慢、血流动力学相对稳定、较易耐受或经常容易自动转复的患者应相应延长识别时间,尽量多利用 ATP 治疗来终止心动过速,以减少 ICD 能量的消耗,同时减轻患者的痛苦。而对于那些心功能本身较差、容易引起血流动力学变化的、不易耐受的患者应加快治疗节奏,在程控设置上更为积极一些。另外,每次随访均应对前次随访以来 ICD 存储的信息进行仔细分析,特别是出现过心律转复的患者,了解其心动过速发作的性质、次数,以及 ICD 的识别、诊断及治疗过程和结果,并判断是否需要调整参数。

六、CRT 的程控随访

CRT 植入术后必须定期随访,以确保患者获得最佳的起搏治疗和优化的药物治疗。常规随访的时间及其基本内容与普通起搏器类似,但 CRT 术后随访有其特殊性,特别要关注以下内容。

(一)临床疗效的评价

应详细询问患者有无心功能不全、心律失常的症状(如胸闷、心悸、气促、水肿);仔细进行体格检查如心律、心率、心音、肺部啰音、肝颈静脉反流征、水肿情况及起搏器切口、囊袋情况,观察有无胸壁刺激、膈肌起搏等。进行客观检查包括运动耐量测试,通常采用 6min 步行试验,SF-36 生活质量评分;进行心电图或动态心电图评价起搏情况,是否存在房性、室性心律失常;进行 X 线胸片观察肺淤血情况、心脏大小、心胸比率改变、电极位置;进行超声心动图检查观察心脏同步性,心功能改变及心脏重构;生化指标可选择脑利钠肽(BNP)测定。

目前大多数型号的 CRT 都配有心力衰竭患者综合管理的诊断功能软件,它能提供以下几方面的信息:①症状相关信息,帮助确认患者是否失代偿。②CRT 的有效性。③药物治疗的有效性。④患者可能经历的心律失常类型。⑤三种心力衰竭监测趋势:平均夜间心率趋势、心率变异性趋势和活动度趋势。提供的这些信息在心力衰竭的综合管理中是非常有用的。房颤事件的发生情况、房颤时的心室率、患者的活动度趋势和心率变异性趋势可用于评价心力衰竭的进展情况和制订或改进心力衰竭的药物治疗方案;心率变异性减低是心力衰竭进展并导致死亡的预测因子,而其在 CRT 术后一般都能得到较明显的改善。

（二）起搏器设置与参数的设置

CRT 心室起搏推荐设置右心室＋左心室同步化起搏方式,单纯右心室或左心室起搏只用于判断右心室或左心室起搏功能。左心室电极起搏极性推荐为 LVtip/RVring。心室感知提供右心室感知、左心室感知、RV-LVtip/LV-LVtip 双心室感知,对于起搏依赖患者推荐使用右心室感知,避免左心室感知不良导致心室输出抑制,左心室电极稳定后也可以用 RV-LVtip/LV-LVtip。在 RV-LVtip/LV-LVtip 感知情况下打开心室感知反应,起搏器在 AV 间期内发生心室感知就启动双心室起搏,保证心室事件时的双心室同步。起搏参数测试包括心房、左心室、右心室电极的起搏阈值、感知、阻抗。起搏阈值要求心房＜1.5V,右心室＜1.0V,左心室＜3.5V;感知要求心房＞2.0mV,左心室、右心室＞5.0mV,阻抗要求＜1500Ω。程控过程中同时需要观察双心室起搏百分比,最好在 95％ 以上;观察心房、心室高频事件发生情况,指导临床抗心律失常药物的应用;观察心率变异性、夜间心率、患者活动趋势。资料表明,心力衰竭加重时心率变异性变小、夜间心率增快。

（三）AV、VV 间期的优化

术后对患者进行个体化最佳 AV、VV 参数的设置将会对 CRT 的疗效起到至关重要的影响。

1.AV 间期优化　理想的 AV 间期使左心房的收缩峰压出现在左心室收缩开始时,使左心室的被动充盈时间最长,同时不限制左心房收缩引起的主动充盈。目前超声心动图技术被广泛应用于房室间期的优化,通过超声指导最佳 AVD 设置可增加左室充盈约 10％～20％。目前 AV 间期优化的主要方法有以下几种。

（1）Ritter 方法:Ritter 等提出应用多普勒超声评估电机械间期的方法,在保证双心室完全起搏的前提下,分别用一个较短的 AV 间期(如 50～80ms)和一个较长的 AV 间期(如200～250ms)起搏,同时在心尖四腔切面上用脉冲多普勒记录经二尖瓣前向血流频谱,分别测量从心室起搏信号(QRS 波起点)到二尖瓣关闭(A 峰)的时间(QA 短和 QA 长)。根据公式计算最佳 A 间期:Optimal AV＝[(SAV 长＋QA 长)－(SAV 短＋QA 短)]＋SAV 短。

Ritter 公式应用于 CRT 患者存在一定的限制,且未得到明确有效的验证。另外,由于部分患者图像信号不理想,识别 QRS 的起点和 A 波终点较为困难、差异较大,故目前临床上已经很少使用。

（2）主动脉或左室流出道速度时间积分(VTI):左室流出道速度时间积分反映了左心室向主动脉的每搏射血量。每搏输出量＝左室流出道面积×速度时间积分(VTI),其中左室流出道面积固定,VTI越大,每搏输出量也就越大。进行 AV 间期优化时,可以测量不同 AV 间期时的 VTI,最大 VTI 对应的 AV 间期也就是最大每搏量对应的 AV 间期,即最佳的 AV 间期,该方法是目前常用的方法。有研究证实应用 VTI 进行 AV 间期的调整优于经验性 AV 间期设置。

(3)二尖瓣充盈时间(EA 时间)和二尖瓣血流的速度时间积分(EA VTI):二尖瓣充盈时间和速度时间积分是目前 AV 间期优化最常用的方法之一,可选择最大的充盈时间或速度时间积分作为最佳的 AV 间期。通过记录二尖瓣前向血流频谱,一般如果 E 峰和 A 峰分开且 A 峰的结束与二尖瓣关闭线一致,可以不需优化,如果 A 波无法识别,E 峰和 A 峰融合或 A 峰被切,则需要进行 AV 优化。有研究认为二尖瓣血流最大 VTI 的测量是最准确的优化方法,该方法与以导管测得最大左室 $\delta P/\delta t(max)$ 的 AV 间期的方法相比,两者有很好的相关性。

(4)心腔内心电图(IEGM):各家公司均研发了根据起搏器的心腔内心电图自动优化 AV 的功能,如 St Jude 公司和 Boston Scientific 公司分别推出的具有 AV、VV 间期优化程序的 QuickOpt™和具有 AV 间期优化程序的 Smart Delay™ CRT 脉冲发生器已经在临床上应用,研究显示该方法与超声优化的方法具有较好的相关性,但还需要更大样本的研究证实。

2.VV 间期的优化　由于不同的患者左室电极植入的位置有所不同,心室内不同步的部位不同,个体化的左右心室起搏顺序可能进一步改善心室同步性,目前设置最佳 VV 间期的主要方法有以下几种。

(1)QRS 宽度:通过对 VV 间期程控,获得最窄 QRS 波形的 VV 间期即被认为是最佳 VV 间期。研究显示 CRT 治疗对 QRS 波越宽的患者可能获益越大;CRT 术后双心室起搏常见 QRS 波变窄,但也有研究显示机械收缩的同步并不一定要求电学的同步;QRS 波变窄与血流动力学的最大获益并不完全相关。

(2)血流多普勒:以左室流出道主动脉瓣血流速度时间积分(VTI)作为评价指标,选择最大 VTI 值所对应的 VV 间期即为最佳 VV 间期,是目前较常用的优化方法。

(3)组织多普勒:在组织多普勒超声指导下评价心室功能或心室收缩的同步性,获得最大化心室同步所,对应的 VV 间期即为最佳 VV 间期。

(4)导管测量左室收缩功能:应用心导管测量左室 $\delta P/\delta t$ 作为评价左室功能的参数,以测得最大左室 $\delta P/\delta t(max)$ 的 AV 间期为最佳 AV 间期,但这是一种有创性的检查方法。

(5)心腔内心电图(IEGM):各家公司也研发了利用心腔内心电图进行快速优化 VV 间期的功能,如 St Jude 公司推出的具有 AV、VV 间期优化程序的 QuickOpt™ CRT 脉冲发生器已经在临床上应用,并且显示该方法与超声优化的方法具有较好的相关性,但还需要更大样本的研究证实。

CRT 的治疗目标是改善心脏的不同步,术后合理的程控参数可以使 CRT 植入患者获得最大的收益。个体化调整 AV、VV 间期,可以显著改善房室间、左心室内和左右心室间的不同步。同样,动态优化程控也是十分重要的。例如某个特定的电极位置,VV 间期在基础状态下很理想,但如果患者运动或其病情发生改变后,这些变量就可能完全不同,这就需要对这些变量进行个体化的动态优化;有研究结果表明随着随访时间的延长,最佳 VV 间期逐渐缩短,而最佳 AV 间期则逐渐延长,因此认为定期调整最佳 AV 间期及 VV 间期是很有必要的。

第六节　心脏起搏器的故障识别和处理

　　起搏器的故障是指由于起搏系统的物理性损坏或机体内环境的变化所导致的起搏系统功能异常。常见原因包括：①电极导线的断裂或绝缘层破裂；②起搏器脉冲发生器相关的参数设置不当，电路元件故障，电极导线连接不当；③导线与心肌接触问题：导线移位和接触不良。起搏系统故障的心电图主要表现为起搏功能障碍、感知功能障碍、起搏频率改变等。

一、起搏异常

（一）心电图表现
　　起搏异常指在心脏不应期外的起搏脉冲刺激不能夺获心脏的除极现象。起搏异常的心电图表现包括下面几种情况。
　　1.无输出　起搏器没有脉冲输出，心电图表现为无起搏信号。图 18-20 为 DDD 起搏器，第 1、3、4、5 个心室起搏前无心房起搏信号。

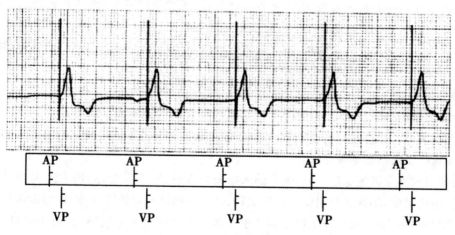

图 18-20　**DDD 起搏器无输出**

　　2.失夺获　起搏器有脉冲输出，但不能有效除极心肌。心电图表现为有刺激信号，但无心室或心房反应（图 18-21）。
　　3.起搏间期不规则　起搏器脉冲输出间距不等，在心电图上表现为低限起搏间期不一致，而且确认不是滞后功能。
　　4.起搏频率与程控值不一致　指起搏器的起搏频率低于或高于所设置的数值，心电图上表现为起搏间期长于低限频率间期，或短于高限频率间期。
（二）常见原因及处理
　　1.起搏器电池耗竭　当起搏器电池耗竭时心电图最先可表现为单纯的起搏功能障碍而感

知功能正常。当电池进一步耗竭,起搏器的磁铁频率和基础起搏频率也随之下降,甚至不能夺获心房或心室,进而可出现起搏及感知功能障碍。当发现起搏器电池耗竭时应及时更换起搏器。

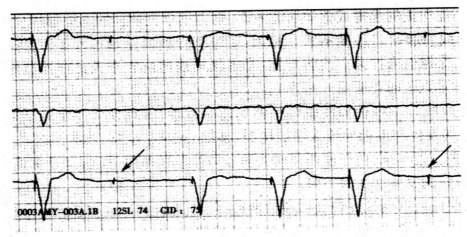

图 18-21　起搏器失夺获

2.电极导线折断或绝缘层损坏

(1)绝缘层损坏的临床表现:①胸部肌肉刺激;②感知功能障碍,尤其是感知低下;③起搏功能障碍;④电极导线阻抗降低(常<250Ω)。

(2)电极导线断裂的临床表现:①无刺激信号;②有刺激信号,但无夺获;③感知功能障碍;④电极导线阻抗异常增高(常>3000Ω)。

3.原因及处理

(1)术中操作失误:手术刀或剪刀可能划破甚至剪断电极导线。预防方法:①术中规范操作。②在首次植入起搏器时,应将多余的电极导线盘绕在起搏器的后面。术中损伤电极导线,如及时发现应更换新的电极导线。

(2)导引钢丝穿破绝缘层:导引钢丝插入电极导线时,在弯曲处,如用力过大,也可能损伤绝缘层。预防措施:①推送导引钢丝动作要轻;②导引钢丝不要带有血迹,否则推送阻力大。

(3)锁骨挤压:晚期电极导线损伤多见于经锁骨下静脉送入电极导线,由于锁骨与第一肋之间的肌肉、韧带等与电极导线长期摩擦可损坏甚至折断电极导线或损坏绝缘层。预防措施:①尽可能经头静脉或腋静脉途径放置电极导线;②在穿刺锁骨下静脉时,穿刺点尽量靠外。

电极导线晚期损伤的处理方法根据受损的轻重而定,如双极导线受损不严重,仅阳极线圈断裂,可体外程控为单极起搏方式,等待更换起搏器时再处理,如严重受损,导线完全断裂,出现程控不能纠正的起搏或感知功能障碍,则应尽早更换新的电极导线。

4.电极导线与起搏器连接不紧　原因:①电极导线的尾端插入不深,未达到起搏器连接插孔的顶端;②螺丝未拧紧。预防措施:①确保导线尾端完全通过连接孔螺丝钉进入处;②拧紧螺丝(拧紧到位时可听见咔嗒声)。

5.电极导线脱位　电极导线脱位是常见的并发症,多数发生在术后早期,尤其是术后1~2

天。脱位的发生与电极导线头端的构型、基础心脏病变以及术者的操作熟练情况及是否规范化等有关。近年来,由于使用顶端为翼状或锚状的电极导线,以及螺旋状主动固定电极导线,使其脱位的发生率大大下降。

电极导线脱位可有明显脱位及微脱位两种,前者 X 线胸片或胸透容易发现,而后者从影像学上不能发现。二者均可出现起搏及感知功能障碍,尤其是起搏功能障碍。当发现电极导线脱位后应及时重新手术,调整位置。

6.心脏穿孔　患者可能无明显临床症状,而一些患者可出现:①胸痛;②电极导线刺激肋间肌肉或膈肌,表现为胸腹或膈下肌肉收缩;③起搏阈值明显升高及感知功能障碍;④急性心包填塞的临床表现:心率加快、血压下降、出虚汗、呼吸困难,严重时可发生休克。

诊断及处理:临床表现结合超声心动图一般能够作出诊断。一旦确诊应尽早处理,将电极导线轻轻撤回并重新放置。在撤回导线后,一般不会出现心包填塞。如果出现了症状性心包填塞,应及时穿刺引流。如果出现严重的心包填塞,以上处理不能控制出血,则需要外科开胸手术。

二、感知异常

起搏器感知功能障碍是最常见的起搏系统故障,包括感知不良及过感知。

(一)感知不良的心电图表现

起搏器感知功能不良表现为存在起搏器不应期外心脏的除极,未被起搏器"看见",导致在自身的 P 波或 QRS 波群内或其后的不同时间出现刺激信号,并与自主心律发生竞争(图 18-22)。

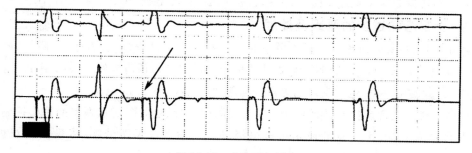

图 18-22　心室感知不良

(二)引起感知不良的原因及处理

1.电极植入的急性期:心内膜电极植入后早期,其局部接触的心内膜心肌组织发生的局部炎症、胶原组织增生及对电极的包裹等反应造成起搏阈值升高,感知灵敏度下降。电极植入 4 周后上述参数逐渐趋于稳定。

2.起搏电极导线脱位,使顶端电极与心内膜接触不良,进而引起感知功能低下,或起搏功能发生障碍。这种现象有时可随体位变化间歇发生。通过 X 线或胸透等容易明确诊断。一旦确诊应重新调整电极位置。

3.导线断裂或绝缘层损坏,通常与起搏障碍并存。重新更换电极可解决上述问题。

4.感知灵敏度设置不当:植入起搏器时根据检测自身的 P 波及 R 波振幅设置感知灵敏度,如所设置的感知灵敏度值偏高或当任何原因导致心内信号减小时就可能出现感知不良。现代起搏器具有自动调节感知度的功能,当自身心内信号因炎症、心肌梗死、药物、电解质的影响而降低时,起搏器将自动调高感知度。感知不良时,多数情况可通过降低感知灵敏度值,从而提高感知灵敏度。

(三)感知过度心电图表现

起搏器感知过度表现为非心脏除极的电信号被起搏器"看见",从而抑制起搏脉冲的发放,导致起搏频率改变或心脏停搏。

心电图表现:

1.单腔起搏器感知过度时,心电图表现为基础起搏信号间期不规则延长,严重时可引起长时间无起搏脉冲发放(图 18-23)。

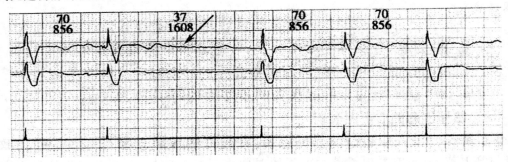

图 18-23   单腔起搏器感知过度

2.双腔起搏器心房感知过度时,可引起心室快速的跟踪起搏,引起患者心悸不适。

(四)引起感知过度的原因及处理

1.体外电场、磁场等因素   近距离可引起起搏器干扰的设备包括:发申(电磁炉、微波炉、直接接触的电动剃须刀)、手机、雷达电焊器或电凝手术刀等。预防措施:①避免到过强的电磁场环境中去;②使用手机、电动剃须刀等至少与起搏器保持 15cm 的距离。

2.肌电干扰   患者在抬肩、屈肩、仰卧起坐或深呼吸时,心电图记录到起搏输出抑制时,便可证实存在肌电干扰,主要见于使用单极电极导线的患者。预防措施:尽量使用双极电极导线。

3.感知灵敏度设置不当   感知灵敏度设置过高时可以抑制单腔起搏器起搏脉冲发放,表现为起搏暂停或起搏间期延长。适当降低感知灵敏度,即增加感知灵敏度的绝对值,可以在一定程度上减少心房、心室过感知现象。

4.交叉感知   为一个心腔的心电信号或起搏脉冲信号被起搏器的另一个心腔电路误感知,导致起搏器输出功能抑制(图 18-24)。交叉感知的预防及处理:①应用双极电极。②心室电路对心房脉冲感知的处理:适当延长起搏器的心室空白期;适当降低心房脉冲幅度及心室感知灵敏度。③心房电路对心室电路感知的处理:设置有效的心室后心房不应期(PVARP),适当降低心房电路的感知灵敏度。④如存在电极移位或绝缘层损伤,则进行相应处理。

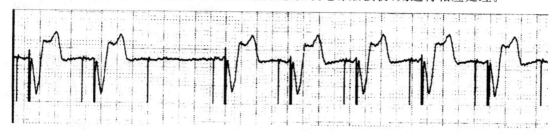

图 18-24　交叉感知

三、起搏器介导的心律失常

起搏器治疗缓慢性心律失常,但偶尔起搏器本身也可导致心律失常,尤其是快速性心律失常。常见的有以下几种。

（一）起搏器介导的心动过速（PMT）

1.机制　当患者存在室房传导时,心室除极后逆行的 P 波如落在心房电路不应期后可被心房电路感知,继而释放心室脉冲起搏心室,心室起搏的激动又逆传入心房,此过程反复连续下去,成为快速的心室起搏心律,即起搏器介导的心动过速。PMT 是双腔起搏器特有的并发症,是一种起搏节律。下列导致房室失同步事件均可引起 PMT:①室性期前收缩;②心房感知不良;③心房过感知。

2.心电图特点　植入双腔起搏器的患者,在规律的双腔起搏/自主心律时,突然发生规律、整齐的心室起搏心电图,应高度怀疑起搏器介导的心动过速。该心电图的主要特征如下。

（1）突发整齐、快速的心室起搏,心室率常在 90～130 次/分。

（2）可能由房性期前收缩、室性期前收缩等因素诱发。

（3）可突然停止,恢复双腔起搏心电图。

（4）心室起搏后的逆传 P 波常落入心室起搏的波群中而被掩盖。

（5）若将 DDD 程控为 DDI 或 VVI 起搏方式,或使用磁铁将 DDD 变化为 DOO 方式,心动过速立即终止。

3.PMT 的预防及处理　具有自动化功能的起搏器能够迅速检测逆传的 P 波及 PMT,并及时将其终止。当连续检测到 8 个 VA 间期之后的第 9 个心室起搏时,如满足以下条件,起搏器便确定为 PMT:①VA 间期短于 400 毫秒;②始于心室的起搏事件;③终止于感知逆行心房波。当确定 PMT 后,起搏器自动延长 PVARP 达 400 毫秒,使逆行心房波落在不应期中而不被感知,从而终止 PMT。

此外,当出现室性期前收缩时,具有自动化功能的起搏器能够感知心室电活动,其前又无心房激动时,起搏器便认为是室性期前收缩。当确定发生室性期前收缩后,起搏器自动延长 PVARP 到 400 毫秒,使室性期前收缩引起的逆行心房波落在 PVARP 中,从而预防 PTM 的发生。

（二）频率适应性起搏感知器诱发的心律失常

目前临床上最常用的频率适应性起搏感知器为体动传感器及每分通气量传感器，这些传感器单独使用都有不足，如对人体活动代谢量增加的识别缺乏特异性。

体动传感器的工作原理：通过安置在起搏器机壳内面的压电晶体感知患者运动时的身体振动，身体的振动使压电晶体的构型发生改变。这些机械变化再转化为电信号。这些电信号经起搏器内设计算法处理后，以脉冲形式发出。但对非生理性的体内外的振动缺乏特异性。如拍击起搏器、在颠簸的路上行走或车内颠簸可使起搏器频率加快。患者在睡眠翻身时挤压起搏器，亦能激活压电晶体传感器，导致起搏频率不适当增加。

每分通气量传感器通过测量电极导线顶端电极与脉冲发生器之间的经胸阻抗，测得潮气量和呼吸频率，然后计算出每分通气量，并与安静状态的基础值相比较，经脉冲发生器的内设计算法自动调节起搏输出频率。但哮喘患者，在哮喘发作时由于呼吸频率及经胸阻抗明显增加，将导致起搏频率不适当的异常增加。

（三）起搏器频率奔放

早期的起搏器在电池耗竭时，可出现起搏频率高达 100～400 次/分，称为起搏器频率奔放。这种情况严重时可诱发室性心动过速或室颤，导致死亡。国外报道，这种并发症在 20 世纪 70 年代以前高达 2%～4%，发生后死亡率为 30%～40%。当出现这种情况时，应立即使用磁铁或紧急程控，如失败则需要取出起搏器或剪断电极导线。20 世纪 80 年代以后，由于起搏技术的改进，使得这种并发症很少发生。现代起搏器内置有安全电路，设置有上限频率，使得任何情况下起搏频率不会超过上限频率，这就有效地防止了起搏器频率奔放的发生。

第十九章　心脏再同步治疗

第一节　心脏再同步治疗适应症

本节主要介绍心脏再同步治疗(CRT)适应证的发展历程、我国 CRT 适应证的建议、CRT 的工作原理、CRT 的相关临床试验介绍和 CRT 无反应者的术前预测。

一、心脏再同步治疗(CRT)适应证的发展历程

心脏起搏用于治疗心力衰竭(心衰)已有近 20 年的历史。从双腔 DDD 起搏到三腔起搏(右房、双室同步起搏),适应证也从Ⅱ_b类逐渐上升为Ⅰ类。通过起搏疗法治疗心力衰竭逐渐在临床上得到了广泛应用。

(一)双腔 DDD 起搏

1990 年 Hochleitner 首次提出使用双心腔起搏及短 AV 间期可以改善心功能,标志着心脏起搏治疗心力衰竭时代的开始。虽然随后研究显示疗效不一,但 1998 年美国心脏病学会/美国心脏协会(ACC/AHA)起搏指南中仍将药物难治性心力衰竭列为起搏的Ⅱ_b类适应证。2000 年北美心脏起搏和电生理学会(NASPE)最终否定了它的疗效,指出双心腔起搏用于充血性心力衰竭没有临床价值。

(二)双室同步起搏

20 世纪 90 年代初开展了三腔起搏的一系列基础研究工作。1998 年 Daubert 首先成功经心脏静脉植入了左心室心外膜起搏电极导线,实现了左、右双心室同步起搏,即后来称之为心脏再同步治疗(CRT)。2001 年,第一个商用双心室起搏装置在美国问世,次年得到美国 FDA批准。期间及此后进行了多个临床试验,其结果证明左、右双心室同步起搏可以改善伴有QRS 时限延长的心力衰竭患者的心功能,提高生活质量,降低死亡率。

(三)CRT 适应证的发展

1.2002 年《ACC/AHA/NASPE 心脏起搏器临床应用指南》　2002 年 10 月发表的《ACC/

AHA/NASPE 心脏起搏器临床应用指南》中规定 NYHA 心功能分级Ⅲ～Ⅳ级,伴有心室内传导阻滞,QRS 时限≥130ms,左室舒张末期内径(LVEDD)≥55mm,左室射血分数(LVEF)≤35%作为 CRT 的Ⅱₐ类适应证。

2.2005 年《欧洲心脏病学会(ESC)心力衰竭治疗指南》　2003 年 JAMA 发表的荟萃分析、2003 年的 COMPANION 和 2005 年 CARE-HF 研究表明,CRT 不但能改善心力衰竭患者症状、减少住院率,同时也能明显降低心力衰竭患者的死亡率。基于此,2005 年 5 月,ESC 将射血分数降低(LVEF≤35%)合并心脏不同步(QRS 时限≥120ms)的患者在充分药物治疗后仍有症状(NYHA 心功能分级Ⅲ～Ⅳ级)者列为 CRT 的Ⅰ类适应证,以改善症状(Ⅰ类适应证,证据水平 A),降低住院率(Ⅰ类适应证,证据水平 A)和死亡率(Ⅰ类适应证,证据水平 B)。

3.2005 年《ACC/AHA 心力衰竭治疗指南》　2005 年 8 月,美国 ACC/AHA 修订了成人心力衰竭诊断与治疗指南。对于现在或之前有症状并伴有 LVEF 下降的患者,除非有禁忌证,凡是符合以下条件者均应进行 CRT:LVEF≤35%,窦性节律,尽管使用了指南推荐的、充分的药物治疗;NYHA 心功能分级Ⅲ级或不必卧床的Ⅳ级症状;心脏不同步,即 QRS 时限大于 120ms(证据水平 A)。

4.2007 年《ESC 心脏起搏和再同步治疗指南》　2007 年 8 月,ESC 再次充分肯定了 CRT 的治疗意义。在充分抗心衰药物治疗基础上仍然存在症状的心力衰竭患者,NYHAⅢ～Ⅳ级,LVEF≤35%,左室扩大[在 CRT 对照试验中左室扩大应用不同标准:左室舒张末期内径(LVEDD)＞55mm;LVEDD＞30mm/m²,LVEDD＞30mm/m(身高)],窦性心律,QRS 时限≥120ms 者列为 CRT 治疗的Ⅰ类适应证。其中,心脏再同步治疗-起搏(CRT-P)降低心力衰竭发病率和死亡率(证据水平 A);心脏再同步治疗-除颤(CRT-D)对于功能状态良好、预期生存期＞1 年的心力衰竭患者是一种可接受的治疗选择(证据水平 B)。

5.2008 年《ACC/AHA/HRS 心脏节律异常器械治疗指南》　ACC/AHA/HRS 于 2008 年 5 月正式公布了 2008 年《ACC/AHA/HRS 心脏节律异常装置治疗指南》,基于日益丰富的循证医学证据,就心房颤动(房颤)患者、起搏依赖患者、CRT-D 等特定人群的适应证进行了界定,进一步扩大了 CRT 的适应人群,拓展了 CRT 的适应范畴,提升了 CRT-D 的应用地位。

Ⅰ类:最佳药物治疗基础上 NYHA 心功能Ⅲ级或Ⅳ级的心力衰竭患者,符合 LVEF≤35%、QRS 时限≥120ms、窦性心律者应植入有/无 ICD 功能的 CRT(证据水平 A)。

Ⅱₐ类:

1)最佳药物治疗基础上 NYHA 心功能Ⅲ级或Ⅳ级的心力衰竭患者,符合 LVEF≤35%、QRS 时限≥120ms 但属于房颤节律者可考虑植入有/无 ICD 功能的 CRT(证据水平 B)。

2)最佳药物治疗基础上 LVEF≤35%、NYHA 心功能Ⅲ级或Ⅳ级的心力衰竭患者,若长期依赖心室起搏,接受 CRT 治疗是合理的(证据水平 C)。

6.2009 年《ACC/AHA 成人心力衰竭诊治指南修订版》

关于 LVEF≤35%、NYHA 分级Ⅲ级或Ⅳ级或心室起搏依赖患者的适应证与 2008 年《ACC/AHA/HRS 心律失常器械治疗指南》一致。

7.2010 年《ESC 心力衰竭器械治疗指南》　在 2010 年 ESC 年会上公布了最新的 2010 年《ESC 心力衰竭器械治疗指南》。此次新指南是对 2007 年发布的《ESC 心力衰竭心脏再同步治疗指南》和 2008 年《ESC 急性和慢性心力衰竭诊断和治疗指南》的更新。欧洲心律协会和欧洲心力衰竭协会共同参与了此次指南的更新。指南内容如下。

（1）NYHA Ⅲ/Ⅳ 级患者，如 LVEF≤35％，窦性心律，QRS 时限≥120ms，最佳药物治疗基础上不必卧床的 NYHA Ⅳ 级（具体定义是最近 1 个月内无因心衰意外住院，预期生存期＞6 个月）患者，推荐 CRT-P/CRT-D 治疗，以降低心衰发病率和死亡率（注：对于植入 CRT-D 的患者，要求良好功能状态下预期生存期超过 1 年，有 ICD 二级预防适应证的患者也应植入 CRT-D）。推荐级别 Ⅰ，证据水平 A。

（2）NYHA Ⅱ 级患者，如 LVEF≤35％，窦性心律，QRS 时限≥150ms，优先推荐 CRT-D，降低心衰发病率或防止心衰进展。推荐级别 Ⅰ，证据水平 A。

（3）对于心衰伴永久性房颤患者：

1）NYHA Ⅲ/Ⅳ 级，LVEF≤35％，QRS 时限≥130ms，由房室结消融所致心室起搏依赖，应用 CRT-P/CRT-D 降低心衰发病率（推荐级别 Ⅱ$_a$，证据水平 B）。

2）NYHA Ⅲ/Ⅳ 级，LVEF≤35％，QRS 时限≥130ms，心室率缓慢同时充分心室起搏（定义为心室起搏比例≥95％），应用 CRT-P/CRT-D 降低心力衰竭（心衰）发病率（推荐级别 Ⅱ$_a$，证据水平 C）。以上两点均需注明：对于植入 CRT-D 的患者，要求良好功能状态下预期生存期超过 1 年。

（4）具有传统起搏器植入 Ⅰ 类适应证的心衰患者：

1）NYHA Ⅲ/Ⅳ 级，LVEF≤35％，QRS 时限≥120ms，推荐 CRT-P/CRT-D 治疗，以降低心衰发病率（推荐级别 Ⅰ，证据水平 B）。

2）NYHA Ⅲ/Ⅳ 级，LVEF≤35％，QRS 时限＜120ms，应考虑 CRT-P/CRT-D 治疗，以降低心衰发病率（推荐级别 Ⅱ$_a$，证据水平 C）。

3）NYHA Ⅱ 级，LVEF≤35％，QRS 时限＜120ms，可以考虑 CRT-P/CRT-D 治疗，以降低心衰发病率（推荐级别 Ⅱ$_b$，证据水平 C）。以上三点均需注明：对于植入 CRT-D 的患者，要求良好功能状态下预期生存期超过 1 年，有 ICD 二级预防适应证的患者也应植入 CRT-D。

新指南具有以下几个特点。

1.充分遵循循证医学原则，新指南的更新基础是 2007 年以来公布的几项最新临床研究结果，如 MADIT-CRT 和 REVERSE 等研究。

2.更准确地解读临床试验提供的证据。既往临床指南适应证人群的规定是基于随机对照临床试验（RCT）中的人群入选标准，而近年来发现，实际入选 RCT 的人群特征与入选标准可能有很大差异。例如，MADIT-CRT 研究中，虽然试验方案允许入选 NYHA Ⅰ～Ⅱ 级的患者，但实际入选患者中仅有 15％ 为 NYHA Ⅰ 级患者，而且这些患者先前都曾经有心力衰竭症状。与之相似的是，虽然研究中入选标准允许入选患者的 QRS 波≥130ms，但对一级终点改善效果最佳的 QRS 波预设截点值为≥150ms。基于此，指南委员会更倾向于限定指南应用于与临床研究入选患者的实际临床特征相符的人群,更真实地指导临床实践。

3.首次提出对 NYHAⅡ级患者推荐 CRT-D 治疗。针对 NYHAⅠ～Ⅱ级心衰患者的研究主要有三个:MIRACLE ICDⅡ、MADIT-CRT 和 REVERSE 研究。MIRACLEICDⅡ研究证实,尽管 CRT 使左室重构明显改善,但未增加心衰患者的运动耐量。而新近公布的 MADIT-CRT 和 REVERSE 研究发现,CRT 可以降低心衰发病率。进一步分析发现,QRS 波 ≥150ms 和(或)合并典型左束支传导阻滞的患者获益最明显。而且,在 MADIT-CRT 研究中,伴有左束支传导阻滞的女性心衰患者 CRT 反应性尤其明显。

虽然 MADIT-CRT 和 REVERSE 研究中基线时 NYHAⅠ级的患者大多数曾出现心衰症状,但数量较少,分别占研究总人数的 15％和 18％。MADIT-CRT 研究中,与 ICD 治疗组相比,CRT 组并没有减少这些患者全因死亡率和心衰发生率。REVERSE 研究发现,NYHAⅠ级患者的 CRT 临床疗效较 NYHAⅡ级患者有减少的趋势。目前尚无令人信服的证据支持在无心衰症状或仅有一过性轻度心衰症状的患者中应用 CRT,目前指南限定 CRT 应用于 NYHAⅡ级的心衰患者。

4.不再推荐将左心室扩大作为 CRT 治疗的指征。

5.进一步明确 NYHAⅣ级不必卧床的状态,其具体定义是最近 1 个月内无因心衰意外住院,预期生存期＞6 个月。这一结论是基于 COMPANION 研究结果,即 CRT 可降低 NYHAⅣ级心衰患者的心衰住院率,而非死亡率。

6.细化了针对房颤患者的指南。目前 CRT 主要应用于窦性心律的心衰患者,但目前欧洲 CRT 植入者中约 1/5 的患者合并永久性房颤。房颤患病率与心衰严重程度相关,在 NYHAⅠ级的心衰患者中占 5％,而在 NYHAⅢ～Ⅳ级心衰患者中却占 25％～50％。需要强调的是,LVEF≤35％且合并房颤的症状性心衰患者更适合植入 ICD。而同时存在 QRS 时限增宽,则是植入 CRT-D 的指征。

7.将房颤合并心衰患者植入 CRT 的 QRS 波时限规定为≥130ms 而非以往的 120ms。心衰合并房颤患者 CRT 循证医学证据相对有限,而入组这些临床研究的合并房颤的心衰患者 QRS 波时限较宽,因此新指南修订将 QRS 波时限定在≥130ms。

8.将能否完全夺获心室区分为两种情况,证据水平分别为 B 和 C。要改善合并永久性房颤的心衰患者的远期预后,使 CRT 临床获益最大化,就需要完全的心室夺获。如果应用药物不能有效控制安静和运动时的心室率,导致心室起搏不充分,此时常常需要通过房室结消融术达到三度房室传导阻滞。充分起搏定义为≥95％的心室起搏比例。此外,对于这一人群,目前证据也强烈推荐合并左束支传导阻滞的房颤伴心衰患者获益更大。

9.进一步细化了具有植入传统起搏器适应证心衰患者的 CRT 指南。尤其是对 NYHAⅡ级的患者,如 LVEF≤35％,列为 CRT 的Ⅱ_b 类适应证,证据水平 C。

在 CRT-P/CRT-D 器械选择上尚存争议,目前倾向于优先选择 CRT-D。这是基于目前大多随机临床研究主要或者全部应用 CRT-D 而非 CRT-P,因此 CRT-D 循证证据最充分。此外,与 NYHAⅢ～Ⅳ级心衰患者相比,NYHAⅠ～Ⅱ级心衰患者更年轻,合并症更少,预期寿命更长,也支持这一人群应用 CRT-D。不过,CRT-P/CRT-D 逆转左室重构的效果相当,而对于轻度心衰患者的临床获益主要来自于左室逆重构。此外,CRT-D 发生器械相关并发症的风险高于 CRT-P。

二、我国的 CRT 适应证建议

我国的 CRT 临床治疗工作始于 1999 年,以后植入量逐渐提高,目前全国年植入量约为 1500 例。为规范和促进 CRT 在国内的应用,2005 年中华医学会心电生理和起搏分会专门成立了 CRT 工作组,并于 2006 年首次制定并公布了国内 CRT 治疗指南,规范了 CRT 适应证,促进了 CRT 在国内的推广和应用。2009 年根据 ACC/AHA/HRS 和 ESC 的指南,结合我国的情况,再次修订了我国 CRT 治疗的适应证建议。

(一)Ⅰ类适应证

同时满足以下条件者可植入有/无 ICD 功能的 CRT。

1.缺血性或非缺血性心肌病;

2.充分抗心衰药物治疗后,NYHA 心功能分级仍在Ⅲ级或不必卧床的Ⅳ级;

3.窦性心律;

4.左心室射血分数≤35%;

5.QRS 波时限≥120ms。

(二)Ⅱ_a 类适应证

1.慢性房颤患者,符合Ⅰ类适应证的其他条件,可行有/无 ICD 功能的 CRT 治疗(部分患者需结合房室结射频消融术以保证持续有效夺获双心室)。

2.左室射血分数≤35%,符合常规心脏起搏适应证并预期心室起搏依赖的患者,NYHA 心功能Ⅲ级及Ⅲ级以上。

3.左室射血分数≤35%,已植入心脏起搏器并心室起搏依赖者,心脏扩大及 NYHA 心功能Ⅲ级及Ⅲ极以上。

4.经充分药物治疗后 NYHA 心功能Ⅱ级,左室射血分数≤35%,QRS 波时限≥120ms。

(三)Ⅱ_b 类适应证

最佳药物治疗基础上左室射血分数≤35%、NYHA 心功能Ⅰ级或Ⅱ级的心力衰竭患者,在植入永久起搏器或 ICD 时预期需长期心室起搏可考虑植入 CRT。

(四)Ⅲ类适应证

心功能正常,不存在室内传导阻滞者。

可以看出我国 2009 年制定的 CRT 适应证建议与国际上在其前后出台的 CRT 适应证的异同。

1.经典的Ⅰ类适应证都是相同的,即:NYHA Ⅲ/Ⅳ级患者,如 LVEF≤35%,窦性心律,

QRS 波时限≥120ms,在最佳药物治疗基础上,为 CRT 的 Ⅰ 类适应证。

　　2.我国有关 LVEF≤35%,NYHA Ⅰ 级或 Ⅱ 级且起搏依赖患者行 CRT 的建议(2008 年《ACC/AHA/HRS 心脏节律异常器械治疗指南》未提及)与 ESC 2010 年制定的《ESC 心力衰竭器械治疗指南》中新增加的一条是一致的(我国为 Ⅱ$_a$,后者为 Ⅱ$_b$)。

　　3.我国当时制定的 NYHA Ⅱ 级,LVEF≤35%,QRS 波时限≥120ms 作为 Ⅱ$_a$ 类适应证(ACC/AHA/HRS《2008 年心脏节律异常器械治疗指南》未提及)已被 ESC 2010 年制定的《ESC 心力衰竭器械治疗指南》列为 Ⅰ 类适应证,只是后者强调 QRS 波时限≥150ms。

　　据估测,我国每年适合 CRT 植入的患者约 27 万人,而实际植入数量不足 2000 例,植入数量微不足道。CRT 在我国的应用推广任重而道远。其原因与适应证未得到推广、经济原因、医生认识和技术水平及患者接受程度等相关。应加强 CRT 适应证的宣传,使更多患者从中获益。

三、CRT 的工作原理

　　心力衰竭患者往往合并传导异常,导致房室、室间和(或)室内运动不同步。房室不同步常表现为 PR 间期延长,左心房收缩结束与左心室收缩开始不匹配,左心房收缩相对提前到心室快速充盈期,使左心室充盈减少。PR 间期延长及左室充盈减少引起二尖瓣功能障碍,导致二尖瓣反流,使心排血量下降。左右心室间不同步往往表现为左束支传导阻滞(LBBB),右心室收缩早于左心室,其收缩产生的压力使得室间隔左移,而左心室收缩延迟,心肌激动时室间隔处于舒张期,此时左心室收缩产生的压力使室间隔右移,导致室间隔的矛盾运动,有效心排血量减少。心力衰竭时左心室扩张导致室内传导延迟,引发左心室的室内运动不同步。提前激动的心肌产生的收缩力较小,不能形成足够的压差而无法有效射血;延迟激动心肌收缩产生的压力将使得已开始舒张的提早激动心肌产生矛盾运动,导致收缩力减弱,心排血量下降,同时舒张末期容量增加,舒张亦不同步。心室内传导异常在心电图上常常表现为 QRS 波时限延长。

　　既往关于心功能状态、QRS 波时限及死亡率关系的研究表明:心功能越差,QRS 波时限越长,死亡率越高。QRS 波时限>200ms 患者的死亡率是 QRS 波时限<90ms 患者死亡率的5 倍。

　　上述电-机械活动不同步导致的血流动力学障碍用传统的药物治疗不能解决。心脏再同步治疗是在传统右心房、右心室双心腔起搏基础上增加左心室起搏,以恢复房室、室间和室内运动的同步性。设定适当的房室间期可实现房室的同步运动,减少二尖瓣反流,延长左心室充盈时间,恢复心房收缩对左心室充盈的贡献。设定适当的室间间期,纠正左、右心室收缩的时差,从而避免室间隔矛盾运动,增加心排血量。此外,通过刺激左心室较晚激动部位的心肌,CRT 可使左心室心肌同步收缩,协调地向心运动以提高心脏的排血效率,同时改善左心室舒张功能,长期应用还可改进神经激素环境、逆转心肌重塑。

四、CRT 的临床试验介绍

在 CRT 的发展历程中,临床试验为明确 CRT 的疗效及指南的更新提供了重要的依据。

(一)以心功能为研究目标的临床试验

国外大型临床研究和国内小规模研究均表明,CRT 可以改善心功能,增加 6 分钟步行距离和峰值耗氧量,改善生活质量,减轻症状,降低住院率,长期应用可以逆转左心室重塑。代表性的临床试验如下。

1.PATH-CHF 研究　即充血性心力衰竭起搏治疗临床研究。是第一个单盲、随机、交叉对照的临床研究,研究始于 1995 年。入选标准:缺血性或扩张型心肌病导致的中重度心力衰竭,NYHA 心功能分级Ⅲ~Ⅳ级,窦性心律,PR 间期≥150mm,QRS 波时限>120ms。25 例患者入选并完成了 6 个月随访。研究证实,CRT 后左心室舒张末期内径(LVEDD)、收缩末期内径和容量显著减小,LVEF 显著提高。不足的是研究样本量太小,而且为单盲设计。

2.InSync 研究　即心室多部位起搏治疗充血性心力衰竭的多中心临床研究。该研究由欧洲和加拿大 14 个医学中心参加,为多中心、前瞻性、非随机临床研究,研究结果发表于 1998 年。入选标准:NYHA 心功能分级Ⅲ~Ⅳ级,LVEF<35%,LVEDD>60mm,QRS 波时限>150ms。研究共入选 81 例心力衰竭患者,68 例(84%)成功地经冠状静脉窦途径起搏左心室。平均随访 10 个月,证实 CRT 后 NYHA 心功能分级和生活质量显著改善,6 分钟步行距离增加。研究肯定了 CRT 改善心功能的疗效和此治疗手段的可行性。

3.MUSTIC 研究　即心肌病多部位起搏治疗临床研究。该研究由 16 个欧洲医学中心参加,为随机、单盲、自身交叉研究,研究始于 1998 年 3 月。入选标准:缺血性或扩张型心肌病,NYHA 心功能分级Ⅲ级,LVEF<35%,LVEDD>60mm,窦性心律,QRS 波时限>150ms,无传统起搏器适应证。采用开、关起搏功能各 3 个月的自身交叉对照方法。一级研究终点是 6 分钟步行距离,二级研究终点是生活质量、峰值耗氧量、心衰恶化住院率、患者的治疗意愿和死亡率。结果:48 例心力衰竭患者完成了交叉和随访。6 分钟步行距离增加 22%(399m vs. 326m,$P<0.001$),生活质量提高 32%($P<0.001$),峰值耗氧量增加 8%($P<0.03$),住院比例下降 2/3($P<0.05$),85% 的患者自愿接受起搏治疗($P<0.001$)。结论:CRT 可以显著改善伴有室内传导阻滞慢性心力衰竭患者的运动耐量和生活质量。

此后,MUSTIC 研究扩大了入选人群,并对 12 个月时的长期疗效进行了评价,结果公布于 2002 年。在前述入选人群基础上追加入选了房颤持续时间超过 3 个月并且依赖心室起搏的患者,要求右室起搏时 QRS 波时限>200ms。共有 42 例窦性心律患者和 33 例房颤患者完成了 12 个月随访。研究证实:经 CRT 12 个月后,窦性心律和房颤患者的运动耐量、生活质量和心功能均得到显著改善。

4.MIRACLE 研究　即多中心 InSync 随机临床研究。此研究是在美国和加拿大进行的,为第一个双盲、多中心、随机对照、前瞻性研究。研究始于 1998 年 11 月,结果发表于 2002 年。入选标准:缺血性或非缺血性心肌病,NYHA 心功能分级Ⅲ～Ⅳ级,LVEF≤35%,LVEDD≥55mm,QRS 波时限≥130ms,6 分钟步行距离≤450m 患者。453 例慢性心力衰竭患者被随机分为对照组(225 例)和 CRT 组(228 例)。一级研究终点是 NYHA 心功能分级、生活质量和 6 分钟步行距离。结果:经冠状静脉窦左心室起搏的成功率为 92%。与对照组相比,CRT 组 6 分钟步行距离增加($P=0.005$),NYHA 心功能分级好转($P<0.001$),生活质量改善($P=0.001$);而且住院率和静脉用药率下降($P<0.05$)。证实了 CRT 对于伴有室内传导阻滞的中重度心力衰竭患者的显著疗效。

鉴于心力衰竭患者心脏性死亡的原因通常归于进行性心力衰竭或心脏性猝死,而 ICD 能显著减少猝死的发生,故在 CRT 应用的同时,也开展了联合 CRT 和 ICD 功能的 CRTD 研究,如:MIRACLE ICD、CONTAK-CD 研究。这些研究也都肯定了 CRT 治疗心力衰竭的显著疗效。

(二)以死亡率为研究目标的临床试验

涉及 CRT 对心力衰竭患者死亡率疗效的研究主要包括以下内容。

1.荟萃分析　2003 年《JAMA》杂志发表了一篇 CRT 疗效的荟萃分析。通过汇总 CONT-AK CD、InSync ICD、MIRACLE、MUSTIC 四项临床试验的数据,证实 CRT 可以降低进行性心力衰竭患者死亡率达 51%($OR=0.49$,95% 可信区间 0.2～0.93),全因死亡率也有降低趋势($OR=0.77$,95% 可信区间 0.51～1.18),具体表现为 CRT 组的死亡率较对照减少 23%。但本研究属于回顾性研究。

2.COMPANION 研究　即心力衰竭患者药物、CRT 和 CRT-D 治疗对比研究。该研究为多中心、前瞻性、随机对照临床试验,由 128 个美国医学中心参加。研究始于 2000 年 1 月,研究结果公布于 2003 年。入选标准:缺血性或非缺血性心肌病,充分抗心力衰竭药物治疗 3 个月以上 NYHA 心功能分级Ⅲ～Ⅳ级,LVEF≤35%,窦性心律,QRS 波时限≥120ms,PR 间期>150ms,无传统起搏器及 ICD 适应证,既往 12 个月曾因心力衰竭住院。1520 例慢性心力衰竭患者被随机分为单纯药物治疗组、药物联合 CRT 组和药物联合 CRT-D 治疗组三组,进行前瞻性随访。一级研究终点是全因死亡和(或)心力衰竭导致住院的联合事件,二级终点是全因死亡。研究证实:CRT 与 CRT-D 均可减低全因死亡和(或)心力衰竭导致的住院的联合终点事件(CRT 组下降 34%,$P<0.002$;CRT-D 组下降 40%,$P<0.001$)。与单纯药物治疗组相比,12 个月时 CRT 组的死亡率降低 24%,但差异无统计学意义($P=0.059$)。而 CRT-D 组的死亡率显著下降,达 36%,差异有显著统计学意义($P=0.003$)。结论:对于合并 QRS 波时限延长的心力衰竭患者,CRT 可以降低其全因死亡和首次心力衰竭住院的联合事件,CRT 联合 ICD 将进一步降低死亡率。

3.CARE-HF 研究　即心脏再同步心力衰竭研究。该研究为一项具有里程碑意义的前瞻性、随机对照、多中心研究,共有 82 个欧洲医学中心参加。研究始于 2001 年 1 月,研究结果在

2005 年公布。入选标准：年龄＞18 岁；心力衰竭病史 6 周以上；充分抗心力衰竭药物治疗基础上 NYHA 心功能分级Ⅲ～Ⅳ级；LVEF≤35％；身高校正的 LVEDD≥30mm；QRS 波时限≥120ms。若 QRS 时限介于 120～149ms，还需满足以下 3 条中的 2 条：①左心室射血时间＞140ms；②心室间机械延迟＞40ms；③左心室后外侧壁激动延迟。一级研究终点是全因死亡和心血管事件导致的住院。二级终点是全因死亡等。研究共入选患者 813 例，随机分为药物治疗组（404 例）、药物联合 CRT 组（409 例），平均随访 29.4 个月。发现：CRT 组和单纯药物治疗组的主要终点发生率分别为 39％和 55％（危险比 0.63，95％可信区间 0.51～0.77；$P＜$0.001）。两组死亡率分别为 20％和 30％（危险比 0.64，95％可信区间 0.48～0.85，$P＜0.002$）。证实 CRT 除了降低室间机械延迟、收缩末期容积指数以及二尖瓣反流程度，增加射血分数，改善症状和生活质量之外，还可明显降低全因死亡率达 36％。

总之，以上研究肯定了 CRT 降低死亡率的疗效。

（三）针对 CRT 特定人群开展的临床试验

1.针对轻度心功能不全患者开展的研究

（1）REVERSE 研究：即再同步治疗逆转左心室收缩功能不全患者的心肌重塑。研究共入选了 610 例 NYHA Ⅰ～Ⅱ级、LVEF≤40％、LVEDD≥55mm、QRS 波时限≥120ms、已接受最优化药物治疗的患者。所有患者植入 CRT 后，被随机分为 CRT 开启及 CRT 关闭组，随访的 12 个月间，CRT 开启组左室收缩末期、舒张末期容积指数均比 CRT 关闭组低，而 LVEF 比 CRT 关闭组高。非缺血性心肌病（IHD）亚组左室的逆重构及 LVEF 的改善比 IHD 组更为显著。该研究 262 例患者已完成两年随访，其结果显示：在 CRT 开启组 19％患者心衰恶化，而 CRT 关闭组 34％患者心衰恶化（$P＝0.01$）；CRT 开启组左室容积收缩末指数降低较 CRT 关闭组显著（$P＜0.0001$）；CRT 开启组首次心衰住院或死亡的发生时间较 CRT 关闭组延迟。该研究的结论是 CRT 可使无症状或症状轻微的 LVEF 低下患者左室重构逆转及左室功能改善，这种作用在非 IHD 患者中尤为显著；CRT 还改善这类患者临床预后（延迟首次心衰住院或死亡的发生时间）。

（2）MADIT-CRT 研究：即心脏再同步联合除颤器的多中心临床研究。研究共入选了 1820 例 NYHA Ⅰ～Ⅱ级、LVEF≤30％、QRS 波时限≥130ms、已接受最优化药物治疗的患者，患者按 2∶3 的比例被随机分到单纯行 ICD 组（731 例）和 CRT＋ICD（CRT-D）组（1089 例）。研究主要终点为死亡或非致死性心衰发作。平均随访 2.4 年后，CRT-D 组终点发生率明显低于 ICD 组（17.2％ $vs.$25.3％，$P＝0.001$）。CRT-D 组获益主要来源于心衰事件发生率低，两组的死亡率并无差异。IHD 亚组和非 IHD 亚组 CRT 的获益程度（减少心衰事件发生）无明显差异，而 QRS 波时限≥150ms 组获益程度较 QRS 波时限 130～150ms 组更为明显，女性获益程度也较男性明显。在左室重构和心功能改善方面，CRT-D 组左室舒张末、收缩末期容积减少较 ICD 组显著，LVEF 提高也较 ICD 组明显。

以上两个研究结果提示，CRT 可以逆转无症状或症状相对轻微的心衰患者左室的重构，延缓其心衰的进展,干预心衰的自然进程。

2.针对 QRS 波时限正常但有不同步证据的心衰患者的 RethinQ 研究　即窄 QRS 心力衰竭患者的心脏再同步治疗。研究入选了 QRS 波时限<130ms,而超声证实存在机械收缩不同步、LVEF≤35%、NYHA 心功能Ⅲ级的心衰患者 172 例,随机分为 CRT 治疗组及药物治疗组,主要研究终点是峰值耗氧量所提示的运动能力,次要终点包括生活质量评分、NYHA 心功能等。研究随访 6 个月,两组主要终点无显著差异。亚组分析显示:QRS 波时限≥120ms 的亚组患者,CRT 治疗后峰值耗氧量显著增加($P=0.02$),而 QRS 波时限<120ms 的亚组患者峰值耗氧量无增加($P=0.45$)。即:CRT 未能改善窄 QRS 波心衰患者的峰值耗氧量,提示超声证实存在运动不同步的窄 QRS 波心衰患者不能从 CRT 治疗中获益。

3.心脏运动同步性的评价——PROSPECT 研究　即 CRT 疗效预测因子研究。研究入选 498 例 NYHA 心功能Ⅲ或Ⅳ级、LVEF≤35%、QRS 波时限≥130ms 的心衰患者。培训超声指标采集方法并采用盲法进行数据分析,涉及基于传统和组织多普勒方法所得的 12 项超声不同步指标。研究发现,超声心动图指标预测临床综合评分、左心室收缩末容积减小等研究终点的敏感性和特异性均有很大差异,观察者间和观察者内变异度明显(分别为 10%~15% 和>30%)。研究提示:目前尚无确切的机械不同步指标可用于指导选择 CRT 适应人群,评价机械不同步的方法学有待进一步论证,目前 QRS 波时限仍是预示不同步的指标。

4.评价房颤患者接受 CRT 联合房室结消融治疗疗效的 MILOS 研究　即多中心纵向观察研究。研究纳入植入 CRT 的 1285 例患者,其中 243 例合并房颤。后者又分为 CRT 联合心室率控制组和 CRT 联合房室结消融组。研究证实:与 CRT 治疗联合心室率控制组相比,CRT 联合房室结消融可显著提高存活率,主要是降低心衰导致的死亡。

新近的研究及荟萃分析显示,房颤患者 CRT 疗效与窦性心律患者相当。虽然有些研究显示,房室结消融对 CRT 患者不是必需的,但目前对于 CRT 患者是否需要房室结消融仍存在争议。Kamath GS 等对植入 CRT 的房颤患者分析显示,虽然起搏器计算的这些患者心室起搏比例均大于 90%,起搏器将相当部分的室性融合波及假性融合波计算成心室起搏;与 Holter 计算的心室起搏比例相比,起搏器明显高估了 CRT 患者心室起搏的比例。研究还显示,真性心室起搏比例高的患者要比心室起搏比例低的患者疗效好。该研究结果提示,为了达到充分的双心室起搏,房室结消融可能是必需的。

5.左心收缩功能正常、需要心室起搏患者的 CRT 获益　PACE 研究按前瞻性、多中心、随机对照双盲(RCT)设计,将 177 例左室射血分数正常(LVEF≥45%)、合并心动过缓的患者植入双心室起搏器后,再随机分成两组,一组将起搏器程控为双心室起搏(89 名),另一组将起搏器程控为右室心尖部起搏(8 例)。研究主要终点是 12 个月时 LVEF 及左室收缩末期容量(LVESV),次要终点包括 6 分钟步行距离、生活质量评分及心衰住院。右心尖部起搏与双心室起搏两组相比,其基线 LVEF[(61.5 ± 6.6)% $vs.(61.9\pm6.7)$%,$P=0.86$]及 LVESV[(28.6 ± 10.7)ml $vs.(28.6\pm9.4)$ml,$P=0.71$]无差异。12 个月随访时,右心室起搏组的 LVEF 明显低于双心室起搏组[(54.8 ± 9.1)% $vs.(62.2\pm7.0)$%,$P<0.001$],而 LVESV 则明

显高于双心室起搏组[(35.7±16.3)ml *vs.*(27.6±10.4)ml，*P*<0.001]；右心室起搏组 LVEF 较基线平均下降 6.7%（*P*<0.001），LVESV 较基线增加 7.1ml（*P*<0.001），而双心室起搏组 LVEF 及 LVESV 较基线均无改变（P>0.05）。研究的结论是对于心脏收缩功能正常的患者，传统的右室心尖部起搏可导致左心室重构及左室射血分数下降，采用双心室起搏则可防止这种情况发生。

该研究并不能说明传统的右室心尖部起搏必须被双心室起搏代替。该研究将病态窦房结综合征患者房室间期人为地缩短从而达到提高心室起搏比例的目的，这与现实临床实践不符。另外，当代的起搏器具有最低心室起搏（MVP）功能，能大大降低心室起搏比例，从而减少右室心尖部起搏的不良作用。然而，该研究毕竟再次证实了传统的右室心尖部起搏的有害方面。研究者还认为传统的右室心尖部起搏的不利作用要比人们原先认为的大，这是因为传统的研究采用 2 维超声心动图、CT 或磁共振等手段评估左室结构和功能，其精确性要比该研究使用的 3 维超声心动图差。

目前正在开展的 BLOCK HF 研究旨在评价右室心尖部起搏和双心室起搏对心室起搏依赖的轻中度心力衰竭患者（LVEF≤50%、NYHA 心功能Ⅰ～Ⅲ级）预后的差别。研究纳入了因房室传导阻滞植入起搏器、NYHA 心功能Ⅰ～Ⅲ级、LVEF≤50% 的患者。随机分为右室心尖部起搏和双心室起搏组，研究终点为全因死亡率、心功能恶化相关的急诊事件和左室收缩末期容量指数（LVESV）增加≥15% 的联合终点。BIOPACE 试验将入选符合常规起搏适应证，但尚无心功能不全的患者，旨在评价采用双心室起搏是否可预防心脏不同步性，能否改善临床结果。上述研究正在进行，但若研究得出阳性结论，即 CRT 治疗组获益更大，则将大大拓宽 CRT 的应用领域，将 CRT 提升为心力衰竭的一级预防手段。

五、CRT 无反应者的术前预测

即使按指南的建议选择患者，仍有约 30% 患者对 CRT 治疗无反应。由于 CRT 治疗费用昂贵，如果我们能在术前预测 CRT 的疗效，减少给预期无效者植入 CRT，则意义重大。目前，我国经济条件较差，医疗保障政策不完善，医疗环境不甚理想，避免不必要的植入显得尤为重要。本文在回顾最新文献的基础上，结合笔者个人的经验，对 CRT 无反应者的术前预测因素作一总结。

（一）右心衰竭、肺动脉高压

目前的指南只对左室的大小及功能给予了限定，对右室功能并未述及。严重右心衰竭的患者，CRT 后即使左心功能改善，右心衰竭仍存在，症状改善不明显；并且扩大的右室可通过压迫室间隔影响左室功能继而影响 CRT 疗效，不适合 CRT。有研究显示，右室射血分数<40% 是 CRT 无反应的独立预测因子。慢性左心室功能不全导致的长期肺淤血会引起肺动脉高压，并导致肺血管功能和结构性改变；而肺动脉高压反过来可使心衰恶化。慢性左心衰竭引

起的轻、中度肺动脉高压患者肺动脉压力可在心衰好转后下降。而严重肺动脉高压患者,肺小动脉已发生明显结构性改变,即使左心衰竭纠正了,肺动脉压力可能也下降不明显。因此,严重肺动脉高压患者无法通过 CRT 纠正,CRT 后症状改善不明显,其伴随的右心衰竭也无法改善,可能不适合 CRT。Shalaby 等将 270 例接受 CRT 治疗的慢性心衰患者根据术前的肺动脉收缩压分为 3 组:Ⅰ组 PASP 20~29mmHg,Ⅱ组 30~44mmHg,Ⅲ组 45~88mmHg,结果发现即使在校正了其他影响因素后,Ⅲ组的预后也较Ⅰ组差;CRT 术后肺动脉压力下降者临床转归较无下降者好。然而,PASP 究竟高到多少可导致 CRT 无反应尚需要大型临床研究来确定。

(二)肾功能不全

众所周知,肾功能不全与心功能不全关系密切。肾功能不全是心力衰竭进展及其预后的独立预测因子,另一方面,心功能恶化可进一步加重肾功能不全。因此,有人提出"心肾综合征"的概念。肾功能不全往往提示患者心功能恶化,机体严重失衡,预后不佳,CRT 疗效差。同时,CRT 时需要使用造影剂,可导致造影剂肾病,使肾功能恶化。Shalaby 回顾了 330 例 CRT 患者的资料发现血肌酐升高是 CRT 患者死亡和联合终点的独立预测因素。新近,Adelstein 等入选了 787 例 CRT-D 患者,依据术前肾小球滤过率(GFR)将患者分为 GFR≥60(n=376)、GFR 30~59(n=347)及 GFR<30(n=64)ml/(min·1.73m^2)三组。随访 3~6 个月发现,GFR 30~59ml/(min·1.73m^2)组生存率最高,心功能及肾功能改善最明显。GFR≥60ml/(min·1.73m^2)组患者左室逆重构明显,肾功能也有一定改善。GFR<30ml/(min·1.73m^2)虽然肾功能也有一定改善,但左室逆重构不明显。

(三)QRS 波形态及时限

目前指南中 CRT 适应证只对 QRS 波宽度进行了规定,而未指明宽 QRS 波是完全性左束支传导阻滞(CLBBB),抑或是完全性右束支传导阻滞(CRBBB)或不定型室内传导延迟(IVCD)所致。CRBBB 较少见(占心衰 QRS 波增宽者的 10%)。大规模研究(MIRACLE、COMPANION)等入选患者中 CRBBB 占 6%~9%。CRBBB 植入 CRT 的理由包括:CRBBB 存在心室间不同步,CRBBB 可能合并存在 LBBB,只是右侧传导更加延迟,多合并左前分支阻滞。然而,CRBBB 患者左室内失同步可能不明显,此时左室起搏无益(解决左室内同步性是 CRT 的最主要机制);CRBBB 往往合并右心功能不全和肺动脉高压,心肌病变比较广泛,CRT 效果可能较差。事实上,虽然有少数研究支持 CRBBB 患者植入 CRT 有效,但大部分研究还是发现 CRBBB(或 IVCD)患者 CRT 无反应率较高,效果明显不如 CLBBB 患者。

理论上讲,QRS 波越宽,心室不同步应越明显,这些患者 CRT 疗效应该越好。事实上并非如此:首先,QRSd 与心室不同步的相关性并非起初人们所想象的那么密切;其次,QRSd 与心室大小呈正相关,而与 LVEF 值呈负相关,因此,如果 QRS 波太宽,患者的心室可能很大、心功能很差,CRT 效果就会较差,预后也差。

（四）心律失常（房颤、室性心律失常）。

房颤可通过下列机制影响 CRT 疗效：房颤使心室率难以控制；房颤患者心房电极失去作用、心室不跟踪，快速心率可导致心室起搏比例下降（此时房室结消融可能是必需的）；房颤使心功能恶化，栓塞事件增多，影响患者的预后。既往一些研究显示房颤患者 CRT 疗效较差，但最新的荟萃分析显示房颤患者 CRT 疗效与窦性心律患者相当。需要指出的是在该荟萃分析所纳入的研究中，绝大部分房颤患者进行了房室结消融。而合并持续性房颤的 CRT 治疗患者，在未行房室结消融、双室起搏比例不能保证的情况下，CRT 反应率是很低的（＜30％）。频发室性心律失常可导致失同步，干扰心室起搏，降低心室起搏比例，影响 CRT 疗效。

（五）缺血性心肌病（IHD）、心肌瘢痕负荷及存活心肌

虽然指南中对缺血和非缺血性并无明确规定，但显而易见，存活心肌与 CRT 疗效明显相关。业已证实，CRT 疗效受到患者心肌瘢痕负荷影响，心肌瘢痕负荷严重者 CRT 疗效差。大面积心肌梗死或心肌缺血可能带来的问题包括：左室电极起搏阈值问题，如存在后壁或侧壁心肌梗死，可能会造成术中寻找合适左室起搏位点的麻烦；即使能够起搏坏死周围心肌，电扩布传导及电机械收缩耦联也会成为问题。

（六）瓣膜病变

严重主动脉瓣狭窄或功能不全患者禁用 CRT，因其增加心排血量而使心功能进一步恶化，应先纠正基础病因。虽然 CRT 可以改善二尖瓣反流，但是，CRT 改善二尖瓣反流的程度有限，持续存在二尖瓣反流，可增加临床事件，减少左室逆重构的发生，因此，重度二尖瓣反流者 CRT 反应率低。

（七）严重心功能不全

PROSPECT 研究亚组分析显示：NYHA Ⅳ 级 CRT 疗效比 NYHA Ⅲ 级差。CAREHF 研究显示，脑钠肽（BNP）较高者 CRT 术后死亡率、住院率高。另有研究显示，肌钙蛋白 I、生长分化因子（GDF）-15 升高者 CRT 术后致死率及致残率均较高。

（八）其他影响因素

男性患者的 CRT 疗效比女性差（而年龄不影响 CRT 疗效）。另外，全身多合并症、多脏器受损（如淤血性肝硬化）等患者 CRT 疗效均较差。

第二节　心脏再同步治疗植入技术

一、概述

与普通起搏器植入相比，CRT 植入技术操作更复杂、难度更大，往往成为 CRT 临床推广应用的瓶颈之一,因此术前正确评估、充分准备,术者经验积累,操作技巧娴熟对植入成功与否至关重要。首先,与普通起搏治疗不同,CRT患者心功能差,术前应积极抗心力衰竭治疗,调节电解质和酸碱平衡,与患者充分沟通,避免因术中紧张、疼痛等刺激诱发或加重心力衰竭。术中密切监测心电、血压、血氧饱和度、肺部啰音。术中助手应熟悉介入步骤、流程,尽量缩短器械准备时间并默契配合。对于没有缓慢性心律失常心力衰竭患者,可以首选左心室电极植入,避免因左心室电极植入失败导致不必要的器械浪费,右心室、右心房电极植入与普通起搏器植入相同,操作应轻柔,尽量与左心室电极分开,有条件可选择主动固定电极,避免翼状电极植入时影响已植入的左心室电极。CRT植入关键在于左心室电极植入,常规选择经冠状静脉植入方法,特殊病例或冠状静脉植入失败患者可采用外科微创左心室心外膜起搏或穿房间隔左心室心内膜起搏。

二、常规经冠状静脉左心室电极导线植入步骤

(一)冠状静脉造影

冠状静脉造影是左心室电极植入至关重要的第一步。冠状静脉开口于右心房Koch三角后下方,沿左心房室沟走行分出心中静脉、心后静脉、心侧后静脉、心大静脉,心中静脉和心大静脉大多沿后、前室间沟走行,其余静脉分布于左心室表面。与冠状动脉相比较,冠状静脉分支走行变异较大,而且由于CRT患者心脏扩大,冠状静脉窦口位置变化较大,往往给冠状静脉窦造影带来一定困难。常规应用4极、10极冠状静脉窦电生理导管导引,在左前斜45°～60°,电生理导管自然弯度指向脊柱方向探寻冠状静脉窦开口,将电极轻柔送入冠状静脉窦中远端,导管推送过程中有阻力或进入冠状静脉分支时,可轻撤导管,微细旋转导管改变方向再次推送,切忌暴力引起冠状静脉窦穿孔、夹层分离或电极弹出窦口。由于心脏结构变异探寻冠状静脉窦开口困难的患者可行冠状动脉造影,在左前斜45°观察延迟显影,可见造影剂经静脉相汇入冠状静脉窦显露窦口位置。也可根据情况更换可控弯曲大头导管探寻冠状静脉窦开口,应当注意大头导管较硬,更易引起冠状静脉窦损伤。不同厂家提供可控弯曲度或不同型号固定弯曲度长鞘与钢丝配合应用也可探寻冠状静脉窦口。有条件的患者术前可应用螺旋CT重建冠状静脉,对探寻冠状静脉窦口、明确冠状静脉分支有帮助。沿着电生理引导导管将长鞘送入冠状静脉窦,长鞘选择和送入深度根据术者经验和患者冠状静脉窦及静脉分支情况而定,冠状静脉窦弯曲者宜用直鞘,右心房较大、血管分支扭曲者需要更好的支撑,更需要将鞘送深些。鞘管至目标位置时固定,退出引导导管,用肝素水充满鞘管以防心力衰竭患者高凝或长时间操作导致鞘内血栓形成。球囊造影导管需先行充气确保球囊完整,预先连接螺旋注射器并使导管充满造影剂,利于造影导管进入鞘内清晰显影,从而准确判断造影导管深度。沿长鞘插入球囊造影导管至鞘口,手推少量造影剂"冒烟"可观察鞘与冠状静脉窦同轴性,并可早期发现冠状静脉窦是否存在夹层、损伤。如果鞘管与冠状静脉窦同轴性好,可以X线下轻轻将造影导管

送出鞘口 1cm,如果同轴性不好,强行送入易导致冠状静脉窦损伤,可以选择固定造影导管后撤鞘管暴露球囊方法或经造影导管插入 PCI 导丝,再经导丝引导推送造影导管。球囊造影导管到位后,球囊充气,缓慢匀速手推造影剂行逆行冠状静脉造影,常规于左前斜 45°、正位、右前斜 30°投照位观察冠状静脉分支,鞘管送入较深,患者左前斜位造影采集时间可略延长,以利于观察被鞘管覆盖的近端血管分支。需要注意的是,转换不同投照角度造影过程中要保持鞘和导管位置稳定,每次造影后需回抽球囊以免长时间影响冠状静脉回流。

(二)靶静脉选择

由于冠状静脉分支变异较大,左心室电极导线植入靶静脉选择需根据冠状静脉窦造影结果结合超声检查结果个性化确定,理论上讲可选择心侧静脉和心侧后静脉靠左心室外侧壁,心中静脉和心大静脉靠左心室间隔,静脉分支扭曲或缺如的患者,可选择心中静脉或心大静脉左侧交通支或分支,在左前斜 45°投照位指向左侧。

(三)左心室电极导线植入

确定靶静脉后沿长鞘插入起搏电极导线和 PCI 导丝,早期非 OTW 电极导线目前已较少使用,只应用于个别血管粗大、分支较直、易于脱位的患者。不同厂家推出设计头端形状不一的 OTW 单双极或多触点左心室电极导管,理论上电极头端 S 形或三维猪尾导管形有利于电极导线固定,但电极导线血管通过性稍差,单弯曲形状有利于细小静脉远端植入,但电极导线固定稍差,PCI 导丝选择应根据静脉分支情况确定,对于分支较直、较大的血管可以采用普通软导丝引导,对于分支较扭曲患者宜选用稍硬导丝,必要时可在靶静脉内植入双导丝减少血管弯曲度,改善支撑力而增加电极导管通过性能。PCI 导引导丝前端塑型也应根据静脉分支夹角而定,血管弯曲、夹角<90°,用较软涂层导丝,前端塑型弯度大些利于导丝进入靶血管。PCI 导丝进入靶血管后尽可能送至血管远端固定,沿导引导丝将电极推送进入靶血管远端。有时由于静脉弯曲成角,电极导线无法沿导引导丝顺利推送,甚至出现冠状静脉窦长鞘退出冠状静脉窦口,可选择更换不同硬度导丝改变支撑力度或者重新在冠状静脉窦电生理导管引导下将长鞘送至靶静脉内开口处以增加支撑力度。左心室电极导线植入到靶部位后撤离 PCI 引导导丝行起搏参数测定,要求起搏阈值<3.4V,阻抗 300~1000Ω,R 波感知振幅≥5.0mV,并以7.5V、10V 电压起搏观察是否有膈肌刺激,起搏参数符合上述要求,将钢丝插入左心室电极导线以增加支撑力,避免在撤鞘过程中导线移位,钢丝插入深度以达右心房或窦口为宜,由于钢丝较硬,插入过深易使导线头端移位。目前鞘管撤除有撕开和切开两种,可选择在固定导线基础上在 X 线下,将鞘管外撤退出冠状静脉窦到右心房,观察撤离过程导线是否移位及导线在右心房的张力,张力太大或太小均易导致电极脱出。鞘管撤至右心房后确定导线无移位,用专用切割刀固定导线或由助手固定导线即可切开或撕开鞘管,调整电极在右心房的张力,撤除钢丝后将电极缝扎固定在胸大肌,并重新行起搏参数测定。

第三节　心脏再同步治疗的参数优化及评价

一、概述

CRT 在传统起搏基础上增加了左心室起搏,通过协调左右心室间和左心室内的收缩,改善心室收缩功能;其次通过调整房室间期,增加舒张期充盈时间;通过改善血流动力学,逆转左心室重构。多项研究证实,在优化药物治疗的基础上,CRT 具有改善心脏功能、提高患者生活质量、降低死亡率和改善预后的效果。但有研究结果显示仍有 20%～30% 心力衰竭患者对 CRT 治疗反应较差,部分研究甚至高达 40%～50%。影响 CRT 治疗反应性的因素主要有心力衰竭患者的选择、药物的优化、左心室电极的植入位置以及 CRT 术后起搏器参数的优化。因此,通过优化起搏器电极植入位置及起搏器参数可以部分改善患者对 CRT 的治疗反应。研究发现机械不同步与 CRT 获益的相关性更好,因此,超声组织多普勒显像被广泛用于评估心室内的机械运动不同步状态,而在心脏超声的指导下去选择理想的左心室电极植入位置并设置最佳的房室间期和室间间期,可以使心脏的再同步化达到最大限度,提高对 CRT 的反应性。

二、左心室起搏位点优化

左心室起搏是在传统起搏治疗基础上发展起来的,由于传统的右心室心尖部起搏改变了正常心脏电-机械活动顺序,引起心室收缩不同步,导致收缩、舒张功能障碍,引起严重的二尖瓣反流,并增加房颤、心力衰竭和死亡的风险。而增加的左心室起搏,首先可以协调左右心室间和左心室内的收缩,改善左心室收缩功能,提高左心室射血分数;其次可以通过调整房室间期,增加舒张期充盈时间,优化左心室充盈;再者可以同步左心室后侧壁收缩,减少功能性二尖瓣反流,明显优于右心室起搏。

左心室起搏位点的优化:目前国内外常用的左心室电极的植入方法为经冠状静脉窦植入。植入部位主要依据冠状静脉的解剖、电极的稳定性、起搏参数的测试以及膈神经刺激等因素确定。若心力衰竭患者植入 CRT 后有反应,可表现为血流动力学的改善,而血流动力学的改善与起搏电极的位置有关,理想的起搏位点有助于改善血流动力学,而不恰当的起搏位点不仅无助于改善血流动力学,而且可能使血流动力学恶化。对左心室起搏位点进行优化,就是选择理想的起搏位置,理论上应为能使心脏达到最大限度再同步化的起搏位点。

心电图指标可指导电极定位,QRS 波时限、QRS 波向量的融合或两个指标的联合应用可作为优化左心室起搏电极植入部位的方法。理想起搏位点时,应该出现窄 QRS 波和介于单纯左心室起搏与单纯右心室起搏之间的融合向量。但是机械事件并不一定反映电学事件,尽管可能达到了最佳的电学同步,仍可能存在明显的机械延迟,而且,心电向量融合和机械同步的关系并不明确,因此,心电图指标应用价值有限。

理想的左心室起搏位置应该是收缩最延迟的部位。研究显示左心室电极植入侧壁与前壁相比,可以使心室获得更好的再同步化,对血流动力学的改善更明显。目前,左心室侧静脉和后侧静脉是最常选择的电极植入的静脉分支。另有研究表明约有71%的心力衰竭患者只有一个室壁收缩最为延迟,其中有45%为左心室下壁,30%为侧壁,后壁及间隔部分别占25%和16%,最少见为前壁及前间壁,只占11%及5%。可见不同患者收缩最延迟的部位不同,因此理想的左心室起搏位点应个体化选择。还有小部分心力衰竭患者存在两处或两处以上室壁收缩不同步,最近研究发现,通过优化起搏位点,即采用右心室心尖部、流出道联合左心室侧壁起搏实现对心室多个收缩不同步部位的联合起搏,可使存在多处室壁收缩不同步的难治性心力衰竭患者所有的血流动力学参数显著改善。但由于此种方法技术要求高,手术时间相对较长,价格较高,目前在临床上推广有限。另外,虽然左心室起搏及多部位起搏可以改善心力衰竭患者血流动力学,但激动所引起的心室收缩顺序仍然与窦性心律不同,因此,仍应继续研究并选择能更接近电生理活动顺序的起搏位点。

超声心动图技术对起搏电极放置位置选择的评估:CRT术前心室机械不同步的程度可以预测患者是否对该治疗有效,疗效亦取决于理想的起搏电极导线的位置,尤其是左心室电极导线的位置。超声心动图可用于CRT植入术中评价心脏机械运动的同步性,从而指导左心室电极放置在最佳位置。从理论上说,将左心室电极放置在超声成像中提示收缩延迟最明显的部位,可以使左心室达到最大限度的协调收缩。如果超声成像提示收缩运动欠协调,则应该调整起搏电极的位置。虽然有研究发现在术中进行有创血流动力学监测有助于指导左心室电极的放置部位,但该方法存在有创及操作不方便的缺点。而心脏超声技术为无创性技术,能准确检出心肌收缩最延迟的部位,因此目前超声心动图仍是指导左心室电极放置位点的有效手段。近年来,一系列新的超声技术发展迅速。

组织多普勒成像(TDI)技术包括组织速度显像、组织同步化显像、组织追踪显像、应变和应变率显像等,分别通过测量心肌组织的运动速度、运动位移、组织形变及形变速率等,可以反映心肌收缩延迟部位,从而评价心肌收缩的同步性。因为它也是利用了超声多普勒原理,因此具有角度依赖性的缺陷。

二维超声斑点追踪(2D-STE)是以二维超声图像为基础发展起来的,包括二维应变和心肌速度向量成像技术。研究证实2D-STE能够反映心肌收缩的同步性,当左心室前间壁和后壁的二维径向应变达峰时间≥130毫秒时可以预测CRT的疗效。2D-STE摆脱了组织多普勒角度依赖性的缺陷,同时能准确地反映心肌收缩情况,评价心肌收缩的同步性。

实时三维超声心动图(RT-3DE)技术可以实时显示心脏的立体结构,对心肌收缩协调性的测量不受心肌运动方向及方式的影响,同时可以结合心肌运动确定心肌收缩延迟部位,从而优化起搏电极的位置,改善CRT的反应性。以心肌同步性作为指标对RT-3DE和TDI进行对比,结果显示二者有很强的相关性。但是RT-3DE也有一些不确定的因素,因为二维图像的质量对它的影响比较明显,对于声窗比较差的患者可能不能获得相对满意的三维图像,对参数测量的准确性可能受到一定的影响。

三、时间间期优化

1.房室间期(AVD)优化　　AVD 的设置会影响房室收缩的协调性,从而影响起搏后的血流动力学。优化 AVD 就是优化左心室的前负荷。AVD 设置过短,使左心室舒张充盈时间缩短,左心房收缩辅助泵的作用未充分发挥,左心室前负荷和心排出量都降低;AVD 设置过长,左心房收缩辅助泵的作用降低,导致二尖瓣提前被动关闭,引起舒张期二尖瓣反流。理想的AVD 设置应该在保证心室完全起搏的前提下最大限度地增加左心室充盈时间,使左心室前负荷达到最佳状态,能够在心室再同步化的基础上使患者更加获益。AVD 的设置通常取决于超声心动图或有创血流动力学检测,在超声指导下设置的最佳 AVD 可增加左心室充盈约10%～20%。

2.Ritter 法　　以二尖瓣口血流反映左心室充盈,利用超声心动图连续观察二尖瓣血流多普勒,初次设置 AVD 与患者自身 PR 间期大致相同,AV 长于 PR,缩短或延长 AVD,使二尖瓣血流多普勒的 E、A 峰完整、分离,峰值最大,且无 A 峰切尾现象,即左心房完全排空,左心室充盈时间最长而又不发生二尖瓣反流。最佳 AVD 值＝AV 短＋[(AV 长＋QA 长)－(AV短＋QA 短)](QA 指 QRS 波开始到 A 峰结束的时限)。此方法较为繁琐。

3.Ishikawa 法　　先设定一个稍长的 AVD,测量二尖瓣血流多普勒信号,即从 A 峰结束到二尖瓣完全关闭之间的间期,从长 AVD 中减去这个间期即得到最佳 AVD。此方法相对简单。

4.速度时间积分(VTI)法　　以二尖瓣或主动脉瓣的血流速度时间积分(VTI)作为评价指标,通过调整不同 AVD 测量 VTI,VTI 最大时为最佳 AVD,与 Ritter 法基本一致,研究显示二尖瓣最大 VTI 法测得 AVD 最精确,但相对耗时。

以上方法均在患者静息状态下测得,不能反映患者运动时的血流动力学状态。有研究指出最佳 AVD 在运动时长于静息状态。而且 O'Donnell 等研究通过随访发现大多数 CRT 患者术后最优间期呈动态变化,同时还发现平均最优 AVD 根据随访时间延长逐渐延长。另外,不同的个体之间,AVD 变化较大,并且与电极植入位置相关,亦和患者房室传导延迟的程度有关,因此,AVD 的设置应遵循个体化、动态设置的原则。

5.室间间期(VVD)优化　　VVD 优化一方面可以补偿非最佳左心室电极植入部位带来的影响和避免重置导线,另一方面对伴有心房纤颤的无法优化 AVD 的心力衰竭患者有重要作用。通常在 AVD 优化后再进行 VVD 优化,即设置心室激动的顺序及延迟时间。VVD 的设置可能会影响到心室间及心室内收缩的协调性,从而影响起搏后的血流动力学。CRT 植入后通常由右心室电极导线激动室间隔,冠状静脉窦电极导线激动左心室侧壁。研究表明双心室顺序起搏与双心室同时起搏比较,可以更好地恢复心脏收缩运动的同步性,双心室顺序起搏绝大多数以左心室优先起搏，少数则需设置为右心室优先。对于左心室后侧壁收缩延迟者以左心室优先起搏为宜，而间隔及下壁延迟者采取右心室优先起搏可获得较好的血流动力学效应。因此，不同的个体 VVD 不同，VVD 的设置应遵循个体化、动态设置的原则，个体化优化 VVD 可进一步提高对 CRT 的反应性。VVD 优化是通过改变左右心室电极刺激顺序，进一步改善心室机械同步性，从而带来更多血流动力学益处。理想 VVD 的设置应该能够使心室达到最大限度同步化和心排出量最大化。VVD 优化的方法有心电图、超声技术、IEGM 等，目前以组织多普勒超声技术发展较快，主要包括组织速度成像、加速度显像、组织追踪成像、组织同步化成像等，可有效评价局部心肌机械运动的同步性。目前设置最佳 VVD 方法如下。

（1）最大化心室同步法：在组织多普勒超声指导下观察心室收缩的同步性，在心室收缩达到最大同步化时所对应的 VVD 即为最佳 VVD。

（2）速度时间积分（VTI）法：以主动脉瓣的 VTI 作为评价指标，是目前国际上较常用的优化 VVD 的简单而准确的方法，利用组织多普勒超声，通过顺序程控多个 VVD，测量主动脉瓣 VTI，并计算心排血量，心排血量最大时的 VVD 即为最佳 VVD。

（3）心室间机械延迟时间（IVMD）法：IVMD 即主、肺动脉射血前期时间（QRS 波起始分别至主、肺动脉血流频谱起始的时间）之差，大于 40 毫秒反映心室间收缩不同步。MIRACLE 研究通过测量 IVMD 来评估最佳 VVD，通过顺序程控多个 VVD，分别测量主、肺动脉射血前期时间之差，差值最小时对应的 VVD 即为最佳 VVD。

虽然利用超声技术优化时间间期的方法相对耗时，但它为非创伤性，具有重复性好、易操作的特点，另一方面 50% 心力衰竭患者在运动时与静息状态下相比心肌收缩同步性有明显变化。对 CRT 患者进行随访的研究显示，随着随访时间的延长，最佳 VVD 逐渐缩短，表明动态优化 VVD 可能会为患者带来更多的血流动力学益处。因此，目前在临床上仍应该遵循动态优化 VVD 的原则以进一步改善 CRT 的血流动力学效应。

6.IEGM 方法　利用心腔内心电图（IEGM）方法优化时间间期已受到关注。QuickOpt 是一种快速、有效的根据 IEGM 优化时间间期的方法。利用起搏器能获取 IEGM 的优势，通过测定起搏和感知参数，明确心内传导特性，推导工程算式来计算最大化的心室前负荷时间值（AV/PV 间期）和最合理的刺激双室除极的时间差值（VVD），以此来达到目前仅有的超声起搏间期优化方式所得到的效果。将 IECM 优化得到的最佳 VVD 下测量的最大主动脉射血速度时间积分（AVTI），同超声优化得到的最佳 VVD 下测得的最大 AVTI 进行比较，结果发现两种方法得到的最大 AVTI 值高度相关。该方法与超声相比具有省时、操作简单快捷的优点，同时比体表心电图能更直观的反映心内传导，利用程控仪就能优化，在 CRT 参数优化上有一定潜力，但不能用于严重窦房结功能不全、完全性房室阻滞或慢性房颤患者。该方法只是在右心室电极导线位于心尖部情况下发现与超声结果高度相关，在其他右心室部位还需进一步测试。由于 QuickOpt 以电生理为基础，未能摆脱电-机械并不一定完全同步的弊端，但 QuickOpt 与机械同步优化参数的比较研究结果显示，两种方法提示的心室起搏顺序一致。

7.SMART Delay 法　通过测量 SAV 或 PAV 及体表心电图 QRS 波时限来进行计算，当室间隔的自身激动和激动延迟部位的起搏激动出现最佳融合时心室同步化达到最大。计算时须考虑双室起搏或仅左心室起搏及左心室电极导线的位置是位于前壁还是位于侧壁等因素。与 QuickOpt 不同的是,Expert Ease 仅对双心室同步起搏参数进行优化。

8.最大心内膜加速度(PEA)法　在等容收缩期测定 PEA,可以反映左心室收缩功能及二尖瓣血流,从而进行间期的优化,以获得最大限度的心脏功能改善,目前通过右心室导线头端装备的微加速度感知器可以进行 PEA 测定。PEA 法与超声法优化的最佳间期比较,两者结果高度相关。在一项观察性研究中发现,由 PEA 方法得到的最佳起搏间期可以产生最大的左心室压力随时间变化率(dp/dt),提示 PEA 法是一种新的、独立于操作者的、可靠的 CRT 优化方式。

以上三种方法均是利用装置自动程序优化时间间期,除了 PEA 优化可能做到动态优化外,目前大多数优化时间间期的方法均是在卧位、静息状态下进行,无法反映活动状态下患者的血流动力学变化。一项针对合并房颤的 CRT 研究发现随着刺激频率的增加,双室顺序起搏的理想 VVD 逐渐缩短。因此,在起搏装置中增加动态优化 AVD 及 VVD 的功能可能是将来技术进展的一个方向。

综上所述,组织多普勒超声显像技术在 CRT 起搏器电极位置选择及起搏参数优化方面发挥着重要作用,术中根据术前超声所示心肌收缩最延迟的节段将电极植入最适宜的静脉,术后在超声指导下优化 AVD 及 VVD,改善血流动力学,提高 CRT 的疗效。新的超声优化技术正在研究当中,利用装置自动程序优化时间间期成为研究热点,不久的将来,将有更多更简单、精确的方法用于 CRT 参数的优化。

第四节　心脏再同步治疗的随访和程控

一、概述

定义:定期在单位时间内,通过外部程控仪对患者体内三腔起搏器系统工作的有效性、合理性进行评价;同时结合起搏器的诊断功能对每一个患者不同情况作出参数调整和药物优化治疗。

植入三腔起搏器的患者必须定期随访,以了解起搏器的工作状态,必要时调整起搏器的参数和优化药物治疗,以保证起搏器发挥其功能。发现电池耗竭时,应及时更换起搏器,以保证患者的安全。重视术后三腔起搏器程控随访可确保患者真正获得最佳的起搏治疗,最大限度的临床获益,有效提高起搏器患者的生活质量。

二、随访和程控的内容

接受 CRT 治疗的患者术后常规随访与普通起搏器类似,需掌握程控的基本知识、常见的程控参数及其意义,如电池寿命、电极阻抗、起搏阈值、感知灵敏度、起搏频率、工作方式、输出能量(振幅和脉宽)、心房不应期、房室延迟间期及某些特殊功能,如自动模式转换、自动房室延迟搜索等。但对 CRT 患者的随访也有其特殊性,包括两个方面:一方面需评价患者的状况和确认装置工作是否正常,筛查可能的并发症(如左心室电极的脱位、膈肌刺激);另一方面,由于 CRT 患者有明显的器质性心脏病,因此,心血管方面的临床评价、心律失常的管理、药物优化治疗以及起搏参数的优化(AV 间期优化、VV 间期优化以及利用装置自动程序优化 AV/VV 间期)是非常重要的。

三、随访和程控的日程表

2000 年,加拿大起搏器随访指南定期随访的日程表为:①植入起搏器后 72 小时内;②植入起搏器后 2~12 周,12 周时需要再次随访解决心排出量降低的问题;③植入起搏器后 6 个月;④之后每年随访 1 次直到预测的电池耗竭期(此期称为维护期);⑤一旦发现电池接近耗竭,随访要缩短间期,以保证无起搏器功能的改变,及时更换起搏器。

四、程控项目

评价起搏器电池状态通常都列在第一步;询问起搏器,直接观察程控仪显示的电池电压状态,多角度的评价电池状态是可取的随访方法。接着测试三个重要数据:起搏阈值(V/ms)、P/R 波幅度(mV)、起搏环路阻抗(Ω)。测量起搏阈值时应明确输出脉冲的振幅和脉宽。输出电压的设置一般是阈值的 2 倍以上。一般要求心房起搏阈值<1.5V,电流<3mA,P 波振幅≥2mV;右心室起搏阈值<1.0V,电流<2mA,R 波振幅≥5mV;左心室起搏阈值<3.5V,电流<6~7mA,R 波振幅≥5mV。导线阻抗 300~1000Ω,可有 30% 上下的波动。CRT 可以选择进行单纯右心室(RV-only)起搏、单纯左心室(LV-only)起搏和双心室起搏(RV+LV)。RV-only 和 LV-only 起搏方式可对每个心室的起搏功能进行独立的评判,而 RV+LV 双心室起搏是推荐的同步化起搏方式。其他程控项目包括:下限频率、上限频率、房室间期、心房不应期、心室空白期和自动模式转换等。测试方法应有效、准确,应熟知各测试数据的正常范围。

1.下限频率　指起搏器的基础频率,也称低限频率,当自身心率低于起搏器规定的下限频率时,起搏器即给予支持起搏,目前出厂设定的下限频率多用 60 次/分,可调范围为 30~180 次/分。

2.上限频率　指起搏器感知快速心房活动时所能出现的最快心室起搏频率,所以又称最大跟踪频率。出厂设定的上限频率常为 125 次/分,程控范围为 80～180 次/分。

3.房室间期(AVI) 是指从起搏的 A 波或感知的 P 波至触发的心室起搏 V 波之间的一段距离,相当于心电图上的 PR 间期,起搏的心电图为 AV 或 PV 间期。出厂设定的 AVI 一般为 150～175 毫秒,程控范围为 30～350 毫秒。

4.心房不应期 AVI 和心室后心房不应期构成总的心房不应期。心房不应期与上限频率关系密切,心房不应期越长,上限频率越低,如要保持较高的上限频率,则需把心房不应期适当调短一点,调长心室后心房不应期可避免感知逆传 P 波,防止发生起搏介导性心动过速。

5.心室空白期 起搏器设计中,右心房脉冲发放的即刻,心室感知电路有一段完全不感知任何信号的时间间期,称作心室空白期,出厂设定值一般为 20 毫秒,程控范围为 20～50 毫秒。心室空白期目的是避免心房电脉冲被心室电路感知,发生交叉感知。

6.自动模式转换(AMS) 在 DDD(R)起搏器,如发生快速房性心律失常(窦性心动过速、房性心动过速、房扑、房颤),由于心房跟踪作用导致快速心室起搏,AMS 能自动转为非心房跟踪的 DDI(R)、VVI(R)模式。心率减慢,当房性心律失常消失,又自动转为 DDD(R)工作方式,保持生理性起搏功能。

五、程控工具

程控仪是实现程控的必不可少的工具,各个起搏厂家都有自己的程控仪,只适用于本公司生产的起搏器,对不同的系列产品可使用共同的程控仪,但需配不同软件。目前的程控仪功能齐备,可程控各种参数,工作原理和操作步骤基本相似。

六、程控仪操作步骤

打开程控仪电源开关,连接程控仪心电图电极至患者(4～5 片电极片),程控仪走纸记录普通起搏心电图;把程控探头放于埋藏起搏器的皮肤上面,指示灯完全亮,说明位置合适,可进行程控。

在程控仪面版和键盘上标有各种"选择参数",根据需要按某一按键。点击 Select Model 界面下方的 Auto-ID,进行起搏器询问过程。

1.评价电池与电极阻抗状态

2.测量三项基本起搏参数

(1)测 P/R 波幅度。

(2)测心房和左右心室起搏阈值。

(3)测起搏阻抗:读取心房和左右心室电极起搏阻抗。

3.查看分析起搏器的诊断数据(利用起搏器中特殊的"Holter"功能,得到有价值的诊断数据及图表,包括常规诊断数据、心律失常和心脏指南针诊断数据)。

(1)常规诊断数据:①电极阻抗趋势图:查看心房、左右心室起搏阻抗趋势图是否稳定,并浏览代表不同含义的阻抗值,观察有无异常;②心房频率直方图:了解频率分布合理性,若模式为 DDD 是否有变时性功能不全的表现,是否有 AT/AF;③心室频率直方图:了解 VP%、PVC 的情况,VP%应≥90%;④房室传导直方图:了解 AV 传导分布明细。

(2)心律失常诊断数据:①房性高频事件:查看报告,读取在上次程控之后至今房性心律失常发作的次数、时间和频率(尤其注意以前没有房性心律失常史的患者的突发事件及早期复发的房颤,优化治疗方案);②房性高频事件趋势:了解上次随访至今的房颤负荷情况;③室性高频事件:查看报告,读取在上次程控之后至今室性心律失常发作的次数、时间和频率显示,尤其是核对<400 毫秒事件与患者主诉症状发生时间是否相符。

(3)心脏指南针图表(分析心功能改善与否,协助医生评价心功能):①夜间心率趋势:了解近半年的夜间心率变化,夜间心率下降说明心功能改善;②心率变异性趋势:了解近半年的心率变异变化,心率变异性增加说明心功能改善;③活动趋势:了解近半年患者活动度变化,活动趋势增加说明心功能改善。

4.必要时调整起搏参数,最后存盘、打印。

七、相关问题解决策略

(一)左心室失夺获

值得注意的是,由于左心室电极导线的放置与患者的冠状静脉窦以及冠状静脉的解剖有关,因此存在一定比例的脱位。虽然植入器械和电极导线的设计技术不断改进和完善,但仍然有 3%的脱位发生率,可造成失夺获或刺激部位发生变化。观察随访心电图、起搏阻抗、起搏阈值和感知灵敏度以及拍摄胸部正侧位 X 线片可以帮助了解左心室电极的脱位或微脱位的情况。若增加起搏输出仍然无法夺获或胸部正侧位 X 线片提示明显脱位,需重新放置左心室电极导线。

(二)术后膈肌刺激

CRT 术中常采取 10V(脉宽 0.5 毫秒)来观察膈肌(膈神经)刺激,但术后患者由于活动、体位改变等原因都会出现膈肌刺激。对策是在满足夺获的基础上减少输出。一些装置具有特殊的程控功能,可以改变刺激向量的方向,或选择多点起搏电极不同的起搏点,可以避免再次手术调整电极的位置。

(三)AV 间期、VV 间期的优化

个体化的 AV、VV 间期优化能使 CRT 效益最大化,AV、VV 优化的方法有心电图、超声技术、腔内心电图(IEGM)等。

1.AV 间期优化 在超声技术指导下,通过程控起搏器的不同 AV 间期,获得最佳 AV 值,使心室有效舒张功能的各项指标得以最大限度的恢复,改善患者临床症状。有 4 种优化

AV 间期的多普勒指标,分别为跨二尖瓣 VTI、舒张充盈时间、主动脉 VTI 和 Ritter 公式。随着超声技术的发展,涌现出大量评价参数,如何得出公认评价参数仍需探讨。

2.VV 间期优化　评价局部心肌机械运动的协调性。伴随超声技术的发展,出现了大量超声观察指标,主要有组织速度成像、加速度显像、组织追踪成像、组织同步化成像、三维超声成像等,但精确性有待证实。

3.QuickOpt 优化 AV 间期、VV 间期　通过 IEGM 测定起搏和感知参数,明确心内传导特性,由此计算出最优 AV、VV 间期。IEGM 比体表心电图能更直观的反映心内传导,比超声更省时,在优化操作上有巨大潜力。但由于其原理是电生理,摆脱不了电-机械不一定完全同步的弊端。

(四)合并房颤的处理

CRT 患者发生双室夺获比例下降以及患者症状改善不明显的一个重要原因是房颤。房颤下传时如果心率超过了起搏器设定的上限频率,会降低心室起搏的百分比。如果患者为慢性房颤伴快速心室反应,房室结消融可以确保双心室起搏。符合 CRT 适应证的房颤患者,给予房室结消融后 CRT 治疗,其疗效与窦性节律的 CRT 患者疗效相当。若患者为阵发性或持续性房颤,可以尝试采用药物复律和电复律的办法。如果慢性房颤患者不能行房室结消融,其心律也不能转复为窦性心律,可以采取药物(β 受体阻滞剂和钙离子拮抗剂)减慢心室率联合程控(合适的心房感知灵敏度、较高频率模式转换功能、心室感知反应、心房跟踪恢复、房颤传导反应)的方法提高心室的起搏百分比。

1.心室感知反应(VSR)　用于心室感知事件的双室起搏,在双腔起搏方式下,起搏的房室间期内发生的心室感知即刻触发心室或双心室起搏。若心室感知发生在一个非不应期内的心房感知后,此时的起搏频率没有超过上限跟踪频率,起搏器将即刻触发心室或双心室起搏。

2.心房跟踪恢复(ATR)　可以在室性期前收缩或心率超过上限跟踪频率时、心房不应期感知事件导致双室起搏功能丧失时缩短 PVARP,从而恢复对心房事件的跟踪,恢复双室起搏。

3.房颤传导反应(CAFR)　当快房颤下传时,动态改变起搏频率,增加双室起搏百分比,同时不会显著增加平均起搏心率。

第五节　心脏再同步治疗的故障识别和处理

心脏再同步化治疗(CRT)的系统故障是指脉冲发生器或起搏导线的机械故障、物理损害、心肌组织病变、技术及医源性等原因所致的功能障碍。主要包括起搏功能障碍、感知功能障碍及 CRT 无反应等。CRT 需要尽可能多的双心室起搏,但实际上很难达到 100% 的双心室起搏,一般达到 90%～95% 以上的双心室起搏是合理的。CRT 术后起搏系统发生故障有时在所难免,排除 CRT 故障首先需要明确发生了什么故障,然后寻找故障产生的原因,最后是从最可能的原因开始,逐个排查并处理。本文就 CRT 常见故障分析如下。

一、感知功能异常

起搏器感知功能障碍是常见的起搏系统故障,包括感知不足和过感知。

(一)心房感知不足

表现为起搏器的感知放大器对自身的 P 波不能感知或间断感知,导致心室起搏比例减少。

常见原因如下。

1.心房电极导线脱位或与心内膜接触不良。

2.感知灵敏度过低,导致 P 波落入感知窗外而不能感知。

3.导线断裂或绝缘层破损。

4.心脏功能发生较大的变化,如心肌梗死、心功能恶化、心律失常等。

5.心室起搏比例减少还可能是窦性心律较快时,心房不能完全跟踪所致(假性感知不足)。在这种情况下,较快的窦性心律和一度房室阻滞(心力衰竭患者常见),P 波落入心室后心房不应期内,导致心房跟踪和心室同步起搏失败。这种现象多见于室性期前收缩或 PMT 时 PVARP 自动延长的情况下。过快的窦性心律所致的 CRT 患者心室起搏比例下降可通过缩短 PVARP,增加上限跟踪频率和关闭 PVC 的 PVARP 自动延长功能解决。

(二)心房过感知

起搏器心房感知通道感知了患者自主心电信号之外的电信号,称过感知。可引起心室快速跟踪,导致患者心悸不适。

发生快速性房性心律失常时,AMS 可以有效避免快速心室率。当检测到房性心动过速时,起搏器自动转换为非跟踪模式的 DDI 或 VDI。若在 CRT 中不合适的模式转换可导致房室起搏失同步。不恰当模式转换的原因大多是心房过感知(R 波的远场感知),少数是近场或早期 R 波过感知。不恰当模式转换可通过将心房导线改为双极,延长 PVAB,降低心房感知灵敏度来解决。

肌电干扰、电场、磁场等因素,可通过远离干扰源、将心房导线改为双极,降低感知灵敏度等解决。

(三)心室过感知

心室过感知可抑制 CRT 心室起搏,也可以引起室性心律失常的错误诊断。这些可以通过降低心室感知灵敏度来解决,但在降低心室感知灵敏度的同时,要保证室颤的识别与诊断。特别是对植入 CRT-D 的患者。

二、起搏功能障碍

CRT 起搏功能障碍包括无输出或失夺获,可导致心室起搏比例下降,心功能恶化。在伴有起搏依赖患者有引起心脏停搏的危险。无输出指脉冲发生器没有起搏脉冲发放。失夺获为心房或心室有起搏信号而没有夺获心肌。

在显著心动过缓患者中心房失夺获可以导致心房起搏功能丧失和房室顺序消失。心室失夺获可导致 CRT 工作失效,常见原因是左心室导线阈值慢性升高和导线移位。左心室突然完全失夺获多因为导线移位,导线移位通常可借助胸片诊断,有时微脱位难以鉴别。左心室失夺获也可以由于传出阻滞引起。第二代、第三代 CRT 可单独程控左心室导线,通过阈值测试时的 12 导联心电图 QRS 波形态可准确判断左心室夺获情况。某些情况可通过提高心室输出夺获心室,也有的需要手术重新调整导线位置。

常见原因如下。

1.电池耗竭。当脉冲发生器电池电量不足时,为保证基本起搏可发生自动起搏模式转换(如 VVI 模式)。这种不恰当的转换可引起 AV 顺序、心室间同步性丧失,可使心功能恶化。如果电池进一步耗竭,可出现起搏或感知功能障碍。

2.电极导线断裂或绝缘层破损,可通过程控为单级或更换电极导线解决。

3.电极导线与起搏器连接不紧,导致间断起搏或不起搏。

4.电极导线脱位可先提高起搏能量,若不能解决则需更换起搏导线。

5.其他如心肌穿孔、心肌梗死、酸中毒等也可引起起搏功能障碍。

三、CRT 治疗无反应

CRT 治疗无反应主要有以下几种情况。

1.AV 间期和 VV 间期　没有达到最佳优化状态,有时很小的参数变化都能提高 CRT 的疗效,如 st.jude 的 CRT 具有 Quickopt TM 的间期快速优化功能,简单快速,省时省力。若 CRT 不具有此项功能,应在超声下进行 AV 间期和 VV 间期优化。

2.双心室起搏比例较低　与传统起搏器不同,CRT 需要尽可能多的心室起搏才能发挥其双心室同步的作用。因此要尽可能保证心室起搏,需要设置合适的基础频率、适当的 AV 间期和心室起搏能量。

3.电极完整性　随访时要查看电极导线阻抗、感知、起搏阈值等。以便及时发现导线破损、不全断裂及完全断裂等情况。根据导线情况及时采取措施,必要时更换新导线。

4.左心室电极导线位置　左心室电极导线位置不佳或发生完全脱位或微脱位,都可以导致 CRT 无反应。需进一步优化或手术更换导线位置。

四、交叉感知

交叉感知指一个心腔的心电信号或起搏脉冲信号被起搏器的另一个心腔误感知，导致起搏器输出功能障碍。当左心室电极导线感知到心房信号时，会认为是心室的自身激动而抑制心室起搏，表现为只有右心室起搏而没有左心室起搏，失去双心室同步。心房起搏脉冲的出现在某些情况下抑制了左心室起搏脉冲的发放。可通过降低左心室电极的感知灵敏度解决。在有些情况下远场感知心房波是因为左心室电极导线的位置不恰当所致。

处理方法如下。

1.应用双极导线是最为有效的预防交叉感知的方法。

2.心室通道感知到心房脉冲时可通过延长起搏器的心室空白期，打开心室安全起搏功能解决。

3.心房通道感知到心室通道信号时可通过设置 PVARP，降低心房感知灵敏度解决。

随着现代技术发展提高，起搏器功能日渐强大，技术更加完善，其出现起搏系统故障的可能性也逐渐减少。因此排除 CRT 故障非常重要，临床医生应该了解处理 CRT 故障的一般技巧。一般来说，常见问题发生率高，少见问题发生率低，故在故障排除时应先从常见问题着手，逐步扩展。

第六节　心脏再同步治疗的相关并发症

心脏再同步治疗(CRT)植入术的关键环节是置入左心室电极导线，其操作过程复杂、技术难度大，加之植入术对象为严重的器质性心脏病患者，因此危险性明显高于普通起搏器植入术。除了传统起搏器植入术常见的并发症外，CRT 独特的并发症主要与左心室电极导线定位过程有关，如冠状静脉窦插管失败、冠状静脉窦夹层、穿孔、心脏压塞等。国内一项 117 例 CRT 植入术并发症的研究显示，冠状静脉窦夹层、膈肌刺激、电极导线脱位的发生率分别为 3.4%、1.7% 和 1.7%。冠状静脉窦夹层和穿孔的后果通常不会很严重，仍可成功植入 CRT。若出现左心室导线脱位，多需再次手术调整其位置，否则将失去 CRT 疗效。因此，术前应制订好各种应急措施，术中密切观察患者各项生命体征，发现问题及时处理。

一、左心室电极导线植入失败

有研究显示左心室电极导线植入的失败率约为 8%。目前认为，左室侧静脉或侧后静脉是左室起搏的最佳选择点。CRT 患者由于心脏扩大明显，冠状窦解剖位置改变较多或冠状窦开口角度较大，使冠状静脉窦插管失败；或者没有合适的冠状静脉分支可供选择等，是导致左室电极导线植入失败的主要原因。近年来,随着左室电极输送系统的不断改善以及新的左室主动电极的问世,使左室电极导线植入的成功率不断增加。并且,如果经冠状静脉窦植入左室电极失败,还可以通过心外科微创开胸手术的方法经心外膜置入左室电极系统,使 CRT 植入最终获得成功。

二、冠状静脉窦夹层、穿孔

与普通起搏器植入术相比,CRT 植入过程中冠状静脉窦夹层和穿孔的发生率明显增加。文献报道明显的冠状窦夹层的发生率约为 2％～4％,并有 0.9％左右发生穿孔伴心脏压塞。一般夹层表现为造影剂在局部潴留,如果没有明显心包积液或心脏压塞,在密切观察下可以继续手术;如果造影剂潴留严重并向心包腔内弥散,则应立即终止手术并根据具体情况给予相应处理。

三、心肌穿孔、心脏压塞

CRT 患者心脏一般都显著扩大,加之心肌病变,可能局部心肌较薄,而起搏导线均有一定的硬度,如果操作不当或导线张力过大,较易导致心肌穿孔。大多数心肌穿孔在导线回撤后可自行愈合,但也有少数可能发生心脏压塞,甚至导致心功能恶化。因此,一旦发生心脏压塞应采取积极的措施,密切观察病情变化,及时行心包穿刺及引流,必要时需要心外科急诊手术治疗。

四、其他

CRT 手术过程中进行冠状静脉造影需要使用造影剂,对于心、肾功能不全的患者可能加重肾功能不全,导致造影剂肾病的发生。手术中应选择合适的造影剂、尽量减少造影剂使用剂量,术后应常规随访肾功能。另外,CRT 患者心功能基础差,手术中可能出现心功能恶化、各种严重的心律失常、低血压甚至心源性休克等危及生命的情况,术前应加以充分的评估及准备,术中、术后密切观察,及时发现并处理问题。

参 考 文 献

1.史扬.心律失常症.北京:人民军医出版社,2014

2.俞慧,周生玲,侯媛媛.心律失常相关疾病的诊断与治疗.北京:军医科学出版社,2010

3.李柳骥,李志明,林毅.心律失常.北京:人民军医出版社,2012

4.井川修(日).临床心脏构造学——用于心律失常诊断与治疗的心脏解剖学(精).沈阳:辽宁科学技术出版社,2014

5.(美)奥申斯基(Olshansky, B.),(美)钟(Chung, M. K.),(美)伯格韦德(Pogwizd, S. M.),(美)戈德施拉格(Goldschlager, N.).心律失常精要.北京:科学技术文献出版社,2012

6.郭云庚.心律失常心电图实例解读.北京:科学出版社,2007

7.夏宏器,邓开伯.心律失常临床诊疗手册.合肥:安徽科学技术出版社,2005

8.李毅刚.室性心律失常.上海:上海交通大学出版社,2013

9.闫素华,徐瑞,王晓军.心律失常的防治.济南:山东大学出版社,2014

10.王鸣和.临床心律失常诊疗手册.上海:上海科学技术文献出版社,2004

11.浦介麟.遗传性心律失常.北京:人民卫生出版社,2010

12.邓小英,罗雅平.心律失常.北京:中国医药科技出版社,2013

13.Richard N.Fogoros.胡大一.抗心律失常药物临床指南(第2版).北京:人民卫生出版社,2009

14.胡大一,郭继鸿.中国心律学(2008).北京:人民卫生出版社,2008

15.(美)雷金纳德(Reginald, T. H.).心律失常电生理学诊断和消融图谱.北京:科学出版社,2011

16.小川聪(日).心律失常诊治技巧与误区.沈阳:辽宁科学技术出版社,2006

17.焦青萍.专家诊治心律失常.上海:上海科学技术文献出版社,2012

18.苗阳.心律失常中西医实用手册.北京:人民军医出版社,2011

19.唐忠善,韩善润.实用心律失常诊疗手册.西安:世界图书出版公司,2006

20.(美)严干新编译.心律失常的现代治疗(第2版).北京:人民卫生出版社,2013

21.夏宏器,邓开伯.心律失常的临床分析与决策.北京:中国协和医科大学出版社,2002

22.蒋文平.心律失常临床简读手册.北京:人民卫生出版社,2013

23.曾和松,汪道文.心血管内科疾病诊疗指南(第3版).北京:科学出版社,2016

24.马爱群,王建安.心血管系统疾病.北京:人民卫生出版社,2015

25.邓长金,舒春明.临床心血管内科常见疾病与治疗.武汉:湖北科学技术出版社,2011

26.李学文,任洁.心血管内科疾病诊疗路径.北京:军事医学科学出版社,2014

27.李小鹰.心血管疾病药物治疗学(第2版).北京:人民卫生出版社,2013

28.李艳芳,聂绍平,王春梅.2015ACC/ESC心血管疾病研究进展.北京:人民军医出版社,2015

29.杨宝峰,蔡本志.心律失常发病机制研究进展.国际药学研究杂志,2010,37(2):81—88

30.冯天捷,陈柯萍,任晓庆等.高敏C反应蛋白对室性心律失常发作的预测作用.中国循环杂志,2014,29(2):124—128

31.段晨初,谷疆蓉,甄丽娜等.心律平与胺碘酮治疗心律失常疗效比较的Meta分析.中国生化药物杂志,2014,34(5):79—82

32.白杰云,王宽全,张恒贵.基于心脏电生理模型的心律失常机制研究进展.生物化学与生物物理进展,2016,43(2):128—140

33.曹克将,陈明龙,江洪等.室性心律失常中国专家共识.中国心脏起搏与心电生理杂志,2016,30(4):283—325

34.常芸.运动性心律失常研究现状与展望.中国运动医学杂志,2015,34(1):59—68